现代肿瘤学
理论与诊疗精粹

主编　李丽华　潘学兵　陈　曦
郭俊俊　常建兰　路　荣

天津出版传媒集团
天津科学技术出版社

图书在版编目(CIP)数据

现代肿瘤学理论与诊疗精粹 / 李丽华等主编. ——天津：天津科学技术出版社，2021.4

ISBN 978-7-5576-9059-5

Ⅰ.①现… Ⅱ.①李… Ⅲ.①肿瘤—诊疗 Ⅳ.①R73

中国版本图书馆CIP数据核字(2021)第071408号

现代肿瘤学理论与诊疗精粹
XIANDAI ZHONGLIUXUE LILUN YU ZHENLIAO JINGCUI
责任编辑：李　彬
责任印制：兰　毅
出　　版：天津出版传媒集团
　　　　　天津科学技术出版社
地　　址：天津市西康路 35 号
邮　　编：300051
电　　话：(022) 23332377
网　　址：www.tjkjcbs.com.cn
发　　行：新华书店经销
印　　刷：北京厚诚则铭印刷科技有限公司

开本 787×1092　1/16　印张 33　字数　730 000
2021 年 4 月第 1 版第 1 次印刷
定价：116.00 元

《现代肿瘤学理论与诊疗精粹》编委会

主编

李丽华　潘学兵　陈　曦
郭俊俊　常建兰　路　荣

副主编

闵现华　张　静　徐劲松　肖　峰
牛自强　李丽娜　童刚领　丁　伟

编　委

李丽华	云南省第一人民医院
潘学兵	广东省东莞市人民医院
陈　曦	云南省肿瘤医院
郭俊俊	陕西省肿瘤医院
常建兰	长治医学院附属平医院
路　荣	中国人民解放军联勤保障部队第九四二医院
闵现华	兰州大学第二医院
张　静	大理大学第一附属医院
徐劲松	昆明市第四人民医院（云南昆钢医院）
肖　峰	山西医科大学第二医院
牛自强	宁夏回族自治区中宁县人民医院
李丽娜	陕西省肿瘤医院
童刚领	北京大学深圳医院
丁　伟	安徽省第二人民医院
王忠明	江苏省连云港市第二人民医院

前　言

随着人类生活方式的改变，世界范围内恶性肿瘤的发病率逐年升高，成为全球主要的公共卫生问题之一，极大地危害人类的健康，积极预防和控制肿瘤已经成为绝大多数国家和地区的重要卫生防控任务。我国是恶性肿瘤的高发区，也是恶性肿瘤发病率增长较快的国家之一。根据 GLOBOCAN 2018 显示，全球恶性肿瘤新发病例约 1 808 万例，死亡病例约 956 万例，中国分别约占 23.7%和 30%，发病率和病死率均高于全球平均水平，防治恶性肿瘤成为医学界广为重视的课题。肿瘤学是研究肿瘤流行病学、发病规律、临床诊疗技术及其预后的一门学科，它包括基础理论和临床领域两大部分，基础部分包括肿瘤病因、遗传、基因组学及病理生理学；临床部分包括外科肿瘤治疗学与内科肿瘤治疗学，其中内科肿瘤治疗学又包括药物治疗、放疗和生物靶向治疗等。可见肿瘤学有别其他学科，具有相对独立的诊疗体系。有鉴于此，我们结合长期的教学、科研实践和临床一线诊疗经验，编写了本书。

全书主要介绍了临床常见肿瘤的放疗、化疗、生物治疗、姑息治疗和联合治疗的指征、方法、预后和注意事项；对各肿瘤治疗中的热点问题、治疗后并发症的处理等问题进行了探讨。本书在编写过程中，参考了国内外肿瘤治疗的权威书籍和近年来发表的主要论文，力求全面反映肿瘤治疗的研究现状，可作为肿瘤学师生及肿瘤治疗医生的专业参考书，指导肿瘤的学习和规范治疗工作，帮助解决临床肿瘤工作中的难点。

肿瘤学的发展十分迅速，新的进展层出不穷，编者们虽力求内容新而全面，但由于时间和经验所限，本书难免存在疏漏，敬请读者们谅解和指正。

编　者

目 录

第一章　肿瘤概论

第一节　肿瘤的定义

肿瘤是机体在各种内在和外界的致瘤因子长期作用下，引起局部组织细胞遗传物质改变，伴随基因表达失常，呈现“自律性”过度生长，并以遗传性方式产生子代细胞形成的新生物。可以归结为：肿瘤是以分化障碍为特征的遗传性细胞过度、自律性增生。良性肿瘤细胞的异型性小，一般与其发源的正常细胞相似。

恶性肿瘤细胞常有明显异型性：①瘤细胞多形性：瘤细胞大，且大小不一，形态不规则，有时出现瘤巨细胞；②瘤细胞核的多形性：核大，核浆比例增大，核大小、形状不一，出现巨核、双核、多核或奇异形核，核染色质分布不均，核膜厚，核仁肥大，数目多，核分裂像增多，出现病理性核分裂；③瘤细胞质的改变：核蛋白体增多，常呈嗜碱性。细胞骨架（微丝、微管、中间丝等）的变化。

根据新生物的细胞特性及对机体的危害程度，又将肿瘤分为良性肿瘤和恶性肿瘤两大类，而癌症即为恶性肿瘤的总称。来源于上皮组织的恶性肿瘤称为“癌”，而来源于间叶组织的恶性肿瘤统称为“肉瘤”（表 1-1）。

表 1-1　良性肿瘤与恶性肿瘤的主要区别

良性肿瘤	恶性肿瘤（癌）
生长缓慢	生长迅速
有包膜，膨胀性生长，摸之有滑动	侵袭性生长，与周围组织粘连，摸之不能移动
边界清楚	边界不清
不转移，预后一般良好	易发生转移，治疗后易复发
有局部压迫症状，一般无全身症状	早期即可能有低热、食欲差、体重下降；晚期可出现严重消瘦、贫血、发热等
通常不会引起患者死亡	如不及时治疗，常导致死亡

第二节　病因及发病机制

肿瘤的病因非常复杂，常常是一种致癌因素可诱发多种肿瘤，而一种肿瘤又可能有多种病因。现在普遍认为，绝大多数肿瘤是环境因素与细胞的遗传物质相互作用引起的。“环境因素”是指诸如香烟、膳食成分、环境污染物、药物、辐射和感染原等（即化学因素、生物因素、物理因素）。肿瘤分布的地理差异、移民流行病学、动物致癌实验以及人类细胞体外恶性转化实验结果都支持环境因素是大多数肿瘤的病因。然而,同样暴露于特定的环境,有些人患肿瘤,而另一些人却能活过正常寿命期,提示个体自身因素如遗传特性、年龄、性别、免疫和营养状况等,在肿瘤的发生中起重要作用。

20 世纪以来,通过流行病学、高发区和职业癌的研究,为寻找和确定肿瘤病因提供了大量可靠的线索和依据。

一、吸烟

有关肺癌的病因已有很多研究。吸烟与肺癌的关系已经被大量事实证明。吸烟是肺癌公认的病因,但吸烟者患肺癌的比例低于 20%。吸烟不但可以导致肺癌,而且和口腔癌、下咽癌、食管癌、胃癌、膀胱癌以及心脑血管疾病的发生相关。

二、放射线和紫外光

暴露于自然界或工业、医学及其他来源的电离辐射可引起各种癌症,包括白血病、乳腺癌和甲状腺癌。骨、造血系统、肺等是对放射线敏感的器官。

太阳光是紫外线辐射的主要来源,长期的紫外光照射可以引起皮肤癌,尤其是高度暴露的白种人人群。

三、化学致癌物

许多化合物具有致癌性。例如香烟中含有的苯并芘就具有强烈的致癌作用,可以引起皮肤癌和肺癌。黄曲霉污染食品产生的黄曲霉毒素可能引发肝癌。砷可引起皮肤癌、肺癌和肝癌。目前公认的化学致癌物还有石棉、铬、镍、煤焦油、芥子气、矿物油、二氯甲醚等。

目前认为,对人类总的癌症风险而言,最重要的化学致癌物是香烟中的许多致癌成分。其他的化学致癌物主要是燃烧和有机合成产物、某些食物成分、微生物污染产物或食品制备过程产生的物质。此外,人体本身的某些生理和病理过程如炎症、氧化应激反应、营养和激素失衡以及反复的组织损伤等,也可产生致癌的化学物质如氧自由基等。据估计,在环境因素引起的人类癌症中,化学致癌因素占主要地位。

四、微生物感染

虽然大多数肿瘤是不能传染的,但业已明确某些 RNA 病毒如人 T 细胞白血病病毒-1(HTLV-1)和 HTLV-2 病毒可以引起白血病、淋巴瘤等;某些 DNA 病毒如乙型肝炎病毒(HBV)和丙型肝炎病毒(HCV)、EB 病毒、高危险型的人乳头瘤病毒(HPV)分别可导致肝癌、Burkitt 淋巴瘤、鼻咽癌、Hodgkin 氏淋巴瘤和宫颈癌等。较近的资料还表明幽门螺杆菌(H.pylori,Hp)也有致癌性,与胃淋巴瘤的发生有关。目前至少有 8 种病毒已被证明与人的一些肿瘤相关,虽然其相关性的确定程度不同。其他致癌的生物因素包括一些细菌和寄生虫。

五、慢性疾病

不少资料说明,在慢性瘢痕的基础上易发癌症。如幽门螺杆菌感染引起的胃黏膜慢性炎症是胃癌发生的基础。皮肤长期不愈的慢性溃疡可能发生癌变。肺结核的瘢痕可发生“瘢痕癌”;在我国西北地区常将由于热炕烧伤瘢痕引起的皮肤癌称为“炕癌”,血吸虫病高发区大肠癌也多,这可能也是慢性感染的结果。

六、营养因素

营养与癌也有密切关系。据估计在全部的癌症中有1/3是由于营养因素造成的。维生素A和它的类似物(通称维甲类)与上皮分化有关。食物中如缺少维甲类,实验动物对致癌物质的敏感性增强。如补充天然维甲类,实验动物的皮肤、子宫、胃、气管、支气管的上皮组织均有预防化学致癌的能力。维甲类能抑制正常细胞因受辐射、化学致癌物或病毒引起的细胞转化过程,能抑制由化学致癌物诱导的大鼠移行细胞癌和鳞状细胞癌。在组织培养中,加入维甲类可以使上皮的鳞状化生消失,抑制某些肿瘤细胞生长。进一步研究证明维甲类能作为抗氧化剂直接抑制一些致癌物的致癌作用和抑制某些致癌物与DNA的结合,拮抗促癌物的作用,因之可直接干扰癌变过程。此外,维甲类对控制许多上皮组织的正常分化和生长是必不可少的,对基因表达有调控作用,并对机体免疫系统有作用。在美国纽约和芝加哥开展的大规模前瞻性人群观察的结果也说明:食物中天然维甲类β-胡萝卜素的摄入量与十几年后几种癌的发生呈负相关,而其中最突出的是肺癌。另一令人瞩目的是大肠癌与脂肪类膳食的关系。已证明过多的热量和肥胖会导致乳腺癌、大肠癌、胰腺癌的发生率增高。

七、免疫抑制

器官移植长期需要应用免疫抑制剂的患者癌症发病率明显高于一般人群。艾滋病患者容易发生多发血管肉瘤(Kaposi氏肉瘤)和淋巴瘤。各种疾病需要长期应用免疫抑制时应当小心衡量可能带来的危害。

八、遗传因素

大多数人类肿瘤是环境因素引起的。然而,同样暴露于特定致癌物,有些人发病而其他人则不发病。此外,有些肿瘤具有明显的家族聚集现象。这些事实提示,肿瘤的发生还与个人的遗传因素有关。目前认为,环境因素是肿瘤发生的始动因素,而个人的遗传特征决定肿瘤的易感性。

目前医学和其他生物科学对癌症研究最热门也是最令人鼓舞的课题是基因研究。与癌发生有关基因异常包括抑癌基因的变异或丢失,或癌基因的激活。引起这些变异的原因很复杂,包括病毒癌基因插入,化学和物理因素引起基因突变和结构损伤。这些改变有的可以遗传,使携带者易患癌症。

迄今,和遗传病有关的癌症的染色体异常和基因缺陷大部已经阐明。但是这些与肿瘤易感相关的遗传病十分罕见,由这些遗传病所引起的癌症只占全部癌症的5%~10%,90%以上常见的肿瘤患者没有这些遗传学改变。大多数常见肿瘤的遗传易感因素是什么?这个问题至今还不清楚。随着人类基因组计划的初步完成,单核苷酸多态与疾病易感性的关系已引起广泛的重视。人类基因组计划研究结果证明,不同个体的基因99.9%

是一样的,但在序列上有极小(0.1%)的遗传差异,其中主要是单核苷酸多态。单核苷酸多态是指在人群中出现的频率≥1%的核苷酸突变。正是这0.1%的遗传差异赋予每个人特有的表型、对疾病(肿瘤)的易感性和对治疗(化疗和放射治疗)反应的差别。

通过对高度易感性的遗传性癌综合征的研究,已经鉴定出一些"癌变通路"基因,而这些基因的改变也常见于非遗传的散发性肿瘤,这使得我们对肿瘤的发生和发展机制有了实质性的认识。一些预测特定肿瘤风险的基因检测已成为医疗保健的重要部分。对基因-环境相互作用以及癌变通路以外的基因变异与肿瘤易感性的研究,有助于从更大的范围来认识肿瘤发生的相关过程,有助于鉴别环境危险因素和制订高风险人群的预防对策。

第三节　肿瘤流行病学

一、基本概念

1.定义　肿瘤流行病学是研究肿瘤在人群中的分布规律,流行原因和预防措施的一门学科。

2.任务　肿瘤流行病学的主要任务是掌握癌情,探讨肿瘤的病因,预防肿瘤发生的措施以及考核肿瘤预防措施的效果。

3.研究对象　以群体为对象,而不是临床上的某个显性患者。肿瘤流行病学研究立足于总体,即观察的对象不仅限于临床的显性肿瘤患者、隐性患者,还包括处于癌前状态的患者。

4.常用的流行病学研究方法　流行病学研究方法的分类目前有多种,从流行病学研究的性质来分,大致可分为描述流行病学研究、分析流行病学研究、实验流行病学研究、理论性研究四大类。

(1)描述流行病学研究主要有横断面研究、生态学研究等方法。

(2)分析流行病学研究主要有病例对照研究、队列研究等方法。

(3)实验流行病学研究主要有临床实验、现场实验、社区干预等方法。

(4)理论性研究主要有理论流行病学、流行病学方法研究等。

5.肿瘤流行病学研究资料来源

(1)肿瘤的登记报告:主要包括以人群或医院为基础的登记报告,是掌握肿瘤发病,死亡动态的一种基本方法。

(2)肿瘤死亡回顾调查:对既往居民死亡及死亡原因的调查。它可以在较短时间内获得关于较大地区内居民的死亡情况和死因全貌的资料,尤其对恶性肿瘤的流行病学调查有很大的帮助。

(3)肿瘤患病情况调查:反映该地区恶性肿瘤发病水平和分布的特点。

(4)肿瘤病理资料:在既无登记报告资料又无肿瘤普查资料时,病理诊断材料有时可提供有用线索。

6.恶性肿瘤负担的描述指标

(1)肿瘤发病率:是指一定时间内,某特定人群中某种恶性肿瘤新发病例出现的频率。计算发病率时,可根据研究疾病及研究问题的特点来选择时间单位,恶性肿瘤一般以年为时间单位,常以 10 万分率来表示。计算公式如下。

$$肿瘤发病率=\frac{一定时期某人群某恶性肿瘤新发病例数}{同期暴露人口数}\times100000/10万$$

(2)肿瘤患病率:也称为现患率、流行率。是指在特定时间内,特定人群中某种肿瘤新旧病例数所占的比例。计算公式如下。

$$肿瘤患病率=\frac{特定时期某人群某恶性肿瘤新旧病例数}{同期观察人口数}\times100000/10万$$

其与发病率的区别表现在以下两个方面:①患病率的分子为特定时间内所调查人群中某种肿瘤的新旧病例数,而发病率的分子为一定时间内暴露人群中新发生的病例数;②患病率是由横断面调查获得的疾病频率,衡量肿瘤存在和流行的情况,是一种静态指标。而发病率是由发病报告或队列研究获得的疾病频率,衡量疾病的出现,为动态指标。

患病率主要受发病率和病程的影响。如果某地某病的发病率和病程在相当长的时间内保持稳定,则患病率、发病率和病程三者之间存在如下关系。

患病率=发病率×平均病程

患病率升高和降低的意义视各种疾病的实际情况而定;如某种肿瘤的患病率增高,既可以是发病率真的增高,也可以是因治疗的改进使患者寿命延长所致。因此,患病率的资料要结合发病率、治愈率等方面的资料进行综合分析,才能做出正确的结论。

(3)肿瘤死亡率:是指某人群在一定时期内死于某种肿瘤的人数在该人群中所占的比例。肿瘤死亡率是测量人群某种肿瘤死亡危险的常用指标。其分子为某种肿瘤的死亡人数,分母为该人群年平均人口数。计算公式如下。

$$肿瘤死亡率=\frac{某人群某年某恶性肿瘤死亡例数}{该人群同年平均人口数}\times100000/10万$$

(4)构成比与率的区别:构成比说明某一事物内部各组成部分所占的比重或分布,常以百分数表示,构成比的分子部分包括在分母部分。因此,构成比不能说明某事件发生的频率或者强度,不同地区、不同条件下的构成比不能当作率使用,这种构成比也不能相互比较。构成比的计算公式如下。

$$构成比=\frac{某一组成部分的数值}{同一事物各组成部分的数值总和}\times100\%$$

(5)标准化率:在分析肿瘤发病/病死率的动态变化或比较不同地区、单位、职业的肿瘤发病率时要考虑到人口的性别、年龄等其他因素构成的影响。即不同地区人群之间的发病/病死率的比较必须经过标准化的处理方可进行。

二、肿瘤在国内外流行情况和趋势

恶性肿瘤是全球第二大死因。全球癌症发病以欧美、澳大利亚等发达国家或地区的癌症发病率相对较高,而欠发达国家或地区的发病率则相对较低。其中,发达国家或地区以 17.66%的人口占全球癌症发病的 43.03%,而发展中国家人口约占全球人口的 82.40%,癌症发病占全球发病的 56.97%。从发病顺位看,肺癌位居发病首位,约占全部癌症发病的 21.30%,其次为胃癌、肝癌、结直肠癌和食管癌,前 5 位癌症发病约占全部癌症发病的 63%;男性中肺癌约占 25.21%,其次为肝癌、胃癌、食管癌和结直肠癌,男性前 5 位癌症发病约占男性发病的 74%;女性中肺癌发病位居首位,但乳腺癌发病与肺癌接近,均超过 15%,其次为胃癌、结直肠癌和肝癌,女性前 5 位癌症发病约占女性发病的 57%。

我国人口死因回顾抽样调查,基本摸清了我国人群的肿瘤死亡分布情况和变动趋势,使我国的肿瘤防治工作置于科学的基础之上,而我国特有的多种肿瘤高发现场为我国的肿瘤防治研究提供了宝贵的资源并能与世界共享。我国的肿瘤高发现场有:鼻咽癌——广东中山、四会;食管癌——河南林州、河北磁县、四川盐亭;胃癌——山东临朐、栖霞;肝癌——江苏启东、广西梧州;肺癌——云南个旧;宫颈癌——山西襄垣、阳城、河南洛阳;肠癌——浙江嘉善。

目前在我国肿瘤死亡占全部死因的 1/4,位居死亡第一位。中国人口约占全球人口的 19.3%,癌症发病占全球癌症发病的 21.8%,位居全球癌症发病的第 74 位,和世界癌症平均发病水平持平。全国恶性肿瘤发病第 1 位的是肺癌,每年新发病例约 73.3 万,按发病例数顺位,其次为胃癌、肝癌和结直肠癌和女性乳腺癌。男性发病第 1 位为肺癌,每年新发病例约 48.9 万,其次为胃癌、肝癌、结直肠癌和食管癌;女性发病第 1 位的为乳腺癌,每年新发病例约 27.9 万,其次为肺癌、结直肠癌、胃癌和甲状腺癌。中国癌症死亡约占全球癌症死亡 26.9%,病死率水平相对较高。从死亡顺位看,肺癌位居死亡首位,约占全部癌症死亡的 27.07%,其次为肝癌、胃癌、食管癌和结直肠癌,前 5 位癌症死亡约占全部癌症死亡的 75%;男性中肺癌约占 29.50%,其次为肝癌、胃癌、食管癌和结直肠癌;女性中肺癌死亡位居首位,占 22.60%,其次为胃癌、肝癌、结直肠癌和食管癌。

我国 20 世纪 70 年代恶性肿瘤死亡顺位为胃癌、食管癌、肝癌、肺癌及宫颈癌;20 世纪 90 年代死亡顺位为胃癌、肝癌、肺癌、食管癌及结直肠癌;而到 2000 年,恶性肿瘤死亡顺位为肺癌、肝癌、胃癌、食管癌及结直肠癌。可以看出,我国正处于由发展中国家高发癌谱向发达国家高发癌谱过渡的时期,已经形成两者共存的局面,加大癌症防治的难度。

我国应该重点预防的癌症依次为肺癌、肝癌、胃癌、食管癌、结直肠癌、乳腺癌、宫颈癌以及鼻咽癌,以上肿瘤合计占恶性肿瘤死亡的 80%。当前在肝癌、胃癌、食管癌等病死率居高不下的同时,肺癌、结直肠癌、乳腺癌等有明显上升趋势。恶性肿瘤的防治是最重要的公共卫生问题之一。

三、癌症的预防

1.概述　无论在发达国家还是发展中国家,恶性肿瘤的危害不容忽视,由于人口的老龄化等原因,使得恶性肿瘤增长的趋势不减,恶性肿瘤的预防与控制已经成为世界各国无法回避的公共卫生问题。

在环境因素致癌的理论提出后,人们发现 80%~90%的肿瘤是由环境因素造成的,包括生活方式、膳食、社会经济和文化等。因此从理论上说大部分人类肿瘤是可避免的。

已有的研究表明:癌症的死亡中 1/3 与吸烟有关,1/3 与不合理膳食有关,其余 1/3 与感染、职业暴露及环境污染等有关,仅 1%~3%为遗传因素所致。这种定量的估计为癌症的预防与控制提供了明确的思路。

WHO 提出的"1/3 肿瘤患者可以预防、1/3 肿瘤患者可以治愈、1/3 肿瘤患者可以延长生命提高生存质量"是对肿瘤预防与控制工作的高度概括,也是肿瘤防治工作为之努力的目标。

2.恶性肿瘤的三级预防措施

(1)肿瘤的一级预防(即病因学预防):是指对一般人群消除或降低致癌因素,促进健康,防患于未然的预防措施。有效的一级预防措施包括以下几个方面。

1)戒烟:吸烟与肺癌等癌症的因果关系已被全球多次流行病学研究所确定,提供了迄今为止人类预防癌症的最好机会,并为若干发达国家的实践所证实。控制吸烟可减少大约 80%以上的肺癌和 30%的总癌死亡。20 世纪 90 年代美国男性肺癌的发病及病死率的下降趋势带动了 90 年代美国肿瘤的总发病及死亡也呈下降趋势,归功于大规模的戒烟。

2)合理膳食:膳食的作用具有普遍性,研究的焦点主要集中于膳食内脂肪和维生素的摄入。食用大量蔬菜和水果,会减少某些肿瘤的发生。

3)节制饮酒:饮酒会诱发许多肿瘤,主要为咽、口腔、食管,并与吸烟有协同作用。

4)免疫接种:已明确证实人乳头瘤病毒(HPV)与女性子宫颈的癌的发生有关、乙肝病毒(HBV)增加原发性肝癌的危险。由 WHO 资助的抗 HBV 感染的疫苗接种预防新生儿乙型肝炎进而降低肝癌发生的试验已在我国启动进行了 18 年。2016 年 7 月,宫颈癌疫苗[人乳头状瘤病毒疫苗(16 型和 18 型)]获得中国国家食药监总局(CFDA)的上市许可,成为中国首个获批用于预防宫颈癌的 HPV 疫苗。

5)防止职业癌:如防止工作环境中的电离辐射、石棉等。

6)健康教育健康促进:把已知的肿瘤的危险因素、保护因素通过各种形式、途径告诉广大群众,使他们建立合理的饮食习惯、健康的生活方式等。

(2)肿瘤的二级预防(即发病学预防) 是指对特定高风险人群筛检癌前病变或早期肿瘤病例,从而进行早期发现,早期预防和早期治疗,其措施包括筛查和干预实验。

1)宫颈癌筛查:宫颈涂片已取得了广泛的认同,是降低宫颈癌病死率的首选方法。高危性 HPV 检测目前在许多国家已开始用于高风险人群筛查。

2)乳腺癌的筛查:在拍片技术比较高的条件下对乳房拍片,可降低乳腺癌病死率;向群众讲授乳房自检。

3)结直肠癌筛查:大便隐血筛查早期结直肠癌;乙状结肠镜普查可明显降低病死率。

4)胃癌的普查:胃癌的内镜筛查在日本已取成功,使早期胃癌的发现率超过 40%。

5)食管癌的早期诊断和治疗:我国林县开展的内镜下碘染色+指示性活检筛查食管癌,取得了良好的效果。检查发现的食管上皮重度不典型增生/原位癌可采取内镜黏膜切除、氩离子凝固治疗等微创治疗,效果良好。

(3)肿瘤的三级预防:是指对现患肿瘤患者防止复发,减少其并发症,防止致残,提高生存率和康复率,以及减轻由肿瘤引起的疼痛等措施,如三阶梯止痛、临终关怀等。

第四节　肿瘤影像学基础

一、X 线检查技术对肿瘤的诊断作用

1.透视　为最简便常用的检查方法,多用于天然对比的胸部,由于可任意转动患者体位,可多方位观察,如可发现心影后的肺内病变,并可观察膈肌活动度等。食管、胃肠检查,可观察其蠕动情况,但透视的缺点是不能留下永久的记录。

2.摄影检查　是临床最常用检查方法,尤其是胸相,已被列为患者入院后必做的检查的项目。X 线片比透视不仅能留下永久的记录,可做比较。而且它使受检者的 X 线量减少,使人体组织的清晰度显示十分清晰,所以应用的十分广泛。

3.造影检查　人体对 X 线吸收程度不同,在荧屏和胶片上形成差别,如骨骼、肺脏和心脏黑白度皆不同,这就是人体存在天然对比,不同的密度差别形成的。但人体内如腹部除了肠气密度较低外,密度差很小,于是可利用造影剂充盈胃肠道和血管等,使密度差加大,其形态明显的显现,称其为胃肠道造影和血管造影。尚有胆囊胆道造影、肾盂、膀胱、子宫输卵管造影等。由于使用造影剂有一定风险,少数患者有对造影剂(碘制剂)有过敏反应,所以造影前一定要做过敏试验,为了获得较好的造影效果,还要做一些必需的准备,如胃肠造影要空腹,结肠造影要洗肠,血管造影要预置针头,以承受高压注射器的压力等。

作为临床医生必须认真了解,严格控制造影的禁忌证,如有过敏史者、心肾肝功能不全者、甲亢患者、多发性骨髓瘤等,有时即使没有过敏史者也可能出现过敏现象,要时刻准备做好相关的抢救措施。

二、DSA(数字减影血管造影)对肿瘤的诊断作用

1.中枢神经系统　DSA 仍然作为中枢神经系统血管检查的“金标准”,随着更先进的 CTA 或者 MRA 的出现,单纯作为诊断方法的 DSA 逐渐被取代。但是 DSA 除了诊断还有治疗的作用,血管造影的同时可以通过血管内灌注药。脑部肿瘤特别是脑膜瘤,DSA 能清晰显示肿瘤血供染色及占位情况,更可以作为术前栓塞治疗减少外科手术术中的出血。除了脑膜瘤,DSA 还用于了解特殊部位的肿瘤、肿瘤供血情况,与周围重要血管的关系,如矢状窦旁脑膜瘤、蝶骨嵴脑膜瘤和小脑幕脑膜瘤等,对一些颅外供血丰富的脑膜瘤可采用 DSA 检查,并同时行术前栓塞供瘤血管以减少术中出血。对于各种富血供的脊髓肿瘤诊断方面,DSA 能完全清晰显示整段脊髓血管(动静脉)参与肿瘤血供的范围,为外科或介入栓塞术提供准确的血管路径及手术范围参考。

2. DSA 在头面部肿瘤的作用　除了显示头面部各种良恶性富血供肿瘤的血供特点、和血管的毗邻关系外,也用于外科手术前栓塞以减少术中出血,甚至完全代替外科手术切除,例如眼部的视网膜母细胞瘤治疗中使用 DSA 造影除了显示肿瘤边界侵犯范围肿瘤染色外,还可以充分了解相关血供关系指导外科手术切除范围,更可以在血管造影图像的指导下进行药物灌注化疗。

3. DSA在四肢的骨肌组织肿的运用　对于四肢各种良恶性富血供肿瘤，运用DSA可以清晰显示肿瘤的边界及毗邻关系，血供范围及有无动静脉瘘。亦可以进行相关的栓塞化疗或硬化治疗、消融治疗。对于软组织的各种海绵状血管瘤、蔓状血管内或混合型血管瘤，具有一定侵犯性，手术切除十分困难，常规放化疗效果欠佳。确诊阶段使用一般检查手段不能完全显示肿瘤血管的成分组成，造成手术困难。使用DSA能清晰显示血管构成，如是否有动静脉参与或瘘的形成。使用DSA更是治疗该类血管瘤的主要引导手段。DSA用于骨肿瘤的检查，不但用于骨肿瘤的进一步确立诊断，也为骨肿瘤的介入治疗提供便利及外科手术减轻难度。在骨肿瘤的诊疗中，DSA提供的图像能清晰显示肿瘤血管、范围，为肿瘤栓塞化疗提供路径和方向。也为骨肿瘤的疗效判断提供依据。DSA在骨肿瘤显影过程中完全将血管以外的骨肌影像消除，只清晰显示肿瘤血供。

4. DSA在颈部肿瘤的运用　对于颈动脉体瘤，DSA可清楚提示瘤体血供来自哪支动脉，其影像特征为动脉分叉处多血管网状、斑片状影，染色早，排空延长至静脉期，颈动脉侧位时分叉角度增大，颈外动脉前内或前外移位，颈内动脉后外移位，肿瘤包绕颈动脉等对诊断颈动脉体瘤有特殊意义。DSA可直接观测双侧脑动脉前后交通吻合及患侧大脑前、中动脉显影情况，较其他方法准确可靠。是手术前必须进行的检查项目。

DSA在颈部甲状腺结节上的运用除了显示肿瘤血管血供范围以外，还能作为甲状腺良恶性结节鉴别的依据之一。

5. DSA在肺癌中的作用　支气管肺癌是常见的恶性肿瘤，治疗是根据不同的临床分期采用不同的治疗方案。DSA显示的肿瘤血管分布范围和临床分期相关，有助于确定临床分期及发现早期转移。更加可以根据血管造影路径进行支气管动脉的栓塞化疗。肺癌的治疗转归过程中如并发肿瘤破裂出血或支气管动脉出血，临床上出现大咯血症状，使用DSA进行全方位的血管造影能立即找到出血动脉并进行栓塞止血或者指导外科手术进行相关肺叶肺段的切除。对于其他肺部肿瘤，DSA在判断肿瘤血管情况方面，帮助鉴定良恶性方面都发挥着重要作用，而使用DSA进行栓塞化疗更是肿瘤微创治疗中的独到之处。

6. DSA是诊断循环系统中的动静脉畸形的“金标准”　血管造影能明确显示病变范围，参与血管情况，能确立诊断及指导治疗，判断预后。

7. DSA能对食管癌的诊断及转移的判定有定性作用　除了能显示食管癌的血供分布以外，血管内治疗是中晚期食管癌的最佳治疗方案。DSA除了提供血管路径资料外，还可以提供食管支架安装、放射粒子照射植入路径。门脉高压出现食管下段胃底静脉曲张并呕血时，DSA能准确显示责任血管的范围分布并直接高效地进行栓塞止血治疗。

8. DSA在消化系统肿瘤中的运用　例如DSA在肝癌的诊疗作用，肝血管造影检查意义不仅在诊断、鉴别诊断，在术前或治疗前要用于估计病变范围，特别是了解肝内播散的子结节情况，血管解剖变异和重要血管的解剖关系以及门静脉浸润可提供正确客观的信息。血管造影检查不列入常规检查项目，仅在上述非创伤性检查不能满意时方考虑应用。此外血管造影不仅起诊断作用，有些不宜手术的患者可在造影时立即进行化疗栓塞或导入抗癌药物或其他生物免疫制剂等。其他胃肠道肿瘤可以通过血管造影清晰显示肿瘤的位置、肿瘤血管的分布范围,但肿瘤破裂出血的时候,DSA 几乎成为能够寻找出血位置和立即栓塞止血的首选诊疗方法。

9. DSA 在妇科肿瘤方面的应用　常见的子宫肌瘤可以通过 DSA 显示肿瘤血管明显增加增多,可以通过血管造影路径进行子宫动脉栓塞达到减少子宫肌瘤血供缩小肿瘤范围。对于恶性妇科肿瘤,DSA 可以早期发现病灶血管、供血范围、转移病灶,并可立即进行栓塞化疗。

10. DSA 在男性生殖系统的良恶性肿瘤的应用　男性生殖系统的良恶性肿瘤也可以通过 DSA 显示肿瘤血管的血管范围和转移病灶。肾癌早期行 DSA 血管造影能提供准确肿瘤血供信息,为外科手术提供方案参考,术前可以进行部分肾动脉栓塞以帮助外科手术减少出血量。

三、CT 对肿瘤的诊断作用

1.CT 在肺癌诊断中的价值

(1)显示隐匿性病灶:常规胸部 X 线片系胸部结构重叠的平面图形,较小病灶易因前后结构重叠而被漏诊,CT 由于其较高的密度分辨率,应用断面成像能够发现更多、更小的病灶,从而避免漏诊,特别对于临床怀疑肺癌而常规 X 线检查阴性或可疑者最适合行 CT 检察。

(2)帮助和提高肺癌术前分期的准确性:这是由于 CT 不仅能显示原发灶,而且对纵隔,肺门肿大淋巴结的显示以及对远处脏器转移灶的发现均十分敏感,增强螺旋 CT 扫描更有利于显示肿瘤对纵隔、肺门结构的浸润、包绕,因此 CT 检查是术前无创性分期较为理想的方法。

(3)多层螺旋 CT 各种后处理技术的应用可以更好地显示气管、支气管、叶甚至段支气管的病变,这对于早期肺癌的诊断具有一定价值。高分辨 CT 检查对于肺内孤立性结节的定性诊断、肺癌早期淋巴道浸润的评估等方面优势明显。

(4)经 CT 导向经皮穿刺活检或介入治疗:可以帮助术者确定穿刺部位、方向和深度,避免并发症的发生。

(5)低剂量肺部 CT 扫描:因其具有低射线剂量、检出率高于胸部 X 线片且不低于常规剂量 CT 扫描等优点,在早期无症状肺癌筛查中有重要的应用价值,可作为肺癌筛查的首选方法。

2.CT 在肝癌诊断中的价值

(1)提高小病灶的检出率对肿块型病例,可以确定是否有卫星灶或散在结节灶存在;对结节型病例,究竟是单个还是多个病灶亦可以做出较准确判断。

(2)病灶定性多层螺旋 CT 动态增强扫描技术的应用使得小肝癌的诊断准确率大大提高。

(3)确定肝癌的诊断后,可以帮助术前明确的分期,包括了解病灶的大小、数目、分布,肝内血管有否受侵,以及肝外有无转移存在。

(4)术后随访了解有否复发或转移,彻底和全面的检查有助于治疗方案的合理制订。

3.CT在胃肠道肿瘤诊断中的价值　早期CT受技术条件限制在胃肠道等器官的应用远远落后于其他系统和器官,但随着多层螺旋CT的广泛应用,其在胃肠道肿瘤方面的应用价值逐步体现。具体应用于:①术前明确病变的位置、浸润范围,对手术方案的制订和术后疗效分析;②观察腔内外肿瘤侵犯、淋巴结转移、远处转移情况以及对肿瘤进行分期;③对年老体弱不能耐受内镜检查的患者或胃肠腔狭窄内镜不能通过的患者;④对消化道肿瘤的普查,其中采用虚拟内镜技术对结肠息肉的普查技术已经成熟。

四、超声对肿瘤的诊断作用

超声可以用于诊断人体各个器官及组织的肿瘤,还可以在超声引导下行肿瘤的穿刺活检,其病理结果作为诊断肿瘤的金标准。不同的脏器的肿瘤,由于起源的部位和组织不同,病理形态亦不同,声像表现相应亦有差异,因而具有一定的特征性,有助于超声诊断和鉴别诊断。

1.体积　肿瘤的体积大小常与其病理性质有关,良性肿瘤通常较其相应的肉瘤为小,如平滑肌瘤与平滑肌肉瘤、纤维瘤与纤维肉瘤等。例如:①原位癌、微小癌、隐匿癌的体积小,直径一般小于1cm。除浅表部位外,位于深部的这种小肿瘤,超声检查目前尚难以显示;②生长在非要害部位的良性或低度恶性肿瘤,可达到巨大体积,如脂肪瘤、软骨瘤等;③发生在腹腔、空腔器官的肿瘤也比较大,超声检查时,需注意和腹膜后肿瘤鉴别;④发生在要害部位或显示功能的肿瘤常较小,超声检查时应结合病史作详细的扫查和观察;⑤高度恶性的肿瘤发展快,体积也相应较小,超声检查也必须细致。

2.数目　腹膜后肿瘤常为单个性,而多发性原发肿瘤常见的有脂肪瘤、平滑肌瘤、神经纤维瘤、恶性淋巴瘤等;复发的肿瘤也可在局部形成数个大小不一病灶;转移性肿瘤可因转移而形成多个病灶。

3.质地　肿瘤的质地因肿瘤的成分不同而异,与声像表现关系密切。

4.轮廓形态　良性肿瘤大多呈膨胀性生长,轮廓光滑整齐,周围界限清晰。形态有圆形、椭圆形、扁圆形、长梭形、哑铃状、葫芦状、分叶状等,在声像图上均能清楚如实地观察到。且常有球体感或立体感,即在不同方向的两个或两个以上切面声像图上,肿瘤均能明确显示。恶性肿瘤除向周围浸润性生长外,也侵入组织间隙和血管、淋巴管,声像图上形态常不规则,无明显的轮廓线,并可见癌肿向周围组织呈伪足样或麦芒样伸展。

5.包膜　常是良性肿瘤的特征。大部分良性肿瘤均有完整的包膜,如脂肪瘤、平滑肌瘤、神经鞘瘤等。声像图上呈现一圈环形中等回声线,包绕整个肿瘤边缘,两侧边缘处因声折射引起回声失落而使包膜回声中断并导致两条清晰的外展状侧壁声影。包膜回声表面光滑整齐,厚度均匀,薄的包膜呈细纤线状,厚的包膜呈粗线状,厚度1~2mm。

有些良性肿瘤或少数肉瘤也可有完整或不完整的包膜。当包膜不完整时包膜回声可呈弧形中回声线,有的可呈环形,在包膜不完整处,包膜回声中断而使部分边缘处呈包膜阙如征象。部分肉瘤虽然也有包膜,而实际上包膜或包膜外已有癌细胞浸润,称为假包膜,如纤维肉瘤、脂肪肉瘤等。声像图上的包膜回声常不如良性肿瘤的清晰,厚度可稍有不均,回声强度也可有差异,境界也较模糊,并可有部分地方包膜模糊不清或中断、阙如。

有的恶性肿瘤在初起时可有包膜存在,在声像图上同样也呈现包膜回声;当肿瘤迅速增大,包膜被突破,肿瘤浸润至包膜外,外在声像图上也失去了包膜回声,并使境界趋向模糊。

6.境界　肿瘤与周围组织间的境界一般取决于肿瘤的生长方式及内部结构:呈膨胀性生长并有包膜的肿瘤,境界清楚;呈浸润性生长而无包膜的肿瘤,或虽有包膜而已被肿瘤浸润或与周围组织有粘连时,境界常较模糊或不清晰。肿瘤内部结构的回声明显高于或低于周围组织回声时,境界清楚,否则境界常较模糊或欠清晰。

7.肿瘤内部结构　肿瘤内部结构的声像变化常是超声诊断的主要依据之一。

(1)彩色多普勒血流显像广泛应用于肿瘤的诊断,目前应用情况如下。

1)观察肿瘤内部的血流:如血流是否丰富、动脉型血流及静脉型血流的分布情况及其流速(最高流速、平均流速)、流量测定等,有认为恶性肿块的血流丰富、分布较密;而良性者血流较少、分布较稀,囊肿内部则无血流分布。但目前除对囊肿的诊断与鉴别诊断外,对实质肿块的鉴别诊断帮助仍不大。

2)观察肿块周边的血流:无论良恶性肿块,其周边处的血流有两类,其一为被肿块推挤、压迫而包绕于边缘处的原有较大血管的血流,有动脉型的,也有静脉型的;其次为肿块包膜自身血管的血流。后者要求仪器对低速血流测量的灵敏度要高。

3)了解肿块与周围大血管的关系:如周围主要供应血管的受压、推移、血管壁浸润、血管是否被包围于肿瘤组织内等,这对手术前制订治疗计划有很大帮助。

因此,在检查过程中,要注意二维超声和彩色多普勒超声的联合应用,对肿瘤良、恶性的鉴别诊断方面能提供很多信息。

(2)超声引导下肿瘤穿刺活检是目前临床上常用的方法,也是鉴定肿瘤的金标准。在超声介入下,通过各种微创手段诊断肿瘤也日益普及。通过超声对肿瘤进行初步定位,在超声的引导下穿刺活检,能减少穿刺的次数,减少手术时间,减轻患者的痛苦,减少并发症的发生。因此,在超声的引导下穿刺比盲目穿刺更加安全、准确。经穿刺所得到的标本再进行病理组织学检查,极具有临床应用价值。

五、核医学在恶性肿瘤诊断中的应用

1.SPECT、SPECT/CT 的临床应用

(1)恶性骨肿瘤的诊断:骨转移是恶性肿瘤第三个最易发生的转移,也是癌性疼痛和患者生活质量降低的主要原因。骨显像在探查恶性肿瘤骨转移的存在和范围方面具有很高的灵敏度,可比 X 线早 3~6 个月或更早发现骨转移灶,同时能发现 X 线、CT 及 MRI 等检查范围以外的病灶,因而成为诊断骨转移瘤的首选方法。另外对原发骨肿瘤病变的诊断及侵犯范围的确定亦有较大价值。

(2)亲肿瘤显像:^{99m}Tc-MIBI 具有亲肿瘤的特性,尤其在恶性肿瘤中聚集更为明显,可以用于恶性肿瘤与良性疾患的鉴别。至今已在甲状腺癌、肺癌、脑恶性肿瘤、骨肉瘤、乳腺癌、肝转移癌、鼻咽癌、原发性心脏淋巴瘤、异位性分泌 ACTH 肿瘤等和(或)转移处

显像中取得成功。

2. ^{18}F-FDG-PET/CT 的临床应用优势

(1)肿瘤的早期诊断:由于疾病的功能变化早于结构变化,肿瘤的早期代谢改变更易在 PET 显像中表现出来,因^{18}F-FDG-PET/CT 显像有利于肿瘤的早期诊断。

(2)肿瘤的分期:患者一次检查的范围,CT 和 MRI 局限在某一区域或部位,PET 常规是全身显像,有助于发现远处转移。^{18}F-FDG-PET/CT 明显改善了对肿瘤病理的最初分期。另外 CT 和 MRI 常将大于 1cm 的淋巴结视为转移,但其中可能有良性淋巴结肿大或虽淋巴结仍小于 1cm,但已有肿瘤侵犯。^{18}F-FDG-PET/CT 的独到之处在于根据淋巴结的代谢活性判断是否有转移,应该比仅根据淋巴结大小判断更可靠。PET/CT 两者结合对转移灶的发现将更灵敏和正确,有利于正确的临床分期。

(3)疗效的判断:^{18}F-FDG-PET/CT,能较好地和更及时地提供化疗、放疗和激素治疗等疗效信息,肿瘤^{18}F-FDG 摄取减少或无摄取是临床或亚临床水平反应的早期指标。仔细比较治疗前后^{18}F-FDG 摄取率可提供治疗抗肿瘤增生效果的信息。对调整治疗方案、避免治疗不良反应和减少无效治疗费用具有重要意义。

(4)肿瘤的预后评估:原发灶或转移灶如 SUV 值<10,预后相对较好,生存率较高。相反 SUV 值>10 则预后差。

六、核磁共振的诊断作用

1.中枢神经系统肿瘤

(1)发现早期病变,如脑肿瘤、脊髓、脊椎肿瘤,早期即可呈现 MRI 的信号改变。

(2)因 MRI 无伪影干扰,可多方位成像,软组织分辨力高,尤其对后颅窝及脊髓的病变显示良好。

(3)对占位性病变可达到较准确的立体定位,并有助于鉴别脑内外、髓内外、硬膜内外、脑室内外等的病变。

(4)清楚地显示占位病变对脑、脊髓的压迫移位,而且可显示其周围组织血管、神经、骨骼等受挤压、侵犯的情况。

(5)不同的信号改变反映不同的基础,如水肿、出血、坏死、囊变等,从而有助于定性诊断。

(6)流空效应可帮助确认肿瘤血管及动脉瘤、血管畸形等病变。无创的 MRI 有时可代替有创的 DSA。

2.呼吸循环系统

(1)多方位的成像可将肺内、心脏、大血管的病变定位的更准确。

(2)对病变的观察信息量大,以支气管肺癌为例,不仅清楚地显示肿块本身的形态结构对胸膜、胸壁、肺尖的侵犯、肿块与支气管的关系、伴发的肺不张、肺门及纵隔淋巴结的转移等皆优于 CT。

(3)由于流空效应,心脏大血管的解剖结构可多方位的观察。对各种动脉瘤、心脏病、心包肿瘤、心包积液、心包转移的鉴别十分有利。

3.消化系统和上腹部

(1)MRI 对胃肠道本身的病变目前也在应用,在研究探讨中,肠道内线圈,对改进图像功效大,但价格昂贵。

(2)对胃肠道附属器官如肝、胆、脾、胰腺病变的检查在二十世纪八十年代初即开始临床应用,对各种病变的鉴别获得大量的经验,如肝内常见囊肿、血管瘤、原发肝癌、转移瘤的鉴别等已成熟。

(3)很多病变单纯依靠 MRI 尚不足,必须结合 B 超、CT、同位素、X 线及造影等,这些技术的相互补充可以提高诊断的准确性。

4.泌尿生殖系(包括腹膜后及盆腔)

(1)对占位性病变可准确地定位,如肾肿瘤、腹膜后肿瘤、盆腔内肿瘤,可清晰地确定侵犯范围。

(2)对肾癌的分期与 CT 类似,但观察肿瘤对下腔静脉、肾静脉的侵犯优于 CT。MRI 对肾血管畸形的检出特异性高。

(3)肾上腺功能性疾病,多能通过临床实验室检查做出诊断。影像检查主要确定病变的部位和进行鉴别诊断,CT 与 MRI 皆能显示肾上腺形态,MRI 有助于显示病变内部特征。

(4)膀胱病变 CT 与 MRI 无显著差异,MRI 显示前列腺的组织学分区好于 CT,但在肿瘤增生、炎症的鉴别上同样有时困难。近年来,应用波谱分析对鉴别诊断可获较大帮助。

(5)子宫的内膜层、连接带、肌层、浆膜层在 MRI 上显示良好,子宫及附件病变一些信号特点有助于诊断良、恶性肿瘤。

5.脊柱、骨与关节

(1)对于骨的肿瘤、感染、无菌坏死等早期病变,MRI 可敏感地观察到信号异常,早于 X 线片、CT 半年而被重视。多种信号反映骨的水肿、玻璃样变、纤维增生及坏死骨化等,特别有价值。

(2)白血病、淋巴瘤及骨髓瘤的骨浸润镰形红细胞贫血致骨梗死,以及骨髓的水肿、坏死、骨髓逆转换等皆在 MRI 上有特异表现。根据病变部位,指导骨穿,大大提高正确诊断率。

(3)MRI 可以敏感地发现骨内转移性病变,尤其脊柱的转移,椎体可见破坏,常可波及附件,椎体可形成塌陷或隆出的肿块。

七、MRI 与 X 线、CT 的区别

对在 X 线、CT 上密度差别不大的软组织对比分辨力高,可将肌肉、软骨、脂肪、韧带、肌腱、滑膜及液体等清晰地显示。又可以任意方向成像,没有骨伪影干扰,软组织肿块是临床上常见的病变,多为来源于中胚叶组织的纤维、脂肪、间皮、血管、淋巴等成分。传统 X 线、CT 难以分辨,而这些组织成分在 MRI 上 T_1、T_2弛豫时间皆不相同,所以可很快分辨肿瘤与非肿瘤性病变,如纤维瘤、脂肪瘤、血管瘤、淋巴瘤、横纹肌瘤及这些肿瘤的肉瘤变,软组织内的出血、水肿、感染、肌腱的断裂及肌肉脂肪变性等皆可协助临床做出相应的诊断,对于病变的准确定位、定性,确定侵犯的范围等皆显示良好。

(潘学兵)

第二章 肿瘤放射治疗

肿瘤放射治疗是利用放射线治疗肿瘤的一种局部治疗方法。放射线包括放射性同位素产生的α、β、γ射线和各类X射线治疗机或加速器产生的X射线、电子线、质子束及其他粒子束等。放射线可使肿瘤细胞的DNA链断裂，导致细胞凋亡或死亡，从而达到治疗肿瘤的目的。

肿瘤放射治疗是一个系统复杂、基础知识广泛的学科，包括五大支柱学科，即临床肿瘤学、放射物理学、放射生物学、放射治疗技术学、医学影像学，五者相辅相成，缺一不可。放射肿瘤治疗学科的团队包括肿瘤放射医生、肿瘤放射护士、放射治疗物理师、放射治疗技师等。

放射治疗与外科手术治疗、化学药物治疗、分子靶向治疗、免疫治疗是现代临床治疗肿瘤的五大主要手段。世界卫生组织（WHO）的统计数据表明：①70%左右的肿瘤患者在治疗过程中需要接受放射治疗；②45%可治愈的肿瘤中，手术的贡献为22%、放射治疗为18%、化疗为5%。由此可以看出，放射治疗在肿瘤治疗中所起的作用必不可少。

第一节 概述

肿瘤放射治疗至今已有100多年的历史。我国放疗的历史可以追溯到20世纪初北京协和医院用镭贴敷方法为孙中山先生治疗肝癌。但是，业界普遍将北京大学第一医院放射诊断科放射治疗组的成立，作为我国放射治疗学发展的开端。现代肿瘤放射治疗的发展是建立在临床放射肿瘤学、放射物理学及放射生物学基础上的。最近20多年来，随着计算机技术广泛应用，医学成像设备和各种类型加速器设备的进步，放射治疗取得了迅速发展。

1895年德国科学家伦琴发现X射线，并因此获得首届诺贝尔物理学奖。1898年居里夫妇发现镭，首次提出“放射线”的概念，并于1902年应用于皮肤癌的治疗，取得了较好的效果。1922年在巴黎召开的国际肿瘤学术会议上确定了放射肿瘤治疗学的地位。1932年，北京大学第一医院放射诊断科梁铎教授被派到德国读书，很幸运地做了居里夫妇的学生，在那里系统学习了核医学及放射治疗相关的知识，回国后创立了国内第一个放射治疗组。

一、放射治疗设备的发展

放射治疗设备经历了突飞猛进的发展和进步。在放疗发展初期，用镭管或镭模直接贴敷肿瘤，用镭针插入肿瘤进行组织间放疗，或经自然腔道进入肿瘤的部位，即近距离放疗。然而这些方法只适用于位于浅表的肿瘤，对体积较大肿瘤的放射剂量分布不佳，而医护人员也出现了一些放射损伤。20世纪20~30年代发明了千伏X线治疗机,但是其能量低、穿透力弱,仅治疗浅表肿瘤,同时还具有皮肤受量大、骨吸收剂量高的缺点。50年代发明了^{60}Co放疗机(平均能量1.25MV),其具有能量高、穿透力强、能保护皮肤和经济实用的优点,但是半衰期短,剂量率较低。60年代医用直线加速器(兆伏X线,6~18MV)的问世标志着放射治疗形成了完全独立的学科。直线加速器产生的射线剂量率高、束流稳定、剂量准确、治疗时间短、环境污染小,因而适合治疗各种类型的肿瘤。

二、放射治疗技术的发展

肿瘤放射治疗经历了二维时代的放疗,即以骨性解剖标志为依据、三维模拟机下透视定位,手工计算平面剂量,点剂量代替平面或立体剂量分布,因而极其粗糙,这种“粗放”的放疗技术直至20世纪80年代。随着放射物理学、计算机科学、医学影像学的快速发展,逐渐进入了“精确”的三维放疗时代,即CT扫描模拟定位,三维放射治疗计划系统制订放疗计划、图像验证与引导放射治疗,确保了治疗的精确性与准确性。近年来发展起来的CT与MRI图像融合、CT与PET-CT图像融合等多模态图像融合技术更进一步提高了肿瘤放疗的精准度,尤其是放疗中的实时位置监测校正,即图像引导的放射治疗(image guide radiotherapy,IGRT)和立体定向放射治疗,使得肿瘤的放射治疗从“普放”到“精确”,再到“精准”的蜕变,每一阶段都是肿瘤放射治疗学上质的飞跃。

1.肿瘤放射治疗的变化和发展　自放射线被用于治疗肿瘤以来,肿瘤放射治疗经历了巨大的变化和发展。

(1)直线加速器产生了能量更高的射线,可以更有效地治疗肿瘤。

(2)旋转型直线加速器的产生和患者治疗床的改进,使得射线可以从不同入射角度和方向杀伤肿瘤。

(3)多叶光栅的产生及其他高LET射线束形设备的产生使放射线得到了更加精密的控制和束形。

(4)应用CT、PET、MR以及其他图像数据创建三维的计划模型进行更加准确的治疗。

(5)利用网络计算机跟踪放射治疗的各个阶段以及进行患者剂量的计算和评估(包括计划和累积的剂量)。

所有以上发展和改进的最终目标,就是通过聚焦高剂量的射线有效地杀伤肿瘤组织,同时降低临近正常组织的放射剂量。无论对于患者还是医生,治疗的过程更简单,治疗时间更短。

2.各种放射治疗技术的进展

(1)三维适形放疗技术的发展

1)三维适形放疗:20世纪60年代日本放疗学家高桥提出原体照射的概念,为早期适形放射治疗的雏形。70年代随着计算机的应用和CT、MRI的发展、配套三维治疗计划系统和多叶光栅,实现了三维适形放疗(3D conformal radiotherapy,3D-CRT)。三维适形技术的出现,全面取代了二维常规放疗。适形放疗以计算机新技术应用为背景,先进的仪器设备为依托,使照射高剂量范围最大限度地适合于肿瘤形状,也就是使治疗剂量的体积和形状在三维空间上与肿瘤的几何形状相吻合或接近,使肿瘤得到最大照射剂量,而正常组织照射剂量最小,有效地保护了正常组织,提高肿瘤治疗的增益比。3D-CRT 要求有高清晰的图像检查技术(CT、MRI 等),将图像经计算机处理后进行三维重建。同时还必须有三维治疗计划系统。

2)SRS/SBRT(X 刀和 γ 刀的发展):早在 1951 年,瑞典神经外科医生 Lars Leksell 就首次提出了立体定向手术的概念,即用多个小野从三维方向一次性的大剂量治疗颅内无法手术的疾病,包括恶性肿瘤和一些良性疾病,取得了很好的效果。由于该技术的特点是高剂量区周边剂量下降非常陡峭,因而使周围组织受照量很少,真正起到了"手术刀样"的作用。60 年代末由瑞典等生产了 γ 刀,其后又出现了 X 刀,开创了立体定向放疗技术。而"刀"是适形放疗的一个特例。立体定向放射外科(stereotactic Radiosurgery, SRS),俗称头部 X(γ)刀,即利用立体定向技术进行病变定位,用小野集束单次大剂量照射靶区,实施"手术式治疗"的技术。它可以给靶组织大剂量的射线,但是很少损伤正常组织。其优势在于不开颅、不流血、创伤小、恢复快、安全好、疗效高。

立体定向体部放疗(stereotactic body radiotherapy, SBRT),即俗称体部 X(γ)刀,是采用立体定向放射治疗技术和高剂量少分次治疗模式使高剂量直接消融颅外肿瘤的一种非手术放射外科治疗方法。其特点是:突破经典的放疗模式,将经典的放疗模式与 SRS 技术结合起来,充分发挥各自的优势;利用经典的放疗模式消灭放疗敏感、浸润生长肿瘤细胞及卫星病灶;利用 SRS 定位准确,小野非共面大剂量照射技术,摧毁放疗不敏感核心病灶。X(γ)刀发展迅速,目前已被临床广泛应用,治疗了大量不能手术的、小体积的良性或低度恶性肿瘤。

(2)调强放射治疗技术的发展:20 世纪 80 年代出现了多叶光栅和逆向治疗计划系统,可调节射野内 X 射线的强度,开创了调强放射治疗(intensity modulated radiotherapy, IMRT),这一技术被认为是 21 世纪放射治疗的主流,是 21 世纪放疗技术的革命。

调强放射治疗是在三维适形放疗的基础上,按照治疗区内所需要的剂量进行放疗,也可以说是"不均匀"照射。调强放射治疗的目的是在增加肿瘤组织照射剂量的同时更好地保护肿瘤周围正常敏感组织。与三维适形放疗相比,调强放射治疗可以大大降低放疗并发症发生的风险,如避免头颈部照射后唾液腺的永久性损伤(永久性口干)等。IMRT 的开展需要 CT 模拟定位机、逆向调强治疗计划系统、带多叶光栅的直线加速器、网络系统和调强治疗计划验证系统等先进的仪器设备。需要临床医师、放射物理师、放射技师等各方面的人员参与。从临床角度,通过 IMRT 可实现下列目的,并在临床研究中得到了证实。第一,提高肿瘤照射剂量,达到进一步提高局部控制率和生存率的目的,例如前列腺癌、鼻咽癌和疑难复杂肿瘤等的治疗。第二,降低正常组织照射剂量,可以降低毒副作用,达到保护重要器官的目的,如鼻咽癌、头颈部肿瘤、头颈部淋巴瘤、胰腺癌、肝癌、颅内肿瘤等的治疗。第三,新技术的应用改变了某些肿瘤的分割照射模式,可以提高单次照射剂量,进行大分割照射。第四,扩大了放疗的适应证,某些在临床上不能用常规照射实施治疗的肿瘤,可以通过适形调强放疗来完成,如直肠癌根治术后放疗后局部复发、肝转移瘤、腹盆腔淋巴结转移等的治疗。

(3)后装近距离治疗技术的发展:在外照射放疗设备出现后,近距离放疗逐步减少使用。然而从80年代起,随着计算机技术的发展,由计算机控制的近距离后装放疗机问世,使近距离放疗再次被人们应用。现代的后装放疗机使放射源植入的位置达到完全精确,剂量计算精确,并且完全避免了对工作人员的辐射。尤其是三维治疗计划系统的应用,可显示出患者病灶具体解剖位置的高剂量区三维分布图,计划可按预定要求调整,从而实现肿瘤近距离三维适形治疗,因而又形成了外照射放疗和近距离照射放疗共存的局面。

(4)图像引导的放射治疗:图像引导的放射治疗(IGRT)是继三维适形放疗技术和调强放疗技术之后,又一新的高精端放疗技术。图像引导放射治疗系统是由四维CT模拟定位机、精确放疗计划系统、多功能医用直线加速器或(和)CT扫描机为一体的治疗机三部分组成。四维适形放疗(4D-CRT)技术在三维放疗技术的基础上加入"时间因素"的概念,充分考虑了器官在治疗过程中的运动,利用呼吸门控和加速器配装的CT扫描机对肿瘤及正常器官进行实时的监控,达到跟踪肿瘤进行放疗的目的。

(5)质子放射治疗:质子经过加速器加速到接近光速后进入人体,质子束开始释放能量,起初衰减的程度较小,呈低平坦状,而在某一深度能量急剧释放,形成Bragg峰,在峰之后能量释放骤降为零。目前国际上质子用于临床治疗肿瘤主要有以下几种方式。

1)质子扫描照射:有光栅扫描和像素扫描两种。

2)质子立体放射治疗:通过一次性给予靶区高剂量照射,杀伤肿瘤,主要用于颅内良性病变、血管畸形及功能性、占位小的恶性肿瘤;或者采用分次照射方式,适用于功能性神经性疾病,如肢端肥胖症、库欣综合征等。

3)质子适形与调强放疗:它主要依据影像学上的靶区、危及器官位置、大小和形状等具体信息,利用治疗头、准直器、适形挡块等设备的相互协调来完成。

(6)重离子放射治疗:随着核科学技术的发展,人们发现带电重离子在物理学和生物学上表现出的特性对肿瘤治疗具有独特优势,具体为:①物理剂量深度分布比X射线、γ光子、中子好,在射程末端有一个Bragg峰;②在靶区相对生物效应高、氧增比低,比质子、光子好;③射程歧离与横向散射小,比质子好;④可以三维扫描进行适形治疗;⑤亚致死损伤修复小;⑥辐射敏感性不依赖细胞周期时相。目前,许多国家开展了重离子治疗肿瘤的临床实践和研究,其中德国、日本、中国上海已用于临床治疗肿瘤。我国甘肃兰州和武威有关重离子治疗肿瘤的研究还处于临床试验阶段。

三、我国的现状

1.国内放射治疗取得的成就　半个世纪以来,我国放射治疗技术也经历了一系列技术革命,相继采用了三维适形放疗(3D-CRT)、调强放疗(IMRT)、近距离放射治疗、图像引导放射治疗(IGRT)、质子放疗、重离子放疗、术中放疗等。持续的放疗技术革新快速转换成了更高的临床治疗效果。近年来,放疗在我国肿瘤治疗中的重要作用已被广泛认知。在放疗设备上,目前我国能制造中低能直线加速器、^{60}Co远距离治疗机、常规模拟定位机、后装近距离治疗机、剂量仪、治疗计划系统及立体定向放射治疗设备等。在放射治疗人员上，放射治疗人员队伍、科室规模、新增建制单位逐年增多，放疗从业人员的水平和能力不断提高，与欧美国家的差距逐步缩小。在科学研究上，越来越多的中国原创研究成果亮相国际舞台，用于临床实践；常态化的国际交流逐渐开展。例如，我国首先确立放射治疗作为早期结外鼻腔 NK/T 细胞淋巴瘤的主要治疗手段，之前以化疗为主的治疗方案，患者五年生存率大多低于 50%；在采用放疗新技术后，通过风险分层治疗，早期患者五年生存率超过 70%，早期低危患者生存率甚至达到 90%。我国在乳腺癌大分割照射治疗方案上也取得突破，比如对于乳腺癌保乳或改良根治术后，传统的大分割照射是 2Gy/每次，25 次方案，现在可以做到 2.9Gy/每次，15 次就完成治疗疗程。随着 CT 等影像技术和计算机技术发展，现在放疗技术已经由二维放疗发展到三维放疗、四维放疗，可以从不同角度来观察肿瘤。放疗剂量分布也由点剂量发展到体积剂量分布，在体积剂量分布中达到照射剂量调强，在肿瘤得到放疗剂量优化的同时，最大限度降低正常组织照射剂量。放疗科医生在肿瘤多学科综合治疗团队中也发挥越来越重要的作用。

2.国内放射治疗存在的问题　我国的放疗技术发展成熟始于二十世纪 80 年代，随着国内医疗理论、影像技术、计算机技术的发展，放疗技术取得了巨大的进步。但是，我国的放射治疗技术与国外发达国家相比仍然有着比较大的差距，比如在放疗设备、技术、医疗人员等方面，我国还处于落后的阶段。

(1)放疗设备技术落后：目前国内能研制生产放疗设备并占据一定市场份额的企业不多，且生产的主要为中低端、数字化程度低的产品，在产品整体稳定性、可靠性、工艺水平方面都存在一定缺陷。国内高端设备仍然来自进口，国内企业只占据了低端市场。国内有限的资源存在东西不均衡现象，主要医疗设备资源集中于东部沿海地区，中西部差距明显。

(2)放疗设备数量不足：国内放疗设备远远不能满足世界卫生组织的要求，人均拥有量较低，辅助和配套设备也比较匮乏。大城市具备高质量的医疗水平和设备，而中小城市，特别是基层医院开展放射治疗的软硬件有限，资源匮乏。

(3)放射治疗从业人员缺乏：放射治疗从业人员需要具备临床肿瘤学、放射物理学、放射生物学、放射治疗技术学、医学影像学等专业知识，同时还要有计算机、图像与信息医学等方面的知识，只有将这些知识融会贯通才能够提升医疗服务质量。而当前基层医院中接受过专业培训的放射治疗人员缺口较大。

(4)放射治疗网络缺乏：早在 2007 年西方国家就已经开始使用区域级、国家级的放射治疗网络。有了网络系统这一平台的支撑，能够为大样本、多中心的协作研究提供有利的空间，从而推动放射治疗技术、设备、医疗人员素质的发展。而我国在这方面仍然存在较多缺项，急需完善和提高。

第二节　放射生物学基础

一、放射生物学在放射治疗中的作用

放射生物学主要研究放射线对生物体的作用，观察不同质的放射线照射人体后产生

的各种生物效应以及不同因素对生物效应的影响。肿瘤放射生物学是放射生物学的一个分支,它又是放射肿瘤学的五大支柱(临床肿瘤学、放射物理学、放射生物学、放射治疗技术学、医学影像学)之一。

肿瘤放射生物学是在放射生物学基本理论基础上,结合对临床放射治疗肿瘤时肿瘤及正常组织的放射生物学特性以及治疗中、后各因素发生变化的研究,以及在以上认识的基础上,结合放射生物行为特点从分子、细胞、组织直至整体水平进行研究,探讨提高放射治疗疗效的办法或手段,以达到不断提高肿瘤治疗效果的一门学科。

随着生命科学的迅速发展,临床放射生物学的研究内容和技术也不断地得到发展、充实和更新。毫无疑问,深入理解临床放射生物学的基础知识和概念,掌握临床放射生物学研究动态并加以合理运用,对肿瘤放射治疗的改进和提高肿瘤治疗效果将产生非常重要的意义。

二、肿瘤放射生物学史上重要的发现

1895 年伦琴发现 X 射线,开启了肿瘤放射生物学的研究历史。

1903 年发现细胞放射敏感性与细胞有丝分裂活动有关。

1933 年发现氧在肿瘤治疗中的重要性,当肿瘤内氧分压增高时,肿瘤的敏感性高,因此肿瘤的控制率高。

1959 年研究证实了细胞亚致死损伤的存在,即在一定的时间内损伤得到修复,细胞得以存活。

1960 年发现细胞的存活曲线与射线的性质有关,随着射线在单位径迹上传递给组织的能量增加,其对细胞的杀伤力也增加。

1968 年研究证实组织类型不同,其对放射的敏感性不同。

三、电离辐射的生物学效应

电离辐射是一切能引起物质电离的辐射总称。其中物理阶段包括电离、激发、将能量传递给生物体。化学阶段包括生物大分子、水等自由基反应、酶联反应、大分子的损伤与修复。生物阶段包括细胞的死亡、突变、癌变。

放射治疗的基本原理是利用正常组织与肿瘤组织对分次照射反应程度及损伤修复能力的差异,达到杀死肿瘤细胞、而正常组织损伤得到修复的目的。

四、放射治疗的机制

1.电离辐射的直接作用和间接作用　放射线通过直接和间接作用对生物体发生作用,使细胞受损或死亡。目前多认为放射损伤靶细胞的 DNA 链,从而使细胞分裂受到阻碍,导致细胞分裂失败或细胞损伤,现分别介绍一下电离辐射的直接作用与间接作用。

(1)直接作用:任何形式的辐射被生物物质吸收后,与生物大分子(DNA)直接作用,生物大分子被电离、激发,从而发生一系列的生物学变化事件,这称为电离辐射的直接作用。

(2)间接作用:细胞内有 60%的成分为水分子及其他小分子,当电离辐射与这些分子或原子发生作用,就会产生大量的自由基,这些自由基化学性质活泼,可以扩散到足够远,与生物大分子产生反应,造成生物大分子的不可逆损伤,即为电离辐射的间接作用。

2.肿瘤吸收剂量 既然放射治疗的作用就是通过射线与肿瘤细胞间能量的传递,引起肿瘤细胞结构和细胞活性的改变,甚至杀死肿瘤细胞,因此人们关心肿瘤组织内能量吸收的多少,即肿瘤的吸收剂量,这与治疗的疗效有关。肿瘤吸收剂量大小取决于以下因素。

(1)射线的性质:用射线的质和量来描述:①射线的质:表示射线穿透物质的能力,称射线的硬度,用能量表示,如 MV、MeV;②射线的量:表示放射线的强度,用居里或贝柯勒尔(Bq)表示。射线的质和量决定于不同放射源(或放射治疗机)的选择。

(2)吸收介质的性质:不同组织(或肿瘤)吸收程度差异较大。吸收剂量单位过去用拉德(rad),现用戈瑞(Gy)表示,1Gy=100rad。

五、电离辐射对细胞产生的效应

研究表明,细胞的死亡与不可修复的 DNA 双链断裂有明确的关系。临床生物学规定,鉴别细胞存活或死亡的唯一标准是受照射的细胞是否保留无限增殖的能力,即是否具有再增殖的完整性。细胞死亡主要包括间期死亡和增殖死亡。

1.间期死亡 细胞受照射后不经分裂,在几小时内就开始死亡,称间期死亡,又称即刻死亡。体内发生间期死亡的细胞分为两类:一类是不分裂或分裂能力有限的细胞,如淋巴细胞和胸腺细胞,受几百毫戈瑞照射后即发生死亡;另一类是不分裂和可逆性分裂的细胞,如成熟神经细胞、肌细胞和肝、肾细胞等,需要照射几十至几百戈瑞才发生死亡。细胞间期死亡发生率随照射剂量增加而增加,但达到一定峰值后,即使增加照射剂量,病死率也不再增加。间期死亡的原因是核细胞的破坏,其机制主要是由于 DNA 分子损伤和核酸、蛋白质水解酶被活化,导致染色质降解,组蛋白外溢,发生细胞核固缩、裂解。照射后膜结构的破坏、细胞能量代谢障碍,也是促成间期死亡的因素。

2.增殖死亡 细胞受照射后经过一个或几个分裂周期以后,丧失了继续增殖的能力而死亡,称为增殖死亡,也称延迟死亡。体内快速分裂的细胞,如骨髓细胞受数戈瑞射线照射后数小时至数天内即发生增殖死亡。分裂细胞在受到很大剂量照射后也可发生间期死亡。增殖死亡的机制主要是由于 DNA 分子损伤后错误修复和染色体畸变等原因导致有丝分裂的障碍。

六、早反应组织和晚反应组织

通常人体组织分为早反应组织和晚反应组织

1.早反应组织的特点 细胞更新快;损伤后以活跃的增殖来维持组织中细胞数量的稳定;对总治疗疗程时间的变化更敏感;会出现急性反应,如黏膜反应、血细胞反应等。

2.晚反应组织的特点 细胞更新很慢,在治疗疗程内一般不发生代偿性增殖;对分次剂量的变化较敏感,单次剂量增加会导致晚反应加重;会出现晚期反应,如广泛的纤维化等。

七、放射等效应的模型

由于分割方式的不同,相同的总剂量可产生不同的放射效应。在 1971 年 Ellis 就提出了放射等效应的数学模型,但临床实践已证实,此数学模型亦适用于皮肤,不适用于所有组织,特别是晚反应组织。Thames 和 Bentze 在 21 世纪 80 年代提出的 L-Q 模式较好地评估了不同分割剂量的临床放射效应,不仅适用于肿瘤,也适用于早反应和晚反应组织。该模型认为电离辐射作用于靶细胞并造成细胞的损伤是由 α 和 β 两个损伤概率复合组成,当一个电离粒子通过 DNA 双链断裂,发生靶细胞损伤的概率是 α,它和剂量是线性关系。由两个电离粒子通过 DNA 产生 DNA 双链断裂,其发生靶细胞损伤的概率是 β,它和剂量是平方函数关系。引申的公式是:BED(生物等效剂量,biological equivalent dose)= nd[1+d/(α/β)],其中 n 为照射次数,d 为分次剂量。

LQ 公式的限度:L-Q 方程是建立在每次照射后亚致死性放射损伤(SLD)修复完全,疗程中没有细胞再增殖的假设基础之上,因此还必须考虑到不完全修复因子(Hm)和实践因子(T/Tpot)。大量的动物实验表明在 1~10Gy 分割剂量范围内,L-Q 方程能较好地反映分割方程的等效关系,在分次剂量<2Gy 时,估计生物效应有过量的危险,真正应用于临床非常规放疗时必须谨慎。

生物等效剂量(BED)、为了使肿瘤中心物理剂量与其他点的剂量差异(即剂量不均质性)以及物理剂量与生物效应之差异(也称为生物效应差异)这双重差异的结果能最后表达出来,在放射生物学上对这种双重差异效应统一,称之为生物等剂量。过去临床医生仅凭经验及临床效果来猜测,它要达到对肿瘤区的根治剂量,又要对周围正常组织保护。为了接近肿瘤实际,故又提出肿瘤可控概率 TCP(tumor control probability)和不可控概率 NTCP(non tumor control probability),以 TCP/NTCP 数值来衡量 BED 和肿瘤治疗概率。

八、放射治疗的 5R

放疗过程中,肿瘤细胞群内会发生一系列的复杂变化,人们将这些变化归纳为放射治疗的 5 个“R”,即再修复(repair)、再氧合(reoxygenation)、再分布(redistribution)、再增殖(regeneration)、放射敏感性(radiosensitivity)。以此作为指导放射生物学的研究要点,将放射生物学推进目的明确、针对性强的有效研究中去。

现代放射治疗对恶性肿瘤采用分次照射方案的主要目的是为了更好地消灭肿瘤同时尽量减少正常组织的放射损伤。肿瘤分次放射治疗的种类包括常规分割放射治疗和非常规分割放射治疗。非常规分割放射治疗又包括超分割放射治疗、低分割放射治疗和超分割加速放射治疗。临床实践结果表明,采用分次治疗的模式进行恶性肿瘤的放射治疗在兼顾正常组织耐受性的基础上可以取得比较理想的疗效,而现代放射生物学的理论知识使我们能从理论高度对分次放射治疗的生物学原理进行解释。分次照射中经典的“5R”概念是理解肿瘤和正常组织对分次放疗反应的重要环节,是肿瘤分次放射治疗的生物学基础。

1.放射损伤的再修复　放射损伤是分割放疗中最普遍的生物学现象,受到致死放射损伤的细胞将发生死亡。当细胞受到非致死放射剂量照射后,细胞通过自身的修复机制修复放射损伤,这种非致死放射性损伤包括潜在致死性放射损伤(PLD)和亚致死性放射损伤(SLD)。在20世纪60年代Elkind发现受到PLD损伤的细胞,如果处于一个抑制细胞分裂的环境,这个环境有助于细胞的修复,体外培养实验也证实在放射治疗后2~4小时内细胞已修复了大部分SLD。PLD的修复主要发生在G_0期细胞之中,表现为低LET射线照射后经过一定条件和时间,细胞存活率增高。然而不同的细胞修复动力学不尽相同,组织的修复动力学研究表明SLD的修复与照射后的时间呈指数关系,常用半修复时间$T_{1/2}$表示。分割剂量和细胞修复动力学的关系目前还不十分清楚,但有资料表明分割剂量大,细胞的修复能力越弱。某些肿瘤在慢增殖过程中G_0期细胞含量高,因此,PLD的修复增强,这可能是分割治疗中肿瘤复发的来源。

细胞的放射损伤修复和凋亡是相互矛盾的。如果肿瘤细胞有较强的修复PLD能力,则丧失了凋亡反应。一些研究发现在肿瘤细胞DNA受损后,一些基因会影响细胞的凋亡过程,这些基因包括bcl-1、bcl-x、p53等。

2.乏氧细胞的再氧合　氧在辐射产生自由基的过程中起到重要作用,细胞的含氧状态对放疗杀伤作用有很大影响。放疗对乏氧细胞杀伤力弱,对氧合细胞杀伤力强。肿瘤组织常有供血不足及乏氧细胞比率高的问题,一般肿瘤内乏氧细胞比例为15%~20%,部分乏氧肿瘤细胞可逃避放射损伤,这是放疗后肿瘤再生长及复发的常见原因之一。放疗中,也有原来乏氧的肿瘤细胞可能获得再氧合的机会,转化为富氧细胞,从而对放疗的敏感性增加。乏氧细胞再氧合的机制包括:肿瘤细胞群总量减少,新生血管形成,血管密度相对增加;对放射敏感的富氧细胞选择性杀灭,远离血管的乏氧细胞和血管的直接距离缩短;细胞死亡使总耗氧量减少;血管的分流导致血流循环的改变;肿瘤细胞的迁移等。

实际应用中分次照射使肿瘤体积缩小、肿瘤血供得以改善,再氧合作用更加明显。一次照射后大部分氧合好的细胞被杀灭,肿瘤细胞群中乏氧细胞比例增加,可高达100%。经过一段间隔时间后,由于瘤体缩小,耗氧减少以及血管供应改善,乏氧细胞逐渐再氧合,其比例可恢复至治疗的水平。临床上常常需要提高患者血红蛋白水平,让患者吸入高浓度的氧气以提高乏氧肿瘤细胞的再氧合,进一步增加放疗的敏感性。

3.细胞周期的再分布　哺乳动物细胞在增殖周期内不同时期的细胞具有不同的放射敏感性,肿瘤细胞群内的细胞常处于不同的细胞增殖周期中,各期细胞对射线的敏感性也不一致,各期细胞放射敏感性的顺序是$M>G_2>G_1>S$。最敏感的是M期细胞,G_2期细胞对射线的敏感性接近M期,S期细胞对射线敏感性最差。对G_1期的细胞来讲,G_1早期对射线的敏感性差,但G_1晚期则较敏感,分割放疗将会使最敏感的细胞选择性地明显减少,而留下较大比例的对放射相对抗拒的细胞。放疗使敏感细胞被清除,引起肿瘤细胞群中细胞周期的再分布。细胞周期的再分布可以改变细胞群的放射敏感性,静止的细胞比处于增殖周期内的细胞抗拒,静止期细胞通常是处于无氧和营养很差的区域,这可能是导致放射抗拒的另一个因素。临床治疗的效果不仅决定于每个分割照射量的大小,同样也决定于两次照射的间隔。

4.细胞再增殖　临床理想的放射治疗效果是在各个分次照射后肿瘤没有生长,逐渐缩小,肿瘤细胞不再增殖。然而,我们在临床工作中可观察到这么一个现象,如肺癌放疗过程中大约2周时间,患者出现进食吞咽困难的症状,经过一段时间后,大约4周时间,尽管放射的剂量还在继续累加,但患者的吞咽症状明显减轻,其原因就是食管黏膜上皮的加速再增殖,使食管黏膜的放射损伤有不同程度的修复。在放疗过程中,细胞的增殖速率不一,在某一阶段出现加速增殖的现象,称之为加速再增殖、在放疗区内发生增殖的细胞有两种,一是从放射区外游走进入放射治疗区进行增殖,例如皮肤、口腔黏膜、消化道黏膜放射损伤后就是通过此方式修复。另外就是照射体积内的细胞进行增殖,肿瘤细胞就是通过这样的方式产生更多的肿瘤细胞,因而就需要额外的剂量来杀灭加速增殖产生的细胞。放疗后细胞分裂将加快,肿瘤组织生长也比较快。由于肿瘤细胞存在加速再增殖的过程,分段治疗使肿瘤局部控制率下降。如头颈部鳞癌患者,应用相同总剂量照射,分段治疗的局部控制率明显低于连续治疗的肿瘤局部控制率,提示在分段治疗间隔期间,肿瘤存在快速再增殖。因此,考虑细胞有再增殖作用,放疗需要延长疗程,增加总照射量,才能达到更满意的治疗效果。但疗程不能过长,否则肿瘤的局部控制率下降。掌握肿瘤细胞再增殖的特征,有利于改进放疗技术,杀伤更多的肿瘤细胞。

5.肿瘤的放射敏感性　放射敏感性是比较细胞、组织、器官、有机体等对辐射效应反应程度的概念,单位剂量下被杀死的细胞、组织数量越多,说明这种细胞、组织对辐射的敏感性越高。放射敏感性与放疗疗效直接有关。根据放疗敏感程度,将肿瘤分为以下几类。

(1)高度敏感的肿瘤:如恶性淋巴瘤、白血病、精原细胞瘤、肾母细胞瘤、神经细胞瘤等,只需 30~40Gy 的剂量就可以消灭肿瘤或使肿瘤明显缩小。

(2)中度敏感的肿瘤:如人体各部位的鳞癌、食管癌、鼻咽癌、皮肤癌等,一般需要 60~70Gy 的剂量才能消灭或控制肿瘤。

(3)低度敏感的肿瘤:如大多数的腺癌、各种软组织肉瘤等,一般要 70Gy 以上的剂量才能达到基本控制肿瘤。

放射治疗的敏感性除了受肿瘤的组织病理类型影响外,还受下列因素的影响,如细胞的分化程度、肿瘤的分期、既往治疗情况、肿瘤生长部位及形状、有无局部感染、患者全身营养状况或有无贫血等合并症等。例如肿瘤细胞的放射敏感性与细胞的繁殖力成正比,与分化程度成反比;对于同一病理类型、同一分级的肿瘤,间质内含血管多的要比含纤维多的放射敏感性高;肿瘤放射敏感性从高到低,按其形态依次为菜花外生型、结节外生型、溃疡型、浸润型和龟裂型。

九、非常规分割照射的生物学基础

1.超分割放疗　超分割放疗(hyperfractionation,HF)是一种非常规分割照射的方法,每次分割剂量都低于常规照射剂量,每天照射 2~3 次,间隔时间大于 6 小时,总剂量可增加 15%~20%,总的治疗时间和常规分割放疗时间相近。

超分割放疗的生物学基础:在考虑不同分割放疗的生物学基础时,应注意三种基本组织在放疗后的再修复、再增殖、再分布、再氧合和放射敏感性(即 5R)。三种基本组织为:①早期放射反应的正常组织,如皮肤上皮层、黏膜等;②晚期放射反应的正常组织,如脊髓、肺等;③肿瘤组织,一般认为大多数肿瘤组织对放射反应的形式和早反应组织相类似,故在考虑 HF 的放射生物学基础时,把它归为早反应组织一类来阐述。

（1）亚致死损伤的再修复：研究表明，一方面如果减少每次的分割剂量，保持一定的放射总剂量，并增加照射次数，则早反应组织的放射性损伤可稍减少，而晚反应组织的放射性损伤则明显减少。另一方面，正常组织的亚致死性损伤的修复（SLDR）一般多在照射后6~8小时完成，如果分割照射间隔时间足够长，则正常组织因修复机制完善并能完成修复过程。肿瘤内存在乏氧细胞，因而其SLDR的修复机制不完善，若在肿瘤亚致死性损伤未完成修复时，再给予第二次照射时，则可导致放射性损伤的叠加，可增大肿瘤和正常组织放射性效应的差距，减少乏氧细胞固有的放射抗拒性。

（2）肿瘤细胞的再增殖：由于HF和常规放疗疗程相近，早反应组织和肿瘤组织在放射治疗过程中，都有可能出现细胞加速再增殖的现象，因此不把这一点作为HF的重要生物学基础。

（3）细胞周期的再分布：做HF时一天内可多次照射，增加了杀灭放射敏感期肿瘤细胞的机会，使肿瘤表现出“自我敏感作用”，提高了肿瘤细胞的杀伤效应。正常早反应组织也有此现象，这可能是HF增加早期反应的原因之一。对晚反应组织，由于它在治疗过程中有较少增殖或没有再增殖，因此不存在细胞再分布现象，故HF放疗不会明显增加晚反应组织的损伤。

（4）乏氧细胞的再氧合：在每次分割剂量减小的情况下，由于细胞的放射性损伤中致死性损伤的比例增加，因而对氧的依赖性减小，氧增强比（OER）下降。但每次分割剂量从2Gy减至1.2Gy或更小时（<1Gy），这种增益几乎可以忽略不计。

综上所述，临床应用HF治疗肿瘤的放射生物学基础主要是保护晚反应组织，同时也可能增加对肿瘤细胞的杀灭效应，从而提高了放射治疗肿瘤的增益比。

（5）适应证：多数肿瘤对放疗的反应形式类似于早反应组织，这些肿瘤主要是上皮源性肿瘤，如要长期控制这些肿瘤，常规分割放射治疗的总剂量就应控制在60~70Gy。这个剂量已接近或超过了大多数肿瘤周围正常组织的放射耐受剂量，因而放疗后部分患者发生了不同程度的放疗并发症和后遗症。这类肿瘤包括头颈部的中晚期肿瘤、非小细胞肺癌等，HF很适合上述肿瘤的治疗，因为它可保护晚反应组织，并减少晚期放射性并发症的发生。下面这些类型的肿瘤不适合HF治疗的肿瘤：①肿瘤组织细胞的生物学特性和晚反应组织相类似，如软组织肿瘤；②对放射较敏感的肿瘤，如淋巴瘤或上皮源性肿瘤的亚临床病灶等；③增殖快的肿瘤，如潜在倍增时间不大于5天的肿瘤。

由于HF主要是依赖于晚反应组织，在每次较少剂量照射时即有较大的SLDR，故可有效地起到保护晚反应组织的作用，因此每次分割剂量越小，对晚反应组织的损伤就越小。但当小于10%的α/β值时，就没有进一步保护晚反应组织的作用，一般认为HF的每次分割剂量应以1.15~1.25Gy为宜。放射总剂量以晚反应组织能耐受为准，或以常规分割放疗所致的晚反应组织损伤程度为准。HF可更有效地保护晚反应组织，能用比常规分割放疗更高的照射总剂量，一般来说，HF较常规分割放疗可增加照射总剂量的15%~25%。每天2~3次分割放疗之间的时间间隔，应以晚反应组织的SLDR完成为准。大多数晚反应组织的修复分为快修复和慢修复两个阶段，前者一般在放疗后1.5小时左右完成，而后者则需6~8小时才能完成。有些肿瘤在放疗的过程中有细胞加速再增殖的可能,一般认为这是肿瘤局部失控的原因之一。照射疗程的延长可使肿瘤细胞再增殖的概率增大,故 HF 应在早期反应能为患者耐受的情况下尽早完成,一般来说,HF 放疗的疗程应与常规分割放疗的疗程相似或稍短。

2.加速超分割放疗　加速超分割放疗就是使用比常规分割治疗小的分次剂量和短的疗程完成常规分割的治疗,其目的是兼得超分割和加速治疗两种方法的优点。但在实际应用中由于正常组织的急性反应较重,故在治疗中间需有短期休息。加速治疗的目的是在治疗期间尽量抑制肿瘤细胞再增殖的能力,可以采用增加每周照射次数的方法进行加速治疗,能够增加总剂量的限度取决于照射野内早反应正常组织的耐受程度,可以应用缩野的方法增加照射,以尽量减少正常组织的急性反应。例如每次照射 2Gy,每周照射 5 次,可以用于主要的治疗范围,再通过缩野每周增加 1~2 次照射,剂量为 1.5~2.0Gy/次,这个缩野增量的照射时间应与大野治疗的时间至少间隔 6 小时,应用这种增量技术可使整个疗程减少 7~14 天。由于肿瘤细胞的再增殖多是发生在其治疗阶段的后期,因此即使是缩短疗程 7 天也是有利的,故不提倡采用增加每次照射剂量的方法进行加速治疗。

3.后程加速超分割放疗　后程加速超分割放疗是综合应用常规放疗和加速超分割放疗的优势,以达到更好治疗效果的一种手段。近年来,后程加速超分割适形放疗技术迅速发展,在不增加晚期放射性损伤的同时,可以缩短整个疗程,提高照射剂量,从而提高疗效。后程加速超分割放疗一般是先常规分割照射,每天 2Gy/次,5 次/周,照射剂量为 38~40Gy 后改用加速超分割放疗方案:1.5Gy/次,2 次/天(间隔≥6 小时),5 天/周,总剂量达 72~76Gy。食管癌后程加速超分割放疗方案就是利用该理论设计的,可以提高肿瘤的局部控制率和患者的长期生存率。

十、提高生物效应的方法

1.增加氧在肿瘤细胞内的氧合度　如前所述,细胞对电离射线的反应很大程度上取决于它的氧含量。氧合好的细胞比乏氧细胞对射线更加敏感,乏氧细胞对放射线更具有抗拒性。绝大多数正常组织处于氧合好的状态,而大多数实体肿瘤内都有相当一部分细胞处于乏氧状态。因此,在临床上要提高肿瘤细胞的放射敏感性,必须解决肿瘤乏氧的生物学问题。主要有两个途径:①在放射治疗时吸入高压氧或不加压的氧气、增加血流或加用乏氧细胞增敏剂等措施。氧效应只发生在照射期间或照射后数毫秒内,在照射前或照射后供氧均无明显意义。随着氧水平的增高,放射敏感性有一个梯度性增高,最大变化发生在 0~20mmHg。氧浓度进一步增高至空气水平(155mmHg)甚至 100%氧气时(760mmHg),放射敏感性也只有很小的增加;②吸入碳合氧(5% CO_2 + 95% O_2,也称 Carbogen)以提高血液氧含量,解决慢性乏氧的问题,同时用烟酰胺(NAM 或 Hi)扩张肿瘤内暂时闭塞的血管,从而克服肿瘤内的急性乏氧细胞。

肿瘤细胞的乏氧可由下述两种情况而产生:第一种情况称作弥散性乏氧,即慢性乏氧。肿瘤呈膨胀式生长,大多数肿瘤开始时,细胞的血液供应是比较好的。随着肿瘤体积的增大,部分细胞与毛细血管的距离增宽,氧扩散的速率逐渐减慢,氧张力也随之下降，营养物质供应不足，开始出现乏氧细胞。肿瘤体积越大，乏氧细胞含量越多。靠近毛细血管的那些肿瘤细胞有氧和营养物质供应，能不断进行增殖。而与毛细血管距离超过180μm的肿瘤细胞，因氧和营养物质供应的匮乏而发生死亡。在显微镜下可以观察到这些具有增殖能力的细胞及正在死亡或已经死亡的细胞。在这两者之间，有一层厚度为15~20μm的氧张力较低的乏氧细胞，这些细胞对射线抗拒，放射敏感性仅为有氧细胞的1/3。它们靠糖的无氧酵解供应能量继续保持生存功能，虽然不能分裂，但仍具备增殖的能力，一旦乏氧状态得到改善就能恢复增殖，成为日后肿瘤复发、再生长的渊源。另外一种情况是动静脉吻合处的闭锁而导致血管周围的正常组织和肿瘤细胞乏氧，即急性乏氧。实际上，急性乏氧所致的细胞对射线的抵抗性要高于慢性乏氧。

2.放射增敏剂的临床应用　放射增敏剂是一种化学或药物制剂，当与放射治疗同时应用时可以改变肿瘤细胞对放射的反应性，从而增加对肿瘤细胞的杀伤效应。评估使用放射增敏剂的增敏效果可使用增敏比（sensitization enhancement ratio，SER）这一指标。SER=单纯照射达到特定生物效应所需照射剂量/照射并用放射增敏剂后达到同样生物效应所需照射剂量。

一个理想的放射增敏剂，应该同时具备以下特点：①性质稳定，不易和其他物质起反应；②有效剂量没有毒性或毒性很低；③易溶于水，便于给药；④专对肿瘤细胞，特别是对肿瘤乏氧细胞有较强的放射增敏作用；⑤有较长的生物半排出期，并在体内能保持其药物特性，足以渗入整个肿瘤；⑥在常规分次放疗中，较低的药物剂量即有放射增敏效果。

3.放射防护剂的临床应用　放射防护剂是指能保护正常组织不受或少受射线的影响，但又不降低放射对肿瘤的杀伤效应，从而可增加射线的剂量以达到杀伤更多肿瘤细胞的一类药物。照射合并放射防护剂后达到单纯照射下同样生物效应所需的照射剂量与单纯照射产生同样特定生物效应所需的照射剂量的比值叫作防护系数（Protection factor，PF）或剂量减少系数（dose reduction factor，DRF）。

DRF/PF=照射合并放射防护剂后达到单纯照射同样生物效应所需照射剂量/单纯照射产生同样特定生物效应所需照射剂量。

同放射增敏剂一样，放射防护剂可能对肿瘤组织也有一定的保护作用，此时我们可以用防护治疗的治疗增益因子来表示。只有对正常组织的保护作用大于对肿瘤组织的保护才可以在临床使用。放射防护治疗增益因子（TGF）可用下式来表示。

$$TGF = DRF_{nor}/DRF_{tum}$$

式中，DRF_{nor}为对正常组织的防护系数，DRF_{tum}为对肿瘤的防护系数。

目前放射保护剂的研究主要集中在清除自由基方面。清除了自由基，从而使细胞膜上的脂质不受自由基的损害。如含巯基化合物、超氧化物歧化酶（SOD）、半胱氨酸衍生物等。

4.肿瘤热疗　肿瘤的热疗是恶性肿瘤综合治疗方法之一，它是通过各种加热技术和方法，使肿瘤患者体内的肿瘤病灶温度升高到一定程度，借以杀灭肿瘤细胞的一种治疗方法。热疗不仅对肿瘤细胞有直接的治疗作用，而且热疗与放化疗联合应用还具有一定的协同作用。

热疗和放疗对细胞分裂周期各时相细胞的敏感性不同,对放疗不敏感的肿瘤细胞主要是S期细胞,对热疗表现为高敏感性。同时加热能杀灭乏氧细胞并降低肿瘤细胞对放射的亚致死损伤修复能力。因为肿瘤周边血供较好,所以热疗对肿瘤周边细胞的杀伤作用远不及对肿瘤中央的杀伤作用,其治疗失败的主要原因是肿瘤周边性复发;而放疗局部控制失败的主要原因是肿瘤中央的乏氧细胞的局部复发,热疗能更容易杀死对放射线不敏感的乏氧肿瘤细胞。热疗后,特别是亚高温,可使肿瘤组织氧分压增高,有利于放疗增敏。放射线可致肿瘤细胞 DNA 损伤,但也存在亚致死损伤修复,而热疗既能阻碍 DNA 的合成又可抑制肿瘤细胞损伤后 DNA 链的修复。放疗可减少肿瘤细胞的热耐受性,提高热疗效果。综合以上因素,合理地应用热疗和放射治疗,可以克服热疗、放射治疗的缺陷,起到优势互补、协同增敏的作用。

一般肿瘤内温度达 43℃左右时疗效较好。因有热耐受现象存在,不宜每天连续加热,而应采用每周 1~2 次的加热方法,一般以先放射、后加热的疗效较好。根据加热的范围不同可分为局部热疗、区域热疗和全身热疗三大类。根据加热的部位又可分为深部热疗和浅表热疗。深部加热又分为外部加热、腔内加热和组织内介入式加热。根据不同的加热方法可分为微波热疗、射频热疗、超声热疗、激光热疗、循环热介质热疗和体外循环热疗等。目前临床采用热疗加放疗技术的肿瘤有头颈部肿瘤、食管癌、乳腺癌、软组织肿瘤、宫颈癌。

十一、放射生物学对放射治疗的指导作用

放射生物学的实验性和理论性研究在三个水平上对放射治疗的发展发挥指导作用。

1.为放射治疗提供概念　放射生物学为放射治疗提供了最基本的概念,阐述了肿瘤组织和正常组织对放射反应的机制和过程,从而有利于解释所观察到的现象,例如乏氧、再氧合、肿瘤细胞再增殖和 DNA 损伤修复的机制等。

2.指导发展新的治疗策略　放射生物学有助于指导研发特殊的放疗新技术,配合临床研究发展新的、特异性的放射治疗方法(如加速治疗、超分割、大分割放射治疗模式、乏氧细胞增敏剂、IMRT 以及高 LET 放射治疗中的生物学问题等),并对其临床有效性及注意事项进行细胞、动物以及人癌裸小鼠移植瘤水平生物效应的实测和验证。

3.指导临床规范化治疗　为临床放疗中选择方案提供指导,例如在分割次数或剂量率的转换上、放化疗是同步好还是序贯好等方案的选择上提供了理论依据。我们也可以在此指导下为每一位患者制定最佳的治疗方案。

肿瘤放射治疗学较其他肿瘤治疗手段更依赖于设备和技术的发展。近几十年来,主要由于计算机技术和影像技术的发展使得放射治疗的剂量分布更加合理,推动了放射肿瘤学的进步。其中最重要的进步是引进了适形调强技术,它是目前不同影像学方法如 CT、功能性磁共振(fMRI)、正电子发射断层摄影术(PET)与放射治疗学技术相结合的产物,这就产生了"生物靶区""剂量雕刻"等新概念。这些发展将进一步提高肿瘤的局控率,降低肿瘤的病死率。

另外,由于肿瘤的脉管系统和血供与肿瘤乏氧有间接的关系,因此这些血管微环境

的一些成分也逐渐成为治疗的靶点。一种方法是阻止血管上皮生长因子(VEGF),VEGF是参与新生血管形成、维持血管系统最重要的生长因子之一。另外一种方法就是改变成熟血管的功能。放疗的关键在于平衡肿瘤杀伤和正常组织损伤之间的关系,因此对于正常组织的保护永远是放射肿瘤学家关注的课题。如上所述,对正常组织放射反应研究的趋势是阐明放射反应的分子途径,并通过对它的进一步了解来预测和改善正常组织严重的毒副作用。

总之,肿瘤放射治疗学是融合放射物理、放射生物和医学影像和信息技术的复杂学科,随着功能和分子影像学的发展和高精度射线投射技术的产生,肿瘤放射治疗学进入了前所未有的发展阶段,因此,要求经典的放射生物学顺应时代的进步,不断推陈出新,更好地监测、判定、指导这些新技术能够真正增益临床放射治疗的疗效。

第三节　放射治疗的原则与适应证

放疗是恶性肿瘤最常用的治疗方法之一,在所有恶性肿瘤治疗过程中约有70%的患者需要接受放疗,目前日本新发肿瘤患者50%接受放疗,美国新发肿瘤50%~60%接受放疗。据中华医学会放射肿瘤治疗学分会发布的《2015年中国大陆放疗基本情况调查研究》,在我国这个数字还不到24%。

总体而言,放射治疗有两个目的。一是根治性治疗,以治愈肿瘤为目的,彻底杀灭肿瘤细胞,如早期喉癌、扁桃体癌、前列腺癌、子宫颈癌、非小细胞肺癌以及霍奇金淋巴瘤等;二是姑息性治疗,为尽快缓解疼痛、梗阻、压迫和出血等症状,如上腔静脉压迫综合征、贲门梗阻、梗阻性黄疸、骨转移、脑转移、肿瘤压迫脊髓等的治疗。现代肿瘤的治疗,强调手术、放疗、化疗、靶向基因治疗的联合应用,根据患者的机体状况、肿瘤病理、分期和发展趋势,按照一定计划、步骤,合理进行多学科的肿瘤治疗。

一、放射治疗的临床应用

放疗主要分为3种治疗方式:①根治性放疗:以放疗为主要手段达到彻底杀灭肿瘤细胞,治愈肿瘤的目的;②姑息性放疗:以缓解症状、减轻痛苦、延缓肿瘤发展为目标的放疗;③放射治疗可与其他治疗方式联合应用,参与综合治疗,包括术前、术中和术后放疗,以及放、化疗等综合治疗。患者接受的放射治疗类型取决于以下因素,肿瘤的类型、肿瘤的大小、肿瘤的位置、肿瘤距离对射线敏感正常组织的远近、射线在体内穿越的距离、患者的一般情况和治疗史、患者是否还要接受其他治疗等。肿瘤放射治疗的时机取决于肿瘤的类型以及肿瘤治疗的目标(根治性或姑息性治疗)。下面将逐一介绍三种治疗方式的临床应用。

(一)根治性放疗

放射治疗的首要任务就是对于局限性癌的根治性治疗。要经常对放射治疗与其他局部治疗手段(如手术)的风险和好处进行比较和衡量。放射治疗已经成为肿瘤治疗的标准方法之一。放射治疗为主要治疗手段可以根治的恶性肿瘤包括鼻咽癌、头颈部肿瘤、前列腺癌、恶性淋巴瘤、宫颈癌、精原细胞瘤、肛管癌、皮肤鳞癌、肺癌和食管癌等，部分良性或低度恶性肿瘤也可以通过放射治疗达到根治，如骨巨细胞瘤、侵袭性纤维瘤病、朗格汉斯细胞组织细胞增生症和瘢痕等。

目前，放射治疗是很多头颈肿瘤的首选治疗方法。临床分期Ⅰ期和Ⅱ期的声门癌就是可以利用根治性放疗治疗的典型例子，而且 80%～90%的声门癌可以靠单独放疗治愈。由于绝大多数的口咽癌都属于低分化癌，对放疗敏感，因此口咽癌的标准治疗方法是放、化疗。利用放射治疗早期下咽癌可获得 80%～90%的总体生存率。同样，临床Ⅰ期～ⅣA期的子宫颈癌，ⅢB 期的非小细胞肺癌，Ⅲ期的食管癌，Ⅰ～Ⅲ期的前列腺癌以及Ⅰ期或者Ⅱ期的恶性淋巴瘤，放射治疗都是标准的治疗方式之一。尤其是在人口老龄化的年代，这种保守的、副作用轻微的根治性治疗方式尤其适用于年老体弱的患者。

(二)姑息性放疗

放射治疗在肿瘤的姑息治疗中起着非常重要的作用，例如控制和缓解肿瘤引起的骨骼疼痛、神经系统的症状、梗阻相关症状以及肿瘤出血等。超过 80%的骨转移和上腔静脉综合征患者需要进行放射治疗来缓解症状。低剂量的照射和较短的治疗时间可以最大限度地提高患者的耐受性，而且姑息放射治疗即使在患者全身状况较差时仍然适用，5%的肿瘤患者会出现恶性脊髓压迫症，可以导致脊髓性偏瘫，在这种情况下，一定要在患者丧失行走能力之前给予放射治疗，放射治疗给予的时机决定着患者的预后。因此，在肿瘤相关的急症处理方面，放射治疗是必不可少的治疗手段。

1.姑息治疗脑转移和脊髓的压迫

(1)脑转移瘤的放射治疗：肿瘤脑转移很常见，每年发生脑转移的人数为 17 万～20 万。脑转移瘤最常见的原发肿瘤是肺癌，其次是乳腺癌。

1)全脑放疗(whole-brain radiotherapy，WBRT)：一直是脑转移瘤的标准治疗方法。一般来讲，在脑转移瘤诊断后应尽快给予全脑放疗。目前还没有证据提示为了进行全脑放疗而延缓系统化疗会影响总体生存率，尤其是当脑转移瘤会危及患者生命的时候。

关于全脑放疗的剂量和分割方式目前还没有统一的看法。目前的研究显示，影像学和临床上的有效反应率在 50%～75%，照射剂量为 30Gy，分割成 10 次完成仍然是绝大多数患者标准的治疗方案。对于不能耐受化疗、KPS 评分<70 的患者，应该考虑短期分割模式(例如，20Gy，分 5 次照射)。但对于未接受过化疗的脑转移患者，这种短期分割模式不推荐使用。这种患者的自然病程通常难以预测，因此这种分割模式可能使一部分生存期较长的患者产生放疗晚期的毒副反应。

2)放射外科治疗：在一定程度上或可以替代传统的手术治疗。随机临床研究对外科手术和立体定向放射外科进行过比较，两者似乎具有类似的局部控制率。除非肿瘤导致严重的水肿或占位效应，导致脑疝或者脑水肿需要紧急的外科干预，立体定向放射外科通常可以作为一种无创的治疗选择。有时候，肿瘤处于一个手术禁忌的位置，通常无法进行开颅手术，目前两项临床试验证实手术治疗单发的脑转移灶可以使患者生存获益，但是还没有手术用于多发转移灶的临床研究。对于立体定向放射外科，已有三个随机的研究对其进行研究，但是目前，对于其是否可以常规用于治疗多发脑转移，还未形成定论。

有两个三期临床试验证实：利用手术或立体定向放射外科进行肿瘤局部治疗后，辅助全脑放疗应该作为脑转移的标准治疗方式。

3）反复全脑放疗：全脑放射治疗后出现脑多发转移灶时，仍要考虑再次全脑放疗。Wong 等报道了 86 个患者接受了反复的全脑放疗，第一次治疗的平均放射剂量为 30Gy，第二次的平均剂量为 20Gy。反复放疗后 70%的患者神经系统症状有了改善，27%的患者神经系统症状完全消退，43%的患者出现了症状部分改善。再次放疗的剂量大于 20Gy 可以显著的增加患者的生存期，其中只有一个患者出现了可能由于放疗导致的痴呆

（2）转移性脊髓压迫的放射治疗：5%～14%的肿瘤患者可能会出现肿瘤引起的脊髓压迫；脊髓压迫属于内科急症，要紧急干预治疗。脊髓压迫患者生存期很短，只有 1/3 的患者可以生存超过一年。因此积极治疗脊髓压迫是提高患者生存质量的重要保证。

转移性脊髓压迫的原因主要有三方面：一是椎骨转移灶逐渐扩大和蔓延到硬膜外间隙；二是椎旁肿瘤压迫神经根管；三是硬膜外的肿瘤蔓延导致硬膜外静脉丛的压迫，进而导致脊髓的水肿。血管渗透压的增加和水肿使得小动脉的压力升高，毛细血管血流量减少，导致脊髓白质的局部缺血，长时间的缺血可以导致脊髓白质梗死和永久性损伤。

最常见的导致转移性脊髓压迫的原发肿瘤是乳腺癌（29%）、肺癌（17%）以及前列腺癌（14%）。对于新出现背部疼痛的患者应该引起足够的重视，对于未诊断原发肿瘤的患者，若出现初见加重的背痛，大、小便失禁以及半身麻痹，都要高度怀疑有脊髓压迫。胸椎最常见（59%～78%），其次是腰椎（16%～33%）和颈椎（4%～15%），近一半的患者会出现多阶段脊髓受累。背痛是最常见的症状（88%～96%），其次是乏力（76%～86%）、感觉丧失（51%～80%）和自主神经系统异常（40%～64%）。

姑息性放疗是治疗转移性脊髓压迫的标准方法，30Gy 分 10 次照射是最常采用的分割模式。Rades 等报道了 1 304 例转移性脊髓压迫的患者。结果显示不同分割模式照射后患者的运动能力改善率没有统计学差别。但是 2 年照射野内复发率在治疗时间较长组明显降低。因此他们推荐单次 8Gy 照射只能用在预计生存期较短的患者，而 30Gy 分 10 次照射可以用于治疗几乎所有的患者。

2.姑息治疗骨转移瘤　肿瘤骨转移是导致患者疼痛和生存质量下降的常见原因。85%的患者死于乳腺癌、前列腺癌和胃癌的患者都继发有骨转移。中轴骨骼是骨转移最常受累的部位，主要发生在脊柱、骨盆和肋骨。外周骨骼中，最常累及的是近端股骨，肱骨也常累及，肢端骨骼较少累及。骨转移引起的疼痛部位通常比较局限，但疼痛也可以放射到其他部位。后背、骨盆和髋骨的疼痛通常可以放射到腿部。放射痛可能系病变部分肌肉痉挛导致的神经根痛。

放射治疗是缓解骨转移疼痛的有效手段，内科医师对患者疼痛评估发现，放射治疗可以使 80%～90%的患者疼痛部分缓解，50%的患者疼痛完全缓解。患者对治疗的反应取决于多种因素，包括性别、肿瘤原发部位和组织学、全身状态、病变类型（溶骨或成骨）、骨转移的部位、负重或非负重部位、病变范围、疼痛部位的数量、婚姻状况以及治疗前疼

痛的程度等。

治疗的有效性还取决于治疗的目标:缓解疼痛、病理性骨折的防治、减少将来进一步的治疗、肿瘤的局部控制。不同的治疗目标所采用放射治疗的剂量和范围有所不同。

局部区域的外照射治疗主要用于治疗不连续骨转移病灶的疼痛缓解。第一个大型随机研究不同照射剂量和分割方式的试验是 RTOG 7402 试验。单一部位转移疼痛的患者被随机分成两组:40.5Gy/15f 和 20Gy/5f 照射。多部位转移疼痛的患者分别分配到以下四组之中:30Gy/10f;15Gy/5f;20Gy/5f;25Gy/5f 照射。

Tong 等的分析提示处理组间没有显著的差异,49%~61%的患者可以获得完全的应答。Blitzer 重新分析了上述研究结果,采用了不同的评价"完全应答"的标准,即排除了接受重复治疗的患者,并且定义"完全应答"为完全没有疼痛同时未服用任何止痛药物。调整标准之后,研究者们发现,应答率在治疗周期较长的组显著提高,分别为单一部位转移疼痛 40.5Gy/15f 照射和多发转移部位 30Gy/10f 照射。以上结果提示要达到理想的缓解,高剂量照射是有必要的,同时提示对放疗首程时接受剂量较低的患者进行重复治疗的重要性。

最近两项大规模的研究比较了单剂量照射和较长时间照射治疗,Dutch 试验评价了实体肿瘤导致的骨转移,乳腺癌(39%)、前列腺癌(23%)、肺癌(25%),初级终点事件定为患者自测的疼痛缓解。疼痛按 0~10 级进行评分。(0=无痛,10=可以想象的剧烈疼痛)。1 171 个患者随机分配到 8Gy 单次照射组和 24Gy/6f 照射组。脊柱(36%)和骨盆(30%)是两个最常见的照射区域。平均疼痛评分是 6.3 分,最低 2 分。半数患者随机分组前正在服用麻醉性的止痛药物,53%的患者正在接受全身治疗,治疗后的平均生存期是 30 周,两组之间无统计学差异。通过随访,71%的患者获得了治疗的应答,其中 35%获得了完全的应答,绝大多数的应答出现在治疗后的第 4~6 周。乳腺癌和前列腺癌患者的完全应答率高于肺癌和其他原发肿瘤(44%和 41% vs. 21%和 16%)。

3.姑息治疗上腔静脉综合征　恶性肿瘤是引起上腔静脉综合征(superior vena cava syndrome,SVCS)的主要病因,非小细胞肺癌最为常见,恶性淋巴瘤也是 SVCS 较常见的原因。非小细胞肺癌和淋巴瘤均对放化疗敏感,因此放疗和化疗是针对 SVCS 病因治疗的一种较为有效的治疗方法,可以有效缩小瘤体,减轻对上腔静脉的压迫,缓解临床症状,降低肿瘤的 TNM 分期,为进一步手术创造条件。且 SVCS 患者被发现时多已发生远处转移,常常选择缓解症状的姑息治疗。肺癌合并 SVCS 的治疗取决于病理类型,小细胞肺癌的治疗推荐化疗,非小细胞肺癌的主要治疗是支架和(或)放疗。NCCN 指南明确指出 N3 期的 SVCS 患者标准治疗为同步放化疗加巩固化疗,治疗效果优于单纯化疗。吴清木等研究发现伽马刀联合化疗治疗 SVCS 有效率高,且原来被认为对放疗较不敏感的 NSCLC 亦获得较好的疗效。目前临床治疗上多采用放化疗综合治疗,能够减少单纯放疗或单纯化疗的不利影响,显示出更高的有效率和更长的缓解时间。

在放疗技术上,三维适形放疗已成为放射治疗肺癌的常规方法,它能够提高靶区的精确性和准确性,能达到肿瘤靶区(GTV)较高照射剂量,保证靶区剂量的均匀性,减少正常组织照射剂量,降低正常组织放射损伤。三维适形放射治疗上腔静脉压迫综合征,能较快缓解上腔静脉梗阻症状,对原发肺癌、继发的纵隔淋巴结肿大、上腔静脉内癌栓,均有杀灭、清除作用,随着梗阻症状的缓解,减轻一系列临床症状,改善患者的生活质量,为进一步后续化疗,或其他综合治疗提供更多机会。放疗是治疗 SVCS 最有效、最常用的局部治疗手段之一。其可以与支持治疗同时进行。在放疗的前中期,由于继发水肿,SVCS 的症状可能会加重。有研究表明,可以应用大分割/超分割的方式进行治疗,加快缓解速度。既往的回顾性分析表明,在非小细胞肺癌患者中,放疗序贯化疗比化疗序贯放疗 SVCS 的缓解率更高。

放射治疗对大多数恶性病所致的上腔静脉综合征有效,能使 70%~90%的患者症状缓解,仅 10%~15%的患者放疗无效。在对化疗不太敏感的非小细胞肺癌或肿瘤中,70%的患者放疗有效缓解症状。大多数患者在放疗后 72 小时症状能得到改善,症状的改善主要与化疗后肿瘤的缩小及侧支循环的开放有关。局部放疗的放射野应包括原发灶、整个纵隔区及两锁骨上区,要将上腔静脉包括在照射野内。放疗的总剂量应根据患者具体情况进行个体化制定。治疗中,放疗剂量分割很重要,为使肿瘤迅速缩小以缓解症状,通常首先给予几次高剂量分割(3~4Gy)。上腔静脉综合征缓解后,后续的放疗剂量、放疗位置可据具体情况再进行调整。

(三)以放射治疗为主的肿瘤综合治疗方式

以放射治疗为主的肿瘤综合治疗方式通过放疗和手术、化疗结合,提高肿瘤治疗的疗效,甚至达到治愈的目的。同步放疗、化疗、手术加放疗或三者联合应用在部分恶性肿瘤的治疗中已成为标准治疗原则。随着放疗新技术的应用,放疗的适应证更为广泛和有效。下面简要介绍以放射治疗为主的肿瘤综合治疗方式。

1.放射治疗与手术并用

(1)术前放疗:外科手术前进行放射治疗称为术前放疗或新辅助放疗。目的是使肿瘤体积缩小,易于外科切除,减少出血,且降低术后的复发率。术前放疗适用于一部分肿瘤,例如局部晚期直肠癌、子宫颈癌、上颌窦癌等。

(2)术中放疗(intraoperative radiation therapy,IORT):手术中间进行放疗,称为术中放疗。在手术暴露肿瘤后,直接对准肿瘤进行照射,目的是准确给予肿瘤一次性高剂量照射,并很好地保护周围危及器官,目前在胃癌、乳腺癌治疗中研究较多。

(3)术后放疗:手术后进行的放射治疗称为术后放疗或辅助放疗。手术切除不彻底、切缘阳性、术后易复发的肿瘤均应补充术后放疗,特别是在保全功能手术,如保留乳腺的乳腺癌术后、保留喉的喉癌激光术后、保留肛门的低位直肠癌术后以及保留四肢的骨肿瘤术后等,放射治疗是必不可少的,能降低肿瘤复发,提高局部控制率,进而改善生存率。

2.放射治疗与化学治疗同时应用　化疗和放疗同时应用称为放、化疗或化、放疗。对于一些类型的肿瘤,化疗和放疗联合应用可以杀伤更多的肿瘤细胞,从而提高肿瘤的治愈率,这在绝大多数肿瘤治疗中均是推荐的标准方案,但放、化疗同时也增加了副作用。大量的研究显示放化联合治疗(包括放疗前进行新辅助化疗、放疗化疗同期进行以及放疗后进行辅助化疗)可以改善肿瘤的局部控制率,并可以在一定程度上消灭肿瘤的微小转移灶。由此可见,放射治疗是一种治疗肿瘤的快速有效的手段。

随着对各种肿瘤的认识的加深,各种治疗手段的不断发展,各种治疗手段的地位也在变化,这就要求我们需要不断学习及创新。

二、不同放射治疗技术在肿瘤治疗中的应用

肿瘤放射治疗的技术包括立体定向外科、电子线、三维适形放疗、调强放疗等,下面将简述每种治疗方式的临床应用。

1.立体定向外科(γ刀或X刀)的适应证　实质性器官原发肿瘤或继发肿瘤,大小适中(体积小于5cm^3)、形态规则、肿瘤周围没有放射线敏感组织,颅内良性肿瘤一次大剂量照射,大肿瘤治疗后的追加剂量照射,残留病灶的补充照射。立体定向外科治疗分次剂量大,治疗周期短,可以治疗边界清楚且较小的肿瘤,通常用来治疗脑和脊髓的肿瘤或者其他肿瘤发生的脑转移。对于一些脑转移瘤患者,需要同时进行全脑照射和立体定向外科治疗。它也可以治疗脑和脊髓肿瘤以外的肿瘤,包括一些较小的肿瘤,如肝癌和肺癌等。由于这些部位的肿瘤会随机体的生理活动有一些动度,因此需要多次治疗。

2.电子线治疗　可以治疗一些表浅的肿瘤,例如皮肤癌和身体表面的肿瘤等,由于其射程较短,因此不能治疗位置较深的肿瘤。

3.三维适形放疗的临床应用　三维适形放射治疗可以保证射野形状与肿瘤相一致,不受肿瘤形状和大小的限制,适应证广泛,适用于70%的肿瘤,包括头颈部肿瘤、消化系统肿瘤、呼吸系统肿瘤、骨肿瘤、乳腺肿瘤、妇科肿瘤、泌尿生殖系统肿瘤、淋巴瘤等。

4.调强放疗的临床应用　调强放疗的剂量分布与靶区更适形,可以更好地保护危及器官,临床应用范围更广泛,包括:①肿瘤区毗邻正常危及器官,包括椎旁肿瘤、前列腺癌、颈段食管癌等;②肿瘤周围重要的组织结构多,如鼻咽癌、头颈部肿瘤等;③器官内病灶多发,不受位置及数量的限制,如肺内多发转移瘤、颅内多发转移瘤等;④复杂病例治疗,如全胸膜腔照射、全颅骨照射等;⑤复发病例,行再程治疗可能会损伤重要器官者。

三、不同照射方式在肿瘤治疗中的应用

照射方式大体分为内照射和外照射两种。外照射是常用的治疗方式,绝大多数肿瘤都采用外照射的方式。

内照射又称近距离照射,是将放射源放于身体内或者身体表面进行照射的技术,组织间近距离照射是将放射源置于肿瘤内,如前列腺癌的治疗。腔内近距离照射,是将放射源置于人体的自然腔道或者手术腔内,例如肿瘤附近的胸腔照射,巩膜敷贴治疗可以用来治疗眼内的黑色素瘤等。和外照射相比,近距离照射可以给肿瘤组织更高剂量的照射,但是对正常组织损伤较小。

近距离照射包括永久性放射源植入治疗和短暂性放射源植入治疗,永久性照射是将放射粒子通过外科永久地植入到肿瘤靶区,存留的材料不会对身体造成不适或损伤。这种照射方式一般进行低剂量率的照射。暂时性照射则需要治疗结束后将放射粒子取出。这种照射可以同时进行低剂量率的照射和高剂量率的照射。内照射可以单独应用,一般情况下,内照射是和外照射联合应用的。

第四节　常见不良反应与处理

在临床放射治疗过程中，放射线对肿瘤临近的人体正常组织必然会产生一定的影响，从而造成不同程度的放射反应与损伤。但是，肿瘤放疗科医生首先考虑的是在尽量避免并减少对正常组织损伤的同时，如何彻底消灭肿瘤，从而达到治愈肿瘤、保护功能、提高生存质量和延长生命的目的。肿瘤放射治疗的常见不良反应可以大体分为两大类：早期或急性并发症和晚期或慢性并发症。并发症的发生和类型取决于照射的面积、每天照射的剂量和照射总剂量、患者的一般情况以及是否同时给予其他治疗等。

早期或急性并发症通常在治疗中或治疗后1~3个月内出现，主要是由于治疗区域分裂迅速的正常细胞发生损伤引起的，程度往往与照射的面积和大小有关。例如，肠道对放疗敏感，通常会出现恶心、厌食等症状，这种症状可以在治疗后1~2小时就出现。在放疗的过程中，皮肤会出现发红、发痒，甚至脱皮等症状。口腔和咽喉的照射会导致疼痛（黏膜炎），通常在治疗当中出现，在治疗近结束的时候症状最为严重，而且还会在放疗后持续一段时间。放疗会使治疗区域的毛发脱落，通常在放疗的2~3周毛发开始脱落，治疗后几周头发开始生长，绝大多数的脱发是暂时的，但有时可能造成永久性脱发。急性放射反应在治疗中不可避免，但积极采用有效的保护性药物做对症治疗，均可以减轻反应程度，使治疗顺利进行。

晚期或慢性并发症可能在放疗后数月或者数年之后发生，这是放疗医生最担心和关注的问题。患者是否出现晚期并发症取决于多种因素，除了放射治疗外，还包括化学治疗、遗传因素以及生活方式因素等。并发症的类型和被照射区域有关，例如，唾液腺被照射后，在放疗后几个月后可能出现口干，这种症状可能是永久性的。其他的晚期并发症并不常见，但一旦出现，可能会对患者产生严重的影响，包括皮肤和皮下组织变厚、神经损伤、肠道损伤、心肺的损害。预防放射治疗晚期并发症发生的最有效办法，一是改善和发展新的放疗技术，如现代三维适形、调强、立体定向等技术，大大提高了对正常组织器官保护的功能；二是严格掌握组织器官的体积-剂量限值，通过正确的治疗方案设计，以不发生晚期严重并发症为根本。

放疗后出现第二恶性肿瘤比较少见，20年或更长时间第二肿瘤的发生概率只有1%~5%，但是要引起足够的重视。发生的第二肿瘤取决于被照射的部位。一般情况下生长发育中的儿童或青少年发生的概率较高，因此，要严格掌握儿童和青少年放射治疗的适应证。一般情况下，患者死于原发疾病的风险要远远大于死于第二肿瘤的风险。生殖腺的放射增加了基因异常突变的风险。通常情况下，染色体的损伤会导致不孕而不是异常胎儿的产生。即使双方父母都接受过放射治疗，生产异常胎儿的风险也很小，甚至可以忽略不计。

由于放射治疗是可控的人工放射线照射过程，放射并发症多为一过性疾患，并不影响放疗的进程，大多数患者只要给予对症治疗即可。但个别时候，某些患者也会发生严重并发症，使得放疗不得不终止。因此，积极预防和治疗并发症，在整个放疗过程中是非常重要的。

下面将分别阐述不同部位的并发症以及处理方法。

一、一般的全身并发症

1.乏力　不管哪个部位接受照射,乏力都是放疗一个常见的不良反应。治疗几周后,患者常感到疲乏,这通常是由于机体正在修复受损的正常组织细胞,或是由于贫血等原因的影响。治疗后几个月后乏力仍可能存在。脑肿瘤的患者更易出现乏力,尤其在服用类固醇药物时更加明显。乏力通常在治疗后的1~2周最为明显,一小部分脑肿瘤的患者在脑放射之后可能还会出现嗜睡综合征。

处理方法:乏力时适当的锻炼是有益的,每天散步有较好的效果。

2.血液系统　放疗可以使白细胞降低,对红细胞影响较少,较大面积照射可以引起血小板减少。当骨髓有受照射的风险时,应在治疗当中监测血常规。当白细胞减低时,可能会增加感染的风险。

处理方法:红细胞减低导致贫血时,常常需要输血。不接受输血的患者可以注射促红细胞生成素。白细胞减低时需要给予升白药或需要暂时休息一段时间,等待白细胞恢复正常后再继续治疗。

3.皮肤　在放疗的过程中,皮肤会出现发红甚至发黑、发痒、疼痛等症状,和晒伤的症状类似。有时,在治疗区域的对侧皮肤也可能发生发红变暗的现象,例如前胸照射时,后背皮肤可能出现反应。皮肤反应通常在治疗结束后2~4周停止,有时患者会出现永久的皮肤反应,比如毛细血管扩张等。有些患者可能会出现较严重的皮肤反应,例如皮肤破溃等,但这种情况比较罕见。

处理方法:皮肤反应出现时,每天温水和温和无香料的肥皂清洗皮肤。避免涂抹乳霜和覆盖敷料,不要使用滑石粉。避免日晒,过度冲洗和抓挠。穿着宽松舒适的天然纤维衣物。如皮肤出现破溃等严重反应,应中断治疗,等皮肤修复后再行治疗。放射治疗期间如在局部皮肤用药,应征得放射专业医师的许可,由于某些药物可能在放射线照射下发生激发射线,应当谨慎选用。

4.生殖　对于女性而言,下腹部的放疗可以使未绝经的妇女绝经,卵巢停止排卵和产生雌激素。放疗也会影响子宫,使患者日后不能生育。骨盆照射后几周,患者就会出现绝经期的症状,包括发热、出汗、情绪变化等。对于男性而言,放疗通常不会影响其生育能力,但是最好在骨盆照射后半年至2年内采取避孕措施。双侧的睾丸照射可能会导致暂时或者永久的不育。

处理方法:出现绝经期的症状可以利用激素替代疗法来改善症状。放疗期间是不宜怀孕的,但是小孩和孕妇接触放疗患者对身体没有伤害。

三、脑放射的并发症

1.乏力　脑放射引起的乏力见上述内容。

2.脱发　脑放射的患者通常会发生一定程度的脱发,脱发只出现在被照射的部位。不过有时脱发也发生在照射位置的对侧,也就是射线穿出的部位。放疗结束后,头发会逐渐长出来,但是可能不如从前浓密。接受的射线越多,头发长出来的时间也就越长。新长出来的头发的颜色可能和以前有差别或者原来的直发变得弯曲。

处理方法:护理头发方面,可以使用温凉水和温和的洗发水清洗头发,不要使用吹热风的吹风机以及用毛巾用力摩擦头发。

3.脑肿瘤症状的加重　在脑部放疗的过程中,一部分患者感到脑肿瘤的症状有所加重。这是由于放疗可以引起治疗区域短暂的肿胀,增加了颅内压的原因,也就是脑水肿,可以使患者的症状在短时间内加剧,包括头疼、恶心、癫痫发作等。如果肿胀没有消失的话,上述症状还会再次出现。

处理方法:放疗的同时可以给予类固醇激素治疗来减轻水肿,在治疗结束后,类固醇激素的量要逐渐减少。

二、头颈部放射的并发症

1.口腔和牙齿

(1)口腔疼痛:口腔黏膜细胞对放疗很敏感。疼痛通常在放疗中出现,并在放疗后持续几周。干燥、溃烂的口腔有时容易并发感染。

处理方法:这种情况下很难承受调料重和辛辣的食物、烈酒以及香烟等。这时需要使用松软易消化的食物,干硬和太热的食物会刺激口腔引起疼痛。保持口腔卫生很关键,利用软毛牙刷刷牙,使用牙线,经常漱口,一旦出现口腔黏膜炎,就要进行预防真菌感染的治疗,注意加强营养,避免烟酒。有时口腔黏膜出现溃烂,就需要用止疼药处理,必要的时候要放置鼻饲管以缓解口腔的疼痛。

(2)口干:放疗可能会损伤唾液腺,引起唾液分泌减少引起口干,给咀嚼和吞咽带来困难。治疗后6个月甚至更长时间唾液分泌才有可能恢复正常。如果放疗就是针对唾液腺的,那么可能会出现永久的口干。

处理方法:用小苏打水清洁舌,多饮水;吃水分丰富的食物,例如猕猴桃,咀嚼口香糖促进唾液分泌,服用促进唾液分泌的药物,不要食用使口腔更干燥的巧克力等;夜间利用橄榄油湿润口腔,使用唇膏等。

(3)味觉改变:放射可能对味蕾有影响。患者可能会感到食物有金属味或不能辨别食物的味道。味觉要等口腔的状况好转后逐渐恢复。

处理方法:味觉改变时,应该试着利用一些辅料,如草药和香料等来增加食物的口感。

(4)牙齿异常:口腔放疗可以损伤牙齿,因唾液少而黏稠,酸度增加,细菌便于繁殖,易形成放射性龋齿、牙龈红肿、齿槽溢脓。如果在放疗后1~2年内拔牙,上述症状会诱发颌骨骨髓炎或骨坏死。若病情加重,可穿破皮肤,形成瘘管,最后导致脓毒血症。

处理方法:放疗前患者一定要做牙齿处理,包括拔除龋齿和残根,摘除金属牙套。在拔牙后2周或积极抗感染的同时方可进行放疗,在放疗中、放疗后保持良好口腔习惯,用含氟牙膏可在牙齿表面形成保护层以保护牙冠。可以用含氟漱口水每天漱口两次,患者在接受放疗后就诊牙科医生时要告知其放疗史。

2.体重减轻　头颈放疗可以使体重减轻,原因包括口腔干燥疼痛、食欲差、味觉改变、咽喉肿痛导致吞咽困难等。这些症状都是暂时的,在治疗结束后会逐渐恢复。

处理方法:可以口服一些高能量的营养液,禁烟禁酒等。

3.吞咽功能　放疗可以使咽喉肿痛,进一步引起吞咽困难。如果同时进行化疗的话,吞咽困难可能会加重且持续的时间更长。

处理方法:需要进食松软的食物,给予止疼的药物或含有阿司匹林的漱口水,如果较严重者需要肠外营养和鼻饲营养等。

4.声音　放疗过程中或结束后几周,声音可能会出现微小的改变,但是一段时间后,声音即可恢复正常。喉癌的患者放疗后声音可能会更加嘶哑,放疗结束后很快即可恢复。

处理方法:避免用嗓,多饮水和食用清淡食物。

5.脱发　见前述。

四、胸部放疗的并发症

1.放射性食管炎　放射性食管炎典型的症状为下咽疼痛或胸骨后疼痛,常见于放疗后1周或数周内出现,一般症状较轻。严重者可出现胸部剧痛、发热、呛咳、呼吸困难、呕吐、呕血等,应警惕食管穿孔或食管气管瘘的发生。

处理方法:放射性食管炎需要积极进行对症治疗。

2.恶心、呕吐和体重减轻　照射区域距离胃组织较近时,会出现恶心、呕吐。恶心、呕吐会导致体重下降。

处理方法:放疗前1小时服用止吐药可能有效。

3.呼吸系统　胸部放射会使肺脏出现炎症反应,可能会出现干咳或者气喘等,但是这种症状很快就会好转。有时需要给予抗生素和吸氧对症治疗,但是,放射治疗可能会对呼吸产生一个长期的不良反应,约10%的患者可能会出现放射性肺炎,会导致长期的咳嗽,有时会有气喘。这些症状可能在治疗后的数月后不会出现,但是几年后,患者会逐渐出现气促等症状。继发感染时发热,实验室检查可有白细胞总数增高等。X线检查可发现患侧肺纹理增粗,严重者可有淡片状阴影。少数病例可转化成肺纤维化。

处理方法:放射性肺炎需要积极进行对症治疗,在放射期间发生干咳、胸闷、气喘、发热等时,应当及时做X线胸部检查。轻度病变时可以对症治疗,严重时需要给予糖皮质激素治疗。

五、腹部或盆腔放疗后并发症

1.腹泻　放疗后几天后可能会出现腹泻、腹痛、里急后重等,随着治疗进展,腹泻可能逐渐加重,放疗结束后,腹泻在几周后也会逐渐消失。但是一些患者治疗后会持续腹泻一段时间,排便的时候可能出血。

处理方法:需要服用止泻、解痉药物,进行盆底肌肉的锻炼,同时要保证饮水,以防脱水。

2.恶心呕吐　见前述内容。

3.膀胱症状

(1)膀胱炎症状:放疗可能会出现膀胱炎症状,包括小便次数增多、烧灼样疼痛、尿不尽等。

处理方法:膀胱出现感染时,需要抗生素治疗。

(2)血尿:盆腔照射可能会使膀胱血管脆性增加,出现血尿。

处理方法:血尿出现后需要进行膀胱镜检查,如果膀胱损伤轻微,可以暂时观察或行膀胱持续灌注冲洗。血尿严重时需要泌尿外科进行止血、介入等治疗。

(3)尿失禁:尿失禁的发生与照射的肿瘤类型以及照射剂量有关。放疗可能损伤膀胱括约肌导致尿失禁,这在盆腔术后的患者中出现的概率较大。

处理方法:需要进行盆底肌肉的锻炼,必要时给予药物处理。

(4)疼痛症状:膀胱感染、肠道痉挛或者肛裂可能导致排便疼痛。骨盆的照射有时会导致骨盆的不完全骨折,肿瘤的复发等也会引起疼痛。

处理方法:疼痛需要及时查明原因,给予对症治疗。

综上,放射性急性并发症是放疗中出现,放疗后2~4周基本可以恢复,药物对症处理可减轻急性反应发生的程度,保证患者顺利完成治疗。晚期严重并发症必须通过发展放射治疗新技术、提高肿瘤区高剂量,降低肿瘤周围正常组织的剂量,以不能出现为前提,这就要求放疗科医生有高度的责任心和敬业精神,正确选择每一种技术的适宜人群,合理运用,决不能盲目扩大每种技术的适用范围,更不能以盈利为目的,那将受到道德的谴责。

(闵现华)

第三章　肿瘤化疗

第一节　概述

一、肿瘤化学治疗所经历的历史阶段

化学治疗是指利用化学合成药物治疗疾病的总称(简称化疗)。恶性肿瘤化疗是指利用化学合成药物杀死肿瘤细胞、抑制肿瘤细胞的生长繁殖、促进肿瘤细胞分化的一种治疗方式,是一种全身性治疗手段。其基本原理是利用肿瘤细胞较正常细胞更易受化疗药物损害的特点,通过控制药物的浓度和作用时间,在正常细胞尚可耐受的条件下,最大限度地杀伤肿瘤细胞。恶性肿瘤的化疗从单一药物的发现并应用到目前作为综合治疗的手段之一,基本上经历了以下六个阶段。

第一个阶段是古代人们对恶性肿瘤的认识。在中国"瘤"最早的文字记载出现在殷墟出土的甲骨文,三千多年前《黄帝内经》也有类似癌症治疗的记载。而在西方国家,一百多年前才有了最早使用化学药物治疗恶性疾病的记载,即1865年Lissauer应用亚砷酸溶液治疗慢性白血病。

第二个阶段源于一段不光彩的或罪恶的近代战争,标志着现代肿瘤化疗的开端和起源。二战期间,芥子气被用于战争,致使罹难者的骨髓及淋巴组织受到明显的抑制。受此事件的启发,先驱者Gilman、Goodman、Lindskog等于1942年首先将其试用于淋巴瘤和白血病,并取得了短暂的缓解,从此拉开了化学药物用于治疗恶性肿瘤的序幕。

第三个阶段是药物研究者基于当时对恶性肿瘤病理生理的认识,通过随机筛选、人工设计并合成、动物移植性肿瘤试验和临床试验寻找到了至今仍在应用的数个有效药物。1948年Farber成功地应用叶酸类似物甲氨蝶呤治疗小儿急性淋巴性白血病获得缓解,开创了抗代谢药物研究的历史;1952年Elion及Hitchings报告了嘌呤拮抗剂6-巯基嘌呤(6-mercaptopurine,6-MP)的抗癌作用,1957年由Duschinsky等合成了5-氟尿嘧啶(5-fluorouracil,5-FU);60年代通过联合化疗治疗儿童急淋白血病和霍奇金病获得成功,证实即使是晚期恶性肿瘤,也可用药物治愈,从而开始将联合化疗应用于实体瘤的治疗;70年代以后,各国不仅加强化疗药物的筛选研究,逐渐建立和完善抗癌药物的研究、发展体系,使新的、有效的化疗药物不断涌现。在此期间顺铂、阿霉素和表阿霉素等进入临床。由于经验的积累,在睾丸肿瘤、滋养细胞肿瘤和儿童白血病已取得根治性疗效。

第四个阶段是基于以上有效化疗药物的研发和治疗经验的积累使化疗真正成为恶性肿瘤的三大治疗手段之一。随着化疗药物的发展和临床有效应用,人们不再把化疗当作姑息性治疗手段,而是追求根治。在追求疗效的同时关注到化疗药物的临床研究,包括合理地确定和调整剂量、用药时间及顺序、如何实施、毒副反应的监测及防治、化疗药

物的联合使用、与手术和放射治疗的联合模式等，进一步促进了临床肿瘤化疗学科的发展。合理的化学治疗，既需要了解肿瘤的生物学特征、各类肿瘤的临床表现及发展规律、各类抗肿瘤药物的药理学及毒理学，又需要严密的监测、防治及处理各种临床毒副反应，特别是骨髓抑制及免疫功能受损及其所常伴发的严重感染等，使临床肿瘤化疗逐步形成一门内科学分支的专门学科——肿瘤内科学。

第五个阶段是20世纪80年代末至今，由于基础医学的发展使药物筛选与合成技术快速成长，一批作用机制新颖的化疗药物进入临床，最重要的是抑制微管蛋白解聚的紫杉类、阻滞微管蛋白聚合形成微管和诱导微管解聚的长春瑞滨、拓扑异构酶Ⅰ抑制剂、喜树碱衍生物以及第三代铂类药物奥沙利铂，胞嘧啶核苷衍生物吉西他滨和培美曲塞。同时，化疗不良反应处理水平的提高，特别是止吐药物和集落刺激因子的临床应用，使患者对化疗的依从性增加和标准剂量强度得以保障，并且随着高级别循证医学证据的涌现和数据的不断更新，新辅助化疗、围手术期化疗、辅助化疗、根治性化疗、诱导化疗、巩固性化疗、姑息性化疗、维持化疗（持续维持化疗和转换维持化疗）、转化性化疗及低剂量节律化疗等多种治疗模式或治疗策略的日趋完善，使得化疗的内涵得以不断更新、延伸和转变，并使化疗效果出现了质的变化。

第六个阶段是近年来飞速发展的恶性肿瘤分子靶向治疗。分子靶向治疗是针对可能导致细胞癌变的环节，如细胞信号传导通路、原癌基因和抑癌基因、细胞因子及受体、抗肿瘤血管形成、自杀基因等，从分子水平来逆转这种恶性生物学行为，从而抑制肿瘤细胞生长，甚至使其完全消退的一种新的生物治疗模式。1997年11月美国国家食品药品监督管理局（FDA）批准利妥昔单抗用于治疗CD20阳性非霍奇金淋巴瘤，真正揭开了肿瘤分子靶向治疗的序幕。目前，化疗药物与分子靶向药物联合应用已经在头颈部癌、非小细胞肺癌、乳腺癌、胃癌、结直肠癌、肾细胞癌和非霍奇金淋巴瘤等取得了令人瞩目的效果。

二、肿瘤化学治疗的疗效分类

依据化疗对恶性肿瘤的有效性和临床研究的结果把常见肿瘤分为以下几类。

1.根治性化疗　可能治愈的肿瘤绒癌、恶性葡萄胎、急性淋巴细胞白血病、霍奇金淋巴瘤、进展型和高度进展型非霍奇金淋巴瘤、Wilms瘤、胚胎性横纹肌肉瘤、睾丸癌、急性粒细胞白血病、Ewing肉瘤、神经母细胞瘤、小细胞肺癌。

2.根治性化疗有价值的肿瘤　惰性非霍奇金淋巴瘤、慢性淋巴细胞白血病、慢性粒细胞白血病、多发性骨髓瘤。

3.辅助性化疗有价值的肿瘤　肛管癌、卵巢癌、乳腺癌、膀胱癌、喉癌、骨肉瘤、软组织肉瘤、直肠癌、基底细胞癌、胃癌。

4.辅助性化疗可能有价值的肿瘤　非小细胞肺癌、食管癌、恶性胸膜间皮瘤、鼻咽癌、其他头颈癌、子宫内膜癌、宫颈癌、类癌、脑瘤、胰腺癌、原发灶不明的转移癌、前列腺癌。

第二节　化疗药理学基础

一、化疗药物的作用机制

化疗药物种类繁多,其作用机制各不相同,根据药物的作用靶点不同可以将其作用机制归纳如下。

1.干扰核酸的合成代谢　大多数化疗药物主要是通过阻碍核酸特别是 DNA 成分的形成和利用,而起到杀伤细胞的作用。这类药物的化学结构和核酸代谢的必需物质相似,通过抑制脱氧胸苷酸合成酶,阻止胸腺嘧啶核苷酸的合成,如氟尿嘧啶、脱氧氟尿苷等药物在体内的衍生物可抑制脱氧胸嘧啶核苷酸合成酶,阻止脱氧尿嘧啶核苷酸的甲基化,从而影响 DNA 合成;通过抑制二氢叶酸还原酶,如甲氨蝶呤与二氢叶酸还原酶结合,使二氢叶酸不能被还原成四氢叶酸,导致 5,10-二甲基四氢叶酸缺乏,使脱氧尿苷酸不能接受来自 5,10-二甲基四氢叶酸的碳单位形成脱氧胸苷酸,DNA 合成受阻;通过阻止嘌呤核苷酸合成,如巯嘌呤进入体内转变成活性型硫代肌苷酸,抑制磷酸腺苷琥珀酸合成酶和肌苷酸合成酶,阻止肌苷酸(IMP)转变为鸟苷酸和腺苷酸,又可反馈抑制磷酸核糖焦磷酸(PRPP)转变为磷酸核糖胺(PRA),从而影响 RNA 和 DNA 合成。

2.直接与 DNA 作用干扰其复制等功能　氮芥、环磷酰胺、苯丁酸氮芥、白消安、卡莫司汀等烷化剂和博来霉素、丝裂霉素等抗生素,这类药物具有活泼的烷化基团,能与核酸、蛋白质中的亲核基团(羧基、氨基、巯基、磷酸根等)发生烷化反应,以烷基取代亲核基团中的氢原子,引起 DNA 双链间或同一链 G、G 间发生交叉联结,使核酸、酶等生化物质结构和功能损害,不能参与正常代谢。

3.阻止纺锤丝形成,抑制有丝分裂　抗肿瘤植物药如长春碱类和秋水仙碱能与微管蛋白结合,阻止微管蛋白聚合,使纺锤丝形成障碍,结果是染色体不能向两极移动,有丝分裂停留于中期,最终细胞核结构异常导致细胞死亡。

4.抑制蛋白质合成　放线菌素 D、玫瑰树碱等能嵌入到 DNA 双螺旋链间形成共价结合,破坏 DNA 模板功能,阻碍 mRNA 和蛋白质的合成;L-门冬酰胺酶可将门冬酰胺水解,使肿瘤细胞合成蛋白质的原料 L-门冬酰胺缺乏,限制了蛋白质的合成;三尖杉酯碱使核蛋白体分解,抑制蛋白质的合成的起始阶段。另外,许多学者致力于开发不同作用机制的新药,取得了可喜的成果,相继提出了一些新的抗癌理论,其中包括:①抑制肿瘤血管生长;②促使癌细胞逆转,如六甲基乙二酰胺就具有使肿瘤细胞向正常化逆转的作用;③抗肿瘤转移性作用,如双二酰胺类,其作用是可以促使肿瘤包膜的形成,防止肿瘤细胞扩散;④作用于细胞结构成分如细胞膜、细胞器或细胞生物大分子等,直接破坏肿瘤细胞或者影响细胞的生长分化。

二、肿瘤细胞动力学

肿瘤细胞无论在细胞总数、细胞成分方面,都处在不断变动中,细胞动力学即研究此变动的规律。细胞动力学研究的对象是细胞群体生长、增殖、分化、游走、死亡等各种运动变化的规律,有关细胞周期的动态过程对控制癌细胞的增殖及治疗有重要意义。因此,了解肿瘤细胞动力学的基础知识对认识肿瘤的特征、抗肿瘤治疗的作用原理及合理设计有效、低毒的治疗方案有重要临床意义。

1.细胞周期　细胞周期指亲代细胞有丝分裂结束到1个或2个子细胞有丝分裂结束之前的间隔或所经历的过程。细胞周期包括两个时期即细胞分裂间期和分裂期。

(1)细胞分裂间期:细胞分裂间期又分为三期,即DNA合成前期(presynthetic phase,G_1期)、DNA合成期(synthesis,S期)与DNA合成后期(postsynthetic phase,G_2期)。细胞周期分为5个部分即G_1期、S期、G_2期、M期及G_0期。

G_0期即静止期的细胞,暂时处于休眠状态,一般情况下,它们不能合成DNA或进行分裂,但在给予适当的刺激后,可以重新进入周期开始分裂。

G_1期即合成前期,进入该期的细胞进行RNA及蛋白质合成并准备DNA合成,G_1期实际上包括G_0期,G_1期的早期阶段特称G_0期。G_1期仍继续合成DNA和蛋白质并完成某一特殊细胞类型的分化功能,这些细胞可以作为储备细胞,在细胞被大量杀伤后,可重新进入增殖周期。在G_1期的晚期阶段,细胞开始为下一次分裂合成DNA所需的前体物质、能量和酶类等做准备。G_0期细胞与G_1期细胞的区别是对正常启动DNA合成的信号无反应。

S期即合成期,该期是细胞周期的关键时刻,细胞进行DNA合成,DNA经过复制而含量增加一倍,使体细胞成为4倍体,每条染色质丝都转变为由着丝点相连接的两条染色质丝。正常细胞与肿瘤细胞的S期长短不同,许多化疗药物可在S期引起DNA损伤并引起细胞死亡,一般S期可持续10~30小时。

G_2期即DNA合成后期,当细胞完成DNA合成到达倍增时,再经短暂的休止期即G_2期,此时细胞中心粒已复制完毕,形成两个中心体,继续进行RNA及微管蛋白质合成并准备进入有丝分裂,G_2期比较恒定,一般此期持续1~12小时。

M期即有丝分裂期,一般持续1小时。M期完成后细胞或者进入G_1期继续成熟、分裂,或者进入G_0期休止待命。

完成上述G_1期、S期、G_2期、M期的一个细胞周期所需的时间称为细胞周期时间。一般来说从S期开始到M期完成所需时间相当恒定,而不同肿瘤细胞在G_1期时间变异很大,因此G_1期的长短决定了细胞增殖速率。

(2)细胞分裂期:细胞的有丝分裂需经前、中、后和末期,是一个连续变化过程,由一个母细胞分裂成为两个子细胞,一般需1~2小时。

1)前期:染色质丝高度螺旋化,逐渐形成染色体。染色体短而粗,强嗜碱性。两个中心体向相反方向移动,在细胞中形成两极;而后以中心粒旁体为起始点开始合成微管,形成纺锤体。随着核仁相随染色质的螺旋化,核仁逐渐消失。核膜开始瓦解为离散的囊泡状内质网。

2)中期:细胞变为球形,核仁与核膜已完全消失。染色体均移到细胞的赤道平面,从纺锤体两极发出的微管附着于每一个染色体的着丝点上。从中期细胞可分离得到完整的染色体群,共46个,其中44个为常染色体,2个为性染色体。男性的染色体组型为

44XY,女性为44XX。分离的染色体呈短粗棒状或发夹状,均由两个染色单体借狭窄的着丝点连接构成。

3)后期:由于纺锤体微管的活动,着丝点纵裂,每一染色体的两个染色单体分开,并向相反方向移动,接近各自的中心体,染色单体遂分为两组。与此同时,细胞被拉长,并由于赤道部细胞膜下方环行微丝束的活动,该部缩窄,细胞遂呈哑铃形。

4)末期:染色单体逐渐解螺旋,重新出现染色质丝与核仁;内质网囊泡组合为核膜;细胞赤道部缩窄加深,最后完全分裂为两个2倍体的子细胞。

2.细胞分类　在体内根据细胞的分裂能力可把细胞分为三类。

(1)增殖细胞群:如造血干细胞、表皮与胃肠黏膜上皮的干细胞。这类细胞始终保持活跃的分裂能力,连续进入细胞周期循环,最容易受到外界各种干涉因子的影响,如化疗药物的毒性反应最明显,但是几乎为一过性毒性。

(2)不再增殖细胞群:如成熟的红细胞、神经细胞、心肌细胞等高度分化的细胞,它们丧失了分裂能力,又称终末细胞,受到外界各种干涉因子的刺激后,功能恢复较慢,甚至是永久性损害或不可逆性损害,如蒽环类化疗药物的心脏毒性,植物碱类、紫杉类和奥沙利铂的末梢神经损害,顺铂的听神经毒性。

(3)暂不增殖细胞群:如肝细胞、肾小管上皮细胞、甲状腺滤泡上皮细胞。它们是分化的,并执行特定功能的细胞,在通常情况下处于G_0期,在某种刺激下,这些细胞重新进入细胞周期。一般情况下,当某些化疗药物达到一定剂量时这些细胞表现出毒性反应,如肝脏毒性,大剂量甲氨蝶呤和顺铂的肾小管上皮细胞损害导致的急性肾衰竭等。

分裂间期是细胞增殖的物质准备和积累阶段,分裂期则是细胞增殖的执行过程。经过一次细胞周期,细胞数量也相应增加一倍。分裂后的新细胞有些可继续进入细胞周期,有些则以细胞凋亡或坏死的方式发生死亡。

三、化疗药物的分类

1.传统分类　依据抗肿瘤药物的作用机制不同可以将其分为六大类。

(1)烷化剂:主要有环磷酰胺(CTX)、异环磷酰胺、氮芥(HN2)、马利兰(BUS)、环己亚硝脲(CCNU)、卡氮芥(BCNU)等。

(2)抗代谢药:主要有甲氨蝶呤(MTX)、6-巯基嘌呤(6-MP)、氟尿嘧啶(5-FU)及其衍生物如卡培他滨和SI、吉西他滨(GEM)、阿糖胞苷(Ara-C)等。

(3)植物类:主要有长春碱类如长春新碱(VCR)、长春花碱(VBL)、长春花碱酰胺(VDS)、长春瑞滨(NVB),喜树碱(VCR),三尖杉(HRT),鬼臼乙叉苷(VP-16),紫杉醇(TAXOL),多西他赛等。

(4)抗肿瘤抗生素:主要有放线菌素D(ACTD)、丝裂霉素(MMC)、博来霉素(BLM)、阿霉素(ADM)、表阿霉素、吡柔比星(THP)等。

(5)杂类:主要有甲基苄肼(PCZ)、六甲密胺(HMM)、顺氯氨铂(DDP)、卡铂(CBP)、奥沙利铂(OXA)、奈达铂、洛铂等。

(6)激素类:黄体酮、甲地孕酮、丙酸睾酮、肾上腺皮质激素类、三苯氧胺、芳香化酶抑制剂(AIs)如阿那曲唑、来曲唑和左甲状腺素等。

2.根据化疗药物作用机制分类

(1)主要作用于DNA化学结构的药物:包括烷化剂(氮芥类、亚硝脲类、甲基磺酸酯类)、蒽环类和铂类化合物。

(2)主要作用于核酸合成的药物:主要是抗代谢药物,如MTX、5-FU、FT-207、6-MP、HU、Ara-C等。

(3)主要作用于核酸转录的药物:选择性作用于DNA模板,抑制DNA依赖性RNA聚合酶,从而抑制RNA合成的药物,如放线菌素D、阿克拉霉素、普卡霉素等。

(4)主要作用微管蛋白质合成的药物:如高三尖杉酯碱、紫杉类、长春碱和鬼臼碱类。

(5)其他药物:如L-门冬酰胺酶、维A酸类化合物。

3.根据化疗药物作用于不同肿瘤细胞周期分类　按化疗药物对肿瘤细胞周期作用特点及敏感性不同可将其分为细胞周期特异性药物(cell cycle specific agents,CCSA)及细胞周期非特异性药物(cell cycle non-specific agents,CCNSA)。

(1)CCNSA:能杀灭细胞周期中各时相的肿瘤细胞,包括G_0期细胞,这类药物包括烷化剂、抗癌抗生素和激素类。一般来说,CCNSA对癌细胞作用较强而快,特别是它们对G_0期细胞亦有杀伤作用,故对生长指数小的肿瘤也有一定作用;疗效与剂量成正比,在一定范围内剂量越大疗效越高,因此,其作用特点是呈剂量依赖性,即其在一定范围内杀伤肿瘤的疗效和剂量成正比,静脉推注或动脉注射可在短时间达到有效血液浓度,但随之毒性亦增大,该类药物以骨髓抑制的毒性为主,如因它们不仅可杀伤对于活跃增值状态的造血细胞,亦可损害通常处于G_0期的造血干细胞,使造血功能较难恢复。大剂量间歇给药是发挥疗效的最佳选择,临床推荐一次足量静脉注射或冲入,每2~3周重复给药的治疗策略,如治疗非霍奇金淋巴瘤的CHOP方案。

(2)CCSA:仅对增殖周期的某些时相敏感,对G_0期不敏感。根据对细胞周期各时相的作用特异性又可分为G_1期特异性、S期特异性、G_2期特异性及M期时相特异性药物。如抗代谢类药物MTX、6MP、Ara-C等主要作用系阻碍DNA的生物合成,仅作用于细胞增殖的S期,称之为S期特异性药物。植物碱类药物VLB、VCR、秋水仙碱等主要损伤纺锤体,使有丝分裂停滞于分裂中期,这些药物仅作用于细胞增殖的M期,称之为M期特异性药物。CCSA的作用特点是由于对某一时相的细胞有杀伤作用,故其作用较弱且慢,单独使用时,很难达到较彻底的杀伤,特别是对GF小的实体癌作用较小;其次,CCSA的疗效与时间成正比,在一定的时间范围内CCSA主要杀伤细胞周期中处于增殖期的细胞,作用的持续时间越长疗效越好,同样随用药时间的延长其毒性也随之增加,因此,持续静脉滴注可以维持较长时间的血药浓度,不适宜动脉注射给药。该类药物以消化道、末梢神经的毒性为主,如治疗结直肠癌的De Gramont方案。

认识时相特异性与时相非特异性药物的疗效与毒效特点,对合理使用化疗药物有重要意义。

四、化疗药物毒性产生的原因

由于细胞增殖是正常细胞和肿瘤细胞的固有生物学功能,现有的绝大部分化疗药物并非特异性地杀伤肿瘤细胞,而仅仅是阻滞细胞的增殖,这就产生了两个方面的问题。

由于某些正常组织细胞也不断进行更新,许多正常干细胞经常处于增殖过程,如造血细胞、口腔及胃肠道黏膜上皮细胞、毛囊细胞及生殖细胞等。在应用化疗药物时,这些活跃增殖的干细胞也不可避免地受到药物的毒性损伤,而发生白细胞与血小板下降、口腔溃疡、胃肠道反应、脱发、闭经、致畸胎作用及免疫抑制等。也就是说,化疗药物特异性差、不良反应大。因此,为了最大限度地杀伤肿瘤细胞而尽量减少正常组织细胞的损伤,必须研究肿瘤细胞及正常细胞的增殖规律,利用两者增殖特点的差异,设计合理的用药方案,如在设计联合化疗方案时的原则之一就是每一种拟选联合药物的毒性不能叠加或不同。

肿瘤系由许多肿瘤细胞构成,这些细胞群体,通常只有一部分经常处于活跃增殖状态,其他细胞则处于相对静止的非增殖状态。活跃增殖细胞占总体细胞数的比率,称之为增殖比率(growth fraction,GF)。GF 很高的恶性肿瘤,如绒癌、白血病、淋巴瘤、小细胞未分化癌等,对化疗药物比较敏感,可望取得较好的疗效,甚至可能通过化疗达到治愈;但对那些 GF 低的肿瘤,如大部分实体瘤(包括临床很常见的肺癌、肝癌、胰腺癌、胃肠道癌等),由于大部分细胞处于非增殖状态,往往对化疗不甚敏感,疗效常不满意。即使是 GF 较高,化疗较敏感的肿瘤,由于少数不敏感的非增殖细胞的存在,往往成为肿瘤复发的根源,因为在敏感细胞被杀灭后,原来的非增殖细胞可重新进入增殖周期,进行繁殖。此时,在治疗策略上往往通过提高剂量强度以期达到提高治疗效果的目的,但是不良反应也相应增加,如 NHL 的抢救性治疗方案 MINE/ESHAP 或 EPIC 等,晚期结直肠癌的二线或三线方案 FOFIRINOX 等,不良反应明显增加。

这两方面的问题,就是目前肿瘤化疗往往毒性颇大,而又不容易达到根治的主要原因。

五、药物代谢动力学

化疗药物的代谢动力学主要研究化疗药物在人体内的吸收、分布和排泄,与药物到达肿瘤部位的浓度及治疗疗效均有密切关系。化学治疗时如何获得最大的抗肿瘤效果、最小的毒副作用是一项重要任务。目前抗肿瘤药物的作用选择性不强,在杀灭癌细胞同时不可避免损伤正常细胞。因此,基于药代动力学基本原理,改进给药方法、剂量以及间隔时间,以最大限度发挥抗癌作用并避免致死、致残等不可恢复的不良反应。一般来说,抗肿瘤药的药代动力学参数与药效学的关系不如其毒副作用的关系密切。

1.化疗药物的吸收　化疗药物的给药可通过口服、肌内注射、静脉注射和鞘内注射途径,各种途径的吸收不同。口服用药的药代动力学完全不同于其他途径。口服药物吸收的程度用生物利用度(bioavailability,F)表示,F 指药物被机体吸收进入体循环的相对量和速率,其计算公式 $F=(D/A)\times100\%$。A 代表药物直接进入体循环的所能达到的浓度,D 为口服相同药物剂量后体循环所能达到的浓度。生物利用度是用来评价制剂吸收程度的指标,影响生物利用度的因素较多,包括药物颗粒的大小、晶型、填充剂的紧密度、赋型剂及生产工艺等。药物吸收的速率影响血药浓度和生物利用度,而且二者决定化疗药物作用于肿瘤细胞的持续时间和强度。最适药物浓度及用药间隔期的长短取决于该药的药代动力学即随时间血药浓度的变化。

2.化疗药物的分布　指给药后，药物从血浆分布到细胞外液和细胞内液的过程。假设有一药物瞬间给予100mg，其初浓度等于100mg除以分布体积，体积越大，初浓度越低。其后的浓度将取决于药物清除速度，在最简单的药代动力学模型中，清除率等于分布体积乘以清除速度常数。实际上药物的分布是十分复杂的，可用单个或多个相互连接的房室描述一个药代动力学，从中央室向周边室运动称为分布。

3.化疗药物的代谢　化疗药物在体内可以通过肝微粒体酶代谢而解毒或变为活性物质，而不少非化疗药物可使这些酶活化，从而改变化疗药物的疗效强度。如烷化剂一环磷酰胺，它经过肝脏的混合功能氧化酶系统的作用而转化为活性物。同理，5-FU必须磷酸化才能转化代谢为活性物。但是，有些药物可降低化疗药物的活性，如6-巯嘌呤的代谢酶是黄嘌呤氧化酶，当其与别嘌呤醇同用时，由于别嘌呤醇可抑制黄嘌呤氧化酶，故降低了6-巯嘌呤的活性。

4.化疗药物的排泄　肝脏和肾脏是化疗药物的主要排泄途径，两者都是由多个环节组成的复杂过程，任何环节都受疾病或药物的调节。在体内化学结构不改变的药物主要通过肾脏排泄，而肝脏是化疗药物的主要代谢器官。药物从肾小球到输尿管的途径中要经过滤过分泌和重吸收等环节，肌酐清除率常用于代表肾小球滤过率(GFR)。肌酐清除率可用来说明一个人总的肾功能，如果药物主要从肾清除时，肾功能降低的患者要考虑减少其剂量。肾小球的重吸收和分泌作用在药物排泄过程中也很重要。例如，顺铂的重吸收具有可饱和性，当输注给药时重吸收按比例增加，导致毒性增加。胆汁排泄涉及一些传递系统，从胆汁分泌的物质在小肠可以重吸收，于是形成肠肝循环。血清胆红素常用于调整被肝清除的药物剂量，不过血清胆红素仅是排泄障碍的一种标志，与肝代谢障碍的关系不大(后者以衡量肝合成功能较好，如测血清白蛋白)。

第三节　化疗药物的临床应用

目前已有80多种常用的有效化疗药物应用于临床，实际临床应用的药物并不是很多。由于多种原因的影响，新的化疗药物研发非常缓慢，因此，要最大限度地从化疗中获益，必须有合理的治疗方案，包括用药的时机、药物的选择与配伍、剂量、疗程、间隔时间等。合理使用化疗药物，牵涉到药物药理作用及代谢动力学、肿瘤生物学特征、肿瘤在体内分布的情况、肿瘤细胞增殖动力学(增殖周期时间的长短、增殖比率的大小)以及患者病情程度与机体状况等。在实际临床工作中，患者是否适宜化疗，应该选择单药化疗还是联合化疗，应选用什么药物，应用多大剂量，疗程应多长，这些都是十分实际的问题。虽然不同的临床化疗学家可有不同的经验，但一般均应遵循下列原则。

一、患者的全面评估

1.诊断的确立

(1)病理学诊断：原则上，肿瘤的诊断必须获得细胞学或组织学依据，而且影像学的发现应该与临床相符合。只有经病理组织学或细胞学确诊的患者,才宜考虑给予化学治疗。病理学诊断首先是明确肿瘤的诊断,其次明确肿瘤的类型,组织学分型对于决定化疗药物的选择、预测治疗结果的优劣及制订整个治疗方案都具有决定性意义。例如,肺癌中的小细胞型及非小细胞型肺癌,具有完全不同的生物学规律及治疗选择;在睾丸生殖细胞瘤中,精原细胞瘤及非精原细胞瘤,对治疗的反应不同;恶性淋巴瘤的不同组织类型,更有着完全不同的临床经过及治疗选择。

(2)病理学诊断:必须与临床诊断一致。与临床诊断一样病理学诊断也受主观因素影响。所以病理学诊断一旦确立,临床医生应该考虑是否与临床资料相符合。如果不相符,必须进一步获取更多的临床或病理学资料。

(3)缺乏病理诊断情况下的治疗问题:某些少数情况下,患者未获得病理学诊断,即开始治疗,这种特殊情况大约占所有肿瘤患者的1%。这种情况必须满足:①当延迟治疗或获取病理学诊断所进行的操作会使患者并发症或死亡的风险大大增加;②诊断为良性病变的可能性很小;③必须取得患者及其家属的知情同意并上报医疗主管部门同意。比如原发于中脑的肿瘤患者,上腔静脉压迫综合征患者锁骨上淋巴结无肿大,且支气管内镜未见病变,考虑纵隔镜检查出血的危险性比对不明性质病变进行放疗的危险性更大,受肿瘤生长位置的影响,获取肿瘤组织活检困难等。

2.分期　当肿瘤确诊以后,进一步根据临床表现、体检、影像学检查等手段来了解病变的范围和分期非常重要,有时为了达到准确分期的目的需要借助外科手段探查淋巴结转移范围,如纵隔镜检查活检等。了解及判断肿瘤侵犯的范围,对决定有无化疗的必要、判断局部治疗手段(手术或放疗)是否已能治愈该例患者,有着决定性的意义。有时肿瘤在体内已有播散形成了微转移灶,现有的诊断方法尚无法确证,需要医师具有丰富的知识和经验,了解各种癌瘤的发展规律来加以判断。例如,小细胞型肺癌,不论临床检查发现的病变范围如何,均应视为全身性的病变进行全身系统治疗。又如乳腺癌,腋窝淋巴结超过4个以上转移时,应考虑有50%~80%的机会已存在远处亚临床转移灶,提示全面的基础评估疾病范围是肿瘤治疗的前提和基本要求。对于绝大部分肿瘤,根据肿瘤的自然病程和转移方式、分期所采用的参数对预后的影响、分期标准对决定治疗方法的作用等已经有不同的分期系统。由美国癌症协会(AJCC)与国际抗癌协会(UICC)的实体瘤TNM分期系统是目前使用最广泛的分期方法。

3.患者的一般健康状况　患者的一般健康状况包括两个方面:一是了解患者是否同时患有其他全身疾病,如糖尿病、冠心病、高血压病、结核病等;二是了解患者的肝、肾、心脏等主要脏器功能有无受损。如合并有其他全身疾患,或重要脏器功能不全者,应认真权衡化疗的必要性、化疗可能取得的疗效及化疗可能造成的毒副反应或不良后果(获益与风险比),决定是否适宜化疗,或是否需要减低化疗药物的剂量,或在选用药物时是否需要避免某种药物。在骨髓或肝肾功能不全时,可考虑减低化疗药的用量。当然,非足量化疗会影响对肿瘤的疗效。评价患者一般健康状况的另一指标是评价其活动状态(performance status,PS)。PS是从患者的体力来了解其一般健康状况和衰弱程度的指标。国际常用的有Karnofsky活动状态评分表。通常Karnofsky评分若在40%以下,治疗反应常不佳,且往往难以耐受化疗反应。美国东部肿瘤协作组(ECOG)则制定了一个较简化的活动状态评分表,将患者的活动状态分为0~4级共5级。活动状况3级、4级的患者一般不适宜进行化疗。

二、确定治疗目标

抗肿瘤治疗应根据患者的诊断、病变程度、分期以及一般状况,确定不同的治疗目的并制订相应的策略与具体方案。根据治疗目的的不同可将化疗分为根治性化疗、姑息性化疗、辅助化疗、新辅助化疗、维持化疗、转化性化疗和研究性化疗。

1.根治性化疗　根治性化学治疗必须杀灭所有的恶性细胞,此即所谓"完全杀灭"的概念,此一概念是目前根治性化疗的重要理论基础。其基本理论认为,要治愈一例癌症患者,必须清除其体内所有恶性细胞。如体内有残存的活的恶性细胞,即使只有一个,亦将经若干次的增殖而使肿瘤复发。一个体细胞恶变后,一般经30次倍增(分裂增殖),细胞数达10^9,可形成直径约1cm的肿块,成为临床可诊断的肿瘤病灶。这一过程需数月至数年,视不同肿瘤细胞增殖的速度(倍增时间的长短)不同而定。当然,有些类型的肿瘤,在很早期,肿瘤细胞就在体内弥散分布,于临床出现可见的肿瘤病灶时,其体内的肿瘤细胞负荷已远超过10^9。若早期经有效的根治性治疗,将所有恶性细胞清除,则肿瘤治愈。如不经治疗,约再经10次倍增,肿瘤细胞负荷可达10^{12},约相当于1kg重量的肿瘤组织,往往可以致死。若经非根治性治疗,肿瘤细胞被杀灭99.999%,即达5个对数杀灭,体内仍残留10^4肿瘤细胞。此时临床并不能查出任何肿瘤病灶,可称为"完全缓解"或"临床治愈"。但停止治疗后,残留的10^4肿瘤细胞又开始增殖倍增,经若干时间后,终将超出10^9,达到临床复发。因此,有效的根治性化疗可分为几个阶段:①诱导缓解化疗,使肿瘤细胞数降至10^9以下,以达到临床完全缓解;②缓解后的巩固与强化治疗,使肿瘤细胞继续受到杀伤,直至全部消灭,方达到真正的治愈。当然,也有些学者相信,化学药物将恶性细胞大量杀灭后,最后残存的少量恶性细胞(至多不超过10^4~10^5)也有可能通过机体本身的免疫机制被清除而达到治愈。因此,在化疗疗效达完全缓解并经巩固强化治疗后,再加用促进免疫的药物,可能有助于提高治愈率。

认识上述规律对临床治疗十分重要。必须充分认识到,临床上的完全缓解(所有肿瘤病灶消失)并不等于真正的治愈,只是完成了化疗的第一阶段,必须继续给予充分的巩固强化治疗,才有可能达到真正的治愈。因化疗药物杀灭肿瘤细胞遵循"一级动力学"的规律,即一定量的化疗药物杀灭一定比率,而非固定数量的恶性细胞,且经反复给药后,肿瘤细胞往往产生耐药性,使治疗敏感性降低。因此,虽然诱导缓解期已杀灭了99%以上的恶性细胞,但巩固强化期的治疗常常更为困难,往往需要反复强烈的多疗程化疗,有时需换用或加用与原诱导方案无交叉耐药性的、新的有效治疗方案才有希望取得成功。根治性化疗的疗效评价标准是WHO或RECIST的近期疗效评价标准包括完全缓解(complete response,CR)、部分缓解(partial response,PR)、稳定(stable disease,SD)、进展(progress disease,PD)、总有效率(overall response rate,ORR)、生活质量(quality of life,QOL)和安全性或长期疗效评价标准OS、DFS、无复发生存(relapse-free survival,RFS)等。

2.姑息性化疗　对于晚期患者如术后复发/转移或就诊时不能切除的Ⅳ期患者，化疗的目标是使肿瘤缩小或争取长期维持稳定状态，消除或减轻肿瘤引起的相关临床表现，达到提高生活质量、延长患者寿命的目的，这时的化疗称作“姑息化疗”。这种治疗模式是对患者的疾病、心理、社会、精神和疼痛的治疗贯穿始终的治疗方式。与根治性化疗情况相反，有不少肿瘤，目前的化疗水平并不能达到治愈的目的，有些甚至也不一 定能达到延长存活期的目的。此时，应认真权衡化疗可能带来的好处与其毒副反应可能给患者造成的痛苦与危险，决定治疗策略。目前，临床最常见的恶性肿瘤，如非小细胞肺癌、肝癌、胃癌、大肠癌、胰腺癌、宫颈癌、食管癌、头颈癌的化疗疗效仍不满意，特别是晚期患者，失去手术治疗价值，化疗仅为姑息性。因此，临床上对肿瘤的治疗提倡人性化的治疗理念，既要治疗疾病，更要治疗患者，把姑息性治疗贯穿整个肿瘤的治疗过程当中，使肿瘤患者获得最好的生活质量，不必过分追求治疗的彻底性。化疗方案选择应以简单、有效、不良反应可以良好耐受、可能提高无病进展生存期（progression-free survival，PFS）或生存时间（overall survival，OS）为目的，避免治疗中过分追求近期疗效而使患者生活质量下降。姑息性化疗的评价指标包括近期疗效指标（同上）和远期疗效指标如 OS、PFS、至疾病进展时间（time to progression，TTP）、疾病控制率（disease control rate，DCR）、临床获益率（clinical benefit rate，CBR）、RFS、QOL 和安全性等，有时也使用 2 年、3 年或 5 年生存率概念。

3.研究性化疗　研究性化疗是一门发展中的年轻学科，仍在不断进行临床研究，以求提高疗效。特别对目前治疗效果仍不满意的肿瘤，探索新的治疗方案，不断创造新的治疗经验，是一项十分重要的任务。研究性化疗应符合公认的医疗道德准则，通常应取得受试者或监护人的知情同意并努力保障受试者的安全，且应有严密设计的研究方案，符合临床药物试验的 CCP，使试用的结果确能达到科学的目的。目前，多个治疗指南的治疗推荐中都有针对疗效不佳或无药物或方案选择的晚期肿瘤患者建议参加临床试验，使这部分患者有可能从新的治疗中获益。评价研究性化疗的指标依据试验预设的目的不同可以是优效性或非劣效性试验等，主要终点和次要终点可以是 OS、DFS、PFS、TTP、DCR、CBR、RFS、ORR、QOL 和安全性等。

4.辅助性化学治疗　根据 Shipper 和 Golden 提出的直接针对较小肿瘤负荷极可能获得治愈的化疗原则，在手术或放疗后，针对残存的肿瘤或可能存在的微转移灶进行的化疗，称为辅助性化疗。事实，上许多肿瘤在手术前已经存在亚临床的微转移灶，原发肿瘤切除后，残留的肿瘤细胞包括静止期细胞进入增殖周期，生长加速，生长比率增高。此时，肿瘤体积尚小，处于活跃增殖期的细胞对药物的敏感性明显增加，更易被药物杀灭。例如Ⅰ期乳腺癌，做“根治性”切除后，10 年内远处出现转移者可高达 50%～80%。骨肉瘤在截肢治疗后，1 年内约有 85%的患者出现肺转移。手术后加以系统辅助化疗，在乳腺癌、非小细胞肺癌（具有高危因素的ⅠB～Ⅲ）、结直肠癌（具有高危因素的ⅡB～Ⅲ）、卵巢癌、骨肉瘤以及软组织肉瘤、小儿 Wilms 瘤等均已取得肯定的减少复发或转移率，提高 DFS，减少病死率，提高 0S 的目的。对胃癌、胆管系统癌、胰腺癌、膀胱癌、前列腺癌等术后辅助化疗也有一定效果。但并非所有肿瘤的循证医学证据均已证明术后辅助化疗可以改善预后，也没有标准辅助化疗方案。即使是辅助化疗疗效肯定且有标准辅助化疗方案的肿瘤也要充分认识到由于肿瘤分期的不同、是否存在高危因素等影响预后的因素及患者的意愿等确定其适合的个体化治疗方案。评价辅助化疗疗效的主要观察指标是DFS、OS、QOL和安全性,也有使用5年或10年生存率作为评价指标的。

5.新辅助化疗　新辅助化疗或起始化疗指对临床表现为局限性肿瘤肿块较大或已有区域性转移即局部晚期肿瘤,可用局部治疗手段(手术或放疗)治疗者,在手术或放疗前首先给予化疗,主要目的是达到降期,为局部治疗创造条件或提高病灶切除率,从而提高长期生存;其次也可以达到杀灭微转移病灶和评估化疗有效性等的目的。1982年Frei提出此概念,认为某些癌症患者在手术之前先给予化疗可以提高治疗效果和预后效果。近年来,随着前瞻性随机对照研究方法的介入,新辅助化疗显示出良好的应用前景,越来越受到重视,已成为各种恶性肿瘤多学科综合治疗中的重要组成部分。

新辅助化疗被看作是肿瘤细胞减量治疗,即通过术前化疗减小肿瘤负荷,从而提高肿瘤的手术完全切除率,延长患者生存期。其有以下优点:①可以避免体内潜伏的继发灶在原发灶切除后1~7天内由于体内肿瘤总数减少而加速生长;②可避免体内残留的肿瘤在手术后因凝血机制加强及免疫抑制而容易转移;③使手术时肿瘤细胞活力减低,不易播散入血;④可从切除肿瘤标本了解化疗敏感性;⑤早期消灭肿瘤可避免耐药性;⑥肿瘤缩小有利手术切除;⑦化疗若能消灭免疫抑制细胞,反而加强机体免疫力,即使化疗使机体免疫机制受抑制,手术2周后,仍可因反跳现象而恢复;⑧早期化疗可防止远处转移。现已证实新辅助化疗能在肛管癌、膀胱癌、乳腺癌、喉癌、骨肉瘤及软组织肉瘤减少手术范围,其在非小细胞型肺癌、食管癌、食管胃结合部癌、直肠癌及头颈癌等的治疗意义已被大多数学者认可。评价新辅助化疗疗效的主要观察指标是近期疗效评价指标、病理完全缓解率(pathological complete response,pCR)、手术切除率(surgical resection rate,sRR)、OS、QOL和安全性。

6.转化性化疗　转化性化疗主要是针对同时性或异时性结直肠癌肝转移状况,不能同期手术切除肝转移病灶或具有潜在可切除肝转移病灶的患者,使用标准化疗方案联合或不联合西妥昔单抗或贝伐珠单抗治疗2~3月,使转移病灶缩小或数量减少达到可完全切除的标准,再进行转移病灶切除,这种化疗模式称为转化性化疗。手术后继续给予辅助化疗3~4个月,共6个月化疗。目前,这一概念尚未被任何教科书认可,在NCCN和ESMO结直肠癌治疗指南中已经明确提出,并得到临床医生的公认和采纳。评价转化化疗疗效的主要观察指标是近期疗效评价指标、sRR、DFS、OS、QOL和安全性。

7.维持治疗　这一概念的正式提出和被公认是NCCN非小细胞肺癌治疗指南,认为一般情况下,晚期非小细胞肺癌经过含铂二药方案一线治疗2~3个周期后疗效最明显,而后续3~4个周期的化疗只能起到巩固治疗的作用,继续化疗患者并不能从中获益,却常常会因毒副反应的增加影响生活质量。因此,建议晚期非小细胞肺癌经过含铂二药方案一线治疗4~6周期后,达到疾病控制(CR+PR+SD)者使用有效、不良反应耐受性良好的单一药物继续治疗的模式。维持治疗分为持续性维持治疗即选择一线治疗方案中的单一种药物继续治疗,直至疾病进展,再使用标准二线治疗方案治疗的方式,如JMEN试验证实培美曲塞是非鳞癌的有效维持治疗药物;或转化性维持治疗即选择非一线治疗方案中的药物继续治疗,直至疾病进展的治疗方式,如 SATURN 和 INFORM 试验分别证实厄罗替尼和吉非替尼是非常有效的转换性维持治疗药物。实际上,维持治疗也被应用于发展比较缓慢的晚期结直肠癌的治疗,如 OPTIMOX、CAIRO3 等研究。大量的循证医学证据证明了这种治疗策略明显提高了晚期非小细胞肺癌和晚期结直肠癌的 DFS,甚至 OS。但是,在临床实践中需要个体化应用,目的是尽最大可能延长长期生存,如有学者认为对于一般状态评分 0~1 的 EGFR 突变型晚期非小细胞肺癌患者先给予标准含铂二药方案化疗以取得最佳疗效,再给予小分子酪氨酸激酶受体抑制剂转化性维持治疗直至进展,继之以二线化疗或二线化疗序贯小分子酪氨酸激酶受体抑制剂治疗等,期望患者的 PFS 得以最大化。维持治疗的主要观察指标是 PFS(PFS1/2)、OS、QOL 和安全性。

三、药物选择

联合化疗方案的选择主要考虑患者、肿瘤和药物三者的相互作用和影响而确定。化疗药物的选择主要是需要考虑:①单一药物的作用机制、作用靶点、有效率和毒性反应;②肿瘤的临床特点、病理类型、分化程度和临床病理分期;③患者的一般状态、重要脏器功能、耐受性、既往抗肿瘤治疗疗效及其不良反应、伴随基础疾病和意愿等来决定。同时亦应考虑应用增效剂和降低毒性反应的药物,如 De Gramont 方案中的 5-FU 增效剂亚叶酸钙,预防异环磷酰胺泌尿道刺激症状的美司钠等。

在选择药物时要考虑以下几点:①抗肿瘤药物的作用机制不同使得其对各种恶性肿瘤的敏感性也不同,不同的化疗药物作用于 DNA、RNA 及蛋白质合成过程中一定环节阻断其生物合成、通过与酶的竞争性或使之失活的作用或破坏大分子作用,最终达到一定的抗肿瘤作用。因此,选择具有不同作用机制的化疗药物联合可能具有协同作用;②抗肿瘤药物分别作用于细胞周期的不同阶段,理论上选择对 M 期和 S 期有效的药物,以及细胞周期非特异性药物的联合应用为最理想。但是,很多药物在增殖周期中作用并不固定于某一阶段;③应结合肿瘤的组织类型、生长特点选用适当的药物,例如氟尿嘧啶选择性作用于肠黏膜细胞,临床对肠癌的疗效比其他药物为优;博来霉素或平阳霉素对鳞状上皮细胞较具亲和力,适用于治疗鳞癌;喜树碱对腺癌特别是圆柱形腺癌较为敏感;氮芥对精原细胞特别敏感,适于治疗精原细胞瘤;长春新碱与长春碱二者的结构虽相类似,但长春碱对霍奇金病,特别是组织细胞型更为有效;④还应考虑化疗药物的毒性反应,目前常用的各种抗肿瘤药物的毒性反应,临床医生已比较熟悉,根据肿瘤病理性质选用毒性反应不同的药物联合化疗,易为临床所接受,其疗效亦较确定,毒性反应亦能预知,易于及时采取防治毒性反应的措施。

对恶性肿瘤化疗,已经总结出一些药物对某些肿瘤的有效率。把对某一肿瘤有效的药物,结合细胞动力学知识,选择作用点不同、毒性不同的药物合理的联合应用,其可靠性比动物实验资料较强而确实,临床上也容易掌握。事实上近年来临床有效的联合化疗方案的设计,都不是从实验室研究过渡到临床的,而是实验室在寻找临床有效的联合化疗方案的理论根据和探索可能进一步改进疗效的线索。

四、联合用药

所谓联合化疗，就是指根据肿瘤细胞周期动力学原理，药物的作用机制和抗瘤谱、药物代谢动力学特点、药物相互作用及其毒性反应，同时使用两种或两种以上的化疗药物治疗恶性肿瘤的方法。与单一用药相比，联合化疗有明显的优越性：①联合使用不同作用机制的化疗药物，在杀灭肿瘤细胞方面产生增效作用，从而提高疗效；②通过使用数种药物，避免了单独使用一种药物剂量过大、时间过长所导致的该药物毒副作用明显增加的可能性；③长期、反复使用同一种药物还是导致肿瘤耐药的因素之一，联合化疗可以去除耐药因素，从而减少了癌细胞产生耐药的可能性。基于上述理论依据以及临床的大量循证医学证据证明，联合化疗较单药能明显提高疗效。

联合化疗主要根据两条思路设计：一条是生化药理学方面的，另一条是临床经验。为改进联合化疗方案的效果，不仅依赖于生物化学方面的考虑，还要参照药物细胞水平作用机制的实验资料。业已设计出一些联合化疗的实验方案，同时使用两种或更多种作用于细胞周期不同时相的药物，以期在每 1 个周期中杀死更大比率的肿瘤细胞。进一步改进是几个药物的序贯使用以达到增效的目的：①有效的细胞周期非特异性药物可使 G_0 期细胞进入增殖周期，为细胞周期特异性药物创造发挥作用的条件；②细胞周期特异性药物在杀灭处于次要敏感时相肿瘤细胞的同时，能够延缓肿瘤细胞在周期的进程，组织细胞从某一时相进入下一时相，导致细胞暂时性蓄积，此种蓄积到一定程度，细胞将同步进入周期的下一时相，此时如给予对这一时相具有杀伤作用的药物将能明显增效，例如长春新碱将细胞阻滞于 M 期，没有被杀死的细胞将在一定程度上同步地进入一个新的周期，估计大多数细胞已进入 S 期时，此时给予 S 期特异性药物如甲氨蝶呤或阿糖胞苷可明显增效。

还有可能利用其他机制来最大限度地杀灭肿瘤细胞，例如用亚硝脲类使 S 期延长，从而增加 DNA 合成期的细胞数，这一点可以解释实验模型中观察到的环已亚硝脲+甲氨蝶呤或阿糖胞苷合用时的协同作用。根治性化疗的主要障碍似乎是在大多数肿瘤中存在着非增殖细胞群（G_0期细胞），它们对化疗药物不敏感。为使 G_0期细胞进入细胞周期，可以通过手术或其他方法将瘤体减小，从而增大生长比率来实现。以适当间隔来进行间歇化疗也可以达到同样的效果。既往研究的几种药物，如亚硝脲类与博来霉素以及性激素与皮质固醇类，已经证实至少在某些实验条件下，对 G_0期细胞有效。

根据肿瘤的病理性质和抗肿瘤药物的作用特点合理用药，设计联合化疗方案，一般说来药物不宜太多，最好不超过 4~5 种。在选用药物时要有一定的目的性，既要考虑到药物的作用特点，又要考虑到肿瘤的组织类型。目前联合化疗较多，究竟何种方案最为有利，还需要长期的临床应用和基础研究才能得出结论。必须指出的是，联合化疗用药的目的是为了提高疗效，但若选择药物不当，也有可能产生相反的作用。因此，要求联合化疗必须有理论指导，要从药物作用的生化原理、药代动力学、细胞增殖动力学、药物毒性等方面进行考虑，在临床实践中验证，还可以用非化疗药物增强化疗药物的抗癌效力。

1.从药物生化机制上考虑　期望能在癌细胞中形成多个生化损伤，如果这些损伤是致命性的，则两药联合应用最少可以得到相加效果，甚至可以达到协同作用。但要求药物之间不发生不利的拮抗作用，联合用药必须避免使用生化机制完全一致的药物。但多种烷化剂之间对DNA作用的细节不同，如在MOPP方案中氮芥与甲基苄肼合用效果好，博来霉素或顺铂合并应用效果亦好。联合化疗的生化途径分为以下三种。

(1)序贯抑制：如羟基脲与阿糖胞苷合并应用，治疗白血病L1210有良好疗效，又如甲氨蝶呤与氟尿嘧啶两药在序贯两个阶段中都抑制胸苷酸(TMP)合成，合用治疗白血病L1210有协同作用。

(2)同时抑制：将产生同一产物的两条生化途径同时抑制。用脱氧胸苷激酶的抑制剂和脱氧胸苷合成酶抑制剂(如氟尿嘧啶)合用，这就同时阻断脱氧胸苷酸的生成。

(3)互补性抑制：柔红霉素与阿糖胞苷合用，对白血病L1210的疗效优于两药单用。卡莫司汀与氟尿嘧啶联用对小鼠移植性肿瘤有协同作用，临床上治疗胃肠道癌用氟尿嘧啶、司莫司汀和长春新碱合并，疗效优于单药。环磷酰胺与阿糖胞苷合用，对急性白血病有协同作用，先用一药破坏DNA，然后阻止DNA合成。

2.从药代动力学关系上考虑

(1)提高胞内浓度：如长春新碱可减低甲氨蝶呤从胞内外流，升高细胞内药物浓度，在体外人白血病细胞中已证明，在甲氨蝶呤静注之前经常使用长春新碱。

(2)影响药物的激活：实验证明，经苯巴比妥处理过的小鼠肝脏匀浆P450活性增加，可加强呋喃氟尿嘧啶(FT207)释放氟尿嘧啶，从而增强疗效。

(3)延缓有效药物的降解

1)S-1：是以替加氟为主体，加入两个生化调节剂吉美嘧啶和奥替拉西钾的复方制剂，每粒含替加氟：吉美嘧啶：奥替拉西钾比例为1：0.4：1。加入吉美嘧啶减缓5-FU降解，维持长时间有效浓度，加入奥替拉西钾降低5-FU对胃肠道毒性。

2)黄嘌呤氧化酶抑制剂：别嘌呤醇可阻止巯嘌呤的降解，能同时加强巯嘌呤的疗效与毒性。

3.从细胞增殖动力学上考虑

(1)同步化作用：先用一种药物选择性杀灭增殖中的肿瘤细胞群的某一部分，剩下对药物不够敏感的细胞集中在周期中的某一期。随后，使用对剩余细胞很敏感的药物(或放射线)杀灭这些细胞。用比较严格地作用于S期的药物，如羟基脲后，将S期的细胞杀灭，使多数细胞齐集于G_1期，达到“同步化”，随后使用G_1期较敏感的放射线，可以提高疗效。先用长春新碱使细胞停止于M期，待其作用解除时，癌细胞同时进入G_1期，获得同步效果，然后用环磷酰胺可提高疗效。

(2)招募作用：对肿瘤倍增较慢者，如腺癌等，宜先用周期非特异性药物(如烷化剂)杀灭周期外和周期内的细胞，促使细胞进入增殖周期。在最多细胞被招募到增殖状态时，再用周期特异性化疗药物杀灭增殖周期中的癌细胞。简单地概括联合化疗方案的组成应考虑以下几项原则。

1)构成联合化疗方案的单药，应该是单独使用时证明对该种癌症有效者。

2)应尽量选择几种作用机制、作用时相不同的药物组成联合化疗方案，以便更好地发挥协同作用。

3)应尽量选择毒性类型不同的药物联合以免重复毒效相加,使患者难以耐受。

4)最重要的是,所设计的联合化疗方案应经严密的临床试验证明其有效、低毒或毒性可以良好耐受。

在选择联合方案时必然首选标准化疗方案或按阶梯选择一线、二线、三线或临床研究。但是,作为肿瘤内科医生必须对这些推荐方案的出处,随机对照研究的目的、方法、入组条件和分层因素、结果、结论和获益人群等有足够的了解,才能做到有的放矢和个体化,使适合的患者接受合理的治疗。

4.剂量强度的概念 剂量强度(dose intensity,DI)的概念是由 Hryniuk 等提出的,是指药物每周每平方米体表面积所给予的剂量[mg/(m2·周)],而不计给药途径、用药方案如何及反应剂量率,较剂量疗效术语更精确。很多资料证明化疗药物的剂量强度与治疗效果明显相关,这已经在卵巢癌、乳腺癌、结直肠癌及淋巴瘤等的临床试验中得到证实,并成为各种指南推荐的标准治疗方案。剂量强度的基础是剂量-反应曲线的线性关系,剂量强度愈高疗效愈好,但必须是对药物敏感的肿瘤。常规化疗剂量,只能杀灭 3~4 个对数级的癌细胞,而大剂量化疗可杀灭 5~7 个对数级的细胞,且对部分耐药细胞有效,因此有效率也提高。在临床治疗中,对有治愈可能的患者,在充分的基线评估的基础上,应尽可能使用可耐受的最大剂量强度的化疗以保证最好的疗效。目前,在血液肿瘤的骨髓和造血干细胞移植、各种恶性实体肿瘤的预防性或治疗性造血刺激因子的应用及获得成功充分说明了 DI 在提高化疗疗效上的重要作用。

相对剂量强度(relative dose intensity,RDI)是指实际给药剂量强度与标准剂量强度之比,反映预期剂量强度的实施情况。剂量密度化疗的概念来源于可切除早期乳腺癌辅助化疗,通过缩短化疗间歇提高化疗频率,可望减少肿瘤在化疗间歇的生长,从而提高疗效。如 AC 每 2 周重复×4 周期,序贯 T 每 2 周重复×4 周期方案。

在实际临床工作中如何选择化疗方案?目前,除进行临床试验的病例外,应选用标准治疗方案。因为标准治疗方案是经过较大宗病例临床试验,并经重复验证证实疗效,为国内外肿瘤化疗界所公认,最有希望取得尽可能好的疗效的方案。选择治疗方案时不应该无依据地随意选择几种化疗药物拼凑成自拟的联合化疗方案给患者进行治疗,这样的方案的毒性是必然存在的,疗效是无法预知的。当然,我们可以设想某些药物的组合可能具有优越性,但这种设想只有经过仔细设计并认真组织实施的临床研究所证实,才能成为新的、可应用于临床治疗的方案。而且,应通过随机对照临床研究,才能说明新拟的方案是否优于原有的标准化疗方案。例如,2014 年 ASCO 年会上报道的 ALTTO 研究,在方案设计初期,获取的信息是在 NeoALTTO 研究中,拉帕替尼联合曲妥珠单抗组较曲妥珠单抗组在 HER2 阳性乳腺癌新辅助治疗中获得了 pCR 51.3%对 29.5%($P=0.0001$)的疗效。由此推测,在乳腺癌辅助治疗中化疗联合帕妥珠单抗和曲妥珠单抗可能会取得更好的 DFS 和 OS。结果在中期分析时就已经观察到这种推测的错误,最终分析的结果令人非常遗憾。依据并不充分的单一试验结果、高估了联合多种单一有效药物会更有效,投入了巨大的热情和巨大的资源浪费,得出了令人诧异的结果。

第四节　常见不良反应及处理

目前临床使用的细胞毒性抗肿瘤药物对肿瘤细胞和正常细胞缺乏理想的选择作用，即药物在杀伤恶性肿瘤细胞的同时，对正常组织也有一定程度的损害，因此在有效的化学治疗中，不良反应几乎是不可避免的，包括药物的副作用、过量或高剂量导致的毒性、过敏和药品导致的其他意外事件。因此，化疗的成功与否，在很大程度上取决于如何解决好疗效与毒性间的关系。按照 WHO 国际药物监测合作中心的规定，药物不良反应指正常剂量的药物用于预防、诊断、治疗疾病或调节生理功能时出现的有害的和与用药目的无关的反应。该定义排除过量用药及用药不当引起的反应。通常按其与药理作用有无关联而分为两类：A 型和 B 型。A 型药物不良反应又称为剂量相关的不良反应，该反应为药理作用增强所致，常和剂量有关，发生率高而病死率低。B 型药物不良反应又称剂量不相关的不良反应，是一种与正常药理作用无关的异常反应，一般和剂量无关联，难于预测，发生率低而病死率高。由于化疗药物的特点，我们不再细分药物本身的副作用和过量引起的毒性反应，统称为不良反应。

一、抗肿瘤药物不良反应的分类和评价分级

化疗药物不良反应的分类方式有很多，主要有以下几种。

1.根据发生时间分　分为近期不良反应和远期不良反应。近期反应主要发生在给药 4 周内，远期反应则指用药 4 周以后，有时长达数年。

2.WHO 分类　急性、亚急性毒、慢性和后期不良反应。急性多指用药后 1~2 周，亚急性指用药后 2~3 个月，慢性和后期是用药后 3 个月出现的不良反应。

3.根据转归分　可分为可逆性和不可逆性 可逆性如恶心、呕吐、骨髓抑制，不可逆性如耳聋、中毒等。

4.根据具体系统细分　如血液系统毒性、消化系统毒性、肺毒性、心脏毒性等，将在后文详细描述。

为了统一关于不良反应的报道，常按照一定的标准对不良反应的程度进行分级。自从 1979 年发表《WHO 毒副反应判定标准》以来，其作为癌症化疗最权威的药物不良反应判定标准在世界上广泛应用。以后引入了许多新的化疗药物、止吐剂和造血细胞因子等化疗支持疗法药物，判定标准已经不适应。欧美要求建立国际上通用的药物不良反应判定标准，故以 1988 年版的东部肿瘤协作组（ECOG）的 NCI-CTC 标准进行部分修订，首先在美国国内应用，后被 EORT 采纳。2009 年修订为 4.0 版，现所有通过 NCI 癌症治疗评估计划的新临床试验都采用这套不良反应评分标准。

二、常见化疗不良反应及处理

1.骨髓抑制　几乎所有化疗药物均有不同程度的造血系统毒性，这是肿瘤化疗的主要剂量限制性毒性。化疗药物对骨髓的抑制作用与血细胞的半衰期有关。红细胞的半衰期为 120 天，血小板的半衰期为 5~7 天，粒细胞的半衰期为 6~8 小时，所以，化疗后通

常先出现白细胞减少，然后出现血小板减少，而且通常前者比后者严重。

（1）中性粒细胞减少症：除植物碱类药物 VCR、抗肿瘤抗生素博来霉素和平阳霉素外，几乎所有的细胞毒性药物均有骨髓抑制作用。中性粒细胞减少是这些药物的最主要的剂量限制性毒性，也是导致化疗相关死亡的主要直接原因。中性粒细胞减少的主要并发症为严重感染的危险性增加，如果白细胞的最低值在 $1\times10^9/L$ 或以上，发生感染的机会很少，但是，如果白细胞数在 $1\times10^9/L$ 以下持续 7～10 天，尤其是粒细胞绝对数低于 $0.5\times10^9/L$持续 5 天以上，发生严重细菌感染的机会明显增加。此时，患者若出现寒战和发热，则要考虑粒细胞减少性发热存在的可能性，其定义是单次口腔体温≥38.3℃或腋下体温≥38℃；嗜中性粒细胞减少症，中性粒细胞计数<500/mel 或<1 000/mel 和预计在此后 48 小时后下降≤500/mel。这时应该寻找感染源，包括是否有血管内导管植入、皮肤、肺、消化道、阴道直肠周围、泌尿道等易感染部位的检查；病史复习和必要的实验室或影像学检查。进行血培养和可疑感染部位的病原学检查，并尽早使用有效的广谱抗生素治疗，多数患者用抗生素治疗有效。

研究显示，粒细胞-单核细胞集落刺激因子（GM-CSF）或粒细胞集落刺激因子（G-CSF）能促进骨髓干细胞的分化和粒细胞的增殖，减轻化疗引起的粒细胞降低程度及缩短粒细胞减少持续的时间。Grawford 等随机、双盲、安慰剂对照方法，证实用 C-CSF 后中性粒细胞减少性发热以及抗生素的使用和住院的机会明显下降。1996 年，美国临床肿瘤学会（ASCO）提出 G-CSF 临床应用的指导原则，经多次修订，根据这些原则指导 G-CSF 的临床应用，极大地提高了化疗的安全性，使患者可以接受足量化疗。

关于预防性使用 G-CSF 的问题，需要评估患者发生发热性中性粒细胞减少症的风险因素，NCCN 也给出了评价标准，如在患者方面年龄在 65 岁以上、复治患者、肿瘤骨髓浸润或存在中性粒细胞减少症、PS 差、伴随肝肾功能不全等；在方案方面是大剂量化疗、剂量密集方案化疗还是标准剂量化疗；在药物方面包括主要剂量限制性毒性是骨髓抑制、方案组成药物骨髓抑制毒性是否相加、使用方法、周期数量等，在治疗目的方面是治愈性的强烈化疗还是姑息性化疗等分为高（>20%）、中（10%～20%）和低（<10%）三级，再基于治疗目的对于具有高风险因素者推荐预防使用，中度风险因素者考虑使用，而具有低风险因素者不预防使用 G-CSF。

值得注意的是，G-CSF 或 GM-CSF 只能在一个周期化疗药物用药结束后 24～48 小时后应用，如果在化疗前或化疗中给予，经 G-CSF 或 GM-CSF 刺激增加的中性粒细胞很快被化疗药物破坏，不但不能减轻化疗的骨髓抑制，还加重了骨髓储备功能的损失，增加重度骨髓抑制的风险。

（2）血小板减少：化疗药物骨髓抑制也常常导致血小板降低，常见药物如吉西他滨、奥沙利铂、蒽环类药物和紫杉类药物等。但是如果根据患者的年龄和以往放疗等情况，选用恰当的药物剂量和联合用药方案，化疗诱发血小板减少而导致严重出血的并发症并不常见。当血小板数减少至低于 $50\times10^9/L$ 时，会有出血危险；当血小板低于 $30\times10^9/L$，出血危险很大；当血小板数低于 10×10^9时，容易发生危及生命的中枢神经系统出血、胃肠道大出血和呼吸道出血。重组人促血小板生成素（TPO）是治疗血小板减少的特异性药物,其他药物包括白介素-11(IL-11)等。当严重血小板减少并出现出血倾向或血小板数低于 $20\times10^9/L$ 时,可给予血小板输注治疗。我国指南规定血小板计数低于 $10\times10^9/L$ 时应立即输注血小板。

(3)贫血:虽然化疗药对红细胞前体细胞的影响程度与粒细胞前体细胞和血小板前体细胞相同,但是由于红细胞的半衰期较长,所以血红蛋白的下降程度没有其他半寿期较短的血细胞明显。抗代谢药例如抗叶酸类、抗嘧啶类、抗嘌呤类和一些烷化剂影响真核红细胞中的 DNA 合成,对细胞的生成影响较大。化疗引起严重贫血而需要输血的情况不常见。如果血红蛋白低于 90g/L 或 100g/L,要排除其他可引起血红蛋白降低的原因,例如溶血、失血等。当出现贫血症状或血红蛋白低于 80g/L 以下,往往需要输血治疗,多数采用成分输血,输红细胞。促红细胞生成素(EPO)可调节骨髓红细胞的产生,临床研究显示 EPO 能增加化疗诱发贫血患者的血红蛋白水平,明显减少了输血的需要,从而改善了患者的生活质量。

2.胃肠道反应

(1)食欲不振:出现于化疗后 1~2 天,其原因可能与药物本身刺激胃肠道、胃肠道上皮增生受抑制以及血浆游离色氨酸升高有关。因为无有效药物,一般无需特殊处理。孕酮类药物可能有增加食欲的作用,如甲地孕酮。

(2)恶心和呕吐:化疗诱导的恶心、呕吐(chemotherapy-induced nausea and vomiting, CINV)是化疗药物引起的最常见的消化道早期毒性反应,急性剧烈的恶心、呕吐可能导致患者脱水、电解质紊乱,营养不良,严重者可能因消化道黏膜损伤而出血、感染甚至死亡,从而使患者对化疗心存恐惧,依从性明显降低,结果导致化疗药物减量或中止化疗,严重影响治疗效果。

恶心、呕吐的机制包括:①刺激化学感受器触发区(CTZ);②外周机制:直接损伤胃肠黏膜,刺激肠道神经递质受体;③大脑皮质机制:直接兴奋大脑;④前庭机制;⑤味觉嗅觉变化。导致呕吐的神经递质主要有多巴胺、组胺、5-HT、P 物质等,其中多巴胺、5-HT、P 物质是 CINV 最相关的三种神经递质,分别对应多巴胺受体 2、$5\text{-}HT_3$、NK-1 受体,使 CTZ 激活诱发呕吐反应。2014 年 NCCN 止吐治疗第 2 版把化疗引起的呕吐可按发生的时间,分为预期性、急性、迟发性、爆发性和难治性呕吐五大类。

1)预期性呕吐:是指既往化疗中出现过难以控制的 CINV 患者,在接受下一周期化疗给药前所发生的恶心或呕吐,是一种条件反射,见于 18%~57%有过化疗经历的患者,恶心比呕吐更常见。年轻患者由于接受强烈化疗和自控性差,更易出现预期性反应。

2)急性恶心呕吐:是指化疗后几分钟到几个小时内发生的呕吐,一般情况下在第一个 24 小时以内症状缓解。常在 5~6 小时达高峰。此类 CINV 程度最为严重,常与患者年龄和性别、治疗的环境、是否酗酒、恶心呕吐经历、化疗药物剂量和抗呕吐治疗的疗效有关。其发生机制与化疗药物导致的肠嗜铬细胞释放 $5\text{-}HT_3$ 有关。$5\text{-}HT_3$ 受体拮抗剂联合糖皮质激素是常用的治疗方案,急性症状若不能及时有效控制,则会增加迟发性 CINV 的发生风险,并增加以后止吐治疗的难度。

3)迟发性恶心呕吐:是指化疗后 24 小时以上发生的恶心呕吐。常常在 DDP、CBP、

CTX 和 ADR 治疗后发生。DDP 呕吐高峰常出现在治疗后 48~72 小时并且可以持续 6~7 天。有研究表明 40%~50%的化疗患者会出现此类反应。此类反应发生晚，持续时间较长，症状相对较轻，在临床上易被忽视，对患者的后续化疗、营养状况及生活治疗影响较大。其发生机制不明，可能与 P 物质介导、血脑屏障受损、胃肠动力减退及肾上腺激素分泌等因素有关。

4）暴发性呕吐：是指尽管使用了预防性止吐治疗仍然发生呕吐或需要使用止吐药物解救的呕吐。

5）难治性呕吐：是指发生在前一周期预防性或解救性止吐治疗失败基础上，后续周期化疗时发生的呕吐。

影响 CINV 的因素包括药物和非药物性。药物因素与化疗药物致吐作用的强弱，药物单次剂量、用法以及既往化疗是否合理，有效使用止吐药物等有关。依据致吐强度，2014 年 NCCN《止吐临床实践指南》第 2 版将常用抗肿瘤药物分为高度、中度、低度、极低度 4 级。非药物因素包括年龄、性别、酒精摄入耐受量、妊娠期呕吐程度、既往化疗恶心呕吐程度等。通常年轻、女性、酒量差、既往妊娠呕吐反应重、既往化疗恶心呕吐控制不良的患者，恶心、呕吐的风险增大。

常用的止吐药中 5-HT_3受体拮抗剂止吐疗效最好，不良反应最轻。初步临床研究表明，对于中等剂量到大剂量顺铂和其他致吐性化疗所引起呕吐的完全控制率为 40%~60%，基本控制率为 60%~80%。Hain-Sworth 等报告昂丹司琼与大剂量胃复安随机对照治疗大剂量顺铂化疗所致的呕吐，对呕吐的基本控制率分别为 65%和 51%（$P=0.016$），以昂丹司琼为优，用昂丹司琼的患者没有发生锥体外系症状，而用胃复安的患者锥体外系症状发生率为 10%。对于延迟性呕吐目前缺乏有效治疗方法。根据指南推荐，胃复安联合地塞米松，但是 5-HT_3受体拮抗剂的使用无循证依据。而对预期性呕吐，这些止吐药物往往无效，可采取松弛疏导的方法，或视不同情况予以止吐辅助药物。

（3）黏膜炎：化疗药物会影响增殖活跃的黏膜组织，所以容易引起口腔炎、唇损害、舌炎、食管炎和口腔溃疡，导致疼痛和进食减少，在化疗中发生率约 40%。口腔黏膜炎比较突出多见。正常情况下口腔细胞更新较快，一个周期 7~14 天。口腔黏膜炎一般出现在化疗后 5~7 天，停药后 2~3 周方可愈合。最常引起黏膜炎的药物以抗代谢与抗生素类多见，如 CTX、MTX、ADM、DNR、EPI、BLM、GEM、PTX、TXT、VCR、VLB、5-FU 等，往往首见于颊黏膜和口唇交界处，对酸性刺激敏感为早期线索，有龋齿和牙周病者口炎及感染多较严重。MTX 引起口腔炎发生率和严重程度与该药剂量和用法有关，30mg/m^2每周用 1 次极少产生黏膜炎，而 20mg/m^2连用 5 天几乎所有患者都会发生黏膜炎。静脉用大剂量 5-FU 所引起的黏膜炎可并发血性腹泻，危及生命。5-FU 每周给药 1 次对黏膜的毒性比连续 5 天给药的毒性轻。

黏膜炎的治疗以对症治疗为主，如持续而彻底的口腔护理，进食后用复方硼砂液、3%重碳酸氢钠或过氧化氢漱口。若有真菌感染，应以制真菌素液漱口或口服。合理调整饮食，避免刺激性食物摄入。口腔炎或口腔溃疡疼痛可用局麻药止痛，例如 2%利多卡因液 15mL 含漱 30 秒，每 3 小时 1 次，或于饮食前用，必要时给予静脉营养支持治疗。

(4)腹泻和便秘:最常引起腹泻的化疗药包括 Ara-C、5-FU、ADM、MTX、CPT-11 和亚硝脲类药,其中以 5-FU、CPT-11 引起腹泻最为严重。一般情况下在无明显炎症和感染的情况下,仅需非特异性对症治疗,如使用止泻药、阿片类药物、抗胆碱能药物等,无需停止化疗。5-FU 普通剂量每周一次极少产生腹泻,但是大剂量或连续给药可导致黏膜炎甚至血性腹泻。持续腹泻需要治疗,以减少脱水、电解质失调、衰弱、热量摄取不足和体重减轻等并发症的发生。应避免刺激性饮食,进食少渣及含蛋白质、钾和热量高的食物,保充水分(每天 3 000mL 液体)。近年来发现奥曲肽控制化疗相关的腹泻常常有效。对于腹泻患者不可忽视检查白细胞计数,对于白细胞严重低下者,感染性腹泻可导致严重后果。CPT-11 引起的腹泻属于迟发性腹泻,发生率 80%~90%,3/4 级者约 39%,一般发生于用药 24 小时后,常发生于用药后 3~5 天,呈水样便,平均持续 4 天,可伴有无食欲、恶心和呕吐,严重者出现水、电解质平衡紊乱,脱水、休克,甚至死亡。目前研究认为 CPT-11 不良反应的严重程度与 UGT1A1 *28 等位基因遗传多态性有关,表型为杂合子时不良反应严重,而纯合子时不良反应较轻,且可能与实际使用计量有关。迟发性腹泻无预防治疗药物,一旦发生可以口服洛哌丁胺治疗,首剂 4mg,以后 2mg,每 2 小时,直至末次水样便后继续用药 12 小时,用药最长时间不超过 48 小时,严重者需要输液维持水、电解质平衡。

引起便秘的药物主要是长春碱类,如 VCR、VLB、VDS、NVB 等,TXT、Mx 等也有报告,多与外周神经毒性有关,影响肠道的运动功能而产生便秘和麻痹性肠梗阻,老年人和长春新碱用量高的患者较易发生。症状于用药后 3 天内发生,不一定伴有周围神经病变。用保守治疗症状通常于 2 周内消失。应注意 VCR 避免剂量过高。便秘的处理:①增加饮食中的纤维含量,食用粗纤维和粗糙食物,新鲜水果和蔬菜;②饮足量的液体;③适当的身体活动;④缓泻剂及胃肠动力药是有效的治疗方法。此外注意鉴别非化疗药物所致便秘,如使用 5-HT_3受体拮抗剂、吗啡类镇痛剂、高钙血症等。有时受这些混杂因素影响,处理相对困难,应当及时评估并进行综合治疗。

3.肺毒性　常表现隐匿、缓慢,主要表现为间质性肺炎和肺纤维化,甚至出现呼吸功能衰竭。有文献报告 19 种化疗药可引起肺损害,较常见的药物有 BLM、MTX、BCNU、PYM 等。BLM 是最易引起肺毒性的药物,3%~12%病例有 X 线或生理功能改变,1%~2%可发生急性致死性肺损害。Blum 指出,BLM 的剂量与肺毒性的发生率呈正相关。当 BLM 总剂量在 450mg 以下时,肺毒性的发生率为 5%~10%,当总剂量超过 550mg,10%的患者可发生致命性的肺毒性。70 岁以上、接受过肺部或纵隔放疗、慢性肺疾病史均为高危因素。BCNU 累积总量低于 960mg/m^2 时,极少肺毒性发生;累积量到达或超过 1 500mg/m^2时,毒性发生率可高达 30%~50%。肺毒性发生的时间为用药后 5 天至 5 年。因此,处理上以预防为主。化疗前详细评估,老年人、慢性肺疾病、有过肺部放疗史、肺功能差的患者应当慎用或禁用肺毒性发生率高的药物。使用此类药物时严格掌握药物剂量,并且用药期间密切观察呼吸系统症状,定期行影像学检查。对已产生的肺损害,尚无肯定有效的治疗办法,一旦发现肺毒性应立即停药,应用大剂量皮质类固醇激素可能有效。

4.心脏毒性　心脏毒性包括可导致充血性心力衰竭的心肌病、心电图改变、严重心律失常、心包炎、心肌缺血和心肌梗死。鉴于恶性肿瘤的好发年龄也是心血管疾病易发年龄,故明确肿瘤患者是否存在心脏基础疾患是十分必要的。

蒽环类药是最常引起心脏毒性的化疗药物之一,心脏毒性是这类药物的剂量限制毒性。其发生机制尚不完全清楚,普遍认为是由于蒽环类药物与三价铁形成的复合物导致线粒体破坏,即 ATP、GTP 生成减少,干扰 Ca^{2+}转运,膜结构改变和酶活性改变等使心肌受损临床上约有 11%接受阿霉素治疗的患者会发生短暂性的心电图改变,包括窦性心动过速、ST 段低下、T 波低平和偶发性室性早搏,这些急性异常与阿霉素总剂量无关,在静脉给药期间或刚给药后发生,停药后心电图改变通常恢复正常。这是一种可逆性急性心脏毒性,无远期后遗症。

充血性心力衰竭是另一种与剂量有关的心脏毒性,心脏组织学和超微结构研究显示局灶性心肌损伤和变性,线粒体肿胀和包涵体,核染色质改变。常发生于用药结束后 1~6 个月,也可发生于停药 2 周后。虽然心力衰竭有时候是不可逆的,但是洋地黄类和利尿剂治疗可缓解心衰症状,血管紧张素转换酶抑制剂(ACEI)对稳定心衰和延缓心肌病的恶化起重要作用。早期发现和治疗可减轻病情,降低病死率。其发生与阿霉素的总剂量有关,von Hoff 等报告 4 000 例患者的分析结果,阿霉素的总剂量为 400mg/m^2时,心力衰竭的发生率为 3%,总剂量为 550mg/m^2,发生率为 7%,总剂量为 700mg/m^2,发生率为 18%,虽然剂量达到 550mg/m^2时心力衰竭的曲线斜率增加,但是阿霉素诱发的充血性心力衰竭可发生于所有剂量水平,包括低于 200mg/m^2的剂量水平。目前,为了预防出现严重的心脏毒性,推荐阿霉素的累积总剂量不超过 550mg/m^2,表阿霉素累积剂量不超过 900~1000mg/m^2。心脏毒性增加的危险因素包括高龄,15 岁以下儿童,原有心脏病患者、纵隔曾经放疗或曾用大剂量 CTX 治疗,此类高危患者阿霉素的总剂量不应超过 450mg/m^2。

蒽环类药物的心脏毒性可通过心电图、左心室射血分数(LVEF)和心内膜活检等监测。Billingham 认为心肌形态学最能反映 ADM 心肌毒性。因此,心肌或心内膜活检预测心脏毒性最敏感和准确,是公认的评估蒽环类药物心脏毒性最敏感、最特异的方法。但是临床操作困难,并不实用。目前有关治疗共识中推荐 cTn(心肌肌钙蛋白)T/I 检测,应用蒽环类药物化疗的患者 cTn 的水平显著增高,且与心脏舒张功能不全相关,在出现明显的 LVEF 变化前,cTnT/cTnI 即可监测到阿霉素等蒽环类药物导致的早期心脏毒性。BNP(脑钠肽)浓度与心衰程度相关,是判定心衰及其严重程度的客观指标,可依此评价心脏功能,接受蒽环类药物治疗期间 BNP 的升高与左室功能的损害相关。血生化标记物作为抗肿瘤治疗中的定期监测评估,可鉴别心脏毒性的发生危险。TnI:化疗结束时、结束后 12 小时、24 小时、36 小时、72 小时和 1 个月;BNP:化疗结束时、结束后 72 小时。

动物实验或体外试验显示一些药物可降低蒽环类的心脏毒性,例如维生素 E、辅酶 Q_{10}、乙酰半胱氨酸、钙通道阻断剂和药物脂质体等,但是,临床上没有证实这些药物对心脏有保护作用。阿霉素每周 1 次给药的心脏毒性比每 3 周 1 次给药的心脏毒性轻,48~96 小时连续静脉滴注也可以降低心脏毒性,这可能是由于血浆峰浓度降低的关系。实际上最好的治疗蒽环类药物心毒性的方法是预防,一旦选择蒽环类药物治疗,必须利用心脏超声或门控心血池现象做 LVEF 检测，如果 LVEF 小于 55%，则不宜使用。对于必须使用且评估具有高风险的患者推荐使用右丙亚胺预防治疗，使用阿霉素时的剂量为 1∶50，表阿霉素时剂量为 1∶20。

5.肝脏毒性　多数化疗药物需经肝代谢或排泄，如 CTX、MTX、5-FU、BCNU、CCNU、ADM、DNR、DTIC、NVB、VP-16、MMC、6-MP 等，可不同程度地损伤肝脏。这些损伤包括三种形式：肝细胞性功能障碍（化学性肝炎）、静脉闭塞性疾病（VOD）、慢性肝纤维化。

（1）肝细胞功能障碍：肝细胞功能障碍通常由药物或其代谢物直接作用引起，是一个急性过程，血清转氨酶升高，随着病情发展可产生脂肪浸润和胆汁淤积。容易引起转氨酶异常的药物有 L-ASP、大剂量 BCNU、Ara-C、VP-16、6-MP、大剂量 MTX、VCR，所有这些药物都可引起血清谷草转氨酶和谷丙转氨酶升高以及血清胆红素升高。L-ASP 引起的肝脏异常最广泛，而且肝毒性发生率最高，它引起肝酶改变和肝蛋白质合成障碍，导致血浆白蛋白和脂蛋白及凝血因子降低，凝血酶和凝血酶原时间延长，肝脂肪变性也较常见。

（2）静脉闭塞性肝病（VOD）：由于肝小叶下小血管阻塞，静脉回流障碍所引起，其发病机制为肝静脉内皮细胞受损，血栓形成和肝细胞坏死。严重的静脉闭塞性肝病的临床表现为血清肝酶显著增高、腹水、肝大和肝性脑病，起病急剧呈暴发性，临床较为罕见。DTIC、6-MP、CTX、MMC 等可引起肝 VOD。

（3）肝慢性纤维化：MTX 按目前治疗恶性肿瘤的剂量和用法可引起急性、可逆性肝细胞损伤及血清肝酶升高，间歇给药可避免产生慢性肝脏毒性。化疗前仍需明确肝脏功能情况以及有无肝脏病史，对既往有肝脏病史或肝功能异常者，应避免使用严重肝毒性药物。一般而论，肝细胞损伤，尤其给药后短期出现的转氨酶升高，多属一过性，停药后可迅速恢复。化疗期间可恰当地给以保肝药物，中药也有一定效果。一旦出现肝功能损害应及时调整用药量。

6.泌尿系统反应

（1）肾毒性：许多抗肿瘤药物及其代谢物经肾脏排出体外，所以肾脏容易受到损害，临床上可表现为无症状性血清肌酐升高或轻度蛋白尿，甚至无尿和急性肾衰竭。

1）铂类化合物：肾脏毒性是顺铂的剂量限制性毒性，主要表现为血清肌酐升高，偶然伴有短暂性蛋白尿和高尿酸血症，血清肌酐升高在用药后 7~12 天，1 个月左右恢复，少数需数月，个别不可逆发展成肾衰竭。组织学表现为急性肾小管坏死，主要在近曲小管和远曲小管，集合管可能会受累，并不损伤肾小球。顺铂的肾毒性最为突出，在Ⅰ期研究中已经认识。单一剂量低于 40mg/m^{2}通常很少引起肾损害，但是更高的剂量则需要大量水化，否则可发生不可逆性的肾衰竭。用生理盐水水化效果最好，因为高氯化物浓度可抑制顺铂在肾小管水解，使肾脏得到保护。甘露醇可用于利尿，但是无证据表明甘露醇是必需的。在用顺铂 40~75mg/m^{2}前 2~4 小时及后 2~4 小时使尿量至少保持 100mL/h，可降低肾毒性；如果顺铂剂量更高，则需要更强烈的水化措施。另外，对肾小管有损伤的药物例如氨基苷类抗生素等可加重肾小管损害，应避免同时应用。

卡铂是顺铂的替代药物，肾毒性较轻，但是并非没有肾毒性，尤其是应用于过去接受过肾毒性药物的患者或卡铂大剂量用药时,也可能产生肾毒性。通常用敏感的方法检测尿中肾小管酶的分泌或肾小球滤过率才能发现卡铂诱发的肾功能障碍,而血清肌酐和肌酐清除率变化不大。新的铂类化合物的出现一奥沙利铂已显著降低了肾毒性。此外细胞保护剂一氨磷汀的使用,减轻了化疗导致的肾毒性。Ⅲ期临床研究中,2 424 例晚期卵巢癌患者随机接受相同剂量的 CTX 和 DDP 合用或不合用氨磷汀(910mg/m^2),氨磷汀组有 10%的患者出现肌酐清除率下降,而对照组为 40%。美国 FDA 将减轻化疗所致肾毒性作为氨磷汀的适应证。

2)丝裂霉素:丝裂霉素的肾毒性没有铂类化合物常见,但是,有时可引起威胁生命的毒性反应。临床既可以表现为缓慢发展的血清肌酐升高,又可以为暴发性的微血管病溶血性贫血(microangiopathic hemolytic anemia,MAHA)。MAHA 的发生与 MMC 的累积剂量有关,但一两次用药以后也可以发生,在停药后几个月也可以发生。有报告当 MMC 的累积剂量超过 70mg/m^{2}时,MAHA 的发生率高达 25%~30%。MAHA 发病急,临床经常表现为严重溶血性贫血,后者通常在肾功能障碍前 1~2 周发生。周围血涂片可看到红细胞碎片(裂解细胞),随着肾衰竭的发生会出现血小板减少。其他临床表现包括皮疹、发热、动脉性高血压、中枢神经功能障碍、心包炎、间质性肺炎、血尿和蛋白尿及非心源性肺水肿。病死率高达 50%以上。输血可促发或加重这种临床综合征,所以 MMC 给药时应避免或尽量减少输血。停用有关药物迅速采取血液透析和血浆置换术,是目前最有效的疗法。

3)亚硝脲类:此类药物以链脲霉素引起肾毒性最常见,是该药的剂量限制性毒性,随着用药时间延长,毒性发生率增加。它可引起肾小球和近曲小管的损伤,低磷血症和蛋白尿是早期肾毒性的表现。肾小管性酸中毒常伴有糖尿、丙酮尿、高氯血症和氨基酸尿,及时停药这些表现通常会消失。后期出现血清肌酐升高,有时是不可逆性的。用药期间水化和利尿可能会降低肾毒性。其他亚硝脲药 BCNU 和 CCNU 较少产生肾毒性,BCNU 在引起肾毒性前通常先产生间质性肺炎,CCNU 累积用量大时才偶然产生肾毒性。

4)异环磷酰胺(IFO):此药物与 CTX 的结构相似,但是 CTX 不引起明显的肾毒性,而 IFO 可产生多样的肾异常,其中一些是致命性的。早期研究发现 IFO,单次大剂量用药后几天内会引起急性肾小管坏死和肾衰竭,后来发现把剂量分成 5 天给予,可降低肾和膀胱毒性。IFO 肾毒性的发生率为 5%~30%,儿童危险性增加。临床表现包括肾小管功能障碍、Fanconi 综合征以及血清肌酐升高导致肾衰竭。其他危险因素包括剂量、一侧肾切除、有肾放疗和 DDP 治疗史。巯乙基磺酸钠(Mesna)可预防出血性膀胱炎的发生,但是不能预防肾毒性。

(2)化学性膀胱炎

1)CTX 和 IFO:此二药在体内的代谢物例如丙烯醛,可损伤泌尿道上皮尤其是膀胱黏膜上皮,引起泌尿道毒性。CTX 可引起高达 24%的患者出现泌尿症状(尿频、尿急、排尿困难和夜尿症),7%~53%的患者发生镜下血尿,0.6%~15%的患者发生肉眼血尿。长期用药可导致慢性膀胱纤维化,大剂量 CTX 也可引起纤维化。CTX 和 IFO 诱发的膀胱炎通常在静脉给药(尤其是大剂量给药)后早期发生,而口服药治疗后通常几周才发生膀胱炎。以往盆腔放疗可加重膀胱炎。一旦出现膀胱炎,应立即停药,通常停药几天后膀胱炎消失,但也有持续一个月以上。

水化和利尿可稀释尿中的药物代谢产物,降低毒性,大剂量应用CTX和IFO的时候,还需给予泌尿道保护剂,常用药物为巯乙基磺酸钠。后者与药物代谢产物形成对泌尿道无毒性的复合物,从而发挥保护作用。Mesna总剂量相当于IFO剂量的60%,于IFO用药前15分钟、用药后4小时、8小时3次静脉给药;如果IFO采取持续静脉输注的方法,应先静脉冲入相当IFO总量的20%的Mesna,余下40%持续静脉输注直至IFO结束后12~24小时。用于CTX的给药方法相同。Mesna的副作用很轻,Ⅰ、Ⅱ期临床研究中,70~100mg/kg无骨髓、肝肾或中枢神经毒性,当剂量增大时可出现恶心和呕吐。有研究表明当Mesna的剂量高于IFO剂量的120%,胃肠道毒性有所增加。因此大多数研究结果支持IFO总量的60%的Mesna剂量为标准用法。

2)骨髓移植:不包含CTX的骨髓移植预处理方案引起出血性膀胱炎的发生率为2%,经常与血小板减少有关。包含CTX的方案引起出血性膀胱炎的发生率为13%~56%。以往接受过CTX放疗、插尿管、细菌或病毒感染及同期用药和凝血障碍(例如血小板减少)等与出血性膀胱炎的发病有关。以往用过BUS的患者,发病危险性也会增加。CTX与BUS联合化疗引起膀胱炎的危险性更高,所以用药期间应进行连续膀胱冲洗。Mesna为有效的预防用药,用量应加大,在儿童每次用量为CTX剂量的60%,成年人每次用量提高到120%~160%,可分3次(0小时、4小时、8小时)或4次(0小时、3小时、6小时、9小时)给药。

3)膀胱内灌注化疗:膀胱内灌注化疗药物或生物反应调节剂治疗膀胱表浅肿瘤可引起化学性膀胱炎。用TSPA后膀胱炎的发生率为2%~49%,其中1/3患者发生血尿;ADM引起膀胱炎的发生率为26%~50%;MMC引起膀胱炎的发生率为6%~33%,其中1/3患者出现血尿。血尿大多数为显微镜下血尿,明显的出血性膀胱炎不常见。病理活检可显示急性和慢性炎症改变及肉芽肿形成,应用止痛药和解痉药治疗有效。由于毒性反应而停止膀胱内治疗的情况不常见。

7.皮肤毒性　化疗可引起局部和全身性皮肤毒性,局部毒性是指化疗药物局部渗漏引起组织反应或坏死以及栓塞性静脉炎,与化疗药物组织刺激性相关;全身性毒性包括脱发、皮疹、瘙痒、皮炎和皮肤色素沉着等。

(1)脱发:脱发是很多种化疗药常见的不良反应,给患者的心理和身体形象带来不良的影响。脱发与化疗药的药物、剂量及治疗周期的重复频率有关。长期化疗除了引起脱发以外,还可引起阴毛、腋毛和脸毛脱落。脱发通常发生在用药后2~3周,在2个月内达到最显著程度,多为可逆性的,通常在停药后6~8周再生长。通过头皮止血带或冰帽局部降温防止药物循环到毛囊,可能对脱发起预防作用。在采用这些方法前,必须对药物的药代动力学有所了解。为了预防脱发,必须在用药前闭塞表浅头皮静脉,并维持至血药峰浓度过后。但是又担心这些方法可能会引致头皮肿瘤转移或减少头颅和脑的血药分布。目前尚无肯定的药物对脱发进行预防及治疗。

(2)药物外渗:化疗药在静脉给药过程中意外渗漏的发生率为0.1%~6%。外渗后可表现为轻度红斑、局部不适或疼痛、组织坏死、皮肤溃疡以及深部结构如肌腱和关节损伤。化疗药物外溢的定义为药物漏入或浸润到皮下组织,按照对组织刺激性的不同,将化疗药物分为强刺激药物、刺激性明显药物以及刺激性不明显的药物三类。药物外渗后发生组织损伤的时间也有差异,蒽环类药、氮芥和长春碱类药引起损伤缓慢。蒽环类药外渗时经常会感到刺痛,7~10 天后红斑、发热和疼痛可发展成溃疡,2~3 个月内溃疡渐增大,不能自愈,需要手术治疗。蒽环类药如阿霉素引起组织损伤的机制可能有多种,其中之一是这些药物产生的自由基对组织形成损害。抗氧化剂二甲基亚砜(DMSO)可中和蒽环类药产生的自由基。一些动物实验和临床试验显示 DMSO 为有效的解毒剂。文献报告用 99%DMSO 治疗 20 例蒽环类药(阿霉素或柔红霉素)外渗的患者,DMSO 敷涂于外渗部位,每 6 小时 1 次,共 14 天,所有患者都未发生皮肤溃疡。MMC 也可引起与 ADM 相似的严重溃疡,虽然有建议用局部广泛切除治疗,但是有报告用维生素 B 局部注射可减轻 MMC 外渗引起的组织损伤。对于长春碱类药物外渗,可局部注射透明质酸酶和热敷,前者 300U 加生理盐水 1~2mL 后局部注射。硫代硫酸钠可用作氮芥的解毒剂,由 10%硫代硫酸钠 4mL 加注射用水 6mL 配制而成,解毒剂注射于外渗处。药物外渗后,如果经保守治疗 2~3 天后仍持续疼痛,可考虑外科治疗。早期手术切除可加快愈合,避免长期疼痛。

药物外渗的预防措施最重要。化疗给药必须由有经验的人员执行,应在前臂近侧选容易暴露的大静脉作为注药部位。如果静脉选取有困难,可进行深静脉插管给药。切勿在近侧静脉穿刺点的远侧注药,否则可能会引起药物外渗。在给药期间应细心观察注射部位,如果怀疑有药物外渗,应立即停止药物输注。

8.神经毒性　抗肿瘤治疗引起神经系统损伤并非少见,放疗、化疗、生物反应调节剂或联合治疗都可引起神经毒性。随着综合治疗和高剂量强度化疗以及试验性治疗应用的增加,神经系统毒性的发生将会上升。一般而论,化疗药物引起的神经毒性可分为外周神经(如感觉和或运动)毒性和中枢神经毒性。

(1)长春新碱:末梢神经病变是 VCR 的剂量限制性毒性,引起神经变性病变、急性疼痛和自主神经系统毒性。最早表现为深肌腱反射抑制,临床早期出现肢端对称性感觉异常、肌无力、垂足和肌萎缩,继续用药后感觉异常可向心性进展。药物注射后偶然会发生急性下颌和腿部肌肉疼痛,症状可持续数小时至数天,偶然症状严重需要减少 VCR 用量或停药。自主神经病变可产生便秘、麻痹性肠梗阻、阳痿、尿潴留和体位性低血压。儿童患者可有颅神经麻痹。神经毒性通常是可逆性的,由于 VCR 抑制轴突的轴浆运输所引起,其发生与所用剂量有关,但是个体差异很大。对于长春新碱引起的神经毒性,除了停药和等候神经恢复外,目前尚缺乏有效的治疗。神经的恢复可能需要数周至数月,取决于神经功能障碍的严重性。长春生物碱的衍生物 VDS 和 NVB 神经毒性均低。

(2)铂类:顺铂诱发的神经病变可表现为末梢神经病、Lhermitte 征、自主神经病变、癫痫大发作或局限性发作、脑病、皮质性盲、球后神经炎和视网膜损伤。发生率可高达 50%,但是有关影响因素包括单次剂量、累积剂量、治疗持续时间、曾用神经毒性药物、本身神经系统疾病等。大剂量(200mg/m^2)用药 5 天以上,发生率接近 100%;累积剂量达到 300~500mg/m^2时,发生率也显著增加。DDP 常见神经毒性是周围神经损伤,运动功能一般不受影响。其引起神经损害病理生理机制未明,可能与铂离子在神经元累积有关,通常不可逆。Holmes 等提出,铂类药物引起的神经毒性是由在外周神经系统蓄积所致,与长春新碱最初引起手指感觉异常不同,顺铂最常影响足趾和足,早期体征为跟腱反射消失,继续顺铂治疗可导致深肌腱反射消失、震动觉消失和感觉性共济失调。神经毒性症状尤其是末梢神经病症状需要几个月时间才能恢复,有时可能不会恢复。

新一代的铂类奥沙利铂是继顺铂、卡铂后的第三代铂类广谱化疗药物,其剂量限制性毒性是神经系统毒性反应。多数研究认为可能的两个机制:一是轴突离子传导被干扰及神经兴奋性增高;二是神经细胞凋亡与神经毒性。Krishnana 等研究表明电压门控 Na^+ 通道功能障碍是其神经毒性的重要机制。因为神经毒性的治疗效果甚微,Maindrault 等对晚期结直肠癌的治疗中提出"stop-and-go"治疗策略。对于铂类神经毒性的处理,神经营养药无临床对照试验确定其疗效,初步临床研究显示细胞保护剂阿米福汀可延缓或预防顺铂神经毒性。对于奥沙利铂致神经毒性的 Na^+ 通道功能障碍机制,Na^+ 通道阻滞剂卡马西平在临床上有效,但未被肯定,且副作用多,治疗指数低,血清药物浓度监测均限制其临床使用。

(3)5-FU:最常见的神经毒性表现为小脑共济失调,包括共济失调步态、眼球震颤、辨距不良和构语障碍,也有报告会发生精神错乱和大脑识别缺损,视神经病和视力下降罕有发生。常用给药剂量和方法引起神经毒性的发生率为 5%~10%。毒性急性发生与 5-FU 累积剂量无关,发生原因仍不清楚。完全或部分缺乏二氢嘧啶脱氢酶的患者容易发生氟尿嘧啶神经毒性。停药后神经毒性通常能逆转。因为没有累积效应,所以如果需要,5-FU 可恢复用药,调整剂量和用药频率可预防毒性反复发生。

9.过敏性反应　多数抗肿瘤药物可引起过敏反应,但是过敏反应发生率达 5%的药物仅占极少数。迄今为止,未曾有报告的为亚硝脲类和 ActD,对大部分已报告有过敏反应的化疗药物而言,发生过敏反应的机制仍不明,因其多为散发个例报告。过敏性反应可分为局部和全身两种,前者属局部变态反应,如沿静脉出现的风团、荨麻疹或红斑,使用 ADM、EPI 时常见,静脉使用类固醇激素或生理盐水后可消退,不影响继续用药。后者多在用药后 15 分钟内出现症状和体征,可表现为颜面发红、荨麻疹、低血压、发绀,患者可诉有胸闷、呼吸困难、恶心、眩晕、寒战、腹痛。应立即停止输液并给予相应处理。

有两种药物过敏反应发生频繁,为治疗限制性毒性,这两种药物为 L-ASP 和紫杉醇。L-ASP 过敏反应的发生率为 10%~20%,发病迅速,重可致命。该药为来源于细菌的一种多肽,可引起威胁生命的速发型过敏反应。临床表现为典型的Ⅰ型过敏反应,包括喘鸣、瘙痒、皮疹、血管水肿、肢体痛、焦急不安和低血压。有其他药物过敏史、以往用过该药、高剂量给药等为高危因素。静脉给药过敏反应的发生率比肌内注射高。迄今为止尚无可靠的方法预测过敏反应的发生,皮内试验可产生假阴性或假阳性结果,小剂量药物试验也无帮助。因此,每次 L-ASP 给药都有可能引起过敏反应,应该做好预防措施,随时准备好抗过敏药。另外,给药后应观察患者 1 小时。后通过化学修饰 ASP 研制出 Pegaspargase,可用以替代 L-ASP。

紫杉类是另一种可引起过敏反应的重要药物,在Ⅰ期临床试验期间曾因致死性过敏反应而使试验一度停止，其发生率难以估计，据 Weiss 等研究可高达 10%，经改变输注策略及预防用药后基本上已不再发生严重过敏反应。尚不明白过敏反应的危险因素。过敏反应常发生于第一次或第二次给药时，具Ⅰ型过敏反应特点，包括支气管痉挛、喘鸣、皮疹、焦急不安、血管水肿和低血压。目前仍不清楚过敏反应的原因是紫杉醇本身还是赋形剂（聚氧乙基代蓖麻油），后者可诱发组胺释放。用紫杉醇前给予皮质类固醇和抗组胺药可预防或减轻过敏反应发生，已成为常规的治疗前用药。常用的治疗前用药方案为：DXM 20mg，给药前 12 小时和 6 小时口服；苯海拉明 50mg，西咪替丁 300mg 或雷尼替丁 50mg，给药前半小时静注。

一旦发生过敏反应可采取的治疗建议如下：①停止用药；②静脉给予肾上腺素 0.35～0.5mL，每 15～20 分钟一次，直至反应消退或总计给药 6 次；③静脉给予苯海拉明 50mg；④如有低血压而肾上腺素无效，静脉补液；⑤如有喘鸣而肾上腺素无效，给予沙丁胺醇气雾剂 0.35mL；⑥静脉给予甲强龙 125mg。

除个别化疗药物的过敏反应已进行较为全面的研究并对其病因已做了确认以外，不少其他药物限于病例不多且多为散发而未能深入研究，也未能排除药物赋形剂或同时合并使用其他非化疗药物所致过敏反应的可能性。因此，临床上使用某化疗药物出现过敏反应，不排斥改用同类其他药物替代继续治疗。

10.性腺功能障碍　化疗药除了产生急性和慢性毒性外，还可以引起远期毒性，例如性腺毒性。随着肿瘤化疗的疗效提高，长期生存患者增多，远期毒性将更加受到关注。许多化疗药可影响生殖细胞的产生和内分泌功能，对生殖细胞有致突变作用以及对胎儿有致畸作用。化疗药物对性腺功能的影响与药物选择、药物剂量、年龄和性别等有关。

（1）化疗对成年男性患者的影响：烷化剂可引起精子减少或缺乏，导致不育。联合化疗对精子生成的影响更显著，MOPP 方案可使 80%以上的患者发生性腺发育不良，表现为睾丸萎缩、精子缺乏和血清 FSH 水平升高。性腺功能障碍常常是不可逆性的。ABVD 是治疗霍奇金淋巴瘤的替代性方案，疗效与 MOPP 方案相似，但是对性腺毒性较轻。临床对比资料显示，MOPP 和 ABVD 治疗后，精子缺乏的发生率分别为 100%和 35%，而且接受 ABVD 治疗后的患者，精子生成接近全部恢复。因此，对于年轻的需要保留生育功能的霍奇金淋巴瘤，可考虑选用 ABVD 方案。

（2）化疗对成年女性患者的影响：接受烷化剂单药治疗后，至少有一半患者发生永久性卵巢衰竭和闭经。在中等剂量化疗后，35～46 岁以上的患者更容易发生永久性闭经。一项研究显示，CTX 的平均用量达到 5.2g 时，所有 40 岁以上的患者出现闭经，而较年轻的患者在达到 9.2g 时，才发生闭经。40 岁以前的患者当中，有一半患者在停药后半年内月经恢复。在联合化疗对卵巢的功能影响方面，以 MOPP 方案的资料最详细，该方案仅引起 40%～50%的患者发生卵巢功能障碍，与该方案引起严重的睾丸功能障碍有所不同。卵巢功能低下有时为可逆的，如停止化疗后月经开始恢复正常，患者将可能怀孕而胎儿畸形危险性并无增加。

（3）化疗对儿童的影响：在青春期前，睾丸生殖上皮对中等剂量的烷化剂不敏感，当 CTX 累积剂量达到 20g 时，仅引起睾丸组织学轻微的改变，不影响血清的促性腺素或睾酮水平。然而,一些化疗药物可引起青春期男孩睾丸生殖上皮和 Leydig 细胞的损伤,引起男子女性型乳房等内分泌功能失调表现。在青春期期间给予 MOPP 化疗,可明显影响生殖细胞的产生及内分泌功能,很多患者发生男子女性型乳房,伴有血清 FSH 和 LH 水平升高,血清睾酮水平降低。

化疗药对青春期前和青春期卵巢影响的资料很少。多数女孩的卵巢滤泡成熟受影响,但是滤泡总数无减少。CTX 单药化疗后,月经初潮延迟和月经中断的情况不常见。急性淋巴白血病女孩接受 VCR、MTX、6-MP 化疗后,80%以上的患者卵巢功能正常,提示未成熟的卵巢对细胞毒性化疗药物相对不敏感。一般而言,产生激素的细胞受药物影响小,因而对青春期发育和第二性征的影响较生育影响小。

11.第二恶性肿瘤(SM) 第二恶性肿瘤是很严重的治疗远期并发症。发生率为 6%~15%,超出预期发生率的 20~30 倍,发病在停药后 2~10 年,常见引起 SM 的药物有烷化剂、亚硝脲类。与化疗有关的第二恶性肿瘤最常见的是急性非淋巴细胞性白血病(ANLL)。大多数 ANLL 发生于经烷化剂或亚硝脲类药治疗获得长期生存的患者。烷化剂或亚硝脲类药累积用量高、用药时间长的患者,发生 ANLL 的危险升高。烷化剂或亚硝脲类药治疗后发生的 ANLL 有特征性,属于髓母细胞性,包括 FAB 分类 M6 型,红白血病;90%患者第 5 和第 7 染色体发生改变(移位或缺失);该病对化疗不敏感,疗效极差。VM-26或 VP-16 联合化疗后发生的 ANLL,与烷化剂诱发的 ANLL 有差别,多发生早(治疗后大约 15 个月发生),常为 M4 或 M5 型。最常见的异常发生在染色体 11q23。

霍奇金病(HD)由于经常反复强烈化疗/放疗,且由于治疗效果的改善,长期存活病例增多,治疗后发生急性白血病的病例屡有出现,一直引起肿瘤界的注意。例如,美国肿瘤与急性白血病协作组 B(CALGB)治疗的 798 例 HD 取得完全缓解后,有 10 例发生了 AML。美国西南肿瘤协作组(SWOG)的经验也类似,643 例 HD 治疗后有 11 例发生 AML。Coleman 在一项队列研究中发现,HD 治疗后发生急性白血病的相对危险性较正常人群高 11.9 倍。研究表明,长时间大剂量烷化剂治疗,特别是并用放疗,是发生白血病的主要危险因素,患者年龄在 40 岁以上者比 40 岁以下者发生率更高。

化疗后发生实体瘤的报告逐年增加。CTX 化疗与膀胱癌发生有关,有文献报告该药每天以 100mg/m^{2}用量口服 2~4 年,膀胱癌累积危险性在 8 年为 3.5%,在 12 年为 10.7%,发生膀胱癌的相对危险性为 6.8%。骨肉瘤也可发生于烷化剂治疗后。一般来讲,单独化疗后发生实体瘤的危险性难以评价,因为实体瘤的发生比白血病迟,又因为要发现实体瘤的危险性,需要足够多的患者存活足够长的时间才能得出结果,而目前这方面的资料仍不足。

随着肿瘤化疗和其他抗肿瘤治疗的改善,患者生存期的延长及治愈率的提高,对与治疗有关的第二恶性肿瘤的认识也有所加深。由于辅助化疗的广泛应用,新辅助化疗的逐步开展,将有大批患者面临可能发生第二恶性肿瘤的危险。对于复发危险性较低的肿瘤患者,例如腋窝淋巴结阴性的乳腺癌患者,辅助化疗应审慎应用。还应继续研究和发展新的治疗策略,在减少远期并发症的同时,保持或增加抗肿瘤效果。

(潘学兵)

第四章　肿瘤内分泌治疗

第一节　概述

一、激素的种类

在多细胞的有机体内，构成机体生理功能并协助机体内部完成信息传递的主要有以下3个系统。①神经系统：包括电信号及化学信号的传导，该系统主要通过反射回路完成大脑与外周组织、器官或器官间的信息传递；②免疫系统：该系统通过细胞因子和抗体进行细胞间的信息传递，从而保护有机体免受外源（入侵的病原体）或内源（恶性肿瘤或应激）因素的威胁；③内分泌系统：该系统通过分泌成百上千种激素来完成其相应的生理功能。在这些系统中，所有的器官与细胞都参与基因的表达，并且分泌相应的物质以协同完成细胞间的信号传导。虽然各个系统有其各自不同的特征，但是多细胞有机体的生长与生存均有赖于上述各系统间正常的协同合作。

经典的内分泌系统理论认为，内分泌系统是由独立的内分泌腺组成。但是后来人们发现，除了这些内分泌腺以外，其他器官也可以表达和分泌激素，因此有了目前广义的内分泌系统这一名称。例如，类固醇激素中的雌激素主要是由卵巢产生，但是其他组织如胎盘和脂肪细胞也可以产生雌激素。激素可以调控生长因子、癌基因、抑癌基因、细胞因子，以及其他涉及信号传导、细胞周期调控及细胞死亡（凋亡）的相关因子，因此，激素在细胞增殖和分化过程中的作用十分活跃。激素表达的异常可以直接或间接地导致肿瘤的发生与发展。激素从结构上可以分为两大类，即非类固醇激素和类固醇激素。非类固醇激素包括肽和氨基酸的衍生物，范围从复杂的多肽如黄体生成素到小分子多肽如血管紧张素以及单个氨基酸的衍生物（儿茶酚胺）。非类固醇激素不能直接穿过细胞膜进入细胞，而是通过细胞膜上的受体及信号转导机制间接地发挥调节细胞的作用。非类固醇激素在磷脂酶C的催化下使细胞膜的磷脂酰肌醇转化为三磷肌醇及甘油二酯。两者通过各自的机制使细胞内 Ca^{2+} 浓度升高，增加的 Ca^{2+} 与钙调蛋白结合，激发细胞生物反应的作用。相对于非类固醇激素的作用机制而言，类固醇激素（由于其亲脂性较强）一般可以通过单纯扩散而进入细胞，也可以与特殊的受体结合，并将其激活，然后类固醇激素受体复合物转移入细胞核并与DNA结合，从而发挥调节mRNA转录的作用。

二、细胞内外的信息传递

激素发挥作用的方式主要包括内分泌、外分泌、旁分泌、自分泌及胞分泌等。内分泌系统信息的传递主要通过以下方式：独立的内分泌腺产生激素后，通过血液循环被转运到不同的靶细胞，靶细胞与激素结合后被激活，从而发挥相应的生理功能。而外分泌系统则为向体外的分泌，如出汗、泌乳或胆汁排泄等，上述物质由腺体产生后，在激素的刺激下由管腔排到体外。旁分泌是指细胞分泌的物质可以直接影响邻近的细胞。旁分泌对维持内环境的稳定非常重要,例如旁分泌可以促使组织在受到损伤或应激时开始增殖。旁分泌所释放的激素(如细胞因子或生长因子)异常表达与肿瘤的发生、发展密切相关。旁分泌还有另外一种作用方式,即该细胞膜上的激素可与相邻细胞膜上的受体直接作用,称为邻分泌。如果某种细胞受到自身释放的激素或同类型细胞释放激素的调控,则称为自分泌。很多生长因子都通过此种方式发挥作用。例如,在细胞培养的过程中,细胞自身可以合成、释放生长因子促进其生长。如果细胞合成的激素不经释放,直接在该细胞内发挥作用,则称为胞分泌。上述所有方式共同发挥着调控组织以及器官生长的作用,例如乳腺就受到了内分泌激素、乳腺间质细胞旁分泌激素以及乳腺上皮细胞自分泌激素的调控。

同种激素可以通过多种作用方式完成细胞间的信息传递。儿茶酚胺类激素,如多巴胺、去甲肾上腺素以及肾上腺素既可以作为神经递质,通过旁分泌方式作用于邻近细胞,又可以作为内分泌激素作用于远处的靶细胞和组织。此外,表皮生长因子(EGF)被认为是一种多肽激素,可以与相邻细胞膜上的受体结合,通过直接接触作用于相邻细胞。然而,EGF 还可以释放入血液,以内分泌的作用方式调控远处的靶细胞。

值得注意的是,一种激素可以作用于多个靶器官;相反,某一器官若要发挥功能也需要多种不同激素的调控。例如,睾酮可以诱导男性中肾管的分化,促进男性生殖器官和泌尿道的生长,诱导精子的发生,促进胡须和毛发的生长等,而对于泌乳这一过程来说,至少需要 7 种激素即催乳素、胎盘催乳素、糖皮质激素、甲状腺素、雌激素、黄体酮和催产素的作用。这一过程受到程序化的调节,使不同细胞在不同的阶段与不同激素结合,从而发挥相应的作用。

乳腺肿瘤和前列腺肿瘤与类固醇激素高度相关,因此本章将以这两类肿瘤为例,详细阐述类固醇激素在细胞的生长与分化、肿瘤的发生与发展以及肿瘤治疗与预防中的作用,还将讨论导致激素抵抗的分子机制。

第二节　类固醇激素

类固醇激素是在肾上腺皮质、性腺(睾丸和卵巢)及胎盘某些特定细胞内的滑面内质网中合成的,其前体均为胆固醇。类固醇激素合成后即被释放到细胞外。所有体内合成的类固醇激素均含有一个共同的化学结构,即类固醇核心环。类固醇核心环与其他不同的化学结构相结合则决定了糖皮质激素、盐皮质激素、孕激素、雌激素及雄激素等不同激素的特定生物学功能。在此,将简单介绍上述几种类固醇激素,重点是与乳腺肿瘤及前列腺肿瘤发生、发展和治疗密切相关的雌激素与雄激素。

一、糖皮质激素

糖皮质激素具有多种生理学功能,其中皮质醇是最主要的糖皮质激素,其在下丘脑-垂体-肾上腺轴的调控下由肾上腺皮质合成。简单地说,当机体处于应激情况时,可刺激中枢神经系统的边缘区,该区又可将信号传递给下丘脑,使其分泌促肾上腺皮质激素释放激素(CRH)。随后CRH刺激腺垂体释放促肾上腺皮质激素(ACTH),ACTH经血液循环到达肾上腺皮质,促进肾上腺皮质束状带合成、分泌皮质醇。反过来,皮质醇也可以直接通过负反馈作用调节下丘脑CRH和腺垂体ACTH的释放。

一些糖皮质激素如氢化可的松、泼尼松和地塞米松常用于治疗肿瘤患者,这些激素具有直接抑制肿瘤的作用(抑制淋巴细胞),可用于治疗淋巴细胞白血病、骨髓瘤和淋巴瘤等肿瘤;它们还可以减少T细胞的数量(可能通过抑制T细胞生长因子IL-2的基因转录而发挥作用),以及抑制B细胞的活性与增生。糖皮质激素介导的免疫抑制可能与NF-κB有关,NF-κB可以调控与免疫系统及炎性反应相关基因的转录。有研究证实,地塞米松能够促进IKBα的转录,IKBα是存在于细胞质内的NF-κB抑制剂,因此地塞米松可以抑制NF-κB易位到细胞核,使其不能发挥生物学功能。细胞核内NF-κB的减少将导致细胞因子分泌的下降,从而降低免疫系统的活性。若肿瘤出现脑转移,糖皮质激素还可以缓解脑水肿。糖皮质激素可直接作用于中枢神经系统的呕吐中枢,因此常用于化疗后,以预防恶心和呕吐。

二、盐皮质激素

盐皮质激素是维持机体电解质平衡以及细胞外液容量必需的一种激素。其中,醛固酮是最主要的盐皮质激素,由肾上腺皮质产生,主要作用于远端肾小管,促进钠的重吸收。实体瘤(如乳腺癌、肺癌等)的转移可导致肾上腺皮质的破坏,因此有时可导致醛固酮生成的减少。

三、孕激素

孕激素的主要功能是为子宫受孕和乳腺泌乳做好准备,同时对乳腺的正常发育也起了重要的作用。最主要的孕激素是黄体酮,黄体酮由卵巢分泌,受下丘脑-垂体轴的调控,其在月经周期中发挥重要作用。此外,黄体酮还可以诱导组织和细胞的分化,抑制雌激素刺激细胞增生的作用。在乳腺中,黄体酮可促进乳腺腺泡的增生、肥大。由于孕激素在乳腺正常发育以及促进乳腺在妊娠、哺乳时期发生相应变化的过程中发挥了重要作用,因此孕激素对于细胞的生长和分化非常重要。孕激素及孕激素拮抗剂常用于治疗肿瘤(如子宫内膜癌和乳腺癌)。

四、雌激素

雌激素与女性第二性征的发育有关。最主要的雌激素为雌二醇,主要由卵巢滤泡旁细胞分泌。雌激素的分泌受下丘脑-垂体轴的调控,黄体生成素(LH)和卵泡刺激素(FSH)的协同作用可促进雌激素的合成与分泌;同时,雌激素又可通过负反馈抑制LH和FSH的分泌。

LH可刺激卵巢间质细胞持续合成雄烯二酮(雌激素的前体),而FSH则刺激这些前体在滤泡旁细胞内完成向雌激素的转化。由于雌激素含有一个芳香环结构,因此,南前体转化为雌激素的过程涉及前体的芳香化,催化这一过程的酶因而被命名为芳香化酶。

妇女绝经后，卵巢停止合成雌激素。此时雌激素主要来源于肾上腺合成的雄激素，雄激素在外周组织经过芳香化转化成为雌酮，雌酮又可转化为雌二醇。此外，绝经后妇女的血浆雌酮水平要高于雌二醇。此外，肥胖的绝经后妇女血浆雌酮水平更容易偏高，这可能由于脂肪细胞是主要的芳香化场所。因此肥胖引起的雌激素水平升高，增加了绝经后妇女患乳腺癌的风险。

雌激素通过刺激特定细胞的增殖和生长，以促进、维持乳腺与子宫的生长、发育。雌激素还可促进黄体酮受体(PR)的表达。雌激素、孕激素可以共同调节生长因子、细胞周期相关基因的表达以促进细胞的增殖。目前认为，这两种激素在乳腺肿瘤的发生和发展过程中起着重要的作用。

五、雄激素

雄激素主要与男性第二性征的发育有关。雄激素大多数来源于睾丸，少数(血液循环中雄激素总量的10%~15%)由肾上腺合成。雄激素中最主要的是睾酮，主要由睾丸间质赖迪细胞合成。雄激素的合成受下丘脑-垂体轴的控制。此外，LH 可刺激睾酮的合成与分泌。虽然血浆中 LH 水平可上下波动，但是在成年男性中，睾酮的水平是非常平稳的。

在大多数雌激素的靶细胞内，睾酮可被 5α-还原酶转化为活性更强的双氢睾酮(DHT)，DHT 在某些组织中发挥重要的作用。例如，DHT 对前列腺的生长发育、功能维持以及男性第二性征的发育都起了一定的作用。肾上腺分泌的雄激素主要是脱氢表雄酮(DHEA)及其硫酸盐(DHEA-S)，同时还产生少量的雄烯二酮。虽然肾上腺产生的这些雄激素作用较弱，但是它们可在腺外组织中转化为睾酮。肾上腺合成的雄激素可促进青春期发育。雄激素可刺激前列腺肿瘤的生长，因此，抑制雄激素或抑制其作用对前列腺肿瘤的治疗非常关键。

第三节　激素的应用

一、乳腺癌的治疗

早在 1896 年就有研究发现，将乳腺癌患者的卵巢切除后能够使皮肤上的转移灶萎缩，由此开始了乳腺癌的内分泌治疗。很多因素都预示了内分泌治疗可能是有效的，其中，激素受体是最为重要的因素。在 ER 阳性的乳腺癌患者中，激素治疗的有效率约为70%；而激素治疗在受体为阴性的乳腺癌患者中，其有效率仅为 10%。因此受体的含量对预测疗效是很重要的。然而，激素对肿瘤的疗效与肿瘤受体阳性之间并不存在绝对的关系。这种偏差可能与受体的变异有关，目前已经发现 ER 受体有众多的变异体。有研究分析了大约 3 000 例原发性乳腺癌患者的病理标本，发现 64%绝经前的患者和 79%绝经后的患者 ER 为阳性。除此之外，62%年龄在 50 岁以下的患者和 80%年龄在 50 岁以上的患者 ER 为阳性。目前认为年龄与月经因素是很好的 ER 阳性的预测因子。同时研究还发现有 58%绝经前的患者和 53%绝经后的患者 PR 为阳性。研究并没有提示 PR 与年龄及月经存在相关性。然而,PR 阳性可能与原发性肿瘤的体积大小有关。

1.去除卵巢功能　去除卵巢的功能能够减少与受体相结合的雌激素的数量,从而减少雌激素诱导的基因转录,可抑制肿瘤的生长。卵巢功能的去除包括外科去势(卵巢切除术)、放疗、应用 LHRH 类似物进行生化去势(亮丙瑞林、布舍瑞林)。这些治疗可用于那些绝经前对内分泌治疗可能有效的女性。

2.雌激素拮抗药物　雌激素拮抗药物可以与雌激素受体(ER)竞争性结合,从而抑制雌激素诱导的细胞增殖。雌激素拮抗药物按照结构可以分为两类:非类固醇类和类固醇类。他莫昔芬是非类固醇类雌激素拮抗药物。虽然目前尚未阐明所有的作用机制,但是已知他莫昔芬可以与循环中的雌激素竞争性结合 ER,从而激活受体。虽然他莫昔芬-雌激素受体复合物可以与靶基因上的雌激素调节元件(ERE)结合,但无法介导基因转录,从而抑制细胞的生长。他莫昔芬-雌激素受体-雌激素调节元件复合物的作用机制可能与转录因子有关,也可能与改变雌激素与 ER 的相互作用有关。他莫昔芬还具有轻微的雌激素激动剂的作用,诸如在子宫和骨骼组织中。由于这些组织中存在其他功能更强的影响转录活动的蛋白,因此他莫昔芬的雌激素激动作用则相对较强。目前认为,他莫昔芬与 ER 结合后,能够通过位于受体上的 A/B 结构域的转录激活位点 AF-1 加强转录,即使在雌激素缺失的情况下,AF-1 仍可以被激活。另一个位于配体结合域的转录激活位点 AF-2 可以被雌激素激活,而受他莫昔芬的抑制。人们发现在对激素敏感的人乳腺癌细胞中,他莫昔芬可以降低正性的生长因子水平(如 TGF-β)。在应用他莫昔芬治疗乳腺癌后,生长抑制物 TGF-β 表达被诱导增加。

由于他莫昔芬毒性较低,因此,常常作为一线药物治疗对激素敏感的转移性乳腺癌,用于绝经前和绝经后的妇女。他莫昔芬治疗肿瘤的有效率与应用其他内分泌治疗手段所取得的效果相当。但是,他莫昔芬的应用却增加了患子宫内膜癌的风险,为正常人的 2~3 倍。研究已表明他莫昔芬能够刺激人子宫内膜癌的生长,这可能与他莫昔芬在子宫内膜组织发挥雌激素激动剂的作用有关。新的非类固醇类抗雌激素药物,诸如托瑞米芬、屈洛昔芬、曲沃昔芬与他莫昔芬不同,具有拮抗剂的作用。

类固醇类雌激素拮抗药物已被合成,例如雌激素 17β-雌二醇(E),人们期待新的类固醇类药物的出现,可以减少应用非类固醇类药物如他莫昔芬所产生的不良反应。这些化合物可以阻断雌激素受体,阻止受体形成二聚体以及与 DNA 的结合,还能促进雌激素受体的降解。这样,通过减少雌激素受体的数量,类固醇类雌激素拮抗药物发挥了单纯的在靶组织上拮抗雌激素的作用,从而达到抑制肿瘤生长的目的。

(1)黄体酮/黄体酮拮抗剂:黄体酮与肿瘤间的相互作用机制目前尚不清楚,可能直接作用于乳腺癌细胞或是间接地通过下丘脑-垂体-卵巢轴和垂体-肾上腺轴起作用。在分子水平上,黄体酮与其受体(PR)结合以后,被激活的复合物可以结合到靶基因的黄体酮反应元件(PRE)上,从而诱导基因转录。目前已知雌激素可以上调 PR 的表达,而 PR 的存在则可以增加激素对肿瘤的疗效。最常用于治疗乳腺癌的孕激素是甲地黄体酮和甲羟黄体酮。在随机研究中,这些药物治疗肿瘤的有效率达到 20%~40%,与他莫昔芬等其他内分泌治疗的疗效相同。但是,由于存在诸如体重增加、体液潴留的不良反应,甲地黄体酮一般作为进展性肿瘤的二线或三线治疗药物。

人们发现黄体酮拮抗药物 RU486(米非司酮)能够与 PR 结合,被激活的复合物可以与靶基因上的黄体酮反应元件(PRE)结合。然而,RU486-PR-PRE 复合物与黄体酮复合物不同,并不能诱导基因的转录。在一项有 28 例未接受治疗的转移性乳腺癌患者参与的临床研究中显示,RU486 对其中 3 例患者存在一定的疗效,且毒性反应很轻微,但数据并不支持 RU486 可单独用于乳腺癌的治疗。

Murphy 等证明黄体酮和黄体酮拮抗药物都能够抑制培养人乳腺癌细胞株 T-47D 的生长。研究提示这些物质对诸如 c-myc、c-jun 和 c-fos 等基因的表达有不同程度的调节,已知这些基因在细胞生长和分化中有着重要的作用。既然 jun 和 fos 基因家族的产物可形成包含 AP-1 转录因子的同源物或异源二聚体,那么黄体酮和黄体酮拮抗物质则可能不同程度地影响 AP-1 转录因子复合物的表达。除此之外,黄体酮能够短暂地增加 c-myc的 mRNA 水平,c-myc 是与生长调节和分化相关的原癌基因。黄体酮拮抗药物能够抑制黄体酮对 c-myc 的作用。这些研究结果表明,黄体酮和黄体酮拮抗药物都能够抑制 T-47D 细胞株生长,是通过结合到 PR 而起作用,但作用机制有所不同。

(2)芳香化酶抑制剂:芳香化酶抑制剂的作用机制是通过抑制芳香化酶复合物而减少雌激素的合成。主要用于绝经后女性,这些女性体内的雌激素主要在外周组织中由肾上腺分泌的雄激素经过芳香化所产生。被研究最广泛的芳香化酶抑制剂是氨鲁米特,虽然其毒性较大,但是治疗肿瘤的有效率与其他内分泌治疗相当。氨鲁米特还可通过阻断20、22 碳链(裂解)酶而抑制胆固醇向孕烯醇酮的转化。由于这种抑制作用发生在类固醇生物合成通路的早期,因此,必须补充氢化可的松以预防肾上腺功能不全的发生。氨鲁米特不良反应较大,因此已被特异性和效价更高的芳香化酶抑制剂如阿那曲唑、来曲唑、依西美坦等所取代。其他如利阿唑也可能对乳腺癌的治疗有效,该物质不仅可以抑制芳香化酶,同时还能抑制与睾酮和维 A 酸代谢相关的羟化酶的合成。利阿唑的毒性中等,类似维 A 酸,不良反应主要是皮疹。芳香化酶抑制剂不能用于绝经前妇女,这主要是因为下丘脑-垂体轴能够增加促性腺激素的分泌,导致雌激素水平的升高,从而抵消了芳香化酶抑制剂的作用。促性腺激素水平的升高可导致卵巢增大和卵巢功能过敏。

3.内分泌治疗的抵抗　针对内分泌治疗抵抗的研究大多数集中在雌激素拮抗药物他莫昔芬上。发生他莫昔芬治疗抵抗的机制,无论是内源性的还是获得性的,目前尚不清楚,可能有较多种机制参与了这一现象的发生。

乳腺肿瘤中存在的 ER 或 PR 能够预测肿瘤对内分泌治疗的有效性。然而,这种联系并不是绝对的。ER 阳性的肿瘤从一开始可能就对内分泌治疗不敏感,这种抵抗被认为是内源性的抵抗。即使是那些一开始对内分泌治疗抵抗的肿瘤,时间从数周到数年不等。这种抵抗则被认为是获得性抵抗。在少数病例中,这种抵抗是由于 ER 阳性细胞的丢失,但在大多数病例中,ER 的表达仍然保留。因此人们提出假设,乳腺癌细胞具有不同的亚群,如含有正常的 ER 和含有变异的 ER 亚群。在应用他莫昔芬等内分泌治疗时,ER 正常的肿瘤生长被抑制,而 ER 变异的肿瘤不受影响。因此,随着时间的推移,那些对内分泌治疗无反应或他莫昔芬可以刺激其生长的亚群就会出现,并且增加。激素治疗本身提供了选择性的压力,最终造成对临床内分泌治疗的抵抗。

人们已在乳腺癌活检组织和乳腺癌细胞株中发现了 ER 不同的变异体。例如,Fuqua 等发现了一种在配体结合结构域缺少一个区域的 ER 变异体(ER8E5)。而另一个变异体(ER8E3)则缺失外显子 3,这个外显子编码 DNA 结合结构域的第二个锌指结构。人们还发现了 PR 的变异体,但该变异对激素疗效的影响目前还不清楚。Roodi 等通过检测不同的 ER 阳性和 ER 阴性乳腺癌的 ER 基因,研究 ER 阴性表型是否由于 ER 基因编码区的变异所致。他们发现基因变异很少,提示 ER 阴性可能是由于基因转录或转录后 ER 表达缺陷造成的。

(1)他莫昔芬的代谢:他莫昔芬在细胞内主要转化成为两种代谢产物,即 4-羟基他莫昔芬(4HT)和 N-去甲氯他莫昔芬(NDT)。4HT 是有效的雌激素拮抗物质,与 ER 亲和力高,但是 4HT 的稳定性较差,容易发生异构化而使效价降低。相对而言,NDT 抗雌激素的作用较弱。在乳腺癌细胞中,他莫昔芬的代谢发生了变化,主要的变化包括自身的排出增加或生成的代谢产物活性较弱,从而降低其治疗效果。该理论是通过研究在被他莫昔芬激活和抑制的肿瘤中该药及其代谢产物的表达水平而提出的。在这个研究中,人乳腺癌细胞 MCFly-7 被种植到去胸腺 BALB/c 的小鼠身上,然后给予他莫昔芬治疗,由此建立了研究获得性对他莫昔芬抵抗的动物模型。研究显示在被他莫昔芬激活的肿瘤中,该药物的表达水平要远远低于可以被他莫昔芬抑制的肿瘤。然而,其他研究者并未能重复研究结果。

(2)雌激素受体的丢失与突变:当他莫昔芬与 ER 结合以后,形成的复合物能够与雌激素反应元件相互作用,但是并不能激活基因的转录,从而起到竞争抑制雌激素与受体结合的作用。而 ER 的变异则可能导致他莫昔芬-ER 复合物激活基因的转录过程,从而造成他莫昔芬抵抗。Catherino 和 Jordan 于 1995 年应用密码子 351 突变的 ER(来源于被他莫昔芬激活的人乳腺癌细胞株)转染 ER 阴性的人乳腺癌细胞株 MDA-MB-231,从而证明这种突变的 ER 能够被 4-羟基他莫昔芬(他莫昔芬类似物)或雌二醇激活。虽然目前已经发现了众多的 ER 变异体,但是由于这些突变在人乳腺癌中比较罕见,因此这并不能说明 ER 变异是导致他莫昔芬抵抗的主要机制。不过,这些结果能够揭示偶尔在他莫昔芬撤药后肿瘤发生退化的潜在机制。

(3)ER 翻译后加工的异常:ER 基因 A/B 结构域 N 端上特异性丝氨酸残基磷酸化可激活受体与激素的结合,受体与细胞内 DNA 的结合以及基因的转录。这种磷酸化可被雌二醇和 4-羟基他莫昔芬所诱导,也可被 PKA 和 PKC 的激动剂所诱导。发生他莫昔芬治疗抵抗也可能是由于 ER 磷酸化障碍或变异所致,这也许与蛋白磷酸酶的异常有关。蛋白磷酸酶通路的激活能够增加他莫昔芬-ER 复合物的激动剂活性,提高细胞内 cAMP 水平,而增加的 cAMP 水平则可能导致他莫昔芬刺激细胞的生长。

二、前列腺癌的治疗

前列腺癌的激素治疗是基于其对雄激素去除的敏感性,最初是由 Huggins 和 Hodges 提出的,他们发现通过外科或药物方法的去势治疗可以使肿瘤体积缩小,患者的临床症状从而得到好转。目前所有前列腺癌内分泌治疗的目标就是去除雄激素。

1.去势治疗　去势治疗可以减少能够与受体结合的雄激素数量,从而减少雄激素诱导的基因转录,继而发挥抑制肿瘤生长的作用。有70%~80%的前列腺癌患者在发病初期对去势治疗有效,平均持续有效时间约1年。去势治疗包括外科的睾丸切除术以及内科的药物去势治疗(应用促性腺激素、LHRH类似物)。双侧的睾丸切除术能够在术后最初的24小时内将血清睾酮水平降低95%。在应用LHRH类似物(如亮丙瑞林、戈舍瑞林、布舍瑞林)后最初的4~5天,药物可刺激垂体促性腺激素的分泌,此后促性腺激素的分泌则受到抑制。这一过程导致睾酮水平最初是上升的,随后开始下降,血浆中低水平的睾酮可持续2~3周。雄激素拮抗药物常常应用于肿瘤治疗的最初几周,以预防这个时期疾病的加重。连续应用LHRH类似物可抑制LH和FSH的分泌,从而抑制睾酮的分泌,疗效与外科去势相当。

雌激素主要通过负反馈抑制下丘脑-垂体轴的活动而起到治疗作用。雌激素可以降低LH的分泌,从而降低睾丸内睾酮的合成与释放,睾酮在10~14天达到去势水平。此外,雌激素还可以直接作用于前列腺肿瘤,这是由于在高浓度的条件下,雌激素的疗效与外科去势以及LHRH类似物的疗效相当。但是,由于其不良反应(特别是心血管系统的病变),目前已不再广泛使用。乙烯雌酚是最常用于治疗前列腺癌的合成雌激素。

2.非类固醇类雄激素拮抗药物　雄激素拮抗药物通过与雄激素(睾酮、双氢睾酮)竞争性结合雄激素受体,而发挥抑制雄激素的作用,由于非类固醇类雄激素拮抗药物如氟他米特、尼鲁米特、比卡鲁胺没有其他内分泌的不良反应,因此一直认为是单纯的雄激素拮抗药物。当这些药物与受体的配体结合域结合后,受体被激活,并与细胞内的DNA结合,但并不能激活基因的转录。由于这些物质可以与下丘脑及其他靶器官的雄激素受体结合,抑制下丘脑-垂体轴的负反馈,使LH分泌增加,从而升高睾酮水平。这一点虽然可以使患者保留性功能,但是睾酮水平的升高也抵消了雄激素拮抗药物的竞争性阻断作用,刺激肿瘤的生长。因此,非类固醇类雄激素拮抗药物的单药治疗受到了一定的限制。

3.类固醇类雄激素拮抗药物　类固醇类雄激素拮抗药物如环丙黄体酮,具有双重的作用机制。这些药物既可以与雄激素受体竞争性结合(如上所述),也具有孕激素的作用,能够抑制LH的分泌,因此可降低睾酮水平。

4.最大限度去除雄激素　这种方法在前列腺癌的治疗中尚存在争议。这种理念支持联合治疗的方法(例如睾丸切除术或LHRH类似物加上雄激素拮抗药物)以达到同时抑制睾丸和肾上腺生成雄激素的目的。前列腺组织能够将由肾上腺释放的类固醇激素(脱氢表雄酮、DHEA、DHEA硫酸盐)转化成为双氢睾酮。一些随机试验提示接受联合治疗的患者生存率要高于单纯的睾丸切除术或应用LHRH类似物的方法,但是另外的对22个随机试验的Meta分析并没有显示联合治疗与单法治疗总的生存率之间存在显著差异。由于该Meta分析所包括的随机试验采用了不同的雄激素拮抗药物(非类固醇类、类固醇类)和剂量,因此其方法学上还存在一些疑问。

5.直接抑制雄激素的合成　能够抑制一种或多种合成睾酮所需限速酶活性的药物已被应用于前列腺癌的治疗中,包括氨鲁米特和酮康唑。酮康唑是一种广谱的抗真菌药物，大剂量的酮康唑能够干扰与类固醇合成相关的细胞色素 P450 系统，从而抑制睾丸和肾上腺合成雄激素。在其他内分泌治疗无效时，酮康唑能够取得短时的疗效。氨鲁米特可阻断 20~22 碳链（裂解）酶从而抑制糖皮质激素、盐皮质激素和性激素的合成。应用氨鲁米特治疗的同时必须给予患者糖皮质激素的替代治疗。泼尼松、氢化可的松等药物可以负反馈抑制前列腺癌患者的 ACTH 水平，从而降低对肾上腺皮质的刺激，减少肾上腺合成的雄激素水平。

6.5α-还原酶抑制剂　5α-还原酶可以将睾酮转化为更具活性的双氢睾酮，非那雄胺（非那司提）和依立雄胺都是 5α-还原酶抑制剂，这些药物能够缩小前列腺体积，常用于良性前列腺增生的治疗，但是这些药物对前列腺癌的疗效较差。

7.前列腺癌与雄激素抵抗　大约有 20%的前列腺癌患者对去除雄激素的治疗无效。前列腺癌细胞雄激素受体的异常可能与肿瘤的进展有关。前列腺肿瘤可能由雄激素依赖型细胞与雄激素非依赖型肿瘤细胞共同组成。因此，内分泌治疗可能导致雄激素非依赖型肿瘤细胞的选择性生长。动物模型研究结果支持此种假说。

此外，人们已在前列腺癌中发现了变异的雄激素受体。例如，Culing 等早在 1993 年就发现了雄激素受体的变异体，该变异体在配体结合域第 715 位点发生突变，此突变导致受体可被黄体酮、脱氢表雄酮、雄烯二酮激活。Taplin 等在 1995 年分析了 10 例雄激素非依赖型前列腺癌转移患者的雄激素受体基因，结果发现所有肿瘤中的雄激素受体基因都呈高水平转录状态，因此雄激素非依赖型肿瘤与雄激素受体的丢失无关。研究还发现其中有 5 例患者存在受体的点突变，且所有的突变都发生在配体结合域。功能性研究用两个突变的雄激素受体（Thr-Ser）877 和（His-Tyr）874 转染细胞株，结果发现两种突变受体能够被雌二醇和黄体酮激活，而正常的或野生型雄激素受体只能被雄激素特异性激活，雌二醇和黄体酮等对其激活的作用则十分微弱。

上述的研究结果提示，在一些雄激素非依赖型前列腺癌患者中存在雄激素受体突变基因，导致受体的功能发生变化。当然还可能存在其他机制，例如原癌基因 bcl-2 或 p53 的突变，也可能与雄激素非依赖型前列腺癌的发生相关。

研究结果显示，如果在选择性条件下培养细胞（应用抗雄激素治疗），细胞则可能通过增加雄激素受体基因的转录或增加雄激素受体与类固醇的亲和力来适应低雄激素环境。那些对低浓度雄激素呈高度敏感的前列腺癌患者可以通过调节雄激素的浓度而取得疗效，而原来接受过激素治疗又复发的患者也可能从这种治疗中获益。

（潘学兵）

第五章　肿瘤分子靶向治疗

近年来，随着分子生物学技术的提高和从细胞受体和增殖调控的分子水平对肿瘤发病机制的进一步认识，开始了针对细胞受体、关键基因和调控分子为靶点的治疗，人们称之为“分子靶向治疗”。它具有治疗特异性强、效果显著、基本不损伤正常组织的优点。分子靶向治疗在肿瘤治疗方面指的是针对肿瘤细胞里面的某一个蛋白家族的某种分子，或者是一个核苷酸的片段，或者一个基因产物进行治疗。分子靶向是靶向治疗中特异性的最高层次，它的靶点可能是导致细胞癌变的环节，如细胞信号传导通路、原癌基因和抑癌基因、细胞因子及受体、抗肿瘤血管形成、自杀基因等，它是从分子水平来逆转这种恶性生物学行为，从而抑制肿瘤细胞生长，甚至使其完全消退的一种全新的生物治疗模式。针对肿瘤细胞与正常细胞之间的差异，只攻击肿瘤细胞，对正常细胞影响非常小。分子靶向治疗是目前肿瘤治疗的一个亮点，凭着它的特异性、有效性和低毒性，已取得很大成功，是目前国内外治疗的焦点。

一、分子靶向治疗的种类

肿瘤分子靶向治疗常用的治疗靶点主要有细胞受体、信号传导和抗血管生成等。根据药物的作用靶点和性质，主要分为单克隆抗体和小分子化合物两类。

1.单克隆抗体　某些表面抗原主要存在于恶性细胞而较少存在于周围正常细胞，这些肿瘤的相关抗原可成为特异性抗体结合的靶点，针对这些靶点的单克隆抗体与之结合，并在肿瘤细胞上引发特异性免疫反应而阻断肿瘤发展。这类药物单用大多有一定疗效，与其他化疗药物联合应用可以明显提高疗效。例如：①抗 EGFR 单抗：西妥昔单抗、尼妥珠单抗、帕尼单抗等；②抗 Her-2 单抗：曲妥珠单抗；③抗 CD20 单抗：利妥昔单抗；④VEGF单抗：贝伐珠单抗；⑤抗 CD52 单抗：阿仑单抗。

2.小分子化合物　某些非细胞毒性小分子化合物具有明确的攻击靶点作用，根据治疗靶点的多少分为单靶点药物和多靶点药物。该类药物通过阻断治疗中异常活化的激酶、生长因子和信号转导通路等途径来抑制肿瘤的生长，达到治疗目的。例如：①Bcr-Abl 酪氨酸激酶抑制剂：伊马替尼；②EGFR 酪氨酸激酶抑制剂：吉非替尼、厄罗替尼；③多靶点抑制剂：索拉非尼、舒尼替尼、拉帕替尼、阿昔替尼等。

二、分子靶向治疗的临床应用

1.利妥昔单抗（美罗华）　利妥昔单抗是一种人-鼠嵌合性 CD20 单克隆抗体，通过与 B 细胞及 B 细胞淋巴肿瘤细胞上表达的 CD20 抗原结合，通过直接诱导细胞凋亡、介导抗体依赖性细胞杀伤作用（ADCC）及补体依赖性细胞杀伤作用（CDC）等机制清除 B 淋巴细胞。

1997 年 11 月美国 FDA 批准利妥昔单抗用于 CD20 阳性的复发性或难治性低度恶性

或滤泡性 B 细胞非霍奇金淋巴瘤。随后一些研究发现，利妥昔单抗联合化疗作为一线方案用于治疗 NHL 优于单用化疗，尤其与 CHOP、MCP 等化疗方案联合应用时疗效更加显著。对 CLL 及毛细胞性白血病也显示出一定的临床疗效。利妥昔单抗单药作为一线治疗低度恶性 B 细胞淋巴瘤，有效和稳定者维持治疗 6 个月，6 周时评价有效率为 47%，6 个月后评价总有效率为 73%，其中 37%为 CR，无进展缓解期可达 34 个月，且患者极易耐受。利妥昔单抗与 CHOP 方案联用治疗低度恶性 B 细胞淋巴瘤，总有效率达 95%，其中 CR 为 55%。另有研究表明，利妥昔单抗和氟达拉滨联合，有效率可达 93%，其中 CR 为 80%。一项多中心临床Ⅱ期试验，采用利妥昔单抗与喷司他丁联合应用治疗低度恶性 B 细胞淋巴瘤，结果显示有效率达 77%，尚有 19.3%患者稳定（SD）。利妥昔单抗最常见的毒副作用是寒战、发热、恶心、头痛、乏力，偶见低血压、皮疹。

2.伊马替尼（格列卫 1）　伊马替尼是第一个用于临床治疗恶性肿瘤的细胞信号传导抑制剂，能选择性地抑制 kit、Bcr-Abl 和 PDGFR。Bcr-Abl 引起的酪氨酸激酶活化是慢性粒细胞性白血病发病机制中的重要环节，而伊马替尼能特异地与 Bcr-Abl 基因的 ATP 位点结合，抑制该酶的活性，阻断肿瘤细胞信号传导，从而导致细胞增殖受抑，诱导细胞凋亡。2001 年 FDA 批准伊马替尼治疗 CML，伊马替尼单药能使 98%的慢性粒细胞白血病患者获临床血液学的 CR，53%获细胞遗传学缓解，其中 10%获 CR。2002 年 FDA 批准增加胃肠间质瘤（GIST）适应证，80%~90% GIST 的发病机制为 c-kit 基因突变，伊马替尼对 GIST 的疾病控制率达 80%~90%，其不良反应常见，但多为轻至中度，包括皮疹、下肢水肿、消化不良、出血、腹泻等。伊马替尼的问世使得肿瘤治疗进入了分子靶向的时代，建立了未来药物治疗的一种发展模式，具有划时代的重大意义。

3.西妥昔单抗（爱必妥）　EGFR 是一种跨膜受体，与肿瘤细胞的增殖、血管生成、肿瘤侵袭、转移及细胞凋亡有关。在肺癌、头颈部肿瘤、结直肠癌、胰腺癌、乳腺癌、卵巢癌等多种实体瘤中存在 EGFR 的高表达或异常表达。西妥昔单抗是第一个获准上市的特异性抗 EGFR 人鼠嵌合型 IgG1 单克隆抗体，是目前最成熟的单克隆抗体之一。2004 年 2 月美国 FDA 批准其单用或与伊立替康联用治疗转移性结直肠癌。多中心Ⅱ期临床随机对照试验证实，西妥昔单抗联合伊立替康能显著提高治疗反应率（16.4% vs. 4.2%，$P<0.0001$），改善患者 PFS（4.0 个月 vs. 2.6 个月 $P=0.0001$）和生活质量（$P=0.047$），有 40%~45%的结直肠癌患者存在 K-ras 基因的突变。进一步的研究显示，在 K-ras 野生型患者中，西妥昔单抗较最佳支持治疗可显著延长中位生存期（分别为 9.5 和 4.8 个月，$P<0.001$）和中位无进展生存期（分别为 3.7 个月和 1.9 个月，$P<0.001$），而发生 K-ras 突变的患者则不存在此种差异。一项西妥昔单抗联合 FOLFIRI 方案一线治疗转移性结直肠癌的研究中显示，联合组较 FOLFIRI 方案组的 PFS 明显延长（8.9 个月 vs. 8.0 个月，$P=0.048$），缓解率明显提高（46.9% vs. 38.7%，$P=0.004$），且有更多的患者在化疗后能够接受手术治疗。该项研究结果提示，西妥昔单抗联合 FOLFIRI 一线治疗转移性结直肠癌可降低疾病进展风险。在头颈鳞癌的应用中，西妥昔单抗与放疗或化疗联合可显著改善患者的 PFS（5.6 个月 vs. 3.3 个月，$P<0.001$）、局部控制时间（24.4 个月 vs. 14.9 个月，$P=0.005$）、总生存时间（49.0 个月 vs. 29.3 个月，$P=0.03$）和生存状况。2006 年 2 月 FDA

批准西妥昔单抗联合放疗用于晚期局部难以控制的头颈鳞癌及其他化疗不敏感肿瘤，其抗癌谱进一步扩大。

4.帕尼单抗　帕尼单抗是第一个完全人源化 EGFR IgG2 型单克隆抗体，第一适应证为经过标准化疗治疗失败的转移性结肠直肠癌，对西妥昔单抗过敏或有输液反应的患者仍能耐受。比利时学者 Peeters 报道的一项帕尼单抗联合 FOLFIRI 方案二线治疗转移性结直肠癌的Ⅱ期临床研究，共有 1 186 例患者入组，第一组给予帕尼单抗联合 FOLFIRI 方案，第二组仅给予 FOLFIRI 治疗，两组中 K-ras 野生型患者中 mPFS 分别为 5.9 个月和 3.9 个月（P=0.004），mOS 分别为 14.5 个月和 12.5 个月（P=0.12），缓解率 RR 分别为 35%和 10%，而在 K-ras 突变型患者中，两组的 PFS、OS、RR 均无统计学差异。结果表明，FOLFIRI 二线治疗 K-ras 野生型转移性结直肠癌时，联合使用帕尼单抗可显著改善患者的 PFS，且耐受性较好。

5.尼妥珠单抗（泰新生）　尼妥珠单抗是我国研制的首个人源化抗 EGFR 单克隆抗体，主要用于与放疗联合治疗 ECFR 阳性表达的Ⅲ/Ⅳ期鼻咽癌。选择性高，安全性好，尼妥珠单抗只针对肿瘤组织，而不伤害正常组织，在取得突出疗效的同时，几乎不存在痤疮样皮疹反应，临床应用过程中至今未见超敏反应的发生，用药前不必进行抗过敏治疗的预处理，更安全、更方便。

6.吉非替尼　吉非替尼是一种口服的选择性 EGFR 酪氨酸酶抑制剂，通过与 ATP 竞争性结合胞外的配体结合位点，阻断酪氨酸激酶的活化过程，抑制 EGFR 激活，从而抑制细胞增殖和血管生成，促进肿瘤细胞凋亡。2003 年 5 月被美国 FDA 批准，用于治疗化疗失败的晚期非小细胞肺癌，并于 2005 年 3 月在我国获准上市。进一步的研究显示，吉非替尼的临床受益率可能与患者的临床特性和分子特性有关。ISEL 研究的亚组分析表明，吉非替尼组和安慰剂两组在亚洲人群 MST 分别为 9.5 个月和 5.5 个月（P=0.01），非吸烟者与吸烟者分别为 8.9 个月和 6.1 个月（P=0.01），两组腺癌分别为 6.3 个月和 5.4 个月（P=0.07）。提示吉非替尼治疗的优势人群可能为亚洲人种、不吸烟、腺癌及女性患者。有研究证明，皮疹也与 NSCLC 患者服用 EGFR TKIs 反应有关。EGFR 的基因突变位于 18~21 号外显子，主要是 19 号和 21 号外显子的突变，并且应用吉非替尼治疗的患者中存在 EGFR 突变的患者较未突变者生存期显著延长，20 号外显子的插入突变可能与肿瘤细胞的获得性耐药有关。吉非替尼的主要毒副作用为消化道反应和痤疮样皮疹，患者容易耐受。

7.贝伐珠单抗（安维汀）　贝伐珠单抗是重组人源化抗 VEGF 单抗，可识别所有主要人类 VECF 的同种异型，可以特异性结合 VEGF，使现有肿瘤血管退化，存活的肿瘤血管正常化以及抑制肿瘤血管再生，从而使肿瘤组织无法获得生长、增殖所需的养分和其他营养物质，改善化疗药物向肿瘤组织内的传送，提高化疗疗效。2004 年 NEJM 发表的一项贝伐珠单抗联合 IFL（伊立替康+5-FU）一线治疗晚期结肠癌的Ⅱ期临床研究中，共有 2813 例患者入组，结果显示，贝伐珠单抗联合 IFL 组与单用 IFL 组的 mOS 分别为 20.3 个月和 15.6 个月（P<0.001），mPFS 分别为 10.6 个月和 6.2 个月（P<0.001），客观缓解率分别为 45%和 35%（P=0.004），研究表明，联合贝伐珠单抗可明显提高 IFL 一线治疗晚期

结肠癌的疗效。贝伐珠单抗治疗肺癌也显示了其优越性，一项紫杉醇/卡铂联合或者不联合贝伐珠单抗治疗晚期非鳞 NSCLC 的Ⅱ期临床研究表明，紫杉醇/卡铂联合贝伐珠单抗较紫杉醇/卡铂更具优势，mOS 分别为 12.3 个月和 10.3 个月（$P=0.003$），mPFS 为 6.2 个月和 4.5 个月（$P<0.001$），进一步亚组分析表明，贝伐珠单抗可使腺癌患者的 OS 达到 14.2 个月。而在乳腺癌研究方面，紫杉醇联合贝伐珠单抗较单用紫杉醇显著延长了患者的 PFS（11.8 个月 vs. 5.9 个月，$P<0.0001$），同时显著提高了患者的 RR（36.9% vs. 21.2%，$P<0.001$）。上述数据显示，贝伐珠单抗与化疗的联合方案用于一线治疗转移性结直肠癌、乳腺癌和 NSCLC，能显著改善患者的 PFS 和 OS。贝伐珠单抗最常见的不良反应是高血压和蛋白尿，还有一些少见的严重副反应，如消化道穿孔、手术与伤口愈合并发症、咯血、胃肠道出血以及血栓栓塞等。

8.曲妥珠单抗（赫赛汀）　HER-2 分子是癌基因 erbB2 的编码产物，是一种具有受体酪氨酸激酶活性的蛋白，乳腺癌约有 25%的患者 HER-2 基因过度表达。曲妥珠单抗（赫赛汀）是一种重组 DNA 人源化 IgG 单克隆抗体，作用机制包括介导对过度表达 HER-2 肿瘤细胞的 CDC、ADCC 等机制来抑制肿瘤生长；抑制 HER-2 蛋白与 RTK 超家族的其他成员发生交联形成异质二聚体，减弱细胞生长信号的传递；介导 HER-2 受体的内吞降解以减少其细胞表面密度，从而抑制肿瘤细胞的生长；通过诱导 P27 和 RB 相关蛋白 p130，大量减少 S 期细胞数目；减少血管内皮生长因子的产生。1998 年 10 月被 FDA 批准上市，是第一个针对实体瘤的生物靶向治疗药物，可作为一线方案治疗 HER-2 过表达的乳腺癌，能够提高有效率和生存率。单独应用该药的有效率是 11.6%～21%，与紫杉醇、长春瑞滨等化疗药物联合使用，和单用化疗相比，肿瘤缓解率提高，并且能够抑制化疗药物引起的细胞损害。曲妥珠单抗主要的毒副作用是输液反应和心脏毒性，因此，不提倡与蒽环类药物同时应用。

9.拉帕替尼　拉帕替尼是一种能同时抑制 EGFR 和 HER-2 的双靶点小分子酪氨酸激酶抑制剂，其作用机制主要为抑制细胞内 ECFR 和 HER-2 的 ATP 位点阻止肿瘤细胞的磷酸化激活，通过干扰 EGFR 和 HER-2 同质和异质二聚体的形成从而阻断下游信号的传导。在 HER-2 过表达的乳腺癌患者中，拉帕替尼单药一线治疗的有效率为 28%。另外，曲妥珠单抗分子较大，无法通过血脑屏障，而小分子的拉帕替尼则能通过血脑屏障，在一定程度上缩小乳腺癌的脑转移灶。因此，拉帕替尼已成为曲妥珠单抗治疗无效的 HER-2 阳性晚期乳腺癌患者的治疗新药。

10.索拉非尼　索拉非尼是第一个多靶点多激酶抑制剂，可以抑制 Raf 激酶、VEGFR、PDGFR-β、KIT、FLT-3 以及 RET 等多种受体酪氨酸激酶的活性，除直接抑制肿瘤生长外，还可通过抑制肿瘤血管生成，间接控制肿瘤的生长。索拉非尼最早被批准用于肾癌，TARCETs 研究是评价索拉非尼与安慰剂对比治疗晚期肾癌的Ⅱ期临床研究，结果显示，索拉非尼组较安慰剂组 mPFS 延长近 1 倍（5.5 个月 vs. 2.8 个月，$P<0.01$），mOS 也显著延长（17.8 个月 vs. 14.3 个月）。随后被批准用于肝细胞肝癌，SHARP 试验是索拉非尼治疗晚期肝细胞肝癌的Ⅱ期临床研究，索拉非尼与安慰剂组 mOS 分别为 10.7 个月和 7.9 个月，差别有显著意义，它能延长晚期患者的 OS 达 44%，索拉非尼组 mTTP 较安慰剂组提

高了近1倍,从而奠定了索拉非尼作为晚期HCC患者治疗的新的标准。

三、分子靶向治疗的展望

分子靶向治疗应用于临床有十几年的历史,在乳腺癌、胃肠道肿瘤、肺癌等多种肿瘤中取得了令人惊喜的成绩,是肿瘤治疗发展的方向,它具有特异性强、毒副作用小、人体耐受性好的优点,使过去很多不能治疗的肿瘤得到了有效控制。分子靶向治疗能够延长癌症患者的生存期,改善患者的生活质量,为人类战胜癌症迈出了一大步。

但该领域仍有很多问题有待探讨和解决。首先,应确定合适的评价体系和评估手段。分子靶向药物是细胞稳定剂,多数患者并不能达到完全或部分缓解,而是病情稳定和生活质量改善,并且在靶向治疗的过程中,即使肿瘤的体积在传统的CT或MRI评价上有增大的表现,但是并不能说明治疗无效,因为这时肿瘤的中心可能已经发生坏死,而肿瘤体积的缩小可能要经过一定的时间后才会表现出来,似乎单纯肿瘤体积或直径的缩小与患者的生存期也并不相关。所以,需要探索新的疗效评价体系,还需要借助一些新的评估手段,例如功能影像学PET-CT、MRI以及监测特异的分子标志物等。其次,如何根据药物代谢动力学将靶向药物与放、化疗合理的联合,如何将多个靶向药物联合,抑制肿瘤发生发展过程中的多种机制和环节,以及各种治疗手段以什么顺序应用,从而发挥最佳的效果也是我们要研究的方向。另外,靶向药物的耐药性、长期使用的不良反应也是我们不能忽视的问题。靶向药物的副反应主要有:①皮肤毒性反应,如皮疹、感觉异常、过度角化、水疱和脱皮等;②消化道毒性,如腹泻、恶心、呕吐、腹胀等;③心血管毒性,如高血压、充血性心力衰竭、心肌缺血、心肌梗死、左心室射血分数下降等;④血液学毒性,如中性粒细胞减少、血小板减少、出血和贫血等;⑤甲状腺功能紊乱。毒副作用存在个体差异,积极采取相应的预防和治疗。分子靶向药物并非对所有患者都适用,只有积极寻找可预测疗效和毒性的分子靶点,才能对肿瘤患者实施“量体裁衣”的个体化治疗。目前,我们尚需进一步深入了解分子靶向药物及其治疗的分子生物学基础,加速推进靶向治疗领域的转化性研究,综合分析种族、性别、生活习惯、环境条件等各项指征对分子靶向药物疗效的影响。从而优化药物的选择和优势患者的选择,提高分子靶向药物的针对性、靶向性和有效性,最终提高性价比和临床疗效。

迄今为止,许多分子靶向药物已经在临床起到了极其重要甚至是奇迹般的作用。有些已经按照循证医学的原则进入国际肿瘤学界公认的标准治疗方案和规范,更多、更有希望的药物也在研制和早期临床试验中。希望不久的将来,随着人类基因组学中功能性基因组以及肿瘤基因组的深入了解,结合高新技术如高通量药物筛选等手段的有效运用,分子靶向治疗能在肿瘤治疗中发挥更突出的作用。

(潘学兵)

第六章　肿瘤免疫治疗

第一节　肿瘤免疫学基础

肿瘤免疫学是研究肿瘤抗原、机体的免疫功能与肿瘤发生发展的相互关系,机体对肿瘤的免疫应答及其抗肿瘤免疫效应机制,肿瘤的免疫诊断和免疫防治的科学。

有关肿瘤免疫学的研究历史相当悠久。早在100多年前,Coley就试图应用细菌毒素诱发机体免疫应答,以达到治疗肿瘤的目的。20世纪初期,人们就没想肿瘤细胞可能存在着与正常组织细胞不同的抗原成分,通过检测或利用这种抗原成分诱导机体产生抗肿瘤免疫应答,可能会达到诊断和治疗肿瘤的目的。在其后的几十年中,人们采用同种移植的方法去寻找和证实这种肿瘤抗原,由于实验研究中所采用的不是遗传背景相同的纯种动物,所获得的结果并不是针对肿瘤的免疫,使得研究工作没有取得明显进展。直到20世纪50年代,纯种小鼠的培育成功,才使科学家们得以证实移植排斥抗原是肿瘤特异性,从而使免疫学在肿瘤的诊断和治疗中引起了重视。20世纪60年代以后,免疫监视概念的提出、单克隆抗体的问世、肿瘤抗原性质的解密及T细胞杀伤机制的深入研究等内容,均有力地推动了肿瘤免疫诊断技术和肿瘤免疫治疗的发展。特别是20世纪90年代以来,多种人类肿瘤抗原基因克隆的成功,不仅推动了肿瘤免疫学理论的发展,也促进了肿瘤免疫诊断和免疫治疗的应用。

一、肿瘤抗原

所谓肿瘤抗原是指细胞癌变过程中出现的新抗原物质的总称。关于该类物质产生的分子机制有以下6个方面:细胞癌变过程中合成了新的蛋白质分子,由于糖基化等原因导致异常的细胞蛋白的特殊降解产物,由于突变等使正常蛋白质分子的结构发生改变,正常情况下处于隐蔽状态的抗原表位暴露出来,多种膜蛋白分子的异常聚集,胚胎抗原或分化抗原的异常表达。目前,对于肿瘤抗原有多种分类方法,下面介绍两种对肿瘤抗原的分类方法。

1.根据肿瘤抗原特异性的分类

(1)肿瘤特异性抗原:肿瘤特异性抗原(tumor specific antigen,TSA)是肿瘤细胞特有的或只存在于某种肿瘤细胞的新抗原。寻找该类抗原主要采用两种方法,一是移植排斥方法;二是用肿瘤细胞免疫动物后制备到的抗体去分析肿瘤细胞表面的抗原分子,但通过这两种研究方法发现的TSA很少,对肿瘤抗原分子特性的了解也很少。近10余年的研究发现,肿瘤抗原多是以多肽形式与MHC分子中的多肽结合区域相联结形成复合体而存在于细胞表面。T细胞识别MHC分子提呈的抗原多肽(一级结构),而B细胞(抗体)识别的是抗原的三级结构。因此,人们才认识到为什么以往很难制备到TSA的特异性单克隆抗体,为什么应用单克隆抗体难以发现肿瘤表面存在的TSA。同时,也提示人们应该应用肿瘤特异性CTL去发现肿瘤抗原。

鉴于TSA诱导的主要是T细胞免疫,并能被所诱导产生的特异性CTL所识别,因此人们应用肿瘤特异性CTL克隆并结合分子生物学技术,成功地从基因水平上证实了TSTA的存在。通过这种方法,人们已从多种肿瘤患者体内扩增出抗原特异性CTL克隆,并发现了多种人类肿瘤抗原,从而证明人类肿瘤细胞并不是不表达特异性抗原,而是需要我们应用更先进的方法去发现和认识它们。

(2)肿瘤相关抗原:肿瘤相关抗原是指非肿瘤细胞所特有的、正常细胞和其他组织上也存在的抗原,只是其含量在细胞癌变时明显增高。此类抗原只表现出量的变化而无严格肿瘤特异性。胚胎性抗原是其中的典型代表。

2.根据肿瘤诱发和发生情况的分类　可将肿瘤抗原分为4种类型。

(1)化学或物理因素诱发的肿瘤抗原:化学致癌剂或物理因素诱发的肿瘤抗原的特点是特异性强而抗原性弱,常表现出明显的个体特异性,即用同一化学致癌剂或同一物理方法(如紫外线、X射线等)诱发的肿瘤,在不同的宿主体内,甚至在同一宿主不同部位,肿瘤具有互不相同的抗原性。这种特点为该类肿瘤的免疫学诊断和治疗带来了极大的困难。

(2)病毒诱发的肿瘤抗原:某些肿瘤是由病毒(包括DNA和RNA病毒)引起的,如属于DNA病毒的EB病毒(EBV)与B细胞淋巴瘤和鼻咽癌的发生有关以及乙型肝炎病毒(HBV)与原发性肝癌有关。而属于RNA病毒的人嗜T细胞病毒1(HTLV-1)可导致成人T细胞白血病(ATL)的发生。与化学或物理因素诱发的肿瘤抗原的特点不同的是,同一种病毒诱发的不同类型肿瘤(无论其组织来源或动物种类如何不同)均可表达相同的抗原,且具有较强的抗原性。因为此类抗原是由病毒基因编码,又不同于病毒本身的抗原,因此称为病毒肿瘤相关抗原。

(3)自发性肿瘤的抗原:自发性肿瘤是指一些无明确诱发因素的肿瘤。大多数人类肿瘤属于这一类。自发性肿瘤细胞表面具有肿瘤特异性抗原。其特点是某些自发性肿瘤类似于化学致癌物诱发的肿瘤,具有各自独特的抗原性,很少或几乎完全没有交叉反应;另一些自发性肿瘤则类似于病毒诱发的肿瘤,具有共同的抗原性。

(4)胚胎抗原:胚胎抗原是在胚胎发育阶段由胚胎组织产生的正常成分,在胚胎后期减少,出生后逐渐消失,或仅存留极微量。但当细胞癌变时,此类抗原可重新合成。胚胎抗原可分为两种,一种是分泌性抗原,由肿瘤细胞产生和释放,如肝细胞癌变时产生的甲胎蛋白(alpha-fetoprotein,AFP);另一种是与肿瘤细胞膜有关的抗原,如结肠癌细胞产生的癌胚抗原(carcinoembryonic antigen,CEA)。AFP和CEA是人类肿瘤中研究最为深入的两种胚胎抗原,它们的抗原性均很弱,因为曾在胚胎期出现过,宿主对之已形成免疫耐受性,因此不能引起宿主免疫系统对肿瘤细胞的杀伤效应。

二、机体的抗肿瘤免疫效应机制

机体的免疫功能与肿瘤的发生发展有密切的关系。当宿主免疫功能低下或受抑制时，肿瘤发病率增高，而在肿瘤进行性生长时，肿瘤患者的免疫功能受抑制，两者互为因果，对肿瘤的发展起着重要的作用。当肿瘤发生后，机体可通过免疫效应机制发挥抗肿瘤作用。在体内，宿主对肿瘤的免疫应答效应是细胞免疫和体液免疫对肿瘤作用的综合结果。一般认为，细胞免疫是抗肿瘤免疫的主力，体液免疫通常起协同作用。对于大多数免疫原性强的肿瘤，特异性免疫应答是主要的；而对于免疫原性弱的肿瘤，非特异性免疫应答可能具有更重要的意义。

1.体液免疫机制　抗肿瘤抗体虽然可通过以下几种方式发挥作用，但总体来说，抗体并不是抗肿瘤免疫的重要因素。

(1)激活补体系统溶解肿瘤细胞：细胞毒性抗体(IgM)和某些 IgG 亚类(IgG1、IgG3)与肿瘤细胞结合后，在补体参与下，能溶解肿瘤细胞。

(2)抗体依赖性细胞介导的细胞毒作用：IgG 抗体能使多种效应细胞(如巨噬细胞、NK 细胞、中性粒细胞等)发挥 ADCC 效应，使肿瘤细胞溶解。该类细胞介导型抗体比上述的补体依赖的细胞毒抗体产生快，在肿瘤形成早期即可在血清中检出。

(3)抗体的调理作用：吞噬细胞在有抗体(IgG 类)存在的情况下，可通过调理作用，即通过其表面 Fc 受体，更加显著地吞噬结合了抗体的肿瘤细胞。

(4)抗体封闭：肿瘤细胞上的某些受体如转铁蛋白可促进某些肿瘤细胞的生长，其抗体则可通过封闭肿瘤细胞表面的转铁蛋白受体，阻碍其功能，从而抑制肿瘤细胞的生长。

(5)抗体使肿瘤细胞的黏附特性改变或丧失：抗体与肿瘤细胞膜抗原结合后，可使肿瘤细胞黏附特性发生改变甚至丧失，从而有助于控制肿瘤细胞的生长和转移。

2.细胞免疫机制　在抗肿瘤免疫效应中，细胞免疫比体液免疫发挥着更为重要的作用。除以下几种在细胞免疫机制中起主要作用的效应细胞外，目前认为中性粒细胞、嗜酸性粒细胞也参与了抗肿瘤作用。

(1)T 细胞：在控制具有免疫原性肿瘤细胞的生长中，T 细胞介导的免疫应答反应起重要作用。抗原致敏的 T 细胞只能特异地杀伤、溶解带有相应抗原的肿瘤细胞，并受 MHC 限制，具体包括 MHC-Ⅰ类抗原限制的 $CD8^+$ 细胞毒性 T 细胞(cytolytic T lymphocytes，CTL)和 MHC-Ⅱ类抗原限制的 $CD4^+$ 辅助性 T 细胞(helper T cells，Th)。目前 $CD8^+$ CTL 是抗肿瘤免疫的主要效应细胞。其杀伤肿瘤细胞的机制有二：一是通过其抗原受体识别肿瘤细胞上的肿瘤抗原并与之结合，通过溶细胞作用直接杀伤肿瘤细胞；二是通过分泌多种细胞因子间接地杀伤肿瘤细胞。而 $CD4^+$T 细胞参与抗肿瘤细胞免疫效应主要是通过其释放的细胞因子激活单核-巨噬细胞、NK 细胞，并增强 $CD8^+$CTL 的杀伤功能而实现。

(2)NK 细胞：NK 细胞是细胞免疫中的非特异性成分。它不依赖胸腺，不依赖抗体或补体，不需预先致敏，即可直接杀伤或通过分泌细胞毒性因子杀伤肿瘤，其杀伤作用无肿瘤特异性和 MHC 限制性。NK 细胞是一类在早期抗肿瘤免疫机制中起重要作用的效应细胞。

(3)巨噬细胞：巨噬细胞在抗肿瘤免疫中的作用不仅是作为提呈抗原的 APC，而且是溶解肿瘤细胞的效应细胞。尽管巨噬细胞在抗肿瘤免疫效应中起着十分重要的作用，但是,巨噬细胞如果处于静息或非活化状态下是对肿瘤细胞无杀伤作用。并且在某些情况下,浸润入肿瘤局部的一类巨噬细胞,非但不杀伤肿瘤细胞,反而可通过产生表皮生长因子(EGF)、转化生长因子β(TGF-β)等能促进肿瘤的生长和转移,表明巨噬细胞在抗肿瘤免疫应答中的作用具有双重性。结合前述的增强抗体的概念,可见机体免疫系统与肿瘤的相互关系是相当复杂的。

三、肿瘤的免疫逃逸机制

正常机体每日有许多细胞可能发生突变,但并不发生肿瘤。对此,Burnet 于 1967 年在总结了大量的实验和临床资料的基础上,提出了免疫监视学说,认为机体的免疫系统可通过细胞免疫机制识别并清除体内发生癌变的异常细胞。但目前看来,免疫监视学说有一定的局限性,因为它只强调了特异性细胞免疫作用,而忽视了其他免疫因素和影响免疫的因素。

尽管,现已明确机体有着多种抗肿瘤免疫效应。但是,许多肿瘤仍能在机体内进行性生长,甚至使宿主死亡。因为肿瘤细胞可以通过多种机制逃避宿主免疫系统的攻击,或者通过某种机制影响机体不能产生有效的抗肿瘤免疫应答。此方面机制相当复杂,有众多学说,尚无完全令人满意的解释。现将有关因素分析如下。

1.与肿瘤细胞有关的因素

(1)肿瘤细胞的抗原缺失和抗原调变:抗原调变是指由于宿主免疫系统攻击肿瘤细胞,致使其表面抗原表位减少或丢失。有学者就免疫治疗后的黑色素瘤进行了研究,通过对 204 例患者的 523 份样本的分析,筛选出表达 MAA gp100 及 MART-1 的样品,分两组,对其中一组用 gp100 表位肽、gp209-2M 及 IL-2 处理后分析对比显示,gp100 及 MART-1 表达在处理后都有下降。该结果提示在肿瘤的生长过程中,面对机体免疫作用的压力,肿瘤细胞不断变化,自发地丢失抗原,以逃避免疫杀伤而存活。

(2)肿瘤细胞的“漏逸”:“漏逸”指的是由于肿瘤细胞的迅速生长超越了机体抗肿瘤免疫效应的发生,致使宿主不能有效地清除大量生长的肿瘤细胞。

(3)肿瘤细胞 MHC-Ⅰ类分子表达低下:肿瘤细胞内抗原需经胞内加工处理并与 MHC-Ⅰ类分子结合后,才能被提呈至肿瘤细胞表面,并被 $CD8^+$ CTL 识别。通常情况下,肿瘤细胞的 MHC-Ⅰ类分子表达缺陷或低下,可致使肿瘤细胞内抗原无法提呈。研究显示,黑色素肿瘤细胞的 HLA-A2 及黑色素瘤相关抗原(MAA)表达有 50%下调,其中 10%无法检测到有抗原的表达,可以认为已经缺失,故推测肿瘤通过下调 HLA 及 MAA 的表达而降低其免疫原性以躲避免疫杀伤。

(4)肿瘤细胞导致的免疫抑制:肿瘤分泌的免疫抑制因子也为肿瘤的生长提供了一个良好的微环境。在其中发挥作用的有 TGF-β、IL-10、PGE2、SER、IAP 以及可溶性黏附分子等。例如可溶性 ICAM-1 可抑制 CTL/NK 杀伤作用,IL-10 可抑制 APC 的成熟分化及 T 细胞激活,从而影响抗肿瘤免疫反应的效果。

(5)肿瘤细胞本身的抗杀伤作用:在早期,普遍认为肿瘤细胞可以表达 FasL,使 T 细胞在识别并攻击肿瘤细胞时接受凋亡信号,产生 Caspase 级联反应,激活 p53 基因的表达,从而使淋巴细胞凋亡,产生免疫豁免。但其后一些研究证实T细胞使用FasL自杀的同时,肿瘤细胞则另有一套完整的自我保护机制,防止FasL的杀伤。它是通过抑制FasL转导通路上的各个要点:Fas表达的下调,受体内吞,分泌可溶性配体拮抗细胞间信号的转导、CrmA、p35、IAPs抑制凋亡信号级联反应的进行以及新发现的FLIPs的作用等,保证自己不被启动凋亡程序。

(6)肿瘤细胞缺乏共刺激信号:尽管肿瘤细胞可表达肿瘤抗原,具有一定的免疫原性(可提供T细胞活化的第一信号),但其很少表达B7等共刺激分子,不能为T细胞活化提供足够的第二信号,也就无法有效地诱导免疫应答。

2.与宿主免疫系统有关的因素　宿主处于免疫功能低下状态或免疫耐受状态,或者宿主的抗原提呈细胞的功能低下或缺陷,或者宿主体内存在一定量的“增强抗体”等,这些因素均有助于肿瘤细胞逃避宿主免疫系统的攻击。

第二节　肿瘤免疫疗法

肿瘤的生物治疗是以激发和增强机体免疫功能为手段,以达到控制和杀灭肿瘤细胞的目的。它的发展已有100多年的历史。免疫学的每一次重大发现,都促进了肿瘤生物治疗的研究和发展。最初,人们观察到机体的某些抗癌免疫反应、机体对肿瘤的免疫监视作用,并发现个别肿瘤有自发消退的情况,因而认识到肿瘤与免疫有密切关系,并对生物免疫治疗寄予厚望和产生极大的兴趣。早年人们采用非特异性免疫刺激剂来治疗肿瘤,取得初步结果。自20世纪70年代以来,由于生物技术,特别是细胞工程和基因工程技术的发展,使恶性肿瘤的生物治疗有了飞速发展。进入80年代后,肿瘤疫苗、单克隆抗体、细胞因子、免疫活性细胞输注以及基因转移技术等在临床上的应用成为现实。近年来由于DNA技术的进步,利用基因工程可以大量生产重组糖蛋白,即用于肿瘤生物免疫治疗的细胞因子。

当前肿瘤免疫治疗尚未取得令人满意的疗效,其原因主要是肿瘤患者的基因突变并没有改变抗原性而成为有效的免疫靶点。加之患者的免疫状况差异很大,导致各自的特异性免疫的病理生理变化不尽相同。细胞免疫研究表明,免疫系统识别肿瘤抗原,抗原提呈于T细胞,T细胞经识别活化,成为抗肿瘤免疫反应的关键。以下是抗肿瘤细胞免疫反应需具备的条件:①肿瘤细胞必须表达抗原决定簇;②这些抗原能与MHC结合;③外周T细胞识别被提呈的抗原;④被提呈的抗原能刺激辅助性T细胞反应,又能刺激细胞毒T细胞反应;⑤效应细胞能到达肿瘤所在的部位破坏肿瘤。肿瘤患者大多伴有免疫功能低下,体内存在有多种免疫抑制因子,同时IL-2、TNF和IFN等细胞因子产生减少,故常采用增强机体免疫功能的方法进行免疫治疗。下面将生物免疫治疗的分类及治疗机制一一讲述。

一、细胞疫苗

1.肿瘤细胞疫苗　21世纪初已开始应用灭活的肿瘤细胞、细胞滤液或粗提物进行主动免疫治疗，如自体肿瘤细胞疫苗或同种异体肿瘤细胞疫苗。此法沿用较久，但客观疗效有限。因自体疫苗的来源有限，故难以较大规模地开展。由于自体或同种异体的灭活肿瘤细胞来源有限，细胞滤液及粗提物不足，有学者采用体外培养的细胞进行免疫治疗，其优点是可大量制备细胞疫苗，并可使细胞代谢同步化，使其处于G期，因该期细胞的抗原性最强。但由于体外培养的细胞易被微生物污染而对机体产生不良后果，故目前已很少应用。据报道宫颈癌的传代Hela细胞株，经体外培养20年，仍能与宫颈癌患者的淋巴细胞发生特异的细胞免疫反应，说明传代细胞仍保留抗原性。

(1)理化及生物学方法处理的肿瘤细胞疫苗：由于肿瘤细胞免疫原性弱，可应用物理、化学或生物学的方法处理肿瘤细胞后进行主动免疫治疗，如加热、冷冻、照射、经神经氨酸酶或病毒处理瘤苗等，能使肿瘤细胞失去分裂增殖能力，并可改变抗原结构，提高免疫原性。多数人认为肿瘤细胞经异构处理后，抗原性可增强。但亦有人认为肿瘤细胞经体外放射处理后抗原性或免疫原性丧失，影响疗效。后来，将肿瘤细胞疫苗加入微生物佐剂BCG或预先给予环磷酰胺，或加入异种蛋白，或用半抗原修饰肿瘤细胞等以增强肿瘤细胞的免疫原性，可增强患者对自身肿瘤细胞的DTH反应，提高缓解率，并使微转移灶患者无病间期和生存期延长。如在肾脏肿瘤和黑色素瘤，可见病情稳定、部分缓解甚至完全缓解的报道，但总的效果仍不甚理想。

(2)基因修饰的肿瘤细胞疫苗：目前对肿瘤特异性抗原分子了解甚少，制备抗原特异性肿瘤细胞疫苗困难很大。现在多采用肿瘤细胞自身作为肿瘤细胞疫苗，用基因修饰方法改变其遗传背景，降低致瘤性，提高免疫原性。基因修饰肿瘤细胞疫苗包括MHC分子、共刺激信号B7分子、各种细胞因子及其受体、黏附分子以及编码肿瘤抗原肽的基因修饰的肿瘤细胞疫苗。包括MHC修饰的肿瘤细胞疫苗、协同刺激分子基因修饰的肿瘤细胞疫苗、细胞因子基因修饰的肿瘤疫苗、编码特定产物的癌基因修饰的肿瘤细胞疫苗。

2.肿瘤抗原肽或基因修饰的抗原提呈细胞疫苗　机体的抗原提呈细胞(antigen presenting cells，APC)主要包括树突状细胞(dendritic cells，DC)、巨噬细胞和B淋巴细胞等。最近的研究表明，成纤维细胞和内皮细胞也具有一定的抗原提呈功能。DC是抗原提呈功能最强的一类APC，能有效刺激静息的T细胞，诱发初次免疫应答，而机体的其他APC则不具备这一特性。DC与肿瘤的发生、发展有一定的关系，组织活检发现肿瘤组织中DC的存在与肿瘤患者的预后有关。在肿瘤疫苗的主动性免疫治疗研究中发现，经GM-CSF基因修饰的肿瘤细胞回输体内后，肿瘤局部浸润的DC和巨噬细胞等APC明显增多。根据肿瘤抗原加工、提呈的机制，近年来发展了经肿瘤抗原(或肽)刺激或将其mRNA导入，或cDNA转染有关的APC制备疫苗，亦是肿瘤的生物免疫治疗的一种新的策略。

(1)肿瘤抗原或抗原多肽刺激的DC作为肿瘤疫苗：已有证明肿瘤相关抗原多肽体外刺激或致敏的DC，在体内可诱导出特异性抗肿瘤免疫反应，并能抑制荷瘤小鼠的肿瘤生长与转移。最初用鸡卵蛋白(ovabulin，OVA)和B-gal导入细胞，建立表达OVA或6-gal刺激的DC免疫小鼠，能诱导特异性的CTL杀伤活性和特异性的保护性免疫反应，抵抗肿瘤细胞的攻击。肿瘤抗原多肽刺激的DC已进入临床试用，如应用前列腺特异性抗原多肽 PSA-1 和 PSA-2 刺激的 DC 治疗前列腺癌患者，可诱导出特异性抗肿瘤 T 细胞。

（2）抗原多肽刺激的巨噬细胞作为肿瘤疫苗：Rosenberg 等用肿瘤抗原多肽刺激 APC 在体外能从 TIL 或 PBMC 中诱导出杀伤活性更强的细胞。如应用 MART-1 和 gp100 的多肽先致敏自体外周血 APC，此 APC 在低剂量 IL-2 存在下可诱导出高活性的 TIL，提示可诱导特异性免疫效应。肿瘤抗原多肽刺激的巨噬细胞免疫机体能诱导产生特异的抗肿瘤免疫排斥反应，具有免疫治疗作用。此方案在法国已申请进入临床试用。

（3）基因修饰的 APC 作为疫苗：肿瘤抗原编码基因导入 DC 后能在 DC 内持续表达肿瘤抗原。已有报道，借助逆转录病毒载体将癌胚抗原（CEA）和黑色素抗原 MART 编码基因导入人 DC，发现其体外能刺激人外周血 T 细胞产生肿瘤抗原特异性的 CTL 活性。由此可见，肿瘤抗原基因修饰的 DC 体外免疫将有可能成为肿瘤免疫基因治疗的新途径。另外，利用细胞因子基因修饰的 DC，可使 B7 等共刺激分子的表达明显增强，经肿瘤抗原刺激后能诱导更有效的抗肿瘤免疫排斥反应。与肿瘤细胞融合后的 DC，表达 DC 自身的表面免疫应答相关分子及分泌的细胞因子，同时获得肿瘤细胞的肿瘤抗原信息，也可作为一种新型的肿瘤疫苗。

二、分子疫苗

近年来应用肿瘤相关抗原（TAA）或特异性抗原（TSA）进行免疫治疗的研究发展较快。TAA 是一类存在于肿瘤细胞表面的大分子，可被自身、同系、同种和异种动物的免疫系统所识别，并可刺激机体产生相应的抗体。这类大分子并非肿瘤细胞特有，但在癌变后其含量明显增加。TAA 的出现大多是细胞表面糖蛋白及糖脂中糖苷侧链改变所致。许多人类肿瘤缺乏真正的“肿瘤特异性抗原”，故肿瘤 TAA 的发展为人类肿瘤免疫治疗带来希望。其优势之一是可使相当多的具有交叉反应性的个体产生免疫力，而不必为每一个肿瘤患者制备各自特异的 TAA 制剂。

1.胚胎抗原疫苗　许多人类肿瘤表达胚胎抗原，如原发性肝细胞癌表达 AFP、消化道肿瘤表达 CEA、前列腺癌表达前列腺特异抗原（PSA）等。其中 CEA 是研究最多的肿瘤相关抗原之一，在 90%以上的结直肠癌、胃癌、胰腺癌、50%的乳腺癌和 70%的非小细胞肺癌均有表达。因此，针对 CEA 制备的疫苗可使许多相应个体产生免疫力，从而避免为每个患者分别制备疫苗的过程。但由于 CEA 抗原性极弱，在人体内能否产生免疫尚有争论。用表达 CEA 的重组痘苗病毒疫苗可在人体内激发出特异的 CTL 反应。IL-2 能增强重组 CEA 痘苗病毒的 SAIT 效应，IL-2 与重组 CEA 疫苗病毒联合免疫可使 CEA 特异性 T 细胞明显增强，并使 60%～70%的荷结直肠癌（CEA+）小鼠肿瘤完全消退，延长无瘤生存期。用 IL-2 与 CEA 共同转染痘苗病毒也具有相似作用。目前 CEA 疫苗已进入Ⅰ期临床。

2.病毒疫苗及重组疫苗　病毒性疫苗大多数具有免疫原性、有交叉反应、易于掌握和经济实用，因而最易生产。研究证明，乙型肝炎病毒和丙型肝炎病毒与原发性肝癌，乳头瘤病毒与子宫颈癌、口腔癌，EB 病毒与鼻咽癌及 B 细胞淋巴瘤等有关。因此，上述肿瘤可以通过使用合适的病毒疫苗来预防。例如乙肝疫苗每年可保护近 100 万人免患肿瘤而死亡。在EB病毒系中存在许多潜在靶抗原，从而可能制备有效的疫苗来对抗这种病毒，就可保护成千上万的人避免鼻咽癌、淋巴癌等致命疾病的侵袭。

3.抗独特型抗体疫苗　抗独特型抗体是抗原的内影像，它可以模拟抗原成为疫苗。其制备简单，免疫原性强，不需先分离鉴别肿瘤相关抗原，只需以所需抗原的单抗为免疫原制备抗体。抗独特型抗体还含有一些不曾为机体识别的蛋白组分，可以打破机体对肿瘤抗原的免疫耐受，使原本不对机体产生免疫应答的变为产生免疫应答。特别对那些分子结构尚不明确的癌相关抗原，无法进行化学合成或DNA重组的，可以制备抗独特型抗体作为疫苗。针对黑色素瘤、人乳腺癌、人肾细胞癌等相关抗原的抗独特型抗体在动物实验中的研究均取得了一定成绩，并在人体进行了尝试，至少有部分患者的存活期有所延长或肿瘤有消退趋势，为临床研究打下了坚实的基础。

4.癌基因产物作为分子疫苗　由癌基因突变、缺失等造成的肿瘤细胞异常蛋白表达，为TSA，可激发机体特异性免疫反应，该反应可延缓癌症进程，放大其有效治疗作用。许多肿瘤抗原是由于点突变或易位致癌基因活化而产生的蛋白产物，或是由于基因扩增(如HER-2/neu)而致正常蛋白过表达，或是抑癌基因的产物(如p53)。由于这些癌基因产物的氨基酸序列或空间构象发生改变或隐蔽的蛋白质分子暴露而具有高度免疫原性，成为机体免疫系统的有效靶目标。

5.热休克蛋白-肽复合物肿瘤疫苗　研究证明从肿瘤组织中提取的热休克蛋白(heat shock protein，HSP)是结合了不同抗原多肽的HSP，是多种HSP-肽复合物。用它免疫机体，可望活化体内多个CTL克隆，从而实现对同一肿瘤内的所有细胞产生杀伤效果的可能。故HSP-肽复合物肿瘤疫苗展示了广阔的应用前景。首先从肿瘤组织中提取HSP-肽复合物免疫自身，激活其免疫系统，打破免疫耐受，消灭残存瘤组织，达到根除肿瘤的目的。

6.黏蛋白疫苗　近年来发现肿瘤细胞表面黏蛋白发生了改变，暴露出蛋白质核心部位。在上皮来源的肿瘤中，黏蛋白往往呈过度表达状态，因而可能成为免疫治疗的靶分子。自编码乳腺及胰腺黏蛋白核心的cDNA克隆问世后，黏蛋白结构的抗原决定簇的研究以及乳腺癌单克隆抗体的研制有了重要突破。蛋白核心部位以及完整蛋白的基因序列均以确定，称为MUCI。此后，其他cDNA克隆也相继获得成功。应用合成的黏蛋白糖类半抗原与KLH的结合物也用于广泛转移的卵巢癌患者的临床Ⅰ期试验。Longenecker等还进行了应用唾液酸STn耦联于Detox佐剂治疗乳腺癌、胰腺癌及结肠直肠癌患者的Ⅱ期临床试验。Itzkow等亦在用STn-KLH配合化疗治疗转移结肠直肠癌、胃癌及乳腺癌患者。

7.人工合成的多肽疫苗　人工合成多肽TAA以及构建表达TAA的重组病毒等方法在不同水平上(细胞、亚细胞、分子、基因)制备疫苗，以增强TAA的免疫原性，有可能诱导出相对特异的抗肿瘤免疫应答。

三、抗肿瘤抗体及其免疫导向疗法

免疫学中的一个最基本的规律是抗原与抗体的特异性结合反应。将某些肿瘤的单克隆抗体(McAb)注入血管内,并随血流进入全身组织,这种特异性的抗体就可以在体内搜索或跟踪它的目标,即相应的抗原,并与之特异结合而引起一系列免疫反应。将化学药物、放射性核素或毒素与针对肿瘤抗原的McAb耦联,制成所谓"生物导弹",后者在体内可定向地集中于肿瘤灶,发挥杀瘤效应,称为免疫导向疗法。20世纪80年代以来,肿瘤导向治疗渐成为肿瘤治疗研究的热点,为肿瘤治疗带来了新的曙光。临床肿瘤工作者对此项新技术的发展前景予以极大的关注。

1.抗肿瘤相关抗原(TAA)和特异性抗原(TSA)的抗体治疗　利用抗体自身的细胞毒作用,亦有报道应用单抗CD17-1A治疗消化道恶性肿瘤,有部分患者获得明显好转,部分患者部分缓解或完全缓解。Togashi等制备的胃癌McAb对胃腺癌、结肠癌和肺癌具有细胞毒活性,而对正常血液成分无细胞毒作用,因此,在免疫治疗中具有研究价值。此外,亦有抗黑色素瘤、结肠直肠癌、肾癌的McAb用于相应肿瘤的治疗,并获得一定的疗效。Gramaztk等用抗CDTMcAb治疗急性T淋巴细胞白血病观察到,经治疗后患者体内恶性细胞显著减少,病情得以缓解。

2.抗生长因子受体抗体治疗　生长因子是一个大家族。近年来研究证明某些生长因子与相应的受体结合后,可促进肿瘤的发生和发展,如EGF-R、FGF-R、TGF-R、GM-CSF-R、IL-2R、IL-6R及TG-R等。其中EGF与其受体(EGF-R)的研究较多,证明抗EGF-RMcAb可抑制肿瘤的生长。临床治疗晚期患者可控制患者的病情发展。其抗体-核素导向治疗及抗体重组免疫毒素治疗均可控制肿瘤的进一步生长。此外,抗白介素2受体(interleukin-2 receptor,IL-2R)实验性用于人T细胞淋巴瘤的治疗,包括HTLV-1相关白血病和淋巴瘤。IL-2可刺激细胞生长,而抗IL-2R的抗体可封闭其受体阻止其功能,或通过CDC效应杀伤恶性细胞。抗IL-2R治疗不是肿瘤细胞特异性的,故可抑制免疫功能。

3.抗独特型抗体在肿瘤治疗中的应用　根据著名的免疫网络学说,特定抗原刺激机体产生相应抗体(Ab1)。Ab1可变区除与特定抗原结合外,也可作为一种独特型抗原诱导机体产生抗独特型抗体(anti idiotypic antibody,AId或Ab2)。在特异性抗原诱导的免疫反应中,抗体分子及其具有协同作用的B细胞和T细胞表面均有共同的Id决定簇。抗Id抗体分为α、β、γ和δ四种亚型,其中Ab2β能模拟起始抗原,刺激其他淋巴细胞克隆产生抗独特型抗体(antiantild,Ab3)。Ab3可与抗原及Ab2特异性结合,调节Ab2的产生,间接调节Ab1。Ab2β还可作为独特型肽,经抗原提呈细胞加工与MHC-Ⅱ类抗原形成复合物激活T细胞,后者分泌淋巴因子,调节免疫应答。由此可见,抗独特型抗体具有模拟抗原及免疫调节双重作用,同时能克服机体免疫抑制或打破免疫耐受状态,可直接或间接促进机体特异性抗肿瘤免疫。因此,抗肿瘤的Aid可作为诊断试剂、治疗试剂用于临床。

4.抗人白细胞分化抗原McAb在肿瘤治疗中的应用　白细胞分化抗原是白细胞在正常分化、成熟的不同阶段或活化过程中出现或消失的细胞表面分子。它们大多是穿膜的蛋白质或糖蛋白,由胞外区、穿膜区和胞质区构成,参与免疫应答过程中免疫细胞的相互识别、活化、增殖和分化。由于这些细胞表面分子都是有功能的分子,与机体重要的生理或病理过程密切相关,因此它们相应的抗体及其衍生物有可能用于某些疾病的治疗。如抗T细胞、B细胞、髓系细胞、激活抗原、黏附分子、内皮细胞及细胞因子受体的抗体均已用于相应白血病、淋巴瘤及相关抗原阳性肿瘤的免疫治疗。特别是抗CD3和CD25分子的McAb用于异基因骨髓移植时防治移植物抗宿主病(GVHD)取得了较好的效果。此外,多种恶性血液病如非霍奇金淋巴瘤、多发性骨髓瘤、霍奇金病、某些白血病及肿瘤表达CD40抗原,抗CD40单抗能抑制载瘤重症联合免疫缺陷鼠(SCID)体内人B细胞淋巴瘤的生长,其单链抗体重组免疫毒素抑瘤效应更佳,具有应用前景。

5.肿瘤多药耐药分子McAb的治疗　人们以各种耐药肿瘤细胞株,如耐阿霉素细胞株、卵巢癌耐药细胞株、长春新碱耐药细胞株及柔红霉素耐药细胞株等作为抗原,免疫BALB/c小鼠,已制备出多种与MDR相关的McAb及基因重组嵌合抗体。这些抗体可与细胞糖蛋白P-gp结合,或与其他耐药相关蛋白结合。在耐药相关的抗体中,具有逆转细胞耐药功能或杀伤肿瘤细胞者多为抗P-gp的McAb。如MRK,识别抗原为P-170糖蛋白,其单抗可与所表达MDRI基因的肿瘤耐药细胞反应。联合应用该抗体与长春新碱和放线菌素D或柔红霉素,对耐药肿瘤细胞的细胞毒性明显增强,且呈剂量依赖性。其机制是调节药物的转运系统,增加细胞内药物浓度。对MDRI转基因小鼠的研究发现,MRK16及其F(ab′)2片段可阻止骨髓肿瘤细胞对阿霉素、柔红霉素、长春新碱等化疗药物产生耐药性。MRK17与MRK16单抗识别抗原的特异性相同,均能介导对肿瘤细胞的ADCC效应。

因此,MRD相关McAb体内外的生物学作用,即可促进细胞内药物的蓄积和细胞耐药的逆转。机体的免疫功能可能参与和促进其耐药的逆转,如CDC及ADCC对MRK16杀伤耐药肿瘤细胞亦起着重要作用。如将抗体携带核素及抗癌药可提高其对抗癌细胞的杀伤作用。由此可见,抗P-gpMcAb是逆转由P-gp所介导的MDR的重要途径。但该疗法尚有许多问题须待解决,诸如人体的MDR是复杂的,以及McAb的异源性等是影响抗体逆转MDR治疗的重要因素。

6.新型抗体导向治疗肿瘤　近年来,免疫耦联物在临床应用还存在一些有待解决的问题:①肿瘤抗原的特异性问题,到目前为止,很少证实有肿瘤细胞特异性抗原;②肿瘤抗原异质性及调变,逃避耦联物与之结合;③抗体的异源性,目前应用的McAb多为鼠源性的,限制了其应用;④穿透肿瘤生物屏障的能力差;⑤耦联物的制备一般采用化学方法,在制备过程中,易损失其抗体药物活性。由于上述诸多因素,人们对抗体的导向进行了相应的改进。目前新型导向药物的研究主要集中于以下几种。

(1)新型“弹头”药物的研究:常用于耦联物的抗肿瘤药物,达不到预期的疗效,而对肿瘤细胞杀伤的强度远低于毒素。因此,寻找高强度的抗肿瘤化疗药物成为改进导向治疗的手段之一。根据报道,由微生物产生的抗肿瘤抗生素如加利车霉素、Esperamicim,C1027和美登素新衍生物等对癌细胞有极强的杀伤作用,加利车霉素分别与多种单抗(IgG、IgG2a亚类)连接,耦联物对移植于裸鼠的人乳腺癌、骨髓瘤和卵巢癌有显著疗效。从我国湖北省土壤中分离的一株链霉菌所产生的抗肿瘤抗生素C1027,对癌细胞的杀伤作用比阿霉素强10 000倍以上,小剂量(0.05mg/kg)给药一次,对小鼠移植性黑色素瘤HP和白血病L1210有显著疗效。其耦联物对裸鼠移植的肝癌、胃癌均有显著的疗效。

(2)新型抗体的研究:自20世纪80年代中期利用基因工程技术制备抗体以来,基因工程抗体的研究有了很大的进展。基因工程抗体是指通过基因工程方法改造和制备抗体,它兴起于80年代对鼠源性McAb的人源化改造,最初出现的是人-鼠嵌合抗体,即将小鼠的可变区与人的恒定区拼接而成的抗体,可称之为恒定区的人源化抗体,这种抗体的优点在于降低了HAMA的产生,可延长其在体内的半衰期及改善药物的动力学,有些试用于临床也取得了较好效应。特别是基因工程制备的双功能鼠-人嵌合抗体——细菌P-半乳糖苷酶BIa等免疫结合物,可对实体肿瘤进行定位,并在酶的固定位点传递具有抗肿瘤活性的药物,使环磷酰胺前药转变为有杀伤效应的药物,从而使肿瘤局部药物浓度增高。这种双功能抗体还可以通过对BIa的置换,将此抗体作为运载工具,使之运载化疗药物或蛋白毒素,更广泛地用于肿瘤的治疗。但由于嵌合抗体的可变区仍保留鼠源性序列,有些嵌合抗体仍可引起抗独特型抗体的产生,因此将其可变区人源化,制备人源化抗体具有更大的应用价值。目前,新型抗体的研究主要集中于双特异性抗体、独特型抗体以及基因工程抗体的研究,使鼠源性抗体"人源化"及"小型化",以及通过噬菌体呈现技术制备人源抗体等,以便能够降低免疫原性,并增加抗体的特异性及药物的穿透性,提高抗体在治疗肿瘤,特别是实体瘤上的效能,可以多次给药。

(3)新的化学交联剂及交联方法的改进:制备免疫毒素时,所用交联剂不应直接影响免疫毒素在体内的半衰期。如为了克服免疫毒素中p链与细胞的非特异性结合,采用S-乙酰巯基琥珀酐(SAM-SA)为耦联剂制备免疫毒素。由于抗体对p链结合位点的空间位障而使大部分免疫毒素不能结合到细胞表面的半乳糖残基上,这种免疫毒素保留了它的细胞毒效应而且显示较好的特异性。

(4)双功能抗体及抗体超抗原耦联物或其融合蛋白可活化杀伤性细胞,把抗体、细胞及细胞因子结合起来。

四、过继免疫疗法

过继性免疫疗法(AIT)是通过给荷瘤机体输注抗肿瘤免疫效应细胞,如致敏或激活的淋巴细胞及其产物或武装的巨噬细胞的方法治疗肿瘤。

1967年Audrews等采用肿瘤细胞免疫过的机体胸导管淋巴细胞治疗黑色素瘤和白血病,但疗效不确切,有的患者甚至并发了移植物抗宿主反应。Alexander等发现,从免疫动物淋巴细胞中提取免疫核糖核酸(iRNA)可传递免疫反应,这可避免移植物抗宿主病的危险。近年来LAK细胞、TIL细胞的发现,使过继性免疫疗法取得较大进展。

1.IL-2/LAK疗法　LAK细胞是一类在淋巴因子(主要是IL-2)刺激下能非特异性地杀伤自身或异体肿瘤细胞的免疫效应细胞。自从80年代初Rosenberg等报道应用IL-2/LAK治疗晚期恶性肿瘤获得疗效以来,肿瘤过继免疫疗法的研究受到全世界极大重视,并认为是一种具有很大潜力的肿瘤生物疗法。

2.其他肿瘤杀伤细胞　包括肿瘤衍生的激活细胞(TDAC)、肿瘤浸润淋巴细胞(TIL)、细胞素性T淋巴细胞(CIL)、$CD4^+$细胞毒性T细胞($CD4^+TL$)、抗CD3抗体激活的杀伤细胞(CD3AK)及NK细胞等。这些细胞杀瘤效应均明显优于LAK细胞,在抗瘤治疗中具有广阔的应用前景。

3.导入细胞因子基因的免疫细胞过继疗法　利用基因工程技术将细胞因子基因导入免疫效应细胞(如 TIL),使有关的细胞因子(例如 TNF)基因随回输的 TIL 导向肿瘤灶,细胞因子以自分泌或旁分泌方式在局部达到较高浓度,从而协同免疫效应细胞发挥抗瘤效应。

五、细胞因子疗法

细胞因子(cytokine,CK)是指由活化的免疫细胞和某些基质细胞分泌的,介导和调节免疫、炎症反应的小分子多肽,它包括由淋巴细胞产生的淋巴因子和由单核/巨噬细胞产生的单核因子等。许多细胞因子具有直接或间接的杀瘤效应,细胞因子疗法在肿瘤的免疫治疗中具有重要意义。

1.外源性细胞因子治疗　将具有抗肿瘤活性的细胞因子通过一定的途径直接注入荷瘤机体,可取得一定的抗瘤效果。目前临床应用疗效较好的有 IL-2、CSF、IFN 和 TNF-α 等。

2.细胞因子导向治疗　细胞因子与毒素、放射性核素、化疗药物耦联以后制成的“生物导弹”,可以定向作用于表达有相应受体的肿瘤细胞,从而杀伤或抑制肿瘤细胞。利用基因工程技术将细胞因子基因与假单胞菌外毒素 Pedo 基因在体外重组,制备成细胞因子——Pedo 融合蛋白,如 IL-2-PE40、IL-4-PE40、IL-6-PFA0 等。上述融合蛋白可以杀伤表达相应细胞因子受体的肿瘤细胞。这些都是当前细胞因子疗法的重要进展之一。

3.细胞因子基因治疗　将细胞因子基因直接地导入肿瘤细胞之中,使肿瘤细胞自行分泌细胞因子,以发挥杀瘤效应。目前有多种细胞因子基因可以借助逆转录病毒载体转移入肿瘤细胞之中,其中包括 IL-2、IL-4、IL-6、IL-7、IFN-7、TFN-α、GM-CSF、C-CSF 等。经细胞因子基因修饰了的肿瘤细胞可增强其免疫原性,细胞表面的某些黏附分子(如纤维连接素等)和 MHC 抗原的表达也增强,可诱发机体产生较强的免疫应答。因而明显增强了机体对肿瘤细胞的杀伤能力。

六、基因治疗

基因治疗是通过人工方法改变靶细胞的基因结构从而获得疗效。除了上述几种免疫基因治疗外,还有其他的肿瘤基因疗法。

1.反义寡核苷酸基因治疗　细胞内某些癌基因或原癌基因的激活与肿瘤的发生可能有关。但单基因的激活是否具有诱导细胞转化或恶变的能力尚不清楚。常规的分子生物学方法难以干扰或阻止细胞内单一基因的表达。反义 RNA 是一类小分子量、可扩散的 DNA 转录物,能与其互补的 mRNA 序列结合,抑制靶基因的表达,且不影响其他基因的正常功能。该疗法目前尚属实验阶段,希望不久的将来能够成为肿瘤免疫疗法中的一种重要手段。

2.抑癌基因疗法　抑癌基因的突变、缺失是肿瘤的发病机制之一。因此,将克隆化的抑癌基因导入肿瘤细胞,通过其产物表达来抑制肿瘤的生长,这是又一种肿瘤基因治疗。如将 p53 基因的正常 cDNA 转入结肠癌细胞、直肠癌细胞和神经胶质肿瘤细胞中,观察到肿瘤被抑制。

3.针对化疗的肿瘤基因治疗　将某些药物敏感基因导入肿瘤细胞中，可增强肿瘤对抗瘤药物的敏感性。例如，已知钙调素(CaM)可以诱导癌细胞对化疗药物耐药性的逆转，故有人将 CaM 基因转入小鼠乳腺癌细胞株后，发现可明显提高癌细胞对化疗药物的敏感性。亦可将 HPRT 基因的反转录载体转移到体外培养的人白血病细胞，证明 HPRT 的表达能增加白血病细胞对 6-巯基嘌呤的敏感性。

(潘学兵)

第七章　肿瘤姑息治疗

第一节　概述

一、癌症姑息治疗的定义和历史演变

尽管人类经过上百年的努力，试图彻底攻克癌症这一顽症，但时至今日，发达国家癌症的治愈率为45%~50%，有一半以上的癌症患者不能被治愈；在发展中国家，癌症治愈率更低，在中国，尽管一些省级肿瘤医院的治愈率接近国际先进水平，但全国癌症平均治愈率只有20%左右，也就是说有80%的患者尚不能治愈，晚期癌症患者的姑息治疗问题日益引起医学界和社会各界的重视。

1.WHO对姑息治疗的定义　姑息治疗医学是对那些对治愈性治疗无效的患者完全的主动的治疗和护理。其措施是控制疼痛及有关症状，并对心理、社会和精神问题予以重视，其目的是为患者和其家属赢得最好的生存质量。姑息治疗同样适用于肿瘤患者治疗的早期阶段，需要全程将姑息治疗与抗肿瘤治疗相结合。

WHO的进一步解释为：姑息治疗要坚定生命的信念，并把死亡看作是一正常的过程，把心理和精神治疗统一在一起。姑息治疗提供一个支持系统使患者在临终前过一种尽可能主动的生活，对患者家属也提供一个支持系统，使他们能应付及正确对待患者生存期间的一切情况，以及最后自己所承受的伤痛。

2.姑息治疗目的　对于晚期癌症来说，姑息治疗目的包括以下几点：①缓解症状，减轻患者的痛苦，改善患者的生存质量；②控制肿瘤，延长患者的生命；③减少无效抗癌治疗；④提高患者满意度；⑤减轻家属和护理者工作负担；⑥更恰当安排临终关怀；⑦减低患者经济负担。姑息疗法可能有近期的暂时的效果，但患者以后多数还会因肿瘤复发、转移而死于肿瘤，这些不能治愈的患者应得到进一步的姑息治疗和合理的医疗照顾。

姑息治疗伴随对肿瘤诊断和治疗的发展而逐渐发挥主要作用。在明确肿瘤诊断以后，即开始对各种症状予以科学的评估，对手术、放疗、化疗等不良反应采取预防措施，对诊断时已中晚期无治愈可能的患者，采用姑息性手术、放疗、化疗、多途径的生物靶向治疗和介入治疗、中西医结合以及心理支持等来缓解肿瘤造成的各种症状及疼痛，最大限度地延长无症状生存期，提高其生存质量。当疾病进展且不能再接受常规的放疗、化疗及手术治疗时，在姑息治疗专业医生指导下，通过对患者全面症状评估，如癌痛的程度和性质，是否伴有焦虑和抑郁情绪及其他症状，制定姑息治疗方案。尽管疾病进入晚期阶段，但患者仍然能在无明显痛苦的条件下，享受生活和工作的乐趣。有条件时可以安排善终及善别服务。

3.癌症姑息治疗的战略战术　早期发现，争取根治；晚期癌症，姑息治疗。

4.姑息治疗的要点 姑息治疗的要点是合理的综合治疗,避免过度治疗。提倡晚期癌症患者姑息治疗,避免过度治疗,首先要转变观念,树立与瘤共存、和平相处的观点,既然晚期癌症目前还无法治愈,治疗的目标就是减轻患者痛苦,提高生存质量,延长患者生命。与西方国家不同的是,我国传统中医药在减轻患者痛苦、提高生存质量等方面,有其独特的优势。实践中可以发挥中医药毒副作用小、价格低廉等特色,其具有广泛的群众基础,也符合中国的国情和社会医疗保险低水平、广覆盖的宗旨。晚期癌症患者的姑息治疗,还应包括解决患者及其家属一系列心理的、情感的、精神的、社会的需要等问题,使他们在机体上、特别是精神上和心理上得到充分的治疗,精心的护理和安慰,需要心理学和社会工作者以及一大批志愿者的共同努力,使患者及其家属获得最佳的生存质量。

5.目前常见的姑息治疗误区

(1)姑息治疗就是晚期肿瘤的"等死"治疗。但事实并不是如此,通过姑息治疗,患者症状改善后能继续接受其他的综合治疗,而且这种治疗会用于癌症的早期,让患者心理上和肉体上能够接受诊断、治疗,直至生命的终止。

(2)姑息治疗不是积极治疗。姑息治疗不同于抗癌治疗的根治治疗,但对于患者出现的症状,特别像疼痛之类影响患者生存质量,不仅要积极治疗,而且要获得改善。

(3)姑息治疗的患者都是临终患者,放弃治疗。在临床实践中,很多患者经过了姑息治疗,症状缓解,相应的生存质量也有所提高,何况带瘤生存、有症状生存的患者绝不在少数。

6.我国癌症姑息医学的发展 认识到以上这些问题,国内的有识之士在以下几个方面做了非常重要的工作。

(1)癌症疼痛规范化治疗:WHO 从 20 世纪 80 年代将姑息治疗列入解决癌症问题的 4 个重点工作之一,并将癌症疼痛的控制作为推动姑息治疗的切入点。1986 年 WHO 发布《癌症三阶梯止痛治疗原则》,建议在全球范围内推行癌症三阶梯止痛治疗方案。在孙燕、李同度、陈妙兰等专家教授的积极倡导下,1990 年我国卫生部与世界卫生组织专家合作,正式开始推行 WHO 三阶梯癌痛治疗方案。推行 WHO 三阶梯止痛原则 18 年来,在全国各地医学专家和政府管理人员的支持下,以及在广大医务工作者的共同努力下,中国的癌症疼痛治疗工作在多方面都取得了较大进步。癌症疼痛规范处理的工作的进步,也全面推动了中国癌症康复与姑息治疗工作的起步和发展。

(2)重视癌症康复与姑息治疗:全面发展癌症疼痛规范化处理工作的进步,全面推动了癌症康复与姑息治疗发展。我国推行 WHO 三阶梯止痛原则,不仅让数十万癌症疼痛患者得到较好的止痛治疗,而且也为探索规范化癌症姑息治疗,在临床医疗、继续教育、药品供应与管理、政策调整方面提供了经验。

总之,在协会的大力倡导下,在卫生部门的鼎力支持下,我国癌症姑息治疗观念的更新、专业技能的继续教育、公众宣传教育、专业学会及专业队伍的成长,都为中国癌症姑息治疗事业的进一步发展奠定了坚实的基础。关注癌症患者生存质量,重视发展癌症康复与姑息治疗专业技术已成为共识,我国的癌症姑息医学也在快速接近国际先进水平。当然,也要清醒地看到,国家财力有限,医护人员和患者以及相关人员认识不足,传统理念制约,我国的癌症姑息治疗整体还停留在“药物手术优先,勉强解决症状;心理关怀不足,医患沟通欠佳”的阶段,需要业界人士共同努力来推进癌症早期积极的姑息治疗以及后期积极的康复治疗理念的实现。

二、癌症姑息治疗的综合理念和对策

重视癌症姑息治疗,让其成为临床肿瘤学的重要组成部分,是现代临床肿瘤发展的必然趋势。目前,中国癌症患者对姑息治疗的需求远未得到满足。随着老龄化人口的增加,中国癌症发病率还将持续增加,需要得到姑息治疗的癌症患者人数也会随之急剧增加。WHO 提出,重点在 3 个领域开展姑息治疗工作:一是发展癌症姑息治疗专业技术队伍,二是制定姑息治疗基本药品目录,三是加强姑息治疗宣传教育。我国应在国外先进水平基础上,结合自身特点,从多方面采取对策来发展癌症的综合姑息治疗。

1.注意多学科综合治疗　对癌症患者的支持治疗,不仅是手术、放疗、化疗,更重要的是提供全面的支持治疗。支持治疗包括对症支持、精神心理支持、家庭支持、社会支持等。因此,支持治疗需要在放疗、化疗、介入科合作基础上,加强心身医学、精神心理学、社会学等多学科之间的合作,调动可利用的资源。

2.发展专业学技术队伍　发展癌症姑息治疗专业技术队伍,探索中国癌症康复与姑息治疗医疗服务模式,是今后工作的重点和难点。目前,我国一些大型医学机构已开始重视并开展癌症姑息治疗工作。国内各个省区姑息治疗发展不平衡,既受当地经济发展的影响,更与癌症康复与姑息治疗专业队伍建设密切相关。肿瘤专科医生临床工作重点是抗癌治疗,常忽视康复与姑息治疗技能。晚期癌症患者常常面临大医院不肯收、小医院不敢去的尴尬局面。建立癌症康复与姑息治疗专业队伍,是改善姑息治疗临床需求的重要措施。在综合医院或肿瘤专科医院,多学科合作成立姑息治疗专科或专业技术组的运作模式,有助于系统研究姑息治疗,提供姑息治疗临床会诊,也有助于专业教学及加快学科发展。癌症患者最初所需要的姑息治疗,主要由肿瘤专业组成员提供,姑息治疗专家可协助处理一些顽固的症状和复杂的社会心理问题。志愿者及社会学人员参与患者在家中的“无缝隙服务”,是为协同非住院患者提供社会关怀的运作模式。家庭和门诊接受姑息治疗是一种合理的选择,门诊和家中姑息治疗不仅可节省医疗费用,合理利用有限的医疗资源,而且可以改善患者的生存质量。

3.制定癌症姑息治疗基本药品目录　WHO 提出,政策支持是开展姑息治疗的基本保障,而制定基本药品目录则是政策支持的具体体现。建立癌症姑息治疗基本药品目录,不仅有助于规范化癌症姑息治疗,而且可以合理利用有限医疗资源。WHO 委托国际临终关怀及姑息治疗协会(IAHPC)制定姑息治疗基本药品目录。通过反复调查研究,最终确定 34 种药物为姑息治疗基本药品,这些基本药品可基本满足缓解晚期癌症患者的 18 种常见症状。基本药品包括阿米替林、比沙可啶、卡马西平、西酞普兰、可待因、地塞米松、氢化可的松、地西泮、双氯芬酸、苯海拉明、芬太尼(透皮贴剂)、加巴喷丁、氟哌啶醇、丁溴东莨菪碱、布洛芬、左美丙嗪、洛哌丁胺、劳拉西泮、醋酸甲地孕酮、美沙酮(即释剂)、甲氧氯普胺、咪达唑仑、矿物油灌肠剂、米氮平、吗啡、奥曲肽、口服补液盐、羟考酮、对乙酰氨基酚、泼尼松龙、番泻叶、曲马多、曲唑酮、唑吡坦。

目前在我国就诊的癌症患者中，大多为晚期病例，其治疗花费巨大但收效甚微，资源浪费严重。对照IAHPC姑息治疗基本药品目录与我国的社保基本药物目录，其中6种药品未列入我国社保基本药物目录，另有2种药物未列入姑息治疗适应证。中国抗癌协会癌症康复与姑息治疗专业委员会组织专家讨论一致认为，将癌症姑息治疗基本药品列入社保基本药物目录，不仅十分必要，而且切实可行。制定中国癌症姑息治疗基本药品目录，以确保癌症姑息治疗实施，有利于保障所有晚期癌症患者都得到基本姑息治疗，实现人人享有初级卫生保健的国家公共卫生政策战略目标，也有利于合理使用有限的医疗资源。

4.中医与姑息治疗　中医治疗癌症，在减轻患者痛苦、提高生存质量等方面有其独特优势。作者提出的中医姑息治疗晚期癌症，充分发挥了中药毒副作用小、价格低廉等特色，具有广泛的群众基础，也符合中国的国情和社会医疗保险低水平、广覆盖的宗旨。

在中医治疗过程中一定要用中医理论指导遣方用药。中医治病要通过四诊，掌握患者当时的主要症状和全身状况，并结合环境、气候等情况给予整体辨证，才能遣方用药。在治疗恶性肿瘤时，尽可能使用相须、相使者，以求药效的协同作用。如需使用有毒中药时，应遵循"可用相畏、相杀者"之旨，以达到减低其毒性、缓和其烈性，或以毒攻毒之目的，使其减毒增效，如用半夏时配以生姜，这种相杀配伍，既可降低半夏毒性，又可增强止吐功效。中医治疗癌症要把握治病的机遇，适时配合其他治疗手段。

中医治疗肿瘤的作用日益引人注目，应用范围也越来越广泛。如配合手术治疗可.促进患者体力恢复和伤口愈合，与放疗、化疗结合常能起到减毒增效作用，中晚期肿瘤患者经中医药治疗常可提高患者生存质量，延长生存时间。

5.加强癌症康复与姑息治疗宣传教育　宣传教育工作重点在于改变观念，加强专业技术知识的普及和深化。在癌症康复与姑息治疗宣传教育工作中，应该重视下列问题：姑息治疗贯穿癌症治疗全过程。癌症姑息治疗并不是只针对终末期癌症患者的临终关怀治疗。

癌症姑息治疗应该贯穿癌症治疗全过程，根据癌症病变的进展，癌症姑息治疗大致分为3个阶段，各阶段的重点和任务不同。第一阶段，抗癌治疗与姑息治疗相结合。治疗对象是可以或可能根治的癌症患者。此阶段姑息治疗主要缓解癌症及抗癌治疗所致的症状，对症支持治疗，保障患者治疗期的生存质量。第二阶段，抗癌治疗可能不再获益时，以姑息治疗为主。治疗对象是无法根治的晚期癌症患者。其姑息治疗主要任务是缓解症状，减轻痛苦，改善生存质量。第三阶段，为预期生存时间仅只几周至几天的终末期癌症患者提供临终关怀治疗及善终服务。为保障姑息治疗贯穿于癌症治疗全过程，应该让患者尽早建立姑息治疗概念，确保抗癌治疗合理用于受益阶段。

6.重视症状处理　提高癌症患者的生存质量是人们容易接受的理念。但是在临床实际工作中，提高癌症患者生存质量常常只是一种未能实现的期望。对于病情日益加重的晚期癌症患者，尤其是终末期癌症患者，提高生存质量更是一种奢望。癌症患者的生存质量调查研究结果，都会得出相同的结论，即癌症病期越晚，躯体和精神心理症状越多、越重，患者的生存质量就越差。因此，改善生存质量的有效措施就是重视症状处理。缓解癌症及抗癌治疗相关症状的对症治疗策略对晚期癌症患者尤其重要。规范化止痛治疗,是开展癌症症状处理工作的良好开端,其经验值得借鉴。

作为临床医疗护理的一种特殊方式,姑息治疗主要是控制症状,减轻疼痛。通过缓解症状、积极止痛、营养支持等,辅以精神心理治疗,改善患者的生存质量;通过和其家属的合作,使患者能以较舒适、平静的心境和较强的毅力去面对困难,同时也减轻对家庭及社会的困扰。姑息治疗相对简单,费用并不昂贵。

姑息治疗强调对待生命应善始善终。目前姑息治疗以缓解疼痛为重点,其作用及重要性愈来愈受到重视。有资料显示,70%以上的癌症患者最终会遭受中度至重度的疼痛,许多患者害怕疼痛更甚于害怕死亡本身。我国用于肿瘤患者吗啡类止痛药的消耗量远远低于发达国家,说明还有不少癌症患者未得到有效的止痛。对于恶性肿瘤患者的处理,最好是既能延长生存时间,又可提高生存质量。所以,在癌症不可能治愈的情况下,就要妥善做好姑息治疗,同时还要考虑患者及其家属的经济状况,避免最终导致人财两空的结局。当然,在实施姑息治疗前,应向患者家属充分说明情况,以取得理解,避免不必要的误会。

在临床决策过程中,考虑所有备选方案是决策的要素之一。对于非常晚期的患者来说,姑息治疗也应是备选方案之一。抗癌治疗还是姑息治疗?临床医生只能根据个人的知识与经验做出决定。一些医生面对癌症患者,不做积极抗癌治疗,似有不甘,认为不能眼睁睁地看着患者死于肿瘤,因而对抗癌治疗非常重视,至于抗癌手段的利弊、对于患者整体的处理,未给予全面的衡量。由于过分强调肿瘤的治疗,常常忽略了姑息治疗的合理运用,一味追求抗癌效果,结果由于抗癌治疗的副反应等,不但降低这些患者的生存质量,而且增加了医疗费用,甚至反而缩短生存时间。其实对于根治无望的晚期患者,姑息治疗也可以是利大于弊。临床可看到这种情况,某些癌症患者治疗后可带瘤生存相当长时间。当现有抗癌治疗效果甚微而副作用或后遗症较大,或病情发展很慢时,可以考虑暂不做特殊治疗,而给予临床观察或姑息治疗。对某些根治无望的癌症患者来说,姑息治疗可能是一种唯一正确的选择。

为达到同一目标,当面临 2 种以上的选择时,就必须进行决策。面对临床某一问题,很少只有一个方案可选择的情况,往往要从多个方案中进行选择。临床试验是帮助医生进行决策的较好方法之一,对备选方案(包括各种不同类型的方案)的各种结局进行定量评价,估计其发生的概率,计算期限值,并通过敏感性分析、阈值分析,帮助医生做出最佳选择。但临床试验仍有不足:①往往只是对 2 种类似方案(如 2 种药物)进行比较;②对不良反应、成本等可能关注不够;③对软指标(如疼痛、生存质量)的处理尚无理想的方法。

7.为姑息治疗的医护人员提供支持　从事癌症姑息治疗的医护人员,工作任务重,精神压力大。姑息治疗要求医护人员与患者保持密切交流,要求满足患者更多的需求,期望医护人员一直在患者身旁直至生命最后一刻。对于病情恶化的晚期癌症患者,医护人员经常面临难以实现的患者强烈求生期盼、对立情绪、自杀念头、宗教信仰等问题。医护人员会时常为患者悲伤担心,伴无助感、受挫感,甚至是犯罪感,影响私人生活,影响与患者的交流。因此，在医护人员中，也需要为他们提供交流的条件，帮助他们舒缓不良情绪，克服自责感，增加医疗团队凝聚力。

8.提供姑息治疗信息服务　公开的信息服务体系，不仅可提供普及癌症姑息治疗基础知识，而且可提供学术交流平台，共享学术进步，提高姑息治疗整体水平。目前，我国还缺乏可提供癌症姑息治疗学术交流的专业学术刊物和网络服务体系，也缺乏癌症姑息治疗公众服务的科普刊物和网络信息服务体系。专业和公众媒体的宣传教育将帮助我国癌症康复与康复治疗知识的普及。

第二节　姑息治疗患者的生理评估

根据恶性肿瘤病变的发展以及预期生存期，恶性肿瘤姑息治疗大致分为 3 个阶段，即姑息治疗的三阶段原则：第一阶段，预期生存期在数月至数年的，抗肿瘤治疗与姑息治疗相结合，此阶段姑息治疗主要是缓解恶性肿瘤进展和抗肿瘤治疗所导致的各种症状，给患者提供恰如其分的抗肿瘤治疗，进行对症支持治疗，保障患者在治疗期间的生存质量和机体状态，并预防患者病情恶化时的心理变化；第二阶段，预期生存期在数周至数月的，抗肿瘤治疗可能不再获益时，以姑息治疗为主，提供最佳支持治疗，目的是缓解症状、减轻痛苦、改善生存质量，并给予患者家属提供关于疾病进展过程的指引；第三阶段，预期生存时间仅为几天至几周的终末期恶性肿瘤患者，应提供临终关怀治疗及善终服务，加强疼痛缓解治疗。

因此，需要对姑息治疗的癌症患者进行全面的综合评估，以确定合适的姑息治疗策略。全面的综合评估应该包括以下方面内容：①躯体症状：主要包括疼痛、呼吸困难、厌食、恶病质、恶心、呕吐、便秘、疲乏虚弱、失眠、精神错乱、谵妄等；②社会心理和精神痛苦；③个人的期望目标：主要是对抗癌治疗和生存质量（QOL）的期望目标；④教育和得知信息方面的需求；⑤注意文化影响因素；⑥对复杂的姑息治疗措施的接受程度。此外，还应该特别注意将要进行的治疗可能出现的反应，例如重要器官的损害、PS 状况和严重合并症等。其中，对抗癌治疗的益处和风险进行评估尤为重要。

目前，姑息性抗肿瘤治疗的实施手段主要包括以下几个方面。

一、姑息性手术

恶性肿瘤发展到晚期时通常无法行根治手术，但为了减轻患者痛苦，延长患者生命，可进行姑息性手术。

1.肠梗阻　大多数肠梗阻的结肠癌或者卵巢癌患者需要手术，即使该疾病是不可治愈的（肝转移或者局部晚期）。由于这些患者可以存活数月，所以仍需要手术去除肠梗阻，尽可能切除原发肿瘤并处理好吻合口。

2.上消化道梗阻　晚期食管癌无法进食者，可考虑行胃造瘘术或空肠造瘘术解决患者进食问题。

3.瘘管　瘘管可以因盆腔肿瘤或者放疗的并发症而造成，可表现为多种不适症状。

手术可以提供良好的姑息治疗,但是对于多发瘘管或者腹腔病灶进展迅速、预期生存期短的患者可能无效。

4.黄疸　周围肿大淋巴结压迫胆道系统或者内在病变如胆管癌导致的阻塞性黄疸,影像或内镜介导的支架治疗通常可以获得较好的姑息治疗效果。阻塞性黄疸的外科手术治疗(例如胆总管小肠吻合术)可以避免支架相关的并发症,适合少数一般状况良好、肿瘤生长缓慢的患者。

5.疼痛　病灶较大、生长缓慢的肿瘤行外科减瘤术能够减轻疼痛,适合预估术后复发率低的患者。

6.胃肠道出血　内镜止血技术的广泛应用已经从良性疾病发展到恶性疾病,避免了生存期有限的患者对更大外科手术的需要。

7.骨转移　骨转移最常见的问题是疼痛和病理性骨折。预防性长骨固定、椎骨成形术对这类患者也许受益。

二、姑息性化疗

大多数转移性实体瘤是不可治愈的,但是,化学治疗在对这些患者的姑息治疗中起着重要的作用。最新随机对照研究结果证实,一般情况较好的晚期非小细胞肺癌患者早期接受姑息治疗可显著改善生存质量和心境,生存期也显著延长。在采用姑息性化疗前应根据患者全身情况、肿瘤病理类型及化疗药耐药情况等充分评估疗效和不良反应,化学治疗应个体化。

姑息性化疗的目的是维持或者提高生存质量和延长生存期。在过去 10 年中,可以用于治疗恶性肿瘤的药物明显增多,而且临床研究也已证实,有些药物可以为 20 年前无法治疗的肿瘤患者提供姑息治疗,并从中受益。然而,在姑息治疗的情况下什么时候给予化学治疗?一般来说需要考虑患者健康状况、患者症状及患者的意愿。

患者需要满足以下条件才能耐受化疗,包括:①一般情况良好,KPS 功能状态评分≥70 分;②血常规:白细胞总数≥3.0×10^9/L、中性粒细胞绝对值≥1.5×10^9/L、血小板≥80×10^9/L、血红蛋白>90g/L;③肝功能:血清总胆红素<1.5 倍正常值上限、丙氨酸氨基转移酶(ALT)或谷草转氨酶(AST)<2.5 倍正常值上限;④肾功能:肌酐<1.5 倍正常值上限,血尿素氮(BUN)<1.5 倍正常值上限;⑤凝血参数:活化部分凝血活酶时间(APTT)正常值上限延长不超过 10 秒,凝血酶原时间(PT)正常值上限延长不超过 3 秒;⑥没有严重并发症如活动性消化道出血、穿孔、黄疸、胃肠梗阻、非癌性发热>38℃。

患者有以下情况时应谨慎使用或不用化疗:①年老体衰或恶病质者;②以往多程放疗或化疗而血常规长期很低或有出血倾向者;③有肝功能障碍及心血管功能严重疾病者;④贫血、营养障碍及血浆蛋白低下者;⑤有骨髓转移的患者;⑥肾上腺皮质功能不全者;⑦有感染、发热及其他并发症的患者;⑧有心肌病变的患者,应注意尽量不用阿霉素、柔红霉素及金属类抗癌药;⑨患老年性慢性支气管炎的患者应禁用博来霉素。

三、姑息性放疗

姑息性放疗是指应用放疗方法治疗晚期肿瘤或复发、转移灶,姑息性放疗或许可以延长生存期,但这并非姑息性放疗的主要目的,其目的是改善存活时的生存质量。姑息性放疗在以下几种情况中被证实有效。

1.疼痛　骨转移疼痛主要因为神经压迫或者软组织浸润产生,通常放疗有效。对于发生在承重骨的肿瘤溶骨性骨折倾向,需要矫形外科介入对其进行最好的预防性固定,随后进行放疗。

2.出血　少量或中量的咯血、血尿、呕血以及直肠出血对放疗都有效。

3.梗阻　任何空腔脏器都可能被恶性肿瘤梗阻。常见被恶性肿瘤梗阻的器官包括上腔静脉、上呼吸道和消化道,通常置入支架可立即缓解,但对于非支架治疗的患者或者肿瘤在支架上再生长的患者,姑息性放疗有一定效果。放疗常被应用在肺癌引起的支气管梗阻的治疗中,激光切除或者支架植入很少被应用,对于放射敏感肿瘤所致的上腔静脉梗阻,可选择放疗,例如小细胞肺癌。

4.神经系统症状　包括脊髓压迫、脑转移、颅内或者外周神经压迫、恶性脑膜炎、脉络膜或者眶内转移。放疗通常能够改善神经压迫导致的疼痛,但是神经损害很少能够恢复。

5.真菌样肿瘤　局部晚期乳腺癌、皮肤癌、转移性皮肤癌或者淋巴结转移都能导致肿瘤真菌样生长。如果外科手术不可能或者不合适,放疗能够减小肿块,减少浆液性渗出或者出血,并且促进康复。

四、中医中药治疗

祖国传统医学也是肿瘤姑息治疗的重要途径之一,中西医结合辨证施治能够提高抗肿瘤效果,减少复发和转移,延长患者生存期,在提高患者生存质量方面有独到的优势。

一般情况下,癌症的预后与肿瘤的大小、分级、分期、年龄、生化或其他标志物、疾病复发时间的长短等相关。但在姑息治疗中,这样的预后指数可能意义不大,其他诸如认知障碍、某些症状(体重下降、食欲减退、吞咽困难、呼吸急促)、淋巴细胞减少、生存质量差可能更重要。

对于姑息治疗的癌症患者,除了治疗初始的全面评估外,还需在治疗后进行再评估已进行的姑息治疗是否满意。令人满意的姑息治疗应做到以下几点:①患者的急性疼痛和症状得到控制;②减少患者及其家属的痛苦;③可接受的控制感;④减轻看护者的负担;⑤密切联系;⑥最佳的 QOL。

总之,临床医生需充分了解各种恶性肿瘤的病理生理特征及疾病的发展转归,正确判断及有效处理肿瘤本身引起的各种问题。应根据患者所患肿瘤的性质、病期、对治疗的反应以及患者的一般状况做出正确的判断,根据患者的生理状况,制定合理有效的治疗方案。许多中晚期恶性肿瘤患者经过系统的姑息治疗,相关症状得到了有效缓解,生存质量显著提高,甚至不少患者带瘤生存,在有效的姑息治疗措施下可开始相对正常的工作和生活。

第三节　姑息治疗患者的心理评估

生命最后阶段的姑息治疗,在患者和其家属看来,很多都是无奈的、迫不得已的选择，他们可能会面临着失去，面临着对未来的失控，从而引发一系列的心理反应。了解和正确评估这些心理的反应，对姑息治疗医生来说，都是必不可少而且至关重要的。

一、临床心理评估

临床心理评估是指以临床心理学的理论为主导，以临床心理学的方法为基准对来访者或者患者进行检查和检测，从而得出一些结论，用于辅助做出心理诊断，指导制定心理干预措施，判断治疗效果等。

临床心理评估方法多种多样。从评估的主导性方面来说，一般可以归纳为他评和自评。他评包括工作人员、身边的人员对来访者和患者的感受和印象。自评一般是患者自己的陈述和表达。常用的方法如下。

1.观察法　观察是非常常用和非常重要的。当来访者或患者进入医生的工作视线，来到工作室或诊室，或者住院进入病房，医生就已经开始对对方进行观察。观察由始至终一直贯穿在整个工作过程中。其中既包括医生对患者的直接观察印象，也包括患者家属和身边人员为医生提供的一些信息。有些时候，也可以观察患者的录音录像资料，间接地得到一些信息。通过综合得到的信息，医生可以把握患者的基本状况，掌握患者的心理状态。

一般是观察患者外显的特征，包括：①外表，即衣着打扮、身体特征；②语音语言，如语言表达简洁或赘述，声音的大小、语速、语调、语言的连贯性；③行为特征，如姿势步态、下意识动作（小动作）、习惯性动作、怪异动作；④情感，情绪低落和高涨、主动或被动、情绪稳定度、焦虑不安等；⑤思维，如思维内容有无幻觉妄想等。

观察是进行临床评估的最基础的方法，帮助收集第一手资料。对于观察者来说，最好能够掌握必要的心理学知识和专业的医学知识，需要具备敏锐的反应能力和统筹全局的综合分析能力，这样才能够避免遗漏或以偏概全，避免误导临床综合判断。观察得来的信息出现偏差甚至谬误也在所难免。经常容易发生错误的原因包括参照体系的选择不同、观察者主观偏好的影响、观察者脑中预设的反应等。

2.晤谈法　心理工作中最常用的方法之一。为了获取某些资料，为了达到一定的目的，而和患者进行的面对面的沟通和访谈。晤谈可以分为指导性和非指导性2大类。前者主要用有目的性地收集的资料，帮助医生判定心中的论断或验证医生的假设，后者用于对患者的全面了解和评估，帮助医生掌握全方位的信息。以心理评估作为主要目的的心理晤谈，一般评估患者的精神状况、智力水平、注意力和定向力、感知觉状况、情绪表现、思维过程、自知力等方面。

3.作业法　通过患者根据医生要求所完成的作业，比如心情日记、睡眠日记、画图或沙盘游戏等，对患者进行心理分析。

4.测验法　心理测验在心理评估中的作用尤为重要。观察和晤谈中得到的资料，需要通过某种形式客观地提取和记录，并且通过科学的方法量化分析，尽最大可能地避免观察者本人因素、系统因素造成的误差。心理测验由多个项目构成，通过自评和他评，得到一个或者多个复合分数，能够量化分析观察和晤谈中得到的信息和印象，揭示一些难以用直接方法测量的变量信息。

心理测验随着时间的推移不断地发展，形成了数目巨大、种类繁多方法群。到目前为止，还没有建立统一的分类方法。临床心理评估是其中的一个主要大类。临床心理评估主要应用心理量表。心理测验的方法能否取得相对客观、准确的结果，和量表的编撰、常模的建立、效度、信度关系密切。

二、癌症姑息治疗患者的心理评估

相对于普通人群和其他疾病患者来说，癌症姑息治疗患者不论是在生理方面还是心理方面，都有其独特的地方。因此，在进行心理评估的时候，需要进行差异化处理，注意细节，既照顾好患者的情绪和精神状况，又能够客观地准确评估。

1.癌症姑息治疗患者的身体状况　在进行心理评估之前，需要确定患者的高级神经功能状况：神志是否清醒，言语表达是否清晰明了。只有神志清醒、言语表达清晰的患者才能够接受系统的心理评估。

癌症姑息治疗患者身体状况多数不佳，很多生理功能受限。因此在进行观察和晤谈时，需要随时注意患者的精神状况和身体状况。患者的精神面貌和情绪变化，会受到疼痛、失眠等诸多生理因素影响。患者头痛、心悸、胸闷、腹胀、肢体麻痹等症状可能由精神心理因素所致，更可能是因为基础的病变。因此，临床心理评估需要在医疗临床完善各种检查的基础上进行。在排除生理病理的原因之后，才考虑精神心理方面的原因。

有些时候，心理因素和生理病理因素可以共存。当患者的生理病理症状不完全符合患者的病变严重程度，或患者对药物的治疗反应明显低于预期，就很有可能是因为精神心理因素的影响。

由于癌症姑息治疗患者身体条件的限制，往往不能耐受长时间的晤谈。临床心理评估需要做到计划准备充分，目标清晰明确，过程简洁高效。把晤谈的目标进行分解，每次晤谈了解和评估患者的某一方面情况，完成一项之后，再进行下一项评估。如果患者出现痛苦表情或情况不允许，可以随时停顿。在进行量表评估的时候，尽量选择简短的量表，以便患者能在短时间内完成评估。

2.癌症姑息治疗患者的情绪变化　患者获知罹患严重疾病之后，会产生一系列的心理情绪变化。在不同的时期，会出现否认、愤怒、抑郁、焦虑、依赖等情绪和行为反应。这些反应，对于普通的人群来说是不正常的。但是，对于患者这些“非正常”人来说，却又是一些正常合理的反应，是一种应激反应。这些反应一般会持续 1～3 个月。在应急情况下，患者会忽略或有意压抑自己的情感反应，更注重于躯体的感受。中国传统文化，对精神心理问题，会产生严重的“耻感”，更让患者不愿提及甚至刻意回避精神心理方面的痛苦和感受。有很多研究者已经注意到，传统的心理评估量表的临床价值虽然已经被验证，但在具体的临床实践中使用率却不高。NCCN 提出用心理痛苦(distress)一词，并建议使用“心理痛苦管理筛查工具”。

3.癌症姑息治疗患者家属的情绪变化　在姑息治疗阶段，不但患者可能出现情绪变化，患者家属和身边的人同样也会出现情绪变化。他们也会像患者一样产生否认、愤怒、焦虑和抑郁症情绪行为。其中最常见的就是愤怒和自责。他们往往责怪自己没有照顾好患者，注意到患者的身体变化，责怪自己没有提醒患者及时进行全面体检。在这种心理的作用下，为了弥补心理的遗憾，平息内心的愧疚，难免就会对患者格外的关注，格外照顾。有些时候，他们也会责怪患者不注重自己的身体，责怪患者有很多不良嗜好和习惯，责怪患者不负责任。

因此，患者家属在提供患者的日常生活和疾病过程的资料时，往往会带有浓烈的主观因素和强烈的情绪色彩，会就自己所关注的方面下意识地夸大。医生在获取这些间接的资料时需要有所警惕，客观分析所获得的资料，对患者进行全面评估。

三、临床心理评估的常用量表

临床应用的量表种类繁多。本节仅就临床上评估患者精神心理状况的最常用的量表做简单介绍。这些量表简捷方便，信度和效度经过了严格验证，适合临床医生在实际工作中应用。

1.抑郁自评量表　抑郁自评量表(self-rating depression scale，SDS)由 William Zung 于1965 年编制，属于自评量表。该量表用 20 个条目，测量具有抑郁症状的轻重程度；用于成年人焦虑程度的评估，不能用于诊断。SDS 简捷方便，耗时短，方便分析。能有效地评估抑郁状态的相关症状及其严重程度的变化，在综合医院里评定癌症患者的抑郁情绪非常适用。现已经在国内外广泛应用。

2.焦虑自评量表　焦虑自评量表(self-rating anxiety scale，SAS)由 William Zung 于1971 年编制。沿用 SDS 量表的风格，SAS 无论从结构形式还是具体的评定方法，都和前者十分相像。用 20 个条目，分 4 级测量具有焦虑症状的轻重程度。只能用于成年人焦虑程度的评估，不能用于诊断。

3.症状自评量表　症状自评量表，又名 90 项症状清单，编制于 1973 年，其作者是L.R.Derogatis。该量表共有 90 个项目，包含比较广泛的精神症状学内容，涉及感觉、情感、思维、意识、行为、生活习惯、人际关系等诸多方面，并采用 9 个因子分别反映 9 个方面的心理症状情况。这 9 个因子分别是：①躯体化；②强迫症状；③人际关系敏感；④抑郁；⑤焦虑；⑥敌对；⑦恐怖；⑧偏执；⑨精神病性。

4.医院焦虑抑郁量表　医院焦虑抑郁量表(hospital anxiety and depression scale，HAD)主要用于综合医院对就诊患者的抑郁、焦虑症状进行筛查。1983 年由英国科学家 Zigmond 和 Snaith 编制完成，1993 年被译成中文。HAD 主要方便临床医生筛查综合科就诊的患者是否有抑郁、焦虑症状。患者出现的阳性结果，需要进一步的检查以明确诊断，不能直接作为诊断工具使用。

5. 9 条目患者健康问卷　患者健康问卷(patient health question，PHQ)是根据 DSM-4 的诊断标准编订的。主要包括抑郁、焦虑、物质滥用、饮食障碍及躯体化障碍等 5 大部分。内容简明扼要，方便易用，可操作性强。9 条目患者健康问卷(PHQ-9)是关于抑郁的一个量表，包含 9 个症状条目和 1 个症状相关的困难程度条目。9 个症状条目对应 DSM-4 中 9 个抑郁症状，它们分别是：①愉快感丧失；②心情低落；③睡眠障碍；④精力缺乏;⑤饮食障碍;⑥自我评价低;⑦集中注意力困难;⑧动作迟缓;⑨消极观念。PHQ-9具有很高的灵敏度和特异度,可以用作抑郁症的筛查工具,也用作临床诊断,具有广泛的使用前景。

6.广泛性焦虑量表 7条目广泛性焦虑量表由Spitzer等开发于2006年,具有较高信度和效度,简明扼要,操作性强,目前已经广泛应用于临床和科研。量表共由7个症状条目和1个症状相关的困难程度条目组成。

第四节 癌症姑息治疗患者的生存质量测评

生存质量(QOL)是一个广泛而抽象的概念,其内涵包括了与个人生活状况相关的各方面因素,如身体健康状况、心理状况、社会关系等。对于不同个体而言,对生存质量内涵的感知均有差异,与个人过去的经历、现在的生活方式、对将来的期待等密切相关。多年来,不同的国家及研究者根据各自的研究结果提出了数以百计的生存质量的概念,而WHO在综合各国生存质量研究结果的基础上,于1993年对生存质量做出如下定义:不同文化和价值体系中的个体对与他们的目标、愿望、标准以及所关心的事情有关的生存状况的体验。这是一个内涵广泛的概念,它包含了个体的生理健康、心理状态、独立能力、社会关系、个人信仰和与周围环境的关系。

尽管关于生存质量的概念及内涵仍有不同的理解,但生存质量研究在癌症领域相当活跃。大部分癌症在确诊时已属中晚期,治愈率低。因此,提高生存质量是中晚期癌症治疗追求的重要目标之一,对癌症患者进行生存质量测评已成为临床实践及研究的重要内容。

一、生存质量测评的临床意义

1.有助于促进医患沟通,提高生存质量 在癌症临床治疗中,生存质量评估并非常规项目。而且,评估结果往往并未受到医生的重视,未能在指导患者治疗中发挥作用。因此,在临床工作中是否需要花费更多人力及时间开展生存质量评估受到质疑。但相关研究结果显示,在临床工作中开展生存质量评估,有助于医生及患者之间的沟通,医生会更加关注影响患者生存质量的因素并给予恰当的处理,从而提高患者的生存质量。

2.有助于评估癌症患者的预后 中晚期癌症患者往往出现较多的临床症状,导致患者生存质量下降。如在晚期非小细胞肺癌患者中,超过90%患者出现疲乏、食欲缺乏、气促、咳嗽、疼痛等症状,这些症状均明显降低患者的生存质量。研究显示,癌症患者治疗前的生存质量状况与患者的治疗预后相关。Montazeri等分析随访的90例晚期肺癌患者,单因素分析表明生存质量是预测生存时间的因素,同样多因素分析表明,诊断前和治疗开始前的生存质量是预测生存时间的最有意义预后因素。Langendijk等应用EORTC QLQ-C30和QLQ-LC量表测评198例晚期非小细胞肺癌接受放疗患者的生存质量,通过进行单因素和多因素分析,认为生存质量是独立的预后因素,生存质量低分组中位生存期仅为4.5个月,而高分组的中位生存时间达12.9个月。

3.有助于评价治疗效果,指导治疗方案的选择　晚期癌症大多不可治愈,延长患者的生存期及提高患者的生存质量是晚期癌症患者的主要治疗目的。因此,生存质量已成为晚期癌症治疗效果评价的重要指标,尤其在 2 种治疗方案的生存期无明显差异的情况下,生存质量情况就成了指导选择治疗方案的主要指标,这种状况在晚期非小细胞肺癌的治疗中尤为突出。在众多对比不同治疗方案治疗晚期非小细胞肺癌疗效的随机对照临床研究中,有 81%临床试验显示不同治疗方案的总生存期并无差别,但其中近 50%临床试验的生存质量结果存在显著差异,生存质量测评结果能提供补充的疗效信息指导临床制定治疗决策。如关于晚期非小细胞肺癌最佳的化疗周期数这一问题,由于研究显示 3~4 个周期的含铂联合方案化疗可使患者获益,更多周期的化疗未能进一步延长患者生存期反而降低生存质量。因此,对于晚期非小细胞肺癌一线姑息性化疗,一般推荐含铂联合方案化疗 4 周期。

二、生存质量测评方法

生存质量测评的核心是制定适宜的测评量表,评价一个测评生存质量量表是否优秀,主要通过以下几方面:①反应度,即灵敏度或敏感性:系指量表能够反映生存质量的变化(包括微小的但有临床意义的变化)的能力;②信度,即可靠性,又叫可重复性、一致性或精确度等。指量表在不同条件下、不同时期测量同一被试者所得结果的相同程度;③效度,即有效性。指实际测量结果与理论值/真值/金标准符合的程度,包括内容效度、结构效度及效标效度;④可行性,即量表的适用性、可接受性。可用患者完成量表的时间、可接受率、受试者对量表的理解程度和满意程度等来评价。量表指标应尽量减少,语言应尽量通俗易懂,以保证患者有较高的依从性。

三、生存质量测评存在的问题

由于生存质量具有明显的主观性,并受到民族、文化和国情等影响较大,目前国内所引用的量表大都是国外相应量表的汉化,大都缺乏与生存质量量表相配应的文化差异的调整,尚无一种公认的、精确的癌症患者特异性评价量表,故有许多临床医师对于生存质量是否能定义及是否能测量,尚存在疑问。

在生存质量测评实践中,患者往往认为进行生存质量测评占用额外时间,是一种负担,导致影响生存质量测评的开展。而对于临床医生而言,同样存在类似的进行生存质量测评的障碍。在一项针对 260 名高年资肿瘤学专家的调查研究中,154 名(59%)专家回应了调查,80%的专家认为在治疗前应该对患者进行生存质量测评,但其中不足 50%的专家能够如此实施。在姑息治疗的患者中,也少于 50%的专家对患者进行生存质量测评以监测患者的治疗效果。因此,有学者尝试应用现代计算机技术进行生存质量测评,使生存质量测评更加便利。Gralla RJ 等应用装配计算机化文本的生存质量测评量表的掌上电脑对 148 名肺癌患者进行生存质量测评,98%的患者在每 3 周的随访中能够快捷地完成生存质量测评,明显优于传统应用纸质版生存质量测评方法。国内张力教授利用云计算技术进行生存质量评估,医生通过手持终端设备分别收集每一个患者每次住院时的生存质量量表情况,再通过互联网,将这些信息上传至中心服务器,中心服务器群的强大运算能力可以在收集工作完成的同时将运算结果反馈到医生处,医生可以实时获得患者的生存质量测评结果。

总之,生存质量测评更加关注姑息治疗的癌症患者的主观感受,充分体现生物-心理-社会现代医学模式,是姑息治疗临床实践及研究中重要的内容。随着测评方法的改进,生存质量测评变得更加便捷,将可促进其在癌症姑息治疗中的应用。

第五节　癌症姑息治疗的药物治疗

一、姑息治疗的用药原则

姑息治疗是肿瘤治疗当中的重要组成部分,其目的主要是缓解症状,提高患者的生存质量。药物是姑息治疗的重要组成部分,如何充分利用药物达到缓解症状的目的需要考虑多方面因素的影响。在用药过程中,应该遵守以下原则:①评估包括对引起症状的病因评估、患者的一般状态等;②说明包括处方的用药说明及对患者的用药指导;③个体化治疗根据不同患者的实际情况进行药物调整;④注意细节包括要询问患者详尽的用药史和对用药方案给予详细清晰的说明。

在姑息治疗中,评估病因仍然是最重要的。对于肿瘤患者的症状,首先要排除是否为合并其他内外科的急症或合并症所引起的,不应先入为主把所有的症状都归结到肿瘤方面。例如:肺癌的患者出现胸痛,可能为合并冠心病引起的胸痛,也可能由于胸壁受侵犯所引起,要注意区别。又例如,乳腺癌脑转移患者出现呕吐,可能由颅内压升高或由高钙血症引起,亦有可能是合并急性胃炎所致,故治疗应根据病因不同而异。

在个体化治疗方面,某些药物的个体差异是很大的。尤其在使用止痛药物时,应当根据患者病情、疼痛程度、副作用等制定理想的镇痛方案及镇痛剂量,必要时可考虑联合用药。

如何做到注意细节?首先,应当详细询问患者既往的用药史。要了解药名、剂量、用药次数和药物的效果(即服药后是否能有效缓解症状)。由于各种原因,接受姑息治疗的患者不理解必须要规律用药才能达到缓解症状的目的,例如缺乏对止痛药的了解,害怕成瘾,不按时服药,缺乏对治疗的依从性,因此疼痛不能得到有效的控制,治疗不能达到预期的效果,患者的痛苦不能消除,并因此对治疗失去信心。他们甚至会认为药物无效,或是自己随意加量而产生副作用,又因副作用停药。如此恶性循环,会导致患者及其家属对药物治疗的依从性越来越差,症状更加无法控制,无法达到姑息治疗的目的。

另外,医护人员应当对用药方案给予详细清晰的说明。尤其对焦虑及疼痛等症状缓解欠佳的患者,除详细了解其既往的服药习惯外,还必须指出其误区并提醒其改正。如病情需要增加剂量和用药次数,医生应当详细注明用药方法,以便患者及其家属能正确执行。用药方法应当写得有逻辑,条理清晰。例如顺序一般建议为镇痛药、止吐药、导泻药、其他药物等。要注明药物名称、用药次数、用药原因(如止痛、止呕、导泻等)和剂量等。同时要提醒患者或其家属如缺药后应及时回院开药以免导致治疗的中断。

当患者目前的治疗用药需要进行调整时，应当从以下几方面考虑：①治疗的目的；②如何对药物进行监测；③可能会出现什么不良反应；④是否存在药物间的相互作用；⑤能否停用目前的某些药物；⑥药物剂量是否能使用更方便的剂型。

因为临床上很难预计到缓解患者症状的最佳药物剂量，尤其是阿片类止痛药、精神类药物、导泻药等，所以在再次评估患者疗效和治疗计划时医生应当深思熟虑。某些药物，如皮质激素应该试用一段时间后方能决定继续使用或是停用。因此，医生必须制定计划监测疗效及调整用药。

最后应当注意的是，为了避免出现无法耐受的不良反应，有时没有必要达到症状的完全缓解。例如奥曲肽和左美洛昔芬的副作用分别是口干和镇静，这就限制了它们在治疗失去手术机会的肠梗阻患者时剂量不能太大。这时，宁愿患者接受一定程度的恶心或呕吐（如一天呕吐一次），也不愿接受完全控制症状所带来的巨大副作用。

二、姑息治疗的基本药物

WHO 姑息治疗是指晚期癌症患者人人享有初级卫生保健的基本医疗，而对姑息治疗基本药物的认知和获取是姑息治疗的基本保障。严重干扰癌症患者的生存质量及生命的 18 种症状有：疼痛、抑郁、口腔问题、食欲减退、恶心、呕吐、呃逆、便秘、腹泻、恶病质、呼吸困难、焦虑、乏力、多汗、失眠、谵妄、终末期烦躁不安、终末期呼吸问题。针对这些症状，国际临终关怀和姑息治疗协会（IAHPC）受 WHO 所托，制定了姑息治疗的基本药物表。

1.针对癌症疼痛的基本药物

（1）轻度、中度疼痛：对乙酰氨基酚、布洛芬、双氯芬酸、曲马多、可待因。

（2）中度、重度疼痛：吗啡（即释剂或缓释剂）、芬太尼（透皮贴剂）、羟考酮、美沙酮（即释剂）。

（3）神经病理性疼痛：阿米替林、卡马西平、地塞米松、加巴喷丁。

（4）内脏疼痛：丁溴东莨菪碱。

用于治疗各种病因引起的胃肠道痉挛、胆绞痛、肾绞痛或胃肠道蠕动亢进等，也可用于子宫痉挛。禁忌证：严重心脏病、器质性幽门狭窄与麻痹性肠梗阻、青光眼、前列腺增生。婴幼儿与低血压患者慎用。亦不宜用于因胃张力低下和胃运动障碍（胃轻瘫）及胃食管反流所引起的上腹痛、胃灼热等症状。

2.针对消化道症状的基本药物

（1）厌食：醋酸甲地孕酮、地塞米松、氢化可的松。

（2）恶心、呕吐：甲氧氯普胺、氟哌啶醇、丁溴东莨菪碱、地塞米松、苯海拉明、奥曲肽。

（3）便秘：番泻叶、比沙可啶、矿物油灌肠剂。

（4）腹泻：口服补液盐、洛哌丁胺、奥曲肽。

3.针对精神系统症状的基本药物　主要应用以下药物治疗临终前狂躁及谵妄等情况。

（1）失眠：劳拉西泮、曲唑酮、唑吡坦。

（2）抑郁：阿米替林、西酞普兰、米氮平。

(3)焦虑:地西泮、劳拉西泮、咪达唑仑。

(4)谵妄:氟哌啶醇、左美丙嗪。

(5)临终躁动:氟哌啶醇、左美丙嗪、咪达唑仑。

4.针对呼吸系统症状的基本药物

(1)呼吸困难:吗啡。美国国家癌症综合网络出版的《姑息治疗临床指引》推荐阿片类药物是治疗癌症相关性呼吸困难的有效药物之一,欧美国家常用阿片类药物(如吗啡)作为治疗晚期肿瘤呼吸困难的一线选择。阿片类药物治疗呼吸困难的作用机制尚未明确。由于呼吸困难和疼痛有许多共同的中枢神经控制区,因此推测吗啡缓解呼吸困难的机制可能与减轻疼痛类似。另外,阿片类物质可以降低延髓呼吸中枢和外周动脉化学感受器对低氧和高碳酸的敏感性和反应性,并且减少髓质中枢神经递质如乙酰胆碱、5-羟色胺和去甲肾,上腺素的释放。此外,无论静息或运动状态,阿片类药物均可以减少耗氧量,提高机体的耐受性。由于阿片类药物同时有呼吸抑制作用,因此阿片类药物治疗应从低剂量开始。

(2)临终呼吸道阻塞:丁溴东莨菪碱。主要用于解痉。

三、姑息治疗药物的相互作用

在姑息治疗中,多种药物的使用会导致药物间发生相互作用的可能性增加。下面是姑息治疗药物间的相互作用,在临床应用时应多加注意。

1.华法林　与华法林的抗凝有协同作用的药物有:胺碘酮、甲硝唑、红霉素、克拉霉素、非甾体抗炎药、果酸、对乙酰氨基酚、氟康唑、伊曲康唑、硝酸咪康唑、酮康唑、右丙氧吩、喹诺酮类、睾酮。

2.胺碘酮　以下药物与胺碘酮联合使用会增加室性心律失常的风险,应避免与其联用:三环类抗抑郁药,如阿米替林、氟卡尼、吩噻嗪及氟哌啶醇、奎尼丁、红霉素(胃肠外给药)。

3.单胺氧化酶抑制剂(抗抑郁药物)和司来吉兰　5-羟色胺再摄取抑制剂(SSRI)与单胺氧化酶抑制剂,如司来吉兰合用会产生可能致使的严重不良反应——5-羟色胺综合征。正常情况下,使用单胺氧化酶抑制剂的患者联用吗啡不会出现不良反应,但有散发的报道,如出现低血压并随即意识不清,给予盐酸纳洛酮可迅速缓解症状。单胺氧化酶抑制剂与吩噻嗪联用一般是安全的,但左美丙嗪例外,该药与盐酸帕吉林、盐酸反苯环丙胺联用会有致命反应。

4.抗惊厥药　卡马西平与以下药物联用毒性会增加:红霉素、克林霉素、右丙氧吩、氟西汀、氟伏沙明。苯妥英钠与以下药物联用毒性会增加:胺碘酮、氟伏沙明、阿司匹林、甲硝唑、克林霉素、硝酸咪康唑、盐酸地尔硫䓬、硝苯地平、氟康唑、奥美拉唑、氟西汀、甲氧苄胺嘧啶。卡马西平、苯妥英钠与皮质激素联用,其药效会降低。卡马西平、苯妥英钠及苯巴比妥能降低皮质激素的药效。这种双向相互作用常见于脑转移患者的治疗中。

5.质子泵抑制剂(PPIs)　奥美拉唑可使地西泮的血药浓度升高,增强其镇静作用。奥美拉唑可增强华法林的抗凝作用。

6.抗真菌药物　氟康唑、咪康唑可使苯妥英钠的血药浓度升高;氟康唑和咪康唑会增强磺脲类降糖药如格列苯、格列齐特的作用,增加低血糖的发生风险。氟康唑可使塞来昔布的血药浓度升高,应将塞来昔布的剂量减半;伊曲康唑、酮康唑、氟康唑可增强咪达唑仑的镇静作用;氟康唑、咪康唑、伊曲康唑和酮康唑均可增强华法林的抗凝作用。

7.甲硝唑与乙醇联用　有类似戒酒硫样作用,可增强华法林的抗凝作用,使苯妥英的血药水平(毒性)增加,使氟尿嘧啶的血药浓度增加,增强其毒性。

8.选择性SSRI(抗抑郁药)　氟伏沙明、氟西汀可增加苯妥英钠和卡马西平的血药浓度(毒性),氟西汀可使氟卡尼的血浆药物浓度升高,与单胺氧化酶抑制剂、司来吉兰联用有严重反应(5-羟色胺受体阻断综合征),使天贯叶连翘的血清反应增加(禁用)。

9.天贯叶连翘与SSRI联用　增加其血清反应(禁用),降低卡马西平、苯妥英及苯巴比妥的血药浓度,使华法林的抗凝作用降低,降低地高辛的血药浓度。

10.右丙氧吩　可使卡马西平的血药浓度增加6倍(毒性),增强华法林的抗凝作用,常规剂量的对乙酰氨基酚也会影响华法林的抗凝作用。

第六节　癌症姑息治疗的非药物治疗

非药物治疗在癌症的姑息治疗中占有十分重要的作用,相比药物治疗而言,非药物治疗如果应用得当会产生较好疗效,经济安全,且避免了药物带来的不必要毒性。在国外的医学体系中,非药物治疗以补充和替代医学为主。据统计,常用的非药物治疗包括有传统中医治疗、放疗、外科手术、音乐治疗、物理治疗、按摩、瑜伽、气功以及心理干预等。本章节结合近年来该领域在癌症姑息治疗中的进展进行介绍。

一、针灸及穴位疗法

针灸及穴位疗法是我国传统中医治疗体系的一个重要组成部分,且在传统中医文献记载中丰富而翔实,《灵枢·九针论》中有记载“八风之客于经络之中,为瘤病者也,故为之治针,必筩其身而锋其末,令可以泻热出血,而痼病竭”。而在古代针灸学专著《针灸甲乙经》中,也记述有“饮食不下,膈塞不通,邪在胃脘,在上脘则抑而下之(即刺上脘穴),在下脘则散而去之(即刺下脘穴)”。针灸及穴位疗法是以中医人体经络为基础的,对患者个体化的辨证,通过刺激人体的经络、腧穴来调整人体经络系统作用,干预人体的心理和生理功能进而治疗疾病,有应用数千年的历史,疗效显著。而针灸方法因具体实施的不同又可进一步分为毫针疗法、火针疗法、艾灸与温针灸、穴位注射、耳穴及其他疗法。

目前的研究显示,针灸已广泛应用于晚期癌症患者的症状控制,包括控制恶心和呕吐,改善化疗后疲劳、呼吸困难,缓解持续性呃逆以及治疗口干等不适。有学者曾对116例癌症患者实施针灸配合中药汤剂治疗,针刺选用包括脾俞、胃俞、肾俞等的背部腧穴,而对消化系统症状选用关门、梁门等穴位,可在不同程度缓解患者症状。姑息治疗中常用的穴位治疗有:①癌性疼痛,取穴点包括内关、檀中(胸痛),合谷、列缺(头痛),足三里、公孙、关元(腹痛),肾俞、委中、承扶(腰痛);②癌性发热,取穴点包括曲尺、足三里、合谷、三阴交;③预防白细胞减少,取穴点包括血海、关元、气海、足三里、三阴交;④恶心、呕吐、顽固性呃逆及腹饱胀不适,取穴点包括足三里、中脘、上脘、气海、天枢、关元;⑤排尿不畅、膀胱麻痹、尿潴留,取穴点包括三阴交、气海、水分、中极、关元、阴陵泉、足三里。

近年来,国外大型癌症中心包括美国 Memorial Sloan – Kettering 癌症中心和 MD Anderson癌症中心以及英国 Royal Marsden 医院也开始将针灸作为一种癌症姑息治疗行之有效的方法,甚至制定了相应的操作规范手册。但应该认识到,目前的针灸及穴位疗法还缺乏大量高级别的循证医学证据,多数的研究仍主要基于小范围的病例报道,重复性差。另一方面,传统中医专家也指出晚期癌症的针灸及穴位疗法建立在对个体的整体辨证、取穴、时机、手法的基础上,必要时需与其他治疗手段相互配合。

二、放疗

据统计,约有 70%的癌症患者在整个治疗中需要进行放疗,其除用于部分肿瘤的根治性治疗或术前、术后的辅助治疗外,在癌症姑息治疗中的疗效也是有目共睹的。姑息性放疗的主要适应证包括有:①晚期疼痛,包括有由骨转移或病理性骨折导致的骨痛、由原发或脑转移导致的头痛等;②上腔静脉压迫综合征,临床常见于肺癌、淋巴瘤以及纵隔肿瘤压迫导致以面颈部肿胀、呼吸困难伴有头痛、视物模糊为临床表现的一种急性或亚急性综合征;③脊髓压迫,临床以肿瘤椎体转移为主,其次包括椎旁、髓内及硬膜转移瘤,常见于肺癌、乳腺癌以及前列腺癌等;④肿瘤出血,这里的出血主要针对肿瘤晚期的瘤体渗血,如宫颈癌及食管癌原发病灶的少量或中量出血。而姑息性放疗的目的是减轻症状,延长生存时间以及改善生存质量,临床医生需要准确判断需要放疗的病因,适当选择放疗技术,给予个体化的处方剂量。

三、手术治疗及介入治疗

姑息性手术的目的在于减轻疼痛和改善生存质量,通常被用于药物、介入治疗以及放疗失败后的一种方法。临床常用于晚期肿瘤压迫气道的气管切开、肿瘤压迫或堵塞食管腔的内支架置入术及消化道造瘘术。近年来,微创手术治疗也应用到晚期肿瘤的姑息治疗中,如内镜手术可有效解决晚期肿瘤的肠梗阻,骨水泥治疗或椎管减压术可缓解脊柱转移瘤的疼痛症状;又如背根切断术、垂体切除等可有效地缓解严重的顽固性疼痛。

但需要注意到,姑息性手术存在潜在的并发症,甚至因神经损伤使疼痛加重。手术干预中、晚期症状,应该明确,姑息性手术的目标是提高生存质量,而不是生存。

因此,临床医生在考虑治疗的目标时,需要仔细考虑患者症状的严重程度,非手术治疗方案的可用性,手术治疗可能达到的有效缓解率,以及外科手术过程中可能出现的风险等。姑息性手术理想情况下应该有明确的治疗目标,患者和外科医生必须在治疗前明确。

四、物理治疗

姑息治疗的物理治疗是一种简单、廉价、毒副作用小的非药物治疗手段,在临床中应用广泛。常用的方法包括按摩、冷热疗、经皮神经电刺激(transcutaneous electrical nerve stimulation,TENS)以及脊髓电刺激(spinal cord stimulation,SCS)。按摩是通过各种物理技术治疗心理和肌肉,可帮助肿瘤患者提高疼痛的感觉值。冷热疗中将冷热源(浅表的冷热源包括冷热敷和冷热水浴,深部热源主要是超声)置于深部或表面上,主要应用于减轻晚期癌痛。TENS 最早应用始于 20 世纪 70 年代,是将特定的低频脉冲电流通过皮肤输入肌体以治疗疼痛,目前已由美国物理治疗协会批准作为减轻疼痛的一种物理方法。TENS 主要通过对感觉纤维进行刺激,其作用理论机制以闸门控制理论为主,但需注意存在以下禁忌证:①安装有心脏起搏器的患者;②刺激颈动脉窦;③孕妇的腹部;④对电极过敏的患者和局部感觉缺失。SCS 不同于 TENS,是将刺激电极植入脊髓脊柱治疗疼痛,主要用于慢性严重的疼痛。但临床上 SCS 治疗的流程较为专业和复杂,需要对患者筛选测试,所需设备要求特殊且为有创治疗,危险性较高,目前临床上只针对常规治疗无效的严重癌痛。

五、音乐治疗

音乐治疗是一门新兴的将音乐的作用应用在审美和艺术欣赏之外的,与医学和心理学相互融合的边缘交叉学科。其治疗机制是建立在心理治疗的理论和方法基础上,训练有素的音乐治疗师通过应用音乐特有对生理心理的干预效应,减轻受治疗者(积极参与或被动地听)的症状,恢复或增进身心健康以及提高生存质量。按照实施方法,音乐治疗进一步可分为 3 种:接受式音乐治疗、再创造式音乐治疗和即兴演奏式音乐治疗。音乐治疗目前有报道可以减轻患者的焦虑、疼痛、疲劳以及恶心等症状。Horne Thompson 和 Grocke 发起一项随机对照试验,发现音乐治疗可以明显减轻患者在生命终末期的焦虑以及缓解疼痛、疲劳和嗜睡症状。另一项由 120 例乳腺癌入组的随机对照研究结果显示,治疗前后对疼痛和焦虑进行定量评分,音乐治疗主要可减轻患者治疗中的焦虑和慢性疼痛,而且基本没有治疗风险。

六、运动疗法

运动疗法可以帮助患者消除疲劳、放松和提高生存质量,包括有氧训练、太极、阻力训练等。Segal 等报道对 121 例前列腺癌患者在接受放疗前给予运动试验干预,包括有氧运动和阻力训练 24 周以上,结果发现有氧运动可以明显减轻患者的疲劳。另一项由 Midtgaard 等报道的研究,入组 209 例伴有焦虑和抑郁的癌症患者。试验组包括有氧运动、阻力训练、放松练习、按摩超过 6 周。结果表明,可以明显改善患者抑郁但没有缓解焦虑。2008 年,Courneya 等开展了一项采用运动干预(有氧运动和阻力训练)的随机对照研究,共有 242 例乳腺癌患者入组,采用生存质量量表进行定量评估,特定的运动类型满意度与积极的生存质量呈正相关。而太极拳是我国古代体育文化的瑰宝,其思想理论以阴阳平衡为基础,拳法一动一静,以柔克刚,核心是激发人体内无形神、意、气化合产出的特定潜在能量,长期以来被人们用来进行养生保健。目前,美国 MD Anderson 癌症中心等医院已将太极拳引入作为对癌症患者进行康复调理的一种手段。

七、心理干预

当今的医学模式的主流是生物-心理-社会医学模式,对患者心理、社会因素在疾病中的认识越来越重视,而恶性肿瘤在医学模式中被一种心身疾病患者心理行为夹杂了很多情绪因素,包括恐惧、幻想、愤怒、焦虑、无助、颓废等。心理干预对癌症的姑息治疗可以帮助患者树立正确积极的思想,有效面对癌症不同阶段的困难。而在国外的心理干预中,已经形成一个有医护人员、心理学家、社会服务者等组成且患者及其家属参与的工作模式。心理干预的具体实施方法有:有效信息支持、压力情绪管理、控制注意力技巧以及认知行为干预。

有效信息支持进一步包括了向患者在治疗前、治疗中和治疗后可能发生的医疗事件和患者可能出现的感官情绪的解释;压力情绪管理是通过采取不同的技巧,如音乐治疗、肌肉放松、调理来减轻患者的负面情绪;控制注意力是应用分散或转移注意力来减轻或消除症状感受;认知行为干预则需要患者自身积极参与,通过心理干预的团队配合对其的认知和行为进行干预。这4种方法彼此之间又存在交叉,应用时可配合其他方法。

总之,尽管非药物治疗目前还不是姑息治疗的主流标准治疗,其相关的循证医学证据依旧还不够充分,甚至有时被视为“疗效不佳”的边缘学科,但应该看到近年来随着越来越多的高质量的临床试验的开展,非药物治疗在某些姑息治疗的情况下,诸如音乐治疗对癌痛的缓解,认知治疗对情绪的改善,运动疗法消除乏力以及针灸穴位疗法治疗药物无效的恶心、呕吐等方面已逐渐被广泛认可。作为从事肿瘤治疗的医护人员,关注了解并应用好非药物治疗这把“利器”,将为更多的患者带来福音。

(丁伟)

第八章　鼻咽癌

第一节　概述

一、流行病学

鼻咽癌(nasopharyngeal carcinoma,NPC)是指起源于鼻咽部黏膜被覆上皮的恶性肿瘤。鼻咽癌具有明显的种族差异和地域聚集性,好发于黄种人,欧美国家的发病率较低,我国南部及东南亚地区多见,也是我国最常见的恶性肿瘤之一,病死率占我国全部恶性肿瘤的2.81%。根据《中国2015年肿瘤年鉴》,我国NPC的总发病率为60.6/10万,其中男性43.4/10万,女性17.3/10万。发病年龄高峰为40~60岁,在青少年及儿童中少见。男性患病率较女性明显增高,男女患病比例为(2~3):1。

二、病因学

鼻咽癌是由多种因素综合作用的结果,其确切发病原因并不明确。目前认为Epstein Barr病毒(EB病毒)感染、化学致癌物和遗传因素等是鼻咽癌发病的重要因素。

1.EB病毒感染　EB病毒感染与鼻咽癌密切相关。在不同组织类型的鼻咽癌中均可检测到EB病毒基因及相关的表达产物;鼻咽癌患者血清中EB病毒的特异性抗体水平较正常人和其他肿瘤患者明显升高,且会随着疾病的变化而变化;EB病毒与促癌物质协同作用,可以诱发人鼻咽未分化型癌。EB病毒抗体滴度的动态变化被认为是鼻咽癌临床诊断、预后评估和随访监控的重要指标。然而,在我国,发现人群普遍感染EB病毒(无明显地区差异),鼻咽癌的发生却具有明显的地域性,说明EB病毒感染并不是鼻咽癌唯一的致病因素。鼻咽癌的发生可能是EB病毒、环境与遗传因素共同作用的结果。

2.化学致癌物　多种化学致癌物与鼻咽癌的发生和发展密切相关。鼻咽癌好发于我国东南沿海地区,这一地区有经常食用咸鱼、鱼干、腊味的饮食习惯,这些食品所包含的致癌物亚硝胺类化合物是发生鼻咽癌的危险因子。但这无法解释已移居海外且无食用咸鱼习惯的移民及其后代仍有较高的鼻咽癌罹患率,且由外地移入东南沿海而有食用咸鱼习惯者的鼻咽癌发病率并无升高。因此,现在认为遗传因素也是鼻咽癌重要的致病因子。此外,长期吸入、接触刺激性物质,如工业石棉、铬、镍等也是鼻咽癌不可忽视的危险因素。

3.遗传因素　鼻咽癌的发生与遗传因素关系密切。鼻咽癌患者多有家族聚集现象,家族中若有人罹患鼻咽癌,其直系亲属的罹病概率也明显增加。分子流行病学研究发现鼻咽癌肿瘤细胞存在多条染色体的变化,多染色体杂合性缺失区(1p、3p、4p、9p、9q、11q、13q、14q和16q),提示鼻咽癌进展过程中存在多个肿瘤抑癌基因的变异。其中,针对广东家族性鼻咽癌的研究已把其易感基因定位于4p15.1-q12区域,而湖南家族性鼻咽癌的遗传易感区定位于 3p21.31-21.2 区域。

因此，目前关于鼻咽癌的病因学假说认为，遗传因素和机体免疫功能减低是鼻咽癌发生的基础。EB 病毒感染在鼻咽癌中起病因作用，并与亚硝胺类化合物等多种化合物起协同作用。

三、应用解剖

1.鼻咽结构及毗邻结构　鼻咽部的解剖较为简单，但毗邻结构较为重要且复杂。鼻咽是位于第 1~2 颈椎椎体前方、蝶骨体前下方的不规则立方体结构（图 8-1），由前、顶、后、底及左、右侧 6 个壁组成。前壁为后鼻孔及鼻中隔后缘，与鼻腔相连；顶壁紧贴颅底部，距颅底破裂孔仅 1cm，故鼻咽癌通常循此径侵及颅内；顶后壁为蝶窦底、斜坡；后壁在相当于第 1~2 颈椎与口咽部后壁相连续，统称为咽后壁；底壁为软腭，连接口咽部；左右侧壁为对称性的咽鼓管隆突和咽隐窝。鼻咽的左、右两侧下鼻甲后端约 1cm 处有对称的漏斗状开口，称为咽鼓管咽口。此口的前、上、后缘由咽鼓管软骨末端形成的唇状隆起，称为咽鼓管隆突（或咽鼓管圆枕）。在咽鼓管隆突后上方有一深窝，称为咽隐窝，为鼻咽癌的好发部位之一。在进展期鼻咽癌，其肿瘤可通过咽鼓管侵袭中耳结构。鼻咽的顶壁与后壁交界处的淋巴组织称为增殖体或咽扁桃体、腺样体，咽鼓管咽口周围有丰富的淋巴组织称为咽鼓管扁桃体。咽扁桃体与咽鼓管扁桃体均为韦氏环的一部分。

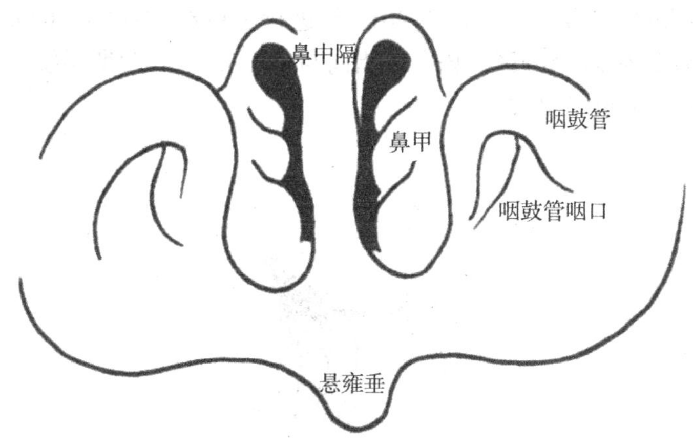

图 8-1　鼻咽解剖（冠状位观）

鼻咽癌向前可侵犯鼻腔（87%）、破坏翼状板结构（27%），少数病例中也可以侵袭筛窦、上颌窦或浸润眶尖。鼻咽癌向上进展，可直接侵犯颅底结构、蝶窦和斜坡（41%），甚至通过破裂孔侵犯海绵窦（16%）和中颅窝，并导致Ⅲ~Ⅵ脑神经受累。此外，卵圆孔也是肿瘤侵犯中颅窝、颞骨岩部（19%）及海绵窦的途径。鼻咽癌向后侵犯较为少见，主要包括椎前肌（19%）和下咽（21%）。

当肿瘤向两侧进展时，常累及咽旁间隙（68%），可引起Ⅸ~Ⅻ脑神经受损。咽旁间隙为上自颅底下至舌骨小角的倒锥形、前窄后宽的脂肪间隙，内侧围绕咽部筋膜，外侧是翼肌及腮腺深叶。以咽部筋膜、茎突及其附着肌肉为界，咽旁间隙可划分为咽腔外侧的咽侧间隙和咽腔后方的咽后间隙,前者以茎突为界又分为茎突前间隙和茎突后间隙。茎突前间隙内上方与咽隐窝相邻,顶端为中颅窝底、蝶骨大翼、卵圆孔及破裂孔前外侧,三叉神经下颌支自卵圆孔出颅后即在此间隙内穿行。茎突后间隙内侧与咽后间隙相邻,自内而外有颈内动脉、Ⅸ~Ⅻ脑神经、交感神经节、颈内静脉及颈静脉淋巴结。咽后间隙位于咽腔后壁正中,颊咽筋膜和椎前筋膜之间以体中线分为左、右两侧,上自颅底下止于气管分叉平面,Rouviere 淋巴结位于此间隙。

2.颈部淋巴结引流及分区　鼻咽腔的淋巴管丰富,淋巴引流大致经 3 条途径:①引流至咽旁间隙的咽后淋巴结,位置最上的淋巴结称为 Rouviere 淋巴结(距寰椎水平体中线两侧约 1.5cm),再引流至颈深上淋巴结;②直接引流至颈深上淋巴结;③引流至脊副链淋巴结。咽后淋巴结与颈深上淋巴结是鼻咽淋巴引流的第一站淋巴结,通常被认为是前哨淋巴结。咽后淋巴结位于咽后间隙内,分为咽后外侧组淋巴结和咽后内侧组淋巴结。咽后外侧组淋巴结(Rouviere 淋巴结)位于鼻咽后外侧,上至颅底,下至口咽后外侧壁的第 1~3颈椎水平,这些淋巴结在儿童中几乎均可见到,而在成人中可能出现于一侧。在儿童期其直径一般为 10~15mm,而在青年时期直径为 5~8mm,年长者一般直径为 3~5mm。

咽后内侧组淋巴结位于外侧组的下方。鼻咽癌颈部淋巴结转移的发生率约 85%,双侧淋巴结转移近 50%。2003 年由欧洲放射肿瘤协会和肿瘤放射治疗协助组等多个协作小组发布了《颈部淋巴结分区指南》,于 2013 年进行了更新,在原来 Robbins 划分的 6 个亚区的基础上,演变为 10 个分区。该分区指南与 AJCC/UICC 分期系统(TNM 分期)的颈部淋巴结分区略有不同(图 8-2)。

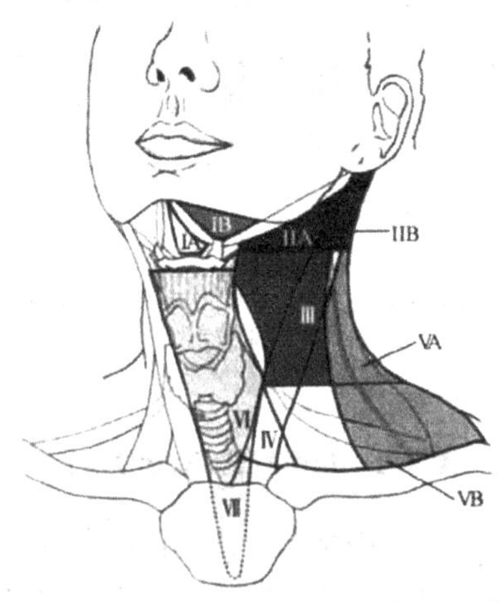

图 8-2　AJCC/UICC 建议的颈部淋巴结分区

鼻咽癌最易发生Ⅱ区淋巴结转,ⅠA 区淋巴结阳性率极低,Ⅰ~Ⅴ区颈淋巴结转移阳性率分别达 17%、94%、85%、19%、46%。此外,咽后淋巴结的转移概率也很高,鼻咽癌多发生外侧组淋巴结转移,很少出现内侧组淋巴结转移。

淋巴结包膜外侵犯是头颈部鳞癌的重要预后不良因素,是基于手术后的组织病理学特征,而鼻咽癌颈部淋巴结转移并不需要进行手术。最近的第 8 版 AJCC/UICC 分期对淋巴结包膜外侵犯的临床诊断做出了明确的界定，即皮肤受侵、临床检查发现肌肉浸润或与邻近结构固定，伴功能障碍的脑神经、臂丛、交感干或膈神经受侵。在鼻咽癌 TNM 分期中，淋巴结包膜外侵犯的预后不良因素并未纳入。

四、病理学分型及生物学特性

鼻咽癌是指发生在鼻咽黏膜上皮的恶性肿瘤，在光镜和超微结构中被证实具有鳞状上皮分化，包括鳞状细胞癌（简称“鳞癌”）、非角化性鳞癌（分化型或未分化型）和基底样鳞癌。以往也称为淋巴上皮样癌、间变癌、未分化癌、移行细胞癌、泡状核细胞癌鳞癌、非角化性癌等，不包括腺癌和涎腺来源的恶性肿瘤。

1.大体分型　在鼻咽镜下，鼻咽肿瘤通常较平滑地突出于黏膜表面，呈菜花状、结节状，表面可有或无溃疡形成，或有一个明显浸润的真菌状肿物，或表现为肉眼无明显异常改变的平坦浸润性外观。一般分为以下 4 种类型。

（1）结节肿块型：鼻咽部结节状新生物隆起，表面高低不平，或弥漫性，容易看出。此型最多见。

（2）菜花型：肿块较大，表面不平，像花菜一样，血管丰富，触之易出血。

（3）溃疡型：肿瘤边缘隆起，中间凹陷坏死。临床少见。

（4）黏膜下型：肿瘤向腔内突起，左右不对称，肿块表面覆盖正常黏膜组织。临床往往检不到肿瘤组织，采用细针穿刺可明确诊断。

2.镜下分型

（1）WHO 病理分型：2003 年 WHO 将鼻咽癌的病理类型分为 3 型：角化性鳞癌（约占 20%，曾称 WHO Ⅰ型）、非角化性癌（包括分化型癌和未分化型癌）和基底样鳞癌。其中非角化性分化型癌（即 1978 年分类中的Ⅱ型）占 30%～40%，非角化性未分化型癌（既往被称为淋巴上皮样癌或 WHO 型）占 40%～50%。鼻咽癌的病理分型随地域不同而分布不一样，美国等非多发区主要为角化性鳞癌，而亚洲等高发地区主要为非角化性癌。

经典鳞癌相当于其他器官的高-中分化型鳞癌，常见于老年人，且有研究证实可能与 EB 病毒感染无关。有研究认为，角化性鳞癌可能是非角化性鼻咽癌放疗数年后出现，与放疗有关的癌。与非角化性癌相比，角化性鳞癌表现出较高比例的局灶性浸润（76% vs. 55%）和较低的淋巴结转移率（29% vs. 70%）。此亚型对放疗的敏感性差，且预后比非角化性癌差。

非角化性癌光镜下呈巢状或梭状，无明显鳞状分化，癌巢和不同数量的淋巴细胞和浆细胞混在一起。非角化性癌可进一步区分为未分化型和分化型，这是随机性的，因为这种细分在临床或预后方面并无显著性差异，并且同一肿瘤的不同区域或同一患者不同时期的不同活检标本可表现为一种或其他多种亚型。未分化型更为常见，肿瘤细胞呈大的合体细胞样，细胞界限不清，核呈圆形或椭圆形泡状，大核仁位于中央，癌细胞常排列密集甚至重叠。分化型的癌细胞呈复层和铺路石状排列，常呈丛状生长，与膀胱的移行上皮癌相似。在我国鼻咽癌病理类型中，90%以上的鼻咽癌患者属于第Ⅱ～Ⅲ型，由于此两型鼻咽癌的临床预后类似，且均与 EB 病毒感染有关，故多年来基本将鼻咽癌诊断为低分化型癌或未分化型癌。

基底样鳞癌外观上常表现为中央溃疡性肿块,伴有黏膜下广泛的硬结;主要由基底细胞样细胞和鳞状细胞组成,多见粉刺样坏死。其特点是含有 PAS 和阿尔辛蓝阳性物质的小囊状空隙,间质透明样变。基底样鳞癌是一种侵袭性生长迅速的肿瘤,通常预后不良。

(2)国内分型:国内鼻咽癌病理分型为原位癌和浸润癌。其中,浸润癌有:①分化好的癌,包括分化好的鳞癌和腺癌;②分化差的癌,包括分化差的鳞癌和腺癌、泡状核细胞癌、未分化癌和其他少见癌,如黏液表皮样癌、基底细胞癌、恶性混合瘤。目前,鼻咽癌的分期主要采用 WHO 病理分型标准,但仍有少数地区使用国内标准。建议统一使用 WHO 病理分型标准,以利于临床工作和研究。

第二节　临床表现与诊断

一、临床表现

鼻咽癌具有向周围浸润性生长、易发生颈部淋巴结转移的特性,初诊时远处转移通常<10%。故鼻咽癌的临床表现主要有以下几种情况:鼻咽原发肿瘤及其周围侵犯,颈部淋巴结肿大,肿瘤(原发肿瘤或颈部淋巴结)压迫或侵犯脑神经,远处转移等。

(一)临床症状

1.早期症状　鼻咽癌早期通常无症状,仅在体检或普查时发现,或表现为不典型的症状。

(1)鼻塞:鼻咽腔内肿瘤组织增大时堵塞内鼻孔,出现单个或双侧鼻堵塞症状,与肿瘤的大小、部位和类型有较大关系。

(2)回吸性涕血:为鼻咽癌典型表现,多出现在早晨起床后,系肿瘤血管破裂出血所致。偶尔由于肿瘤生长迅速,出现肿瘤组织大块坏死脱落或深大溃疡,可有口鼻较大量出血。

(3)耳鸣、听力下降:肿瘤组织压迫或阻塞咽鼓管周围组织,或直接向咽鼓管内浸润,或引起咽鼓管周围组织水肿,造成咽鼓管通气及内耳淋巴结循环障碍,鼓室负压,出现同侧耳鸣、听力下降,部分患者甚至可以出现分泌性中耳炎。

(4)头痛:70%的鼻咽癌患者可有头痛病史,早期多为间歇性闷痛,可能系神经血管反射性疼痛。

2.晚期症状　鼻咽肿瘤向周围组织浸润性生长,出现颈部淋巴结转移,可引发一系列症状而导致患者就诊,故初诊鼻咽癌大多为局部晚期。

(1)颈部淋巴结肿大:鼻咽癌具有淋巴结转移早、转移率高的特点,颈部淋巴结肿大系肿瘤转移至颈部淋巴结所致。肿大的淋巴结多无疼痛、质硬,活动度常较差,病情晚期时淋巴结转移可至锁骨上,甚至腋窝、纵隔等。

(2)头痛:肿瘤晚期时可破坏颅底骨或侵犯脑神经,或者发生肿瘤感染,颈部淋巴结肿大压迫血管与神经,可出现头痛,且多表现为持续性疼痛。另外,鼻咽癌患者放疗后出现的头痛，多与肿瘤复发或放疗后感染相关。

(3)眼眶综合征：肿瘤转移或侵犯至眼眶、眼球的相关神经，可出现视力下降、视野缺损，甚至失明，也可出现复视、眼球突出和活动受限、神经麻痹性角膜炎等。眼底检查可发现视神经萎缩等。

(4)脑神经受损：局部晚期鼻咽癌可导致多组脑神经损伤，但前组脑神经受损较后组脑神经更为多见。鼻咽癌可沿颅底筋膜至岩蝶裂区周围的蝶骨大翼、破裂孔、岩骨等，破坏Ⅱ、Ⅲ、Ⅳ、Ⅴ、Ⅵ等脑神经，尤其是Ⅴ、Ⅵ脑神经；肿瘤压迫或侵犯三叉神经(第Ⅴ对脑神经)导致面部麻木，多表现为额面部蚁爬感，也可表现为触觉过敏或麻木。肿瘤压迫或侵犯展神经(第Ⅵ对脑神经)导致眼球向外活动障碍，表现为复视。值得注意的是，病变发生在海绵窦者，其突眼症状并不多见；肿瘤向上可侵入蝶窦、垂体、视神经等，导致视力障碍、停经等症状。

(5)Horner综合征：肿大淋巴结或肿瘤侵犯或压迫颈交感神经节，可出现Horner综合征，表现为同侧瞳孔缩小、眼球内陷、眼裂缩小及同侧面部无汗等。

(二)体格检查

对怀疑为鼻咽癌的患者均应做全面的体格检查和专科检查，以明确诊断和了解病变范围。

1.全面体格检查　包括一般情况评估(KPS或ECOG)、身高、体重、生命体征及各个系统检查。

2.专科检查　对无症状的初诊患者，仔细的专科检查是发现早期肿瘤的重要方法；对已有明显肿瘤的患者，专科检查可以帮助了解肿瘤的侵犯范围，补充影像学检查的不足，如黏膜表面的肿瘤范围；对治疗中的患者，专科检查可以提示肿瘤对治疗的效果，为调整治疗方案提供依据；对治疗后随访患者，专科检查对早期发现肿瘤复发至关重要。

(1)鼻咽原发性肿瘤相关专科检查

1)间接鼻咽镜或纤维鼻咽镜：重点观察鼻咽部黏膜色泽改变，是否有新生物，是否隆起或变形，两侧结构(尤其咽隐窝)是否对称，注意咽隐窝有无浅窄或消失，隆突有无变形增大，咽鼓管开口是否变形或消失，后鼻孔是否被掩盖或堵塞，还要注意口咽后壁、侧壁有无肿物或黏膜下隆起，软腭有无塌陷肿胀或局限性隆起。还需注意检查鼻腔、眼部、口腔等。

2)经口腔间接鼻咽镜检查：简单、易行且经济，是最基本的检查方法。可观察鼻咽腔内有无肿块及鼻咽黏膜有无糜烂溃疡、出血、坏死等异常改变，并可在后鼻镜明示下钳取病变处组织送病理检查。

3)经鼻腔纤维鼻咽镜检查：可以清楚观察到鼻腔及鼻咽腔内病变。与间接鼻咽镜相比，纤维鼻咽镜具有下述优点：①不受患者张口大小及咽反射制约；②能更好地发现黏膜表面细微病变，尤其是深藏于隐窝顶，咽鼓管咽口处的小病灶，可以查出并可直接钳取活检；③对侵犯后鼻孔、鼻腔的检出率高于间接鼻咽镜和后鼻镜，也高于CT和MRI检查；④光导纤维镜，在直视下令患者做吞咽动作时的动态检查，易鉴别放疗中或放疗后黏膜下是否有残存肿瘤。在双侧鼻道狭窄或堵塞时，可于口腔、口咽部表面麻醉后，经软腭缘置入纤维鼻咽腔同样能取得上述效果。

4)鼻镜检查：可观察鼻道有无肿块、出血、坏死物等，如发现肿瘤，可行鼻腔鼻咽肿物活检。

5)其他检查：包括观察两眼是否对称、有无突眼、视力、视野缺陷等；检查外耳道有无分泌物或肿物，鼓膜有无内陷、充血、穿孔，有条件的要测听力；观察鼻外形有否异常等；检查口咽侧壁和后壁有无隆起或肿瘤情况。

(2)颈部淋巴结检查：鼻咽癌发生颈部淋巴结转移的概率较高，可达85%左右。最常见的颈部淋巴结转移部位为颈深上淋巴结，其次为颈后淋巴结和咽后淋巴结。而颏下、颌下淋巴结发生转移较少见(<5%)。如果既往有颈部淋巴结活检、颈部手术史，或曾进行过头颈部放疗，则出现颌下、颏下，甚至耳前淋巴结转移的概率增加。

在行颈部检查时，检查者应站在患者的后方，手法不宜过重，自上而下或自下而上顺序进行，以免遗漏。首先要明确颈部有无肿大的淋巴结；如发现颈部肿大淋巴结，应注意其部位、大小、质地、活动度、是否有皮肤侵犯等。推荐采用WHO的肿瘤测量方法(肿瘤最大径×最大径的垂直径×厚度)来描述淋巴结的大小，采用颈部影像学分区描述淋巴结的部位。若下颈、锁骨上发现有肿大淋巴结，还应常规检查腋窝淋巴区有无肿大淋巴结。

(3)脑神经的检查：鼻咽癌容易侵犯颅底、咽旁间隙(颈动脉鞘区)和颈部淋巴结转移，导致肿瘤直接侵犯或压迫脑神经而引起的相关脑神经麻痹。因此，在鼻咽癌的体格检查中，特别强调脑神经的检查。脑神经受侵是晚期病例的临床表现，可表现为多对脑神经的相继或同时受累，其中以三叉神经、展神经、舌咽神经及舌神经的受累多见，而嗅神经、面神经、听神经则少见。脑神经是否受侵不但是T分期的重要标准，也可作为治疗中和治疗后随访的重要观察指标。

(三)鼻咽癌的扩散

鼻咽癌的扩散有其规律性，具有浸润性和外生性生长的特点，可向鼻腔内突出，容易沿黏膜下进展，并向邻近的窦腔、间隙和颅底直接扩散。

1.直接蔓延　向前可侵犯鼻腔、筛窦，甚至通过筛板达上颌窦或前颅窝；向后穿过鼻咽后壁侵犯颈椎骨及颈段脊髓；向上侵犯眼眶引起一系列眼部症状，或侵犯颅底破坏蝶骨体及斜坡，并沿蝶窦到蝶鞍区，浸润垂体，或通过破裂孔、颈静脉孔侵入颅内损伤脑神经；向下侵犯口咽内的相关结构，如软腭、扁桃体、舌根，甚至蔓延至会厌部及下咽部；向两侧侵犯咽鼓管、内耳、中耳；向外侧侵犯咽旁间隙、茎突前后区、颞下窝、后组脑神经。

2.淋巴结转移　鼻咽部引流淋巴管丰富，所以肿瘤可较早经淋巴管转移。颈部淋巴结是最早、最经常发生转移的区域，一般是从上至下受累，肿瘤淋巴结转移的发展顺序是肿瘤侵犯咽后淋巴结，之后转移到颈深上淋巴结及其余淋巴结。部分晚期转移淋巴结可达腋下、纵隔后，腹膜后，甚至腹股沟淋巴结。

3.远处转移　鼻咽癌远处转移与T分期和N分期有关，尤其是N分期，发生锁骨上淋巴结转移及伴多个颈淋巴结转移者易发生远处转移。初诊鼻咽癌的远处转移率约

10%,但30%的中晚期鼻咽癌患者最终死于远处转移。常见的远处转移部位为骨、肺、肝,而骨转移中又以脊柱、骨盆、四肢为多见。另外,肾脏、胰腺等腹膜后组织器官也是鼻咽癌远处转移的部位。其中以肺转移的预后相对较好,中位生存期近4年。鼻咽癌发生脑转移较为少见,颅内病灶通常因肿瘤直接向上侵犯或经破裂孔、卵圆孔直接侵犯颅内,而非远处转移所致。

二、鼻咽癌的诊断

根据患者的病史、体征、影像学检查、组织病理学和(或)细胞学等检查可以对鼻咽癌做出诊断。组织病理学诊断是诊断鼻咽癌的金标准。其他诊断方法可帮助判断肿瘤的侵犯范围,确定临床分期。

1.病史询问和体格检查　详见前文相关内容。

2.影像学检查　鼻咽癌的影像学检查有两方面作用:一是明确初诊患者的原发肿瘤及颈部淋巴结的侵犯范围,以及排查是否存在远处转移;二是治疗中和治疗后的随访,评估疗效并监测是否出现肿瘤复发或远处转移。目前推荐鼻咽MRI平扫+增强、全身骨ECT和胸部CT。

(1)鼻咽和颈部CT:通常需行平扫加增强扫描。CT检查是目前鼻咽癌靶区勾画和设计的基础影像学检查。CT能较好地显示鼻咽占位性病灶及颈部淋巴结肿大,但在判断颅底骨质是否侵犯及区分咽后淋巴结与鼻咽原发灶方面存在不足。CT扫描上界应包括海绵窦,下界包括锁骨头下方。鼻咽癌常见的CT表现如下。

1)鼻咽部肿块:表现为鼻咽腔变形、左右不对称,以及向腔内突出的软组织影;咽隐窝变钝、变形、闭塞、消失;咽缩肌肿胀;肿瘤浸润腭帆提肌,表现为软组织肿块,并可向腔内突出。

2)肿瘤深部组织浸润:肿瘤向黏膜下浸润,引起鼻咽腔变形、移位、受压等。有70%~80%的患者出现咽旁间隙侵犯,肿瘤继续向外扩展可侵及翼内肌、翼外肌而进入颞下窝、翼腭窝、上颌窦。向后外侵及茎突前后区及颈动脉鞘区,临床上可有后组脑神经(第Ⅸ~Ⅻ对)受损的症状和体征;向前侵及鼻腔、筛窦、眼眶;向上侵及蝶窦、蝶鞍;向后下侵及鼻咽后壁黏膜及口咽。

3)颅底骨质侵犯:表现为骨溶解性破坏或骨增生硬化。常见的部位有蝶窦底、蝶骨大翼、翼板、岩尖、破裂孔、卵圆孔及枕骨斜坡的骨质破坏。

4)颅内侵犯:肿瘤侵犯海绵窦表现为海绵窦增宽,脑桥小脑角的侵犯。

5)颈部淋巴结肿大:在CT图像上可以较为清楚地看到咽后淋巴结,以及胸锁乳突肌深面的肿大淋巴结。注射造影剂后,很容易与血管区别开来。

6)放疗后的改变:鼻咽癌放疗后几乎每个患者均会出现程度不等的鼻腔及鼻旁窦内分泌物增加,易误认为是肿瘤复发;长期生存者可出现吞咽肌、咀嚼肌萎缩;颅底骨稀疏,局部骨质硬化;颞叶底部脑组织手指状分布低密度水肿,甚至有脑坏死。

(2)鼻咽和颈部MRI:检查颅底+鼻咽+颈部MRI平扫+增强扫描是目前鼻咽癌诊断的标准影像学检查方法。大量临床研究已经证明在确定鼻咽原发肿瘤位置和向周围组织(如肌肉、间隙、筋膜、窦腔、骨结构、颅内)侵犯范围及咽后淋巴结的诊断等方面,MRI检查明显优于CT。鼻咽癌靶区的勾画必须以MRI检查作为基本影像学依据。

1)MRI检查的主要优点:①肿瘤分期更准确;②鉴别肿瘤复发与纤维化;③观察疗效;④评估颅内病变,特别是放射性脑病、脊髓病变;可以多轴面(横断面、冠状面和矢状面),多序列(T_1加权和T_2加权)更清楚地显示软组织、神经通道及脑和脊髓的病变。

2)MRI表现:同CT检查,但软组织显示更清晰。骨质破坏时主要显示骨髓被肿瘤组织所取代。但对骨皮质的影像比CT检查差一些。在放疗刚结束时,尽管鼻咽部及其周围组织的放射反应尚未完全消退,局部软组织肿胀,不能准确反映鼻咽癌的治疗效果。但仍建议进行MRI或CT检查,以了解肿瘤是否残留,是否需要增加放疗剂量。放疗后3个月进行MRI、CT复查,可以客观地反映治疗效果。

(3)胸部CT检查:鼻咽癌较常出现肺转移,因胸部X线检查发现肺转移的概率较低,为早期发现肺转移,建议行胸部CT检查,筛查肺转移的可能。

(4)腹部超声、CT、MRI检查:主要针对肝、脾、腹膜后淋巴结等检查。检查腹部(尤其是肝脏)是否有肿瘤转移。若已有转移,则不适合行根治性放疗,而以化疗为主。超声因操作方便、费用低且无辐射,被临床广泛使用。也可行腹部CT及MRI检查,排除转移的可能。

(5)全身骨扫描:局部晚期鼻咽癌易发生骨转移,故建议中晚期鼻咽癌患者,若无禁忌证,常规行放射性核素骨扫描检查,排查全身骨转移。当骨扫描检查提示骨可疑转移时,应对可疑部位进行MRI检查。由于鼻咽癌的骨转移发生率较高,尤其是有淋巴结转移的患者,故对于双侧颈部淋巴结转移及淋巴结位置低(N2期以上)者应进行全身骨扫描,了解骨骼是否有肿瘤转移。

(6)PET-CT检查:恶性肿瘤细胞糖代谢异常增加,应用^{18}F-FDG作为示踪剂进行PET显像,可从分子代谢水平显示原发性肿瘤和转移病灶的影像性质,具有比CT和MRI灵敏度高、特异性好等优势。^{18}F-FDG PET-CT比常规的分期检查更加敏感(70%~80%对比30%)和精确(>90%对比83%~88%),与骨扫描相比,在评估骨转移方面的特异性更加敏感。

目前,PET-CT在鼻咽癌的主要应用包括:肿瘤良恶性的鉴别;明确临床分期,尤其是对淋巴结转移(N分期)及远处器官转移(M分期)的判断;放化疗疗效的动态观察和评估;鉴别放疗后纤维化和肿瘤复发;应用不同的示踪剂显像来分析鼻咽肿瘤的组分,如肿瘤乏氧区、增殖区等,并进一步开展生物靶区适形性放疗。

3.鼻咽部活检　鼻咽癌的诊断必须有病理学诊断。根据鼻咽癌的临床症状、体格检查和影像学检查,仅能做出临床诊断,确诊还需要病理学证实。鼻咽部取活组织的方法有多种,包括间接鼻咽镜活检、直接鼻咽镜活检、鼻咽细针穿刺及经鼻腔盲穿活检。

(1)间接鼻咽镜活检:这是最常用的一种方法,简单、方便、经济、实用,比较容易操作。首先进行口咽部表面麻醉(常用2%丁卡因),然后在间接鼻咽镜直视下,将活检钳从口腔向上到鼻咽部,对准肿瘤组织,钳下小块肿瘤组织进行检查。

(2)直接鼻咽镜检查:部分患者因咽反射敏感或者鼻咽腔太小,或者是鼻咽癌放疗后张口困难而无法进行鼻咽部检查,可以行直接鼻咽镜检查并活检。

(3)鼻咽细针穿刺:部分患者因为肿瘤生长在黏膜下,表面不容易取得肿瘤组织,即鼻咽腔内虽然看到隆起,但表面光滑,不像外生性肿瘤活检容易取得,其病理检查大多是阴性结果。此种情况可以通过鼻咽部细针穿刺来取得组织。根据 CT 或 MRI 检查来决定鼻咽部病灶的部位,然后使用穿刺针头经软腭或口咽向上穿刺至肿瘤区域,亦可以在超声引导下进行穿刺。

(4)其他方法:还有一些其他的方法如鼻咽部脱落细胞学检查、鼻咽部印片检查。但鼻咽部细胞学诊断的敏感性有限(70%~90%),现在均较少应用。此外,行颈部淋巴结的活检或穿刺,对确定转移性鼻咽癌,尤其对黏膜下型鼻咽癌的协助诊断及分期有一定作用。

4.血清学检查

(1)EB 病毒 VCA-IgA 检测:鼻咽癌患者 90%以上呈阳性且其滴度较高,大多在 1∶40以上。若患者仅有颈部淋巴结肿大,而原发灶不明显时,可行 EB 病毒 VCA-IgA 检测。若其滴度很高,则应再次检查鼻咽部,对可疑的部位进行活检,以确定诊断。对于滴度很高的患者,即使找不到原发灶,亦需要定期随访,部分患者可以在颈部治疗数年后出现原发灶。近年来,EB 病毒的外膜蛋白 1 被认为是高发地区有价值的筛查工具,具有 87%的敏感性和 98%的特异性,有望取代 VCA-IgA 检测,成为新的筛查手段及监测 EBV 阳性患者是否复发。

(2)EB 病毒-DNA 检测:采用 PCR 方法检测 EB 病毒的 DNA,有 96%左右鼻咽癌患者可检测到 EB 病毒-DNA 表达。在早期诊断方面,可以减少 IgA 检测的假阳性并提高 IgA 检测的敏感性和特异性。此外,检测 EB 病毒-DNA 可用于提示肿瘤负荷、判断鼻咽癌对治疗的敏感性、协助制订治疗方案、协助个体化分期、判断预后和治疗失败的可能性及疗效监测。

三、鉴别诊断

1.非肿瘤性疾病

(1)鼻咽增生性结节:表现为鼻咽顶前壁孤立性结节或者多个结节,结节直径一般<1cm,表明覆盖淡红色黏膜,好发年龄为 40~60 岁,病理检查为鼻咽淋巴组织增生。

(2)鼻咽腺样体增生:表现为鼻咽顶前壁有几条成纵行的脊状隆起,表明光滑,正常色泽,好发于中年人。

(3)鼻咽结核:检查可见鼻咽顶部黏膜糜烂,伴有肉芽肿样隆起,与癌很难区分,鼻咽活检可明确诊断。

2.良性肿瘤

(1)鼻咽血管纤维瘤:常见于青少年,主要症状有鼻塞和反复鼻出血。检查病变主要位于鼻咽顶部和后鼻孔,肿块呈圆形或椭圆形,表面光滑,淡红色或深红色,常侵犯邻近结构,无淋巴结转移。鼻咽镜活检应慎重,动脉血管造影对于诊断有帮助。

(2)异位垂体腺瘤:可因相应临床症状易与鼻咽癌相混淆,鼻咽腔内检查与 CT、MRI 检查可明确诊断。

3.交界性肿瘤　鼻咽癌可因相应临床症状易与颅咽管瘤相混淆，鼻咽腔内检查与CT-MRI检查可明确诊断。

4.鼻咽部恶性肿瘤　容易与鼻咽癌相混淆的鼻咽部恶性肿瘤有鼻咽淋巴瘤、鼻咽部乳头状腺癌、鼻咽涎腺癌、鼻咽或颅底脊索瘤等。这些恶性肿瘤有其各自的临床特点，病理检查可明确诊断。

5.颈部肿块的鉴别　存在颈部淋巴结转移的鼻咽癌应行颈部肿块的鉴别诊断，如颈部淋巴结结核、淋巴瘤、颈部淋巴结慢性炎症、颈部淋巴结非鼻咽癌来源的转移癌等。

第三节　鼻咽癌分期及治疗原则

恶性肿瘤的 TNM 分期系统提出至今已有半个多世纪，经过不断修订、补充与完善，已被广泛接受。准确的分期可以很好地指导治疗方案的制订、判断预后、促进科研交流。

一、鼻咽癌分期的基本检查

鼻咽癌分期的基本检查项目包括：①体格检查；②颅底+鼻咽+颈部 MRI 平扫+增强扫描，或鼻咽+颈部 CT 检查+增强扫描，以了解鼻咽及颈部肿瘤侵犯范围；③局部晚期患者，需常规行骨扫描。当骨扫描检查提示骨可疑转移时，可对椎体可疑部位行 MRI 检查，肋骨等行 CT 检查；④胸部 CT 平扫，可用胸部低剂量 CT 筛查。若发现肺及纵隔淋巴结可疑，追加胸部 CT 平扫+增强扫描；⑤腹部超声、CT、MRI 检查，排除是否肝转移或者腹腔其他器官转移；⑥鼻咽内镜检查，可选择间接鼻咽镜或电子鼻咽纤维镜检查，对内镜下或影像学鼻咽可疑部位行活检；⑦病理学或细胞学检查；⑧EB 病毒 DNA、VCA-IgA、EA IgA（可选项）；⑨有条件的可酌情行 PET-CT 检查。有学者建议在 TNM 分期为Ⅱ、ⅣA 或ⅣB 鼻咽癌者或者 EB 病毒-DNA 拷贝数≥4 000/mL 者优先采用 MRI 和 PET 分期模式。

二、鼻咽癌的 TNM 分期

目前鼻咽癌的分期系统，国际上尚无完全统一标准。其中，中国大陆推荐使用我国2008 年鼻咽癌分期，中国香港、台湾地区及其他国家采用 AJCC/UICC 的鼻咽癌分期（表8-1）。

中国 2008 年鼻咽癌分期及第 7 版 AJCC/UICC 鼻咽癌分期存在的几个问题：①咀嚼肌间隙侵犯对预后的作用存在争议；②椎前肌侵犯对预后的意义不明确；③以影像解剖学颈部淋巴结分区替代锁骨上窝淋巴结是否可行；④标准不够简化，存在不确定的亚组；⑤国际分期方法不统一，缺乏分期的临床实践性和全球适用性。

福建省肿瘤医院潘建基团队及中国香港大学深圳医院李咏梅团队，回顾性分析中国香港和国内 2 个肿瘤中心收治的 1 609 例接受调强放疗的首诊无转移鼻咽癌患者的临床资料，结合近期的文献报道，对 AJCC/UICC 鼻咽癌分期系统提出了修订建议。如第 8 版 AJCC/UICC 鼻咽癌分期应在第 7 版 AJCC/UICC 分期的基础上，将翼内肌/翼外肌从 T4 降到 T2 期；增加椎前肌为 T2 期；采用颈部以下淋巴结转移取代锁骨上窝淋巴结转移，将淋巴结最大直径>6cm 合并归为 N3 期；将 T4 至 N3 期统一归为ⅣA 期。经 AJCC/UICC

分期筹备委员会审阅后,接受了其提出的分期建议。

表 8-1 AJCC/UICC 鼻咽癌分期系统(第 8 版,2017)

分期	各期定义
T1	鼻咽、口咽、鼻腔
T2	咽旁间隙侵犯,邻近软组织侵犯(翼内肌、翼外肌、椎前肌)
T3	颅底骨质(颅底、颈椎)、鼻旁窦
T4	颅内侵犯、脑神经、下咽、眼眶、广泛的软组织侵犯(超过翼外肌的外侧缘)
N0	颈部淋巴结阴性
N1	咽后淋巴结转移(无论侧数),颈部单侧淋巴结转移,直径≤6cm,环状软骨尾侧缘以上区域淋巴结转移
N2	颈部淋巴结转移,直径≤6cm,环状软骨尾侧缘以上区域淋巴结转移
N3	淋巴结转移直径>6cm 和(或)环状软骨尾侧缘以下区域淋巴结转移(无论侧数)
M0	无远处转移
M1	有原处转移
Ⅰ	T1N0M0
Ⅱ	T1N1M0、T2N0~1M0
Ⅲ	T3N0~2M0、T1~2N2M0
ⅣA	T4 或 N3M0
ⅣB	任何 T 任何 N M1

随着目前 EB 病毒 DNA 等研究的深入,新的统计方法如列线图的运用,提示鼻咽癌的预后及疗效不仅与 TNM 分期相关,还应综合考虑 EB 病毒 DNA 等因素,制订更个体化的分期,以便更精确地制订治疗方案及后续随访监测。

三、鼻咽癌各期的治疗原则

无远处转移鼻咽癌的治疗原则都是以放疗为主,调强放疗是标准放射技术。在二维放疗年代,外放射联合腔内后装放射对早期表浅的鼻咽病灶具有较好的疗效和更低的后期不良反应。但在调强放射年代,腔内后装放射应用越来越少。治疗目的是有效提高鼻咽原发灶和颈部淋巴结转移灶控制率,减少局部肿瘤的复发率和降低远处转移率,最终提高总生存率及患者的生存质量。

目前,对早期鼻咽癌(Ⅰ期,T1N0M0)采用单纯放疗即可获得很好的疗效,5 年总生存率为 90%以上;局部中晚期鼻咽癌(Ⅱ~ⅣA 期,T2~4N0M0,T1~4N1~3M0)则需采用放疗联合全身化疗的治疗策略,5 年总生存率为 80%以上。一旦出现远处转移(ⅣB 期,

T1~4N1~3M1),则疗效明显下降,治疗以全身化疗为主,局部放疗可以使患者获益,中位总生存期约18个月。

第四节 放疗

一、适应证

1.根治性放疗适应证

(1)一般情况较好,KPS评分≥70。

(2)肿瘤无锁骨以下的转移。

(3)无远处转移的证据。

(4)肺、肝、肾、心脏功能无严重损伤。

2.姑息性放疗适应证

(1)一般情况较好,KPS评分≥60。

(2)疼痛剧烈,鼻咽有中量以上出血者。

(3)有单个远处转移或颈部淋巴结转移巨大。

经过姑息性放疗如患者一般情况改善,症状减轻或者消失,远处转移灶能够控制者可改为根治性放疗。

二、放疗前准备

1.诊断要明确　没有特殊的情况下,一定要从鼻咽原发灶取得组织进行病理诊断,以免误诊。临床研究发现,由颈部淋巴结获得的恶性肿瘤诊断,原发灶并非来自鼻咽部,虽然鼻咽部原发灶占了很大的比例。

2.明确肿瘤侵犯的范围　这对治疗计划的设计具有很大的帮助。同时要检查有无肝、骨、肺等部位的转移。若已有远处转移,则不宜做根治性放疗,而改为姑息性放疗为主。

3.实验室检查　包括血常规、肝肾功能等。血清VCA-IgA检测主要是协助诊断。若有颈部淋巴结转移,鼻咽部病灶不明显,但VCA-IgA阳性,则要在鼻咽部寻找原发灶。

4.口腔准备　放疗后唾液分泌减少,口腔清洁作用减弱,极易发生龋齿及感染,容易造成骨髓炎,且较难愈合。故在放疗前需检查牙齿,是否有残根及龋齿。有残根者应给予拔除,龋齿需进行修补,不能修补者应尽量拔除。

5.合并疾病的治疗　活动性结核病、糖尿病和肝炎患者应先积极治疗。放疗的总疗程约2个月,在治疗过程中,患者的抵抗力下降,进食较少,加上放疗的不良反应,会使结核病、糖尿病加重。故在治疗前,应尽量控制这些基础疾病。另外,值得一提的是,鼻咽癌患者有时伴有结核,需要抗结核和抗肿瘤治疗同时进行。若有活动性肝炎则不宜立即放疗,放疗有可能加重病情。

6.早期妊娠终止　鼻咽癌合并妊娠可以加速鼻咽癌的发展,增加患者的负担;同时,合并妊娠的患者对放疗的耐受性降低,普通患者所应用的照射剂量,可能不会造成严重的后遗症,但对合并妊娠患者,并发症的危险性增加,故应尽量终止妊娠。

三、放射线的选择

鼻咽部原发病灶及颈部转移淋巴结，目前采用调强放疗或三维适形放疗方法，选用4~6MV加速器X线治疗。少数单位仍然使用二维放疗，鼻咽部病灶可以采用^{60}Co伽马线或4~6MV X线，但颈部淋巴结通常需要联合6~15MeV电子线照射。

四、体位和定位固定技术

无论采取二维放疗或三维适形放疗（包括调强放疗），均需进行体位固定。患者取仰卧位，选用B形枕或C形枕，C形枕适于二维放射时的颈部切线野。鼻咽癌较常用的固定装置为热塑体模固定装置，一般采用高分子塑料，在加热（70~80℃）时塑料变软，根据患者头面部和颈部轮廓进行塑形，因此每个患者使用个体化的塑料体模。应用该固定装置后，无需在患者面部画野，从而减轻了患者的心理和精神负担。

常用的有头颈肩和普通面罩两种，经过测定，头颈肩面罩的固定效果优于普通面罩，移动范围在3mm之内。二维放疗的患者在常规模拟机下进行照射野的设定。三维适形放疗需做定位CT扫描并勾画靶区和正常组织，然后应用计算机治疗计划系统制订放疗计划。

五、常规二维放疗技术

随着加速器的普及，常规二维放疗将被调强放疗所取代，目前在临床上已不再使用。

1.常用的放射野　常规二维放疗常用的放射野包括面颈联合野、小面颈联合野，耳前野、鼻前野、颅底野，以及下颈部锁骨上野、全颈锁骨上野、颈部电子线野。

2.照射剂量

（1）鼻咽原发灶根治剂量：T1~2者66~70Gy/6~7周；T3~4者70~76Gy/7~7.5周。

（2）颈部淋巴结转移灶：60~70Gy/6~7周。

（3）颈部淋巴结阴性及预防性照射区域：50~56Gy/5~5.5周。

3.分割照射方法

（1）常规分割：每次1.8~2Gy，每天1次，每周5天。

（2）非常规分割：有很多种类和变化，如超分割、加速超分割等，可以根据病情选择使用。

六、三维适形放疗和调强放疗技术

1.体位固定和定位CT　单纯固定头部的面罩并不能很好地固定颈部和肩部，因此，强烈建议使用头颈肩面罩，以保证调强放疗时每天摆位的准确性。定位CT扫描一般需包括头顶至锁骨头下缘>2cm的区域，可以使用或不使用造影剂。定位CT扫描用以确定靶区和正常组织，需放疗的区域均应包括在扫描范围内。建议放疗区域内扫描厚度为每层3mm，治疗区域外为每层5mm。

2.靶区与正常组织勾画

（1）GTV：是指临床检查和各种影像学技术能够发现的肿瘤，包括原发灶和转移淋巴结（以及远处转移灶），是一个临床解剖学概念。在临床上，不同医疗机构的命名略有不同，一般采用下标来定义原发灶和转移淋巴结，如 GTV_p/GTV_{nx}（$GTV_{primary}/GTV_{nasopharynx}$）或 GTVt（$GTV_{tumor}$）来代表原发肿瘤，$GTV_{nd1}$，$GTV_{nd2}$ 或 GTV_{N1}，GTV_{N2}（GTV_{node}）代表转移淋巴结。

鼻咽癌的 GTV 包括鼻咽原发肿瘤、咽后淋巴结和所有的颈部转移淋巴结。转移淋巴结的定义是根据临床检查和影像学检查的证据确定的。以下情况可以帮助判断淋巴结转移：①在鼻咽癌的淋巴引流区的淋巴结肿大，经细胞学或病理学证实，或在颈静脉链转移淋巴结>8mm，咽后外侧组淋巴结最小径≥4mm，咽后内侧组淋巴结只要发现即可诊断为转移淋巴结；②淋巴结伴有坏死；③在淋巴引流区≥3 个相邻的淋巴结，即使每个淋巴结的最小径为 5~8mm，也应警惕有转移淋巴结的可能；④淋巴结的包膜外侵犯或融合淋巴结均为判定鼻咽癌颈淋巴结转移的依据。

GTV 的勾画相对较易，且争议较少。目前 GTV 的勾画多数基于 CT 影像学基础。由于 CT 影像学技术本身的软组织密度的分辨率、扫描时相、窗宽窗位、对比剂的使用情况等常常会影响到靶区勾画的准确性，勾画病灶时一般使用软组织窗。但勾画颅底病变时，应在骨窗下进行，以便能够更好地显示病变。由于 MRI 图像的优越性，鼻咽癌的分期诊断必须有 MRI 检查，勾画 GTV 也最好能做定位 MRI 扫描，并将 MRI 导入计划系统，帮助勾画 GTV。有条件者，也可行 PET-CT 检查，并进行多种图像融合，目的是尽量提高靶区勾画的准确性。

（2）CTV：根据 GTV 的范围及肿瘤的生物学行为确定，包括 GTV 及亚临床病灶。鼻咽癌的 CTV 包括的亚临床病灶是指 GTV 周围区域及淋巴引流区。确定 CTV 的范围主要基于鼻咽癌侵犯、转移规律和治疗失败形式，并结合传统放疗的经验。

RTOG 制定了一个应用于多中心临床研究的靶区勾画指南，将 CTV 分为高危 CTV 和低危 CTV。高危 CTV 包括 GTV 外加一定边界、整个鼻咽腔、斜坡前 1/3~2/3（斜坡受侵犯时，需包括整个斜坡）、颅底、翼板、咽旁间隙、蝶窦下部（T3~4 期病例需包括整个蝶窦）、鼻腔和上颌窦的后 1/4~1/3，以确保包括翼腭窝。T3~4 期及鼻咽顶壁肿瘤需包括筛窦及上颈部淋巴结引流区（咽后淋巴结、Ⅰ区、Ⅲ区、ⅤA 区），Ⅱ区淋巴结转移时ⅠB 区为高危区，Ⅱ区淋巴结转移时Ⅳ区和锁骨上为高危区。任何转移性淋巴结的淋巴引流区均为高危 CTV。高危 CTV 建议放射剂量为 59.4Gy（$CTV_{59.4}$），$CTV_{59.4}$ 距离 GTV 需>10mm。

低危 CTV 是指 N0 期或单纯Ⅱ区淋巴结转移时的未受累及的下颈部淋巴结引流区。CTV 是指 GTV（GTVp 和 GTVn）外放>5mm 的安全边界。在肿瘤邻近重要正常组织时（如脑干），该边界可减少至 1mm。

鼻咽癌的 GTV 及 CTV 勾画推荐范围见表 8-2 和表 8-3。越来越多的证据表明，鼻咽癌淋巴结转移有其规律性。咽后淋巴结和颈部 II 区最常受累，跳跃性转移并不常见。回顾性和前瞻性研究显示，选择性照射颈部Ⅱ、Ⅲ和ⅤA 区淋巴结是安全的，并不影响淋巴结控制和生存。减少下颈及ⅠB 区淋巴结照射能够避免颌下腺被照射，而减少口干的发生。

表 8-2　肿瘤靶区勾画推荐范围

靶区	靶区勾画范围
GTV_{70}	原发灶:体格检查和影像学检查所显示的可见肿瘤病灶淋巴结:所有短径≥1cm 或者坏死、FDG PET 阳性淋巴结,高度可疑淋巴结也应作为 GTV 范围
CTV_{70}	通常与 GTV_{70}相同(不需要外扩);如果大体肿瘤病灶范围不肯定,可以将 GTV_{70}外扩 5mm 作为 CTV_{70}。大体肿瘤临近脑干和脊髓时,为了保护重要正常组织,在勾画时可外扩 1mm。如果肿瘤累及一侧视神经,放疗可能导致患者失明,应在放疗前签署知情同意书,并且限制视交叉的剂量来保护对侧视路。小的阳性淋巴结(如 1cm 左右),可以考虑给予 66Gy 照射,但咽后淋巴结应给予 70Gy 照射
PTV_{70}	即 CTV_{70}外扩 3~5mm,取决于患者的摆位误差;靠近脑干和脊髓的地方,可以只外扩 1mm

注:推荐照射剂量为每次 2.12Gy,总剂量 69.969Gy,表中靶区下标 70 代表照射剂量。

表 8-3　高危亚临床靶区勾画推荐范围

靶区	靶区勾画范围
$CTV_{59.4}$	$CTV_{59.4}$应该包括整个 GTV_{70}原发灶:包括整个鼻咽、软腭、斜坡、颅底(确保三叉神经第 3 支通过的卵圆孔在靶区内)、翼腭窝、咽旁间隙、蝶窦、上颌窦后 1/3(确保三叉神经第 2 支通过的翼腭窝在靶区内)、鼻腔后 1/3,必要时包括后组筛窦,T3~4 期病灶需包括海绵窦和 Meckel's 腔。勾画靶区应结合骨窗图像,以免遗漏颅底孔道颈部:包括咽后淋巴结,ⅠB~Ⅴ区淋巴结;N0 期的患者可以不包括ⅠB 区淋巴结
$PTV_{59.4}$	即 $CTV_{59.4}$外扩 3~5mm,取决于患者的摆位误差;如靠近重要正常组织,可以只外扩 1mm

(3)PTV:由于日常放疗过程中存在器官运动、靶区或靶器官的形状或位置变化、摆位误差及系统误差等,为保证靶区获得规定的照射剂量,在 CTV 的基础上均匀地外放一定的安全边界所得到的靶区。对不同的放射设备和治疗计划系统,不同单位的系统误差和摆位误差不尽相同。因此,在开展调强放疗前,应对治疗设备、治疗计划系统和摆位误差进行精确测量和了解,以确定本单位的安全边界。头颈部肿瘤治疗过程中靶器官运动相对较小,通常外放 3~5mm 的安全边界即可。

(4)正常组织的勾画:头颈部肿瘤,尤其是鼻咽癌,适于采用 IMRT 技术的重要原因是 IMRT 能保护重要正常组织免受高剂量照射。与其他头颈部肿瘤不同的是,鼻咽癌需照射的区域上界更高,高达颞颌关节、脑、垂体、视交叉等。另外,还需照射下至锁骨上的全颈部淋巴结引流区域。其照射范围内的正常组织包括双侧颞叶、视神经、视交叉、眼球、垂体、脑干、腮腺、颞颌关节、中耳、内耳、口腔、下颌骨、喉、臂丛、食管(包括环后区)、靶区内皮肤均需逐一勾画。

ICRU 62 号报告建议,在正常组织周围均匀地外放一定的安全边界可得到计划危险体积(planning risk volumes,PRV),尤其当这些重要的正常组织(脊髓、脑干、视路)靠近肿瘤靶区且位于剂量突变区时。将脊髓外放 5mm 作为脊髓的 PRV,视神经和视交叉外放至少 1mm。

(5)剂量限值参考标准:在制订放疗计划时,应考虑正常组织耐受剂量,确保某些重要组织的剂量不超过限量。需要优先考虑的危及器官包括脑干、脊髓、视神经、视交叉和脑组织。正常组织的剂量限值见表 8-4。

表 8-4　危及器官的剂量限量

正常组织	正常组织的放射限量	PRV 限量
脑干	D_{max} 54Gy	$V_{60} \leq 1\%$
脊髓	D_{max} 45Gy	$V_{50} \leq 1\%$
视交叉、视神经	D_{max} 50Gy	D_{max} 54Gy
下颌骨、颞颌关节	D_{max} 70Gy 或 V75≤1cm^3	
臂丛神经	D_{max} 66Gy	
口腔(PTV 以外)	D_{mean}≤40Gy	
耳蜗	V55≤5%	
眼	D_{max} 50Gy	
晶状体	D_{max} 25Gy	
食管、咽、喉	D_{mean}≤45Gy	
腮腺	D_{mean}≤26Gy 或 V20>20cm^{3}或 V30>50%	
颌下腺、舌下腺	剂量尽量低	

七、近距离放疗

与外放射相对应的是近距离放疗,由于调强放疗的普及,近距离放疗的使用逐渐减少。鼻咽癌近距离放疗多采用高剂量率的^{192}Ir 放射源,并采用计算机治疗计划系统设计治疗计划,实现剂量优化和治疗的个体化,高精度计算机控制的步进马达驱动能使放射源精确到位,从而达到既定的治疗目的。

鼻咽癌近距离放疗包括鼻咽腔内近距离照射和咽旁间隙插植近距离照射。由于近距离放疗的剂量衰减是依据距离平方反比定律迅速递减,故在鼻咽癌的治疗中,腔内近距离照射仅适用于局限在鼻咽部的浅表肿瘤。目前在复发的难治性鼻咽癌中,插植近距离放射治疗成为一个新的选择。

鼻咽癌近距离放疗适应证:①初程根治性放疗 T1~2 期的早期病变,可计划性外照射 50~60Gy 后加腔内照射;②初程根治性放疗后鼻咽病灶残留;③根治性放疗后局部复发的表浅病灶，可外放射 50～60Gy 联合腔内近距离照射。咽旁间隙插植近距离照射适用于咽旁肿瘤残留的患者。但因操作复杂，推广使用有较大难度。

近距离照射的剂量分割方法主要有两种：大分割法，每周 1～2 次，每次 4～8Gy，共 2～4 次；超分割法，每天 2 次，每次 3Gy，间隔 6～8 小时，共 4～5 次。

施行高剂量率近距离后装治疗鼻咽癌，应注意其剂量衰减的特点，单次照射剂量不宜过高，以免导致严重的后遗症发生。尤其要注意控制鼻腔及软腭处的剂量，以免造成鼻中隔或软腭黏膜坏死或穿孔。

（闵现华）

第五节　放化疗综合治疗

鼻咽癌初诊时至少一半以上的患者为进展期，这些患者单纯放疗的 5 年生存期<50%，因而在过去的几十年中，Ⅲ～ⅣB 期鼻咽癌是临床研究的重点。鼻咽癌对化疗和放疗均具有较高的敏感性。经典的化疗方案为铂类和 5-FU，客观反应率为 38%～100%，含铂三药或多药的客观有效率为 41%～86%，第二代含铂两药化疗方案的客观有效率为 54%～85%。

对局部晚期鼻咽癌，化疗与放疗综合治疗较单纯放疗可提高疗效；对远处转移性鼻咽癌或无法局部治疗的复发性鼻咽癌，全身化疗是主要的治疗手段。分子靶向治疗，尤其抗 EGFR 单抗在局部晚期鼻咽癌中正在进行大样本的随机临床研究，尚无明确的结果。

局部晚期鼻咽癌的治疗仍以放疗为主，联合化疗提高了疗效。至今为止，至少 10 个临床试验证实了同期放、化疗较单独放疗可提高生存率，主要是 T3～4 期患者。在Ⅲ～ⅣB 期鼻咽癌中，联合化疗者绝对总生存率 5 年提高了 6%，10 年提高了 8%（HR=0.79，95%CI 0.72～0.86）。根据化疗使用的时机不同，放疗与化疗的联合方式分为诱导化疗（放疗前）、同期化疗（放疗中）、辅助化疗（放疗后），以及不同时机的结合使用（如诱导化疗联合同期放化疗、同期放化疗联合辅助化疗）。鼻咽癌化疗研究首先尝试了诱导化疗和辅助化疗的作用。

一、诱导化疗

诱导化疗在 20 世纪 90 年代发表的Ⅱ期临床试验显示了良好的疗效，但在Ⅲ期临床试验中尚未证实诱导化疗+放疗较单纯放疗提高了局部晚期鼻咽癌患者的生存率。荟萃分析显示，化疗可明显降低局部区域性复发和远处转移风险。由于降低了局部区域性复发和远处转移，诱导化疗明显提高了 5 年无复发生存率（50.9% vs. 42.7%，$P=0.014$）和疾病相关生存率（63.5% vs. 58.1%，$P=0.029$）。但总生存率无提高，两组 7 年生存率分别为 57.2%和 48%。在新的调强放射技术年代，更新的化疗方案的使用以及与同期放化疗联合使用，诱导化疗提高了局部晚期鼻咽癌的总生存期。

二、同期放化疗

临床研究结果显示，单纯诱导化疗和辅助化疗均未能提高生存率。然而，Al-Sarraf

等报道10期随机临床试验结果(INT 0099)显示,同期放化疗较单纯放疗提高了局部晚期鼻咽癌的疗效。该项临床试验共有147例鼻咽癌患者随机给予单纯放疗(对照组)或同期放化疗加辅助化疗(研究组)。两组病例给予相同的放疗剂量(70Gy)。研究组在放疗的第1、22、43天给予顺铂(100mg/m²)单药同期化疗,放疗结束后再给予3个周期的PF方案(顺铂80mg/m²,第1天;5-FU 1 000mg/m²,第1~4天)化疗,每4周为一个周期。这项临床试验由于在期中分析中即获得了明显的生存率获益而提前结束,研究组和对照组的3年总生存率分别为76%和46%,5年随访结果仍有生存率获益(67%和37%)。亚洲的5项临床试验进一步验证了同期放化疗加或不加辅助化疗均优于单纯放疗。马骏等开展了一项多中心期临床研究,入组了508例Ⅲ期和ⅣAB期(T3~4N0期除外)鼻咽癌,对照组(251例)为根治性放疗和每周顺铂同期化疗,研究组(257例)采用相同的同期放化疗联合3个疗程的PF方案辅助化疗。该研究首要的观察终点2年无失败生存率分别为84%和86%,说明加辅助化疗并没有明显降低风险,风险对比为0.74(95%CI 0.49~1.10,P=0.13)。2004年,Langendijk等发表了一项放疗联合化疗治疗鼻咽癌的荟萃分析结果,包括了10项以单纯放疗作为对照组的Ⅲ期临床试验,共计2 450例鼻咽癌患者,联合应用化疗较单纯放疗降低了肿瘤的局部区域性复发风险(HR 0.68,95%CI 0.58~0.73)和远处转移风险(HR 0.72,95%CI 0.62~0.84),从而降低了死亡风险(HR 0.82,95%CI 0.71~0.95)。3种联合方式中,以同期化疗的效应最大。进一步分析显示,只有同期放化疗降低了死亡风险(HR 0.48,95%CI 0.32~0.72),5年后的总生存率较单纯放疗提高20%。

鉴于上述临床试验结果,同期放化疗加或不加辅助化疗已成为局部晚期鼻咽癌的标准治疗方案。但同期放化疗后是否加辅助化疗,以及辅助化疗是否疗效更好尚未明确。

三、诱导化疗联合同期放化疗

诱导化疗仍然是控制亚临床转移性病灶的有效方式,对低T分期、高N分期肿瘤,尤其是淋巴结转移位于Ⅳ区,治疗后的远处转移风险远大于局部区域性复发。局部区域性复发通常可通过局部挽救性治疗控制,且鼻咽癌对化疗敏感,因此很有必要增加全身化疗。对局部的大肿块肿瘤或肿瘤紧贴重要正常组织(如脑干),直接进行放疗通常具有较大难度,给予肿瘤足量的放疗常受到周围正常组织的制约。若在放疗前给予诱导化疗使肿瘤缩小,将有利于放疗计划的设计。在Ⅲ期临床试验中已经证实,诱导化疗具有降低局部区域性复发和远处转移的风险,但未能转化为总生存率的获益,其中的原因可能是化疗药物的强度和效应不够或局部治疗的强度不够。

以顺铂为主的诱导化疗方案仍是目前应用的主要方案,其中以PF方案最为常用。然而,在其他头颈部肿瘤中,多项Ⅲ期临床试验已经证实,作为诱导化疗的TPF(紫杉醇类+PF)方案优于PF方案。因此,改用紫杉醇类为主的诱导化疗方案或与同期放化疗联合有可能改进疗效。

鼻咽癌Ⅱ期临床试验研究显示诱导化疗联合同期放化疗均获得了令人鼓舞结果,3年总生存率达70%以上。来自中国香港的一项随机Ⅱ期临床研究比较了诱导化疗(TP

方案)联合同期放化疗与单纯同期放化疗,3 年总生存率分别为 94.1%和 65%($P<0.05$)。诱导化疗联合同期放化疗,并采用调强放疗技术,可以使局部晚期鼻咽癌的长期生存率提高至 85%以上。复旦大学附属肿瘤医院孔琳等于 2007 年启动了 TPF 方案诱导化疗联合同期放化疗局部区域晚期鼻咽癌的Ⅱ期临床研究,共入组了 52 例Ⅲ期和 64 例ⅣAB 期鼻咽癌。该研究的诱导化疗方案为 TPF 方案:多西他赛 75mg/m^{2}第 1 天;顺铂 75mg/m^2,第 1 天;5-FU 500mg/m^2。完成 3 个周期诱导化疗后进行同期放化疗。同期化疗在放疗的第 1 天同时开始,每周给予顺铂 40mg/m^2,共 7 次,几乎所有的患者均采用调强放疗技术(GTV 70Gy/35 次),均完成了至少了 2 个疗程的诱导化疗,约 90%的患者完成了 3 个疗程,2/3 的患者完成了 200mg/m^{2}剂量强度的同期化疗。最常见的不良反应是重度骨髓抑制,发生率为 55.2%。该研究的最新随访结果显示,5 年总生存率(OS)、无进展生存率(PFS)、无局部复发生存率(LPFS)和无远处转移生存率(DMFS)分别为 87.0%、74.4%、89.8%和 92.9%。

Ⅲ期临床研究验证了诱导化疗联合同期放化疗的优势。有 2 项广州中山大学肿瘤防治中心牵头的多中心Ⅲ期随机对照研究均证实,在同期放化疗的基础上加用诱导化疗较同期放化疗提高了疗效。其中 1 项研究采用 TPF 方案诱导化疗联合同期顺铂放化疗对比同期放化疗,自 2011 年 3 月至 2013 年 8 月共纳入了 480 例病理确诊为非角化型鼻咽癌的 T3~4N1M0/TxN2~3M0 患者。TPF 诱导化疗联合同期放化疗将 3 年无瘤生存率从 72%提高至 80%($P=0.034$),3 年总生存率从 86%提高至 92%($P=0.029$),3 年无远处转移生存率从 83%提高至 90%($P=0.031$)。

四、辅助化疗

单纯放疗后继以辅助化疗与单纯放疗对局部区域性晚期鼻咽癌的疗效至少进行了 2 项大样本的临床研究,结果均显示单纯放疗后加用辅助化疗对患者的总生存率及无复发生存率未有显著提高。荟萃分析结果同样显示,辅助化疗对局部区域性中晚期鼻咽癌患者的生存率无显著疗效。然而,目前对同期联合放化疗后是否应加用辅助化疗尚未明朗。来自广州中山大学肿瘤防治中心牵头的多中心临床研究结果显示,在同期放化疗的基础上再加用辅助化疗较同期放化疗未能进一步提高疗效,但同期放化疗后辅助化疗的作用还需进一步临床研究证实。有可能辅助化疗并非对所有的局部晚期患者有获益,目前研究的重点在于区别哪些亚组的患者能够从辅助化疗中获益。

五、Ⅱ期鼻咽癌化疗是否必要

化疗对于Ⅱ期鼻咽癌的作用可用的资料有限。在二维放疗时代,Chen 等对于 230 例Ⅱ期鼻咽癌患者进行随机分组研究,Ⅱ期者占 87%,Ⅲ期者占 13%,随机分组为单独放疗和放化疗,5 年总生存率为 95%对比 86%。但是,在 IMRT 治疗时代,Ⅰ期和Ⅱ期鼻咽癌 5 年疾病特异性生存率有望达到 94%~97%。Sun 等报道,198 例Ⅰ期和Ⅱ期鼻咽癌的 IMRT治疗结果,T2N0、T1N1 和 T2N1 亚组的 5 年无转移生存率分别达到 98.8%、100%和 93.8%。由于 IMRT 具有如此好的治疗结果,而化疗有不良反应,常规化疗在此类患者中的使用争议较大。将来的研究可能在于确定高危的Ⅱ期(N1 咽旁肿瘤侵犯,或者血浆

EBV-DNA 水平高者)患者是否能从化疗中获益。

第六节 生物治疗

放疗与化疗作为治疗鼻咽癌常用的传统手段,在鼻咽癌的治疗中占据重要的地位,IMRT 进一步提高了肿瘤的局部控制率,改善了患者的生存质量,但对总生存率提高不明显。个体化综合治疗日益成为鼻咽癌的重要治疗原则,随着肿瘤分子生物学及基因工程技术的发展,NPC 的生物治疗在基础和临床研究方面也取得了极大的进展,生物治疗在其中将扮演着越来越重要的角色。NPC 的生物治疗主要包括细胞因子治疗、分子靶向治疗、过继免疫治疗等方面。

一、细胞因子治疗

细胞因子的生物学治疗在增强患者免疫功能、缩小病灶、改善症状、提高生存质量和延长生命方面显示了较好的作用,尤其对体能状况差、不适合放疗或化疗的患者具有良好的价值,对不同年龄、不同病理类型的患者,放疗、化疗和生物治疗联合应用可产生协同作用。

1.干扰素(IFN) IFN 治疗肿瘤已得到广泛的研究和应用,在某些肿瘤的治疗中疗效肯定,其主要是通过两种途径发挥效应:一是动员机体自身的免疫系统去攻击肿瘤;二是直接作用于肿瘤细胞,阻滞细胞周期,诱导凋亡或直接的细胞毒作用。Comors 用 IFN 治疗鼻咽癌患者 12 例,4 例患者肿瘤缓解,3 例稳定,5 例肿瘤进展。有报道应用 IFN-γ 治疗 13 例鼻咽癌患者,其中 5 例肿瘤消退。

近年来,临床前研究表明,IFN-α 在体外试验中能从生化上调节 5-FU 的活性,提高细胞内 5-FU 活性代谢物 FdUMP 的水平,促进 FdUMP 与靶酶(胸苷酸合成酶)的结合。在临床试验中,IFN 可减少 5-FU 排泄而提高血清浓度。据此,有人尝试了采用 LV(即 CF)和 IFN 与 5-FU 同时应用的“双生化调节”的治疗方法,不少 I 期临床研究证明了这一做法的可行性。Kies MS 报告采用 DDP $100mg/m^2$,静脉滴注,第 1 天,5-FU,$640mg/m^2$ 连续灌注 120 小时,LV 100mg 口服每 4 小时 1 次,连用 5 天,IFN$(4.0\sim5.0)\times10^6$IU,皮下注射,每日 1 次,化疗前 1 天至化疗后第 5 天,共治疗Ⅳ期头颈癌 65 例,缓解率高达 100%,完全缓解率 51%。黄慧强等采用 DDP+5-FU/LV+IFN(DDP $20mg/m^2$,第 1~5 天,5-FU $300\sim400mg/m^2$,第 1~5 天,LV 200mg,第 1~5 天,IFN-α 3×10^6IU×3)方案共治疗晚期、放化疗后复发的鼻咽癌 25 例,总有效率(OR)80%,完全缓解率 12%,中位缓解期 48 个月。DDP+5-FU/LV+IFN 联合化疗方案是治疗晚期鼻咽癌的有效方案,值得进一步研究,但毒性明显,需谨慎应用。

2.白细胞介素 2(IL-2) IL-2 是近年发现的免疫治疗的有效药物,具有启动、促进和调节免疫系统功能的作用,作为免疫调节剂及治疗性抗肿瘤因子,其作用在于增强内源性 T 淋巴细胞、NK 细胞活性,诱导单核巨噬细胞杀伤肿瘤细胞的增殖、分化和激活,并增加体内 LAK 细胞数和增强其活力,激活肿瘤浸润淋巴细胞,为肿瘤治疗开拓新途径。

但 IL-2 单独使用所需剂量较大、疗程长及毒性较重,研究发现,联合放疗、化疗、LAK 或 CIK 过继性免疫疗法所需 IL-2 剂量较单独使用时小且疗效较好。苏勇等对 62 例经病理确诊的初治局部中晚期鼻咽癌患者的临床研究中发现,在 NPC 化疗或放疗中辅以 IL-2 治疗,对患者免疫功能有积极的调节和保护作用;另外,联合 IL-2 治疗的所有患者,其精神状态、睡眠和化疗后体质改善恢复均较对照组患者要好。

罗荣城等用 CIK/IL-2 和(或)LAK/IL-2 治疗了 30 多例晚期 NPC 患者,每例患者每年用 CIK/IL-2 或 LAK/IL-2 治疗 2~3 个周期,每周期 CIK 或 LAK 总量为(100~200)×10^8,IL-2,(0.5~2.0)×10^6IU,共 40 次以上。结果,有 5 例 CR,6 例 PR,9 例 SD,临床获益率高达 67%左右。而且,取得疗效的患者中,大多疗效维持超过 2 年,个别超过 5 年。Vlok 认为,NPC 等头颈肿瘤发病部位浅表,较少远处转移,适合于局部过继免疫治疗,在肿瘤内或局部注射 IL-2、LAK 细胞和 CIK 细胞可有效地避免全身用药所致的严重毒副作用,明显改善宿主局部的抗肿瘤免疫状态。

3.肿瘤坏死因子(TNF)　TNF 是由巨噬细胞、淋巴细胞产生的一种多肽。它具有直接的细胞毒和细胞生长抑制作用,是目前已知对肿瘤杀伤作用最强的细胞因子。尽管 TNF 在大量体外及动物试验中显示了良好的抗瘤效应,但由于其全身应用后的毒副作用限制了临床用药量,致使在临床应用中难以达到显效剂量,从而影响疗效。近来一种新型重组人肿瘤坏死因子(NrhTNF-α)问世,它与以往的重组 TNF 不同之处在于缺失了 N 端 7 个氨基酸,7、9、10 位氨基酸重组,其体外抗肿瘤活性提高了 3 个数量级,但毒性减少,尤其是局部用药或联合用药疗效更好。动物实验研究表明,鼻咽癌裸鼠经 NrhTNF-α 治疗后可出现肿瘤出血、坏死,肿瘤缩小、消失、生存期延长。并且 NrhTNF-α 局部使用的抗瘤效果优于全身用药。与 CBP 联合使用具有协同作用,增强抗瘤效果。

二、分子靶向治疗

分子靶向治疗在发挥更强的抗肿瘤活性的同时,减少对正常细胞的损伤,不但可与传统的化疗药物产生协同作用,还可减少毒副反应的发生。据研究,表皮生长因子受体(EGFR)在鼻咽癌中的阳性表达率为 80%~90%,且 EGFR 表达强度与患者的生存、无复发生存、总生存相关,针对 EGFR 的靶向药物可能增加鼻咽癌 EGFR 高表达者的疗效。VEGF 在鼻咽癌患者呈过表达为 40%~70%,与患者的转移复发率和总生存率密切相关;同时 VEGF 的表达与血管生成和淋巴结转移有关,可能导致远处转移的风险增加。COX-2在鼻咽癌中的表达率为 43%~75%,与淋巴结转移和不良预后密切相关。因此,目前针对 EGFR、VECF 及 COX-2 的多种对鼻咽癌有潜在治疗价值的分子靶向药物正在进行临床试验研究,其中几种已单独或联合应用于化疗、放疗中,有的已取得良好的临床疗效,为鼻咽癌治疗带来新的希望。

鼻咽癌分子靶向药物常用的有单克隆抗体和小分子化合物两类。单抗类分子靶向药物为西妥昔单抗、尼妥珠单抗和贝伐珠单抗等,小分子化合物主要有吉非替尼和厄洛替尼等。分子靶向治疗与化疗、放疗或同步放化疗联合的生物治疗模式日益受到人们的关注,并取得了极大的进展。

1.西妥昔单抗　西妥昔单抗是抗 EGFR 人/鼠嵌合单克隆抗体,对 EGFR 有高度亲和力,在 2006 年由美国食品和药品管理局(FDA)和欧洲药品管理局(EMEA)批准用于治疗头颈鳞癌。Ⅰ、Ⅱ期临床研究显示,在中晚期鼻咽癌的治疗中,西妥昔单抗联合铂类为主的化疗或同步放化疗有一定的效果,但是仍缺乏大型的Ⅲ期随机对照研究证实其疗效。Chan 等的研究显示,对于经过多次含铂方案化疗失败的复发或转移性鼻咽癌,西妥昔单抗联合卡铂的部分缓解率为 11.7%,稳定率为 48.3%,中位 PFS 为 2.7 个月,51.7%的患者出现 3~4 级毒副反应。结果表明西妥昔单抗联合卡铂有一定的临床效果但副作用较重。

Chen 等通过开放性、多中心Ⅱ期临床研究(ENCORE 研究)探讨西妥昔单抗联合同期顺铂化疗加调强放疗(IMRT)治疗局部晚期鼻咽癌的安全性。共入组 100 例Ⅲ~Ⅳb 期初治鼻咽癌患者,结果显示,全组患者治疗依从性良好,不良反应可耐受。我国香港 Ma 等应用西妥昔单抗联合同期放化疗(IMRT+同期低剂量顺铂)治疗了 30 例Ⅲ~Ⅳb 期鼻咽癌患者,3~4 度口咽黏膜炎、3 度放射性皮炎以及 3 度痤疮样皮疹的发生率分别为 87%、20%和 10%,全组患者 2 年无进展生存率为 86.5%。唐冬寒等选择 110 例晚期鼻咽癌患者为研究对象,随机分为对照组和观察组(各 55 例),对照组单纯给予调强放疗,观察组给予西妥昔单抗联合同期顺铂化疗加调强放疗,治疗 4 个周期后对照组和观察组的治疗总有效率分别为 74.5%和 92.7%,观察组明显高于对照组($P<0.05$),观察组患者皮肤痤疮样皮疹及口腔黏膜炎的发生率明显高于对照组($P<0.05$)。总之,西妥昔单抗联合同步放化疗治疗局部晚期鼻咽癌有相对较高的急性皮肤和黏膜毒性,但可得到控制和逆转,安全性良好;缓解率和初步的生存数据优于单纯放疗或同步放化疗,但临床疗效尚需大样本多中心Ⅲ期随机临床研究的验证。

2.尼妥珠单抗　尼妥珠单抗是针对 EGFR 的人源化单克隆抗体,于 2008 年 4 月在我国正式上市。黄晓东等的临床研究显示,对于 EGFR 高表达的晚期鼻咽癌病例,放疗+尼妥珠单抗较单独放疗可提高 3 年总生存率(84.29% vs. 77.61%,$P<0.05$)。药物不良反应轻微,提示尼妥珠单抗可以增加肿瘤对放疗的敏感性,与放疗有协同作用,对治疗晚期鼻咽癌有很高的临床应用价值。2009 年 4 月,尼妥珠单抗被推荐进入中国版 NCCN 头颈部肿瘤指南。目前,一项尼妥珠单抗联合放化疗治疗晚期鼻咽癌的多中心前瞻性Ⅲ期临床研究已顺利完成(2011 年 1 月至 2013 年 12 月),初步显示出良好的适应性及缓解率,该研究涉及国内 30 余个治疗中心,入组例数达 480 例,我们期待其最终研究结果。

3.贝伐珠单抗　贝伐珠单抗是一种对人 VECF 全部亚型都具有高亲和力的重组人源化单克隆抗体,包含 93%的人的 IgG 结构和 7%的鼠源性抗原结合区。在临床前期的实验中,VEGF 中和抗体在荷瘤动物上显示了很好的抑制肿瘤生长作用;而且,这种抑瘤作用还与化疗、放疗和其他抗血管生成药物有协同作用。

贝伐珠单抗除了用于晚期结直肠癌治疗外,还被试用于转移性乳腺癌、NSCLC 和难治性鼻咽癌等肿瘤的治疗。美国放射治疗肿瘤组进行了一项Ⅱ期多中心临床研究(RTOG 0615),46 例Ⅱb~Ⅳb 期鼻咽癌患者接受了同期放化疗(IMRT+大剂量顺铂)联合 PF 辅助化疗,在同期和辅助治疗期间均联合贝伐珠单抗,中位随访时间 2.5 年。结果显示 2 年总生存率、无进展生存率、无局部区域复发生存率以及无远处转移生存率分别为

90.9%,74.7%,83.7%和90.8%,20%的患者出现1~2度出血,无3度出血。提示在局部晚期鼻咽癌的标准治疗方案中加入贝伐珠单抗是安全可行的,并可在治疗的早期消灭远处的微转移灶。南方医院肿瘤中心应用贝伐珠单抗联合GEMZ治疗了10例晚期难治性鼻咽癌患者,9例患者都在较短时间内达到了PR,有4例已保持PR状态超过10个月。患者的耐受良好,毒副反应轻,造血功能抑制不明显,仅有个别患者出现一过性头痛和轻度血压升高。

4.吉非替尼　吉非替尼为一种可口服的小分子酪氨酸激酶抑制剂,通过抑制ATP与受体酪氨酸激酶结构域的结合来抑制酪氨酸激酶活性及酪氨酸自身磷酸化,从而阻止信号的下传达到抗肿瘤作用。研究表明,吉非替尼能够增强DDP及5-FU的抑制作用,诱导鼻咽癌CNE2细胞停滞于G_1期,较高浓度的吉非替尼可能诱导CNE2细胞凋亡。此外吉非替尼还能增强放疗的抗瘤效果。但是,多项Ⅱ期研究结果均证实,吉非替尼对复发或转移性鼻咽癌的疗效甚微,除临床试验以外,不推荐用于鼻咽癌的临床治疗。

5.厄洛替尼　厄洛替尼也是小分子EGFR-TK拮抗剂,属苯胺喹唑啉类。能选择性地抑制EGF介导的肿瘤细胞增殖,体内外研究资料显示有明显抑瘤作用。可选择性地直接抑制人EGFR酪氨酸激酶并降低EGFR的自身磷酸化作用,从而导致细胞生长停止并走向凋亡。研究表明,酪氨酸激酶抑制剂通过抑制EGFR的磷酸化阻断EGFR信号通路,增加G_1期阻滞,从而抑制鼻咽癌细胞生长。一项厄洛替尼单药治疗71例对铂类耐药的头颈部鳞状细胞癌患者的Ⅱ期临床试验,采用每日150mg的口服剂量,研究结果显示,在可评估治疗的42例患者中,3例部分缓解,另有7例病情稳定。同吉非替尼一样,Ⅱ期研究结果显示,厄洛替尼对复发或转移性鼻咽癌的疗效甚微,除临床试验以外,不推荐用于鼻咽癌的临床治疗。

6.塞来昔布　塞来昔布可以特异性地抑制环氧化酶-2(COX-2),基础研究发现,塞来昔布可抑制鼻咽癌细胞增殖,呈时间和浓度依赖性,还可抑制鼻咽癌细胞侵袭,提高放疗敏感性,但其分子机制尚不明确。塞来昔布联合顺铂及同步放疗治疗局部晚期鼻咽癌显示出一定希望,但有待进一步研究。塞来昔布与吉非替尼联合治疗鼻咽癌的Ⅰ/Ⅱ期研究也正在进行中。

三、过继免疫治疗

过继免疫治疗是指通过回输体外培养扩增的具有抗肿瘤活性的免疫效应细胞,直接杀伤肿瘤或激发机体抗肿瘤免疫反应的肿瘤治疗方法。目前,过继性免疫治疗已经成为肿瘤生物治疗的主要方式之一。作为过继性免疫治疗的细胞主要有细胞毒T淋巴细胞(CTL)、淋巴因子激活杀伤(LAK)、自然杀伤细胞(NK)、抗CD3单克隆抗体诱导的杀伤细胞(CD3AK)、肿瘤浸润性淋巴细胞(TIL)、树突状细胞(DC)、细胞因子诱导的杀伤细胞(CIK)等。其中CIK细胞自Schmidt-Wolf等首次报道以来,就以其强大的抗瘤活性而表现出良好的临床应用前景,迅速成为抗肿瘤生物过继免疫治疗的热点。

CIK细胞是将人外周血单个核细胞在体外用多种细胞因子(如INF-γ、IL-2、IL-1α、CD3 McAb等)共同诱导而获得的一群异质性细胞,其表面同时表达CD3和CD56两种膜蛋白分子,兼具T淋巴细胞强大的抗瘤活性和NK细胞的非MHC限制性杀瘤特点。目前认为CIK细胞对靶细胞的杀伤作用主要有:①CIK细胞对肿瘤细胞的直接杀伤:CIK细胞被靶细胞相应受体(如LFA-1、ICAM-1)激活导致细胞毒性颗粒释放的溶细胞作用;②CIK细胞对肿瘤细胞的间接杀伤:活化后的CIK细胞可产生多种炎症细胞因子,如IFN-γ、TNF-α、GM-CSF、IL-2、IL-6等,不仅可以对肿瘤细胞产生直接抑制作用,还能通过调节机体免疫系统间接杀伤瘤细胞;③CIK细胞表达的FasL能够诱导靶细胞凋亡,同时发挥其在FasL+肿瘤细胞引发的Fas-FasL凋亡的抵抗性,因此在体内能抵抗FasL+肿瘤细胞对CIK细胞的反作用,故CIK细胞能对肿瘤细胞发挥持久的细胞毒作用;④有研究认为CIK细胞可促使机体内T细胞的增殖活化,并以TCR/CD3复合体形式刺激T细胞增殖进一步发挥杀瘤活性;⑤CIK细胞还可以作为肿瘤靶向性病毒的载体,在Thorned等的实验中,使用CIK细胞为病毒载体,成功地将肿瘤病毒运送至癌组织周围,巧妙地使肿瘤免疫与病毒基因治疗结合起来。CIK细胞的这些独特优势促使其成为肿瘤过继免疫治疗的主力军。

CIK细胞用于鼻咽癌治疗的体外实验及临床研究都证实CIK细胞可有效杀伤鼻咽癌细胞。体外实验发现CIK细胞对鼻咽癌两种不同分化程度的细胞株(CNEI和CNE2)具有相似的杀伤活性,认为采用CIK细胞治疗鼻咽癌时可不用考虑癌细胞的分化程度。隋军等研究发现,与CIK治疗前相比,加用CIK治疗后鼻咽癌患者血清中CD3、CD4细胞百分率上升,CD8百分率下降,CD4/CD8比值上调,Th1/Th2正值,认为CIK治疗鼻咽癌对改善患者近期免疫功能具有良好作用。还有研究发现,在鼻咽癌患者采用放化疗联合CIK治疗后,其体内的特异性肿瘤标志物(VCA-IgA、EA-IgA、EA-IgG及EBV-DNA)均有明显降低,且鼻咽癌患者的生活质量明显改善,整个治疗过程均未出现严重不良反应。

四、主动免疫治疗

1.病毒疫苗　伴随基因突变产生的肿瘤抗原,其免疫原性较弱或无免疫原性,因此增强肿瘤细胞免疫原性是应用免疫方法治疗肿瘤的一条途径。EBV与NPC的发生发展密切相关,增强对EBV免疫力有助于对NPC的控制。最常用的方法是应用病毒疫苗:针对EB病毒膜抗原成分gp350/220的预防性疫苗gp350/AS04疫苗已完成Ⅱ期临床试验,结果显示,该疫苗对预防由EB病毒引起的传染性单核细胞增多症的发生有显著效果(平均有效率达78.0%),但对无症状感染的预防无效。潜伏膜蛋白(latent membrane protein,LMP)是被确证具有瘤基因编码蛋白特性的重要EB病毒基因产物。研究证实,EB病毒潜伏膜蛋白在肿瘤组织中持续表达,且含有多种受人类白细胞抗原限制的细胞毒淋巴细胞表位。EBV-LMP2基因重组腺病毒疫苗在动物实验中取得很好的效果,并准备进入临床试验。负载EBV-LMP2基因的树突状细胞疫苗在动物实验中亦取得明显的抗肿瘤效果。用痘苗病毒为载体制备EBV疫苗的研究也进展很快,已经成功地用痘苗病毒重组编码EBV的gp340基因,并开展了兔及人的抗瘤实验。动物试验证实,携带EBV-LMP2基因的重组痘苗病毒能够在小鼠体内诱导特异性的细胞免疫。另一种途径是基于人B淋巴细胞可被EBV感染并高表达EBV抗原,可通过增强表达EBV抗原的淋巴细胞作为疫苗进行主动免疫，增强 NPC 患者机体的特异性抗 NPC 免疫功能，从而起到增强特异性杀伤 NPC 细胞而不损伤正常细胞的作用，达到提高疗效、缩短疗程及减轻放化疗毒副作用的目的，最终提高 NPC 患者的生存率。

2.独特型疫苗　独特型网络调节中，抗原内影像组的受体带有与抗原构型相同的独特型，因此可代替抗原刺激产生抗体，为主动免疫治疗提供新思路。近年，在国外已对黑色素瘤、结直肠癌患者作过多次主动免疫研究，也制备了其他多种肿瘤的抗独特型抗体。国内谢鹭等制备了一株针对鼻咽癌细胞膜抗原单克隆抗体（Ab1），且又对该 Ab1 可变区制备了一株单抗（Ab2），此 Ab2 能像鼻咽癌细胞膜抗原一样与 Ab1 可变区的抗原结合位结合，因此在功能上 Ab2 能够模拟原抗原，刺激机体的免疫系统。用该 Ab2 对鼻咽癌放疗患者作主动免疫治疗，结果表明，与对照组相比，鼻咽癌抗独特型抗体能改善 NPC 放疗患者免疫功能，通过提高患者免疫系统的抗肿瘤活性而有益于抑制肿瘤进一步转移或早期复发。然而，Ab1 与 Ab2 均为鼠源性，应用于人体会产生人抗鼠抗体反应，影响了其进一步的广泛使用。王甲甲等利用基因工程技术方法成功获得了有活性的鼻咽癌全人源双价抗独特型抗体 G22-150，为临床对鼻咽癌进行主动免疫治疗提供了理论基础。

3.新城疫病毒疫苗　新城疫病毒（NDV）活疫苗具有明显抑制动物移植瘤和延长荷瘤小鼠存活期的作用。当患者用 NDV 疫苗后，刺激机体产生抗病毒感染免疫力的同时，可能伴有非特异性抗肿瘤免疫力的增强，如诱导 IFN、TNF 和 NO 分泌，从而增强细胞毒性 T 淋巴细胞（CTL）对肿瘤细胞的杀伤活性，升高白细胞和提高肿瘤浸润淋巴细胞（TIL）水平。刘名光等观察了 NDV 活疫苗经吸入途径接种放疗后鼻咽癌志愿者的免疫效应，以及其对放疗后鼻咽癌患者的辅助疗效。这种疫苗经吸入接种途径对放疗后患者有较好的辅助疗效。由于随着机体产生抗病毒免疫力，将 NDV 逐步清除之后而非特异性抗肿瘤免疫力逐步下降乃至消失，整个过程时间短暂，因此，若要获得较好的预防鼻咽癌复发效果，必须反复使用此疫苗作免疫治疗。

五、基因治疗

1. bax 基因的转导　鼻咽癌发生、发展涉及癌基因的激活或抑癌基因的失活等多个过程。大多数鼻咽癌组织的绝大部分瘤细胞均呈 bcl-2 高表达。具有调控 bcl-2 抗凋亡过程的生理作用的 bax 基因是一种调节肿瘤增殖与死亡平衡、促进肿瘤细胞凋亡的重要基因，通过 bax/bcl-2 含量对比的改变发挥调控细胞凋亡的作用。有学者采用 Dosper 脂质体介导 bax 基因转导鼻咽癌细胞株 HNE-1 后，随着 Bax 蛋白在细胞内的瞬时表达，细胞的分裂过程明显受到抑制，转导了 bax 基因的细胞凋亡指数比对照组明显增高，同时动物实验移植瘤的体积也相应缩小。

2. BHRF1 反义寡核苷酸基因疗法　BHRF1 位于 EBV 基因组 54276~54951 位，全基因长 576bp，编码蛋白的相对分子质量为 17 000，属 EBV 早期抗原，与原癌基因 bcl-2 的编码蛋白有 38%的序列相似，BHRF1 可能与 bcl-2 具有相似的功能与机制。朱振宇等应用 BHRF1 反义寡核苷酸片段作用鼻咽癌细胞株 SUNE21 后发现，适当浓度的 BHRF1 反义寡核苷酸片段能抑制无血清培养液 SUNE21 细胞株的增殖。其他学者研究 BHRF1 反义寡核苷酸对鼻咽癌细胞株 CNE2 生存能力的影响，亦得到相同的结果。这些研究为 BHRF1 反义寡核苷酸治疗鼻咽癌提供了有利的依据。

3. LMP 基因疗法　LMP1 基因已确证为 EBV 的恶性转化基因，在诱导 B 细胞恶性转化及病毒的复制周期中起着至关重要的作用。有学者根据反义技术，应用逆转录病毒载体构建 EBV 反义 LMP1 基因的重组逆转录病毒，用此病毒感染人鼻咽癌 CNE2 细胞株，发现重组病毒对 CNE2 细胞的生长有明显的抑制作用，并明显抑制 CNE2 细胞在裸鼠体内的致瘤能力。另一学者通过构建反义 LMP mRNA 转化细胞得到相类似的结果，转化后的 C1936 和 B95-8 细胞系的生长受到明显抑制。

4. B7 基因导入　目前认为，T 淋巴细胞的活化和增殖在免疫反应的建立中起关键作用，细胞毒 T 淋巴细胞（CTL）活化时，不仅要识别 MHC 分子和抗原肽，还需要黏附分子的辅助。由于 NPC 肿瘤细胞不能提供 T 细胞活化必需的协同刺激信号 B7 分子，不能诱导 T 细胞分泌 IL-2。所以，不但不能有效地活化 T 细胞，甚至可能导致特异性无反应或免疫耐受，这是肿瘤细胞不能有效激活 CTL 的重要原因。因此，将 B7 基因或直接将 IL-2 基因转导入瘤细胞，可有效地诱导激活 CTL 分泌 IL-2，这些疫苗治疗的效果也大为增强。动物实验证明，导入 B7 基因的瘤细胞不但失去其成瘤性，而且能通过诱导全身特异的肿瘤免疫反应，排斥远隔部位 B7 阴性的同一肿瘤。Cayeux 报道将 B7 基因和 IL-7 基因导入肿瘤细胞，发现 B7 基因或 IL-7 基因单纯表达时均可使瘤细胞致瘤性降低，而两者共同表达时瘤细胞则完全失去致瘤性。在最近有学者报道用包裹有 HLA-B7 质粒 DNA 的阳离子脂质体，对 9 例常规疗法均无效且在 4 个月内未接受过放化疗的头颈部鳞癌患者（活检证实 HLA-B7 阴性），给予瘤体内注射，其中 4 例临床部分缓解，1 例存活 17 个月以上，未见明显毒副作用。

5.TNF 基因治疗　肿瘤的细胞因子基因治疗是目前肿瘤基因治疗研究中的一个热点。肿瘤坏死因子（TNF）可增强机体对放射线不良反应的防御作用，并能提高肿瘤组织对放射线的敏感性，从而增强肿瘤的放疗效果，且肿瘤局部浓度升高后，可有效地解除肿瘤微环境中放射线照射所造成的局部免疫抑制状态。由于放疗是治疗 NPC 的一项主要常规治疗手段，因此，用基因工程构建可明显提高 TNF 表达水平的放射线诱导性细胞因子基因表达载体，以此来进行基因治疗，可有效地激活肿瘤局部的抗肿瘤免疫功能，杀灭肿瘤细胞，提高 NPC 放疗效果，并克服细胞因子全身毒副作用重等缺点。

六、病毒治疗

病毒治疗是让病毒保留自我复制的能力，病毒在肿瘤细胞内复制，可导致瘤细胞溶解，复制产生的子代病毒，再去感染和破坏邻近的瘤细胞。研究证实，E1B 缺陷腺病毒 dll520 能在 p53 突变肿瘤细胞中有效地复制而杀伤肿瘤，动物实验结果显示，瘤内、腹腔或者静脉注射 dll520 能抑制 p53 功能异常的人癌裸鼠移植瘤的生长。由于鼻咽癌组织中大多数存在 p53 突变，因此 dll520 可以感染鼻咽癌细胞。丁娅等利用 p53 突变的鼻咽癌细胞株 CNE-2 研究 dll520 在体内外的杀伤作用，结果证实，dll520 在体内外对 CNE-2 细胞生长具有明显的抑制和杀伤作用，而且在裸鼠体内 dll520 对 CNE-2 细胞的杀伤作用具有选择性。dll520 杀伤 CNE-2 细胞的机制主要是通过复制而导致肿瘤细胞裂解，诱导肿瘤细胞凋亡不是主要原因。随后的研究还发现，dll520 对化疗有增强作用。该研究提示 dll520 作为一种生物抗癌剂是有其应用价值的。dll520 的应用为复发和转移的鼻咽癌治疗提供一条新的治疗途径。

（陈曦）

第九章　食管癌

第一节　概述

食管癌是人类常见的恶性肿瘤之一,全球每年新发病例数约40万,在癌性死亡中占第6位。我国属于食管癌高发国家之一,根据2015年国家癌症中心统计,食管癌在我国恶性肿瘤中男性居第5位,女性居第8位。2015年我国男性食管癌的发病患者数在32万左右,每年有25万人死于食管癌。近年来我国食管癌发病率有下降的趋势。全球恶性肿瘤中食管癌排列在第9位。不同的国家和地区,不同的种族,不同的性别,食管癌的发病率和病死率有明显的差异。30岁前食管癌的发病率很低,随着年龄的增长,发病率升高。

一、食管的大体解剖

食管上端起自咽下缘,相当于环状软骨或第6颈椎椎体下缘;下端止于贲门,相当于第11胸椎水平,前方平第7肋软骨。临床测量以上颌中切牙为定点。在成人,由上切牙至食管入口处为15cm,由切牙至气管杈为24~25cm;由切牙至贲门男性平均40cm(36~50cm),女性平均37cm(32~41cm)。食管的长度与身长及躯干长度有一定的比例关系,即食管的长度相当于躯干长度的26%,身长的15%,故可按此比例推算食管长度,有助于通过食管镜检查或食管细胞学的拉网检查来推算食管病变的大概部位。

食管有3处生理性狭窄:①第一狭窄位于咽与食管交接处,距中切牙15cm;②第二狭窄位于主动脉弓水平,由主动脉弓和左主支气管跨越其前方所致,相当于胸骨角或第4~5胸椎椎间盘水平;③第三狭窄为食管通过膈的食管裂孔处,相当于第10胸椎水平,距中切牙37~40cm。

二、食管的组织学

食管壁由黏膜、黏膜下层、肌层和外膜组成,食管无浆膜层。食管黏膜形成纵行黏膜皱襞,食管上段纵形皱襞的数目与形状变化较大;在中、下段一般有纵形黏膜皱襞3~4条。原发性食管癌大多发生在食管黏膜上皮,少数发生在食管中胚层组织,被称为肉瘤。

三、食管的淋巴引流

1.食管的淋巴引流　食管壁的淋巴有两组:一组为黏膜和黏膜下层淋巴网或淋巴丛;另一组为肌间(环形肌和纵形肌之间)淋巴网或淋巴丛。两者彼此交通,并引流至食管旁区域淋巴结,其中部分淋巴管也可不经过局部淋巴结而直接注入胸导管。食管上1/3段的淋巴管沿血管或喉返神经的走行注入颈气管旁淋巴结、颈段食管旁淋巴结、颈内静脉后的颈深淋巴结、锁骨上淋巴结。当食管癌锁骨上淋巴结出现转移后，锁骨上外侧三角区可出现淋巴管的逆行播散，则颈外淋巴结也可出现转移。食管中1/3段的淋巴管主要注入胸上食管旁淋巴结、隆突下淋巴结、肺门淋巴结，以及中段食管旁淋巴结。中、上段淋巴引流多数可上行，注入颈部淋巴结；部分可下行，到食管下段旁淋巴结、膈上淋巴结、后纵隔淋巴结。中、下段食管的淋巴引流主要在其周围淋巴结，向上行者较少，向下行则较多。食管下1/3段的淋巴引流除引流到食管下段旁淋巴结、膈上淋巴结外，主要向下引流到贲门旁淋巴结和胃左动脉淋巴结。总之，食管的纵行淋巴管数量是横行淋巴管数量的6倍，故食管的淋巴引流主要是纵行方向的引流。

2.食管的淋巴结分布　颈部食管周围Ⅵ区及Ⅶ区淋巴结是根据头颈部淋巴结分布进行命名。Ⅵ区为中央区淋巴结，Ⅶ区为胸骨上缘至主动脉弓上缘的上纵隔区。

四、病因

食管癌发生是多病因联合作用的结果。目前认为，食管癌的发生和一些致癌物质、饮食习惯、遗传因素、生物学因素有关。食管癌的高发区域在农村或者土地平瘠及营养较差的经济贫困地区，这些地区，人群的膳食中一般缺乏维生素、蛋白质及必需脂肪酸，这些成分的缺乏可以使食管黏膜上皮增生、间变，进一步可引起癌变。致癌物质亚硝胺类化合物（包括亚硝胺和亚硝酸胺两大类）、真菌是很强的致癌物质。长期饮酒和吸烟与食管癌的发病有关，一般认为饮烈性酒的危险性更大。长期吃过热食物，食物过硬而咀嚼不细者易得食管癌。其他与食管癌有关的食管疾病包括食管炎，食管黏膜腐蚀性损伤可导致食管狭窄，可诱发食管癌、Plummer-Vinson综合征、Barrett食管等。此外，贲门失弛缓症、食管瘢痕狭窄、食管憩室、食管溃疡、裂孔疝等，与食管癌的发病有一定关系。大量的研究表明，食管癌具有明显的家族史，在食管癌的高发区，此种家族史更明显。微量元素钼、铁、锌和硒等的缺少也与食管癌的发病有关。近年来，人乳头瘤状病毒（HPV）与食管癌的关系受到重视。

五、病理

1.部位分布　国内资料显示以中段食管癌最多占52.7%；下段次之，占33.2%；上段为14.1%。Postlethwait和Sealy综合文献中报道的14 181例食管癌，中段为51.5%，上段和下段分别为15.3%和33.2%。日本一组4 874例食管癌的分段情况，颈段为5.4%，上胸段为9.9%，中胸段为57.0%，下胸段为22.5%，腹段为5.2%。

2.病理

（1）病理类型：在我国，食管癌95%以上是鳞癌，少数为起源于食管的腺体或异位胃黏膜的腺癌。偶见于鳞癌与腺癌合并发生在同一个癌中，即腺鳞癌或由腺鳞癌化而称为腺棘癌。近年来食管小细胞癌的报道增多，这种类型的食管癌生长快，恶性程度高，较早出现转移。此外，还有腺样囊性癌、食管黏液表皮样癌、癌肉瘤、恶性黑色素瘤等更为少见。食管的肉瘤以平滑肌瘤常见，食管恶性纤维组织细胞瘤、横纹肌肉瘤等十分罕见。西方以Barrett食管（与慢性胃食管反流有关）所致的食管腺癌多见，高达50%，尤其美、英、法、德等国的白色人种呈上升趋势，发病率目前已超过食管鳞癌。

(2)食管癌前期病变:食管癌普查的结果显示,在食管癌高发区,轻至中度非典型增生较常见(发现率为9%~24%),但重度非典型增生及食管癌病变发现率为仅3%~5%。一组前瞻性研究显示,普查时食管黏膜活检病理诊断为轻、中和重度非典型增生者,3年半后癌变率分别为5%、26%和65%。WHO根据食管鳞癌的发生发展过程,认为食管鳞癌是由非典型增生到癌变的演变过程,在重度非典型增生中已经存在原位癌,甚至为浸润性癌。目前,已经把非典型增生改称为低级别和高级别上皮内瘤变。Barrett食管与食管腺癌的关系密切,为癌前期病变。

食管癌的早期诊断是根治食管癌的关键。采用食管脱落细胞学和X线检查相结合的方法开展食管癌普查,发现了许多早期病例,提高了治疗效果。在早期的临床报道中,食管拉网脱落细胞学检查的准确率为87.9%。20世纪70年代初期复旦大学附属肿瘤医院食管拉网脱落细胞学诊断食管癌的阳性率为93.0%。

(王忠明)

第二节 临床表现

一、食管癌的发生

1.发生 通过对食管癌的发生学、流行病学、病理学和临床观察研究,其自然病程可以分为以下4个时期,各个时期有其不同的临床表现。

(1)始发期:此期又称为癌前期。这个过程是可逆的,采取有效的阻断治疗,可防止癌变发生。

(2)发展期:此期主要的特点是在食管黏膜重度增生的部位发生多点原位癌,进而发展为浸润性癌,癌变局限于黏膜和黏膜下,相当于临床病理分期的0~Ⅰ期,可历时数年之久。如能在此期明确诊断,及时治疗,绝大多数患者能够治愈。有人报道,253例Ⅰ期食管癌中有39%为原位癌。

(3)外显期:此期肿瘤侵犯肌层全层,相当于临床病理分期Ⅱ~Ⅳ期,临床症状典型,肿瘤进展迅速。有报道称未经治疗的患者从症状出现到死亡的平均生存时间为9个月左右。

(4)终末期:此期肿瘤已外侵和转移,出现严重并发症,如不治疗患者生存期只有3个月左右。有报道称由早期无症状的原位癌发展至进展期食管癌需要3~4年。

2.中晚期食管癌的发展规律 食管癌常表现为广泛的局部侵犯和淋巴结转移,由于食管没有浆膜层,常在病变较早的时候就出现局部侵犯。食管癌具有很强的局部侵犯能力,既可以上下蔓延,又可穿透食管壁浸润周围组织和结构。食管癌病灶长度>5cm者,85%~90%出现外侵。食管癌可以向上、下侵犯食管纵径相当远的部位,在黏膜以下部分可沿脉管、淋巴管、神经周围及间隙出现跳跃性生长。食管癌外侵范围与原发病灶部位有关,最常见的侵犯部位是气管和支气管。上胸段食管癌主要侵犯气管、甲状腺、喉、颈部软组织、血管和喉返神经,侵犯甲状腺时容易误诊为甲状腺肿瘤。中段食管癌容易侵犯支气管、肺门、胸膜、主动脉、胸导管、奇静脉、椎前和椎旁软组织。下段食管癌常侵犯纵隔、膈肌和胃，向下生长可累犯胃贲门，但不如胃贲门癌向上侵犯食管者多见。侵犯气管、支气管时可并发食管支气管瘘，侵犯大血管时可突发致死性大出血，穿入纵隔时可发生纵隔炎和纵隔脓肿，侵犯心包可引起心包积液。

二、淋巴转移规律

近年来，食管癌淋巴转移规律的研究较多，多数研究的目的是通过探讨食管癌的淋巴转移规律，建立食管癌放疗的合理照射靶区。Xing 等研究了非手术治疗食管鳞癌锁骨上淋巴结转移规律，并以 CT 检查为判断标准。96 例食管癌发现 154 枚锁骨上淋巴结转移，其中 29.9%发生在 1 组，59.7%发生在 2 组，10.4%发生在 3 组，0.7%发生在 4 组。

上胸段食管癌中上纵隔及锁骨上淋巴结转移是最常见的部位。有人总结 45 个临床观察研究中的 18 415 例食管癌，经过三野及二野的淋巴结清扫，发现上胸段食管鳞癌在颈部、上纵隔、中纵隔、下纵隔和腹腔淋巴结转移率分别为 30.7%、42.0%、12.9%、2.6%和 9%。Li 等分析 468 例上胸段及颈段食管癌淋巴结转移规律，其中 256 例患者出现淋巴结转移(54.7%)。研究发现，颈段食管癌颈部淋巴结转移的比例为 39.2%(包括 2 组、3 组和锁骨上区)，上纵隔为 38.1%(2~6 组)，中下纵隔为 3.1%(7~10 组)，腹腔为 2.1%(15~20 组)。然而，上胸段肿瘤颈部淋巴结转移的比例为 21.8%(包括 2 组、3 组和锁骨上区)，上纵隔为 49.3%(2~6 组)，中下纵隔为 16.7%(7~10 组)，腹腔为 3.2%(15~20 组)。进一步分析表明，在颈段食管癌颈部淋巴结主要影响的淋巴结为 3 组(14.4%)，锁骨上为 30.9%，上纵隔为 11.34%，3P 组为 23.7%，下气管旁为 8.3%，主肺动脉窗为 8.3%，前纵隔为 7.2%，隆突下为 3.1%和下纵隔为 0。

在上胸段食管癌影响的淋巴结食管周围为 39.1%，锁骨上为 20.5%，2、4、5 组的累及率分别为 13.8%、12.1%和 17.5%，隆突下为 12.9%，中下纵隔为 3.2%，腹腔为 3.2%。Huang 等报道 1 077 例食管癌手术后淋巴结转移规律研究结果显示，与淋巴结转移相关的预后因素主要有 T 分期、肿瘤长度及组织学分化程度。上胸段食管癌淋巴结转移在颈部为 16.7%，上纵隔为 38.9%，中纵隔为 11.1%，下纵隔为 5.6%，腹腔为 5.6%。该结果大体与 Li 的研究结果相似。中胸段食管癌淋巴结转移在颈部为 4.0%，上纵隔为 3.8%，中纵隔为 32.9%，下纵隔为 7.1%，腹腔为 17.1%。下胸段-食管癌淋巴结转移在颈部为 1.0%，上纵隔为 3.0%，中纵隔为 22.7%，下纵隔为 37.0%，腹腔为 33.2%。Wang 等总结 338 例胸中段食管癌手术后的复发及转移表型，结果发现锁骨上淋巴结转移为 28.4%，上纵隔为 77.2%，中纵隔为 32.0%，下纵隔为 50.0%，腹腔为 19.5%。亚组分析显示，淋巴结阳性者腹腔淋巴结转移率更高。Ding 等总结 45 个观察性研究的食管鳞癌淋巴结转移规律的荟萃分析，总计 18 415 例患者进入研究，食管位于胸上、中、下部，在颈部淋巴结转移分别为 30.7%、16.8%和 11.0%，上纵隔转移分别为 42.0%、21.1%和 10.5%，中纵隔转移分别为 12.9%、28.1%和 19.6%，下纵隔转移分别为 2.6%、7.8%和 23.0%，腹腔转移分别为 9%、21.4%和 39.9%。

日本学者评估了 T1 期食管鳞癌的淋巴结转移风险，获得了 T1 期食管鳞癌的淋巴结和血行转移的精确数据。295 例 T1 期食管鳞癌进行手术治疗或者内镜黏膜下剥离术/内镜下黏膜切除术(ESD/EMR),分为 6 类(m1、m2、m3、sm1、sm2 和 sm3),淋巴结转移和复发的概率在 m1、m2、m3、sm1、sm2 和 sm3 型分别为 0、0.9%、16%、35%和 62%;血行转移的概率在 m1、m2、m3、sm1、sm2 和 sm3 型分别为 0、0、0、0.9%和 13%。转移的总危险度在 m3、sm1、sm2 和 sm3 型分别为 9%、16%、38%和 64%。

三、血道转移

临床报道食管癌在确诊时有 20%左右的患者已出现远地转移,但尸体解剖发现 50%的食管癌患者存在血行转移,其中以肺、肝转移最为多见。Yamashita 报道,1 132 例食管癌尸体检查结果,肺转移为 40.5%,肝转移为 29.2%,肾上腺转移为 10.2%。

四、临床表现

1.早期食管癌的临床表现　早期食管癌的症状多无特异性,时隐时现,这也是食管癌早期发现困难的原因,多数患者没有引起重视而延误病情。临床上常见的症状有:患者在大口吞咽干食物和其他咀嚼不完善的食物时出现进食哽咽感,多数患者此症状未经治疗可自行消失,但如重复出现或逐渐加重且频率增多时,要高度怀疑食管癌。食管癌早期的黏膜糜烂和浅溃疡可导致胸骨后不适或闷胀,有 20%左右的患者在吞咽的时候有食管内异物感,约 30%的患者有咽喉部干燥及紧缩感,少数患者感觉到当食物通过食管病变部位时下行缓慢或滞留感。下段食管癌可有剑突下或上腹部不适、呃逆、嗳气等。

2.进展期食管癌的临床表现　进展期食管癌因肿瘤生长浸润造成食管腔狭窄而出现食管癌的典型症状。

(1)进行性吞咽困难:中、晚期食管癌的常见症状为进行性吞咽困难,见于 90%的患者。吞咽疼痛见于 50%的患者。患者往往在相当长的一段时间内已经有上述早期的自觉症状,以后逐渐加重,频率增加。

(2)梗阻:常有梗阻的表现,严重者常伴有反流。持续吐黏液,这是由于食管癌的浸润和炎症反射性地引起食管腺和唾液腺分泌增加所致。黏液积存在食管内可引起反流、呛咳,甚至吸入性肺炎。

(3)胸骨后疼痛:常表现为胸骨后疼痛、模糊性,难以定位。胸骨后或背部肩胛区持续性疼痛常提示食管癌已有外侵,引起食管周围炎、纵隔炎,但也可提示肿瘤引起的食管深层溃疡。下胸段或贲门部肿瘤引起的疼痛可以发生在上腹部。疼痛严重不能入睡或伴有发热者,不但手术切除的可能性较小,而且应注意肿瘤穿孔的可能。

(4)呕吐:进食呕吐也是食管癌的常见症状,多发生在食管梗阻比较严重的患者。由于梗阻的上段食管扩张,食物及口腔黏液潴留,以及食管梗阻使食管腺和唾液腺反射性分泌增加。呕吐常在进食后引起,吐出大量黏液和食物。也有少数患者呕血,这是由于癌组织表面溃疡或癌穿破临近组织。

(5)肿瘤:直接侵犯临近组织和器官引起的伴随症状由于肿瘤或转移淋巴结侵犯或压迫喉返神经,可导致声带麻痹、声音嘶哑;锁骨上和(或)颈部肿物;另外还可出现压迫症状,如压迫气管可引起刺激性干咳或血痰、呼吸困难,侵及主动脉可造成胸背部疼痛,甚至发生食管主动脉穿孔大出血。

(6)体重下降、贫血:有40%~70%的患者可有体重下降。由于进食困难、消耗、呕吐等原因,可以产生营养不良,体重下降及贫血。

3.晚期食管癌的症状和并发症　晚期食管癌的症状多是由于肿瘤压迫、浸润周围组织和器官所致。常见的症状有:①恶病质、脱水、衰竭,是食管癌而进食困难和全身消耗所致,常伴有水、电解质紊乱;②肿瘤浸润穿透食管侵犯纵隔、气管、支气管、肺门、心包、大血管等,引起纵隔炎、肺炎、肺脓肿、气管-食管瘘,以及致死性大出血等;③全身广泛转移引起的相应症状,如黄疸、腹水、气管压迫致呼吸困难、声音麻痹、昏迷等;④食管、胃连接部肿瘤早期可有上腹部胀痛、剑突下隐痛、食欲减退等,肿瘤生长到较大时可出现吞咽困难。

第三节　诊断与分期

一、影像学表现

1.X线检查表现

(1)早期食管癌的X线表现:是指肿瘤局限于食管黏膜和黏膜下层。其气钡双重造影表现为食管黏膜皱襞增粗、中断扭曲,<0.5cm的局限性小龛影或充盈缺损;局限性管壁僵硬,钡剂通过时间减慢。

(2)进展期食管癌:是指癌组织已侵入食管肌层及外膜层。其气钡双重造影表现为:食管腔内龛影和充盈缺损,可见环堤和指压迹;黏膜皱襞紊乱、中断、破坏;管壁僵硬,管腔环形或不规则狭窄,钡剂通过缓慢。增生型食管癌主要表现为腔内菜花样或蕈伞样充盈缺损;溃疡型主要表现为腔内龛影;浸润型特征为管腔环形狭窄,管壁僵硬;混合型具有两种以上的特征。

2.CT检查表现　食管癌的CT检查表现如下。

(1)食管壁增厚,正常食管壁通常<3mm,食管癌通常显示为管壁环状或偏心不规则局限性增厚,或形成肿块,突向腔内或腔外。病变层面以上食管呈不同程度扩张、积液和积气。

(2)食管周围脂肪层消失、模糊,正常食管周围有脂肪层与邻近脏器相隔,肿块的外侵使脂肪层模糊、消失。

(3)邻近脏器受侵犯,气管支气管受侵可表现为肿块将气道推移向前、背离脊柱,气管及左主支气管壁出现突入腔内的切迹,有时肿块可穿透气管、支气管侵入气道内,形成食管气管瘘。

(4)当肿块与主动脉的接触面积>90°,大多有侵犯。心包受累可见食管与心包间的脂肪间隙消失,有时可见心包增厚或呈结节状。

3.MRI检查表现　矢状面上,食管壁可见不规则增粗、增厚,管腔狭窄或闭塞伴或不伴上方管腔扩张;肿块在T_1WI上呈等信号,T_2WI呈低信号、等信号或不均匀信号;在肿块部位,可见食管中央高信号黏膜线中断。横断面上,食管壁非对称性增厚伴软组织肿块,管腔不规则狭窄,T_2高信号黏膜线中断。气管受侵时,可见气管腔塌陷变形,T_2WI 上气管内壁高信号黏膜线中断。主动脉受侵表现为肿瘤邻近的食管、主动脉和脊柱之间的三角脂肪间隙消失。可见纵隔淋巴结肿大。

4.食管癌的胃镜诊断

(1)早期食管癌的胃镜表现:黏膜表面上通常为边界清楚的红色糜烂灶,其表面可平坦或稍下陷或颗粒状改变;轻度隆起,颜色稍异,表面粗糙的斑块样改变;直径在 1mm 以内的表面粗糙、糜烂或破溃小结节。

(2)早期食管癌的胃镜分型:胃镜下早期食管癌的主要特征是黏膜局限性充血、浅表糜烂、粗糙不平等黏膜浅表性病变,以浅表糜烂最多见。胃镜检查将早期食管癌分为以下 4 种类型,即充血型、糜烂型、乳头型和斑块型。

(3)中、晚期食管癌及贲门癌的胃镜下分型:中、晚期食管癌胃镜下容易辨识和诊断,胃镜下可直接观察到肿瘤呈菜花状、结节状、溃疡状,管壁坚硬,管腔不同程度狭窄。胃镜下可分为 4 种类型,即肿块型、溃疡型、缩窄型和浸润型。

5.超声内镜检查在食管癌中的应用　正常食管壁厚度一般为 2~3mm,不同深度的管壁其厚度亦有所不同。食管下端括约肌处各肌层明显厚于其上方 5~10mm 水平的肌层。超声内镜将其分为 5 层结构,从内层开始,第 1、第 3、第 5 层为高回声,第 2、4 层为低回声。该分层与组织学的关联性如下:①第 1 层显示高回声,为浅层黏膜层;②第 2 层显示低回声,为深层黏膜层加肌层;③第 3 层显示高回声,为黏膜下层加上固有肌层;④第 4 层示显示低回声,为固有肌层减去其与黏膜下层的高回声界面;⑤第 5 层显示高回声,为外膜层。

食管肿瘤的异常超声表现:声像图特征上食管癌大多呈低回声,边缘不规则,边界欠清晰,内部回声不均匀。超声内镜能清楚显示肿瘤侵犯至食管壁的层次。肿大淋巴结多呈圆形或类圆形低回声区,有高回声包膜,边缘清楚,内部回声均匀。

二、诊断与分期

(一)诊断

食管癌的诊断根据临床表现和影像学检查结果,病理诊断是食管癌诊断的金标准。

(二)分期

食管癌的分期对指导患者治疗及判断预后有重要的价值,患者的预后与初诊时的临床分期有明显的关系。

1.分期前检查　食管癌临床分期前常规检查包括:①完整的病史记录和患者一般情况的评定(KPS 评定、体重下降记录、营养状态评估);②食管吞钡造影;③胸部 CT、腹部 CT,或 MRI 或腹部 B 超检查;④食管镜检查,如无远处转移的证据,则应行食管腔内超声内镜检查;⑤有局部疼痛、血清碱性磷酸酶增高者行全身骨扫描检查;⑥血常规和肝、肾功能等血液生化检查等。

虽然食管吞钡造影检查对食管癌的临床分期无明显帮助，由于其检查方便、经济，且能够判断病变的部位、长度、黏膜破坏程度、溃疡和有无穿孔等情况，临床上仍然应该列为常规的首选检查。食管 CT 扫描已广泛应用于临床，其费用低，可提供胸部、腹部准确的解剖学情况，在确定 T 分期中用于排除 T4 期肿瘤，对 N 分期也是主要的检查方法。食管腔内超声检查除了能够常规观察食管病变的性质和长度外，还可准确地判断食管癌浸润深度，对食管癌的 T 分期有很大的帮助，结合 EUS 引导下细针穿刺活检对 N 分期也有很大价值，有条件的单位应该积极开展此检查项目。全身 PET 检查对确定食管癌有无远处转移有绝对的优势，但费用昂贵。有症状的患者应进行全身骨扫描，对判断骨转移有很大的帮助。

2.食管癌 TNM 分期标准

(1)AJCC 食管癌 TNM 分期标准(第 8 版，2017)

1)原发肿瘤(T)

Tx：原发肿瘤不能评估。

T0：无原发肿瘤的证据。

Tis：重度非典型增生。

T1：肿瘤侵及食管黏膜固有层、黏膜肌层或黏膜下层。T1a：肿瘤侵及食管黏膜固有层或黏膜肌层；T1b：肿瘤侵及黏膜下层。

T2：肿瘤侵及食管固有肌层。

T3：肿瘤侵及食管外膜。

T4：肿瘤侵犯食管邻近结构。T4a：肿瘤侵犯胸膜、心包、奇静脉及膈肌；T4b；肿瘤侵犯食管其他邻近结构。如主动脉弓、椎体或气管。

2)区域淋巴结(N)

Nx：区域淋巴结不能够评估。

N0：无区域淋巴结转移。

N1：区域淋巴结转移 1~2 枚。

N2：区域淋巴结转移 3~6 枚。

N3：区域淋巴结转移≥7 枚。

3)远处转移(M)

M0：无远处转移。

M1：远处转移。

(2)组织学分级

Gx：分级无法评估。

G1：高分化。

G2：中分化。

G3：低分化。

(3)食管癌 TNM 临床分期(cTNM)：见表 9-1、表 9-2。

表 9-1 食管癌鳞癌 cTNM 分期(AJCC,第 8 版,2017)

TNM 分期	N0	N1	N2	N3	M1
Tis	0				
T1	Ⅰ	Ⅰ	Ⅲ	ⅣA	ⅣB
T2	Ⅱ	Ⅱ	Ⅲ	ⅣA	ⅣB
T3	Ⅱ	Ⅲ	Ⅲ	ⅣA	ⅣB
T4a	ⅣA	ⅣA	ⅣA	ⅣA	ⅣB
T4b	ⅣA	ⅣA	ⅣA	ⅣA	ⅣB

表 9-2 食管腺癌 cTNM 分期(AJCC,第 8 版,2017)

TNM 分期	N0	N1	N2	N3	M1
Tis	0				
T1	Ⅰ	ⅡA	ⅣA	ⅣA	ⅣB
T2	ⅡB	Ⅲ	ⅣA	ⅣA	ⅣB
T3	Ⅲ	Ⅲ	ⅣA	ⅣA	ⅣB
T4a	Ⅲ	Ⅲ	ⅣA	ⅣA	ⅣB
T4b	ⅣA	ⅣA	ⅣA	ⅣA	ⅣB

(4)食管癌 TNM 新辅助治疗后分期(ypTNM):见表 9-3。

表 9-3 食管癌 ypTNM 分期(AJCC,第 8 版,2017)

TNM 分期	N0	N1	N2	N3	M1
T0	Ⅰ	ⅢA	ⅢB	ⅣA	ⅣB
Tis	Ⅰ	ⅢA	ⅢB	ⅣA	ⅣB
T1	Ⅰ	ⅢA	ⅢB	ⅣA	ⅣB
T2	Ⅰ	ⅣA	ⅣA	ⅣA	ⅣB
T3	Ⅰ	ⅢB	ⅢB	ⅣA	ⅣB
T4a	ⅢB	ⅣA	ⅣA	ⅣA	ⅣB
T4b	ⅣA	ⅣA	ⅣA	ⅣA	ⅣB

(三)食管癌病变部位分段标准

根据国际抗癌联盟(UICC)的分段标准,食管癌可分为颈段和胸段,胸段又分为胸上段、胸中段和胸下段。

1.颈段 自食管入口(食管上括约肌)或环状软骨下缘起至胸骨柄上缘平面,距离门齿15~20cm。

2.胸段 胸段上起胸骨柄上缘,下至膈食管裂孔,长17~19cm。胸段又分为上、中、下3段。

(1)胸上段:自胸骨柄上缘平面至奇静脉下缘水平,距离门齿20~25cm。

(2)胸中段:自奇静脉下缘水平至下肺静脉水平,其下界距离门齿25~30cm。

(3)胸下段:其上界为下肺静脉水平,下界为食管下括约肌,距离门齿30~40cm。该段包括食管腹段。

3.跨段病变 应以病变中点归段,如上下长度均等,则归上面一段。

4.累及食管-胃结合部肿瘤 其中点在邻近贲门<2cm内,则按食管癌TNM分期。如肿瘤中点在食管-胃结合部>2cm,即使侵犯贲门,则使用胃癌TNM分期。

第四节 治疗原则

一、总治疗策略

目前食管癌的治疗模式,有单一手术、单纯放疗、放化疗综合治疗或手术结合放、化疗等多种治疗方案。食管癌的治疗总策略依赖于食管癌的治疗前临床分期、患者的一般情况和肿瘤所在部位,其中肿瘤的临床分期是最主要的参考因素。原发病灶的部位是局部治疗方法选择的一项重要临床参考依据,不同部位食管癌的治疗选择有较大的差异:①原则上,颈段和上胸段的食管癌手术创伤大,并发症发生率高,而放疗的损伤相对较小,放疗的疗效优于手术,应该以放疗为首选;②下段食管癌易发生胃旁和腹腔淋巴结转移,放疗的疗效相对较差,而手术的疗效较好,应该以手术治疗为首选;③中胸段食管癌放疗与手术的疗效相当,应根据具体情况选择放疗、手术或者综合治疗;④缩窄型食管癌者、食管完全梗阻者、有出血和穿孔倾向者应首选手术治疗。食管癌最佳治疗模式的选择仍然在不断探索之中。

二、早期食管癌的治疗

1.手术治疗 对于Tis~T1N0M0期患者,手术切除是该期患者的标准治疗。近年来,一些新的手术方法特别是微创手术,如胸腔镜下手术切除、纵隔镜下辅助食管内翻拨脱术及内镜下黏膜切除术(EMR)等用于临床。

对于T1~2N0~1期的患者,手术切除也是标准治疗。一旦有淋巴结转移,其5年生存率<25%。国内学者认为食管癌单纯手术的选择标准为T1~2N0期病例(颈段及胸上段肿瘤除外)。

2.非手术治疗 对于伴有其他疾病使得患者不能够手术或者拒绝手术治疗者,放疗是最常用而有效的治疗手段。一组在普查中发现的早期食管单纯放疗50~55Gy/5~5.5周,5年生存率为73%。早期食管癌非手术治疗尚有其他的治疗选择,如光动力治疗等。

三、局部晚期食管癌的多学科综合治疗

由于大多数患者就诊时已属中、晚期，并且外科治疗、放疗和化疗本身又都有其局限性。局部晚期食管癌的最佳治疗模式至今尚不清楚，国内外提供的治疗效果的信息也不完全一致。近年来，由于新化疗药物的不断问世，放疗方法和技术的进步、外科治疗技术的提高，以及多中心开展临床科研协作，中、晚期食管癌的综合治疗有了迅速的发展，也成为各国临床研究和文献报道的热点，其中特别以术前化疗和(或)放疗的新辅助治疗为最热门。在食管癌的综合治疗中成功的范例是同步放、化疗。

对于局部晚期食管癌的治疗模式，目前的共识是：①单纯手术不是该期患者的标准治疗。对于T3~4期食管癌，有30%~40%的患者难以达到手术切除，即使肿瘤完全切除不给予其他抗肿瘤治疗，5年生存率<20%。单纯手术后的失败主要原因是局部失败和远处转移，因此应该采用多学科综合性治疗；②手术前新辅助化放疗或者化疗可提高总生存率，不明显增加并发症；③手术的时机在化放疗结束后6~7周为宜；④局部晚期食管癌可先行化放疗，再以手术作为化放疗后残留或者非手术综合治疗后失败者的挽救性治疗；⑤非手术综合治疗方式为同期放疗及化疗；⑥不能够耐受化疗者，单纯放疗局部晚期食管癌也有较好的疗效。

四、晚期食管癌治疗

晚期食管癌的主要治疗目的是减少患者的痛苦，提高患者生存质量。晚期食管癌出现食管梗阻、咽下困难、食管-气管漏和上消化道出血可能从非创伤性治疗中获得益处。对于不能够切除或不可治愈的食管癌，如果合并有咽下困难，最现实的目标是使咽下困难症状缓解以此改善患者的营养状况，使患者自我感觉疾病好转，生活质量得以提高。可利用姑息性局部放疗、内镜(球囊扩张或探条扩张术)、近距离放疗和放置支架等姑息性方法缓解咽下困难。气管-食管漏的患者，通过放置自我膨胀金属支架可缓解症状，放置胃管或空肠造漏管可改善患者的营养状况。如患者一般情况好、无不良预后因素应以全身化疗为主，同时加用姑息性局部治疗手段，可以到达提高生存质量的目的。晚期食管癌的肠内和肠外营养支持治疗及对症治疗也很重要。

第五节　放疗

放疗是食管癌治疗的重要治疗手段之一。食管癌在就诊时，绝大多数为中、晚期，加上患者年龄、体质、其他合并症等原因，能够手术者仅为小部分患者。放疗食管癌的适应证较宽，不能手术者多数仍可进行放疗。

食管癌照射方式包括外放射和腔内放射两大类，在食管癌的治疗中仍采用外放疗为主。外放射又可分为单纯放疗(单纯根治性放疗和姑息性放疗)和综合治疗(术前放疗、术后放疗、放化疗联合治疗等)两大种，本节主要讨论食管癌单纯放疗及放化疗联合治疗中的放疗相关内容。

一、根治性放疗的适应证与禁忌证

1.适应证 食管癌单纯放疗或者放化疗联合治疗的适应证:①患者一般情况较好,KPS评分≥270;②没有远处转移;③无出血、穿孔倾向,无食管完全梗阻及其他严重无法控制的内科夹杂症。

2.禁忌证

(1)相对禁忌证:有下列情况之一者放疗前应该更加谨慎,积极处理后经过临床再评估仍然可以考虑放疗。①有出血、穿孔前征象者,待对症处理病情改善后,仍然有放疗的指征;②一般情况差,伴有内科夹杂症者待病情控制后仍可以考虑放疗;③食管已经穿孔经放支架后可以考虑放疗。

(2)绝对禁忌证:有下列情况之一者应禁忌根治性放疗。①食管穿孔未处理者;②食管活动性出血或短期内曾经有食管大出血者;③全身情况极差者,经过对症处理后无明显好转者;④严重内科夹杂症者。

二、放疗剂量

1.照射总剂量 有关食管癌根治性放疗的剂量尚无定论。在保证脊髓、肺及心脏不超过正常组织耐受的前提下,常用的肿瘤处方剂量如下。

(1)常规分割肿瘤剂量为60~70Gy,每次1.8~2.0Gy,5天/周。

(2)在我国,食管癌根治性放疗中后程加速超分割放疗得到较多的研究,即在放疗的前2/3疗程使用常规放疗(每次1.8Gy,共41.4Gy),后1/3疗程缩野改为加速超分割放疗(每天2次,每次1.5Gy,共27Gy),全疗程总剂量为68.4Gy/41次,44天。如果有气管和支气管受侵、瘘形成、主动脉受侵,分割剂量可减少至1.5Gy,有可能预防肿瘤快速退缩所致的瘘形成和血管破裂。

(3)若采用同步放化疗的方法,放疗每次1.8Gy,每天1次,总剂量50.4Gy/28次,38天;在放疗的第一天进行化疗,化疗方案为5Fu+DDP,共4周期。

RTOG在过去20多年中曾经做了大量食管癌放疗的剂量研究,这些临床研究都是基于同期放化疗为基础的研究。系列研究获得的结论是,在同期放化疗中,食管癌放疗的最佳剂量为50.4Gy,分次剂量为1.8Gy,共28次。国内万钧等报道221例食管癌前瞻性随机分组研究结果,该研究设计了食管癌50Gy放疗组和70Gy组两组,结果50Gy组的5年生存率为16.7%,70Gy组为17.2%,两组10年生存率也无明显差别。对以上食管癌单纯放疗不必追求高剂量照射的观点,许多学者持不同的意见。其理由是,历年来绝大多数非随机对照研究表明,食管癌照射60~70Gy的疗效优于不足60Gy者。即使照射60~70Gy,其局部失败率仍高达70%~80%。说明此剂量尚不足控制绝大多数食管癌。复旦大学附属肿瘤医院在20世纪70年代曾将剂量分为50Gy、60Gy和70Gy组,其5年生存率分别为11.5%、18.5%和10.2%,故建议照射剂量为60~70Gy。

2.放射源 颈段、胸上段癌一般选用直线加速器6MV、8MV光子射线,也可用^{60}Co γ线。锁骨上野如有转移,可先用光子射线或^{60}Co γ线照射,再用电子线加量。现代精确放疗技术一般可以把食管原发病灶和纵隔及锁骨上淋巴结放在一个野内照射。胸中段和胸下段的肿瘤可选用更高能量的光子射线，如18MV光子射线，也可用6MV、8MV光子射线或^{60}Co γ线照射。

三、放疗技术

（一）定位技术

1.体位固定　可采用真空体模或平板技术固定，真空体模的固定范围为头部至大腿上段，两手抱头置额前。对于有颈段及上胸段肿瘤或者有食管气管沟或锁骨上淋巴结转移者也用热塑体模头颈肩联合固定的办法。体模固定者在行治疗CT扫描前一般应该先放置一段时间，以观察体模有无泄漏。患者一般采取仰卧位，以患者舒适为准。

2.治疗CT扫描　患者在体模固定下行CT扫描，在患者体表放置金属标记。CT模拟扫描方式为静脉增强螺旋扫描（如患者在2周内做过诊断胸部增强CT，则可以平扫），层厚在肿瘤部位为3~5mm，肿瘤上下层面8~10mm，扫描范围为自食管入口至肝胃韧带，颈段食管癌应该从下颌骨下缘开始。扫描数据通过网络传输至相应的TPS系统。

（二）照射靶区

1.GTV的确定　食管癌的GTV确定目前仍然以CT扫描为基础，在此基础上参考其他影像学发现。

（1）原发病灶GTV（GTV-P）：食管癌GTV-P的确定一般是根据食管钡餐造影、胸部CT、食管镜检查（有条件者加用EUS）来确定。PET-CT有助于食管癌GTV-P的确定。由于不同检查的局限性，综合这些影像学检查的信息有助于GTV-P勾画的精确性。

1）食管钡餐造影：优点是能够直观显示肿瘤部位，并能够反应食管黏膜及食管壁的光整度，但不能反映肿瘤横向外侵程度和范围以及肿瘤周边淋巴结转移情况。

2）胸部CT检查：能够明确地观察肿瘤病灶是否外侵、与周围组织器官的关系，以及是否有区域淋巴结转移。但CT检查不能显示食管表浅的病灶。

3）食管镜：在取得食管癌定性诊断上比较有意义。但对明确食管癌部位及病变范围仍然存在局限性，食管狭窄时不能观察到远端食管癌病变。

4）EUS：在一定程度上提高食管黏膜下是否存在侵犯的判断水平。

5）PET-CT：在判断食管癌GTV-P上有一定优势。但应用何种方法来确定PET-CT上所显示的FDG摄取范围与食管癌实际病变范围相一致，仍然需要更多的临床研究。

6）哪种检查是确定食管病变长度的“金标准”尚无定论：有研究显示与手术病理标本长度对照研究相比较，CT、食管钡餐造影和食管镜的符合率分别为42%、55%和73%。胸部CT扫描测量食管癌的长度通常过长地估计了食管癌病变的长度。

（2）区域淋巴结GTV（GTV-N）：食管癌是否存在淋巴结转移病灶主要依赖于胸部CT所见。如果在CT扫描上淋巴结短径≥10mm者，或食管气管沟有淋巴结肿大（无论淋巴结大小），PET-CT在纵隔淋巴结引流区域内存在SUV值>2.36的FDG高摄取病灶，都认为是淋巴结转移。

1）胸部CT检查：针对诊断食管癌淋巴结转移，CT检查的准确率为45%~88%，敏感性为75%~100%,而特异性仅43%~75%。一般认为,如果胸腔淋巴结短径≥10mm,锁骨下淋巴结短径≥6mm,腹腔淋巴结短径≥8mm 就是病理性肿大。

但需注意的是,正常和转移淋巴结的大小范围存在交叉。淋巴结炎性肿大可造成假阳性结果。正常大小的淋巴结也可以是转移性的,转移性淋巴结与原发肿瘤如果直接相连也很难辨别,这些均可以造成假阴性结果。顾雅佳等认为,位于食管气管沟的淋巴结一旦存在,无论淋巴结的直径大小均可能为转移性淋巴结。

2)EUS:诊断食管癌有无淋巴结转移的准确率与淋巴结的大小有一定关系,淋巴结>3mm 的探测准确率为62%,>5mm 的准确率为 85%。一般来讲,如果淋巴结≥10mm,呈圆形、低回声、非均质回声、边界锐利,则转移的可能性较大;而直径小、呈卵圆形、高回声、均质、边界不清,则倾向于良性。有报道称,EUS 在确定淋巴结转移方面的敏感性为89%。

3)PET-CT:诊断食管癌淋巴结转移的灵敏度为 83.3%~95.5%,特异性为 62.5%~93.7%,准确率为 86.7%~92.8%。在灵敏度及准确率上,PET-CT 优于单纯的 CT 检查。在纵隔淋巴结引流区域内存在 SUV 值>2.36 的 FDG 高摄取病灶,临床均考虑为转移性淋巴结。

2.CTV 的确定病理学　研究资料对于食管癌 CTV-P 确定的提示食管癌 CTV 应该包括原发肿瘤及其亚临床病灶。

(1)食管癌的亚临床病灶研究

1)直接浸润(direct invasion,DI):包括黏膜内、黏膜下及肌层的直接侵犯,可以为各个方向的侵犯。Kuwano 等报道平均侵犯深度为 4.11mm(1.2~9.5mm)。Tsutsui 等报道早期食管鳞癌侵犯<30mm。

2)食管壁内转移(intra-mural metastasis,IMM):IMM 在食管鳞癌的发生率为 4.19%~26%,IMM 与原发肿瘤的距离在 0.1~13cm。IMM 与纵隔淋巴结转移高度相关。虽然多数研究显示 IMM 与预后高度相关,但 IMM 的发生率及与原发病灶的距离仍然存在较大争议。

3)多中心发生癌(multicentric occurent lesions,MOL):必须与食管的第二原发癌及其他侵犯(如 IMM)相鉴别。MOL 在食管鳞癌的发生率为 20.2%~31%。原发病灶向头的方向的距离为 0.88~7.14cm,向脚的方向的距离为 0.57~6.26cm。MOL 显示与预后相关,最常见于女性、重度饮酒吸烟及上消化道肿瘤家族史者。如有上述高危因素者应该适当扩大 CTV 的边界。

4)血管侵犯(vascular invasion,VI):定义为肿瘤淋巴管及血管侵犯或血栓形成。大多发生在肿瘤基底部,偶尔可远达 5cm。VI 在早期食管鳞癌的发生率为 13.89%(15/108),晚期可达 39.1%(143/366)。VI 是预后的重要因素。

5)淋巴结微转移(microscopielymphnode metastasis,LNMM),孤立肿瘤细胞(isolated tumor cells,ITC):LNMM 定义为 0.2~2mm 肿瘤细胞侵犯淋巴结,而<0.2mm 者定义为 ITC。在常规的病理学检查中难以发现,随着免疫组化技术的发展,已经能更多地发现 LNMM 和 ITC。Koenig 等应用免疫组化技术,发现在手术切除淋巴结阴性的样本中,

LNMM 的发生率为 34.2%(25/73);LNMM 阳性的患者 5 年生存率明显低于 LNMM 阴性的患者(30%对比 76%,P=0.02);LNMM 阳性和临床所见的淋巴结转移位置分布相似。

6)神经的侵犯(perineural invasion,PNI):PNI 的发生率为 26.1%~47.7%。PNI 是重要的局部复发预后因子。

(2)原发病灶 CTV-P:食管癌 CTV 在头脚方向的 GTV-P 上、下各放 3cm,在横断面上的 GTV 外扩 0.5~1.0cm。病理研究结果显示,DI、IMM、MOL、VI 和 PNI 是亚临床病灶,应该包括在 CTV-P 范围内。RTOG 8501 临床试验和 RTOG 9405 临床试验的照射靶区包括锁骨上区到食管-胃连接部位,原发病灶上下 5cm 边界,但并未改善局部控制率和生存率,而放射毒性反应增加。Button 等回顾性分析 145 例食管癌的失败模式,照射靶区为 GTV 的上下 3cm,侧界 1.5cm 边界。局部复发发生在照射野内为 55 例,远处转移 13 例,远处转移加局部复发 14 例,仅 3 例复发发生于临近照射野。该照射靶区 GTV 到 PTV 的边界显示是合适的。Gao 等建议 CTV 边界<30mm 可以包括 94%的食管癌病例。

(3)淋巴结 CTV-N:目前,缺乏食管癌淋巴结转移后的淋巴结包膜外侵犯范围的亚临床病灶数据研究,多数研究集中在食管癌淋巴结转移的部位。Sakai 等发现,在食管癌淋巴结转移中有淋巴结外侵犯的占 25.2%(35/139 例)。Tababe 报道的淋巴结外侵犯的比例为 21.6%。有淋巴结外侵犯者比没有淋巴结外侵犯者预后明显差;淋巴结转移为 1~3 个者,没有淋巴结外侵犯者预后与无淋巴结转移者无显著差异。淋巴结外侵犯与肿瘤的深度、淋巴结转移数量、远处转移、淋巴管侵犯、静脉侵犯和 IMM 高度相关。

(4)对于食管癌原发病灶 CTV,在纵行方向上下外放 3cm;横断面目前尚缺乏临床病理资料数据,建议设定 CTV=GTV。食管癌纵隔淋巴结转移 CTV 目前也无临床病理数据侵犯的范围,建议 CTV-N=GTV-N。

3.食管癌 PTV 的确定

(1)原发病灶 PTV(PTV-P):建议在 CTV-P 基础上横向外放 1.0~1.2cm,纵向外扩 0~0.5cm。

(2)淋巴结转移 PTV(PTV-N):建议 PTV 在 CTV-N 基础上外放 1cm。

PTV 的外扩范围应该根据本单位的数据确定。

(三)正常组织的勾画

勾画患者体表轮廓、肺、气管、脊髓、心脏、正常食管等重要组织器官及靶区。

1.食管　食管的勾画范围包括食管入口至食管-胃结合部位,勾画在食管外肌层;在肿瘤层面则和 GTV 基本一致。

2.肺　肺的勾画采用 TPS 系统软件附带的自动勾画工具进行勾画,气管及支气管必须手工勾画。

3.心脏　心脏的上界由右心房和右心室组成,不包括肺动脉干、升主动脉和上腔静脉,通常从升主动脉的起始部开始勾画,下界至心尖位置。

4.脊髓　勾画层面为整个 CT 扫描的所有层面,逐层勾画组成椎管的骨性结构。

5.腹腔器官　参与其他相关章节。

(四)治疗计划的设计与优化

1.治疗计划 设计评价首先确定处方剂量及重要组织器官限制剂量。设计照射野时一般以PTV几何中心为射野等中心,采用固定野或动态旋转野设计放射野。通过射野方向观视设计照射野,用剂量体积直方图、等剂量线图、二维等剂量线和云图综合评价确定治疗计划。

2.处方剂量及正常组织剂量限制

(1)肿瘤处方剂量要求:①95%等剂量面完全覆盖PTV;②99%PTV接受95%的处方剂量;③PTV内最大剂量不大于处方剂量的110%体积;④<95%的处方剂量区域不能落在GTV内。

(2)关键器官剂量限制:①正常组织脊髓≤45Gy;②肺V20(双肺体积减GTV体积所形成的正常肺体积的放疗剂量≥20Gy体积占全肺体积的百分率)尽量低,一般建议<30%,肺的平均剂量≤18Gy;③心脏的平均剂量≤30Gy;④PTV以外的食管最大剂量<70Gy;⑤气管最大剂量≤70Gy。

(五)治疗计划的实施与验证

1.照射野中心及几何验证 是指在常规X线模拟机下验证食管癌照射靶区的吻合性。治疗计划完成后,在常规X线模拟定位机上移动模拟定位时的中心至治疗中心,食管吞钡透视下观察各照射;野的吻合性。此为食管癌三维模拟定位中的重要环节。

具体的验证方法:①将食管TPS模拟所形成的PTV的Dicom RT文件传输到常规X线模拟机工作站;②让患者吞钡,在常规X线模拟机下拍摄患者吞钡的动态食管X线片;③在常规X线模拟机工作站内叠加比对PTV的Dicom RT文件图像产生的PTV几何边界和在常规模拟机下拍摄患者吞钡的动态食管X线片,观察模拟所产生的PTV是否全部包含了所有食管病灶(考虑了摆位误差和器官在体内的运动);④如果常规X线模拟机不具备接受PTV的Dicom RT文件的功能,也可以传输至加速器中,选择其中的几个照射野勾画体表投影,然后在常规X线模拟机下用铅丝标记,在相同的机架角度下透视食管运动来观察铅丝标记的范围是否包含所需要照射的肿瘤病灶。大多情况下所需要修改的边界为食管癌纵行方向上的边界范围。

2.治疗计划的实施与验证 在第一次治疗前需要在直线加速器上用EPID验证照射野位置的准确性,有条件者以后每1~2周EPID验证两个互相垂直野(或接近互相垂直野)1次,确保各治疗参数无误后方可执行治疗计划。

(六)常规放疗定位技术

在CT影像学技术广泛应用于临床前,食管癌的放疗照射靶区主要依据食管X线片观察病变部位和长度来进行定位。随着放疗技术的进步,在我国越来越多的医疗单位已经开展三维适形放疗技术,基本完成了从二维放疗时代发展到三维放疗时代的转变。但是,目前我国仍然有少数单位采用传统的定位技术。

食管癌常规放疗照射靶区和设野应根据CT和食管钡餐X线片检查所示肿瘤的实际

侵犯范围设定照射野。颈段食管癌常采用2个前斜野加楔形滤片,入射角60°左右。一般按照TPS加楔形滤片,如无TPS可直接加30°楔形滤片照射。胸段食管癌一般采用1前2后3个照射野,2个后斜野的照射角度为50°左右,至少有1个照射野能够避开脊髓,3个照射野的照射剂量比为1∶1∶1,胸上段食管癌或者胸廓入口处肿瘤也可采用2个前斜野加楔形滤片。照射靶区的长度距离病灶上下各3~5cm。按照肿瘤实际侵犯的范围设定照射野的宽度。对于上、中段食管癌,长度<5cm而无外侵者,同中心照射,前野8cm,2个后野6cm,50°角;或前野7cm,2个后野6cm,非同中心照射,可使100%,患者的原发灶包括在90%等剂量区内。长度>5cm或有外侵者,同中心照射,前野8cm,2个后野7cm;或非同中心照射,前野8cm,2个后野6cm,可使90%患者的原发灶包括在90%等剂量区内。

四、食管癌三维适形和调强放疗临床治疗结果

2009年吴开良等报道了30例食管癌三维适形放疗结果。该前瞻性Ⅱ期临床研究包括30例食管鳞癌,单独放疗,其中13例为Ⅱ期,15例Ⅲ期,2例ⅣA期。三维适形放疗照射技术采用后程缩野照射,总剂量66Gy/33次。第一程为PTV1,照射剂量50Gy/25次,PTV1为GTV侧界外扩1.2~1.5cm,上下在GTV基础上扩3.0cm。后程用PTV2,照射剂量16Gy/8次,PTV2由GTV外扩0.5~0.7cm。中位随访18个月,耐受性良好。RTOG 1~2级毒性发生率为63%,3级为3%;RTOG 1~2级放射性肺损伤发生率为27%;后期损伤中出现2级及3级放射性肺纤维化各1例,食管中度狭窄2例。2年OS、PFS分别为69%和36%。长期随访结果显示5年生存率为31%(2017年Astro)。

2016年,吴开良等在中华放射肿瘤学年会上报道了采用同样放疗剂量和靶体积定义,IMRT技术联合5-FU+DDP同步化疗治疗食管癌的结果。入组标准:组织学证实的食管鳞癌、年龄为18~75岁,KPS评分≥70,临床分期Ⅰ~ⅣA期(包括锁骨上淋巴结转移的ⅣB期),入组前未行化疗和手术治疗,肝、肾、骨髓功能正常,无其他恶性肿瘤病史。GTV包括肿瘤原发灶和转移淋巴结;PTV1为GTV在上下各外扩3.0cm,其余方向外扩1.2~1.5cm;PTV2为GTV在各个方向外扩0.7cm。第一程照射PTV1,总剂量50Gy/25次;然后紧接第二疗程照射PTV2,总剂量16Gy/8次。同步化疗为PF方案:5-FU 600mg/m^2,第1~2天;顺铂25mg/m^2,第1~3天,4周方案,同步2次,辅助2次,共4次。共入组86例患者,男性67例、女性19例,中位发病年龄64岁,其中Ⅰ期1例,Ⅱ期20例,Ⅲ期37例,ⅣA期28例(包括锁骨上淋巴结转移的ⅣB期14例)。中位随访时间为19个月。1、2、3、4级血液毒性反应的发生率分别为19%、48.1%、22.8%、0;1、2、3、4级食管炎的发生率分别为2.5%、67.5%、3.8%、0;1、2、3、4级放射性肺损伤的发生率分别为16.9%、3.9%、1.3%、0。1年和2年局部控制率分别为73.1%和48.9%,1年和2年远处转移率分别为30%和52.8%,1年和2年无疾病进展生存率分别为66.1%和35.5%,1年和2年总生存率分别为83.5%和62.3%。笔者认为后程缩野调强放疗同步化疗治疗食管癌的耐受性良好,2年生存率为62.3%,值得进一步探索研究。

五、姑息性放疗

食管癌姑息性治疗以放疗为首选,其痛苦少,可以使80%以上的患者症状缓解。姑

息性放疗的目的是减少患者的痛苦,改善生活质量,尽可能地延长患者的生存时间。除非全身衰竭或严重的心血管疾病者,均可接受姑息性放疗。放疗早期参与优于晚期参与。

食管癌姑息性放疗适应证:①患者一般情况差;②病变长度>8cm;③减轻症状治疗,已有远地转移,为了缓解进食困难、气管受压产生的呼吸困难以及骨转移疼痛等。除非已存在远处转移及严重并发症或全身衰竭者,食管癌姑息性放疗与根治性放疗并无绝对的界限。对于无明显转移,全身状况较好,虽局部病灶较广泛,亦应根据病灶退缩和患者的耐受情况及时调整治疗计划,给予尽可能高的剂量,争取达到根治目的或者尽可能长的控制局部病灶,最大限度改善患者的生存质量和延长生存期。反之,如原计划进行根治性放疗,但在治疗中病情迅速进展或出现严重并发症,应及时终止或调整放疗计划。

六、食管癌近距离放疗

1.食管癌近距离放疗适应证与禁忌证

(1)根治性治疗适应证:①早期单发的胸内病灶,鳞癌或腺癌均可;②原发肿瘤≤10cm;③肿瘤局限食管壁以内;④没有区域淋巴结转移或全身转移。

(2)食管癌近距离放疗效果较差的病例:①肿瘤已有食管外侵犯,如气管、主动脉、心包,但无食管瘘;②原发肿瘤>10cm;③区域淋巴结转移;④贲门受侵犯。

(3)食管癌近距离放疗禁忌证:①食管瘘;②颈段食管肿瘤(因治疗可能引起气管食管瘘);③无法通过的食管阻塞。

2.根治性治疗方案

(1)外照射:每周5次,每次1.8~2.0Gy,总量45~50Gy,共5周。如果不接受化疗则总量加到60Gy,照射6~7周。

(2)近距离放疗:①高剂量率治疗,每次5Gy,共2次(10Gy),在外照射完成2~3周后进行;②低剂量率治疗0.4~1.0Gy/h,单次给予20Gy,亦于外照射完成2~3周后进行。

3.姑息性治疗方案

(1)曾经接受外照射或生存预期较短的病例:仅进行近距离放疗即可,高剂量率照射剂量10~14Gy,照射1~2次,或低剂量率(0.4~1.0Gy/h)照射剂量20~40Gy,照射1~2次。

(2)未曾接受外照射的病例:①外照射每周5次,每次2~3Gy,总量30~40Gy;②近距离放疗,高剂量率每次10~14Gy,共1~2次,或低剂量率(0.4~1.0Gy/h),单次照射20~25Gy。未曾接受外照射且生存预期>6个月的病例,按照根治性治疗方案进行。

4.近距离放疗

(1)食管癌近距离放疗的实施

1)有效治疗长度:为食管镜下肉眼可见的肿瘤长度加近、远端各1~2cm。

2)处方剂量:取距源中心1cm或距源驻留点1cm处计算。

3)施源器:直径0.6~1.0cm为宜。因为<0.6cm食管黏膜受量太高,>1.0cm则增加食管管壁擦伤或穿孔的可能。

4)如果先期进行的外照射与化疗使病变完全缓解,可不用近距离放疗。

(2)食管癌近距离放疗的共识

1)腔内照射只能作为外照射的补充,适用于早期食管癌。

2)内外结合照射能够缓解症状、改善近期疗效、提高局部控制率,但对长期生存的影响并不肯定。

第六节　放化疗的联合应用

放化疗联合应用是食管癌非手术治疗的标准方法。食管癌治疗失败的主要原因是局部复发和远地转移。食管癌放疗病例多数为中、晚期,放疗技术和改变分割方式虽然可提高食管癌的局部控制率,但食管癌的远地转移问题仍然需要依靠化疗去解决。近20年来,食管癌放化疗联合应用取得了比单独放疗更好的疗效。随机对照研究显示,食管癌同期放化疗的疗效比单独放疗好。Wong在一项荟萃分析中收集了13个随机对照试验,其中8个为同期放化疗,5个为序贯放化疗。同期放化疗组1年和2年的病死率显著减少,对照组(单独放疗)的病死率分别为67%和86%;放化疗综合组病死率减少的绝对数分别为9%(95%CI 0.02 ~0.17)和8%(95%CI 0.01 ~0.17);对照组的局部复发率为69%,放化疗综合组减少5%(95%CI 0.04 ~0.26)。但严重的和威胁生命的并发症也显著增加。

RTOG是美国最大的肿瘤放疗协作组织。自20世纪80年代以来,RTOG在食管癌放疗上连续进行了多项放、化疗联合应用的临床随机对照研究,研究结果表明食管癌放疗50.4Gy同步5-FU+DDP化疗是食管癌非手术治疗的标准方法,为《美国食管癌放疗指南》奠定了基础。以下详细介绍RTOG在食管癌放化疗中的多项主要临床试验。

一、RTOG 8501研究

RTOG 8501研究的目的是明确食管癌同期放化疗的作用。1992年,Herskovic报道RTOG 8501的Ⅲ期试验结果,认为局限期不能手术治疗食管癌的标准方法是放疗加同期化疗。患者随机分为接受4个周期5-FU+DDP加放疗(50Gy)组(其中1个疗程为同期)和单纯放疗(64Gy)组,中位生存时间分别为8.9个月和12.5个月。与单纯放疗组相比,放化疗综合组可明显改进患者的局部(区域)控制率和总生存率。尽管如此,局部(区域)失败和病灶未控制率高达47%。该试验在累计入组121例患者后即停止。1999年,Cooper报道RTOG 8501的最终结果,放化疗综合组可显著改善生存率,综合治疗组5年随访的总生存率为26%(95%CI 0.15~0.37),单纯放疗组为0。化疗的完成计划率为68%。放化疗综合组发生威胁生命的毒副反应为10%,而单独放疗组为2%。放化疗综合组与单独放疗组相比,提高了T1~3N0~1M0食管鳞癌的生存率。

二、RTOG 9012研究

由于在RTOG 8501研究中局部失败仍高达近50%,因而RTOG提出了进一步提高放疗剂量和加大化疗的强度,试图提高局部控制率和生存率。最终由于RTOG 9012试验的毒性太大而终止。1999年,Minsky报道了RTOG 9012 Ⅰ期临床试验的结果。该试验设计5-FU连续灌注4~5天,化疗总数增加至4~5个疗程,在综合治疗前用5-FU+DDP新辅助化疗3个疗程,放疗剂量从50Gy增加至64.8Gy。该试验的结果,在治疗反应、局部(区域)控制率、生存率方面与RTOG 8501的结果相似,但治疗相关的病死率更高(9% vs. 2%)。由于治疗相关的病死率比预期的要高,该新辅助治疗方案已不再使用。由于更高的放疗剂量能够耐受,随后有45例临床分期为T1~4N0~1M0食管鳞癌进入前瞻性单盲研究,仅有38例可评估。结果肿瘤完全反应率为47%,部分反应率为8%,疾病稳定为3%;局部(区域)失败为39%,远处转移为24%;治疗中死亡6例,其中4例与治疗相关(9%,4/45);中位生存20个月,实际3年生存率为30%,5年生存率为20%。与常规的放化疗方案和技术相比较,该方法没有显示治疗获益,但高剂量放疗剂量能够耐受。

三、RTOG 9207研究

该项多中心前瞻性研究的目的是确定外照射合并同期化疗加食管腔内治疗对潜在可治愈食管癌的可行性和耐受性。治疗方法为外照射50Gy(25次/5周),2周后用高剂量率5Gy(第8、第9、第10周,总剂量15Gy)放疗,或用低剂量率20Gy(第8周)放疗。该试验由于耐受差和治疗获益差,后来改为高剂量率为10Gy(5Gy,第8周,第9周)。化疗在第1、第5、第8、第11周用顺铂75mg/m^2,5-FU 1 000mg/m^2,每24小时、96小时静脉灌注。该研究在高剂量组进入56例时关闭,其中有6例被剔除(3例患者肿瘤长度超过胃-食管连接部位,3例出现腹腔淋巴结转移)。在50例合格患者中有40例腔内放疗15Gy,10例40Gy。

合格患者中92%为鳞癌,6%为腺癌。威胁生命的毒性及治疗相关的死亡分别为26%和8%。有1例患者死于化疗后的肾毒性和感染。6例治疗相关食管瘘有5例发生于15Gy后装治疗后。另外1例患者原计划后装治疗15Gy,但仅用5Gy后即出现食管瘘。该研究的结论为:70%的患者完成外照射、后装治疗和2个疗程化疗,1年生存率为48%,中位生存时间11个月。外照射加同期化疗、加后装治疗的生存率与外照射加同期化疗相比生存率无明显差异。在完成后装治疗的35例患者中出现6例食管瘘,因此在外照射和同期化疗后应用后装治疗作为加量应特别谨慎。

四、RTOG 9405研究

这是一项成熟的RTOG食管癌随机对照试验,是目前美国食管癌放化疗联合应用的基础。RTOG 9405研究的目的是比较高剂量(64.8Gy)与标准剂量(50.4Gy)放疗在食管癌综合治疗模式中的局部(区域)控制情况以及生存率和毒副反应。共有236例临床分期为T1~4N0~1M0期的食管鳞癌或腺癌,非外科治疗,根据体重下降、原发肿瘤的大小和组织学分型进行分层。随机分为一组接受联合治疗(4个周期化疗,每月1次,5-FU 1000mg/m^2,每24小时,共4天;顺铂75mg/m^2,第1天)并同期放疗(64.8Gy),另一组接受相同的化疗方案加同期放疗(50.4Gy)。该试验在中期分析时即停止,全部患者的中位随访时间为16.4个月,仍存活患者的中位随访时间为29.5个月。218例合格的患者中,两组(高剂量组与标准剂量组)的中位生存时间分别为13.0个月和18.1个月,2年生存率分别为31%和40%,局部(区域)失败和局部(区域)病灶未控制分别为56%和52%。

在高剂量组有 11 例发生治疗相关死亡，而标准组中有 2 例死亡。结论是高的放疗剂量不能增加生存率和局部控制率，标准治疗应该是 5-FU 加顺铂化疗同期照射 50.4Gy。

第七节 食管癌辅助治疗

一、新辅助化疗

食管癌新辅助化疗的主要目的是通过术前化疗来降低患者临床分期和控制远处微小转移。现有的Ⅲ期临床研究显示，新辅助化疗对于生存的影响结果不完全一致，术前新辅助化疗也未显著提高非致死性治疗相关的不良反应发生率，因此新辅助化疗在局部晚期食管癌临床价值尚不明确。除非临床试验，新辅助化疗尚不能被列为常规治疗措施用于临床。

二、新辅助放疗

术前放疗的优越性主要是可使肿瘤退缩或降期，使不能直接手术切除或者难以手术切除的病灶转化为可切除病灶，提高手术切除率，进而提高生存率。多数学者对术前放疗的价值持肯定态度。从现有的资料看，对术前放疗加手术切除的治疗效果可以归纳为以下几点：①术前放疗 5 年生存率有不同程度的提高或与单独外科手术相当，但多数无统计学意义；②术前放疗可使肿瘤体积缩小：外侵减少，术前放疗并不增加手术困难，增加 R0 切除率；③术前放疗不明显增加术后并发症。

20 世纪 70 年代以来，在国内、外公开发表的随机分组研究的共有 5 个研究，国外多数研究显示术前放疗未明显提高 5 年生存率。中国医学科学肿瘤医院汪楣等研究的结果显示，术前放疗可提高手术切除率，降低局部及区域复发率（主要是降低瘤床复发及胸内淋巴结转移）。该研究放疗使用 8MV 的 X 线，前后 2 个照射野包括全纵隔及胃左动脉旁淋巴结引流区，剂量为 DT 40Gy/20 次，4 周。双锁骨上区未做预防照射，间隔 2～4 周后进行手术。结果放疗加手术组和手术组的手术切除率分别为 90.0% 和 85.7%（$P=0.08$），术后病理淋巴结转移率分别为 22.2% 和 40.8%（$P<0.01$）；手术病死率分别为 2.2% 和 4.8%；胸内吻合口瘘发生率分别为 2.2% 和 3.7%。食管残端残存癌发生率分别为 0 和 2.1%，局部和区域复发率分别为 22.7% 和 41.4%，5 年生存率分别为 42.8% 和 33.1%（$P=0.024$）。该组资料显示手术前放疗能够提高患者生存率。

三、新辅助化放疗

术前化放疗与手术的综合治疗是目前研究的热点。在过去的数十年内，国内外开展了大量的临床Ⅰ期研究。荟萃分析显示新辅助化放疗使食管癌患者 2 年生存率提高 13%。最近 CROSS 研究发表了其长期随访数据，手术前紫杉醇加卡铂每周化疗联合放疗（41.4Gy）后手术治疗与单纯手术相比较，5 年生存率分别为 47% 和 34%，亚组分析显示鳞癌患者获益更大。对于局部晚期食管癌（T2～3N0～1）或者 T1N1 期食管癌患者，NCCN 推荐的标准治疗是手术前化放疗加手术治疗。

术前化放疗加手术治疗组与单独手术组相比,生存率均有一定程度的提高。研究发现3个组随机试验综合治疗组均采用术前同步化放疗与手术相结合的治疗方案,3年生存率分别为32%、32%和37%,其中欧洲癌症研究组织Bosset等报道,综合治疗组的无瘤生存率和局部控制率均有显著提高,肿瘤病死率显著降低。但是,因为综合治疗组术后病死率较高,故总生存率没有明显提高。Walsh等进行的随机试验结果显示,术前同步化放疗组与单独手术组相比,3年生存率绝对值提高了17%(32% vs. 15%),差别趋向于有显著性统计学意义。在多因素分析中,术前化放疗与手术的综合治疗是显著影响生存率的独立预后因素。Prise等在临床试验中采用了联合顺铂和(或)5-FU和放射40Gy的同步化放疗方案,结果表明术前同步化放疗加手术组与单纯手术组的中位生存期分别为16个月和11个月,3年生存率分别为32%和6%,差异均有显著性统计学意义。

但是,早期食管癌不能从手术前辅助性放化疗获益。一组多中心随机对照试验比较了术前放化疗与单独手术治疗Ⅰ~Ⅱ期食管鳞癌的疗效。术前每疗程放疗18.5Gy,每次3.7Gy,间隔2周后重复一次;顺铂80mg/m^2,放疗前0~2天使用;2~4周后手术。有297例患者进入研究,其中139例为单独手术组,143例为综合治疗组。中位随访55.2个月,其总生存无显著差异,两组总的中位生存时间为18.6个月。与单独手术治疗相比较,术前放化疗组的无瘤生存率更长($P=0.003$),无瘤的间隔时间更长($P=0.01$),肿瘤相关病死率更低($P=0.002$),切除率更高($P=0.017$),然而术后病死率也更高($P=0.012$)。多因素分析表明,肿瘤分期、肿瘤位置、外科切除是否为根治性是影响预后的关键因素。另外有一项包含Ⅰ~ⅡB期食管癌的多中心研究显示,新辅助化放疗后R0切除率相当,3年生存率分别为47%(新辅助化放疗组)和53%(单纯手术组),手术病死率为11%(新辅助化放疗组)和3.4%(单纯手术组)。FCCD-9901研究于2016年报道了长期随访结果,在早期食管癌,新辅助化放疗没有提高总生存率,也未明显提高R0切除率,但术后病死率增加。

四、术前放化疗的几个具体问题

1.照射靶区　目前总的趋势是照射可见肿瘤,包括食管原发病灶和纵隔腹腔内的转移淋巴结。Cross研究的照射野包括食管原发病灶和肿大的淋巴结,新辅助化疗降低局部区域复发率(LRR)由34%降至14%,新辅助化放疗组仅有1%出现照射野外孤立性复发。因此,该照射靶区是合适的。

2.照射剂量　新辅助治疗的合适照射剂量尚无定论。一般采用的剂量为41.4Gy,每次1.8Gy,共23次,每周5次。2016年,在ASTRO会议上有人报道NCDB资料,在2004—2012年接受新辅助放化疗和根治性手术7325例(鳞癌1 276例、腺癌6 049例)中,术前放疗剂量分别为4 000~4 140cGy(252例)、4 500cGy(2 075例)、5 040cGy(4 451例)和5 400cGy(547例),结果显示校正后4组患者的OS和pCR无统计学差异。

3.手术间隔时间　新辅助化放疗后一般需休息5~6周后进行手术。手术前新辅助化放疗增加了手术难度和手术后并发症,因而需要手术医生、放疗医生和化疗医生共同探讨最佳的治疗模式和最佳治疗时间。临床研究提示延长手术时间至8~9周后可提高

pCR,但并未带来生存获益。

4.新辅助化放疗中的化疗问题 与序贯化放疗相比较,新辅助化放疗中采用同步化、放疗,可提高患者总生存时间。目前 NCCN 推荐新辅助化疗的方案为 5-FU+顺铂/卡铂或者紫杉醇+卡铂。最近的临床研究显示长春瑞滨加顺铂治疗方案与 5-FU+顺铂方案相比较,pCR 分别为 47.4%和 28.1%,中位生存时间分别为 52.8 和 25.2 个月。

五、食管癌术后化疗

食管癌手术后化疗的临床前瞻性研究很少。有 2 项日本的前瞻性研究显示,手术后使用 5-FU+卡铂化疗可显著提高患者无肿瘤生存率,有提高生存率的趋势;亚组分析显示,对于手术后有淋巴结转移的患者 5-FU+卡铂化疗使患者的生存率由 38%提高至 52%(P=0.037)。美国东部肿瘤协作组入组食管或食管-胃交界处腺癌 T2N1 或者 T3~4 期,采用多西他赛+顺铂化疗 4 个疗程,2 年生存率为 60%,这个疗效好于历史对照。因此,NCCN 推荐对于非 Tis~1 期的食管腺癌患者,即使手术后完全切除,仍建议手术后辅助化疗。而手术后鳞癌的患者仍然建议临床密切随访。

六、手术后放疗

食管癌手术后局部复发率为 40%~60%,也是其死亡的主要原因。手术后复发患者的放疗效果差,中位生存时间仅为 7 个月。食管癌的术后放疗有以下 2 种情况:①预防性术后放疗。手术切除后的失败原因以胸部肿瘤复发及淋巴结转移为主(纵隔颈部、上腹部淋巴结),对这些转移和复发概率高的部位在 R0 切除的前提下给予术后高剂量预防性放疗,有可能提高治愈率;②姑息性手术残存肿瘤的术后放疗。姑息性手术有残存肿瘤(R1,R2 切除)的常见部位是气管和主支气管膜部、心包、主动脉壁、椎前筋膜、吻合口残癌等,以及胸内或胃左动脉残存的淋巴结或切缘阳性患者。对于残存肿瘤术后放疗的价值已经明确,能够明显改善预后。

1.临床随机研究结果 多数临床研究提示,食管癌手术后放疗未提高患者的总生存率。肖泽芬等报道一组最大的食管癌手术后预防性放疗的随机分组研究结果。495 例食管癌根治性手术切除后,随机分为单一手术组(275 例)和术后放疗组(220 例)。入组条件为食管鳞癌,患者年龄≤68 岁,病变长度≥4cm。术后 3~4 周开始放疗。双锁骨上区为 50Gy/25 次,5 周,全纵隔为 60Gy,5~6 周,25~30 次。结果全组 5 年生存率为 39.4%,单一手术组和术后放疗组的 5 年生存率差异无显著性(P=0.4474)。该研究的结论是术后预防性放疗可提高Ⅲ期食管癌根治术后或者纵隔有≥3 个淋巴结转移时的生存率,降低放疗部位淋巴结转移率和吻合口的复发率,术后放疗不增加吻合口狭窄等并发症。

2.手术后预防性照射的适应证和照射靶区

(1)手术后局部区域失败的主要表型:近年来食管癌手术后的失败表型在我国有较多研究。肖泽芬等的手术后放疗随机对照研究显示,单纯手术后患者区域性淋巴结复发中,纵隔淋巴结和锁骨上淋巴结转移的失败率在上、中段食管癌分别为 26.7%、29.8%和 16.7%、14.3%;上段食管癌手术后吻合口复发率为 16.7%,明显高于中、下段食管癌。提示这些部位是食管癌手术后预防性照射的重点部位。Mariette 报道食管癌 R0 切除后以纵隔和局部复发为主，该作者还探讨了预测单纯手术治疗失败后的因素，包括T2及以上和是否存在淋巴结转移。这与肖泽芬的研究结果基本一致。

有人总结45个临床观察研究中的18 415例食管癌，经过三野及二野的淋巴结清扫，上胸段食管鳞癌在颈部、上纵隔、中纵隔、下纵隔和腹部的淋巴结转移率分别为30.7%、42.0%、12.9%、2.6%、9%。Huang等报道1 077例食管癌手术后淋巴结转移规律研究结果，上胸段食管癌淋巴结转移在颈部为16.7%，上纵隔为38.9%，中纵隔为11.1%，下纵隔为5.6%，腹腔淋巴结为5.6%。该结果大体与Li的结果相似。中段食管癌淋巴结转移在颈部为4.0%，上纵隔为3.8%，中纵隔为32.9%，下纵隔为7.1%，腹腔淋巴结为17.1%。下段食管癌淋巴结转移在颈部为1.0%，上纵隔为3.0%，中纵隔为22.7%，下纵隔为37.0%，腹腔淋巴结为33.2%。Wang等总结338例胸中段食管癌手术后的复发及转移表型，结果发现锁骨上淋巴结转移为28.4%，上纵隔为77.2%，中纵隔为32.0%，下纵隔为50.0%，腹部为19.5%。亚组分析显示，淋巴结阳性者其腹腔淋巴结转移率更高（$P=0.033$）。Cai等报道140例食管鳞癌手术后未行术后放疗者复发或者转移的表型，锁骨上区1~5组及7组淋巴结是常见的转移部位。

（2）术后放疗适应证：建议食管癌手术后放疗的适应证为：①术后原发灶病理分期为T2及以上；②术后病理检查显示有区域淋巴结转移，特别是淋巴结转移度高的患者。

（3）术后照射范围

1）R0切除后：上段食管癌手术后预防性照射野应该包括锁骨上淋巴引流区、2~5组和7组淋巴引流区。中段食管癌手术后照射靶区为锁骨上区，2、4、5、7组淋巴结应该包括在CTV中，而胸部淋巴结转移个数≥3者应该包括胃左淋巴引流区。下段食管癌照射范围应该包括锁骨上淋巴引流区、2~5组、7组淋巴结和胃左淋巴引流区。

2）R1~R2切除后：照射范围包括手术前及手术后所显示的可见肿瘤病灶；切缘阳性者的PTV上界为切缘上3cm或者整个残留食管，下界为切缘下1cm。

（4）术后放疗剂量：常规分割照射，亚临床病灶为50.4Gy/28次，镜下残留者为60Gy/30次，肉眼残留者为64~68Gy/32~34次。

第八节　食管癌放疗的不良反应和预后

一、放疗前准备

食管癌放疗前应注意控制局部炎症，纠正患者营养状况，治疗内科合并症。脱水和（或）营养情况较差者应先进行纠正，然后再放疗。伴有肺结核、糖尿病、肝炎者在放疗前或放疗中应给予治疗。此类患者在放疗中往往全身反应较大，有时也会因白细胞计数过低而被迫暂停放疗。

严重贫血者应积极治疗或适当输血，贫血可能影响肿瘤对放疗的敏感性，使肿瘤更难以消灭，并且造成正常组织的修复功能下降，食管容易发生溃疡和穿孔。口腔卫生不良者应进行纠正，减少放疗中发生食管炎的机会。

食管病变区有时合并有炎症，出现下咽疼痛或轻度的胸背痛，少数人有低热与白细胞计数升高，这类患者放疗中食管的不良反应较大。肿瘤中心处的溃疡易穿孔，应进行抗炎处理。

放疗中应保持患者的营养供给，防止食物梗阻；进食后应多饮水，防止食物在病灶处潴留，导致或加重局部炎症，影响放疗的敏感性。

食管癌患者可适当放宽抗生素的应用指征。

二、放疗不良反应

1.全身放疗反应　患者常表现为乏力、精神不佳、食欲减退、恶心、白细胞计数下降等，可以出现在放疗的开始阶段（2 周内）或发生在放疗过程中。这些症状一般较轻，对症处理均可缓解。少数患者进食明显减少给予输液，大量液体输入有利尿作用，能减轻全身反应。放疗中白细胞下降，常显波动状态，一般见于放疗后 2~3 周，以白细胞和血小板下降为主。给予输液、支持治疗及增加食欲的药物治疗，可保证放疗的顺利完成。

2.放射性食管炎　当肿瘤剂量达到 10~20Gy 时，放射野内的食管黏膜可出现充血、水肿。患者表现为进食时有下咽疼痛。轻微的疼痛可暂时不作处理。当照射剂量达30~40Gy 时，食管黏膜的充血会进一步加重，表现为局部疼痛或胸骨后烧灼感，重者难以忍受，尤其以进食时为甚。一般无需处理，或者用复方康复新液口服。当放疗剂量>4 000cGy后，部分患者又会出现下咽疼痛，不进食时也感到食管区或胸骨后疼痛，有时呈持续性，疼痛时间由数天至 1 个多月。疼痛的程度不等，由轻至剧痛，需要服止痛药或必须停止放疗。剧痛者应该输液维持营养，部分患者可给予静脉滴注抗生素与小剂量肾上腺皮质激素。同时消除患者误认为病情加重的思想负担，要向患者解释其原因。

3.气管反应　表现为干咳或黏稠痰不容易咳出，一般发生在照射剂量达到 3 000~4 000cGy时。放疗一定剂量后气管上皮的纤毛脱落，使排痰功能下降，加之放疗中黏稠分泌物增多，会加剧咳嗽。严重者可适当给予抗生素静脉滴注，同时应用止咳祛痰药。

4.放射性肺炎　详见肺癌章节。

5.放疗中的进食梗阻问题　放疗中有部分患者的进食梗阻不缓解反而加剧，严重者可发生进食完全梗阻。在照射剂量为 3 000cGy 前发生的梗阻加重往往是放疗引起的食管黏膜水肿或伴有病变区的炎症，可以适当地使用抗生素，随着放疗水肿反应消失或瘤体缩小，梗阻可以缓解。在照射 4 000cGy 后出现的梗阻，尤其是缓慢的进行性加剧者，常常是由于病变区纤维化增加及收缩所造成，放疗前 X 线片上病变有明显扭曲者更容易发生梗阻症状加剧，药物治疗往往无效（合并炎症者除外）。可考虑采用预先放置鼻饲管的办法，鼻饲管不会影响放疗。一旦带着鼻饲管仍能用口吃流汁饮食（食物从鼻饲管外与食管腔内的窄缝中流入胃），既可拔去鼻饲管。

6.放疗中的食管穿孔问题　食管癌穿孔是食管癌发展过程中的严重并发症，如肿瘤已侵犯食管全层和临近结构，尤其伴有深溃疡者，如不给予治疗，迟早都可能发生食管穿孔和大出血。肖泽芬等报道，277 例食管癌穿孔患者中有 62.2%的患者在 3 个月内死亡，81.5%的患者在 6 个月内死亡，生存时间与穿孔的性质和部位有关。食管癌放疗者多是晚期患者，肿瘤已穿透食管壁或外侵至临近组织器官。正常情况下，放疗中因肿瘤死亡造成的缺损部分，正常组织会及时修补，这种患者的临床表现常伴有胸背痛，少数患者还有发热及白细胞计数升高。食管癌小的穿孔如果没有及时发现并加以控制，进而形成各种瘘。例如食管气管瘘、主动脉瘘、纵隔瘘或肺脓肿等，往往是致命性的。为了防止或减少放疗过程中的食管穿孔，对放疗前X线片上有穿孔征象者（如大的溃疡龛影、尖刺突出、扭曲成角等），以及有明显胸背疼痛者应该特别注意。因其穿孔机会较多，在放疗中要加强动态观察，每周拍摄食管X线片一次，观察穿孔前征象的变化。

减少穿孔的处理：①适当地降低放疗总剂量或减慢照射速度；②放疗中可考虑短期使用抗生素，防止或减少炎症引起的破坏作用；③对长期入量不足、营养不佳者，应积极补充能量及蛋白质，贫血者可考虑输血，采用各种方法提高组织的修复能力；④给予蛋白合成剂，如肌内注射苯丙酸诺龙、口服甲地孕酮等；⑤有活动性肺结核、糖尿病者，放疗中同时给予积极治疗。

三、疗效与预后

食管癌总的治愈率并不乐观，5年生存率<10%，即使那些认为可以治愈的病例，其5年生存率也仅有20%左右，中位生存时间为18个月。在已经诊断的食管癌中仅有20%的患者病变局限，可以行根治性治疗，而80%的患者不能手术治疗。单独放疗食管癌的5年生存率为0~15%。非手术治疗的同步放化疗的5年生存率为26%。食管癌化疗以5-FU+顺铂方案认为是可以接受的化疗方案，也是应用最普通的方案，有效率为20%~50%。

许多因素影响食管癌治疗的选择和预后。肿瘤分期是食管癌治疗方法选择的最重要依据，也是重要的预后因素。Ⅰ期食管癌无论是手术或者放疗，5年生存率均已>60%，可见提高食管癌治疗效果的关键是早期诊断和早期治疗。肿瘤的部位是影响食管癌预后的重要因素。位于食管上1/3的肿瘤预后好于下2/3的肿瘤。肿瘤的大小是影响食管癌预后的重要因素。肿瘤<5cm往往为局限性，肿瘤>5cm在诊断时一般不能根治性切除，有约75%出现远处转移。和淋巴结转移一样，肿瘤的浸润深度也是独立的预后因素。出现远处转移的患者常常不能治愈。女性食管癌的预后比男性好。种族可能是一个预后因素，白种人患食管癌的预后可能好于黑种人。年龄显著影响预后，年龄>65岁的患者预后更差。体重下降和一般情况差的患者预后差，肿瘤出现深溃疡、窦道形成和瘘形成的预后更差。

在常规放疗技术的条件下，食管癌单独放疗的5年生存率为8%~17%。实际上早期食管癌手术和放疗的疗效已无明显差异。Shioyama等最近报道一组Ⅰ期食管癌的放疗结果。29例Ⅰ期食管癌均为鳞癌，其中17例单独放疗，12例放化综合治疗，化疗方案为顺铂加5-FU，12例加腔内放疗，中位放疗剂量为60.6Gy，每次2Gy。结果5年生存率为62%，5年局部控制率为44%。Heitetsu等在2005年报道因医学原因不能手术的Ⅰ期食管癌的5年生存率为58.9%，疾病特异性生存率为80%。而Ⅰ期食管癌外科手术切除的5年生存率为64.5%，10年生存率为44.7%。

（郭俊俊）

第九节 食管癌的生物治疗

一、食管癌的生物学行为

有多篇报道提示食管癌具有家族聚集性，但至今尚无直接证据证明高度外显的食管癌易感基因的存在。食管癌发生过程中易被激活的癌基因有cyclin D1、c-erbB2、c-myc、c-ras、int-2/hst-1和EGFR等，激活方式包括基因突变、基因扩增、基因重排及过表达，其中基因扩增与过表达最常见。易失活的抑癌基因有p53、Rb、p16和p15等，失活方式包括基因突变、杂合型缺失，启动子区甲基化及RNA错误剪切等，其中杂合型缺失发生的区域有1p、3p、4/5q、9/11q、13q、17/18q。

1.癌基因

(1)c-erbB2基因：癌基因c-erbB2(HER-2)定位于人染色体17q21，编码具有酪氨酸蛋白激酶活性的细胞膜糖蛋白，参与细胞生长、分化的调节。当受到体内外某些因素影响后，其结构或表达调控失常，从而被激活，具有肿瘤转化活性。据Wang G等报道，27.8%的食管癌中出现HER-2的过表达，而正常食管组织中并未出现HER-2的异常表达；HER-2的过表达与肿瘤分化程度、浸润深度、淋巴结转移及病理分期明显相关，是食管癌预后的独立危险因子。

(2)cyclin D1基因：cyclin D1作为细胞周期调节因子之一，其过度表达是多种人类原发性肿瘤的特征，对肿瘤的诊断和预后判断具有重要意义。cyclin D1含295个氨基酸，由.染色体11q13上的CCND1基因编码。动物模型和细胞株实验表明cyclin D1蛋白过度表达可使细胞G_1期缩短，体积变小，对分裂原的依赖性减弱。cyclin D1在43.8%的人类食管癌组织中表达，并且有学者在华南食管癌人群的研究中发现，该基因参与了食管癌发生发展的早期事件。

(3)int-2基因：int-2基因属于成纤维细胞生长因子(FGF)基因家族，定位于染色体11q13，其扩增或与hst-1基因共扩增见于多种人类恶性肿瘤。据统计，int-2及erbB是食管癌中突变最频繁的两个基因；研究发现，int-2基因的扩增参与了食管癌的进展和转移。

2.抑癌基因

(1)p53基因：p53抑癌基因是一段16~20kb的DNA，定位于人类染色体17p13.1，由11个外显子组成，编码393个氨基酸组成的53kD的核内磷酸化蛋白，具有蛋白质-DNA和蛋白质-蛋白质结合的功能，现已表明P53是细胞生长周期中的负调节因子，与细胞周期调控、DNA修复、细胞分化、细胞凋亡等重要的生物学功能有关。p53基因分为野生型和突变型两种，其产物也有野生型和突变型。野生型p53蛋白极不稳定，半衰期仅数分钟，并具有反式激活功能和广谱的肿瘤抑制作用。p53突变可影响与DNA相互作用的关键氨基酸，也可由于p53基因突变蛋白的发生错误重叠而不能与特定的DNA识别序列相结合。p53的失活可促使肿瘤细胞进一步出现基因组的不稳定，突变型p53则具有癌基因的作用,促使正常细胞的恶性转化。野生型 p53 作为细胞周期开关,可以调节细胞中 G_1 期→S 期的转化,并可以发挥促凋亡作用。当 DNA 损伤时,P53 蛋白积聚并促进下游基因例如 WAF1/cip1 的表达,其表达产物与周期蛋白依赖激酶(CDK)连接,并抑制其活性,从而阻止了 DNA 合成前期,给予细胞修复损伤的 DNA 的机会。如未能修复,正常 p53 可随之诱导细胞程序性死亡(即细胞凋亡)。p53 基因的缺失或突变已被证实是多种肿瘤发生的原因之一。p53 基因突变的形式可表现为点突变、缺失突变、插入突变、移码突变、基因重排等,存在 p53 突变的肿瘤包括食管癌、胃癌、结直肠癌、乳腺癌等。当 p53 缺失或失活时,这些遗传学上不稳定的细胞便可以进行克隆扩增形成肿瘤。据报道,接近 50%的食管癌出现 p53 突变,而食管鳞癌中 p53 的异常表达是正常食管组织的 8 倍。

(2)Rb 基因:Rb 基因在许多不同的癌肿里处于突变状态,但是首次报道是它在眼部恶性肿瘤(视网膜母细胞瘤)发生中所起的作用。这种基因的蛋白质产物是一种转录因子,其可控制诱导细胞进入分裂过程的重要基因表达。Shu Q 等研究发现,Rb 基因的多态性与食管癌的易感性相关,在食管癌的发生发展中发挥着重要作用。

3.生长因子和细胞黏附因子　生长因子通过自分泌或旁分泌功能,对癌细胞和基质细胞间起调节作用。EGF 的多态性影响着食管鳞癌的预后,EGF+61AG 型患者有着 25.5 个月的中位生存期,而 EGF+61GG 患者中位生存期仅仅为 3.7 个月。钙黏蛋白 E-cad 由位于 16 号染色体长臂 22.1 区带的基因编码,是一类建立细胞间紧密连接、维持细胞极性、保持组织结构完整的钙依赖性跨膜糖蛋白。E-cad 与食管癌的浸润深度、淋巴结转移相关,同时,低表达钙黏蛋白的食管癌有着更差的分化和预后。TGF-β 是转化生长因子家族的一员,主要起调节细胞生长和分化作用;针对食管癌患者奇静脉血中 TGF-β 水平的研究发现,TGF-β 水平与患者生存时间呈负相关,是食管癌的独立预后因子,而这一现象可能是由于奇静脉引流来自食管的静脉血,其血中 TGF-β 水平体现了食管癌组织中的相应水平。

4.叶酸代谢基因多态性　多态性叶酸的功能是提供甲基基团,用于细胞 DNA 的甲基化和核苷酸从头合成。叶酸缺乏或叶酸代谢障碍可能通过扰乱正常 DNA 甲基化、DNA 合成而致癌;饮酒可破坏叶酸,降低血清中叶酸浓度。

亚甲基四氢叶酸还原酶(methylene-dihydrofolate reductase,MTHFR)是催化叶酸生物转化形成甲基供体的关键酶。研究发现,MTHFR 67TT 与食管癌发病风险显著相关,携带 677TT 比携带 677CC 者高 6.18 倍。最近我国亦有相关研究肯定了上述数据。因此增加蔬菜、水果等富含叶酸的食物摄入量,在 MTHFR 突变高发的人群中,具有预防食管癌的意义。

5.端粒酶　端粒是染色体末端的一种由 6 碱基重复序列(TTAGGG)和端粒结合蛋白.组成的复合结构,具有保护端区,维持染色体完整的作用。正常细胞由于线性 DNA 复制 5′端缺失,随着体细胞不断增殖,端粒会逐渐缩短,当端粒缩短到一定程度时,细胞就会停止分裂,处于静止状态。端粒酶则是能使端粒延伸的反转录 DNA 合成酶,是由 RNA 和蛋白质组成的核糖核苷酸蛋白酶。研究发现端粒酶是一个广泛的肿瘤标志物,在很多肿瘤的发生发展中起着重要作用。第四军医大学唐都医院的尹小青等采用 TRAP-PCR-

HYB 方法检测 83 例食管癌手术切除组织中端粒酶的活性,发现食管癌组织中端粒酶阳性率为 74.6%(62/83),相应正常食管黏膜组织为 8.4%,并且伴淋巴结转移组端粒酶活性率明显高于非淋巴结转移组,提示端粒酶与食管癌的发生发展密切相关,可以作为食管癌判断预后的标志物。

综上所述,人类食管癌的发生发展不是单独由一个致癌因素、癌基因的激活或抑癌基因的失活所致,而是涉及了多种因素作用、多个癌基因的激活及抑癌基因失活的恶变事件。随着食管癌分子水平研究的深入,相信会有更多与食管癌发生发展密切相关基因发现,并为研究食管癌的分子诊断、综合治疗提供强有力的手段。

二、食管癌的生物治疗

生物治疗是一种全身性治疗手段,是一种全新的理论模式,它突破了传统的肿瘤治疗方法(手术、化疗、放疗等)和治疗模式的束缚,以调动和提高患者自身的抗肿瘤免疫力为基础,这是肿瘤治疗领域里的一次重要的理论突破。长期以来,在恶性肿瘤的治疗中,手术、化疗和放疗一直是主要方法,但均有其局限性,如手术切除率低、术后复发率高且无法预计和控制,放疗、化疗产生明显的免疫和造血系统的损害等。于是人们开始探索恶性肿瘤的发生机制,设法寻求一种安全、有效、损伤小的新的治疗方法。

近几年的研究提示,细胞基因的缺失、突变导致的细胞生长失控、恶变是发生恶性肿瘤的主要机制。肿瘤的病因主要有癌基因的激活和抑癌基因的突变失活、细胞周期控制基因改变等,前者是发病基因并通过后者发挥作用。人们对肿瘤的认识进入了一个新的领域,提出了从基因水平治疗肿瘤的设想,并于 1989 年首次将 TNF-α 基因和 IL-2 基因导入肿瘤浸润细胞(TIL)以治疗晚期黑色素瘤患者取得成功。临床资料证明,生物治疗在毛细胞性白细胞、肾癌、恶性黑色素瘤、部分非霍奇金淋巴瘤和乳腺癌等起着重要的作用。但对于大部分实体瘤,由于瘤负荷大,加上肿瘤发生发展的复杂性,我们还要注意联合其他疗法进行综合治疗。

1.分子靶向治疗

(1)人表皮生长因子受体 1(EGFR)分子靶向治疗:单克隆抗体治疗肿瘤有几种形式:①利用单克隆抗体直接与肿瘤细胞上的各种细胞因子受体结合来治疗肿瘤,其机制是竞争性抑制阻断促进肿瘤进展的细胞因子与其受体结合;②将单克隆抗体与放射性核素、抗肿瘤药物、抗毒素、酶,甚至是“超抗原”连接起来形成所谓的“生物导弹”疗法。在 30%~90%的食管癌(包括腺癌和鳞癌)中都有报道 EGFR 的过表达,而且,其表达水平与肿瘤的侵袭力、分化程度及临床预后相关。与肺腺癌不同的是,食管癌(包括鳞癌和腺癌)组织中的 EGFR 极少发生突变。

1)西妥昔单抗:西妥昔单抗是一种重组的人鼠嵌合型单克隆抗体,可以阻断肿瘤坏死因子-α(tumor necrosis factor-α,TGF-α)和表皮生长因子与表皮生长因子受体(epithelial growth factor receptor,EGFR)的结合,其与 ECFR 的亲和力是内源性配体的 5~10 倍,还可引起 EGFR 的内吞,导致细胞表面受体数量下降。同时,一些研究还证实西妥昔单抗可以通过抗体介导的细胞毒性作用发挥其抗肿瘤功效。Safran 等在 57 例食管癌中选择西妥昔单抗联合紫杉醇和卡铂化学治疗,配合同期胸部放射治疗,结果70%患者完全缓解,认为西妥昔单抗可能对放化疗具有一定的增敏作用。但是越来越多的数据显示表皮生长因子受体(EGFR)抑制剂治疗食管癌效果会大打折扣。西妥昔单抗作为二线及三线药物治疗晚期食管癌和胃食管结合部癌的效果并不令人满意。一项由西南癌症协作组(SWOG)报道的55位晚期食管和食管胃结合部腺癌患者接受西妥昔单抗作为二线治疗,只有1名患者得到了部分缓解,中位生存期只有1.8个月。2014年GCS会议上报道的一项RTOG 0436随机Ⅲ期试验针对非手术食管癌患者的研究结果:不管组织学特征如何,食管癌非手术患者在化放疗基础上添加西妥昔单抗治疗无额外总生存获益。该研究纳入了344例腺癌或鳞癌患者。两组患者均接受紫杉醇,剂量为每周($50mg/m^2$)及顺铂治疗(剂量为$25mg/m^2$),合并每日放疗,剂量为50.4Gy(1.8Gy分割放疗)。试验组的患者同时还接受西妥昔单抗治疗,剂量为第1天$400mg/m^2$,序贯每周$250mg/m^2$。试验主要终点为在当前化放疗方案中添加西妥昔单抗后有总生存改善。试验第2年,西妥昔单抗治疗组的总生存率为44%,仅化放疗组的总生存率为41.7%,危险比为0.92,无统计学意义。就不同的组织学特征而言,各组总生存仍然相似。这些数据为现有的EGFR抑制剂不改善未经选择且目前接受化放疗的非手术患者的生存期增加了证据。

2)帕尼单抗:帕尼单抗是完全人源性的抗EGFR的IgG2单克隆抗体,美国FDA批准其用于常规化疗失败的EGFR阳性的大肠癌。目前也不断有研究评价其在治疗晚期食管-胃底癌中的价值。在一项3名食管癌患者入组的Ⅱ期临床试验中,1名患者获得了7个月的临床稳定。在2012年ASCO上报告了一项随机、多中心、Ⅲ期临床试验(REAL-3),将帕尼单抗添加到修改过的表柔比星、奥沙利铂、卡倍他滨(EOC)方案中,不仅没有改善未经治疗的食管胃底癌患者结局,实际上,与标准EOC方案相比,总体生存期反而明显降低。该研究纳入了553名未经治疗的晚期或转移性食管、食管胃结合部和胃腺癌或未分化癌患者,分析表明含帕尼单抗组生存期更短,中位OS为8.8个月,而标准EOC方案为11.3个月,帕尼单抗组导致死亡风险上升了37%,PFS也有降低的趋势,安全性方面,两组间3级或以上的不良事件总发生率没有显著差异。2014年11月公布了术前放化疗结合帕尼单抗治疗可切除食管癌的Ⅰ期临床研究结果,主要终点为病理完全缓解率,结果发现在术前放化疗治疗中添加帕尼单抗安全且耐受性好,但并没有提高病理完全缓解率到预设标准(40%)。目前顺铂加5-FU联合帕尼单抗治疗不可切除的晚期或转移食管鳞癌的Ⅰ期临床研究正在招募中(POWER,NCT01627379)。

3)吉非替尼:2010年开展的关于最大的食管癌二线治疗试验——吉非替尼治疗晚期食管癌患者的一项平行随机安慰剂对照Ⅲ期试验,共纳入英国各地48家研究中心的经过至少2次以上一线化疗后进展的食管癌患者共450名,患者被随机化分配服用吉非替尼500mg或安慰剂。入选受试者患有晚期食管癌或Ⅰ/Ⅱ型Siewer交界部肿瘤,病理证实鳞状细胞癌或化疗后进展的腺癌。尽管2012年ESMO公布的该研究的第一阶段显示吉非替尼在改善患者生存质量和延长生存期上有重要的作用,在2014年的NCRI会议中研究者公布该研究的最终结果:相比于安慰剂组,吉非替尼组总体生存期没有改善(吉非替尼组3.73个月vs.安慰剂组3.67个月),但是吉非替尼组无进展生存期略有改善(非替尼组 1.57 个月 vs.安慰剂组 1.17 个月)，并且患者的吞咽痛症状在吉非替尼组中有所改善，所得阳性结果并没有达到注册的常规标准。然而，这些结果提示，可能会有某一亚群患者在应用吉非替尼时获益，如果能确认出这一部分患者，如果 COG 研究收集样本间的相互作用分析能够确认出敏感性患者亚群，吉非替尼可能会成为更加合理的治疗方案。

4)厄洛替尼：Dobelbower 等Ⅰ期研究厄洛替尼联合放化疗的结果显示，厄洛替尼的剂量达到 150mg/d 是安全有效的，患者能够耐受，且联合放疗能明显提高疗效，其主要不良反应是皮疹、腹泻、恶心以及脱水，并且没有报道相关的剂量限制性毒性。Lyer 等在一项含 17 例老年食管癌患者的Ⅱ期临床试验中发现，患者对厄洛替尼耐受性好，有 EGFR 扩增和从未吸烟的患者疗效更佳。不过 Ilson 等的一项Ⅰ期临床研究结果却显示，厄洛替尼单药治疗既往曾接受过化疗的转移性食管癌患者的疗效有限，且仅限于 EGFR 阳性的食管鳞癌的患者。SWOG 开展了一项厄洛替尼治疗晚期耐药胃和胃食管腺癌的Ⅱ期临床试验。有趣的是，在这项试验中，对胃癌患者均无效，而对于胃-食管腺癌的患者有效率为 9%，中位失效时间为 2 个月。另一项厄洛替尼联合 mFOLFOX6 治疗胃食管结合部肿瘤的Ⅰ期临床试验显示，总有效率为 50%，总生存时间为 11 个月。目前紫杉醇联合放疗与厄洛替尼治疗食管鳞癌的Ⅱ期临床研究(ESCC-307PLAH)正在开展中。

5)马妥珠单抗(EMD 72000)：马妥珠单抗也是人源性的抗 EGFR 单克隆抗体，目前正用于食管癌治疗的Ⅰ期临床试验，美国 FDA 还未批准其正式上市。在一项 2 例食管癌患者的Ⅰ期临床试验中，1 名患者获得了 6 个月的部分缓解。而另一项马妥珠单抗联合 ECX(表柔比星+顺铂+卡培他滨)一线治疗 EGFR 阳性的胃和胃食管结合部腺癌的临床研究中，总有效率为 65%，中位进展时间为 5.2 个月。

(2)人表皮生长因子受体 2(HER-2)：分子靶向治疗 HER-2 也是受体酪氨酸激酶家族成员之一，目前尚未发现能与 HER-2/neu 蛋白直接结合的配体，其主要通过与家族中其他成员包括 EGFR(HER-1/erbB1)，HER-3/erbB3，HER-4/erbB4 形成异二聚体而与各自的配体结合，其过表达与食管癌浸润及远处转移密切相关。

1)曲妥珠单抗：曲妥珠单抗是以 HER-2 抗原为靶点的 IgG1 人源化单克隆抗体，已被批准用于 HER-2 阳性转移性乳腺癌，而其应用于食管癌的临床研究尚处于萌芽阶段。目前还没有观察曲妥珠单抗治疗食管鳞癌的Ⅰ期临床试验。对于胃食管结合部腺癌，一项著名的Ⅲ期临床试验——ToGA 试验，结果表明，联合曲妥珠单抗组的总有效率较单纯化疗组明显增高(47.3% vs. 34.5%)，中位无进展生存时间也较长(6.7 个月 vs. 5.5 个月)，中位总生存时间较单独化疗组显著延长(13.5 个月 vs. 11.1 个月)。

Safran 等对未有远处转移的食管腺癌患者给予紫杉醇+顺铂+放疗 6 周后，患者接受曲妥珠单抗治疗，5 周后结果显示，入选的 19 例患者 14 例 HER+2/neu 过表达，基因数量扩增，所有患者中位生存期为 24 个月，2 年生存率为 50%，提示曲妥珠单抗治疗食管腺癌 HER-2/neu 过表达患者有效。另一项西班牙Ⅱ期临床研究，使用曲妥珠单抗联合顺铂治疗 32 例 HER-2 阳性晚期食管腺癌患者，疾病控制率达到了 64%，肿瘤进展时间为 5.1 个月，显示出了不错的疗效和较好的耐受性。目前放疗、紫杉醇、卡铂联合曲妥珠单抗治疗食管癌的Ⅲ期临床试验正在进行中(NCT01196390)。

2)拉帕替尼:目前关于拉帕替尼治疗食管癌的临床研究还未见报道,一项评价拉帕替尼联合卡培他滨+奥沙利铂一线治疗 HER-2 过表达胃-食管癌的临床试验(LOGIC)正在进行中(NCT00680901)。

(3)抗 VEGF 分子靶向治疗:VEGF 属于血小板衍生生长因子超基因家族,VEGF 受体(VEGFR)与上述 EGFR 同属于酪氨酸蛋白激酶家族,主要分布在血管内皮细胞。VEGF 特异作用于 VEGFR 胞外区,使胞内区酪氨酸激酶磷酸化激活,触发下游一系列蛋白级联活化,通过调控基因表达而发挥效应,主要是催化新血管形成,增加局部微血管通透性。

1)贝伐珠单抗:贝伐珠单抗是重组的人源化、人鼠嵌合的抗 VEGF 单克隆抗体,能与 VEGF 受体 1 和受体 2 特异性结合,阻碍 VEGF 生物活性形式的产生,从而抑制肿瘤新生血管的生成。当贝伐珠单抗与化疗药物联合使用时,可使肿瘤血管通透性增加,促进药物向肿瘤内渗透,达到增敏的效果,主要不良反应是高血压、血栓形成、蛋白尿及胃肠道损害。研究表明,24%~74%食管鳞癌患者高度表达 VEGF,与总体生存预后不良有关。目前对贝伐珠单抗在食管癌中的分子靶向治疗临床研究大部分局限在食管腺癌的患者。Shah 等在一项Ⅱ期临床试验中发现 23 例转移的食管胃交界处腺癌的患者应用贝伐珠单抗配合化疗,总反应率达到了 65%,中位生存时间提高至 12.3 个月,为贝伐珠单抗在食管癌的靶向治疗中赢取了一定的地位。但 Okines 等却发现贝伐珠单抗联合化疗相比单纯化疗而言,并没有更长的生存时间获益。而针对贝伐珠单抗联合化疗药物,用于可切除的食管癌的新辅助化疗的实验,亦未得出令人满意的结果。而且目前评价贝伐珠单抗治疗食管癌的Ⅲ期临床试验还未见报道。这些结果显示对于贝伐珠单抗在食管癌分子靶向治疗中的地位有待更多的临床研究进一步证实。

2)雷莫芦单抗:美国 FDA 于 2014 年 4 月 21 日宣布,人血管内皮生长因子受体 2 拮抗剂雷莫芦单抗已获准用于化疗失败的胃癌或胃食管连接部腺癌患者治疗。该批准是基于一项纳入 355 例不能切除或转移的胃癌或胃食管结合部癌症患者的Ⅲ期临床研究结果。雷莫芦单抗治疗组患者中位总生存期为 5.2 个月,而安慰剂组为 3.8 个月,风险比(HR)为 0.78($P=0.047$)。雷莫芦单抗治疗组无进展生存期也优于安慰剂组,分别为 2.1 个月和 1.3 个月,具有统计学显著意义(HR=0.48)。

在另外一项比较雷莫芦单抗联合紫杉醇和紫杉醇单药治疗的研究中,联合用药组患者总生存期也具优势。

(4)多靶点药物:舒尼替尼属于选择性抑制肿瘤细胞增殖和阻止肿瘤血管生成的多靶点分子靶向药物。舒尼替尼作为二线治疗晚期食管癌的一项多中心Ⅰ期临床试验显示 4.7%患者获得 PR,35.7%患者 SD,中位生存期为 12.7 个月。Schmitt 报道了舒尼替尼联合紫杉醇治疗晚期食管癌的Ⅱ期临床试验,实验组有 24 周的 PFS,但与历史对照组比较并没有优势,并且该治疗方案的毒性也是不容忽视的。索拉非尼也是一种口服的多靶点的酪氨酸激酶抑制剂,具有抗 VEGF 受体的活性。ECOG 小组开展了一项索拉非尼(400mg,每天 2 次)联合多西他赛+顺铂一线治疗晚期胃癌和胃-食管结合部腺癌的Ⅱ期临床研究,评价了 53 例患者,总有效率达到 38.6%,中位总生存时间为 14.9 个月。特拉替尼也是一种口服的酪氨酸激酶抑制剂,具有抗 VEGF 受体和 PDGF 受体的活性。美国 FDA 还未批准其上市,其联合卡培他滨+顺铂一线治疗晚期胃癌和食管胃结合部腺癌的Ⅱ期临床试验正在进行。

(5)环氧合酶-2(COX-2):抑制剂 COX-2 属于诱导性酶,参与多种病理生理过程。COX-2 已经证实在多种肿瘤,尤其是消化系肿瘤组织及其细胞株中呈高表达。COX-2 过表达促进食管癌变,其表达水平与食管癌的发生发展密切相关。Akutsu 等的回顾性研究表明 COX-2 的表达水平与食管鳞癌化疗疗效密切相关,认为可以作为预测化疗敏感性的独立的预后因子。COX-2 抑制剂目前最具代表性的药物是塞来昔布,它可以高选择性地抑制 COX-2,目前也是临床上常用的第一阶梯镇痛药。Dawson 等联合塞来昔布与顺铂、氟尿嘧啶及同步放疗治疗 13 例局部晚期食管癌患者、结果 mPFS 和 mOS 分别为 8.8 个月和 19.6 个月。另有研究表明 39 例食管癌患者,术前塞来昔布联合紫杉醇、卡铂同步化疗,术后塞来昔布维持治疗,有效率为 56%,4 年生存率可达到 40.9%。在与化疗药物协同治疗的过程中,塞来昔布还可以抑制化疗药物引起的一些不良反应,如静脉炎、黏膜炎、腹泻及神经肌肉毒性等,从而增加患者对化疗的耐受性。同时体内试验结果发现相较于单用组,塞来昔布与顺铂联用并未显示出更大的抗肿瘤作用,认为临床上塞来昔布联合顺铂需慎重使用。另一种临床常用的非特异性 COX-2 抑制剂是阿司匹林,Corley 等综合分析 9 个流行病学研究资料后发现,非选择性非类固醇类抗炎药能够降低食管癌的发生率,并且这种作用呈明显的剂量依赖性。

(6)细胞周期蛋白依赖激酶抑制剂(CDKs):CDKs 是蛋白质激酶家族中的一员,依赖与细胞周期蛋白的结合来执行细胞周期有序进行中的关键功能。不同的 CDK-周期蛋白质复合物使特异的靶蛋白质磷酸化而激发细胞周期各期的顺利进行。当缺乏细胞周期蛋白质或 CDK 抑制物存在时,它们即失去活性,细胞增殖停滞,甚至死亡。对 CDKs 小分子抑制剂的研究已较多,大体可分为以下几类:嘌呤类、嘧啶类、黄酮类、十字孢碱类、吲哚类和吡唑类等,夫拉平度是一种强有力的 CDKs 抑制剂,可使细胞停滞在 G 期,诱导细胞的凋亡。Sato 等的动物实验证实夫拉平度能够下调食管鳞癌细胞 CDKs 的表达水平,表明夫拉平度可能是治疗食管癌有效的药物之一。Schwartz 等在Ⅰ期试验中证明了夫拉平度联合紫杉醇治疗包括食管癌在内的实体肿瘤时,毒性可控,有一定治疗效果。

(7)其他靶向药物:在食管癌的分子靶向治疗中,有很多药物从其机制上看显示了很好的抗肿瘤活性,例如 mTOR 激酶抑制剂(依维莫司)、泛素蛋白酶体抑制剂(西罗莫司)、IGFR1 激酶抑制剂、BCR-ABL 酪氨酸激酶抑制剂(伊马替尼)、法尼基转移酶抑制剂等,但尚需大量临床研究来证实。针对 EpCAM、MMP 以及 E-cadherin 的基础研究尚在进行中。

(8)放射免疫靶向治疗:放射免疫治疗也是肿瘤综合治疗的重要手段,主要应用放射性核素与相关抗体耦联,注射到瘤体部位或瘤体内注射,对肿瘤具有一定的靶向性,放射性核素在瘤体内滞留时间长,对肿瘤起到充分的内照射作用,最终杀灭肿瘤细胞。罗荣城等应用^{131}I 与抗消化道肿瘤相关抗原 CI3 耦联,通过瘤灶注射,用于治疗食管癌取得了 46.2%的缓解率,同时家用 IL-2 治疗后,缓解率提高到 60%。

2.肿瘤疫苗　主要用于肿瘤患者,目的是激发患者机体对肿瘤的特异性免疫应答,最终达到有效地排斥。研制和开发新型肿瘤疫苗已成为今年国际上肿瘤免疫治疗的热点,包括细胞水平瘤苗、分子水平瘤苗及基因工程瘤苗。将癌细胞或癌细胞成分作某种化学、物理或生物学的处理,使它们失去繁殖能力,同时又保持其免疫原性,用于免疫肿瘤患者。这种疫苗只用于本肿瘤的治疗。Kono K 等 2012 年开展了一项利用三种多肽疫苗,治疗晚期或复发食管癌患者的多中心Ⅱ期临床试验,结果提示肿瘤疫苗能改善患者预后。Linuma H 等报道了利用多肽疫苗消除晚期食管癌同步放化疗后的残余病灶,患者对治疗耐受良好,取得一定的疗效。近几年关于肿瘤疫苗治疗食管癌的研究较多,结果都表明肿瘤疫苗安全性好,在治疗效果方面有着值得期待的未来。

3.基因治疗　基因治疗已成为治疗研究的热点。肿瘤基因治疗是通过转入核苷酸序列进入正常细胞或肿瘤细胞,导致肿瘤细胞直接死亡、改变针对肿瘤的免疫反应或纠正某些基因的异常,逆转肿瘤的恶性进程,增强肿瘤细胞对放疗和化疗的敏感性,提高正常组织细胞对放疗、化疗毒副作用的耐受力,最终达到缩小和消灭肿瘤的目的。根据核苷酸序列导入细胞产生的不同结果,基因治疗可分为:基因置换、反义核酸治疗、细胞毒基因治疗、免疫基因治疗和药物抗性基因转移。

目前基因治疗在世界各地主要仍停留在体外细胞及动物水平的研究,而日本研究者已将基因治疗技术应用于临床试验。由于 p53 基因是食管癌中常见出现突变的抑癌基因,因而相关研究主要集中在将野生型 p53 转入肿瘤细胞,进而希望由此逆转食管癌的恶性进程。Hideaki 等在研究腺病毒介导野生型 p53 基因置换治疗化疗耐受的进展期食管鳞癌患者的Ⅰ/Ⅱ期试验中,发现患者对瘤内注射介导 p53 基因转入的腺病毒耐受良好,较少出现不良反应,参加试验的 10 名患者中有 6 名患者在治疗后超过 1 年保持病情稳定。该试验提示了以病毒为载体的基因治疗在食管癌患者身上实施的安全性和可能性。

4.细胞因子及体细胞治疗

(1)细胞因子治疗

1)IL2:IL-2 是 IL 中研究最多的,主要作用是促进抗原特异性细胞毒 T 淋巴细胞(CTL);激活 NK 细胞等,其抗肿瘤效应主要是激活 LAK 细胞和 TIL 细胞,IL-2 的毒副作用主要是毛细血管渗漏综合征,表现为水钠潴留弓起的低血压和向心性水肿。在国外的一些病例报道中,IL-2 无论是联合化疗药物,还是细胞毒性淋巴细胞(CTL),治疗不可切除的进展期食管癌,都取得了一定的缓解效果。对于 IL-2 多采用 IL-2 静脉滴注配合 CIK 细胞联合应用,用法:IL-2 $(0.20\sim2.0)\times10^6$IU,静脉滴注,每日 1 次,30~40 天为 1 个疗程。

2)IFN:采用 IFN 瘤灶注射可使瘤灶达到高浓度,并且由于瘤灶注射后,局部水肿、血管闭塞使循环障碍,IFN 不易弥散而较长时间滞留局部发挥作用,既能抑制食管癌细胞增殖,又可通过免疫系统抑制肿瘤生长,更能增强肿瘤细胞的放射敏感性,使放射线更能进一步破坏存活的瘤细胞,从而达到充分控制局部肿瘤的目的,目前的研究主要集中在 IFN 与放疗联合使用。

(2)体细胞治疗:体细胞治疗是通过输注抗肿瘤的免疫效应细胞,增强受体活性和抗肿瘤应答反应来治疗肿瘤。它包括 DC/CTL 细胞、LAK 细胞、TIL 细胞、CIK、CD3AK、NK 细胞、Mφ 等，这些细胞因子回输对肿瘤患者的抗肿瘤应答起重要作用。但目前尚缺乏食管癌体细胞疗法的相关临床研究资料。有研究表明，脐血 CIK 细胞是 LAK 细胞的一类具有非 MHC 限制性杀伤活力的新型免疫活性细胞。脐血 LAK 细胞杀瘤活性明显高于成人外周血 LAK 细胞杀伤活性。DC 不仅能够以抗原特异的形式启动 T 淋巴细胞识别和杀伤肿瘤细胞，而且还可以激发免疫记忆保护，在宿主再次受到肿瘤细胞攻击时发挥保护作用。因此，通过应用 DC 能够使肿瘤免疫治疗更为有效。如果以 DC 激活诱导抗原特异性 CTL 细胞，那么 CTL 就可以直接从静脉回输。研究认为 DC 注射的细胞数量与肿瘤缓解的时间成正比。有报道称接种含有 MAGE 多肽的 DC 的患者，肿瘤标志物水平出现下降，并且有部分患者出现病灶缓解。而在食管癌术后的患者中，研究者们发现 LAK 可能可以改善术后的免疫抑制状态。

5.生物反应调节剂(BRMs)　某些生物制品，甚至是化学药品，如菌苗、H2 受体拮抗剂和某些中草药，也可以增强机体的免疫功能，故归类为生物反应调节剂(BRMs)。BRMs 所激发的只是非特异的促进或调节机体的免疫功能。这类制品包括香菇多糖、左旋咪唑、卡介苗、高聚金葡素等。从理论上，这些 BRMs 几乎全部肿瘤都可以考虑使用。

(1)高聚金葡素：高聚金葡素作为一种免疫增强剂，具有强大的淋巴细胞激活作用。赵玲等将高聚金葡素与放射治疗联合应用于治疗食管癌，发现高聚金葡素可减轻毒副作用完成治疗，明显升高白细胞数目，有一定的抑瘤作用。类似的，有研究发现，高聚金葡素在食管癌连续放疗期间，能明显减轻胃肠道反应，升高白细胞，提高生活质量。而最近亦有胸腔置管内注入高聚金葡素能治疗食管癌术后胸腔积液的报道，研究提示该方法安全有效，不良反应轻微。

(2)胸腺素-α：胸腺素-α 具有免疫激活作用，可促进免疫系统对肿瘤细胞的杀伤作用。研究证明，联合应用胸腺素-α 与 IL2，在控制肿瘤生长方面有明显作用，并可降低 IL-2的毒副作用。因此，作为免疫调节剂同样可以用于食管癌和胃癌的辅助治疗。

(3)沙培林：沙培林为溶血性链球菌经处理后制成的生物制剂，能激活体内的细胞免疫和体液免疫，特别是能大量增加和激活 T 淋巴细胞、LAK 细胞、单核巨噬细胞、中性粒细胞等，使体内 TNF、IFN、IL-2 等水平显著提高，从而包围浸润和牢固地黏附在肿瘤细胞上，使肿瘤细胞变性坏死，有效地抑制肿瘤细胞增殖。

(陈曦)

第十章　甲状腺肿瘤

第一节　概述

一、流行病学

甲状腺癌大部分发生于滤泡上皮，少数发生于滤泡旁细胞，极少数发生于甲状腺间质。甲状腺癌是头颈部最常见的恶性肿瘤之一。根据中国国家癌症中心的统计，发病率为4.12/10万，占全部恶性肿瘤发病例数的1.75%，男女比例为1∶3.2。病死率为0.34/10万，占全部恶性肿瘤死亡例数的0.23%。

二、病因

甲状腺癌的发生是多因素作用的结果，主要有以下几类。

1.原癌基因及生长因子　近代研究表明，许多动物及人类肿瘤的发生与原癌基因序列的过度表达、突变或缺失有关。

2.电离辐射　目前已查明，头颈部的外放射是甲状腺的重要致癌因素。

3.遗传因素　部分甲状腺髓样癌是常染色体显性遗传病；在一些甲状腺癌患者中，常可追溯到家族史。

4.缺碘　早在20世纪初，即已有人提出有关缺碘可导致甲状腺肿瘤的观点。

5.雌激素　近些年的研究提示，雌激素可影响甲状腺的生长主要是通过促使甲状腺释放激素作用于甲状腺，因为当血浆中雌激素水平升高时，TSH水平也升高，至于雌激素是否直接作用甲状腺，尚不明确。

三、甲状腺应用解剖

甲状腺位于人体颈部甲状软骨下方，气管两旁，形状似蝴蝶，犹如盾甲，所以称之为甲状腺。甲状腺由左、右侧叶和峡叶组成。一般侧叶的上极位于甲状软骨后缘中下1/3，侧叶下极位于第5~6气管环，侧叶内侧面与喉、咽、气管、食管相邻，侧叶后外面与颈总动脉贴近。甲状腺血供丰富，来源于甲状腺上动脉和甲状腺下动脉。上部静脉与动脉伴行，且恒定；而中下部不与动脉伴行，且变异多。喉返神经从迷走神经发出，左侧绕主动脉弓，行于气管食管沟；右侧绕锁骨下动脉上行，一半以上行于气管食管沟；最终两侧喉返神经均紧贴甲状腺侧叶背面，在环甲关节处进入喉。

四、病理类型

1.乳头状癌　约占成人甲状腺癌总数的70%，而儿童甲状腺癌常常都是乳头状癌。乳头状癌常见于中青年女性，以21~40岁的妇女最多见。该类型分化好，生长缓慢，恶性程度低。该病有多中心性发生倾向，且可能较早出现颈部淋巴结转移，需争取早期发现和积极治疗,预后相对较好。

2.滤泡状癌　约占15%,多见于50岁左右的妇女。此型发展较快,属中度恶性,且有侵犯血管倾向。颈淋巴结转移仅占10%,因此预后不如乳头状癌。

3.未分化癌　占5%~10%,多见于老年人,发展迅速,高度恶性,且约50%便有颈部淋巴结转移,或侵犯喉返神经、气管或食管,常经血运向远处转移。预后很差,平均存活3~6个月,一年存活率仅5%~10%。

4.髓样癌　少见。发生于滤泡旁细胞(C细胞),可分泌降钙素。细胞排列呈巢状或束状,无乳头或滤泡结构,其间质内有淀粉样沉着,呈未分化状,但其生物学特性与未分化癌不同,恶性程度中等,可有颈淋巴结转移和血运转移。

总之,乳头状癌、滤泡状癌恶性程度较低,未分化癌恶性程度较高,髓样癌、低分化癌介于两者之间。不同类型的甲状腺癌,其生物学特性、临床表现、诊断、治疗及预后均有所不同。

第二节　诊断和分期

一、临床表现

体检时B超发现的微小甲状腺癌病灶可以没有任何症状。大多数甲状腺癌就诊时可以发现甲状腺肿块,部分患者有颈部淋巴结肿大。当病灶侵犯周围器官或转移时,则出现相关的症状,如侵犯气管、喉返神经、食管时,可以出现呼吸急促、声音嘶哑、吞咽困难。甲状腺髓样癌可同时伴有腹泻、面部潮红等内分泌症状。

二、辅助检查

1.X线表现　颈部正侧位片可观察肿瘤是否有钙化,显影较淡的散在钙化常常提示恶性可能,并可观察是否向胸骨后、气管推挤。胸片、骨骼片可观察是否有肺转移,骨转移。

2.超声检查　超声检查对甲状腺、颈部淋巴结的定性与定位有重要的作用,特别是对2~3mm微小甲状腺癌的发现有独到的优势,对可疑的病灶可在超声引导下穿刺行细胞学检查。TI-RADS是通过总结甲状腺声像图特征,对甲状腺结节进行分级的一种诊断方式,它明显提高了甲状腺癌诊断的准确率。需要指出的是,超声检查的准确率与检查医生的经验密切相关。

3.细针抽吸细胞学检查　细针抽吸细胞学检查是一项较成熟的诊断技术,其操作简单、损伤小、诊断率高、价格低廉。

4.CT、MRI表现　CT检查可以显示病灶范围,淋巴结是否转移,肿瘤对邻近的肌肉组织、气管食管、颈部血管是否侵犯,为制订治疗方案提供依据。MRI扫描有较好的软组织分辨率,且无射线辐射、无骨伪影,在患者体位不变的情况下,可多维度观察病变。

5.放射性核素检查　甲状腺组织能特异性摄取^{131}I及$^{99m}TcO_4$根据SPECT采集的平片,可发现异位甲状腺、甲状腺癌转移灶。根据其功能状态,成像可分为热结节、温结节、冷结节。冷结节成像图的结节组织放射性明显低于邻近的正常甲状腺组织,常见于甲状腺癌。但甲状腺囊肿、腺瘤等良性病灶也可显示冷结节。甲状腺功能成像的原理是基于甲状腺癌组织中血管增多、血流加快。

6.PET-CT　PET-CT 能了解机体的功能、代谢状况，同时能清楚显示解剖结构。在了解原发病灶的同时明确区域淋巴结和远处转移，对制订合理的治疗计划具有重要作用。

7.甲状腺球蛋白放射免疫测定　甲状腺球蛋白在甲状腺滤泡内合成。储存于胶质中，供给酪氨酸生成 T_3 和 T_4。在甲状腺癌全切除术后，或虽然甲状腺残存但已行 ^{131}I 内切除后，若测得甲状腺球蛋白升高，表明甲状腺癌复发或转移。因此，它可以作为特异性肿瘤标记物用于评估疗效和预后。

三、诊断

甲状腺癌的诊断依据细胞学或组织学诊断，结合临床表现及局部检查所见诊断。

四、分期

2017 年 AJCC 对甲状腺癌的分期进行了修订，根据 AJCC/UICC 分期第 8 版规定，除非远处转移，否则所有低于 55 岁的患者都为Ⅰ期疾病，而远处转移者为Ⅱ期。55 岁或以上的患者中，存在远处转移为ⅣB 期，无远处转移者则进一步根据总甲状腺外扩散的存在与否、肿瘤大小和淋巴结状态进一步细分。肿瘤为 4cm 或更小（T1～2）并局限于甲状腺（N0、NX）的 55 岁或以上患者为Ⅰ期疾病；肿瘤为 4cm 以上并局限于甲状腺（T3a）的 55 岁或以上患者为Ⅱ期，而不论淋巴结状态。局限于甲状腺、肿瘤为 4cm 或以下（T1～2）、存在任何淋巴结转移（N1a 或 N1b）的 55 岁或以上患者为Ⅱ期。证实为总甲状腺外扩散的患者，仅当带状肌严重受累（T3b）时才考虑为Ⅱ期；若皮下组织、喉、气管、食管或喉返神经（T4a）严重受累，则考虑为Ⅲ期；若椎前筋膜严重受累或肿瘤包绕颈动脉或颈内静脉（T4b）时，考虑为ⅣA 期。

1.2017 年 AJCC 第 8 版甲状腺癌 TNM 分期　适用于甲状腺乳头状癌，滤泡性甲状腺癌，甲状腺嗜酸细胞癌，甲状腺低分化癌，甲状腺未分化癌（表 10-1）。

（1）T：原发肿瘤

Tx：原发肿瘤无法评估。

T0：无原发肿瘤证据。

T1：肿瘤局限于甲状腺，最大径≤2cm。T1a：肿瘤局限于甲状腺，最大径≤1cm；T1b：肿瘤局限于甲状腺，1cm<最大径≤2cm。

T2：肿瘤局限于甲状腺，2cm<肿瘤直径≤4cm。

T3：肿瘤局限于甲状腺，肿瘤直径>4cm，或者甲状腺外浸润，仅累及带状肌群。T3a：肿瘤局限于甲状腺，肿瘤直径>4cm；T3b：任何大小肿瘤，甲状腺外浸润，仅累及带状肌群（胸骨舌骨肌、胸骨甲状肌、甲状舌骨肌、肩甲舌骨肌）。

T4：甲状腺外浸润。T4a：任何大小肿瘤甲状腺外浸润，包括皮下软组织、喉、气管、食道、喉返神经；T4b：任何大小肿瘤甲状腺外浸润，包括椎前筋膜或包绕颈动脉或纵隔血管。

（2）N：区域淋巴结

Nx：区域淋巴结无法评估。

N0:无区域淋巴结转移证据。N0a:细胞学或者组织学确定良性的淋巴结;N0b:无影像学或者临床检查发现淋巴结转移。

N1:区域淋巴结转移。N1a:单侧或者双侧Ⅵ或Ⅶ区淋巴结转移;N1b:单侧、双侧或对侧Ⅰ、Ⅱ、Ⅲ、Ⅳ、Ⅴ区或咽后壁淋巴结转移。

(3)M:远处转移

M0:无远处转移。

M1:有远处转移。

表 10-1　2017 年 AJCC 第 8 版甲状腺癌临床分期

			T	N	M
乳头状或滤泡状癌(分化型)	年龄<55 岁	Ⅰ期	任何	任何	0
		Ⅱ期	任何	任何	1
	年龄≥55 岁	Ⅰ期	1	0/x	0
			2	0/x	0
		Ⅱ期	1~2	1	0
			3a~3b	任何	0
		Ⅲ期	4a	任何	0
		ⅣA 期	4b	任何	0
		ⅣB 期	任何	任何	1
髓样癌(所有年龄组)		Ⅰ期	1	0	0
		Ⅱ期	2~3	0	0
		Ⅲ期	1~3	1a	0
		ⅣA	4a	任何	0
			1~3	1b	0
		ⅣB 期	4b	任何	0
		ⅣC 期	任何	任何	1
未分化癌(所有年龄组)		ⅣA 期	1~3a	0/x	0
		ⅣB 期	1~3a	1	0
			3b~4	任何	0
		ⅣC 期	任何	任何	1

2.第八版的改变　第八版分期系统在以下方面做了实质性的改变:①区分低风险与高风险的年龄分界;②仅靠组织学检测到的轻微甲状腺外扩散和依据影像学或临床评估鉴别出的总甲状腺外扩散之间差异的重要性;③甲状腺癌中的小体积淋巴结转移对病死率预后意义的缺乏。第八版中,分化型甲状腺癌分期的年龄分界从45 岁增至55 岁,并且轻微甲状腺外扩散和淋巴结转移都不能将患者分期为 T3 期或Ⅲ期。最后,为了与解剖

学分期保持更加一致，Ⅶ级颈部淋巴结（高纵隔淋巴结）应分期为 N1a 期（中央颈）而非 N1b 期（颈侧）。

为了保持与第七版的一致性，第八版甲状腺癌分期也使用了相同的 TNM 分期定义。T 分期的最主要改变为 T3 期的定义，T3 期分为两个亚组：①T3a，定义为肿瘤超过 4cm 且局限于甲状腺；②T3b，定义为总甲状腺外扩散入肩带肌的任何大小的肿瘤（即胸骨舌骨肌、胸骨甲状肌、甲状舌骨肌、肩胛舌骨肌）。

第八版提供了更详细的 N0 期定义，包括 N0a 期（细胞学或组织学检查证实为无疾病的 1 个或更多个淋巴结）和 N0b 期（无影像学或临床证据显示局部-区域淋巴结转移）。第八版也明确表明，分期不需要病理学确定淋巴结的状态。第八版除了将纵隔上淋巴结（第Ⅶ颈部淋巴结）被列为 N1a 期（中央颈）外，N1a 期和 N1b 期的定义与第七版相比没有发生改变。第八版与第七版对 M 期的定义相同，无远处转移证据的患者为 M0 期，而存在远处转移者为 M1 期。

第八版对分化型甲状腺癌预后分期的定义与第七版出现了显著的变化，可总结如下：①年龄分界从≥45 岁增加至≥55 岁；②不再将老年患者存在轻微甲状腺外扩散或淋巴结转移定义为Ⅲ期；③对于 55 岁或以上的患者，Ⅲ期现已需要总体浸润到皮下软组织、喉、气管、食管或喉返神经（T4a）伴或不伴淋巴结转移；④在无总甲状腺外扩散的情况下 N1b 受累不再将患者定义为ⅣA 期；⑤ⅣA 期现已需要存在甲状腺外扩散累及椎前筋膜或包围的颈动脉或纵隔血管（T4b），而不论肿瘤大小或无远处转移情况下的淋巴结状态。

第三节　治疗原则

甲状腺癌的治疗原则基于病理和临床分期。治疗方法包括手术、放疗及药物治疗的多学科联合。特别是近年来不少作者在部分难治性甲状腺癌中探索靶向治疗并取得了初步疗效。手术是治疗甲状腺癌的主要治疗方法。

一、分化型甲状腺癌

1.手术治疗　甲状腺乳头状癌以外科治疗为主，原发灶的切除方式包括近全甲状腺切除术和甲状腺腺叶+峡部切除术。在选择手术方式时需考虑：肿瘤大小、单发或多发、邻近组织侵犯、淋巴结转移、童年期放射性接触史、甲状腺癌家族史、性别病理诊断等。

2.颈部淋巴结的处理　在明确甲状腺乳头状癌时，有 20%～90%的患者已出现淋巴结转移，最常见部位是Ⅵ区；还有约 1/3 的患者颈部淋巴结转移在预防性淋巴结清扫术后才明确。故建议在切除原发灶的同时行患侧中央区淋巴结清扫术。

3.外照射和放射性核素内照射　是甲状腺乳头状癌术后重要的治疗方法。

4.内分泌抑制治疗　为在甲状腺切除后补充甲状腺素反馈抑制和降低 TSH 水平，同时防止出现术后甲状腺功能低下。定期随访甲状腺功能，调整药物剂量，使 TSH 水平控制在正常值的下限。

5.甲状腺滤泡癌的治疗　原则与甲状腺乳头状癌相同，因滤泡癌较少出现淋巴结转移，所以一般不行选择性颈部淋巴结清扫术。

二、甲状腺髓样癌

对伴有嗜铬细胞瘤的甲状腺髓样癌，术前首先处理嗜铬细胞瘤，否则在行甲状腺癌手术时会激发严重的血压升高，危及生命。在无明确家族史、术前影像学检查考虑单侧较小病变的散发型患者，建议行单侧腺叶加峡叶切除。对已发病的遗传型、双侧发病的散发型甲状腺髓样癌行全甲状腺切除术。确诊后无论淋巴结是否转移，都行选择性颈部淋巴结清扫术。需要指出的是，由于甲状腺髓样癌易向上纵隔转移，故手术时应注意Ⅶ区淋巴结的清除。

三、甲状腺未分化癌

甲状腺未分化癌发展迅速、预后较差，治疗采用手术+放疗+化疗的综合治疗。ⅣA患者可行完整手术切除；ⅣB在不能完整切除时行部分切除；ⅣC患者在取得病理诊断后行放疗+化疗。对气管压迫有呼吸困难、拟行放疗的患者，可考虑行气管切开并放置塑料气管套管。

第四节 放疗

一、分化型甲状腺癌

对大部分患者而言，原发灶切除、^{131}I治疗、促甲状腺素抑制和替代治疗是主要的手段，部分患者需术后补充放疗。

1.术后放疗

(1)术后放疗指征：①手术切缘不净或残留者，尤其不摄取^{131}I者；②术后残存病灶较大，虽然吸收^{131}I，但不足以达到治疗剂量者；③无法手术切除患者。

(2)靶区勾画：应根据肿瘤病理类型、病变范围、淋巴结受侵等具体情况而定。是采用小野还是大野照射仍然存在争议。小野照射主要包括残存或可能残存的肿瘤区；大野照射包括甲状腺瘤床区和区域淋巴引流区。临床实际工作中也可根据患者情况进行适当调整。

(3)外照射技术的选择：根据患者一般情况、治疗单位的具体情况而定。但已有多项随机研究证明头颈部肿瘤放疗时，使用调强放疗技术可以明显降低放疗后的不良反应，改善生活质量。因此，如果条件允许，应该尽可能选择三维适形技术以上的放疗技术，以期能更好地实现和提高靶区治疗剂量，保护正常组织器官。

(4)术后放疗：外照射剂量应根据患者一般情况、外照射技术的选择、治疗耐受等因素综合考虑。剂量范围50~70Gy。以下照射剂量可参考：①低危区50~54Gy；②高危区59.4~63Gy；③病理切缘阳性区63~66Gy；④肉眼残存区域66~70Gy。

(5)邻近重要组织器官剂量限量：脊髓D_{max}≤45Gy，喉D_{max}≤70Gy。

(6)外照射的不良反应：常见的有急性黏膜和皮肤反应、喉水肿、吞咽困难、颈部纤维化等。可通过积极的护理及支持治疗、合理缩小照射范围、使用三维外照射技术等尽可能降低放疗不良反应的发生率。再程放疗需慎重选择,必须考虑首程放疗的范围、邻近重要组织器官的受量等因素。

2.转移灶放疗 分化型甲状腺癌(differentiated thyroid carcinoma,DTC)占甲状腺癌中90%,分化型甲状腺癌又可以分为乳头状甲状腺癌和滤泡状甲状腺癌,前者占全部甲状腺癌的75%,后者占16%。其中10%~15%发生远处转移。远处转移最常见的部位是肺,其次是骨,少见的部位包括脑、肝、纵隔、肾上腺、皮肤等。DTC的远处转移需要多学科的诊断和治疗。CT、MRI、ECT可分别了解肺部、脑部、骨转移等情况。PET-CT在判断预后、指导治疗方面具有重要作用。对摄碘的小病灶存在治愈的可能性,而对大多数患者治疗目的是改善生存、减轻症状。

(1)全身治疗:包括^{131}I治疗、促甲状腺素抑制治疗、化疗、靶向治疗。对大部分患者而言,原发灶切除、^{131}I治疗是主要手段。对无症状、稳定、不摄碘的病灶给予单纯促甲状腺素抑制治疗,同时密切观察。在分化型甲状腺癌转移灶不摄碘时,外放疗对转移灶具有控制肿瘤生长、缓解疼痛等作用。

(2)局部治疗:包括外放疗、手术、肿瘤血管栓塞。

1)外放疗适应证:①骨转移;②脑转移,肿瘤出血;③疼痛;④转移灶引起的支气管阻塞、上腔静脉压迫、吞咽困难等。在椎体转移时,外放疗可作为手术后的辅助治疗,或单纯外放疗。

2)外放疗的剂量与分割:无统一意见,可以采用大分割短疗程,也可以采用常规分割。如果放疗的目的是为了控制肿瘤生长,剂量可达45~60Gy,分割剂量每次1.8~2.0Gy。如果为了减轻疼痛等症状,剂量可采用30Gy,分割剂量每次3Gy。

(3)抑制TSH治疗:分化型甲状腺癌的细胞膜表面表达TSH受体,并且对TSH刺激发生反应,使甲状腺癌组织复发和增生。通过超生理剂量的T_4抑制血清TSH水平,可以减少肿瘤复发的危险。所以术后患者要长期接受L-T_4替代治疗。目的是一方面供应机体甲状腺激素的需求,另一方面抑制肿瘤的复发。拟实现这两个目的,L-T_4的剂量要大于治疗甲减的替代剂量。

TSH抑制治疗的目标是:①持续肿瘤组织存在的患者,在没有特殊禁忌证情况下,血清TSH应当维持在<0.1mU/L;②临床无症状的高危型患者,血清TSH应当维持在0.1~0.5mU/L,5~10年;③临床无症状的低危型患者,TSH应当维持在0.3~2.0mU/L,5~10年。超生理剂量的T_4治疗的副作用包括亚临床甲亢,加重缺血性心脏病、心房纤颤和闭经后妇女的骨质疏松。

(4)肿瘤复发的监测:5%~20%的分化型甲状腺癌发生局部复发,10%~18%发生远隔转移。复发大多发生在手术后2~3年,包括局部复发和远隔转移。少数病例的转移发生在术后多年以后,所以需要终生随访。血清Tg对于检测分化型甲状腺癌复发具有高度的敏感性和特异性,特别是术后和^{131}I治疗后。

二、甲状腺未分化癌

甲状腺未分化癌又称间变性癌或肉瘤样癌,较少见,发病率仅占所有甲状腺癌的2%

~5%,多发生在40岁以上,女性较多见,生长快,早期即可发生浸润和转移,恶性程度高。确诊时患者一般情况较差,约50%的患者已发生远处转移,肺为最常见的转移部位,预后差。目前临床上缺乏大型Ⅱ期研究,根据近几年来的回顾性分析报道,手术、放疗及化疗联合的多学科治疗作用已被认同。

放疗对肿瘤的局部控制具有重要作用,能降低甲状腺未分化癌的病死率和局部进展的并发症,无论患者是否能行手术,都可考虑放疗。放疗剂量的高低影响肿瘤的局部控制。若肿瘤不能得以控制,患者常因呼吸困难等症状而行气管切开术或窒息。

三维适形放疗及适形调强放疗照射靶区包括肿瘤区+淋巴结引流区(Ⅱ~Ⅵ区+上纵隔)。肿瘤区剂量66Gy,高危区60Gy,低危区54Gy。该调强放疗计划等剂量曲线显示靶区剂量能达到计划要求,同时能明显降低脊髓、食管、肺等周围正常组织的剂量。Foote等报道了一组运用调强放疗治疗甲状腺未分化癌的资料,10例无远处转移的患者行手术治疗,4例切除后无残留,3例切除后镜下残留,3例切除后肉眼残留。3例常规分割,总剂量为59.4~70Gy;4例同期加量,总剂量为61.8~66Gy;3例行超分割,每日2次,总剂量57.6~64Gy。10例患者放疗中均行同期化疗,方案为多柔比星单药或多柔比星、紫杉醇联合化疗。中位随访36个月(4~89个月),1年和2年生存率分别为70%和60%。甲状腺未分化癌是全身性疾病,即使初诊时病变局限于颈部且被控制,但多数患者都会出现远处转移。

第五节　化疗

许多学者对甲状腺癌的化疗药物进行了探索,由于其化疗敏感性较低,可选择的化疗药物较少。多柔比星、顺铂、米托蒽醌、紫杉醇、吉西他滨等药物用于甲状腺癌的治疗中,但肿瘤缓解率并不理想。

甲状腺癌分子生物学研究是靶向治疗的基础,甲状腺相关基因改变包括BRAF突变、RAS突变、RET/PTC重排等。在Ⅲ期临床研究基础上,索拉非尼、乐伐替尼分别被美国FDA批准用于进展期、^{131}I耐受的分化型甲状腺癌的靶向治疗。卡博替尼、凡得他尼被批准用于甲状腺髓样癌。尽管有相关的临床研究,但目前为止尚无被FDA批准用于治疗未分化型甲状腺癌的靶向治疗药物。

NCCN指南强调,选择靶向治疗应该注意:①靶向治疗可改善患者的无进展生存时间,但不能治愈疾病;②靶向治疗不可避免会产生影响患者生存质量的并发症;③对于无症状且进展缓慢的分化型甲状腺癌和甲状腺髓样癌患者,不推荐使用靶向治疗。

(闵现华)

第六节　生物治疗

甲状腺癌的治疗方法以手术为主,术后可辅助TSH抑制治疗和(或)放射性核素^{131}I治疗等改善预后。根据患者的临床分期、一般情况等,选择合适的手术方式及术后辅助治疗。化疗仅作为姑息治疗或其他手段无效后的尝试治疗;对于常规治疗无效且处于进展的晚期分化型甲状腺癌患者,建议接受靶向药物治疗或相关药物的临床试验。

虽然大部分早期患者能够从手术治疗中获得治愈的机会,预后较好。但对于复发转移的患者,特别是经放射性碘治疗失败的患者,以及不吸收放射性碘的复发转移分化型癌、髓样癌和未分化癌来说,缺乏更有效的治疗手段。因此,探索更有效的治疗手段具有重要的意义,随着对甲状腺癌分子及细胞学发病机制的认识不断深入,多种生物治疗方法已进入临床评估阶段,取得了一定的进展。甲状腺癌的生物治疗方法主要是分子靶向治疗,针对的靶点有生长或凋亡调控、抑制血管新生等。

随着分子生物学的发展及对甲状腺癌发病的分子机制的深入研究,针对甲状腺癌的发生、发展过程中涉及的通路中的异常分子和基因突变设计了很多靶向治疗的药物,并且已有多种进入了临床试验的阶段,为甲状腺癌尤其是难治性甲状腺癌的治疗带来希望。目前对于甲状腺癌靶向治疗的研究以抑制肿瘤新生血管和运用多靶点的小分子靶向药物控制肿瘤生长为主。

对于难治性分化型进展期甲状腺癌的分子靶向治疗,主要为针对 VEGFR 和 RET 的多靶点小分子酪氨酸激酶抑制药,包括凡德他尼、卡博替尼、乐伐替尼、莫特塞尼、索拉非尼、舒尼替尼和威罗非尼等,已进行了前瞻性Ⅱ期临床试验,获得了满意的疾病控制率和无进展生存期。其他的如依维莫司、帕唑帕尼、吉非替尼等也初步显示出临床效果,期待进一步的研究。

凡德他尼和卡博替尼已经被美国 FDA 批准用于甲状腺髓样癌的治疗。甲状腺髓样癌属神经内分泌癌,是一种具有明显遗传倾向的恶性肿瘤,约 20%患者是家族性病变,散发病变约占 80%。近年来,对家族性甲状腺髓样癌的研究越来越清楚,认为它是一种与 RET 基因突变相关的常染色体显性遗传病。甲状腺髓样癌对放化疗均不敏感,且与分化型甲状腺癌不同,甲状腺髓样癌无摄碘功能,对放射碘治疗不敏感,缺乏有效的手段治疗,凡德他尼和卡博替尼为转移性甲状腺髓样癌提供了一种备选的治疗方案。

一、凡德他尼

凡德他尼(ZD6474)为口服的小分子 VEGFR-2、表皮生长因子受体(EGFR)和 RET 多靶点抑制剂,还可选择性抑制其他酪氨酸激酶,如 PDGFR、胰岛素生长因子-1 受体(IGF-IR),人类表皮生长因子受体 2(ErbB2)等以及丝/苏氨酸激酶,如周期素依赖性激酶 2(CDK2)、丝/苏氨酸蛋白激酶 B(AKT)的活性。对于甲状腺髓样癌,研究发现 RET 突变或过度表达存在于几乎所有的遗传性病例,在散发性患者中的比例也超过 50%。研究显示凡德他尼对于遗传性进展期甲状腺髓样癌疗效好,且耐受性良好。因此,2006 年 2 月美国 FDA 以快速通道方式批准凡德他尼成为第一个用于甲状腺髓样癌的靶向治疗药物。

Wells 等进行了一项Ⅱ期临床试验,评价凡德他尼用于晚期甲状腺髓样癌患者的疗效及安全性,共入组 30 例患者。结果显示有 20%的患者达到 PR,中位缓解期 10.2 个月,另有 53%患者达到 SD,稳定时间持续 24 周以上,总体的临床获益达 73%。24 例患者的降钙素水平降低了 50%，并至少持续 4 周以上，16 例患者表现为甲状腺球蛋白水平下降。常见的不良反应包括腹泻(70%)、皮疹(67%)、乏力(63%)和恶心(63%)。另一项来自 Wells SA 等研究者的随机双盲Ⅲ期研究也显示出凡德他尼对转移性甲状腺髓样癌有效，17%的患者治疗效果达到了部分缓解，53%患者疾病稳定持续至少 24 周，总的生存时间仍在随访中。

Leboulleux 等开展随机对照双盲Ⅱ期临床试验，入组 145 例局部进展性或转移性放射碘抗拒型分化型甲状腺癌患者，与安慰剂组(5.6 个月)对比，凡德他尼组的主要终点中位 PFS 为 11.1 个月，最常见的 3 级不良反应是 QT 间期延长。凡德他尼是第一个在Ⅱ期临床试验中显示出对局部进展或转移性分化型甲状腺癌起作用的靶向药物，有待进一步的试验证实其有效性和安全性。

二、卡博替尼

卡博替尼是一种口服药物，通过靶向抑制 MET、VEGFR2 及 RET 信号通路而发挥抗肿瘤作用，它能够杀死肿瘤细胞，减少转移并抑制血管生成。2012 年 11 月卡博替尼获得 FDA 批准用于不可手术切除的恶性局部晚期或转移性甲状腺髓样癌(MTC)的治疗，是第 2 种获批用于治疗甲状腺髓样癌的药物。

卡博替尼的批准是基于一项随机对照双盲Ⅲ期临床研究(EXAM)，该研究入组 330 例进展期转移性甲状腺髓样癌患者，按 2∶1 随机分至卡博替尼治疗组和安慰剂组，结果显示两组的中位 PFS 为 11.2 个月和 4.0 个月(P<0.001)，治疗反应率分别为 28%和 0%，1 年的无进展生存率分别为 43.7%和 7.2%，常见的治疗相关不良反应为腹泻、手足综合征、体重食欲下降等，多数可耐受。卡博替尼治疗转移性放射碘抗拒分化型甲状腺癌的Ⅰ期临床试验也显示出疗效，15 例入组患者中，53%PR，40%SD。卡博替尼在其他肿瘤中应用的临床试验也正在开展中。

三、乐伐替尼

乐伐替尼(E7080)是一种口服的多受体酪氨酸激酶(RTK)抑制剂，除抑制参与肿瘤增殖的其他促血管生成和致癌信号通路相关 RTK 外，还能够选择性抑制血管内皮生长因子(VEGF)受体的激酶活性，作用于 VEGFR2(KDR)/VEGFR3(Flt-4)受体，可有效抑制血管生成，也显著抑制 VEGF/KDR 和 SCF/KIT 信号通路。研究显示，乐伐替尼通过抑制 FGFR 和 PDGFR 信号通路，可明显抑制细胞迁移和入侵。乐伐替尼作为一种多酪氨酸激酶抑制剂(TKI)，其用于滤泡状和乳头状甲状腺癌的临床试验取得了极大的进展。在日本、美国和欧盟，乐伐替尼均被授予孤儿药地位，同时，面对其上市申请，欧洲药品管理局(EMA)已授予其加速评估资格。

乐伐替尼的上市申请是基于Ⅲ期 SELECT 研究的积极顶线数据。SELECT 研究是一项多中心、随机、双盲、安慰剂对照Ⅲ期研究，入组 392 例放射性碘抵抗的分化型甲状腺癌患者，评价口服乐伐替尼(24mg)的疗效，主要终点为无进展生存期(PFS)，次要终点包括总缓解率(ORR)，总生存期(OS)和安全性。结果显示，与安慰剂相比，乐伐替尼治疗组的 PFS 显著延长(18.3 个月 vs. 3.6 个月，P<0.0001)，达到了研究的主要终点。最常见

的与治疗相关的3级以上不良反应是高血压、蛋白尿、体重下降、腹泻等。目前乐伐替尼治疗放射性碘难治性分化型甲状腺癌的Ⅲ期临床试验正在欧洲、北美、南美和亚洲等国家同时展开。此外，乐伐替尼用于肝细胞癌、子宫内膜癌、黑色素瘤、非小细胞肺癌等疾病的治疗的临床试验也正在开展。

四、莫特塞尼

莫特塞尼（AMG706）是一种口服的血管内皮生长因子、血小板衍生生长因子受体及干细胞生长因子受体（KIT）多靶点抑制剂。Sherman等进行的一项Ⅱ期临床试验，入组了93例复发转移性放射碘抗拒的分化型甲状腺癌患者评价莫特塞尼的疗效，结果显示莫特塞尼组的PFS大于9.3个月，14%出现部分缓解，67%稳定，60%以上的患者出现3级以上的不良反应，但尚可耐受。Schlumberger等用莫特塞尼治疗进展期转移性甲状腺髓样癌的Ⅱ期临床试验结果发现，疾病稳定率为81%，中位无进展时间（PFS）达12个月。常见的不良反应为腹泻（59%）、高血压（56%）、乏力（46%）、消瘦（40%）、腹痛（30%）及恶心（28%）。莫特塞尼对于进展期转移性甲状腺癌初步显示出其安全性和有效性。

五、索拉非尼

索拉非尼（多吉美）是一种小分子多靶点的抑制剂，对多种肿瘤细胞有抑制作用。既能通过抑制Raf/MEK/ERK信号转导通路，直接抑制肿瘤细胞的增殖，又能通过抑制VEGFR和PDGFR抑制新生血管，达到抑制肿瘤的目的。2013年11月，美国FDA批准索拉非尼用于治疗局部进展型晚期或转移性分化型甲状腺癌的靶向治疗。

Gupta A等进行的一项Ⅱ期临床试验，入组30例转移性、放射碘抗拒的甲状腺癌患者，使用索拉非尼进行治疗，初步显示了其安全性和有效性，获得了77%的临床有效率，中位PFS 79周。Kloos等的一项关于索拉非尼治疗转移性甲状腺癌的Ⅱ期临床研究结果也表明，索拉非尼在转移性甲状腺癌中有较好的应用前景，15%的患者部分缓解，中位缓解期达7.5个月，PFS达15个月。严重的不良反应主要有手足综合征、肌肉酸痛和乏力。2013年，一项Ⅲ期临床研究（DECISION）表明，索拉非尼可延缓放射碘（RAJ）抗拒患者的肿瘤进展。该研究共纳入417例RAI抗拒的局部晚期或转移的分化型甲状腺癌患者，结果表明，索拉非尼组和安慰剂组患者中位PFS分别为10.8个月和5.8个月，肿瘤消退30%的患者分别为12%和0.5%，索拉非尼组42%患者肿瘤PFS在6个月及以上。索拉非尼对患者OS的影响则需要更长时间的随访数据证实；且进一步的研究需要明确可能的标志物以区分哪些患者治疗对索拉非尼有效。关于索拉非尼治疗进展期甲状腺癌的Ⅱ/Ⅲ期临床试验及前瞻性研究正在进行中。

六、舒尼替尼

舒尼替尼（索坦）是VEGFR2、PDGFR、Flt-3和c-Kit的多靶点RTK抑制剂。舒尼替尼用于治疗各型甲状腺癌的临床试验已进入Ⅱ期阶段。Ravaud等对接受舒尼替尼治疗的15例甲状腺癌患者进行疗效评价显示，12例患者病情稳定，总有效率达87%。相关的不良反应有高血压、乏力、黏膜炎和手足综合征。另一项Ⅱ期研究也显示出舒尼替尼对甲状腺癌患者有效，入组的42例患者中，1例完全缓解，28%PR，46%达到SD，中位OS时间尚未达到。且在33例可评价的患者中，79%的患者肿瘤缩小。索拉非尼虽然已经被批准用于治疗进展期甲状腺癌，但是仍然面临着耐药及不良反应的问题，Dadu等的研究提示，舒尼替尼等其他TKI的挽救治疗可使总生存时间从单独使用索拉非尼的28个月延长至58个月，具有重要的价值。

七、威罗非尼

威罗非尼作用于BRAF V600E突变，已经被批准用于治疗成人BRAF V600E突变阳性的晚期黑色素瘤。有研究显示BARF突变是乳头状甲状腺癌的不良预后因素之一，威罗非尼为选择性抑制BRAF(V600E)突变的小分子物质，对野生型BRAF或其他类型的Raf激酶不起作用。

一项Ⅰ期临床试验入组3例BRAF(V600E)突变的进展期乳头状甲状腺癌患者，给予威罗非尼治疗，结果显示1例患者获得部分缓解，同时其肺部病灶减小31%，反应持续时间为7.6个月，疾病进展时间(TTP)为11.7个月，另外2例患者病情获得稳定，疾病进展时间(TTP)为13.2个月和11.4个月。进一步的扩大的Ⅰ期试验入组14例BRAF V600E突变的进展期乳头状甲状腺癌患者接受威罗非尼治疗，其中13例已接受放射碘治疗出现抵抗，结果4例(29%)出现部分缓解，反应持续时间为4.6~21.4个月，中位PFS为11.3个月，9例(64%)患者病灶减小至少10%，1例在治疗期间出现进展；治疗相关不良反应主要为皮肤瘤及皮肤角化等，均可耐受。初步表明该药可以使BRAF突变的转移性甲状腺乳头状癌患者达部分缓解和使疾病稳定，值得进一步的探究。2013年的欧洲肿瘤学年会上，Brose报道了一项Ⅱ期临床研究的结果，入组的56例放射碘抗拒性乳头状甲状腺患者接受威罗非尼治疗，其中25例之前已接受其他的TKI药物治疗，未接受TKI治疗的患者35%PR，PFS为15.6个月，之前接受过TKI治疗的患者26% PR，PFS为6.8个月，显示出较好的治疗效果且不良反应可耐受。更多相关的Ⅱ期临床试验也正在开展中。

八、依维莫司

依维莫司是一种口服mTOR抑制剂。一项多中心Ⅱ期临床试验入组40例不同组织类型的进展期甲状腺癌患者，不适于或耐受放射碘治疗，给予依维莫司治疗。结果38例可评价患者中，疾病控制率为81%，5例获得客观缓解，反应持续时间为21~24周，中位PFS为47周。治疗相关的不良反应为黏膜炎(84%)、厌食(44%)，均可耐受。初步显示出其安全性和有效性，值得进一步的研究，相关的临床试验及依维莫司与索拉非尼对比治疗甲状腺癌的Ⅱ期临床试验正在开展中。

九、帕唑帕尼

帕唑帕尼是一种口服抗血管生成制剂，能够抑制VEGFR-1、VEGFR-2、VEGFR-3、PDGFR-α、PDGFR-β、c-Kit。Bible KC等进行一项Ⅱ期临床试验评价帕唑帕尼的临床效果，该研究入组了39例进展期放射碘抗拒型甲状腺癌患者进行试验，结果显示帕唑帕尼组患者的 PFS 为 11.7 个月,49%患者出现 PR,57%患者出现 3 级不良反应,4 级不良反应少见,但是,有 2 例患者死于与 VEGF 抑制作用相关的心肌梗死和肠穿孔。帕唑帕尼在甲状腺癌中的其他Ⅱ期临床试验尚在进行中。

还有很多针对甲状腺癌的分子靶向治疗药物也处于临床试验阶段,如吉非替尼、达拉非尼、硼替佐米等,对于晚期甲状腺癌很难手术切除,且部分肿瘤对放射碘抵抗的患者,分子靶向治疗药物无疑是一个福音。相信随着临床研究的不断深入,分子靶向药物有望成为甲状腺癌标准治疗的一部分,给更多的合适患者带来希望。

在甲状腺癌的分子靶向治疗药物中同样面临着治疗的反应率较低的问题,且分子靶向药物价格昂贵,相似作用机制的药物众多,如何选择合适的分子标记物,根据患者的病理类型、发病的分子机制等,筛选合适的治疗人群,选择合适的药物以提高治疗的反应率具有重要的价值。但是,大量的相关临床试验尚未确定合适的靶向治疗分子标志物,需要进一步的研究,个体化的治疗对于提高甲状腺癌的预后具有重要的意义。同时治疗中也应密切关注分子靶向药物的不良反应。

(徐劲松)

第十一章　乳腺癌

第一节　概述

乳腺癌是发生在乳腺腺上皮组织的恶性肿瘤，约99%发生在女性，是全球女性最常见的恶性肿瘤，严重威胁着女性的生命和健康。

一、病因和危险因素

乳腺癌的病因和发病机制十分复杂，是遗传因素、生活方式和环境暴露等多种因素及其相互作用的结果。许多风险因素，如性别与年龄、月经周期、乳腺癌家族史、遗传易感性、乳腺密度、联合激素疗法、电离辐射、超重或肥胖，以及饮酒等都与乳腺癌的发病相关，可以增加乳腺癌患病率。已证实可减少乳腺癌风险的因素包括生育、母乳喂养、身体锻炼，以及子宫切除术后的妇女使用雌激素。中国人群在遗传、环境和生活方式等方面与欧美乳腺癌高发地区有显著差异。上海女性乳腺癌病例-对照研究结果表明，中国妇女乳腺癌的危险因素与欧美国家的研究结果并无显著差异。例如生育因素方面，中国妇女无论绝经前和绝经后发生的乳腺癌，月经初潮早、从未生育和第一胎生育年龄大均与其危险增加有关。中国人在饮食习惯方面与西方国家存在较大差异，优质蛋白来源于大豆及其制品的比例显著高于欧美国家，大豆摄入量最高组的女性乳腺癌风险可降低30%。

二、发病和死亡概况

乳腺癌发病在全球的分布差异十分显著。多年来，乳腺癌一直在发达国家处于高发状态。据世界癌症研究中心（IARC）2013年公布的全球癌症状况的最新统计资料显示，在全球乳腺癌新发病例中有47.3%发生在发达国家，52.7%发生在发展中国家，发达国家乳腺癌发病率高达124.1/10万，是发展中国家的4.0倍。

中国女性乳腺癌发病和死亡水平相对较低。根据我国肿瘤登记中心的数据资料显示，2011年全国新发女性乳腺癌病例约24.9万，发病率37.86/10万，0~74岁累积发病率2.87%，位居女性发病首位。同时，乳腺癌发病率随着年龄的增长而增加，在30岁以后发病率随着年龄快速上升，到55岁年龄组达到高峰，并持续处于较高发病水平。预计在2035年，我国女性乳腺癌发病数可达25.2万例。

全球每年乳腺癌死亡数也在增长。而与全球乳腺癌死亡趋势有所不同的是，自1990年后，欧美国家观察到病死率持续下降的现象，如英国（1990—2012年）的乳腺癌病死率已经下降了67.1%。未来欧洲女性乳腺癌病死率估计将以每年9%的速度下降。大量证据证实，以人群为基础的乳腺X线筛查是欧美国家自20世纪90年代以来乳腺癌病死率持续下降的主要原因之一。同时，乳腺癌治疗的进展有效地提高了治疗效果。我国乳腺癌病死率近年来呈持续上升趋势。

根据我国肿瘤登记中心的数据资料显示，2000—2011 年，中国女性乳腺癌病死率在城市和农村均呈上升趋势，年龄调整后上升幅度减缓，趋于平稳状态。2011 年，全国女性乳腺癌死亡病例约 6.0 万，位居女性死亡第 6 位。乳腺癌病死率随着年龄的增长而增加，在 30 岁以后病死率随着年龄快速增加，到 55 岁年龄组达高峰，进入平稳期后随着年龄继续上升，85 岁以上年龄组达到死亡高峰。

三、应用解剖

1.乳腺的解剖　成年女性乳腺多位于浅筋膜浅、深两层之间，上至第 2 肋，下至第 6 肋，内侧至胸骨边缘，外侧至同侧腋中线。乳腺主要由 3 种结构组成，即皮肤、皮下组织和乳腺组织。乳腺的皮肤很薄，包含毛囊、皮脂腺和汗腺。非下垂乳头一般位于第 4 肋间，含有丰富的感觉神经末梢。乳晕呈环状，有色素沉着，直径为 15~60mm。皮下组织包含脂肪组织、纤维组织、血管、神经和淋巴管。乳腺软组织分为 15~20 个区段，最后在乳头处呈放射状汇集。每个区段的引流导管称为输乳管，直径 2mm，约有 10 个主要引流乳汁的输乳管开口于乳头。乳腺下有胸肌筋膜，覆盖着胸大肌和前锯肌。连接于这两层筋膜之间的是乳房悬韧带，对乳房起支持和固定作用。

2.乳腺的血供　乳腺的血供主要来源于内乳动脉和胸外侧动脉。乳腺的 60%（主要是中部和中央部分）靠内乳动脉的穿支供应，乳腺的 30%（主要是上部和外侧）由胸外侧动脉供应。胸肩峰动脉穿支及第 3~5 肋间动脉穿支，肩胛下动脉和胸背动脉也为乳房提供一定的血供。胸壁和乳腺静脉回流涉及的主要静脉是胸内侧静脉穿支、腋静脉分支和肋间后静脉穿支。

3.乳腺的淋巴引流　女性乳腺淋巴管丰富，分为位于皮下和皮内的浅组以及位于乳腺小叶周围和输入管壁内的深组，两组淋巴管之间相互吻合成网。浅层的淋巴液注入深层的淋巴管网，并最终注入腋淋巴结和内乳淋巴结。据估计，乳腺淋巴液约有 3%回流到内乳淋巴结，97%回流到腋淋巴结。

腋淋巴结是乳腺原发肿瘤主要的局部扩散途径，按解剖学位置可分为外侧群、肩胛下群、胸肌群、中央群及尖群。外侧群位于腋窝外侧壁，沿腋静脉排列。肩胛下群位于腋窝后壁，沿肩胛下动、静脉排列。胸肌群位于腋窝内侧壁，沿胸外侧动、静脉排列。中央群位于腋窝中央，是腋窝最大、转移率最高的腋淋巴结群。尖群位于腋窝尖部，是腋淋巴结最后的接收站，与锁骨上淋巴结相通，又称为锁骨下群。因此，如果腋淋巴结尖群受累时，提示锁骨上淋巴结转移的可能性较大。

研究发现，皮肤和腺体的淋巴回流至同一腋淋巴结，这一淋巴结是乳腺淋巴回流最主要的汇集地，称为前哨淋巴结（SLN）。SLN 是乳腺癌腋窝转移的第一站。有多项研究显示，90%以上的乳腺淋巴回流至腋窝前哨淋巴结。按照淋巴结群的部位和胸小肌的关系，腋淋巴结可分成 3 个不同水平。第Ⅰ水平为胸小肌外侧群，位于乳房外侧至胸小肌外侧缘之间；第Ⅱ水平为胸小肌深面群，位于胸小肌后方；第Ⅲ水平为胸小肌内侧群，即尖群，位于胸小肌内侧端以内。乳腺癌发生腋淋巴结转移时，位置越高，预后越差。

内乳淋巴结又称胸骨旁淋巴结，也可作为乳腺癌淋巴结转移的第一站，位于胸骨两旁第1~6肋间隙,以第1~3肋间隙较多,紧贴胸廓内动脉分布。主要接受乳腺内侧及中央、胸前壁、上腹壁、膈上等淋巴回流,故原发肿瘤位于乳腺内侧或中央区者易发生内乳淋巴结转移。内乳淋巴结输出的淋巴液注入纵隔和锁骨上淋巴结,或通过支气管纵隔干汇入胸导管和右淋巴导管,最终汇入锁骨下静脉。此外,内乳淋巴结输出的少量淋巴液还可直接注入颈内静脉与锁骨下静脉交汇的静脉角。两侧乳房的内乳淋巴结有淋巴管相交通,故一侧乳腺癌可通过内乳淋巴链转移至对侧乳腺。此外,内乳淋巴结与腹直肌鞘和肝镰状韧带的淋巴结有淋巴管相交通,因此乳腺癌可经内乳淋巴转移至腹腔及肝脏。内乳淋巴结与膈上淋巴结相交通,因此乳腺癌可经内乳淋巴结转移至纵隔淋巴结及胸膜。

4.乳腺的肌肉解剖　乳腺区域重要的肌肉包括胸大肌、胸小肌、前锯肌、背阔肌、腹外斜肌和腹直肌。胸大肌起自锁骨内侧半胸骨和第1~6肋软骨,肌束向外侧集中,止于肱骨大结节嵴。胸小肌位于胸大肌深面。胸前神经是胸大肌、胸小肌的主要支配神经。前锯肌将肩胛骨固定在胸壁上,受胸长神经支配。背阔肌是人体最大的肌肉,由胸背神经支配。背阔肌皮瓣由胸背动脉供血,常用于全乳切除术后的胸部修复;由于组织量较少,常常用于较小的乳房重建或联合假体重建。腹直肌皮瓣受胸廓内动脉和腹壁深下动脉双重供血,可制作成由胸廓内动脉供血的带蒂皮瓣或由腹壁深下动脉供血的游离皮瓣;由于脂肪量较多,也常用于乳房重建。

四、病理及分子分型

1.病理　目前乳腺癌的组织学分型主要依据2003年和2012年版世界卫生组织(WHO)乳腺肿瘤分类,某些组织学类型的准确区分需行免疫组化后确定。现行组织学分类将浸润性乳腺癌分成浸润性导管癌、浸润性小叶癌、小管癌、浸润性筛状癌、髓样癌、分泌黏液的癌、神经内分泌癌、浸润性乳头状癌、浸润性微乳头状癌、大汗腺癌、化生性癌、富于脂质的癌、分泌性癌、腺样囊性癌、富于糖原的透明细胞癌和炎性乳腺癌等亚型。浸润性导管癌是最常见的类型,占70%~75%,又可分为混合性癌、多形性癌,伴有破骨巨细胞的癌、具有绒毛膜特征的癌和具有黑色素特征的癌。浸润性小叶癌为第二常见的类型,占5%~15%,分经典型、实体型、腺泡型、印戒细胞型和多形型。对浸润性乳腺癌进行准确的组织学分型对患者的个体化治疗具有非常重要的临床意义。例如,美国《NCCN乳腺癌临床实践指南》有关乳腺浸润性癌的术后辅助治疗方案,针对小管癌、黏液腺癌这两类预后较好的乳腺癌制订了与其他类型的浸润性癌不同的内分泌治疗及放化疗方案。某些特殊类型的乳腺癌具有较特殊的临床特征,如浸润性微乳头状癌较易出现淋巴结转移。

乳腺癌组织学分级是重要的预后因素。目前,浸润性乳腺癌中应用最广泛的病理分级系统是改良Scarf Bloom Richardson分级系统。该系统对腺管形成比例、细胞异型性和核分裂象计数3项重要指标进行评估,每项指标各记1~3分,相加后根据总分将浸润性乳腺癌划分为高、中、低3个组织学级别。在乳腺浸润性癌的危险评估体系中,低级别是低度危险指标,中级别和高级别是中度危险指标。

2.分子分型　被公认的基于基因表达谱的乳腺癌分子分型主要包括4型:腔面A型、

腔面 B 型、HER-2 过表达型和基底样型。然而，基因表达谱检测需要新鲜组织，检测价格昂贵，因此常规应用受到局限。由于免疫组化方法（IHC）成本低、检测周期短、易操作等优点，基于免疫组化检测结果进行的临床病理分型来替代分子分型，在世界范围内被广泛认可及使用。其中，雌激素受体（ER）、孕激素受体（PR）、HER-2 和 K-67 是替代分子分型的重要参考。我国女性乳腺癌病例中，腔面 A 型占 50%~55%，腔面 B 型占 10%~15%，HER-2 过表达型占 20%~25%，三阴性乳腺癌占 15%~20%。乳腺癌的分子分型为探讨肿瘤的异质性奠定了理论基础，同时也为患者的预后评估及个体化治疗方案的选择提供了重要依据。

第二节　临床表现与诊断

一、临床表现

乳腺肿块是乳腺癌最常见的临床表现，80%的患者以此为主诉而就诊。乳腺肿块大小与就诊时间有关，以单侧乳腺的单发肿块为常见，外上象限最为好发，其次是内上象限；肿块质地多较硬，形态不规则，边界欠清；活动度与肿块侵犯范围有关；典型乳腺癌多表现为无痛性肿块，仅≤10%的病例自述有患处不适。

少数乳腺癌同时伴有乳头溢液。发生于大导管的乳腺癌或导管内癌者合并乳头溢液较多。当肿瘤侵犯乳头或乳晕下区时，乳腺的纤维组织和导管系统可因肿瘤侵犯而缩短，牵拉乳头，使乳头偏向病灶一侧。病变进一步发展可使乳头扁平、回缩、凹陷，直至完全缩入乳晕下。

肿瘤侵犯腺体与皮肤之间的 Cooper 韧带使其缩短，牵拉皮肤，致肿瘤表面皮肤凹陷，即“酒窝征”。乳腺皮肤水肿和局部皮温增高常见于乳腺炎，也可见于乳腺癌，称为炎性乳腺癌。这是由于乳腺皮下淋巴管中充满癌栓引起癌性淋巴管炎，使皮肤呈炎症样表现，常伴有橘皮样改变。乳腺皮肤溃疡是晚期乳腺癌直接侵犯皮肤的临床表现。当癌细胞沿淋巴管、腺管或纤维组织直接浸润皮内并继续生长，可在主癌灶周围的皮肤形成卫星结节。

乳腺癌最多见的淋巴结转移部位为同侧腋窝，通常由第 1 水平顺序向上扩展，较少发生跳跃式转移；其次为同侧内乳，其发生率与乳腺肿瘤的大小有关，并受原发灶部位和腋淋巴结转移影响；再次为锁骨上，一般在腋窝或内乳淋巴结有转移时才会发生。淋巴转移表现为转移部位淋巴结肿大、质硬，起初肿大的淋巴结可以推动，最后相互融合、固定。肿大的淋巴结如果侵犯、压迫腋静脉，常可使同侧上肢水肿；如果侵犯臂丛神经可引起肩部酸痛。小的内乳淋巴结转移灶临床上不易发现，晚期可出现胸骨旁隆起的肿块，质地硬，边界不清。

少数病例以腋淋巴结肿大为首发症状，临床体检和影像学检查均未发现乳腺肿块，称为隐匿性乳腺癌，占所有乳腺癌的 0.3%~1%。诊断隐匿性乳腺癌需慎重，只有在腋淋巴结证实为转移性腺癌，并且排除了全身其他可能的原发部位之后才可按乳腺癌处理。

二、影像学表现

1.乳腺X线　乳腺X线(钼靶)是最基本的影像学检查手段。乳腺病变的主要X线征象包括肿块、致密影、不对称致密、结构扭曲、钙化。恶性肿块形状一般不规则,边缘多呈小分叶、浸润或星芒状,高密度或等密度,极少数呈低密度;不对称致密X线征象一般缺少临床意义。结构扭曲是指正常结构被扭曲,也可以是肿块,不对称致密或钙化的伴随征象。若没有局部手术和外伤史,结构扭曲可能是恶性肿瘤或良性放射性瘢痕、硬化性乳腺病的征象,必须结合MRI检查或切除活检获得组织病理学诊断。钙化可以单独存在,也可以是肿块或结构扭曲的伴随征象,恶性钙化多表现为细小的多形性钙化,线样或线样分支状钙化,分布可呈弥漫性、区域状、簇状、线样或段样。

2.超声检查　超声检查是最常用的影像学检查手段之一,尤其是对乳腺密度较高的年轻患者的诊断敏感性高,是乳腺X线的有效补充。乳腺浸润性癌的超声图像特征主要包括形状不规则、边缘不规则、呈锐角或针刺状,境界有光晕,纵横比>0.7;内部回声低,往往不均匀,后方伴有衰减;钙化点不规则且分布不均匀,常肿块内外皆有血流。可伴有腋淋巴结肿大。

3.MRI检查　当乳腺X线或超声检查不能确定病变性质时,可考虑做MRI,其检出浸润性乳腺癌的敏感度接近100%。不同组织类型乳腺癌的MRI表现差异较大。浸润性导管癌多表现为星芒状或不规则肿块,大多数T_2WI为高信号,T_1W1为低信号;因病灶内常伴有出血、坏死,内部信号多不均匀,增强扫描后肿块常呈中度以上的不均匀强化,以边缘强化为主,典型者呈环形强化;边缘为向周围腺体放射状分布的毛刺,时间信号曲线多为廓清型或平台型。

浸润性小叶癌常表现为不规则或有尖角的肿块,边缘模糊或呈星芒状,强化不均匀,周围可伴有多发的斑点状强化;时间-信号曲线的典型表现为早期快速强化,延迟期呈廓清型。

三、诊断和鉴别诊断

乳腺癌的诊断依据病史、临床表现、组织病理学和(或)细胞学、影像学检查等。组织病理学是乳腺癌诊断的最可靠证据,也是乳腺癌诊断的黄金标准。其他诊断方法可帮助判断肿瘤的侵犯范围,确定临床分期,帮助乳腺癌定性诊断。

乳腺癌在临床上应该与乳腺良性肿瘤、结核性病变、乳腺炎性病变和其他一些少见的乳腺恶性肿瘤如肉瘤、淋巴瘤、纤维瘤病等相鉴别。

第三节　临床-病理分期

乳腺癌的分期主要采用TNM分期系统。2016年,由AJCC和UICC合作制定了最新版本的《乳腺癌TNM分期系统》(第8版)。乳腺癌的分期系统不仅适用于浸润性癌,也适用于伴或不伴微浸润的原位癌。诊断必须要有病理学检查结果,应当记录肿瘤的组织学类型和分级。对于所有部位(T、N、M),通过患者术前或新辅助治疗后的信息确定临床分期(c),根据手术中新增加的信息完善病理分期(p),新辅助治疗后的病理分期采用“yp”标注。《乳腺癌 TNM 分期系统》(第 8 版)中原发肿瘤、区域淋巴结和远处转移的定义如下。

一、原发肿瘤(T)

原发肿瘤的临床和病理分期定义是相同的,测量肿块大小要精确到毫米,以下用“c”或“p”来标明 T 分期的类别,明确是由临床体格检查或影像学检查还是病理测量得出。一般来说,病理测量优于临床测定。新辅助化疗后的病理 T 分期(ypT)是根据病理学大小和范围进行定义,用初期判断性质的活检病理结果与治疗后的进行比较,有助于评估新辅助化疗的反应。

当乳房内同时存在多病灶时,每个病灶的大小应分别测量,而不能简单相加,T 分期应根据最大的单一浸润性癌灶进行测量,用“m”表示多发肿瘤。同一乳房内多病灶可分多灶性和多中心性两种。多灶性是指同一象限内浸润性癌灶超过 2 个病灶(大体上能分开),且与各病灶之间距离≤5cm。如果相邻 2 个病灶大体上分开,但距离很近(<5mm),且形态一致,很可能代表同一个病灶。由于其形状不规则,看似分开,应该计算整个病灶的最大径作为分期依据。多中心性是指乳腺不同象限内超过 2 个病灶或同一象限超过 2 个病灶,且各病灶之间的距离>5cm。

Tx:原发肿瘤无法评估。

T0:无原发肿瘤证据。

Tis:原位癌。Tis(DCIS):导管原位癌;Tis(Paget):乳头佩吉特病与浸润性癌或乳腺实质的原位癌不同。与佩吉特病有关的乳腺实质肿瘤应根据实质病变的大小和特征进行分类,此时应对佩吉特病加以注明。

T1:肿瘤最大径≤20mm。T1mi:肿瘤最大径≤1mm;T1a:肿瘤最大径>1mm,且≤5mm;T1b:肿瘤最大径>5mm,且≤10mm;T1c:肿瘤最大径>10mm,且≤20mm。

T2:肿瘤最大径>20mm,且≤50mm。

T3:肿瘤最大径>50mm。

T4:不论大小,直接侵犯胸壁和(或)皮肤(溃疡或皮肤结节;单纯真皮侵犯不列为T4)。T4a:侵犯胸壁,单纯的胸肌粘连/浸润不在此列;T4b:没有达到炎性乳腺癌诊断标准的皮肤溃疡和(或)卫星结节和(或)水肿(包括橘皮样变);T4c:同时有 T4a 和 T4b;T4d:炎性乳腺癌,其典型皮肤改变包括水肿、红斑、橘皮样变,范围超过乳房皮肤面积 1/3。

二、区域淋巴结(N)

1.淋巴结的临床分期(cN)

cNx:区域淋巴结无法评估。

cN0:无区域淋巴结阳性发现。

cN1:可活动的同侧Ⅰ、Ⅱ水平腋窝淋巴结。

cN2:融合或固定的同侧Ⅰ、Ⅱ水平腋窝淋巴结或临床发现的内乳淋巴结转移,而没有腋窝淋巴结转移的证据。cN2a:同侧腋窝淋巴结融合或固定;cN2b:临床发现的内乳淋巴结转移,而没有腋窝淋巴结转移的证据。

cN3:同侧锁骨下淋巴结(Ⅲ水平)转移,伴或不伴Ⅰ、Ⅱ水平淋巴结转移;或临床发现的内乳淋巴结转移,伴临床发现的Ⅰ、Ⅱ水平腋窝淋巴结转移;或同侧锁骨上淋巴结转移,伴或不伴腋窝淋巴结或内乳淋巴结转移。cN3a:同侧锁骨下淋巴结(Ⅲ水平)转移;cN3b:转移至同侧内乳淋巴结和腋窝淋巴结;cN3c:转移至同侧锁骨上淋巴结。

临床发现的定义:临床体格检查或影像学检查高度怀疑为恶性肿瘤或依据细针穿刺细胞学检查的病理转移。通过临床细针活检却没有切除活检来诊断转移灶时,需要标注(f)。有淋巴结切除活检或前哨淋巴结活检结果,但缺乏原发癌灶病理学检查时,归为临床 N 分期,如 cN1。淋巴结转移部位的确认应依靠临床、细针穿刺、空心针活检、真空辅助微创活检或前哨淋巴结活检术。前哨淋巴结活检或切除归为淋巴结病理分期时必须与肿瘤的病理 T 分期相结合。

2.淋巴结的病理分期(pN)

pNx:区域淋巴结无法评估(先前已切除或未切除)。

pN0:无组织学证实的区域淋巴结转移。pN0(i+):组织学无区域淋巴结转移,HE 染色或 IHC 阳性,肿瘤灶≤0.2mm。pN0(mol+):组织学无区域淋巴结转移,IHC 阴性,RT-PCR阳性。

pN1:微转移,或转移至 1~3 个腋窝淋巴结;或临床未发现,但通过前哨淋巴结活检发现的内乳淋巴结转移。pN1mi:微转移[转移灶>0.2mm 和(或)多于 200 个细胞,但≤2.0mm]。pN1a:1~3 个腋窝淋巴结转移,至少一个转移灶>2.0mm;pN1b:临床未发现,但通过前哨淋巴结活检发现的内乳淋巴结微转移或转移,同时腋窝淋巴结阴性;pN1c:1~3 个腋窝淋巴结转移,同时临床未发现,但通过前哨淋巴结活检发现的内乳淋巴结微转移或转移,同时腋窝淋巴结阴性。

pN2:4~9 个腋窝淋巴结转移;或临床发现的内乳淋巴结转移,而没有腋窝淋巴结转移的证据。pN2a:4~9 个腋窝淋巴结转移(至少有 1 个转移灶>2.0mm);pN2b:临床发现的内乳淋巴结转移,而没有腋窝淋巴结转移的证据。

pN3:≥10 个腋窝淋巴结转移;或锁骨下淋巴结转移;或临床发现的内乳淋巴结转移,伴≥1 个腋窝淋巴结转移;或>3 个腋窝淋巴结转移,伴临床未发现,通过前哨淋巴结活检证实的内乳淋巴结转移;或同侧锁骨上淋巴结转移。pN3a:转移至>10 个腋窝淋巴结转移(至少有 1 个转移灶>2.0mm),或转移至锁骨下淋巴结;pN3b:临床发现的内乳淋巴结转移,伴≥1 个腋窝淋巴结转移;或>3 个腋窝淋巴结转移。伴临床未发现,通过前哨淋巴结活检证实的内乳淋巴结转移;pN3c:转移至同侧锁骨上淋巴结。

(1)分期依据腋淋巴结切除,有或无前哨淋巴结活检。只有前哨淋巴结活检而没有腋淋巴结切除仅定义为前哨淋巴结分期,如 pN0(sn)。

(2)孤立的肿瘤细胞群(ITC)定义:小细胞群<0.2mm,或单一的肿瘤细胞,或在一个单一的组织横截面少于 200 个癌细胞。ITC 可以采用常规组织学或 IHC 检测。只包含 ITC 的淋巴结应从阳性淋巴结 N 分期中排除,但应包括在淋巴结总数的评估中。

(3)临床未发现阳性体征的定义:影像学检查没有检测到和临床检查未检测到阳性

体征。

3.新辅助化疗后的病理分期(ypN)评估　同上述病理N分期的方法。(sn)只用来说明治疗后对前哨淋巴结的评估。如果描述中没有提到(sn),那么腋窝淋巴结的评估写作“腋窝淋巴结清扫”(ALND)。如果没有(sn)或ALND,那么称为ypNx。

三、远处转移(M)

M0:临床和影像学检查未见转移。

cM0(i+):无转移的症状和体征,也没有转移的临床或影像学证据,但通过分子检测或镜检,在循环血液、骨髓或非淋巴结区域发现≤0.2mm的病灶。

M1:经典的临床或影像学检查未能发现远处转移灶,或组织病理学证实>0.2mm的病灶。

四、乳腺癌的临床分期

乳腺癌的临床分期见表11-1。

表11-1　乳腺癌的临床分期

分期	T	N	M
0	Tis	N0	M0
ⅠA	T1	N0	M0
ⅠB	T0	N1mi	M0
	T1	N1mi	M0
ⅡA	T0	N1	M0
	T1	N1	M0
	T2	N0	M0
ⅡB	T2	N1	M0
	T3	N0	M0
ⅢA	T0	N2	M0
	T1	N2	M0
	T2	N2	M0
	T3	N1~2	M0
ⅢB	T4	N0~2	M0
ⅢC	任何T	N3	M0
Ⅳ	任何T	任何N	M1

注:T1包括T1mi;T0和T1期并伴有淋巴结微转移的肿瘤从ⅡA期中排除,归为ⅠB期;M0包括M0(i+);病理分期M0无效,任何M0必须为临床分期:如果患者在新辅助化疗前属于N期,新辅助化疗 后即使完全缓解。仍应继续归为Ⅳ期,与治疗后的缓解状态无关。如果患者治疗前为M0。治疗后影像学检查发现患者有远处转移,提示病情进展。新辅助化疗后标注以“yc”或“yp”作为前缀。如果患者在新辅助化疗之后达到完全病理缓解,那么标注为ypT0ypN0cM0。

第四节　治疗原则

一、局部外科治疗原则

对于病变局限于乳腺局部及区域淋巴结的乳腺癌,手术是主要的治疗手段,包括全乳切除术和保乳术(BCS)。前瞻性分析证实,保乳治疗(BCS加放疗)不仅可取得很高的局部控制率和良好的美容效果,Milan等6项大样本前瞻性随机试验的长期随访结果还证实,两种治疗方法的总生存率(OS)相似。最近一项来自荷兰的回顾性研究显示,保乳治疗患者的预后甚至优于全乳切除患者。

(一)全乳切除术

1.全乳切除的适应证　符合TNM临床分期0、Ⅰ、Ⅱ期及部分Ⅲ期而无手术禁忌的患者。

2.全乳切除的禁忌证

(1)全身性禁忌证:①肿瘤已有远处转移,尚未控制或控制不佳者;②一般情况差,有恶病质者;③重要脏器有严重疾病,不能耐受手术者;④年老体弱、不适合麻醉及手术者。

(2)局部病灶的手术禁忌证

1)有以下情况之一者:①皮肤呈橘皮样水肿,超出乳房面积一半以上;②皮肤有卫星结节;③肿瘤直接侵犯胸壁;④胸骨旁淋巴结肿大证实为转移者;⑤锁骨上淋巴结肿大证实为转移者;⑥患侧上肢水肿;⑦炎性乳腺癌。

2)有以下5种情况中任何2项以上者:①肿瘤破溃;②皮肤呈橘皮样水肿占全乳面积1/3以上;③肿瘤与胸大肌固定;④腋窝淋巴结最大直径>2.5cm;⑤淋巴结彼此粘连或与皮肤或深部组织粘连。

(二)保乳治疗

1.保乳治疗适应证　保乳治疗的适宜人群主要针对具有保乳意愿且无保乳禁忌的患者。保乳治疗适应证:肿瘤大小属于T1和T2分期,尤其适合肿瘤最大直径<3cm,且乳房有适当体积,肿瘤与乳房体积比例适当,术后能够保持良好的乳房外形的临床Ⅰ~Ⅱ期的早期乳腺癌患者。Ⅲ期患者(炎性乳腺癌除外)经术前化疗或术前内分泌治疗充分降期后也可以慎重考虑。

2.绝对禁忌证　①妊娠期间需要放疗者;②病变广泛或确认为多中心病灶,广泛或弥漫分布的可疑恶性微钙化灶,且难以达到切缘阴性或理想外形;③肿瘤经局部广泛切除后切缘阳性,再次切除后仍不能保证病理切缘阴性者;④患者拒绝行保乳手术;⑤炎性乳腺癌。

3.相对禁忌证　①活动性结缔组织病,尤其是硬皮病和系统性红斑狼疮,或胶原血管疾病者,对放疗耐受性差;②同侧乳房既往接受过乳房或胸壁放疗者,需获知放疗剂量及放疗野;③肿瘤直径>5cm者;④肿瘤靠近或侵犯乳头(乳头Paget病);⑤影像学检查提示多中心病灶；⑥已知乳腺癌遗传易感性强(如 BRCA-1 突变)，保乳后同侧乳房复发风险增加的患者。

二、区域(腋窝)处理原则

腋淋巴结转移状况是判断预后和指导辅助治疗的重要病理指标。腋淋巴结清扫术(ALND)是评估腋淋巴结状态最准确的方法，也是造成上肢水肿、疼痛、感觉及功能障碍等乳腺癌术后并发症的主要原因。近 10 多年来，一系列前瞻性临床试验证实，前哨淋巴结活检(SLNB)是一种微创、能准确预测腋淋巴结转移的方法。SLN 阴性患者，甚至 1~2 枚淋巴结转移并且接受 BCS 患者都可以避免 ALND。接受保乳及全乳切除术者腋窝放疗也可替代 ALND。

三、辅助全身治疗原则

乳腺癌术后辅助全身治疗的选择应基于复发风险个体化评估与肿瘤病理分子分型，以及对不同治疗方案的反应性。

1.辅助化疗

(1)辅助化疗适应证：①肿瘤>2cm；②淋巴结阳性；③激素受体阴性；④HER-2 阳性(对 T1a 以下患者目前无明确证据推荐使用辅助化疗)；⑤组织学分级为Ⅱ级。

(2)辅助化疗禁忌证：①妊娠早、中期患者应慎重选择化疗；②年老体弱且伴有严重内脏器质性病变患者。

(3)常用联合化疗方案：①以蒽环类为主的方案，如 CAF、A(E)C、$FE_{100}C$ 方案(C：环磷酰胺，A：多柔比星，E：表柔比星，F：氟尿嘧啶)；②蒽环类与紫杉类联合方案，例如 TAC(T：多西他赛)；③蒽环类与紫杉类序贯方案，例如 AC→T/P(P：紫杉醇)或 FEC→T；④不含蒽环类的联合化疗方案，适用于老年、低风险、蒽环类禁忌或不能耐受的患者，常用的有 TC 方案及 CMF 方案(M：甲氨蝶呤)。

2.辅助内分泌治疗　适应于激素受体 ER 和(或)PR 阳性的患者。一般在化疗后使用，但可以与放疗及曲妥珠单抗同时应用。绝经前患者一般首选他莫昔芬(TAM)，用托瑞米芬替代 TAM 也是可行的，部分中、高危患者应接受含卵巢功能抑制(OFS)的内分泌治疗(OFS+AI 或 OFS+TAM)。绝经后患者首选第三代 AI(来曲唑、阿那曲唑或依西美坦)。

3.辅助曲妥珠单抗治疗

(1)适应证：①原发浸润灶>10m，HER2 阳性时，推荐使用曲妥珠单抗；②0.5cm<原发肿瘤<10cm 时可考虑使用。

(2)相对禁忌证：①治疗前 LVEF<50%；②同期正在进行蒽环类药物化疗。

四、新辅助全身治疗原则

乳腺癌的术前治疗又称新辅助治疗，是治疗局部晚期乳腺癌的重要手段，可以降低分期，使原本不能手术者获得手术机会，使可手术乳腺癌增加保乳机会，缩减手术范围，提高患者生活质量。针对不同分期、不同分型的乳腺癌，新辅助治疗分为新辅助化疗、靶向治疗和内分泌治疗,并以新辅助化疗为主要手段。

1.新辅助化疗适应证 ①临床分期为ⅢA(不含T3、N1、M0)、ⅢB、ⅢC期;②临床分期为ⅡA、ⅡB、ⅢA(仅T3、N1、M0)期,对希望缩小肿块、降期保乳的患者也可考虑新辅助化疗;③不可手术的隐匿性乳腺癌。

2.新辅助化疗禁忌证

(1)未经组织病理学确诊的乳腺癌。推荐进行组织病理学诊断,并获得ER、PgR、HER-2/neu及Ki-67等免疫组化指标,不推荐将细胞学作为组织病理学诊断标准。

(2)妊娠早期女性,妊娠中期女性患者应慎重选择化疗。

(3)年老体弱且伴有严重心、肺等器质性病变,预期无法耐受化疗者。

3.新辅助化疗方案 宜选择蒽环类和紫杉类的联合化疗方案,例如A(E)T、TAC、AC→P或AC→T,也可考虑PC。需要注意的是,HER-2阳性者应同时使用抗HER-2药物。

4.其他 绝经后激素受体强阳性的患者可考虑单用内分泌治疗,推荐使用芳香化酶抑制剂(AI)。新辅助内分泌治疗应持续5~8个月,或至最佳疗效。

第五节 导管原位癌保乳术后放疗

初诊DCIS的治疗以局部治疗为主,全乳切除术对绝大多数DCIS患者是一种治愈性处理方法。Cutuli等,报道了一组法国调查数据显示,在病灶<10mm的患者中,行全乳切除术的约占10%,而>20mm的患者中约占72%;在低级别和高级别DCIS中,分别有约11%和约54%的患者行全乳切除术。对于影像学诊断包括钼靶、磁共振等,以及体检、活检显示的多中心病灶、多象限病灶,全乳切除是合适的治疗手段。

随着肿块切除的保乳术在浸润性癌中的尝试,以及NSABP B06研究和米兰研究的开展,自20世纪80年代起,全球共有4项大型多中心随机临床研究评估在DCIS患者中肿块切除联合放疗的疗效。这4项研究分别为NSABP B-17、EORTC10853、Swe DCIS和UK/ANZ DCIS。相比于最晚开始入组的UK/ANZ DCIS研究,前3项研究的设计相对比较简单,患者入组标准均为可接受保乳术、腋淋巴结阴性的DCIS患者,随机分为单纯肿块切除和肿块切除联合全乳放疗(WBI)组,放疗剂量均推荐为全乳50Gy/25次,不推荐瘤床区加量。

UK/ANZ DCIS研究的设计采用了2×2析因分析法,将患者随机分为4组:单纯肿块切除、肿块切除+放疗、肿块切除+他莫昔芬、肿块切除+放疗+他莫昔芬治疗。UK/ANZ DCIS研究中的放疗剂量同前3项研究,为50Gy/25次。总体而言,上述4项研究的长期随访结果(超过12年)一致,均表明DCIS患者接受保乳术联合WBI的治疗策略,可显著降低同侧乳腺癌的复发风险(约50%),包括浸润性癌和DCIS的复发,但并不改善患者的总生存率(OS)和无远处转移生存率。

虽然DCIS保乳手术后行WBI可以降低约50%的同侧复发风险,但目前对于临床评估为低复发风险患者的治疗决策仍有争议,根据NCCN指南,循证医学推荐仅接受手术切除治疗(NCCN 指南循证医学 2B 类推荐)。目前仅有回顾性研究证实,部分低复发风险 DCIS 患者仅行保乳术而不行术后放疗。然而,长期随访结果显示,按危险度分组可能仅筛选出部分复发时间点延迟的患者,而非低复发风险患者。RTOG 9804 研究显示,对部分 DCIS 复发低危患者进行了保乳术后放疗对比观察研究,入组患者为乳腺 X 线显示单病灶,术后病理低/中级别肿瘤<2.5cm,术后切缘离墨染>3mm,放疗组推荐 50Gy/25 次的 WBI,无瘤床加量。共 636 例患者随机参加此研究,经过 7 年的中位随访,放疗组局部复发率仅为 0.9%,而观察组为 6.7%。RTOG 9804 研究的结果显示,即便是部分中危或低危的患者,放疗后的局部复发率显著低于未放疗的患者。

基于以上研究证据,对于初发 DCIS 的治疗,目前推荐肿块切除的保乳术联合 WBI,推荐放疗剂量 50Gy/25 次。全乳切除术可作为保乳术联合放疗的替代治疗,但需要提供患者切除术后乳腺重建的条件和可能。DCIS 保乳术后经多学科治疗团队谨慎评估后认为。局部复发风险极低危的情况下或可免除术后 WBI,仅给予部分乳腺照射(PBI)或密切随访。

第六节　早期乳腺癌保乳术后放疗

一、保乳术后局部区域放疗的价值和适应证

1.局部管理模式及其演变　通常情况下,全乳常规分割放疗 45~50Gy、瘤床加量 10~16Gy 被视为早期乳腺癌 BCS 后局部管理的标准模式。

有 6 项大型前瞻性研究比较了保乳术(BCS)后加或不加术后放疗对局部复发率(LR)的影响,这些研究一致发现无论是腋淋巴结阴性还是阳性的患者,术后的乳腺放疗均可降低 LR,提高乳房保留成功率。2011 年更新的早期乳腺癌协作组(EBCTCG)的荟萃分析包括了 17 项临床研究入组的 10 801 例接受乳房保留治疗的患者。分析结果证实,与单纯手术相比,WBI 不但降低了 2/3 的局部复发率,而且还降低了 10 年包括局部区域复发(LRR)和远处转移(DM)在内的任何形式的首次复发事件,降低幅度为 15.7%,15 年乳腺癌特异生存率提高了 3.8%。在首次复发转移事件降低和生存率提高方面呈现 4∶1 的比例。由此证实了放疗作为一项局部治疗手段,不仅在局部区域疾病控制方面有肯定的贡献,还可以提高生存率。所以,原则上所有 BCS 后的患者都具有术后 WBI 适应证。近年来,局部管理模式的研究进展主要体现在以下 4 个方面。

(1)豁免瘤床加量:尽管瘤床加量照射能够给所有保乳术后人群带来局部控制率的改善,但不同亚群的相对或绝对获益差异较大。年轻(年龄<50 岁)、局灶切缘阳性或组织学高级别患者获益较大,是瘤床加量照射的指征,可作为保乳术后标准治疗模式的一部分。反之,不含有这些高危因素患者的相对或绝对获益较小,可在临床实践中考虑豁免瘤床加量照射。

迄今,有 3 项前瞻性随机研究比较了 WBI 50Gy 后的瘤床加量的研究结果。这些研究一致发现,与单纯 WBI 相比,WBI 后瘤床加量照射能够进一步降低局部复发率,但并不

改善总生存率。样本量大且切缘一致阴性的 EORTC 22881 研究 10 年随访结果显示,加量照射组与对照组间局部复发率的差别随着年龄增加而减少。更新后的 20 年随访发现,患者年龄仍然与同侧乳腺内复发的绝对风险强度相关。20 年累积复发风险从年龄≤35 岁年龄组的 34.5%降低至年龄>60 岁年龄组的 11.1%。

瘤床加量照射带来的相对获益对于年龄≤40 岁和 41~50 岁年龄组有显著意义,对于年龄较大亚组(51~60 岁和年龄>60 岁)则无显著意义。瘤床加量照射的绝对获益在最年轻亚组,最大年龄≤40 岁亚组的 20 年绝对复发风险从对照组的 36%降低至加量组的 24.4%,41~50 岁亚组从 19.4%降低至 13.5%,51~60 岁亚组从 13.2%降低至 10.3%,年龄>60 岁亚组则从 12.7%降低至 9.7%。这些数据说明不同年龄亚组从瘤床加量照射中的获益存在差异,瘤床加量照射在年龄≤50 岁患者中意义更大。

除年龄因素外,影响瘤床加量照射组与对照组局部复发率差异的因素还包括切缘状态及组织学级别。其中,局灶切缘阳性者或组织学高级别者能够从瘤床加量照射中显著获益。

(2)全乳大分割照射:从理论上讲,乳腺癌细胞增殖速度缓慢,加大分次剂量照射可能增加生物学效应;由于分次剂量加大,在总的生物等效剂量不变的前提下,治疗次数减少,因而可以节约放疗资源,方便门诊患者治疗。

从肿瘤控制、乳房外形改变和纤维化的 α/β 值来看,乳腺癌对分次剂量的敏感性与正常乳腺组织相似,为开展大分割照射提供了生物学基础;在不考虑瘤床加量的前提下,可供选择的全乳大分割方案有两种,即英国方案 40Gy/15 次和加拿大方案 42.5Gy/16 次。

根据 ASTRO 的共识,符合全乳大分割照射指征的人群需满足以下条件:①年龄≥50 岁者;②接受了 BCS,病理分期为 T1~2N0M0;③术后未行辅助化疗;④靶区剂量相对均匀。

(3)部分乳腺照射(PBI):仅限于瘤床的 PBI 是近年来挑战传统全乳放疗模式的另一趋势。其主要理论基础在于:保乳术后复发模式以瘤床及其周围为主,而瘤床以外部位的复发较为少见。PBI 将术区和周边 1~2cm 边界的范围定义为临床靶体积(clinical target volume,CTV),给予根治性剂量,以替代传统的 WBI。无论采用哪种照射方法,整个疗程均在 1 周左右完成,而不是常规的 6 周左右。其潜在优势包括:疗程较标准模式大幅缩短,因而有可能使更多的 BCS 患者接受术后照射;减少急、慢性损伤,并提高生存质量;PBI 后即使发生局部复发仍有可能接受保守治疗。

目前,关于 PBI 的主要争议是哪些患者可接受 PBI,但仍然能够保持跟 WBI 相似的局部控制率。总体而言,与成熟的 WBI 相比,PBI 所对应的复发风险仍然稍高。

根据 2016 年更新的北美 ASTRO 关于部分乳腺加速照射(APBI)的共识,在临床试验以外开展 APBI 的患者必须具有复发风险低危的特征。除低危浸润性乳腺癌外,纯粹的导管原位癌,若是经乳腺 X 线筛查发现,核分级为低-中,≤2.5cm,并且切缘阴性≥3mm 的导管原位癌保乳术后,也可考虑 APBI 治疗。

PBI 实施技术分为两大类:一类是 APBI,通过分次照射来完成;另一类是术中放疗(IORT),在手术中单次照射完成。就 APBI 的技术而言,包括近距离治疗和外照射技术,近距离治疗技术又分为组织间插植技术和球囊技术。通常采用高剂量率照射，每次340cGy，每日2次，总剂量3 400cGy；外照射技术以3D-CRT为主，每次385cGy，每日2次，总剂量3 850cGy。曾经被视为PBI技术禁区的IMRT，近年来也得到越来越多的关注。IORT技术有X线或电子线照射等多项技术可供选择。技术上依据运用的广泛性，大致顺序为3D-CRT，近距离照射和IORT。近几年，关于这些PBI技术均有临床Ⅲ期研究正在进行，目的是验证PBI与WBI在局部控制率方面的等效性。

关于APBI的临床Ⅲ期研究，以NSABP B 39/RTOG 0413、RAPID-OCOG和意大利研究为代表。其中，规模最大的是RTOG 0413研究，共入组了4 216例18岁以上的Ⅰ～Ⅱ期（阳性淋巴结<3个）患者。PBI技术包括3D-CRT、导管插植技术或球囊技术。RAPID研究共入组了2 315例年龄>40岁，0～Ⅱ期患者，PBI技术以3D-CRT为主，目前只有3年不良反应结果。与WBI组相比，APBI组的毛细血管扩张、乳房纤维化和脂肪坏死等更为常见；不良美容效果所占比例更高。意大利研究入组的患者数目最少，仅520例年龄>40岁、原发病灶<2.5cm的患者，PBI技术采用IMRT，分次剂量为6Gy，共5次，总照射剂量30Gy，2周内完成，已经有随访5年的结果报道。APBI组与全乳常规分割组在局部控制率和生存率方面均无统计学差异。

按年龄、脉管状态、T分期、N分期、受体状态等因素分层，进行亚组分析，也未找到高复发风险的亚组存在，因此该研究并不能回答将APBI的人群扩大到含有中、高危复发因素者以后其肿瘤控制的安全性问题。主要原因在于复发例数和总例数均较少。在不良反应方面，包括急性皮肤反应和晚期皮肤反应，与全乳照射组相比，APBI组的不良反应更少；医生评估的美容效果方面，也是APBI组好，差异均有统计学意义。因此，从不良反应的角度来看，对IMRT实施的APBI更为有利。造成这种差异的可能原因包括：3D-CRT技术中受到50%处方剂量照射的乳房体积大；剂量均匀性较调强放疗差；每日两次照射有更大的生物学效应，两次照射间正常组织修复不完全。

关于IORT实现的PBI的临床Ⅲ期研究以意大利ELIOT和TARGIT-A为代表。ELIOT采用移动式直线加速器Mobetron产生的高能电子线在术中单次照射瘤床21Gy。特点是有自屏蔽、剂量率高、治疗时间短，通常2分钟左右即可完成。在入选的患者中包括了部分含有ASTRO定义的中、高危因素个体（T1以上占15%，ER阴性占10%，N1占21%），5年随访结果显示，IORT组的同侧乳房内复发（IBTR）高于对照组（4.4% vs. 0.4%，P<0.0001），区域复发率（RR）亦高于对照组（1.0% vs. 0.3%，P=0.03），但尚未影响OS（96.8% vs. 96.9%，P=NS）。多因素分析显示，增加局部复发率的因素包括T2、G3、ER阴性，及TNBC。因此，将PBI的人群扩大到ASTRO定义的中高危人群仍然需要慎重。

TARGIT-A研究的IORT组和WBI组分别入组了1 113例和1 119例T1～2、0～3个腋淋巴结阳性、接受BCS、切缘阴性的患者。研究中采用Intrabeam产生的低能（50Kv）X线术中单次照射瘤床20Gy，其特点是剂量跌落快，这对于正常组织，保护而言是优点，但对肿瘤控制而言可能是潜在的不足。该研究5年随访结果显示，IORT组的IBTR商于对照组（3.3% vs. 1.3%，P<0.042），但尚未影响乳腺癌死亡（2.6% vs. 1.9%，P=0.51）和OS（96.1% vs. 94.5%，P=0.099）。因此，IORT实施的PBI只能用于经过筛选的患者。

总之,临床实践中 APBI 的指征应限于 ASTRO 共识限定的低危人群,适宜人群能否扩大有待Ⅲ期临床研究结果进一步确认不良反应和美容效果的优劣可能取决于采用的 PBI 技术;IORT 实施的 PBI 证据在增加。但是,目前的Ⅱ期临床研究提示,IORT 实施的 PBI 患者局部复发率较高,因此需要进一步随访和筛选 IORT-PBI 的适宜人群。

(4)豁免放疗:虽然部分 PBI 和全乳大分割照射在某种程度上减少正常组织损伤以及患者负担和花费,但并不能消除局部复发的风险,这也是考虑豁免放疗的基础。理论上,只有局部复发风险极低、放疗绝对获益较小的患者才能考虑省略放疗。基于临床病理特征,筛选低复发风险人群的研究一直在进行。其中,改变或有可能改变临床实践的临床研究主要有 CALGB-9343 研究和 PRIME Ⅱ研究。

CALGB9343 研究的入选标准,包括年龄≥70 岁、临床分期 T1N0M0、ER 阳性或未知。符合标准的患者 BCS 术后按是否给予 WBI 随机分组,研究组给予单纯他莫昔芬(TAM)治疗,对照组给予 WBI 45Gy/25 次+TAM 治疗,共有 636 例患者入选。从 5 年研究结果来看,两组在 OS、DM,或因局部复发率接受全乳切除的比例均无显著差异,唯一有统计学差异的是 5 年局部或区域复发率(1% vs. 4%)。尽管未放疗患者的复发率略高,但是因复发接受全乳切除的比例未增加,DM 和总生存率未受影响,可见放疗的获益有限。10 年后的更新结果显示。单纯 TAM 组的 10 年复发率为 10%,放疗组为 2%,仍有统计学差异,但依然没有影响到乳腺癌死亡和总生存率。该研究结果改变了临床实践,因此被 NCCN 指南引用。根据该指南,年龄≥70 岁、临床分期 T1N0M0、ER 阳性者可以免予放疗,给予单纯 TAM 治疗。

PRIMEII 也是一项Ⅱ期临床试验,目的是评估低危乳腺癌患者保乳术后放疗的价值。入选标准包括年龄≥65 岁,保乳术后切缘阴性,组织病理学提示原发肿块<3cm,腋淋巴结阴性,并且 ER/PR 阳性。符合条件的患者随机分组,对照组接受 WBI 40~50Gy 及内分泌治疗,试验组给予单纯内分泌治疗。2003—2009 年共有 1 326 例患者入选,中位随访 4.8 年。试验组和对照组的 5 年 IBTR 分别是 4.1%和 1.3%,从次要终点来看,除无癌生存率外,其他终点结果均无统计学差异,无癌生存率从 96.4%提高至 98.5%,主要归因于 IBTR 的降低。由于放疗的绝对获益有限,该研究有可能像 CALGB-9343 一样改变临床实践。

毫无疑问,放疗仍然是多数保乳术后患者的标准治疗,但在选择放疗时有必要确保患者有净获益。目前,能够豁免放疗的人群是:年龄>70 岁、T1、N0 及 ER 阳性者。根据 PRIME-Ⅱ的结果,未来豁免放疗的人群年龄有可能降低至 65 岁。

2.区域淋巴照射　对于可手术乳腺癌,通常根据腋淋巴结状态决定是否区域淋巴照射(RNI)。根据目前的 NCCN 指南,对于接受了 BCS+ALND 后,腋淋巴结 4 枚以上阳性者,毫无疑问有确定的 RNI 指征;对于 1~3 枚阳性者,强烈建议给予锁骨上、下区和内乳区的照射。RNI 不仅可降低复发,还可以降低乳腺癌死亡,因而有生存的获益。对于保乳术后的患者,放疗后 10 年每避免 4 例复发,就能在放疗后 15 年时避免 1 例乳腺癌死亡(即 4∶1)。在腋窝手术趋势发生变化、新辅助化疗可降低分期的背景下,如何对 RNI 进行取舍是放疗医生必须面对的问题。

(1)腋窝清扫时代的 RNI:加拿大 MA.20 研究为的是探讨 RNI 是否改善区域控制率

或生存率。在研究中，保乳术后腋淋巴结阳性或腋淋巴结阴性，但合并高危特征（原发肿瘤≥5cm，或原发肿瘤≥2cm 但腋淋巴结清扫数目<10 枚，并且含有至少一项以下因素，如组织学Ⅲ级、ER 阴性或脉管阳性）者随机分成 WBI+RNI 组和单纯 WBI 组。RNI 的靶区包括内乳区和锁骨上、下区，采用分野照射技术。2000 年 3 月至 2007 年 2 月，共有 1 832 例入组，从入组患者的病理特征来看，80%为腋淋巴结 1~3 枚阳性，5%为 4 枚以上阳性，腋淋巴结阴性但属于高危者占 10%。中位随访 9.5 年。结果证实，RNI 降低了 RR 及 DM，改善了 10 年 DFS（82.0% vs. 77.0%，$P=0.01$），但不影响总生存率（82.8% vs. 81.8%，$P=0.38$）。然而，RNI 增加了Ⅱ级以上放射性肺炎（1.2% vs. 0.2%，$P=0.01$）和上肢淋巴水肿（8.4% vs. 4.5%，$P=0.001$）。与区域控制率和生存率方面的获益相比，适度增加的不良反应并非不可接受。该研究因此确认了腋淋巴清扫术后 1~3 枚阳性患者行 RNI 的价值。

（2）前哨淋巴结活检时代的 RNI：近年来，有关 BCS+SLNB 以后，SLN 阳性者后续区域管理方面的研究主要有 IBCSG 23-01、ACOSOG Z0011，以及 EORTC 10981-22023 AMAROS 等Ⅲ期非劣效临床试验。其中，IBCSG 23-01 和 Z0011 两个研究都报道了 5 年结果，其 LRR、DFS 和总生存率均无显著差异，其结论是单纯 SLNB 不劣于 ALND。因此，在 2015 年更新的《SLNB 指南》当中明确指出，对于早期乳腺癌 1~2 个 SLN 阳性，并将接受 BCS 及全乳常规分割放疗者，不应推荐 ALND。需要注意的是，《指南》中提到的放疗范围是全乳腺，什么情况下需要 RNI，在《指南》中并没有明确说明。因此，有必要对以上涉及区域管理研究的患者特征和放疗技术进行梳理，并讨论有限个数的阳性 SLN 者 RNI 的指征。

从 IBCSG 23-01 研究入组患者的特征来看，92%的原发病灶<3cm，ER 阳性者占 90%，95%为 1 个前哨淋巴结微转移，可以说多数患者肿瘤负荷小，预后好。从治疗角度来讲，91%的患者接受了 BCS，ALND 组和无 ALND 组分别有 98%和 97%的患者接受辅助性放疗，96%的患者接受某种全身治疗。就辅助性放疗的策略而言，两组均有 19%的患者接受 IORT，70%的患者接受术后放疗，接受 IORT+术后放疗者分别占 9%和 8%。在 ALND 组，除阳性 SLN 外，仅 13%的患者有阳性淋巴结。可以理解为，辅助治疗前单纯 SLNB 组还有 13%的患者腋窝有亚临床肿瘤残留。但治疗后 5 年出现区域复发的比例<1%。区域复发率低可能得益于入组患者的腋窝肿瘤负荷较小，预后较好，全身治疗尤其是内分泌治疗的作用，以及 WBI 对低位腋窝偶然照射的作用。既然早期乳腺癌保乳术后 SLN1 个微转移者辅助全身治疗及全乳放疗后区域复发率低，不给予 RNI 是合理的。

从 Z0011 研究入组患者的特征来看，80%为受体阳性者，80%以上有 1~2 个阳性淋巴结，其中 41%为微转移，因此腋窝肿瘤负荷较小，即多数患者的相对预后较好。在 ALND 组，除阳性 SLN 外，有高达 27%的患者还有其他阳性淋巴结。也可理解为，辅助治疗前单纯前哨组有 30%的患者腋窝有亚临床病变残留，但是治疗后 5 年出现区域复发的比例<2%。与 IBCSG 23-01 研究相似，导致区域复发率低的原因包括多数患者的预后较好，腋窝肿瘤负荷较小，以及全身治疗的作用。此外，放疗对区域控制率的作用也不容忽视。Jagsi 等分析了 Z0011 研究的放疗照射野设置以及区域淋巴结的覆盖情况。有完整

病例报告的患者共605例,其中89%的患者接受了WBI,15%的患者还接受了锁骨上区的X线照射。在有详细放疗记录的228例患者中,有81%的患者接受了单纯乳房切线,对腋窝部分Ⅰ/Ⅱ区形成了偶然照射;有43例(18.9%)患者违反研究方案的规定,接受了直接区域照射(照射野数目≥3个),ALND组和SLNB组分别有22例和21例。相比之下,这些接受直接区域照射的患者有更多的腋窝淋巴结受累及,因而主要是针对区域复发风险较高者。此外,有142例切线野上界可评估,ALND组和SLNB组分别有50%(33/66)和52.6%(40/76)的患者接受了高切线野(切线野上界距离肱骨头≤2cm),因此有更多的腋窝Ⅰ/Ⅱ区、部分腋窝Ⅲ区受到了照射。由此可见,乳房切线野、高切线野,以及直接区域照射均在某种程度上增加了区域控制率。对于区域复发风险较高的患者,例如阳性SLN≥3枚者,增设包括腋窝和锁骨上、下区的直接区域照射野是必要的;对于阳性SLN 1~2枚者,可在全身治疗的基础上给予乳房切线或高切线野,是否需要增设直接区域照射野有必要结合患者的临床与病理特征来判断。

AMAROS研究的目的是评估对于SLN 1枚阳性者腋窝放疗(AxRT)能否取得与ALND类似的区域控制率,并减少上肢淋巴水肿等不良反应。原发肿瘤分期T1~2,SLN有一个阳性者随机分成ALND组和AxRT组,共入选了1 425例SLN1枚阳性者。其中,ALND组744例,AxRT组681例。SILN阳性者中位随访时间为6.1年。在ALND组,有33%的患者腋窝还有其他阳性淋巴结。

ALND组有4例出现腋窝复发,而AxRT组有7例出现腋窝复发。ALND后和AxRT后5年腋窝复发率分别为0.43%和1.19%。

对比AMAROS和Z0011研究不难发现,AMAROS研究中患者的腋窝肿瘤负荷略小,SLN仅1枚阳性;ALND组患者有其他阳性腋窝淋巴结者所占比例相似,均为<30%;5年腋窝复发率相似,均<2%。但是,放疗的差别在于AMAROS研究中AxRT组针对腋窝设置了直接照射野,包括全腋窝;况且与Z0011中未做ALND的患者相比,AxRT增加了。上肢水肿发生率,并且影响患者的生活质量。因此,AMAROS研究中针对腋窝的直接照射野在某种程度上有过度治疗的嫌疑。换个角度来说,对于SLN 1个阳性者,无论是微转移,还是宏转移,可能并不需要广泛的RNI。

毫无疑问,Z0011等有关SLN阳性者后续管理的研究还不能直接回答是否给予RNI的问题。在临床实践中,当我们面对有限个数的SLN转移患者时,需要综合分析患者的临床与病理特征,包括原发病灶的大小、SLN总数、阳性个数,以及转移灶大小,从而评估腋窝其他淋巴结受累及的概率,以及腋窝>4个淋巴结受累的概率,进而判断多大程度上需要给予RNI,并确定合适的照射野。

(3)新辅助治疗背景下的RNI:对于化疗前评估为cT1~3N1M0、化疗后腋淋巴结阳性者,需要考虑RNI;对于化疗前评估为cT1~3N1M0、化疗后腋淋巴结达pN0者,是否需要RNI尚有争议,临床实践中应个体化考虑。

Mamounas对NSABP B-18和B-27两个关于新辅助化疗的试验进行了联合分析,调查了新辅助化疗后LRR的预测因素。B-18和B-27研究分别随机入选1 523例和2 411例细针或空心针穿刺证实的可手术乳腺癌患者(临床分期为T1~3N0~1M0)。应用的新辅助化疗方案包括单纯 AC,或 AC 序贯新辅助/辅助多西他赛;保乳术后的患者只给予乳腺照射。这两个研究共涉及保乳治疗的患者 1 890 例,10 年随访中共有 224 例患者出现 LRR,保乳治疗后 10 年 LRR 为 10.3%(LR 占 8.1%,RR 为 2.2%)。多因素分析结果显示,保乳治疗后 LRR 的独立预测因素包括年龄(≥50 对比<50 岁)、新辅助化疗前临床腋淋巴结状态(cN+对比 cN-)、病理淋巴结状态及乳腺肿瘤反应(ypN-/乳腺肿瘤未达 pCR 对比 ypN-/乳房肿瘤达 pCR;ypN+对比 ypN-/乳腺肿瘤达 pCR)。依据这些独立预测因素,可评估临床分期为 T1～3N0～1M0 的可手术乳腺癌患者新辅助化疗后的 LRR 风险,可能有助于术后放疗的决策。显然,新辅助化疗前临床评估腋淋巴结阳性(即 cN+),新辅助化后腋窝未达到 ypN-者 10 年 LRR 风险高达 20%。对于接受了 BCS 的患者,尤其是年龄<50 岁者,乳腺照射的基础上应该另外增加 RNI。相比之下,新辅助化疗前临床评估腋淋巴结阴性(即 cN-),新辅助化后腋淋巴结仍然阴性(即 ypN-)者 10 年 LRR 风险较低,保乳术后不给予区域照射可能是合理的选择。然而,新辅助化疗前临床评估腋淋巴结阳性(即 cN+),但新辅助化疗后腋窝达到 ypN-者 10 年 LRR 风险中等,BCS 后是否应该给予 RNI 目前尚存在争议。2013 年启动的 NSABP B51/RTOG 1304 研究试图评估 RNI 是否改善新辅助化疗后腋淋巴结达到 pN0 患者的无病生存率。该研究的结果将有助于明确新辅助化疗前分期为 cT1～3N1M0、化疗后达 pN0 患者的 LRR 风险和 RNI 的价值。

二、保乳术后放疗体位与固定

患者一般取仰卧位。患侧或双侧上臂外展>90°。乳房托架或臂托是较理想的固定装置。另外也可以采用真空垫固定,但其重复性较托架或臂托为差。全乳腺或部分乳腺照射时可考虑首选臂托,双手上举,头居中。如果需要照射锁骨上区,则首选乳房托架,头部偏向健侧,以减少喉或气管照射。

三、照射技术

1.常规照射定位技术

(1)全乳腺照射:靶区范围包括完整的乳房、腋尾部乳腺组织、胸肌和乳房下的胸壁淋巴引流区。通常采用 4～6MV 的 X 射线,部分体格宽大患者可考虑采用 8～10MV 的 X 线。常规技术一般采用 X 线模拟机下直接设野,基本照射野为乳房内、外切线野,内界为体中线,外界为乳房组织外侧缘 1cm;上界距可触及乳房组织最上缘 1～2cm,一般在锁骨头下缘(若同时照射锁骨上,下区,则与锁骨上、下野衔接);下界为乳房皱褶下 1～2cm;后界一般包括 1～2cm 厚的肺组织,最多<2.5cm;前界皮肤开放 1.5～2cm,目的是使散射充分并防止照射过程中因乳房肿胀而使射野显得局促。同时,各个边界需要根据病灶具体部位进行调整,以保证瘤床剂量充分。切线野照射可采用 SSD 或 SAD 技术,使用半野技术或旋转机架角度,可使内外切线野后界成为无散射的一直线。切线野加用适当角度的楔形板,可以改善乳房内剂量均匀性。通过治疗计划系统优化剂量参考点和楔形板的角度。

(2)瘤床加量照射:在保乳手术中于手术床周围放置钛夹标记,对于提高瘤床加量照射的准确性具有很大帮助。肿瘤床加量照射技术可选择在模拟机下包括术腔金属夹或手术瘢痕周围外放2~3cm,选用合适能量的电子线;在瘤床基底深度>4cm时建议选择X线小切线野,以保证充分的剂量覆盖瘤床并避免高能电子线造成皮肤剂量过高。常规技术条件下,全乳腺照射与瘤床加量一般序贯进行。

(3)淋巴引流区的照射锁骨:上、下野上界位于环状软骨下缘或锁骨肩峰端上1cm,下界为锁骨头下缘下0.5~1cm,内界位于胸锁乳突肌内侧缘,外侧界为肱骨头内侧。需完整照射腋窝时,锁骨上、下区与腋窝区合并,成为腋窝锁骨联合野。联合野的上界、内界同锁骨上、下野,下界在第2肋间,外界包括肱骨颈,需保证射野的外下角开放,射野外上角挡铅保护肱骨头。治疗时头偏向健侧,机架角向健侧偏斜10°~15°,以减少喉、气管、食管和脊髓照射。

腋窝需要照射时,腋窝锁骨联合野照射40Gy/20~22次后,通过腋窝后野补充腋窝剂量至50Gy,同时缩野至锁骨上、下区范围,采用电子线追加剂量至50Gy。腋窝后野的范围如下:上界平锁骨上、下野下缘,内侧界位于肋缘内1.5cm,下界同腋窝-锁骨联合野的下界,外侧界与前野肱骨头挡铅相接,一般包括约1cm的肱骨头。腋窝后野的参考点为腋中群淋巴结位置,投影相当于锁骨中点下2cm处。深度可以中心平面作为参考,一般为6~7cm。

内乳淋巴引流区需要预防照射时设置内乳野,上界为锁骨头下缘或与锁骨上、下野下界衔接。内界过中线1cm,野宽5cm,下界位于第4肋间。常规内乳野参考点设于内乳血管处,通常达2.5~3cm深度,也可根据胸部CT扫描实测。为了减少心脏照射剂量,建议采用光子线-电子线混合照射或单纯电子线照射。

区域淋巴引流区分野照射时,尤其需要注意的是相邻照射野的衔接问题。即使采用常规模拟机下透视定位,仍然需要在定位CT图像基础上进行正向的剂量优化,尽可能降低相邻照射野衔接处存在的剂量冷点和热点。

2.三维适形和调强照射技术　三维放疗计划可在保证靶区覆盖的同时减低正常组织的照射体积-剂量,是目前推荐的放疗技术。

(1)临床靶区(CTV)勾画及安全边界

1)全乳腺CTV:全乳腺CTV是指患侧全部的乳腺组织,其上界为可触及或定位CT图像可见乳腺组织的上缘,下界为乳腺皱褶,内侧界位于可触及或定位CT图像上可见乳腺组织的内侧缘,外侧界位于可触及或定位CT图像上可见乳腺组织外侧缘,后界位于肋骨前方或胸大肌筋膜表面,前界为皮下3~5mm,视皮肤厚度或乳腺腺体到皮肤表面的距离而定,包括脂肪组织。全乳腺CTV外放安全边界0.5~1cm为全乳腺PTV,各边界可根据需要适当调整(图11-1)。

2)肿瘤床和部分乳腺CTV:肿瘤床或部分乳腺照射的CTV是指手术残腔或肿瘤床外放1~1.5cm的范围,其前界位于皮下3~5mm,后界(基底)位于胸大肌筋膜表面或肋骨/肋间肌表面。精准地确定手术残腔或肿瘤床的位置是实现精确治疗的关键,而确定肿瘤床的位置关键在于依据术中放置的钛夹(通常为5~6枚)标记的范围,并结合残腔内残留的血清肿块或术后改变。肿瘤床外放1~1.5cm形成肿瘤床CTV时,前界仍位于皮下3~5mm,后界位于胸大肌筋膜表面或肋骨/肋间肌表面。肿瘤床CTV再外放0.5~1cm为肿瘤床或部分乳腺 PTV，外放后的 PTV 大小可根据需要适当调整，允许包括 4mm 厚的肺组织，但应避开心脏。

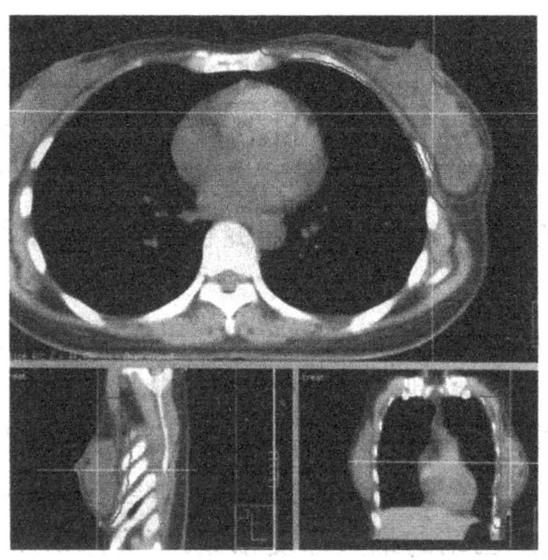

图 11-1　全乳腺 CTV 及 PTV

3）区域淋巴结 CTV：根据肌肉和骨骼标记可以在定位 CT 图像上勾画锁骨上、内乳和腋窝各区域范围。锁骨上淋巴引流区解剖上定义为由锁骨、胸锁乳突肌和舌骨肌构成的锁骨上三角内的淋巴结。由于肩部存在斜面，并且治疗时患肢上举，使锁骨肩峰端拉高，所以断层 CT 扫描将锁骨上淋巴引流区定义为：在任何有锁骨显示的横断面上位于同侧锁骨内侧的淋巴结区域，勾画时上界平锁骨肩峰端（可能高于环状软骨下缘；图 11-2）。

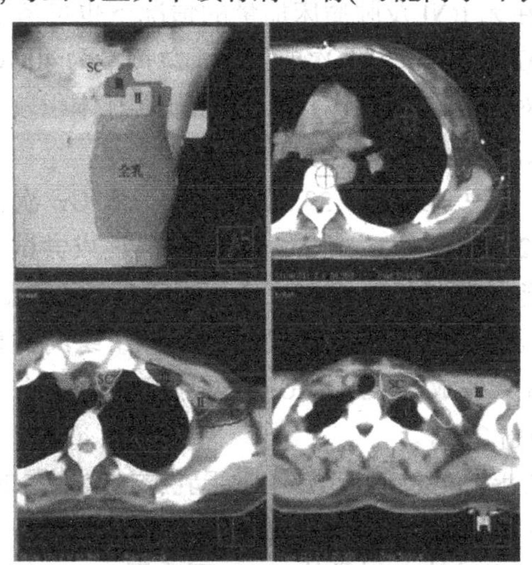

图 11-2　全乳腺腋窝 Ⅰ～Ⅲ水平及锁骨上 CTV

内乳区淋巴结 CTV 外放 0.5～1cm 为内乳区 PTV，内乳血管深面一般外放 0.5cm，从而在靶区覆盖和心脏、正常肺保护方面取得平衡，内乳血管内侧和外侧可外放 0.5～1cm。

（2）三维适形和调强照射技术的潜在优势：CT 模拟定位技术的出现不仅为开启 3D-CRT 时代提供了基础，也使我们对二维时代以腺体和骨性标记定位的传统有了定量认识和反思。CT 模拟定位勾画乳腺局部和区域靶区以后设计的照射野与根据骨性标记定位的二维射野角度存在相当程度的区别。Bentel 等对 254 例患者做了 CT 模拟定位后,与其预设的二维定位对比,发现有 65%患者的内界或(和)外界需要调整。

三维计划早期的剂量学比较证实,三维计划较二维计划可以改善乳腺靶区的覆盖程度。全乳调强照射技术与常规楔形板技术相比,显著提高了靶区的剂量均匀性。随后的临床随访资料也证实,调强放疗技术对剂量学分析上的优势已转化为临床优势,主要体现在降低了皮肤湿性脱皮的发生率,代表性研究包括 Donovan 和 Pignol 等开展的Ⅱ期临床研究。

与全乳照射相比,RNI 技术的优化探讨较少。事实上,在断层 CT 图像上分析乳腺癌主要区域淋巴引流区的个体化解剖差异,发现既往以骨性标记设野既有合理,也有不合理之处。Bentel 等,在断层 CT 图像上分析了锁骨上区、腋窝淋巴结分布的个体差异及其与体厚的相关性。锁骨上淋巴结的最大深度是 4.3cm,并且随体厚的增加而增加;大多数腋窝淋巴结深度与锁骨上淋巴结的最大深度相似,腋窝深部差异也较大。此外,以内乳血管为解剖标记,内乳淋巴结的分布也存在较大的个体差异,而且内乳血管在起始点、胸骨角处以及第 3 至第 5 肋间的深度都是不同的。说明个体化 CT 模拟定位及三维计划的重要性。

(3)照射靶区及剂量分割:通常全乳腺加或不加区域淋巴引流区外照射剂量 45~50Gy/25~28 次,1.8~2Gy/次,5 次/周。需要瘤床加量者,一般在全乳腺加或不加 RNI 后序贯加量 10~16Gy/5~8 次。在瘤床能够准确勾画的前提下尝试全乳腺照射同步肿瘤床加量技术也是可行的。在无 RNI 及肿瘤床加量的情况下也可考虑全乳“大分割”方案治疗,即 2.67Gy/次或 2.66Gy/次,共计 15 次或 16 次,总剂量为 40Gy 或 42.5Gy,或其他等效生物剂量的分割方式。对于正常组织包括心脏和肺照射体积较大或靶区内剂量分布梯度偏大的患者,不推荐采用大分割治疗。

具备 PBI 指征者,可考虑 3D-CRT 38.5Gy/10 次,3.85Gy/次,BID,5~8 天内完成;或尝试 IMRT 40Gy/15 次,2.67Gy/次,5 次/周,3 周内完成,或尝试其他等效生物学剂量的分割方式。其他技术如组织间插植近距离治疗技术,电子线或低能 X 线 IORT 技术实施的 PBI 可在具备相关技术条件或资质的医院内开展。组织间插植近距离放疗可考虑照射 34Gy/10 次,BID,5~8 天完成;电子线 IORT 可考虑术中单次照射 21Gy,而低能 X 线 IORT 可考虑术中单次照射 20Gy。

(4)靶区剂量分布要求及危及器官限量:对于乳腺放射剂量的分布要求,因采用的技术不同而不同。3D-CRT 如 RTOG 0413 研究要求乳腺靶区最高剂量不超过处方剂量的 115%,肿瘤床剂量等于或超过处方剂量的 90%;而采用 IMRT 技术,其剂,量均匀性可以限制。

危及器官,即非靶区正常组织的限量主要针对双肺、心脏和对侧乳腺的剂量,其他危及器官如气管、脊髓、甲状腺、臂丛神经和肱骨头等在同时有 RNI 的时候应予以考虑,这些危及器官的具体限量应随照射靶区的范围或大小不同进行适当的调整。当全乳腺照射 50Gy/25 次时,同侧肺 V20<20%,对侧肺 V10<10%,对侧乳腺平均剂量<2Gy;当病变

位于左侧时,心脏平均剂量<8Gy;当全乳腺+低位腋窝(Ⅰ、Ⅱ水平),即"高切线"照射 50Gy/25 次时,同侧肺 V20<25%;当全乳腺+锁骨上、下区照射 50Gy/25 次时,同侧肺 V20<30%,同时需要将气管和肱骨头的平均剂量限制在 25Gy 以下,脊髓的最大剂量限值在 40Gy 以下;当全乳腺+锁骨上、下区+内乳区照射 50Gy/25 次时,同侧肺 V20<35%,病变位于左侧者,心脏平均剂量可放宽至 10Gy。APBI 38.5Gy/10 次时,同侧肺 V12(处方剂量的 30%)<15%,对侧肺 V2(处方剂量的 5%)<15%;病变位于左侧者心脏 V2<40%,同侧乳腺 V38.5<35%,对侧乳腺平均剂量<1.2Gy;当 PBI 采用其他等效生物学剂量的分割方式时,上述限量需作相应调整。

(5)验证和质量保证:与常规技术相比,3D-CRT 与 IMRT 技术不仅改善了乳腺或区域靶区内的剂量均匀性,也改善了靶区的适形性,使周围的正常组织得到了更好的保护。然而,这些技术的剂量学优势要转化为临床优势,就必须对其计划实施采取一定的质量保证措施。逆向设计的 IMRT 计划应在临床实施前进行剂量学验证,摆位误差的验证和纠正。摆位误差验证的频串需视靶区照射范围和放疗技术而定。当全乳腺 IMRT 时,可每周验证一次;当部分乳腺短疗程 3D-CRT 或 IMRT 时,需要每天验证一次。若任何方向的摆位误差>5mm,均应纠正后再行治疗。

第七节 局部晚期乳腺癌的放疗

初诊不可切除的局部晚期乳腺癌包括临床分期ⅢA(除 T3N1M0)、ⅢB、ⅢC 期的非炎性局部晚期乳腺癌及炎性乳腺癌,是目前临床上面临的一个难题。虽然这些患者在初诊时并没有发生远处的器官转移,因为本身极大的肿瘤负荷(炎症或广泛皮肤浸润、腋窝淋巴结固定融合、锁骨上下或内乳,淋巴结转移)而无手术切除机会,5 年和 10 年的生存率一般仅达到 40% ~60%和 25%的水平,患者预后因初诊时不同的肿瘤负荷而有所差异。炎性乳腺癌的预后更差,大部分患者接受积极的综合治疗后仍然会出现复发和死亡,其 5 年生存率仅为 20% ~40%。

目前的临床指南已经对不可切除局部晚期乳腺癌的综合治疗策略达成共识,即化疗、靶向、手术及放疗等治疗方法的综合应用,具体的治疗方案优先推荐先进行全身治疗(蒽环联合紫衫类,或 HER-2 阳性则联合相应的靶向治疗),对那些经过治疗后肿瘤降期并且得到手术切除机会的患者才会考虑进行手术。部分患者不仅能够在全身治疗后获得手术切除机会,手术也会给这类患者带来生存获益,对这部分患者仅进行化疗和放疗等非手术治疗,其局部区域复发风险要显著高于手术组,无疑也将严重影响患者的生活质量。从手术方式来讲,多数选择进行全乳切除术联合腋窝淋巴结清扫术;小部分全身治疗疗效较好的患者,在影像评估充分的前提下,可尝试 BCS。然而,不管新辅助全身治疗的效果如何,这部分患者术后的复发风险仍然很高,术后通常都需要结合放疗对未行外科处理的部位进行相应的补充性局部治疗。换句话说,局部晚期乳腺癌的术后放疗指征不受新辅助化疗的影响。

对于不可切除局部晚期乳腺癌,经新辅助全身治疗无效或进展、术前评估仍不可切除者可考虑术前放疗。照射靶区针对患侧乳房,腋窝、锁骨上、下区和(或)内乳区照射50Gy/25次,放疗后2~3个月再次检查评估是否可手术切除。若经评估可手术切除,可考虑全乳切除术。对于放疗前已有内乳区或锁骨上区淋巴结转移的患者,可在术后针对区域加量放疗至根治量(≥60Gy)。

局部晚期乳腺癌需要单纯放疗作为根治性治疗手段的情况可能包括:①因存在的伴发疾病或虚弱不可手术的局部晚期乳腺癌;②经多学科评估技术上不可切除的炎性乳腺癌;③或已有锁骨上区淋巴结转移。通常需要针对患侧全乳腺及区域淋巴结包括腋窝、锁骨上区和(或)内乳区照射45~50Gy,然后针对原发病灶局部及已有淋巴结转移的区域加量至根治量(≥60Gy)。未手术患者根治性放疗时放射性心、肺等正常组织损伤的风险显著增加,需要密切关注周围正常组织特别是心、肺的剂量。

第八节　乳腺癌复发的放疗

一、局部和区域复发的定义

局部复发是指早期乳腺癌乳房保留治疗后同侧乳腺内,或可手术乳腺癌全乳切除术后同侧胸壁再次出现肿瘤。区域复发是指患侧的淋巴引流区,包括腋窝,锁骨上、下区及内乳区出现肿瘤。孤立性复发是指在发现局部-区域复发时,通过常规检查未发现合并其他部位的转移。

二、诊断

完整全面地检查以明确复发时有无合并远处转移。细针穿刺虽然可以提供复发的依据,但仍需要获得复发灶的组织学诊断,并确定复发病变的生物学标记物(ER、PgR和HER-2)状态。胸部CT等影像学检查,需要覆盖完整的胸壁和区域淋巴结。如果复发患者既往曾接受术后放疗,则诊断复发时的影像学检查需要明确复发病灶在放射野内还是放射野外,以及距离放射野边缘的距离。此外,还需要评估有无放射性肺损伤。如接受过术后放疗的患者出现臂丛神经症状或上肢水肿,且临床无明显淋巴结肿大,推荐行增强MRI或PET-CT扫描,有助于鉴别复发和放射性纤维化。PET-CT可与CT同时进行,有助于评估复发患者复发的完整范围,尤其是当胸部CT表现可疑或不能确定性质时;有助于评估有无远处转移,以及鉴别治疗后的改变与复发。

三、治疗原则

无论乳房保留治疗后复发还是全乳切除术后复发,均需要多学科评估和治疗,以最大限度优化治疗原则,目的在于有效地控制局部疾病,尽可能地减少或延迟再次复发或远处转移的发生。

1.保乳术后同侧乳房复发

(1)单灶复发或可手术的复发,补救性全乳切除是最主要的局部治疗手段,可以获得60%~70%的5年局部控制率和约85%的总生存率。如果首次手术时未行腋淋巴结清扫,全乳切除术的同时可行Ⅰ、Ⅱ组腋淋巴结清扫。若以往曾经行腋淋巴结清扫,经临床或影像学检查发现淋巴结侵犯证据时可行腋窝手术探查或补充淋巴结清扫。

(2)若复发范围广泛或累及皮肤,甚至呈现炎性乳腺癌,需先行全身治疗,然后再考虑局部手术和(或)放疗。

(3)补救性全乳切除术后一般不考虑胸壁放疗,如果腋窝淋巴结有转移而既往未行区域淋巴结照射的患者需补充锁骨上、下淋巴结的照射。

2.全乳切除术后复发　与保乳术后孤立乳房内复发患者相比,全乳切除术后胸壁和区域淋巴结复发的患者预后较差。首发胸壁复发患者,后续锁骨上淋巴结复发率较高。首发区域淋巴结复发的患者,后续胸壁复发率也可高达30%。所以,在既往没有接受过术后放疗的患者,在首次复发行放疗时需包括易再次复发的高危区域。

(1)胸壁复发:胸壁结节可切除者,推荐局部广泛切除。但是,单纯手术切除的后续再次复发率可达60%~75%,放疗可以显著降低再次复发率,是局部区域性复发患者综合治疗的主要手段之一。

首次复发患者局部小野照射会带来高达50%以上的再次复发率,且小野照射后再次复发中有2/3位于原射野以外。所以,对于既往没有接受过术后放疗的患者其照射靶区需要覆盖患侧全胸壁,并需要对锁骨上、下淋巴引流区进行预防性照射。弥漫性复发患者需要先行全身治疗,根据局部病变的退缩情况并排除远处转移后再行胸壁和区域淋巴结的放疗。

对于以往曾经行术后放疗的患者,再次照射的价值尚未证实。若复发病变不能手术或切除不完全,在充分考虑术后放疗与复发的间隔时间、放疗后正常组织改变的程度、局部区域复发的风险,并且平衡了再照射的风险和益处之后,可针对复发病变局部再照射。

(2)孤立的腋淋巴结复发:手术切除为主要的治疗手段,若以往未行腋淋巴结清扫,则需要补充清扫。而腋淋巴结清扫后复发患者如可手术,则对复发灶行补充切除。在既往无术后放疗的患者补充腋淋巴结清扫后,需对锁骨上、下淋巴引流区和胸壁行预防性照射。对于复发病变无法完全切除的患者,照射范围还需包括腋窝。

(3)锁骨上淋巴结复发:如既往未行放疗,放疗靶区需包括锁骨上、下淋巴引流区和胸壁;如既往有乳房和胸壁照射史,可单独给予锁骨上、下淋巴引流区的放疗,照射野需与原照射野衔接。对既往无放疗史患者,可考虑行锁骨上淋巴结清扫术。

(4)内乳淋巴结复发:内乳淋巴结复发的治疗原则与锁骨上淋巴结复发相同,如既往无胸壁照射史,放疗范围除包括内乳区外,还需要包括患侧胸壁。但胸壁和其他区域淋巴结复发患者,在放疗靶区的选择上,原则上不需要对内乳区进行预防性照射。

四、放疗技术

与二维放疗相比,推荐在复发患者中尽可能采用基于CT定位的3D-CRT或IMRT计划,可以显著提高靶区覆盖程度,并合理评估正常组织照射体积和剂量。全胸壁和区域淋巴结照射剂量达到50Gy/25次,或相应的生物等效剂量后对复发灶加量至60Gy;对未切除的复发灶照射剂量需要达到60Gy以上,但必须控制正常组织损伤。加热配合局部放疗可以在一定程度上改善局部控制率。

五、全身治疗策略

下列情况需要考虑全身治疗：①孤立的局部区域复发在得到有效的局部治疗后，巩固化疗有可能改善无病生存期和总生存率，应考虑化疗，尤其是复发病灶对内分泌治疗不敏感或无效者；②激素受体阳性患者的内分泌治疗，具有可持续治疗和降低再次复发率的价值；③复发灶广泛乃至放疗难以覆盖完整的靶区；④同期放、化疗可以提高局部控制率；⑤HER-2 阳性患者可以联合靶向治疗。与其他复发转移患者的治疗原则一致，应密切跟踪治疗方案的疗效，并适时调整治疗方案。推荐局部-区域复发患者参加前瞻性临床研究。

第九节　全乳切除术后的辅助放疗

一、全乳切除术后放疗适应证

对于局部晚期乳腺癌，或原发肿瘤最大直径≥5cm，或肿瘤侵及乳腺皮肤、胸壁，或腋淋巴结转移≥4 枚，乳腺癌术后放疗(PMRT)不仅能降低 LRR，还能降低乳腺癌死亡风险。因此，通常认为该亚群患者全乳切除术后有明确的放疗指征。

二、全乳切除术后放疗临床研究进展与争议

PMRT 的争议人群主要包括：①T1~2、腋淋巴结 1~3 枚阳性者、改良根治术后；②临床Ⅰ~Ⅱ期患者接受了新辅助全身治疗后行改良根治术；③接受了乳房单纯切除术及 SLNB，并且病理检查提示 SLN1 枚阳性者。除此之外，由于年轻女性对全乳切除术后胸部外观的需求与日俱增，越来越多的女性选择乳房重建以重塑外观和增强信心，PMRT 与乳房重建问题也得到越来越多的关注。在靶区范围方面不断出现的关于内乳照射的证据也改变着放疗学者对内乳照射指征的认识。

1.全乳切除术后、T1~2、腋淋巴结 1~3 枚阳性(行 ALND)　支持改良根治术后 T1~2、腋淋巴结 1~3 阳性者辅助放疗的主要循证医学证据包括 British Columbia 研究，以及 Danish 82b 及 82c 研究。这些研究均包括了相当比例的 1~3 枚阳性者，并且一致证实，加用放疗能够降低 LRR 和改善总生存率。其中，British Columbia 研究包括了>55%的 1~3 枚阳性者。该研究发现，腋淋巴结 1~3 枚阳性者术后未放疗组和放疗组的 20 年总生存率为 50%和 57%(RR=0.76)。Danish 82b 及 82 研究则包括了>70%的 1~3 枚阳性者，研究发现，对腋淋巴结 1~3 枚阳性者，PMRT 可降低 LRR(从 27%降低为 4%)，提高 15 年总生存率(从 48%上升至 57%)。根据这 3 个随机研究的结果认为，对 T1~2、腋淋巴结 1~3枚阳性者在根治术后及辅助全身治疗后应做辅助放疗。但是，以上研究存在的不足也导致了当前关于腋淋巴结 1~3 枚阳性者 PMRT 的争议。

这些不足主要包括：腋清扫淋巴结中位数仅 7 枚，显示了部分患者 ALND 可能不充分，因此可能低估了腋窝肿瘤负荷，从而低估了 LRR 风险。后续报道的研究也证实，在补

充 ALND 后，多达 30%的患者从腋淋巴结 1～3 枚组跃变为≥4 枚组，即腋淋巴结分期因补充手术而改变。研究的对照组，即未做 PMRT 患者的 LRR 高达 27%。然而，20 世纪 90 年代以后发表的其他文献，包括北美、欧洲及亚洲的多个研究中报道的 LRR 明显较低，10 年 LRR 甚至<10%。并且随着治疗年代的延迟，LRR 还有降低趋势。研究中的辅助全身治疗方案，包括 CMF 和 TAM，仅代表了 20 世纪 60～80 年代的放疗水平，对局部控制的作用可能较小。

鉴于对该亚组患者是否需要辅助放疗存在争议，放疗学者一直在探讨争议的解决方案。首先，开展进一步的临床试验可能是最终解决之道。目前，有一个大规模的随机临床研究，即欧洲 SUPREMO 试验已经完成患者的入组，现处于随访阶段。Truong 等于 2005 年报道 542 例 T1～2N1 患者淋巴结转移比例（NR）的预后意义。10 年 LRR 在 NR≤25%组为 13.9%，>25%组为 36.7%（$P<0.0001$）；总生存率在 NR≤25%组为 62.6%，>25%组为 43.4%（$P<0.0001$）。Chen 等，对 1999 年 4 月至 2001 年 12 月的 1010 例患者多因素回归分析后认为。ER、脉管状态（LVI）、年龄及腋淋巴结转移个数是影响 LRR 的主要因素。多数淋巴结阳性≥4 枚者为高危组，需给予辅助放疗；淋巴结 1～3 枚阳性者，如不合并其他预后不良因素，可不给予辅助放疗；淋巴结 1～3 枚阳性者如果年轻、ER 阴性、LVI 阳性时属于高危患者，需给予辅助放疗。Kyndi 等报道了 Danish 82b 及 82c 研究中乳腺癌术后放疗疗效与 ER 及 HER-2 状态的关系。未放疗者的 15 年 LRR 在 ER 阳性/HER-2 阴性组为 32%，ER 阳性/HER-2 阳性组为 48%，ER 阴性/HER-2 阴性组（三阴性组）为 32%，ER 阴性/HER-2 阳性组为 33%；放疗组中 ER 阳性/HER-2 阴性或阳性组为 3%，三阴性组为 15%，ER 阳性或阴性/HER-2 阳性组为 21%。提示三阴性患者和 ER 阴性/HER-2 阳性者从术后放疗的获益较小。王淑莲等也报道了 ER 和 PR 及 HER-2 对改良根治术后腋淋巴结阳性乳腺癌放疗疗效的影响。共计 437 例患者分为 4 个亚组：ER 阴性/HER-2 阴性、ER 阴性/HER-2 阳性、ER 阳性/HER-2 阳性及 ER 阳性/HER-2 阴性。随访结果显示，上述亚组的 5 年 LRR 放疗获益分别为 20.2%、11.9%、37.3%和 12.2%。除 ER 阳性/HER-2 阴性亚组外，其他亚组的 5 年总生存率放疗获益分别为 48.7%、28.3%和 58.2%。

这些研究提示，基于患者特征、病理因素及生物学因素定义的不同亚组，其放疗获益不尽相同；并且，不同研究中达到统计学意义的临床因素并不一致。因此，需要进一步研究明确不同临床病理因素在预测复发风险和放疗获益中的价值。

2014 年，EBCTCG 所做的荟萃分析进一步探讨了 PMRT 在 T1～2、腋淋巴结 1～3 枚阳性患者中的作用。该分析包括了 1967—1986 年开展的 22 个研究，共 8 135 例患者，中位随访 9.4 年。分析时对腋清扫术进行了定义，即腋淋巴 Ⅰ、Ⅱ 群清扫，中位数 10 枚或至少 10 枚淋巴结，从而排除了那些因腋淋巴结清扫术不充分而低估复发风险的患者。

其中，腋淋巴结 1～3 枚阳性患者 1 314 例。分析结果显示，10 年 LRR 从未放疗组的 20.3%降低至放疗组的 3.8%，10 年总复发率从未放疗组的 45.7%降低至放疗组的34.2%，20 年乳腺癌病死率从未放疗组的 50.2%降低至放疗组的 42.3%。进一步分析显示，腋淋巴结 1 枚与 2～3 枚阳性患者的获益并无差异；排除了未接受辅助全身治疗的患者后，在局部复发率、总复发率和乳腺癌病死率方面仍有获益。换句话说,即使给予了辅助全身治疗,PMRT 仍然能够降低腋淋巴结 1~3 枚阳性者的复发和乳腺癌死亡风险。

然而,在过去的 30 年中,乳腺癌的诊断技术进步,乳房 X 线和 MRI 的应用发现了更多早期患者;腋清扫淋巴结的数目增加(≥10 枚),提示腋淋巴结清扫越彻底。3D-CRT 和 IMRT 计划与实施技术的应用减少了 PMRT 的并发症。辅助全身化疗方案已经处于紫杉和蒽环时代,辅助全身内分泌治疗已进入后芳香化酶抑制剂(AD)时代,包括卵巢功能抑制+AI,甚至延长内分泌治疗获得越来越广泛的应用;同时,以抗 HER-2 治疗为主的靶向治疗药物也呈现多元化,这些更有效全身治疗的进展进一步降低了复发的风险。相比之下,PMRT 带来的绝对获益可能有所减少。显然,2014 年 EBCTCG 荟萃分析并未从根本上解决腋淋巴结 1~3 枚阳性 PMRT 的争议,未反映乳腺癌诊疗的进展,因此不能代表当前乳腺癌的治疗实践。由此可见,将该 EBCTCG 荟萃分析结果简单外推到当前接受了标准腋淋巴结清扫术和现代辅助全身治疗的腋淋巴结 1~3 枚阳性人群并不合理。

在 SUPREMO 等随机研究结果尚未报道之前,将 T1~2、腋淋巴结 1~3 枚阳性患者提交多学科讨论是最为现实的应对策略,结合患者是否合并存在其他影响复发风险的因素(患者因素如年龄,病理因素如肿瘤大小、组织学分级、腋淋巴结转移比例、脉管状态等,生物学因素如受体状态,以及预测全身治疗疗效的因素),综合判断 LRR 的风险。在决策过程中,有必要考虑患者的想法,充分告知患者,让其有知情选择。在患者理解复发风险大小,以及放疗并发症大小的基础上决定是否给予 PMRT。

当前,对于 T1~2、腋淋巴结 1~3 枚阳性者 PMRT 的基本共识是,应针对所有患者讨论 PMRT 的指征,当同时包含至少下列一项因素的患者可能复发风险更高,PMRT 更有意义:年龄≤40 岁、腋淋巴结清扫数目<10 枚时转移比例>20%,激素受体阴性、HER-2/neu 过度表达等。

2.全乳切除术后、T1~2、SLN 1 枚阳性(未行 ALND)　对于术前评估临床分期为 T1-2、腋淋巴结阴性(cN0)的患者,乳房单纯切除的同时通常会做 SLNB,若结果提示 SLN 阴性,可考虑豁免 ALND;若 SLN 阳性,通常会考虑进一步采取 ALND 处理方案。然而,尤其是当腋窝仅有有限的肿瘤负荷时,ALND 的必要性面临着越来越多的争议。乳房单纯切除+SLNB 术后 SLN 阳性,不再做 ALND 这样的实践,很大程度上是从早期乳腺癌 BCS+SLNB 术后区域管理的相关随机临床研究,包括 ACOSOG Z0011,IBCSG 23-01 及 AMAROS 等外推而来。支持者认为,接受了全乳切除术的患者,只要其 SLNB 术后发现与符合随机研究入组条件患者的结果相似,就可以豁免进一步的 ALND,尤其是做了 PMRT 的患者。然而,这些研究中仅入组了少数接受全乳切除术的患者。例如,在 IBCSG 23-01 研究中,仅有 9%(n=84)的患者接受了全乳切除术,其中既未做 ALND 又未做 PMRT 的患者 42 例,在随访中未发现区域复发。再如 AMAROS 研究,接受全乳切除者占入组患者的 18%,其中 ALND 组和 AxRT 组分别有 127 例和 121 例接受了胸壁照射,但研究结果中并未单独报道这些患者是否出现区域复发。因此,对于接受了乳房单纯切除+SLNB,术后病理检查提示 T1~2、SLN 1 枚阳性者是否需要给予 PMRT 缺乏充分的直接证据。

由于手术范围较小、未清扫的腋淋巴结中很可能还有非 SLN 残留,与接受了 ALND

术后1枚淋巴结阳性的情况相比,单纯SLNB后淋巴结1枚阳性的临床意义可能并不相同。因此,那些支持全乳切除术+ALND术后T1~2、腋淋巴结1~3阳性PMRT的证据也并不完全适用于这些单纯SLNB术后仅有有限腋窝肿瘤负荷的患者。

总之,在缺乏循证医学证据的情况下,将做了乳房单纯切除+SLNB,并且SLN只有有限个数阳性的患者提交多学科讨论是负责任且现实的做法。当选择豁免ALND时,若有足够的证据确认PMRT有价值,并且潜在的放疗并发症也在合理的可接受范围内,应给予PMRT;反之,当缺乏给予PMRT的足够证据时,应选择进一步ALND。

3.新辅助治疗前临床分期Ⅰ~Ⅱ期,改良根治术后 最初新辅助化疗的应用主要限于不可切除的局部晚期乳腺癌患者,化疗后病变缓解从而使全乳切除术得以进行,这些患者因复发风险高,通常都需要术后辅助放疗。然而,可切除早期乳腺癌患者新辅助全身治疗后是否有辅助放疗的必要正日益成为一个重要问题。遗憾的是,目前有关这部分患者局部-区域复发风险,以及危险因素的研究很少。潜在的危险因素对接受了新辅助全身治疗后手术的患者和辅助全身治疗前手术的患者局部区域复发的影响可能并不相同。

在Mamounas对NSABP B-18和B-27两个关于新辅助化疗的试验进行的联合分析中,包括临床分期为T1~3N0~1M0、新辅助化疗后接受了全乳切除术但未行辅助放疗的患者共1 071例,全乳切除术后10年LRR为12.3%(LR占8.9%,RR占3.4%)。多因素分析结果显示,全乳切除术后LRR的独立预测因素包括新辅助化疗前乳房肿瘤大小(>5对比≤5cm)、临床腋淋巴结状态(cN+对比cN-)、病理淋巴结状态及乳房肿瘤反应(ypN-/乳房肿瘤未达pCR对比ypN-/乳房肿瘤达pCR;ypN+对比ypN-/乳房肿瘤达pCR)。依据这些独立预测因素,可评估临床分期为T1~3N0~1M0的可手术乳腺癌患者新辅助化疗后全乳切除术后的LRR风险,并有助于术后放疗的决策。新辅助化疗前临床评估腋淋巴结阳性(即cN+),新辅助化后腋窝未达到ypN-者10年LRR风险高达20%,应常规给予术后辅助放疗。相比之下,新辅助化疗前临床评估腋淋巴结阴性(即cN-),新辅助化后腋淋巴结仍然阴性(即ypN-)者10年LRR风险较低,全乳切除术后不给予辅助放疗可能是合理的。然而,新辅助化疗前临床评估腋淋巴结阳性(即cN+),但新辅助化后腋窝达到ypN-者10年LRR风险中等,全乳切除术后是否考虑辅助放疗目前存在争议。2013年启动的NSABP B51/RTOG 1304研究,试图评估RNI是否改善新辅助化疗后腋淋巴结达到pN0患者的无病生存率。该研究的结果将有助于明确新辅助化疗前分期为cT1~3N1M0、化疗后达pN0患者的LRR风险和全乳切除术后辅助放疗的价值。

4.全乳切除术后放疗与重建手术 原则上无论手术方式,乳房重建患者的术后放疗指征都需遵循同期别的全乳切除术后。无论是自体组织或假体重建术,都不是放疗的禁忌证。全乳切除术+重建术后放疗中需要注意的关键问题在于重建乳房与放疗的相互影响。

总体而言,放疗对乳房重建产生一定的负面影响。但是,并发症的发生率和对美容效果的影响与重建及放疗间隔时间、重建方法有关。

运用组织扩张器/植入物行即期乳房重建,且需要术后放疗的,放疗可在重建过程的不同阶段进行。放疗可以在更换为永久性假体前开始,组织扩张器的容量可以调节,方便放疗计划及实施,放疗结束半年后进行假体置换。更为常用的方法是在化疗期间快速扩张,在放疗开始前更换为永久性假体,这种方法可以稍稍延迟放疗的开始时间。Sloan-Kettering 纪念癌症中心的一项回顾性研究发现,化疗结束至放疗开始间隔平均为 8 周,不会影响 5 年局部控制率和总生存率。

此前曾经接受胸壁放疗的患者(延期重建或 BCS 后补救性全乳切除)进行组织扩张器或植入物重建时,并发症较多。美容效果较差。在一项回顾性研究中,补救性全乳切除术后 20%的患者放置扩张器重建有困难,导致最终重建乳房的突起不足。扩张的过程给患者带来更明显的疼痛,而且无法过度扩张;重建的乳房触感更硬,不规则感更明显,相比未放疗者需要对包囊挛缩实施多次的包囊切除术,患者对美观的满意度较低。最近一项回顾性分析显示,在植入物重建完成前接受过放疗的患者,相比未放疗者,出现更多的并发症,需要取出或更换植入物(18.5% vs. 4.2%),总的并发症也更多(40.7% vs. 16.7%)。

在需要放疗的情况下,自体组织重建较植入物重建可明显改善美容效果,减少并发症。自体组织重建可在曾接受过放疗的患者或在放疗开始前进行。保乳术后实施补救性全乳切除的患者,采用自体组织重建乳房后美容效果较满意,并发症少。已经接受过放疗的患者,游离 TRAM 皮瓣比带蒂 TRAM 皮瓣重建,脂肪坏死发生率较低,美容效果更好。但是,放疗对自体组织重建的不良影响包括纤维化、形状改变和体积缩小。重建乳房的形状和体积改变有时会非常显著,造成双侧的不对称,还需另行组织转移修复畸形。预测哪个患者可能发生放疗后重建乳房并发症往往是很困难的。

无论是自体组织重建还是假体植入重建,均可认为其电子密度与水等效,因此从射线与物质的作用原理上来讲,重建材料不影响放疗。然而,重建的术式和技巧的确会影响放疗计划的设计和实施。Motwani 通过剂量学研究定量分析了即期乳房重建对术后放疗计划的影响,在 112 例重建术后放疗计划中,有 52%的计划因重建乳房"受损",而同期别全乳切除术后未重建的对照组中只有 7%的计划"受损"($P<0.0001$)。计划"受损"主要体现为胸壁及内乳区剂量覆盖差,肺的体积剂量和心脏保护未达预期;"受损"的计划更多见于病变位于左侧的病例。此外,植入假体的位置过于偏向内侧会影响计划时照射角度的选择,可能造成对侧乳腺照射剂量过高。

5.内乳区照射　尽管内乳淋巴结复发的比例相对较低,但是支持内乳照射的证据似乎在增加。支持全乳切除术后辅助放疗的 2014 年 EBCTCG 荟萃分析中共纳入了 22 个研究,其中有 20 个研究的照射野包括了内乳区。更为引人注目的是,EORTC 22922 等 4 个符合现代放疗规范的研究结果的发表。其中,EORTC 22922、加拿大 NCIC MA20,以及法国研究均为随机研究,入组患者的腋淋巴结既有阳性者,也有阴性者。EORTC 22922 和 MA20 主要评估了 BCS 后 WBI 加或不加包含内乳区在内的 RNI(两个研究),以及全乳切除术后是否给予胸壁加包含内乳区在内的 RNI(仅 EORTC 22922 研究)对生存的影响;法国研究则评估了胸壁,锁骨上、下区照射基础上加或不加内乳区照射对生存的影响。丹麦研究是一个回顾性研究,入组患者的腋淋巴结均阳性,研究方法是将左侧乳腺癌患者作为对照,仅照射左侧胸壁和锁骨上、下区,不照射内乳区;右侧乳腺癌患者作为研究组,除胸壁和锁骨上、下区外,加照内乳区。这些研究结果均显示,由于内乳区或包括内乳区在内的区域照射，DFS、DDFS、乳腺癌专项病死率和总生存率方面都有 1%～5%的获益。其中，有些研究终点的组间差异达到了统计学意义（比如 EORTC 和丹麦研究中的总生存率），因而成为支持内乳区照射的重要循证医学证据。

然而，这些研究在设计和结果细节方面存在较大的差异，对研究的解读也因此变得复杂。例如，法国研究只包括接受全乳切除术的患者；MA20 研究只包括接受 BCS 的患者；EORTC 22922 研究人群以 BCS 后患者为主，但有 24%的患者接受了全乳切除术。3 个随机研究都入组了腋淋巴结阴性者，但每个研究中淋巴结阴性者所占比例不同。法国、加拿大和 EORTC 研究中淋巴结阴性患者分别占 15%、10%和 44%。任何淋巴结阴性患者，只要原发灶位于中央区或内侧，都符合法国和 EORTC 研究的入组条件。可是，只有合并高危特征的淋巴结阴性患者才符合加拿大研究的入组条件（淋巴结 2～5cm，腋淋巴结清扫数目≤10 枚，ER 阴性，Ⅲ级，或 LVI 阳性）。在 EORTC 研究中，接受了全乳切除术的患者随机化决定是否 RNI；胸壁是否照射则由治疗医师决定。此外，这些研究在照射野设计和技术方面存在明显的差异。例如，法国研究中的内乳照射野包括了第 1～5 肋间的内乳淋巴结，加拿大研究只包括了第 1～3 肋间，EORTC 研究一般包括第 1～3 肋间，原发灶位于内下象限者则包括第 1～5 肋间。法国研究中所有患者都接受锁骨上、下区照射，随机化决定是否照射内乳区。然而，MA20 和 EORTC 研究则是随机化决定是否做同时包含内乳区和锁骨上、下区的照射。因此，锁骨上、下区照射与内乳区照射的效应是无法分开评估的。

根据 EBCTCG 荟萃分析及加拿大和 EORTC 研究，当考虑全乳切除术后辅助放疗时，似乎应该同时包括内乳区和锁骨上、下区。不过，某些患者广泛区域照射的获益可能有限，并且照射范围越广泛，放疗引起的不良反应也会越多，尤其是心、肺损伤。即便是改进放疗的技术，不良反应仍不可能避免。因此，需要进一步研究明确哪些患者内乳区照射，或内乳区加锁骨上、下区照射的获益有限，从而避免不必要的区域照射。

三、照射靶区

由于胸壁和锁骨上、下区是最常见的复发部位，占所有复发部位的 80%左右，所以该两区域是术后放疗的主要靶区。但是，T3N0 患者可以考虑单纯胸壁照射。

尽管内乳区照射的证据在增加，从放疗获益和毒性两方面考虑，放疗实践中仍需谨慎选择内乳区照射指征。对于治疗前影像学诊断内乳淋巴结转移可能性较大或经术中活检病理诊断证实为内乳淋巴结转移的患者，需考虑内乳区照射。原发肿瘤位于内侧象限同时腋淋巴结有转移的患者，或其他内乳淋巴结转移概率较高的患者，在三维治疗计划系统上评估心脏剂量的安全性后可谨慎考虑内乳区照射。原则上 HER-2 过表达的患者为避免抗 HER-2 治疗和内乳区照射心脏毒性的叠加，决定内乳区照射时应慎重。

淋巴结清扫后的腋窝复发罕见，并且腋窝照射会增加并发症特别是上肢淋巴水肿发生率，因此 ALND 后的患者通常不照射全腋窝。但是，有些情况下还是需要考虑腋窝照射的，如腋窝淋巴结未清扫，包括仅做 SLNB，病理证实有限个数的淋巴结转移。或做了 ALND，但腋淋巴结广泛受累或侵犯包膜外时。

四、全乳切除术后放疗体位与固定

全乳切除术后放疗的体位要求与保乳术后基本相似,患者一般取仰卧位,患侧或双侧上臂外展>90°。相比之下,采用乳房托架固定更为理想。一方面可以调节托架角度使胸骨保持水平,便于设野;另一方面,可以兼顾淋巴引流区的照射,通过调整头枕的位置,使患者体位舒适,并且重复性好。

五、照射技术和照射剂量

所有术后放疗靶区原则上给予50Gy/25次/5周的剂量,对于影像学(包括功能性影像)上高度怀疑有残留或复发病灶的区域可局部加量至60Gy或以上。

1.常规照射技术

(1)锁骨上、下野:上界为环甲膜水平,下界位于锁骨头下0.5~1cm,与胸壁野上界相接,内界为胸骨切迹中点沿胸锁乳突肌内缘向上,外界与肱骨头相接,照射野需包括完整的锁骨。可采用X线和电子线混合照射以减少肺尖的照射剂量。治疗时为头部偏向健则以减少喉照射,机架角向健侧偏斜10°~15°以保护气管、食管和脊髓。内上射野必要时沿胸锁乳突肌走向作铅挡保护喉和脊髓。

(2)胸壁切线野:上界与锁骨上野衔接,如单纯胸壁照射上界可达锁骨头下缘,下界为对侧乳腺皮肤皱褶下1cm。内界一般过体中线,外界为腋中线或腋后线,参照对侧腺体附着位置。同保乳术后的全乳照射,各边界也需要根据原发肿瘤的部位进行微调,保证原肿瘤部位处于剂量充分的区域,同时需要包括手术瘢痕。

胸壁照射如果采用电子线照射,各设野边界可参照切线野。无论采用X线或电子线照射,都需要给予胸壁组织等效填充物以提高皮肤剂量至足量。

(3)腋窝照射

1)锁骨上和腋窝联合野:照射范围包括锁骨上、下野和腋窝,与胸壁野衔接。腋锁骨联合野的上界和内界都同锁骨上野,下界在第2肋间,外界包括肱骨颈,需保证射野的外下角开放。采用6MV X线,锁骨上、下区深度以皮下3~4cm计算。达到锁骨上区肿瘤量50Gy(5周,25次)的剂量后,腋窝深度根据实际测量结果计算,欠缺的剂量采用腋后野补量至DT 50Gy,同时锁骨上区缩野至常规锁骨上野范围,采用电子线追加剂量至50Gy。

2)腋后野:作为腋锁骨联合野的补充,采用6MV X线,上界平锁骨下缘,内界位于肋缘内1.5cm,下界同腋锁骨联合野的下界,外界与前野肱骨头铅挡相接,一般包括约1cm肱骨头。光栏转动使射野各界符合条件。

(4)内乳野:常规定位的内乳野需要包括第1~3肋间,上界与锁骨上野衔接,内界过体中线0.5~1cm,宽度一般为5cm。原则上2/3及以上剂量需采用电子线,以减少心脏的照射剂量。

2.三维适形与调强放疗技术　与二维放疗相比,基于CT定位的三维放疗计划可以显著提高靶区剂量均匀性和减少正常组织不必要的照射,提高照射野衔接处剂量的合理性,所以即使采用常规定位,也建议在三维TPS上进行剂量参考点的优化、楔形滤片角度的选择和正常组织体积剂量的评估等,以更好地达到靶区剂量的完整覆盖和放射损伤的降低。胸壁和区域靶区勾画可以参照RTOG标准或其他勾画指南，乳房重建后放疗的技术可以参照保乳术后的全乳放疗。由于重建的乳房后期美容效果在很大程度上取决于照射剂量，而重建后放疗的患者一般都有RNI指征，所以尽可能提高靶区剂量均匀性，避免照射野衔接处的热点，是减少后期并发症的关键。在此前提下，建议采用3D-CRT技术，尽可能将淋巴引流区的照射整合到三维放疗计划中。

IMRT计划在全乳切除术后放疗中的应用尚有一定争议，例如，全乳切除术后的胸壁通常很薄，导致切线方向的靶区厚度很小，剂量散射不充分，计划设计的剂量分布与实际实施的剂量分布之间的一致性难以保证。

根据笔者的临床工作经验，以下情况可以考虑施行IMRT计划：①有内乳区照射指征者，将内乳区与胸壁和其他淋巴引流区勾画成一个整体靶区。针对整体靶区设计IMRT计划，与常规技术相比，可以消除内乳野与胸壁内切野的重叠造成的高剂量区，显著改善靶区剂量均匀性，从而减少重叠区域的皮肤不良反应；②锁骨上、下区已有淋巴结转移，IMRT计划可以达到更好的剂量覆盖，并避免常规技术存在的锁骨上、下区与胸壁切线区接野造成的锁骨下剂量欠缺；③乳房单纯切除+SLNB术后，病理证实SLN有限个数的转移、未进一步ALND者，若有放疗指征，IMRT计划可以更好地覆盖腋窝；④特殊胸壁结构，如胸廓畸形、胸廓过于膨隆，若常规技术的靶区剂量覆盖不佳或有明显缺损时，或心脏过于贴近胸壁，或胸壁瘢痕过长，常规技术往往会造成心肺剂量过高；⑤即期重建术后，如果采用IMRT计划，一定要严格控制照射野的角度，避免对侧乳腺和其他不必要的正常组织照射。

第十节　乳腺癌放疗并发症

乳腺癌放疗常见并发症包括放射性皮肤损伤、乳房纤维化、肺损伤、心脏损伤、上肢淋巴水肿、臂丛神经损伤以及肋骨骨折。

一、皮肤损伤

在乳腺癌放疗中，皮肤损伤的发生率最高，分急性和晚期两类。

1.急性皮肤损伤　主要表现为皮肤红斑和湿性脱皮，发生率为10%~60%。其影响因素包括手术方式和照射技术、体重指数等。接受全乳切除术后放疗者，胸壁皮肤作为靶区的一部分受到处方剂量的照射，为保证皮肤剂量充分，常常加填充物，因此皮肤红斑和湿性脱皮的发生率较高。湿性脱皮常常发生于腋窝皱褶处，常规技术放疗时胸壁切线野与锁骨上、下野交接处，或胸壁内切野与内乳野重叠处也常发生湿性脱皮。接受保乳术后放疗者，由于瘢痕和皮肤复发罕见，同侧乳房皮肤常作为正常组织加以保护，因此皮肤损伤往往程度较轻，多表现为轻度红斑，少许发生中度红斑或湿性脱皮。脱皮的部位多数位于乳房下皱褶、乳头周围或腋窝前皱褶。与常规技术相比，IMRT可以降低急性皮肤损伤的发生率。此外，体重指数也是影响急性皮肤损伤发生率的重要因素，高体重指数者更容易发生红斑和湿性脱皮。

2.晚期皮肤损伤　主要表现为皮肤、皮下组织纤维化和毛细血管扩张。通常发生于放疗后4~12个月。其影响因素主要包括放疗技术与剂量、遗传因素、结缔组织疾病、同步全身治疗及糖尿病等。例如,常见于全乳切除术后采用常规技术放疗者,以照射野衔接处或重叠处存在高剂量的区域更为明显;术后放疗同步应用TAM也可能增加皮下组织纤维化的发生率。

二、乳房纤维化

乳房纤维化表现为全乳腺或乳腺局部质地变硬。同皮下组织纤维化相似,其影响因素主要包括放疗技术与剂量、遗传因素、结缔组织疾病、同步全身治疗,以及糖尿病等。与常规技术相比,IMRT通过改善靶区剂量分布的均匀性可降低乳房纤维化的发生率,并减轻其程度。当总剂量>60Gy时,纤维化的发生率更高。如EORTC 22881-10882研究显示,全乳腺照射50Gy后,瘤床加量10~16Gy,在增加局部控制的同时,也增加了乳房纤维化的发生率。剂量分割也可能影响乳房纤维化的发生。如在OCOG-RAPID研究中,APBI组采用3D-CRT技术,剂量分割为3.85Gy/次,每天2次,总剂量为38.5Gy/10次。3年随访结果显示,3D-CRT实施的APBI组乳房纤维化发生率显著高于常规分割对照组。

三、肺损伤

早期肺损伤表现为症状性放射性肺炎(RP),发生率为1%~6%。其影响因素包括照射体积、总剂量、分次剂量和化放疗时序安排。RP的发生率在单纯切线照射野治疗患者中为0.5%~1.5%,在同时接受锁骨上、下区或锁骨上、下区及内乳区放疗的患者中则为3%~5%。据EORTC 22922研究报道,单纯胸壁或WBI后RP发生率为1.3%,加包括内乳区在内的区域照射后,RP发生率为4.3%,差异有统计学意义($P<0.0001$)。接受序贯化放疗者RP发生率为1.3%,接受同步放化疗者则为8.8%。晚期肺损伤表现为肺纤维化,CT扫描以照射野范围内的斑片状致密影为主要特征,发生率高达50%~90%不等。

四、心脏损伤

乳腺癌放疗的心脏不良反应包括冠状动脉、心肌、心包、瓣膜,或传导系统受损伤的表现,具体表现取决于受照射的部位及剂量,因此与采用的放疗技术关系密切。以往用于照射胸壁、乳腺或内乳区“老的"放疗技术往往使心脏受到高剂量的照射;而现代放疗技术使心脏受到的剂量明显减少,从而可能减少心脏损伤。然而,尚不清楚是否有不增加心脏损伤风险的安全剂量。最近的一个病例对照研究显示,即使受到较低剂量(约2Gy)照射后,心脏损伤的风险也会增加;在照射后相当长的随访时间内都可以观察到损伤的具体表现;而且,已有的心脏危险因素如缺血性心脏病史、其他循环系统疾病、糖尿病等会显著增加基线风险,以及放疗对发生风险的影响。据估计,心脏受到的平均剂量为4.9Gy,左侧乳腺癌高于右侧(6.6Gy vs. 2.9Gy),随心脏平均剂量递增,冠状动脉事件的发生风险逐渐增加,平均剂量每增加1Gy,冠状动脉事件的风险增加7.4%。因此,通过技术手段降低心脏或其亚结构的剂量是预防放射性心脏损伤的关键。

五、上肢淋巴水肿

上肢淋巴水肿的发生率在不同临床报道中差异很大,与其诊断标准和手术范围有关。上肢淋巴水肿的发生主要与ALND或AxRT有关,在接受完整ALND后再行AxRT的患者中,上肢淋巴水肿比例可高达79%,所以ALND后应该尽量避免AxRT。随着腋窝SLNB的应用日益广泛,在SLN有限个数转移的情况下,外科医生可能选择放弃ALND,那么AxRT的应用可能会相应增加。据AMAROS研究报道,SLN 1枚转移时,若进一步做ALND,上肢淋巴水肿发生率为28%;若用AxRT代替ALND,上肢淋巴水肿的发生率则为14%。

六、臂丛神经损伤

臂丛神经走向基本沿腋静脉上缘,与锁骨上与腋窝淋巴引流区紧邻。当锁骨上野和腋锁骨联合野及腋后野照射时,臂丛神经均受到不同程度的剂量,其损伤发生率为0.5%~5%。临床表现为同侧上臂和肩部疼痛、麻木和麻刺感,以及上肢无力,可在放疗结束后数月至数年才出现。臂丛神经损伤发生率与锁骨上和腋窝淋巴结照射剂量有关,<50Gy和≥50Gy者发生比例分别为1%和5.6%;接受化疗者与单纯放疗者分别为0.6%和4.5%,剂量超过50Gy并接受化疗者发生率达7.9%。

第十一节　乳腺癌的化疗

一、乳腺癌化疗发展简史

1.化疗药物发展简史　乳腺癌的化疗始于20世纪60年代末。在20世纪70年代以前,可供选择的化疗药物较少,常用的有环磷酰胺(cyclophosphamide,CTX)、甲氨蝶呤(methotrexate,MTX)、氟尿嘧定(fluorouracil,5-FU)等细胞毒药物,其有效率和疾病控制时间与现在方案有着很大差距。70年代初开始前瞻性对照临床研究,证实了联合化疗CMF方案(环磷酰胺、甲氨蝶呤、氟尿嘧啶)较之单药方案,其客观疗效和毒性方面没有明显的突破。因此,晚期乳腺癌治疗效果的提升,有待于新型抗肿瘤药物,特别是靶向抗肿瘤药物的进一步研发。但不可否认,目前化疗药物仍然是治疗晚期乳腺癌的重要手段。

2.联合化疗与单药化疗的对照　ECOG 1193研究结果十分清楚地显示,与单药序贯化疗对比,在生存时间上联合化疗并没有显著的改善,单药序贯组耐受性更好,应该更适合于姑息性治疗。但是,联合化疗可提高有效率和PFS,仍然适合部分病情需要快速控制的患者。由于联合化疗能够获得更高的客观疗效,对于肿瘤负荷大、肿瘤进展快、需要缩小肿瘤和减轻症状的患者,仍然值得考虑使用。但是联合化疗的不良反应常常更为多见,也更为严重,在选择联合化疗时应该注意权衡利弊,避免过度追求疗效而给患者带来化疗不良反应。

2007年,欧洲首次对转移性乳腺癌化疗方案的制定给出了推荐意见:针对晚期乳腺癌联合化疗和单药序贯化疗选择的问题,认为多数患者适合单药序贯化疗。鉴于联合化疗的毒性和晚期乳腺癌的不可治愈性,临床医生选择联合化疗还是单药化疗,通常应根据肿瘤情况、患者体能和意愿选择方案。

推荐的首选化疗方案包括单药序贯化疗或联合化疗。与单药化疗相比,联合化疗通常有更好的客观缓解率和疾病进展时间,但联合化疗的毒性较大,且生存获益有限。此外,序贯使用单药能降低患者需要减小剂量的可能性。需要使肿瘤迅速缩小或症状迅速缓解的患者可选择联合化疗,优先考虑耐受性和生活质量的患者可选择单药序贯化疗。

二、常用化疗药物

1.蒽环类　蒽环类是从波赛链霉菌变种中分离出来的一种抗生素类药物,具有广谱抗肿瘤作用。在20世纪60年代末研发成功,大量的临床研究证实了其在许多恶性肿瘤中的疗效。对于乳腺癌,蒽环类药物已经成为临床上最广谱的抗肿瘤药物之一,也是单药疗效最好的细胞毒药物之一。

(1)蒽环类药物的疗效

1)多柔比星:在20世纪70年代中期进入临床应用,对于化疗后进展的乳腺癌,单药多柔比星和表柔比星是当时有效率最高的化疗药物,疗效与CMF和CMFVP这两个联合方案相当。1987年CALGB临床试验显示,与CMF方案比较,2个含有蒽环类CAF方案和CAFVP方案的有效率更高,生存时间也都优于CMF组,但CAFVP组的毒性更大。CAF方案因此而成为继CMF方案之后疗效最好的联合化疗方案。

2)表柔比星:是多柔比星的同分异构体,心脏毒性比多柔比星更低。

3)吡柔比星:显示了很强的抗肿瘤活性和广泛的抗癌谱,能迅速进入癌细胞,通过直接抑制核酸合成,在细胞分裂的G2期阻断细胞周期,从而杀灭癌细胞。在鼠类白血病L5178y细胞中的吸收速度比表柔比星快170倍。

4)多柔比星脂质体:既能加强药物的抗癌作用,又能减少其毒性作用和不良反应,心脏毒性及脱发发生率低,但手足综合征较明显。

(2)蒽环类药物的不良反应:蒽环类药物除骨髓抑制、呕吐、脱发等不良反应外,最显著的不良反应为心脏毒性,包括各种心律失常和充血性心力衰竭。充血性心力衰竭常常难以救治,因而具有重要临床意义。推荐最大累积剂量多柔比星为550mg/m^2(放疗或合并用药,350~400mg/m^2)。表柔比星为900~1 000mg/m^2(用过多柔比星,<800mg/m^2)。在使用蒽环类时,应注意监测和预防心脏毒性,如检测心电图、肌钙蛋白和超声心动图等。左心室射血分数(LVEF)至少每3个月检测1次。如果患者使用蒽环类药物期间发生有临床症状的心脏毒性,或虽无症状但LVEF<45%或较基线下降>15%,需先停药,充分评估患者的心脏功能,后续治疗应该慎重。注意计算蒽环类的累积剂量,选择心脏毒性轻的联合化疗方案,对已有潜在心脏功能损害的患者要审慎使用。可以对症处理,如应用血管紧张素转化酶抑制剂、血管紧张素受体拮抗剂、β受体阻滞剂及心脏保护剂如右丙亚胺等。尽管早期有临床试验提示,同时使用右丙亚胺和蒽环类药物可能会降低化疗的客观有效率,但是Meta分析显示右内亚胺会引起明显的粒细胞减少,并未降低化疗的疗效,且可降低约70%的心力衰竭发生率。

2.紫杉类　紫杉醇自20世纪70年代研发和进入临床研究,20世纪90年代紫杉类的乳腺癌临床研究开始快速发展,大量临床研究证实了紫杉类单药和联合方案对难治性和一线转移性乳腺癌的作用。紫杉类已经在临床应用多年,是转移性乳腺癌单药最有效的药物之一和主要联合化疗方案的药物。

(1)紫杉醇:于1971年分离提纯,是一种独特的二萜类植物产品,从太平洋紫杉的树枝和树皮中提取。20世纪80年代开始人体临床试验。紫杉醇体外抗肿瘤机制是促进微管聚合。抑制微管解聚,从而抑制肿瘤细胞的分裂,导致肿瘤细胞死亡。对G2和M期细胞敏感。使用紫杉醇之前30分钟常规预防过敏反应,常用的抗过敏药有地塞米松(20mg口服,紫杉醇使用前12、6小时),苯海拉明(50mg静脉推注,紫杉醇使用前30分钟)和西咪替丁(300mg静脉推注,紫杉醇使用前30分钟)。主要不良反应包括过敏反应、骨髓抑制、神经毒性等。

(2)多西他赛:是欧洲紫杉树树枝提取物的半合成药物,化学结构与紫杉醇相似,也是微管抑制剂,可阻止细胞的有丝分裂。但是多西他赛在细胞内浓度里高,停留时间更长。体外抗瘤活性更强。多西他赛单药(100mg/m^2,3周方案)治疗乳腺癌有效率为55.3%~67.7%,中位有效时间8.3个月,中位生存时间16.4个月。与当时的标准治疗多柔比星和MF等方案疗效相当。多西他赛的不良反应与紫杉醇常见的过敏反应和神经毒性不同,常表现出独有的液体潴留和疲乏,液体潴留通过3~5天地塞米松处理可以减少。多西他赛单药或者联合方案的骨髓抑制发生率较高,骨髓抑制是剂量限制性毒性。

(3)白蛋白结合型紫杉醇:是130mm紫杉醇微粒由白蛋白包被的新型紫杉醇剂型,可以避免羟乙基蓖麻油所引起的不良反应。白蛋白与细胞表面的白蛋白受体结合,可能作为载体进行药物转运。Ⅰ期临床试验发现,3周方案的最大耐受剂量为300mg/m^2。每周方案(连续3周,4周重复)的最大耐受剂量为100~150mg/m^2,不需要预防性抗过敏,输注时间缩短至30分钟。主要毒性是外周性感觉神经异常、口腔溃疡、视物模糊和浅表性角膜炎。

3.其他化疗药物

(1)卡培他滨:卡培他滨是口服氟尿嘧啶类药物,在体内经过三重酶活化,生成氟尿嘧啶面起抗肿瘤作用。其中胸苷磷酸化酶在肿瘤组织的浓度高于正常组织,能使肿瘤组织中氟尿嘧啶浓度高于正常组织,使卡培他滨具有更好的疗效和更低的毒性。卡培他滨是一个广谱抗肿瘤药物。在临床上已经证实对乳腺癌、胃肠道肿瘤、头颈肿瘤均有明显的疗效,1998年批准用于蒽环类和紫杉类治疗失败的晚期乳腺癌。不良反应有骨髓毒性、轻度脱发、腹泻、口腔溃疡以及手足综合征,通常不会危及生命。有两项Ⅱ期研究显示,卡培他滨对紫杉类治疗后进展的转移性乳腺癌仍然有效,而且耐受性较好。卡培他滨是口服药物,方便门诊使用。

(2)吉西他滨:吉西他宾属于核苷类似物,是细胞周期性药物,主要作用于细胞的DNA合成期,阻止细胞从G1期进入S期。是广谱抗肿瘤药物,对多种肿瘤有效,已经批准的适应证包括非小细胞肺癌、胰腺癌、胃癌、膀胱癌等。多项Ⅱ期临床研究显示,吉西他滨单药对于复发转移性乳腺癌(包括一线以及多线治疗)有不同程度的疗效,客观缓解率为25%~46%。主要不良反应为骨髓抑制、脱发和较轻的消化道反应。

(3)长春瑞滨:长春瑞滨属于抗微管类药物,通过抑制细胞内微管聚合,干扰细胞中期的有丝分裂而起抗肿瘤作用。长春瑞滨是广谱抗肿瘤药物,适应证包括非小细胞肺癌、乳腺应等。对乳腺癌一线单药的疗效为40%~50%,中位治疗失败时间和有效时间与蒽环类、紫杉类近似。主要剂量限制性毒性为骨髓抑制、周围神经毒性、肌痛。值得注意的是,临床肿瘤中心没有静脉输液装置时,其静脉炎的发生率高达66%。其他常见毒性为周围神经感觉异常。口服长春瑞滨研发于1987年,对于复发转移性乳腺癌需要反复进行化疗的患者,口服药能够减少注射药物带来的静脉炎,最大耐受剂量为每周100mg/m^2。与静脉给药不同,主要剂量限制性毒性为中性粒细胞减少、便秘及明显的消化道反应。

4.新型细胞毒药物

(1)伊沙匹隆:伊沙匹隆是一种半合成的埃博霉素-B类似物,具有与紫杉类相似的抗微管作用。临床前研究证实,其对耐紫杉类的细胞株仍有抑制作用。2007年12月,FDA批准伊沙匹隆用于治疗蒽环类、紫杉类和卡培他滨治疗后进展的局部晚期和转移性乳腺癌。神经毒性是伊沙匹隆的主要毒性作用,停止用药后毒性可转为1级或消失。

(2)艾日布林:艾日布林是软海绵素的结构衍生物,属于新型微管类细胞毒药物。与其他抗微管类细胞毒药物作用点不同,通过影响微管聚合并干扰细胞微管功能,在各种实体瘤中显示一定疗效。2010年11月,美国FDA批准艾日布林适应证为在蒽环类和紫杉治疗失败并且2个化疗方案进展后的晚期乳腺癌。常见的3级治疗相关不良反应有粒细胞缺乏伴发热、疲劳,脱发、恶心和神经毒性。艾日布林对晚期乳腺癌改善生存的结果十分令人鼓舞,是唯一在重度复治乳腺癌患者中获得生存改善的细胞毒药物。

(3)优替德隆:优替德隆(UTD1)是一种基因工程埃博霉素类似物。也是一类新型的非紫杉类抗微管聚合的抗肿瘤药物。在Ⅰ期和Ⅱ期临床研究中显示了对乳腺癌的治疗潜力,是中国第一个具有确定Ⅰ类Ⅴ期乳腺癌患者三线用药。Ⅲ期临床研究结果曾于2017年2月10日在线发表于国际著名肿瘤学期刊Lancet Oncology。结果显示,优替德隆+卡培他滨组的中位PFS、OS、客观缓解率和临床获益率均显著优于单药卡培他滨组。安全性方面。除了优替德隆+卡培他滨组的周围神经毒性之外,其余差异无显著性。优替德隆最大的特点就是没有明显的骨髓抑制毒性。该研究结果表明,对既往经多程治疗后进展的乳腺癌患者,优替德隆联合卡培他滨方案疗效显著,能够明显延长患者的PPS,并有改善OS的明显趋势,为晚期乳腺癌患者提供了新的有效治疗方案。

蒽环类和紫杉类是单药最有效的化疗药物,长春瑞滨、卡培他滨、吉西他滨、铂类等是常用的蒽环类/紫杉类治疗失败后的常用药物。除了伊沙匹隆、艾日布林等新药外,异环磷酰胺、依托泊苷(VP-16)、多柔比星脂质体、持续静脉滴注氟尿嘧啶和CMP方案等也具有一定治疗价值。

三、晚期乳腺癌化疗适应证与注意事项

1.晚期乳腺癌化疗适应证　具备以下条件之一即可考虑首选化疗:①激素受体阴性;②有症状的内脏转移;③激素受体阳性但对内分泌治疗耐药者。

2.化疗方案的选择和注意事项

(1)常用单药:蒽环类,如多柔比星、表柔比星、吡柔比星、聚乙二醇化脂质体多柔比

星;紫杉类,如紫杉醇、多西他赛、白蛋白结合紫杉醇;抗代谢药,卡培他滨和吉西他滨;非紫杉类微管形成抑制剂,如长春瑞滨、艾日布林。

(2)常用的联合化疗方案;环磷酰胺、多柔比星和氟尿嘧啶(FAC/CAF);氟尿嘧啶、表柔比星和环磷酰胺(FEC);环磷酰胺、吡柔比星和氟尿嘧啶(CTF);多柔比星、环磷酰胺(AC);表柔比星、环磷酰胺(EC);多柔比星联合多西他赛或紫杉醇(AT);环磷酰胺、甲氨蝶呤和氟尿嘧啶(CMF);多西他赛联合卡培他滨;吉西他滨联合紫杉醇。对于三阴性乳腺癌,可选择吉西他滨加卡铂或顺铂。

(3)其他有效的单药:环磷酰胺、顺铂、口服依托泊苷、长春碱、米托蒽醌和氟尿嘧啶持续静脉给药方案。

(4)用药时长:药物治疗应该应用一个治疗方案直至疾病进展再考虑换药。由于缺乏OS方面的差异,是采用长期化疗还是短期化疗后停药或维持治疗,需权衡疗效、药物不良反应和患者生活质量。

(5)其他:治疗前应进行治疗前谈话,告知化疗的目的是改善生活质量,延长PFS及生存期;告知化疗的不良反应等。首次化疗前应检测血常规、肝功能、肾功能、心电图。以后每次化疗前后应常规检测血常规,使用蒽环类药物者还需检查心电图或LVEF。育龄妇女应妊娠试验阴性并嘱避孕。签署化疗知情同意书。

3.维持治疗和姑息治疗　复发转移性乳腺癌的治愈很难,需采取“细水长流,延年益寿”的策略,选择最佳的一线治疗,可以是内分泌治疗、化疗(或联合靶向治疗),有效的患者可以考虑合理的维持治疗。乳腺癌维持治疗通常是指诱导化疗产生疗效或达到疾病稳定后,延长化疗时间以延长肿瘤控制时间的一种治疗策略。联合化疗有效的患者,如果因为不良反应不能继续耐受联合化疗,可以考虑原先方案中的其中一个单药进行维持治疗,以尽量延长疾病控制时间。维持化疗的理想选择,应该是单药治疗有效、相对低毒,便于长期使用如口服的化疗药物卡培他滨等。激素受体阳性患者的后续治疗还可以选择内分泌治疗作为维持手段。

复发转移性乳腺癌的治疗,如果连续3种化疗方案无缓解,或患者ECOG体力状态评分≥3,则不再建议化疗,可以考虑温和的内分泌治疗和分子靶向治疗进行姑息治疗,或者仅给予最佳支持治疗,或者参加新药临床研究。因为在这种情况下再不断更换化疗方案,对于患者没有意义。这里的化疗方案无缓解,是指未从以往的化疗方案中获益,甚至从未获得过缓解,而不包括化疗后获得缓解再出现病情进展者。

虽然一些临床试验和Meta分析显示,对复发转移性乳腺癌一线化疗疾病得到控制的患者维持化疗可以改善PFS,OS也有一定延长,但是仍然需要更多的临床试验进一步阐释维持化疗的最佳药物、方案和适宜人群。鉴于当前研究证据有限,加之转移性乳腺癌不能治愈,对这些患者进行维持化疗前,应该充分评估治疗获益与生活质量之间的平衡,患者的选择意愿也是考量因素之一。

四、化疗药物耐药性

乳腺癌对化疗的耐约可分为原发性耐药和继发性耐药。一般认为,辅助化疗后1年以内的复发和辅助化疗中的复发是由原发性耐药造成的。但是,在乳腺癌手术前必须进行认真和充分的分期评估,排除远处转移。继发性耐药,又称为获得性耐药,是辅助化疗结束后 1 年以上的复发。耐药性的产生可能与减少对药物的吸收与摄取、加快药物的降解代谢、加快药物从细胞内的排出以及特殊蛋白的表达有关。已发现多种与抗药性有关的基因,抑制这些基因的表达可望达到提高或恢复肿瘤组织对药物的敏感性。在乳腺癌中,HER-2 表达与 CMF 方案的疗效差有关。许多肿瘤细胞对一系列相关或不相关的药物均其有抗药性,称为多药耐药性。20 世纪 80 年代开始了很多逆转多药耐药性的实验和临床研究,但是总体上来说是失败的。

乳腺癌是一个异质性疾病,逆转耐药性的研究也应该根据乳腺癌的分子分型来分类研究。HER-2 阳性乳腺癌,应该集中在化疗联合抗 HER-2 治疗;腔面型乳腺癌,应该集中发现化疗能够获益的患者;三阴性乳腺癌,应该集中在化疗联合抗多聚 ADP 核糖聚合酶 1[poly(ADP-ribose)polymcrase1,PARP1]抑制剂和抗血管生成药物的治疗。PARP1 主要在 DNA 碱基剪切修复和单链损伤修复中起关键作用,此酶的表达上调降低了 DNA 损伤类抗肿瘤药物的疗效,理论上可以通过药物抑制该酶活性促进细胞凋亡和增加对化疗的敏感性。

(肖峰)

第十二节　乳腺癌术后辅助化疗理论

一、概述

现代乳腺癌的治疗开始于 100 多年前的外科技术进步,强调完整切除肿瘤。但是,尽管肉眼的大体肿瘤被完整切除,很多似乎是局限性病变的患者发生了复发或转移,最终死于乳腺癌。提示乳腺癌是一个全身性疾病,需要全身药物治疗。

成立于 1957 年的美国国家乳腺和肠道外科辅助治疗项目(National Surgical Adjuvant Breast and Bowel Project,NSABP)于 1958—1961 年开始了第一项由 23 个学术机构参加的乳腺癌辅助化疗的临床试验——NSABP B-01。结果显示,围术期采用塞替派单药治疗能显著提高绝经前女性的 5 年总生存率,10 年随访后发现腋窝淋巴结阳性数≥4 枚患者的生存率仍然存在差异。这是第一项证明全身辅助化疗是有效的临床试验,它能够改变部分乳腺癌患者的自然病程。Fisher 等于 1975 年在《新英格兰医学杂志》上发表了 NSABP B-05 试验结果,用苯丙氨酸氮芥口服 2 年作为辅助化疗治疗淋巴结阳性乳腺癌,降低了治疗失败率,绝经前患者获益更显著。该试验是第一项大规模、随机化并设立对照组的乳腺癌术后辅助化疗临床试验,是辅助化疗发展史上的一个里程碑。随后,意大利 Bonadonna 等领衔的 CMF 辅助治疗试验和美国 Fisher 等领衔的后续 NSABP 试验进一步确立了乳腺癌术后辅助化疗的作用和地位,它可以推迟或预防疾病的复发。

随后,分别花了约 30 年和约 8 年的时间确立了蒽环类和紫杉类药物在早期乳腺癌治疗中的地位,后者地位的加速确立主要归功于大规模、多中心Ⅲ期临床试验的开展和应用,并立足于个体资料的 Meta 分析。紫杉类药物包括紫杉醇(1992 年上市)、多西他赛(1996 年上市)和白蛋白结合紫杉醇(2005 年上市)。在紫杉类药物之后,尽管出现了多种对复发或转移性乳腺癌有救的化疗药物,如长春瑞滨、卡培他滨和吉西他滨等,但是许多临床试验的证据并未证明它们在乳腺癌辅助治疗中的价值。

许多乳腺癌辅助治疗的结论来自早期乳腺癌试验人员协作组(Early Breast Cancer Trialists' Collaborative Group, EBCTCG)对前瞻性随机对照临床试验的 Meta 分析。EBCTCG 由一群世界知名的乳腺肿瘤学家和统计学家等组成,采用的统计方法是立足于个体资料的 Meta 分析。EBCTCG 的 2005 年 Meta 分析显示,多药化疗可降低 23%年复发率和 17%年病死率。2012 年该协作组在 Lancet 杂志上发表了一篇《比较不同多药化疗方案治疗早期乳腺癌》的文章,这项 Meta 分析收集了 123 项随机临床试验约 100 000 例乳腺癌患者的数据,其中用于比较多药化疗与未化疗的有 32 000 例,蒽环类对比 CMF 方案的有 25 000 例,紫杉类联合蒽环类方案对比单用蒽环类方案的有 44 000 例(与试验组比较,对照组使用了相同疗程的蒽环类药物的有 10 000 例,较多疗程蒽环类药物的有 34 000 例)。该 Meta 分析显示,如果在蒽环类方案化疗结束后加用紫杉类药物治疗能够降低乳腺癌病死率 14%;在治疗组接受紫杉类药物治疗的同时,如果对照组继续用蒽环类药物治疗或者接受其他方案治疗,那么两组之间的病死率则差异无显著性。4 个疗程 AC 方案和 6 个疗程 CMF 方案是等效的,蒽环类药物累积剂量超过标准 4 个疗程 AC 方案(如 CAF 和 CEF 方案)的疗效要优于 CMF 方案,病死率降低约 22%。在 44 000 倒比较紫杉类联合蒽环类方案对比单用蒽环类方案的临床试验中,紫杉类药物的疗效与患者的年龄、淋巴结状态、肿瘤大小和分化程度(中分化对比低分化,高分化的病例很少)、ER 状态和他莫昔芬的使用等因素均无关。与不使用化疗相比较,紫杉类联合蒽环类的方案和超过标准 4 个疗程 AC 的蒽环类方案治疗早期乳腺癌,可降低乳腺癌病死率 1/3,与患者年龄(直到至少 70 岁)和肿瘤临床病理特征无关。

乳腺癌的辅助化疗从 CMF 方案到蒽环类药物再到紫杉类药物,大约能够降低一半的复发风险,已经成为早期乳腺癌的标准治疗。目前在制定乳腺癌辅助化疗方案时,对临床实践影响最大的 3 个指南是《St.Gallen 国际乳腺癌治疗专家共识》《NCCN 指南》和中国抗癌协会乳腺癌专业委员会(CBCS)的《乳腺癌诊治指南与规范》(以下简称《CBCS 指南》)。

二、辅助化疗理论基础

乳腺癌易发生血道转移,单纯局部根治性治疗(包括手术和放疗)失败的原因主要是肿瘤细胞的血道转移。早在 1869 年,Ashwortb 就在血液中观察到肿瘤细胞,认为在手术中是否引起肿瘤细胞播散是影响癌病治愈成败的主要因素,只有杀死血液循环中的肿瘤细胞,才能改善患者的预后。有 50%~60%的乳腺癌病例就诊时可能已有血道转移,淋巴结阳性患者术后有 70%~80%最终发生远处转移,而淋巴结阴性患者亦有 20%~30%因复发转移而导致治疗失败。

对于早期乳腺癌来说,衡量辅助治疗是否成功就是患者的疾病有无复发,主要由 3

个方面因素决定:肿瘤的生物学行为、肿瘤的疾病分期和有效的辅助治疗。理论上可以用这样的等式来表示:治疗结果=(肿瘤的生物学行为×肿瘤的疾病分期)/辅助治疗的有效程度。

在行根治性治疗前,常规应对乳腺癌进行分期检查。那么这些初始未被发现远处转移的乳腺癌患者是如何发生疾病复发的呢?这可能由初始根治性治疗时未被发现的隐匿性微小转移灶的生长所致。辅助化疗可以杀灭局部区域淋巴结及远处脏器的亚临床隐匿性微小转移灶,从而降低或推迟局部复发及减少远处转移,以达到提高患者生存率、延长生存期的目的。

肿瘤细胞呈指数式生长,一定量化疗药物杀灭一定比例的肿瘤细胞,这就是一级动力学原则,因此化疗后肿瘤细胞数量呈指数式下降。在去除乳腺原发肿瘤后,患者身体里残留的肿瘤负荷较小,易被抗癌药物杀灭;同时因肿瘤负荷小,肿瘤倍增时间短,增殖细胞的比例大,对抗癌药物较为敏感,这就是蒽环类和(或)紫杉类药物用于早期乳腺癌的辅助治疗可降低乳腺癌约 1/3 病死率的理论基础。尽管乳腺癌患者接受了辅助化疗,但仍有患者出现复发或转移,这可能与微小转移灶的相对或绝对耐药性有关。另外一个解释是,不同乳腺癌亚克隆之间的药物敏感性存在差异,对药物不敏感亚克隆细胞的扩增导致了乳腺癌的耐药。

三、乳腺癌的分子分型

乳腺癌是一种异质性肿瘤,不再被认为是单一疾病。目前乳腺癌药物治疗中的一个重要问题是,由于乳腺癌的异质性。依据传统的组织病理学分型,肿瘤分期,以及 ER、PR、HER-2 状态等指导下的治疗并不一定能在每个患者获得成功。一些患者接受了不必要的过度治疗,增加了不必要的不良反应;而另一些患者则治疗不足,影响了化疗的疗效,造成疾病的复发或转移。因此,对乳腺癌进一步分类和分型显得十分迫切。理想的分型不但能够预示患者的预后,而且能够指导临床医生选择治疗药物和治疗方案。

早在 2000 年,Perou 等在 *Nature* 杂志上首次发表了采用基因芯片技术将乳腺癌分成不同亚型的文章。按照固有的基因类型(主要是基因芯片的结果),至少可以分为 4 个类型:腔面 A 型(luminal A)、腔面 B 型(luminal B)、HER-2 过表达型和基底样型。腔面型表达大量的腔上皮角蛋白和正常乳腺组织腔上皮的遗传性标记。HER-2 过表达型显示 HER-2 基因和其他几个基因的扩增和过度表达。基底样型不表达 ER、PR 和 ER 相关基因,而正常乳腺组织肌上皮细胞特异性标记如腔上皮角蛋白,平滑肌特异性标记和某些整合索的表达水平也不是很高。

乳腺癌的分子分型与乳腺癌的临床病理特征、疾病转归、患者预后和治疗反应密切相关。Sorlie 等根据基因表达的不同将患者分为不同亚型-结果发现腔面 A 型、腔面 B 型、正常乳腺样型,基底样型、HER-2 过表达型在 OS 和 PFS 上存在显著差异。其中腔面 A 型的预后较好,而基底样型的预后较差。2007 年,加利福尼亚癌症登记处的数据也发现了类似结果,在对分期进行配对后,三阴性乳腺癌患者(与基底样型乳腺癌有较多重合)的 OS 劣于非三阴性乳腺癌患者。同年发表的加拿大数据还证实,三阴性乳腺癌患者无论淋巴结状态如何,更易出现早期复发。Rebecca 等研究还显示,尽管三阴性乳腺癌组有更多患者接受了化疗,在入组至随访阶段和随访的最初 5 年阶段,其远处转移、死亡、乳腺癌特异性死亡风险都显著高于非三阴性乳腺癌的患者,但在 5 年后这些差异就不明显了。韩国 Keam 等的研究显示,亚洲乳腺癌的结果和白种人的结果相似。

在实际的临床工作中,多数专家认为可以根据免疫组化检测的 ER、PR、HER-2 和 Ki-67结果,将乳腺癌同样划分为 4 个类型,以作为近似替代。这 4 种类型是腔面 A 型、腔面 B 型、HER-2 过表达型和三阴性乳腺癌。腔面 A 型 Ki-67 和 HER-2 均为低表达;腔面 B 型又分为 2 种,一种 Ki-67 为任何水平,但是 HER-2 阳性,另一种是 Ki-67 指数增高亚型或低表达亚型。Dawood 等在组织芯片上用免疫组化法检测 ER、PR、HER-2、CK5/6 和表皮生长因子(EGF)以及组织学分级,对 2 021 例无远处转移的侵袭性乳腺癌患者进行分子分型。结果显示,腔面 A 型患者的 5 年 OS、5 年 PFS、10 年 OS、10 年 PFS 分别为 92%、92%、81%、85%,显著优于腔面 B 型、HER-2 过表达型和基底样型。Cuzick 等应用免疫组化检测 ER、PR、HER-2 和 Ki-67,同时用 Oncotype DX 分析 ATAC 试验中乳腺原发灶的基因表达状况,发现两个系统提供的预后信息是接近的。

ER、PR 和 HER-2 的检测均有相应指南或规定以及需要注意的事项。有关 Ki-67 的检测还存在很多问题,相关检测指南正在制定之中。增殖细胞核抗原 Ki-67 是一种与细胞周期相关的蛋白,在 G0 期以外各增殖周期的细胞中均有表达,在低分化腺癌组织中的表达较在中、高分化腺癌组织的表达明显升高,表明 Ki-67 染色阳性程度与组织学分级相关。因此,在目前情况下,如果无可靠的 Ki-67 指数检测方法,可以用相对客观的组织学分级替代。对于 HER-2 阴性、激素受体阳性的乳腺癌,Ⅲ级患者划分到腔面 B 型,Ⅰ级患者划分到腔面 A 型。CBCS 指南同样推荐所有医院除了检测 ER,PR 和 HER-2 外,也应将 Ki-67 的检测列为常规检测项目。随着对乳腺癌分子分型认识的深入,依据分子分型进行个体化治疗已逐渐成为可能。

第十三节 辅助化疗的热点问题

一、辅助化疗的给药方式

1.大剂量化疗 剂量强度是指单位时间内每平方米体表面积接受的药物剂量,通常用“mg/(m^2·周)”表示。提高剂量强度有 2 个方法;加大每次化疗的给药剂量(即大剂量化疗)和增加给药的频率(即剂量密集化疗)。

乳腺癌辅助化疗的疗效与药物的剂量强度有关,降低给药剂量强度一定会影响疗效。第一项证明大剂量化疗有效的临床试验是 CALGB 8541,在腋窝淋巴结阳性患者中显示大剂量 CA60F 方案较小剂量 CA30F 或 CA40F 方案能够提高疗效。该临床试验提示,多柔比星用于乳腺癌辅助治疗的剂量推荐为 60mg/m^2。比利时乳腺癌辅助治疗研究组对 777 例淋巴结阳性乳腺癌进行的临床试验中,将表柔比星的剂量从 60mg/m^2提高至 100mg/m^2,随访 15 年的结果提示无事件生存率(EFS)从 39%提高至 50%,发生充血性心力衰竭的病例数分别为 5 例和 11 例。法国乳腺癌辅助治疗研究组开展的 565 例淋巴结阳性乳腺癌的 FASG 05 临床试验,将表柔比星的剂量从 50mg/m^{2}提高至 100mg/m^2,其中有 82%患者腋窝淋巴结阳性数为≥4 枚,结果提示高剂量组的疗效较好。这几项临床试验提示,表柔比星用于乳腺癌辅助治疗的剂量推荐为 90~100mg/m^2,不得低于 75mg/m^2。一般认为,第 1 个周期的给药剂量强度不得低于标准剂量强度的 85%。

提高给药剂量强度不一定能够改善疗效。NSABP B-22 和 NSABP B-25 试验将环磷酰胺的剂量从 600mg/m^{2}提高至 2 400mg/m^2,不但没有提高疗效,反而在 NSABPB-25 试验中发现了 21 例骨髓异常增生综合征患者,提示大剂量化疗可能是有害的。CALGB 9344 临床试验在腋窝淋巴结阳性患者中将多柔比星的剂量从 60mg/m^{2}提高至 90mg/m^2,并未发现疗效的进一步提高。针对晚期乳腺癌,CALGB 9342 临床试验显示,同样是每 3 周给药,将紫杉醇从常规剂量 175mg/m^{2}提高至 210mg/m^2,甚至 250mg/m^2,疗效没有显著提高,但是造血系统和神经毒性显著增加。

干细胞移植技术的应用为超高剂量化疗提供了条件,早期的一些临床试验出现了获益。但随后开展的多项临床试验如 SWOG 9623,采用了超高剂量化疗联合骨髓移植或干细胞移植均不能进一步提高化疗疗效,但显著增加了毒性,最主要的 3~4 级不良反应是血小板减少(49% vs. 36%)、淋巴细胞减少(75% vs. 0)、贫血(36% vs. 1%)和感染(21% vs. 0),需要输注血小板的人数也显著增加。理论上来说,根据细胞杀伤假说,增加化疗药物的用量可以更多地杀死肿瘤细胞,但是研究发现在化疗间歇期肿瘤细胞的增殖也会加快,这样每次化疗结束后到下次化疗开始,肿瘤细胞的数量又会恢复到接近化疗前的水平,因此单纯靠增加剂量提高疗效并不理想。

2.剂量密集化疗　肿瘤细胞并不完全是指数式生长,肿瘤细胞的生长和肿瘤体积的增大更适合用 Gompertz 生物学增长曲线描述。Gompertz 是一位英国的保险精算师,于 1825 年创建了描述生物学增长曲线的一个方程,该曲线适合于自然界生物群落的发展,如一群动物、人类细胞和肿瘤细胞等。按照这个理论,肿瘤细胞的生长速率是可变的,肿瘤细胞的数量是随时间延长而增加的。但是,当肿瘤细胞生长到达平台期时,其增长的相对速率呈指数式下降。

根据 Skipper-Schahel 指数生长模型,结合 Gompertz 生物学增长曲线,Norton 和 Simon 提出了 Norton-Simon 假说,即肿瘤体积退缩的速率与肿瘤体积增大的速率成正比;化疗药物指数杀灭肿瘤细胞并不是一成不变的,而是与肿瘤的相对生长速率成正比。Norton-Simon 假说提示,在肿瘤负荷较小的情况下,比如说根治性治疗后的辅助化疗,使用化疗有一个动力学上的优势,能够杀灭较多的肿瘤细胞,但是,如果不是所有肿瘤细胞均被杀灭的话,这些残留的肿瘤细胞重新生长的速率也很快。因此,Norton 和 Simon 推断缩短化疗间歇时间,即剂量密集化疗,以阻止肿瘤细胞的重新生长,增加多疗程化疗杀灭肿瘤细胞的累积数量,进而治愈肿瘤。而且,在实体肿瘤中很多细胞并不处于增殖期,而处于 G_0 期,这些细胞对大剂量化疗并不敏感,故提高化疗剂量并不能杀死这些细胞。在常规化疗间歇期,这些细胞重新回到细胞循环周期中,只能通过反复化疗和剂量密集化疗杀死这些细胞。

Norton-Simon 的剂量密集化疗理论得到了进一步验证。Citron 等的Ⅲ期前瞻性随机对照研究(CALGB C9741)入组 2 005 例淋巴结阳性早期乳腺癌患者,比较剂量密集疗法(2 周方案)和传统 3 周疗法,序贯疗法与联合化疗在淋巴结阳性早期乳腺癌辅助治疗中的疗效。2 005 例患者随机分为 4 组,分别接受以下方案:序贯组(Ⅰ组),多柔比星(A)×4→紫杉醇(T)×4→环磷酰胺(C)×4,每 3 周 1 次;序贯组(Ⅱ组),A×4→T×4→CX4,每 2 周1 次加用集落刺激因子,联合化疗组(Ⅲ组),AC×4→T×4,每 3 周 1 次;联合化疗组(Ⅳ组),AC×4→T×4,每 2 周 1 次加用集落刺激因子。该研究第一次证实以剂量密集方式(每 2 周 1 次)的辅助化疗较传统的 3 周方案能够提高患者的 DFS(RR = 0.74,P = 0.010)和 OS(RR = 0.69,P = 0.013),4 年 DFS 和 OS 分别为 82% vs. 75%和 92% vs. 90%。

GEICAM 9906 临床试验入组 1 248 例淋巴结阳性患者,比较 4 个疗程 FE90 C 序贯紫杉醇 100mg/m^2×8 周与 6 个疗程 FE90 C 的疗效。结果提示,5 年 DFS 分别为 78.5%对比 72.1%(P = 0.006),5 年无远处转移生存率分别为 83.8%对比 78.1%(P = 0.005)。Mobus 等采用表柔比星→紫杉醇→环磷酰胺 2 周方案或表柔比星+环磷酰胺→紫杉醇 3 周方案作为辅助化疗治疗 1 018 例腋窝淋巴结阳性数≥4 枚具有高复发风险的乳腺癌。2 周和 3 周方案的 3 年 DFS 分别为 80%和 70%(P = 0.0009),3 年 OS 分别为 90%和 87%(P = 0.03)。Seidman 等用紫杉醇每周方案或 3 周方案,加或不加用他莫昔芬治疗 735 例局部晚期转移或复发性乳腺癌。结果提示,每周方案疗效较好(CRR 40% vs. 28%,P = 0.017),中位至疾病进展时间较长(9 个月 vs. 5 个月,P = 0.008),患者中位生存期较长(24 个月 vs. 16 个月,P = 0.17)。在毒性方面,每周方案血液学毒性较低;但神经毒性发生率较高,3~4 级感觉神经毒性分别为 23%和 12%,运动神经毒性分别为 8%和 4%。

DelMasrto 等进一步研究了 2 周方案对比 3 周方案的不同剂量密度以及 FEC 对比 EC 的不同化疗方案在淋巴结阳性早期乳腺癌患者中疗效的差异。在一项 2×2 设计的随机对照临床试验中,患者分为 4 组;2 周 FEC×4-P×4;2 周 EC×4-P×4;3 周 FEC×4-PX×4;3 周EC×4-P×4。2 091 例患者中,中位随访 7 年后,2 周 FEC-P、2 周 ECP,3 周 FEC-P 及 3 周 EC-P 复发率分别为 23%,22%、29%及 26%。对于不同剂量密度的比较,5 年 DFS 2 周方案为 81%,显著高于 3 周方案的 76%(HR = 0.77,95%CI 0.65~0.92)。5 年 OS 也明显提高(2 周组 94% vs. 3 周组 89%,HR = 0.65,95%CI 0.51~0.84),对于化疗方案的比较,FEC 在 DFS 及 OS 上与 EC 相比差异无显著性。不良反应方面,2 周方案的 3~4 级贫血、转氨酶升高,肌痛的发生率升高,3~4 级中性粒细胞减少发生率降低;联合氟尿嘧啶引起 3~4 级中性粒细胞减少、发热、恶心、呕吐发生率升高。2 周辅助化疗可显著提高淋巴结阳性早期乳腺癌的疗效,而 FEC 较 EC 未明显提高疗效。

ECOG 1199 临床试验是一个 2×2 设计,同时比较紫杉醇与多西他赛 2 周方案及 3 周方案(剂量密集化疗对常规化疗),但是结果无获益,可能与该试验的样本量不够有关。共入组 5 052 例 T1~3N1~2 或 T2~3N0 乳腺癌患者,随机分成 4 组:P3 组,多柔比星联合环磷酰胺序贯紫杉醇 3 周方案;P1 组,多柔比星联合环磷酰胺序贯紫杉醇每周方案;T3 组,多柔比星联合环磷酰胺序贯多西他赛 3 周方案;T1 组,多柔比星联合环磷酰胺序贯多西他赛每周方案。中位随访 46.5 个月的结果提示,两种紫杉类药物以及两种给药方式的

DFS 和 OS 差异无统计学意义。就不良反应而言,AC 序贯多西他赛方案的中性粒细胞减少及相关并发症的发生较多。该研究提示,与 AC 序贯多西他赛方案相比,序贯紫杉醇每周方案是一个较好治疗方案。

GONO-MIG 临床试验入组 1 214 例患者,比较 $FE_{60}C$ 3 周方案与 $FE_{60}C$ 2 周方案辅助治疗的疗效,中位随访 10.4 年。该研究结果仅提示在 G-CSF 支持下 $FE_{60}C$ 2 周方案的安全性,未提示两组 OS 及 DFS 的差异,同样得到了一个阴性结果。在晚期乳腺癌中,笔者的Ⅱ期临床研究发现,2 周多西他赛加米托蒽醌是一个安全性和疗效均较好的方案。因此,剂量密集方式的给药似乎不适合多西他赛和蒽环类药物。

PANTHER 临床试验在高危患者中比较剂量密集的 FC-T(多西他赛)与标准 3 周 FEC-T 方案的疗效。其中,入组的高危患者包括淋巴结转移阳性以及淋巴结转移阴性但肿瘤直径>2cm,激素受体阴性、组织学分级Ⅲ级或年龄≤35 岁的高危因素。患者按 1∶1 随机接受剂量密集 EC-T 或 FEC-T 3 周方案。其中。剂量密集 EC-T 是根据血液学不良反应制订剂量,而不固定在体表面积计算的特定剂量上。在初始剂量的基础上(表柔比星 $90mg/m^2$,环磷酰胺 $600mg/m^2$,每 2 周 1 次,多西他赛 $75mg/m^2$,每 2 周 1 次),若患者血液学毒性可耐受则增加剂量,若不能耐受则减量。共入组 2 017 例患者,中位随访 5.3 年后,两组乳腺癌相关无复发生存率(BCRFS)相似,剂量密集组和常规剂量组 BCRFS 分别为 88,7%和 85.0%(HR=0.79,95%CI 0.61~1.01),剂量密集组的 DFS 高于常规剂量组(HR=0.79,95%CI 0.63~0.99),OS 两组无差异量 3~4 级非血液学毒性发生率剂量密集组高于常规剂量组(52.6%对比 36.6%)。因此,在高危早期乳腺癌患者中,根据不良反应制订的剂量密集型辅助化疗并未显著提高乳腺癌患者 RFS,且剂量密集型方案的非血液学毒性发生率更高。

从以上数据来看,紫杉醇的剂量密集型方案对乳腺癌的治疗是成功的。近年来有证据显示,周疗除了有直接抗肿瘤作用外,还有抗肿瘤血管生成作用。是否所有乳腺癌患者都适合这一疗法,抑或仅仅是特殊亚群的特殊方案,目前临床试验的证据还不充分。已有证据表明,并不是所有化疗药物和化疗方案均适合剂量密集方式给药,尤其是那些最主要的剂量限制性毒性是非造血系统毒性的方案。G-CSF 的预防性使用解决了粒细胞下降所引起的发热和感染问题,但对其他不良反应没有预防作用。在 G-CSF 支持下的 TAC(多西他赛,多柔比星和环磷酰胺)2 周方案相对于传统的 3 周方案,在复发或转移性乳腺癌患者中未发现剂量密集化疗能够提高 OS,但不良反应明显增加,如手足综合征。法国的 AERO B03 试验显示,在 G-CSF 支持下的 TEC(多西他赛、表柔比星和环磷酰胺)2 周方案会出现严重的指甲毒性、手足综合征和神经毒性。$FE_{100}C$ 2 周方案被发现引起较多的肺炎。但是,2017 年圣安东尼奥乳腺癌大会上报道的 EBCTCG Meta 分析,共分析来自 15 项随机临床研究的 21 000 多例患者,后发现 2 周方案显著降低患者的复发率($P=0.00004$),且 10 年乳腺癌相关病死率较 3 周方案降低 3%($P=0.003$),总病死率也显著降低($P=0.003$)。同样,在序贯与联合辅助化疗的对比中,蒽环类序贯紫杉类药物较两药联合显著降低复发率($P=0.00001$),10 年乳腺癌相关病死率较 3 周方案降低 2.3%($P=0.005$),总病死率显,著降低($P=0.0008$)。其中,剂量密集辅助化疗复发率的下降在不同激素受体状态的患者中存在显著差异，而且2周方案较3周方案没有明显增加不良反应引起的非乳腺癌相关病死率，在G-CSF的支持下，剂量密集化疗并不明显增加毒性。综上所述，适合剂量密集化疗的药物是紫杉醇周疗或2周疗法，同样适合于白蛋白结合型紫杉醇。但推荐其周疗时每次给药剂量不得>125mg/m^2，特别适合剂量密集化疗的分子亚型是三阴性乳腺癌。

3.序贯化疗　Norton-Simon假说支持序贯化疗。既然乳腺癌是一个异质性肿瘤，含有多个亚群细胞，连续使用同一个药物或方案有助于杀灭对该药物或方案敏感的亚群细胞，序贯至无交叉耐药的药物或方案后，则能够杀灭对前一个药物或方案不敏感而对后一个药物或方案敏感的亚群细胞。AC（或EC）序贯T方案是目前最常用的辅助化疗方案之一。Bonadonna等于1995年在JAMA杂志上发表文章，在腋窝淋巴结阳性数≥4枚早期乳腺癌患者中比较4个疗程多柔比星序贯4个疗程CMF（即序贯治疗组）与1个疗程多柔比星序贯1个疗程CMF，共4次序贯（即交替治疗组）。结果提示，序贯治疗优于交替治疗。

4.交替化疗　在20世纪80年代，Goldie和Goldman提出交替化疗要优于序贯化疗，理由是交替化疗能够杀灭更多的肿瘤细胞，减少肿瘤细胞产生耐药性的机会。但是临床试验结果提示，因为交替化疗延长了同一个方案的间歇时间，对该方案敏感的亚群细胞有了更长的恢复时间，从而降低了疗效。

二、蒽环类和紫杉类化疗方案的选择

1.蒽环类方案相同的加或不加序贯紫杉类药物方案　CALGB9344和NSABPB28两个临床试验的设计基本相同，均是在4个疗程AC方案后比较序贯或不序贯紫杉醇，结果显示序贯用紫杉醇能够提高DFS和（或）OS。由美国癌症和白血病协作研究组-B（Cancer and Leukemia Group B，CALG-B）完成的CALGB 9344试验是最早研究紫杉类药物应用于乳腺癌辅助化疗的随机临床研究。共入组3 121例腋窝淋巴结阳性（包括绝经前和绝经后）早期乳腺癌患者，首先随机比较4个疗程不同剂量的AC方案（环磷酰胺600mg/m^2，多柔比星的剂量随机分为60、75、90mg/m^2，3个组，3周为1个疗程）化疗的疗效，随后再随机给予4个周期序贯紫杉醇（175mg/m^2，3周为1个疗程）化疗或观察。激素受体阳性者化疗后继续接受5年他莫昔芬治疗。结果显示，接受不同剂量多柔比星患者的生存差异无显著性；联合紫杉醇化疗者的5年DFS和OS均高于观察组（DFS：70% vs. 65%；OS：80% vs. 77%），且加用紫杉醇并未增加毒性。亚组分析显示，AC序贯紫杉醇对于激素受体阴性者更加有效。NSABPB-28也研究了AC序贯紫杉醇（225mg/m^2，AC→P）的疗效。中位随访64.5个月的分析结果显示，序贯使用4个疗程紫杉醇将5年RFS由对照组（4个疗程AC）的72%提高至76%（RR=0.83，P=0.006），但两者OS相似。亚组分析显示，无论激素受体状况如何，患者都能从紫杉醇治疗中获益。最近Meta分析进一步证明了此种辅助化疗策略的有效性，可降低14%的乳腺癌病死率。

Cognetty等报道了针对早期淋巴结阳性乳腺癌的TAXIT216随机试验的研究结果。共998例患者随机分为A、B两组，分别接受E→CMF（表柔比星120mg/m^2，21天×4→环磷酰胺 600mg/m^2+甲氨蝶呤 40mg/m^2+氟尿嘧啶 600mg/m^2,第 1.8 天,28 天×4)和 E→T→CMF(T:多西他赛 100mg/m^2,21 天×4)方案化疗。中位随访 62 个月,A、B 两组 5 年 DFS 分别为 68%和 74%(P=0.13),5 年 RFS 分别为 69%和 76%(P=0.0394),5 年 OS 分别为 85%和 90%(HR=0.67,P=0.0168)。从以上试验结果可以看出,对淋巴结阳性的乳腺癌患者,在蒽环类为基础的化疗方案中序贯加入紫杉类药物可显著提高疗效。

2.辅助化疗总时间相近的含或不含紫杉类方案　最近的 ECBCTCG 分析显示,在辅助化疗总时间相近的情况下,对照组使用了超过 4 个疗程的蒽环类方案(如 6 个疗程的 CAF 或 CEF 方案)或序贯不含紫杉类也不含蒽环类方案(如 CMF 方案),含或不含紫杉类方案作降低乳腺癌病死率方面无统计学差异。

但是,也有临床试验显示在辅助化疗总时间完全一样的情况下,含紫杉类方案的疗效要优于不含紫杉类方案。BCIRG 001 临床试验在淋巴结阳性患者中对比辅助化疗 TAC 方案和 FAC 方案 6 个疗程的疗效。TAC 方案(多西他赛 75mg/d,多柔比星 50mg/m^2,环磷酰胺 500mg/m^2)和 FAC 方案(氟尿嘧啶 500mg/m^2,多柔比星 50mg/m^2,环磷酰胺 500mg/m^2)均为 3 周方案,均用 6 个疗程。共入组 1 491 例患者,经过 10 年的中位随访,TAC 组和 FAC 组的 DFS 分别为 62%和 55%,OS 分别为 76%和 69%,TAC 方案显著降低复发风险 20%(HR=0.80,95%CI 0.68~0.93),降低死亡风险 26%(HR=0.74,P=0.002)。不论淋巴结、激素受体、HER-2 状态,TAC 方案都显著改善患者的 DFS。安全性数据显示,TAC 组不良反应的发生率相对增高,其中 3~4 级充血性心力衰竭的比例 TAC 组为 3.5%,FAC 组为 2.3%;TAC 组更易发生 3~4 级外周感觉神经毒性(TAV 组 4%,FAC 组 1%)。由于心力衰竭而死亡的病例数分别为 2 例和 4 例,发生髓性白血病的病例数分别为 4 例和 2 例。GEICAM 9805 试验采用了与 BVIRG 001 试验相同的设计,在高危淋巴结阴性患者中证明了 TAC 方案优于 FAC 方案,降低复发风险 32%。

法国 PACS 01 试验入组 1999 例早期乳腺癌患者,中位随访 60 个月的结果显示,3 个疗程 $FE_{100}C$ 序贯 3 个疗程多西他赛方案优于 6 个疗程 $FE_{100}C$ 方案,可提高 DFS(78.3% vs. 73.2%,P=0.041)和 OS(90.7% vs. 86.7%,P=0.050)。

Jones 等的 USON 9735 临床试验提示,TC(多西他赛 75mg/m^2,环磷酰胺 600mg/m^2)方案优于 AC(多柔比星 60mg/m^2,环磷酰胺 600mg/m^2)方案。这是一项在Ⅰ~Ⅲ期乳腺癌患者中进行的前瞻性、随机辅助治疗临床试验。中位随访 7 年的结果显示,AC 组与 TC 组患者的 DFS 差异有统计学意义(75% vs. 81%,P=0.033),OS 差异有统计学意义(82% vs. 87%,P=0.032)。TC 方案组 3~4 级发热性中性粒细胞减少的发生率更高(6% vs. 3%,P=0.03),而 AC 方案组 3~4 级恶心和呕吐的发生率更高(7% vs. 2%和 5% vs. <1%,P<0.01)。老年患者使用 TC 方案更容易发生发热性中性粒细胞减少,使用 AC 方案更容易发生贫血,但是总的不良反应可以预见,且易于临床处理。

综上所述,含蒽环类和紫杉类的方案疗效稍好。对于低危患者,4 个周期的 TC 方案要优于 AC 方案。

3.不推荐 AT 方案　AT 方案中,A 是指蒽环类药物,包括多柔比星和表柔比星,T 是指紫杉类药物,包括紫杉醇和多西他赛。尽管对乳腺癌的新辅助化疗和晚期乳腺癌 AT

方案是一个有效的标准方案，但是在乳腺癌辅助化疗方案中不推荐使用 AT 方案。

有一项入组 3 010 例至少具有阳性淋巴结 1 枚早期乳腺癌患者的Ⅲ期前瞻性、随机对照 PACS 04 临床研究，患者于术后接受 6 个周期每 3 周氟尿嘧啶 500mg/m^2，表柔比星 100mg/m^{2}和环磷酰胺 500mg/m^2(FE_{100}方案)或 6 个周期每 3 周表柔比星 75mg/m^{2}和多西他赛 75mg/m^2(AT 方案)辅助化疗。5 年 DFS 分别为 81.8%与 79.6%，5 年 OS 分别为 90.3%和 90.1%，因此 6 个周期 AT 方案与 6 个周期 FE_{100}C 方案相比并没有明显优势。

NSABP B-30 试验是评价不同剂量及疗程的含多柔比星、多西他赛和环磷酰胺的联合辅助方案治疗可手术、淋巴结阳性乳腺癌的随机临床试验，共入组 5 351 例淋巴结阳性乳腺癌患者，随机分为 3 个组：①4 个疗程 AC(多柔比星 60mg/m^2，环磷酰胺 600mg/m^2)后序贯 4 个疗程 T(多西他赛 100mg/m^2)；②4 个疗程 AT(A、T：60、60mg/m^{2}或 50mg/m^2、75mg/m^2)；③4 个疗程 TAC(T、A、C：60、60、600mg/m^{2}或 75、50、500mg/m^2)。ITT 人群分析显示，AC→T 方案的病死率较 TAC 方案和 AT 方案分别下降 14%和 17%(HR 分别为 0.86和 0.83，P 值分别=0.086 和 0.034)。AC→T 方案的 DFS 显著优于 AT 和 TAC(HR 分别为 0.80 和 0.83，P 值分别=0.001 和 0.006)。AT 方案和 TAC 方案疗效相似(OS：HR=0.96，P=0.67；DFS：HR=0.96，P=0.58)。亚组分析显示，基线淋巴结、ER 或停经状态与最终治疗结果之间不存在相互影响。由此看来，对于淋巴结阳性乳腺癌患者，AC→T 辅助治疗似较 4 个疗程 AT 及 TAC 等联合化疗具有治疗优势。

有一项入组 2 885 例淋巴结阳性或高危淋巴结阴性早期乳腺癌患者的Ⅲ期前瞻性、随机对照 ECOG E2197 临床研究，患者于术后接受 6 个周期每 3 周多柔比星 60mg/m^{2}和环磷酰胺 600mg/m^2(AC)或 6 个周期每 3 周多柔比星 60mg/m^{2}和多西他赛 60mg/m^2(AT)辅助化疗。结果显示 6 个周期 AT 方案和 6 个周期 AC 方案的疗效无差异，两组的 4 年DFS(87% vs. 87%)和 OS(94% vs. 93%，P=0.49)无差异。但 AT 方案的毒性明显高于 AC 方案，尤其是发热件粒细胞减少和心脏不良事件发生率较后者高。

BIG 2-98 临床试验入组的是乳腺癌术后淋巴结阳性、年龄 18～70 岁的患者。根据治疗中心、淋巴结数目(1～3 个对比>3 个)和年龄(<50 岁 vs. ≥50 岁)进行分层。治疗组：Ⅰ A 组 A 75mg/m^2，3 周×4→CMF×3。Ⅰ B 组 A、C 60、600mg/m^2×4→CMF×3。Ⅱ组 A 75mg/m^2×3→T 100mg/m^2×3→CMF×3；Ⅲ组 A、T 50、75mg/m^2×4→CMF×3。患者随后接受激素治疗(受体阳性)和放疗(根据局部情况)。随机入组的比例按 1∶1∶2∶2。主要比较Ⅱ+Ⅲ组与Ⅰ组之间是否差异有显著性，次要比较是Ⅱ组和Ⅰ A 组以及Ⅲ组和Ⅰ B 组之间是否差异有显著性。于 1998 年 6 月—2001 年 6 月入组 2 887 例患者，结果提示 AT→CMF 方案的疗效要比 A→T→CMF 的疗效更差。

三、其他辅助化疗方案

按照疗效和药物不良反应等可以将乳腺癌的辅助化疗方案分成不同的级别。第 1 级别包括 6 个疗程 CMF、4 个疗程 AC 和 6 个疗程 FE_{50}C；第 2 级别的化疗方案是在 3 个标准方案基础上，提升蒽环类药物剂量或联合紫杉类药物等，常见的方案有 4 个疗程 TC、6 个疗程 FE_{100}C、6 个疗程 FAC、6 个疗程 TAC 和 AC 序贯 T 或 P 等；第 3 级别的化疗方案是化疗联合靶向药物的方案。

NSABP B15 临床试验在淋巴结阳性患者中比较了 4 个疗程 AC 化疗与 6 个疗程 CMF 化疗的疗效。结果证实,无论是 DFS(62% vs. 63%)还是 OS(83% vs. 82%)两者都没有差异,但 4 个疗程 AC 比 6 个疗程 CMF 给药方便,治疗时间较短,毒性也不大,易于被患者接受。多柔比星因此被美国 FDA 批准用于乳腺癌术后的一线用药,AC 方案也成为 20 世纪 90 年代美国乳腺癌辅助治疗的标准方案。

国际癌症联合组织(ICCG)1984—1992 年选择了 759 例绝经前腋窝淋巴结阳性患者参加一项大型多中心临床试验,旨在比较含蒽环类的 FE50 C 与 CMF 的疗效。结果显示,$FE_{50}C$ 有等于或优于 CMF 的疗效。$FE_{50}C$ 随即成为欧洲乳腺癌术后的一线用药。

与 6 个疗程 CMF、4 个疗程 AC 和 6 个疗程 $FE_{50}C$ 相比较,疗效较好的蒽环类为主的方案有 F100C、CE120 F 和 E→CMF 方案等。CALGBC9344 研究将多柔比星的剂量从 $60mg/m^2$ 提高至 $90mg/m^2$ 未见疗效有所提高,且晚期复发或转移性乳腺癌的临床试验提示表柔比星的心脏毒性和骨髓毒性较多柔比星低,因此辅助化疗中蒽环类方案的优化主要集中于表柔比星的研究。

法国的 FASG 05 试验评估了 FE_{100} C 方案,表柔比星的剂量 $50mg/m^2$($FE_{50}C$)增至 $100mg/m^2$($FE_{100}C$)。该试验选掸了淋巴结阳性且预后较差(指腋窝淋巴结阳性数>3 枚或激素受体阴性,且核分级≥2 级)的患者。1990—1993 年,565 例女性入组并接受 6 个疗程的 $FE_{100}C$ 或 $FE_{50}C$ 治疗。中位随访 110 个月的结果为,提高表柔比星剂量化疗组的 10 年 DFS 和 OS 高于 $FE_{50}C$ 组(分别为 50.7% vs. 45.3%,P=0.036;54.8% vs. 50.0%,P=0.038)。更重要的是,10 年随访并没有观察到提高表柔比星剂量而增加心脏毒性。$FE_{100}C$ 和 $FE_{50}C$ 的延迟性心脏毒性的发生率无论是复发前(1.1% vs. 1.5%)还是复发后(4.1% vs. 4.3%)都没有显著增加。

2000 年 EBCTCG 得出的含蒽环类方案优于 CMF 方案的结论来自 15 项随机临床研究,但其中仅有 3 项符合要求,其他研究不是蒽环类药物剂量较低或疗程数较少,就是对照组不规范。这 3 项研究分别是:美国 INT 0102 研究、加拿大 NCIC、MA05 研究和英国 NEAT/NCTBG 研究。美国 INT 0102 研究在淋巴结阴性高危患者中评估了 CAF 方案,口服环磷酰胺 $100mg/m^2$(第 1~第 14 天),注射多柔比星 $30mg/m^2$ 和氟尿嘧啶 $500mg/m^2$(第 1、第 8 天),28 天为 1 个周期,共 6 个周期。该研究没有显示 CAF 方案较 CMF 方案提高 DFS;OS 有所增加,但无统计学意义。加拿大 NCIC MA05 试验评估了 CE120F 对淋巴结阳性乳腺癌患者的价值。在 1989—1993 年,710 例绝经前和围绝经期乳腺癌患者随机接受术后 6 个疗程 CMF 化疗或 6 个疗程表柔比星($60mg/m^2$,第 1、8 天)的 $CE_{120}F$ 方案。口服环磷酰胺 $75mg/m^2$(第 1~14 天)和氟尿嘧啶 $500mg/m^2$(第 1、8 天),28 天为1 个周期。2005 年公布的 10 年随访结果为,$CE_{120}F$ 治疗组的 DFS 优于 CMF 治疗组(52% vs. 45%,HR=0.78,P=0.007),OS 也高于 CMF(62% vs. 58%,HR=0.82,P=0.085)。英国国家表柔比星辅助治疗试验组(National Epirubicin Adjuvant Trial,NEAT)和 BR9601 试验组评估了 E→CMF 方案。入组的 2 391 例患者是淋巴结阳性或高危淋巴结阴性乳腺癌患者,被随机分至 6 个疗程或 8 个疗程 CMF 治疗组或 4 个疗程表柔比星($100mg/m^2$,3 周方案)序贯4个疗程CMF化疗的E→CMF治疗组。中位48个月随访资料分析显示,无论淋巴结状况,E→CMF方案都能提高CMF方案的DFS(RR=0.69,P<0.0001)和OS(RR=0.67,P<0.0001)。此方案不良反应发生率较高,但是不影响给药剂量强度和患者的生活质量。

四、辅助化疗的原则

(1)制订个体化辅助化疗方案应依据分子分型、复发风险和辅助化疗的有效性。乳腺癌患者的复发风险由肿瘤的生物学行为乘以肿瘤的疾病分期后除以辅助化疗的有效程度决定。肿瘤的生物学行为由多种因素决定,分子分型是重要因素之一,HER-2阳性和三阴性乳腺癌容易复发或转移。疾病分期越晚,复发或转移的风险越大。目前国内用得最多的复发风险评估系统是2007年《St.Gallen国际乳腺癌治疗专家共识》中提供的评估系统。中危HER-2阳性乳腺癌和三阴性乳腺癌,应该积极治疗;高危ER和(或)PR强阳性、HER-2阴性乳腺癌,不需要积极化疗,而采用内分泌治疗。

(2)结合患者的具体情况,如年龄、有无糖尿病、药物食物过敏史、肝肾功能状态和治疗意愿,制订个体化的辅助化疗方案。辅助化疗的目的是预防乳腺癌的复发或转移,也就是说,患者不用辅助化疗也有可能疾病不会复发或转移。因此,如果化疗风险较大,应权衡化疗的疗效和化疗带来的不良反应,与患者和家属充分沟通,取得患者和家属的知情同意,谨慎给药。

(3)依据循证医学的证据,选择化疗方案。不像乳腺癌的新辅助化疗和晚期乳腺癌的治疗,辅助化疗期间无法根据疗效决定是否继续化疗,因此辅助化疗方案的选择务必遵循循证医学的证据。目前可选方案包括FAC/CAF(氟尿嘧啶、多柔比星、环磷酰胺)、CEF(环磷酰胺、表柔比星、氟尿嘧啶)、AC(多柔比星、环磷酰胺)序贯T(多西他赛)或P(紫杉醇)、剂量密集A-P-C[多柔比星-紫杉醇-环磷酰胺(需G-CSF支持)]、剂量密集AC-P(需G-CSF支持)、FEC(氟尿嘧啶、表柔比星、环磷酰胺)序贯多西他赛、TC(多西他赛、环磷酰胺)和TAC方案(需G-CSF支持),不推荐使用AT方案。紫杉醇适合与其他药物分开序贯使用,多西他赛既可联合也可序贯使用。根据复旦大学附属肿瘤医院的大样本回顾性同期对照研究,可以用吡柔比星40mg/m^2代替CEF方案中的表柔比星,组成方案CPF。233例接受CPF方案,623例接受CEF方案治疗,中位随访了41个月后,两组的治疗疗效(RFS和OS)和不良反应均相近。

(4)足够的药物剂量强度是辅助化疗疗效的前提。辅助化疗的疗效与剂量有一定的关系。各组临床研究表明,凡接受化疗剂量大于计划方案的85%者不论绝经状态均能受益,而化疗剂量小于原计划方案65%者不论绝经与否疗效均不显著。国外一项有关化疗药物剂量不足的原因调查显示,20世纪90年代初有2/3患者存在化疗剂量不足或提前停药,90年代末已经下降至1/3。主要原因有3个:老年患者;肥胖患者,尤其是体表面积>2的患者;使用三药联合方案,如CMF和CAF。在具体的临床实践中,需要注意患者的具体情况,如年龄、一般状况、既往用药和目前身体指标等。与纳入临床研究的受试者不同,选择方案时要注意患者是否能耐受标准剂量,而且所有临床研究都有严格的方案调整和减量原则,所以临床实践中一定要密切观察每个患者的不良反应,并根据毒性及时合理地调整治疗,以确保安全有效的治疗。一般来说,4 级造血系统和 3 级非造血系统毒性需要下调剂量,但经过医学处理患者能够很好地耐受化疗(如白细胞下降和恶心)或不可能危及生命的非造血系统毒性(如脱发)除外。一个方案一次剂量下调 20%~25%。如果连续下调 2 个剂量水平患者还是不能耐受化疗,建议不再用此方案继续治疗。另外,《CBCS 指南》推荐医生在处方化疗药物时一定给出患者的身高和体重,根据体表面积给药。

(5)化疗的疗程数。一般低中危患者 4~6 个疗程,中高危患者 6~8 个疗程。Bonadonna 等比较应用 6 个疗程与 12 个疗程 CMF 方案辅助化疗的结果,经 5 年随访两组疗效无差别。亦有学者报道应用 24 个疗程同样亦未见差别,相反并发症增加。EBCTCG 的 Meta 分析显示,CMF 最适宜的化疗持续时间是 3~6 个月,长于 6 个月的化疗并不改善生存。有一项大型Ⅲ期临床试验 CALGB 40101,在低危乳腺癌患者中比较化疗方案 4 个疗程和 6 个疗程之间、AC 方案和每周紫杉醇方案之间是否存在疗效差别。该试验自 2002 年启动,共入组 3 173 例术后腋窝淋巴结阳性数≤3 枚的患者,随机分组至 AC 方案 4 个疗程或 6 个疗程,对比紫杉醇 4 个疗程或 6 个疗程。94%的入组患者淋巴结阴性,64% ER 阳性,80% HER-2 阴性。在 2010 年 SABCS 会议上仅公布了化疗方案 4 个疗程和 6 个疗程治疗的数据,中位随访 4.6 年后,数据显示无论是 RFS 还是 OS,化疗 4 个疗程和 6 个疗程相比较没有显著差别,但 6 个疗程化疗比 4 个疗程显著增加了毒性作用和不良反应。AC 方案主要表现为 3~4 级中性粒细胞下降,单药紫杉醇主要表现为 3~4 级神经病变。辅助化疗常用的方法是每 3 周 1 次,为 1 个疗程。近年来也有应用剂量密集化疗以提高临床疗效,同时需应用集落刺激因子作为支持,以减少化疗所致的骨髓抑制、粒细胞减少性发热和感染等不良反应。

(6)紫杉醇应与蒽环类药物序贯使用,多西他赛既可以联合(如 TAC 方案)也可以序贯(如 AC 序贯 T 方案)。BCIRG005 是对淋巴结阳性早期乳腺癌比较紫杉类序贯应用与同时联合应用疗效的山期临床试验。有 3 298 例 HER-2 阴性、腋窝淋巴结阳性乳腺癌患者随机分组,分别接受。1 个疗程 AC 后序贯 4 个疗程 T 或 6 个疗程 TAC。随访 10 年的结果显示,两组的 10 年 OS 和 DFS 均无差异(OS:79.9% vs. 78.9%,P=0.506;DFS:66.5% vs. 66.3%,P=0.749)。两组毒性反应表现不同,尽管使用 GCSF 进行初级预防,TAC 组粒细胞减少性发热的发生比例仍高于 AC→T 组;AC→T 组肌痛、手足综合征、液体潴留以及感觉神经病变的发生率较 TAC 组高。

五、辅助化疗的时机

术后辅助化疗应在术后早期应用,一般认为术后化疗应在术后 1 个月内开始,间隔时间过长会影响疗效。Ludwig 乳腺癌研究小组在术后 36 小时开始化疗,所用化疗方案是 CMF 加四氢叶酸,1 周后重复 1 次,共 1 个疗程。与不用化疗比较,能够提高淋巴结阴性乳腺癌患者的 4 年 DFS,从 73%提高至 77%。因此,短疗程的化疗应该及早应用。但是,EBCTCG 的 Meta 分析提示,6 个疗程辅助化疗较 1 个疗程的围术期化疗的疗效要好,

DFS 和 OS 均有所提高，因此现在均采用术后辅助化疗。Ludwig 乳腺癌研究小组进行了一项辅助化疗时机的临床试验，一组是术后 3～4 周开始给予化疗，另外一组是围术期加术后化疗，所用化疗方案是 CMF 加泼尼松，结果提示两者疗效无明显差异。一般化疗对伤口愈合的影响不大，但某些化疗药物（如多西他赛）术后早期应用时容易引起伤口积液。Lohrisch 等回顾分析了 2 594 例早期乳腺癌患者，根据辅助化疗距手术的时间间隔将患者分为 4 组：≤4 周、4～8 周、8～12 周和>12 周。结果表明辅助化疗时间间隔≤12 周的患者其 5 年 OS 优于>12 周的患者（HR＝1.5，95%CI 1.07～2.10）；≤4 周、4～8 周、8～12 周和>12 周相对应的 5 年 OS 分别是 84%，8：3%、89%和 78%（P＝0.013），DFS 依次为 74%、79%、82%和 69%（P＝0.004）。Chavez-MacGregor 等的研究纳入 24 813 例Ⅰ～Ⅲ期乳腺癌患者，分析表明术后辅助化疗初始时间超过 90 天的患者乳腺癌相关复发风险增加 27%（HR＝1.27，95%CI 1.00～1.53），死亡风险增加 34%（HR＝1.34，95%CI 1.15～1.07）。推荐术后辅助化疗应在术后 1 个月内进行，因为超过术后 12 周/90 天其复发率和乳腺癌相关病死率明显升高。

六、辅助化疗适应证

一项美国的调查性研究显示，只要增加 1%～2%的生存机会，乳腺癌患者也愿意接受治疗。对于乳腺癌辅助化疗的适应证，2011 版 CMS 指南中包括以下几个条件：肿瘤直径>2cm、淋巴结阳性、激素受体阴性、HER-2 阳性，或组织学分级为 3 级。随着我国乳腺癌规范诊疗的普及，在 2017 版 CBCS 指南中去除了肿瘤大小。2011 版《St.Gallen 国际化乳腺癌治疗专家共识》包括以下几个条件：高 Ki-67 指数、三阴性乳腺癌、激素受体阴性、HER-2 阳性，或组织学分级为 3 级。两者适应证的差异主要源于中国的实际情况：肿瘤大小和淋巴结状态的判定比较客观，容易发现高复发风险的患者，而高 Ki-67 指数和三阴性乳腺癌的诊断标准还没有统一，临床工作中执行起来容易发生偏差。

以前认为肯定不需要辅助化疗的条件包括：淋巴结阴性、ER 和（或）PR 阳性、HER-2 阴性、肿瘤直径≤2cm、病理分级为Ⅰ级、无脉管侵犯和年龄≥35 岁患者。但最近倾向于对激素受体阳性的腔面 A 型（luminal A 型）乳腺癌，如果患者年龄>60 岁，即使具有其他风险因素（如肿瘤直径>2cm 或淋巴结阳性 1～3 枚），按照 NCCN 指南和早期的《St.Gallen 国际乳腺癌治疗家家共识》，这些患者应该接受辅助化疗，但现在专家共识可以免去辅助化疗。

年龄不是决定患者是否需要辅助化疗的主要因素。CALGB 49907 临床试验曾经尝试在年龄≥65 岁的老年乳腺癌患者中使用卡培他滨替代 AC 方案或 CMF 方案，入组 633 例女性乳腺癌患者，主要研究终点是 RFS。结果显示，卡培他滨组与常规化疗组相比，在 RFS 和 OS 方面均处于劣势，主要是在激素受体阴性患者中差异较大。该试验仅显示接受卡培他滨治疗的患者在治疗期间的生活质量较好。目前认为，患者年龄<75 岁的乳腺癌患者只要身体情况允许，是可以接受辅助化疗的。≥75 岁的乳腺癌患者一般不推荐辅助化疗，如临床准备给予辅助化疗，需综合考虑这个特殊人群的生理条件、预期寿命以及辅助化疗后非肿瘤原因死亡可能性相应升高等问题，充分衡量辅助化疗对≥75 岁乳

腺癌患者的受益/风险比。

七、其他晚期乳腺癌有效的化疗药物

尽管吉西他滨+紫杉醇方案治疗复发或转移性乳腺癌的疗效要优于紫杉醇单药方案,但是用于乳腺癌辅助治疗时的结果是阴性的。英国 tAnGo 试验比较 EC→GT 方案(表柔比星 90mg/m^2,环磷酰胺 600mg/m^2,第 1 天,每 3 周重复,共 4 个周期;续以紫杉醇 175mg/m^2,在 3 小时输注,第 1 天,联合吉西他滨 1250mg/m^2,第 1、第 8 天,每 3 周重复,共 4 个周期)和 EC→T 方案(表柔比星 90mg/m^2,环磷酰胺 600mg/m^2,第 1 天,每 3 周重复,共 4 个周期;续以紫杉醇 175mg/m^2,在 3 小时输注,第 1 天,每 3 周重复,共 4 个周期)。2001 年 8 月至 2004 年 11 月,来自英国和爱尔兰 127 个临床肿瘤治疗中心共 3 152 例患者参加了该研究,EC→GT 组和 EC→T 组各 1576 例,两组基线特征均衡可比,其中淋巴结阳性患者占 77%,年龄<50 岁患者占 55%,肿瘤分级 3 级占 65%,肿块>2cm 占 61%,ER 阴性占 41%,PR 阴性占 37%,HER-2 阳性占 26%。中位随访 10 年,有914 例患者死亡,发生了 1 087 件 DFS 事件。两组的 DFS 差异无显著性(P=0.64),OS 差异亦无显著性(P=0.81)。因此,对于早期乳腺癌患者,在 EC→T 方案基础上加用吉西他滨并未显示治疗优势,但显著增加了 3 级粒细胞减少、肌痛、关节痛、乏力、感染、恶心呕吐、感觉神经病变、发热、腹泻、便秘、贫血和血小板减少等不良反应。

Joensuu 等将卡培他滨放到辅助化疗方案中,入组约 1500 例淋巴结阳性或淋巴结阴性高危早期乳腺癌患者,同样得到了阴性结果。经过中位 59 个月随访后,两组间的 RFS 和 OS 差异没有统计学意义。如果选择合适的分子亚型,如 HER-2 阳性或三阴性乳腺癌患者,那么有可能得到阳性结果。Joensuu 等在进行探索性研究时发现,在三阴性乳腺癌亚组中,采用含卡培他滨的方案(TX/CEX,多西他赛加卡培他滨/环磷酰胺+表柔比星+卡培他滨)能够提高乳腺癌特异性生存率(HR=0.64,P=0.027)和 RFS。中国乳腺癌协作组(CBCSG)在中国的 35 家医疗机构开展了一项随机对照Ⅲ期临床试验,招募了 585 例术后早期三阴性乳腺癌患者,按 1∶1 随机接受 3 个疗程 TX(卡培他滨+多西他赛)+3 个疗程 XEC(环磷酰胺+表柔比星+卡培他滨)或 3 个疗程 T+3 个疗程 FEC(环磷酰胺+表柔比星+氟尿嘧啶)。在中位随访 30 个月后,两组的 DFS 差异没有显著性(90.58% vs. 86.8%,P=0.23)。卡培他滨组较对照组显著提高 RFS(HR=0.57,95%CI 0.33~1.00)以及无远处转移生存(HR=0.49,95%CI 0.27~0.90)。更确切的数据仍有赖于进一步随访。以上结果提示,卡培他滨纳入三阴性乳腺癌辅助化疗可降低患者术后复发率。

八、分子分裂对辅助化疗的影响

一般认为,激素受体阳性患者应该接受内分泌治疗,HER-2 阳性患者应接受针对 HER-2 的靶向治疗,而三阴性乳腺癌患者只有全身化疗。不同分子分型应采取不同的辅助治疗策略,但既往研究并不足根据分子分型设计的,因而难以根据分子分型进行个体化选择化疗方案,这仍有待摸索探究。专家共识是:腔面 A 型乳腺癌应采用积极辅助内分泌治疗,而不宜积极化疗;腔面 B 型中的 HER-2 阴性、Ki-67 指数高者选用辅助内分泌治疗±化疗,而 HER-2 阳性(无论 Ki-67 指数如何)选用化疗+内分泌治疗+抗 HER-2

治疗;HER-2 过表达型采用化疗+抗 HFR-2 治疗。

对三阴性乳腺癌患者可考虑剂量密集化疗,化疗方案中应包含蒽环类和紫杉类药物已成共识,环磷酰胺也被公认有效。但与非三阴性乳腺癌相比,蒽环类和紫杉类药物并没有显示对三阴性乳腺癌有特别的疗效。另外,三阴性乳腺癌本身也是一种异质性疾病,如 BRCA1 基因突变的乳腺癌对铂类药物特别敏感,而对紫杉类药物相对不敏感。尽管在晚期乳腺癌中铂类药物和抗血管生成药物如贝伐单抗能够提高客观有效率和延长 DFS,但目前证据不支持推荐在辅助治疗中使用这些药物。

尽管最新的 ECTCG Meta 分析提示辅助化疗的疗效不依赖 ER 状态和肿瘤的分化程度,但是该分析中很少有肿瘤分化良好的乳腺癌病例,这些病例往往是腔面 A 型患者,因此不能用该 Meta 分析去推翻腔面 A 型不宜积极化疗这个结论。

第十四节　辅助化疗复发风险评估和疗效预测

一、复发风险评估体系

1.St.Gallen 复发风险分组　2005 年《St.Gallen 国际乳腺癌治疗专家共识》将可手术乳腺癌分成低度风险组、中度风险组和高度风险组。于 2007 年进行了细化,主要的更新是将阳性淋巴结 1~3 枚的三阴性乳腺癌放到了高度风险组。随着乳腺癌诊断和治疗的进展,尤其是曲妥珠单抗在乳腺癌新辅助治疗、辅助治疗和晚期乳腺癌中的广泛使用,2009 年的《St.Gallen 国际乳腺癌治疗专家共识》不再提及复发风险分组问题,而把重点放任具体每一例乳腺癌患者手术后到底需要何种药物治疗,如化疗、内分泌治疗和(或)靶向治疗。尽管有文献提示 St.Gallen 复发风险分组有很多不完善的地方,尤其是中、高度复发风险组的可变性很大,低度复发风险组与中度复发风险组之间的 5 年 OS 差别不显著,但是《CBCS 指南》考虑到中国的实际情况,在 2011 年的 CBCS 指南中还是保留了该复发风险评估系统。

2.淋巴结阴性患者的复发风险评估　在很多参考文献和临床试验中,根据淋巴结阴性患者的复发风险分为低度风险组、中度风险组和高度风险组。低度风险组患者是指同时满足 3 个指标(肿瘤直径≤1cm、受体阳性和分级Ⅰ级);高度风险组是指只要满足以下 1 个指标(肿瘤直径>2cm、受体阴性和分级Ⅱ~Ⅲ级);其余的淋巴结阴性患者均划归到中度风险组。

3.Oncotype DX 复发评分系统　Oncotype DX 主要以定量反转录-聚合酶链反应(RT-PCR)技术,在石蜡包埋标本中通过抽提 RNA、反转录为 cDNA 并扩增、定量检测等步骤,联合检测 21 个特定基因的表达量。这 21 个基因分别是:增殖相关的 Ki-67、STK15、survivin、CCNB1、MYBL2 基因,侵袭相关的 MMP11、CTS12 基因,雌激素相关的 ER、PR、BCL2、SCUBE2 基因,HER-2 相关的 GR137、HER-2 基因,以及 GSTM-1、CD68、BAG1 基因,5 个参考基因 ACTB、GAPDH、RPLPO、GUS、TFRC。上述 16 个肿瘤相关基因的表达水平与乳腺癌预后相关,另外 5 个参考基因主要用于质量控制,以及在统计学上平衡误差和偏倚。这21个基因是在3项独立临床研究中(共447个样本)比较250个候选基因表达情况与疾病复发的关系后筛选出来的。在测定21个特定基因的表达情况后,通过复杂的计算公式和每个基因的权重得出复发风险评分(recurrence score,RS评分)及分组,RS评分≤17分为低危组,RS评分18~30分为中危组,RS评分≥31分为高危组。

临床研究数据表明,RS评分与患者的远处转移、OS有相关性。在著名的NSABP B-14临床试验中,有668例不同年龄的ER阳性、淋巴结转移阴性、仅接受过他莫昔芬治疗的乳腺癌患者接受了Oncotype DX基因检测和RS评分。结果显示,被分为RS低危组的有341例患者,其中6.7%(23例患者)在10年中复发;中危组共有147例患者,其中14.3%(21例患者)在10年中复发;高危组共有180例患者,其中有30.6%(55例患者)在10年中复发。经多变量Cox统计分析差异有显著性($P<0.001$),且与年龄、肿瘤大小无关。研究还发现,RS评分对OS也有显著的预测价值($P<0.001$)。因此,RS评分的具体数值与远处复发的风险呈线性相关。

在淋巴结阳性乳腺癌患者中,Albain等对参加S8814 Ⅲ期临床试验的患者进行了Oncotype DX检测,发现RS评分同样具有预后评估价值。该临床试验评估单用他莫昔芬、CAF方案+他莫昔芬和CAF方案序贯他莫昔芬治疗绝经后淋巴结阳性、ER阳性乳腺癌患者的价值。10年随访提示,CAF序贯他莫昔芬的疗效最好。尽管RS评分对DFS和OS的主要影响是在前5年,但是10年时还能够观察到其对DFS和OS的累积效应。因此,在接受他莫昔芬治疗的淋巴结阳性患者中,RS评分有预后价值。Goldsiein等利用Oncotype DX检测ECOG2197临床试验的1 503个乳腺原发肿瘤标本中的465个标本,进一步证实了Albain等的发现,RS评分越低,患者的复发可能性越小。

4.MammaPrint评估系统　MammaPrint是通过比较5年内发生远处转移和未发生远处转移的患者基因表达的差异,筛选出70个目标基因。这些基因主要与细胞增殖相关,还包括与侵袭、转移、血管新生等相关的基因。纳入的患者为<55岁、T1或T2期、淋巴结阴性、无远处转移的移乳腺癌患者。

van deVijver等研究了295例<53岁Ⅰ期或Ⅱ期乳腺癌患者,通过MammaPrint检测结果将她们归入高危组或低危组(180例患者归入高危组,115例归入低危组),通过单变量和多变量分析,统计MammaPrint预测预后的效力。结果显示,高危组和低危组患者的10年OS分别为54.6%±4.4%和94.5%±2.6%,10年无远处转移生存率分别为50.6%±4.5%和85.2%±4.3%。Buyse等通过临床试验数据证实,对于淋巴结阴性、未接受过治疗的患者,在发生远处转移时间和OS上,MammaPrint有很强的预后预测价值。Mook等通过对绝经后、淋巴结阴性Ⅰ~Ⅱ期乳腺癌患者进行大样本回顾性分析,将肿瘤大小、组织学分型、ER状态与ManmmaPrint计算出的预后归类相联系,揭示了MammaPrint能预测早期乳腺癌的相关死亡,5年时的预测价值最大。

MammaPrint给出的结论为两种类型,也就是某个患者"预后好"或者"预后差",因此似乎在预后的两个极端,即针对预后很好和很差的患者,对于指导个体化治疗的价值更大。与Oncotype DX相比较,MammaPrint针对的患者群体更为广泛,包括了年轻患者和ER阴性患者。

二、辅助化疗的疗效预测

根据辅助化疗的原则和适应证，推荐大多数早期乳腺癌患者接受辅助化疗，但是并不知道患者是否真能从中获益，因此发现预测因子或预测工具非常重要。过去笔者一直在试图发现预测化疗疗效的因子，但是多数结论来源于小样本探索性研究、回顾性分析或亚组分析的结果，如激素受体阴性患者从化疗中、从紫杉醇中和从剂量密集化疗中获益更多，激素受体阳性患者从多西他赛中获益较多。不同临床试验给出的亚组分析结果经常是矛盾的，使临床医生完全不知所措。

最近，EBCTCG 研究依据患者个体资料的 Meta 分析，显示紫杉类药物的疗效与患者的年龄、淋巴结状态、肿瘤大小和分化程度（中分化对比差分化，很少肿瘤高分化的病例）、ER 状态和他莫昔芬的使用等均无相关性。

目前已经有一些成熟的预测工具，还有一些在研究之中。但对于具体的接受辅助化疗的乳腺癌患者来说，还无法知道辅助化疗是否有效，只有在发现复发或转移的时候，才知道辅助化疗是失败的。

1.疗效预测工具

（1）Oncotype DX：Oncotype DX 检测的 RS 评分主要取决于 ER 相关基因、增生相关基因和 HER-2 相关基因的表达程度，理论上它能够预测不同患者对内分泌治疗和（或）化疗的反应。以下临床床试验的结果也佐证了这一点。在 NSABP B-20 临床试验中，揭示了 Oncotype DX 能够预测不同组别患者对他莫昔芬治疗和（或）辅助化疗的获益。RS 评分低危患者能从他莫昔芬治疗中受益，但不能从辅助化疗中受益；而 RS 评分高危患者能从 CMF（环磷酰胺+甲氨蝶呤+氟尿嘧啶）或 MF（甲氨蝶呤+氟尿嘧啶）辅助化疗方案中受益。更为重要的是，患者从辅助化疗中受益的程度与 RS 分值也呈连续的线性关系。对 Albain 等进行的 S8814 Ⅲ期临床试验结果与 Oncotype DX 测定的受试患者 RS 分值进行统计学的相关性和整合分析，有 45% 的入组患者提供了标本分析。其中 RNA 足够被用作 RT-PCR 者有 367 例（他莫昔芬 148 例，CAF-他莫昔芬 219 例）。通过 10 年随访，他莫昔芬与 CAF-他莫昔芬在 3 组的 DFS 分别为：低危，60% vs. 64%，$P=0.97$；中危，49% vs. 63%，$P=0.48$；高危，43% vs. 15%，$P=0.03$。结果显示，在他莫昔芬治疗的淋巴结阳性患者中，RS 评分有预后价值，在 RS 评分高危组患者中，加上 CAF（环磷酰胺+多柔比星+氟尿嘧啶）的患者能够获益，但淋巴结阳性、RS 评分低的患者并不能从蒽环类为基础的辅助治疗中获益。通过 RS 评分，能更好地指导 ER 阳性、接受过他莫昔芬治疗的乳腺癌患者进行个体化治疗，防止治疗不足或过度治疗。

NCCN 指南推荐，对于 ER 阳性、HER-2 阴性、腋窝淋巴结阴性患者，如原发肿瘤直径为 0.6~1.0cm、中低分化或伴不良预后因素者，或肿瘤直径>1cm 者，应考虑采用 Oncotype DX 检测进一步分析 RS 评分，对高危者予以术后辅助化疗（2B 类证据），对低危患者不必要化疗。

在淋巴结阳性患者中，Albain 等对参加 S8814 Ⅲ期临床试验的患者进行了 Oncotype DX 检测。作为 CAF 的获益预测，RS 评分与治疗的相互作用也仅在前 5 年 DFS 中显示有意义($P=0.029$),但以后并非如此($P=0.58$),而淋巴结状态无论在哪个时间段都有重要预后意义。OS 分析结果和 DFS 相仿。RS 评分高危组患者接受 CAF 方案化疗的患者能够获益,但是 RS 评分低危组患者并不能从蒽环类为基础的辅助治疗中获益。

正在进行的一项大型临床试验,即 TAILORx,有望揭示 RS 评分中危组患者是否能从辅助化疗中受益。该临床试验计划从北美的 900 个临床中心入组至少 10 000 例 ER 阳性或 PR 阳性、淋巴结阴性乳腺癌患者。但该临床试验将 RS 风险度分组作了调整,将低、中危和中、高危的界限分别调整为 RS 11 分和 25 分。RS 评分为 11~25 分的中危组患者约占所有乳腺癌的 44%,被随机分入单纯内分泌治疗组或内分泌治疗加化疗组,并且低危组患者也将随访,以进一步证实她们的预后是否更好。

(2)MammaPrint:MammaPrint 虽然为预测预后而开发,但通过对患者的预后归组,也有望用于指导个体化治疗。

Mook 等提示,对绝经后、淋巴结阴性的Ⅰ~Ⅱ期乳腺癌患者,MammaPrint 有助于发现需要做辅助化疗的乳腺癌患者。欧洲正在开展的大型临床试验 MINDACT(Microarray In Node negative Disease may Avoid Chemotherapy),有望最终揭示和证明 MammaPrint 对指导治疗是否有价值。该临床试验计划共入组 6 000 例患者,经传统病理风险评级和 MammaPrint 基因检测评级归入高危组的患者将接受化疗,归入低危组的患者将不接受化疗;而对于传统病理风险评级和 MammaPrint 基因检测评级风险度结果不一致的患者,将随机接受或不接受化疗。

(3)HER-2:对 HER-2 阳性者蒽环类药物的疗效要优于 CMF 方案,对 HER-2 阴性者 CMF 方案与含蒽环类药物方案辅助化疗的疗效相当。主要由于蒽环类药物的疗效与 TOP-2 基因过度扩增相关,而 TOP-2 基因和 HER-2 基因位于 17 号染色体相邻位点,在 HER-2 阳性乳腺癌患者中有 25%~35%患者伴随 TOP-2 扩增。HER-2 阳性也往往提示早期乳腺癌患者能够从紫杉类药物(紫杉醇和多西他赛)中获益。

最近发表的立足于个体资料的 Meta 分析,选择比较蒽环类药物方案和 CMF 方案的辅助治疗临床试验,用 FISli 方法确认 HER-2 状态(分为扩增和未扩增 2 组)和 TOP-2 状态(分为扩增、缺失和阴性 3 组)。总共分析了 3 452 例患者的 HER-2 和 3102 例患者的 TOP-2A 状态。在无事件生存方面,HER-2 未扩增组 HR=0.89(95%CI 0.79~1.01),HER-2 扩增组 HR=0.71(95%CI 0.58~0.86),交互影响 $P=0.0485$。在总生存方面,HER-2未扩增组 HR=0.91(95%CI 0.79~1.05),HER-2 扩增组 HR=0.73(95%CI 0.59~0.89),交互影响 $P=0.071$。在无事件生存方面,TOP-2A 正常组 HR=0.88(95%CI 0.78~1.0),TOP-2A 缺失组 HR=0.63(95%CI 0.46~0.87),TOP-2A 扩增组 HR=0.62(95%CI 0.43~0.90),交互影响 $P=0.0513$。在 OS 方面,TOP-2A 正常组 HR=0.89(95%CI 0.78~1.03),TOP-2A 缺失组 HR=0.68(95%CI 0.49~0.95),TOP-2A 扩增组 HR=0.67(95%CI 0.46~0.98),交互影响 $P=0.1608$。提示尽管 HER-2 扩增联合 TOP-2 扩增或缺失可能会提示对蒽环类药物较为敏感,但是目前证据不支持仅仅在 HER-2 扩增或 TOP 2 异常的患者中使用蒽环类药物。

(4)Ki-67:USON 01062 临床试验的探索性研究提示,Ki-67 高表达(≥10%)的患者能从添加卡培他滨的辅助化疗中获益。Penault 等发现,Ki-67 高表达的 ER 阳性患者从多西他赛的辅助化疗中获益较多,ER 阳性/Ki-67 阳性与 ER 阳性/Ki-67 阴性乳腺癌患者的 5 年 DF-S 分别为 84%和 81%。

2.预测药物或给药方案的疗效　剂量密集性方案是作为乳腺癌术后辅助的常规方案还是特殊亚群的特殊方案,目前临床试验证据还不充分。Estevez 等报道,多西他赛每周方案在乳腺癌新辅助治疗中的疗效与 ER、PR 及 HER-2 状态无相关性,但该研究总的病例数仅 56 例。最新研究表明,剂量密集化疗可以减少 HER-2 高表达对乳腺癌患者 DFS 和 OS 的负面影响。有文献报道,p53 状态是剂量密集化疗疗效的预测指标,p53 突变患者更适于选用剂量密集方案。CALGBC9741 试验结果提示,激素受体阴性患者可能从剂量密集化疗中获益更多,该试验为淋巴结阳性、高复发风险乳腺癌患者的辅助化疗提供了新的思路。但这是亚组分析的结果,剂量密集方案的疗效与乳腺癌的临床特征、受体状态及其他生物靶分子的关系可能仍需要大规模Ⅲ期临床研究提供依据。

Ki-67 用于预测单个化疗药物的疗效和耐药性。最近研究表明,SPARC 阳性肿瘤患者,使用白蛋白结合紫杉醇疗效较好。这可能是由于 SPARC 蛋白对白蛋白具有亲和力,SPARC 蛋白能特异性地吸附紫杉醇白蛋白微粒,并把它聚集在肿瘤细胞上,最终进入肿瘤细胞,杀死肿瘤细胞。SPARC 蛋白是一种从多方面调节细胞功能的细胞外基质蛋白,与组织重建和肿瘤有关。SPARC 蛋白在多种人类肿瘤中高表达,血浆中也可检测到。但是,乳腺癌患者和正常人群的血浆 SPARC 蛋白水平差异无显著性。因此,将来的临床研究应该着重于生物标记的研究,发现真正能够预测紫杉类药物疗效的标记。

TOP-2 基因异常(扩增或缺失)均可增加蒽环类药物的敏感性。拓扑异构酶为催化 DNA 拓扑学异构体相互转变的酶的总称。切断 1 个链而改变拓扑结构的称为Ⅰ型拓扑异构酶,通过切断 2 个链进行的称为Ⅱ型拓扑异构酶。Ⅱ型拓扑异构酶包括细菌中的 DNA 促旋酶、噬菌体 T4 的拓扑异构酶Ⅱ以及真核细胞中依赖 ATP 的拓扑异构酶Ⅱ等,参与 DNA 的复制和转录过程。Desmedt 等的近期研究显示,TOP-2 扩增而不是蛋白表达,可影响含表柔比星的新辅助化疗方案的病理学完全缓解率。目前立足于个体资料的 Meta 分析证据不支持仅仅在 TOP-2 异常的患者中使用蒽环类药物。

第十五节　辅助化疗的注意事项

一、实验室检查和辅助检查

首次化疗前应充分评估患者的脏器功能,检测方法包括血常规、肝肾功能、心电图等。以后每次化疗前应常规检测血常规和肝肾功能;使用心脏毒性药物前应常规做心电图和(或)LVEF 测定;其他检查应根据患者的具体情况和所使用的化疗方案等决定。

二、化疗药物的给药顺序

化疗药物给药顺序主要取决于以下 3 个因素:①化疗药物局部刺激性的大小,刺激性大者先用。但是如果选用经外周静脉插至上腔静脉的导管(PICC 管)或输液港给药,就可忽略这点;②化疗药物的相互作用,是否会增加疗效或毒性。先用紫杉醇后用多柔比星有可能增加后者的心脏毒性。紫杉醇和吉西他滨先后使用,有效率从高至低的顺序分别是紫杉醇序贯吉西他滨、紫杉醇与吉西他滨同时用、吉西他滨序贯紫杉醇。紫杉醇和顺铂合用可使紫杉醇的毒性增加,原因是先用顺铂后导致紫杉醇的肾脏排泄减慢。细胞株研究提示,先用紫杉醇后用顺铂有协同作用,反之则有拮抗作用。甲氨蝶呤给药后4~6小时再给氟尿嘧啶有增效作用,但如先给氟尿嘧啶再给甲氨蝶呤则会减效;③根据细胞动力学原则,细胞周期非特异性药物先用,细胞周期特异性药物后用。

三、骨髓毒性

化疗药物引起的骨髓功能抑制与外周血血细胞的寿命有关,白细胞的平均寿命6~8小时,血小板的平均寿命5~7天,红细胞的平均寿命120天。因此,化疗药物引起的骨髓功能抑制首先表现为中性粒细胞下降,然后是血小板减少,红细胞的减少一般发生在化疗4~6个疗程后。一般化疗引起的中性粒细胞下降呈“U”形,发生在化疗后8~10天,最低点在10~14天,在低水平维持2~3天后缓慢回升,至第21~28天恢复正常。但是,多西他赛和长春瑞滨引起的中性粒细胞下降可以发生在化疗后第4~5天;一些延迟性骨髓抑制药物,如丝裂霉素、亚硝脲类和替莫唑胺等可发生在化疗后3周。化疗引起的血小板下降呈“V”形,比中性粒细胞降低出现稍晚,一般也在2周左右下降至最低值,其下降迅速,在谷底停留较短时间后即迅速回升。

中性粒细胞减少性发热的定义:发热≥38.3℃,或者持续1小时≥38.0℃,粒细胞总数$<1\times10^9$/L。如果化疗方案的发热性中性粒细胞减少的发生率>20%,那么就推荐预防性使用G-CSF和抗生素。目前乳腺癌患者化疗时需要预防性使用G-CSF的方案有:TAC3周方案和AC→T(多柔比星+环磷酰胺序贯紫杉醇)2周方案。最近有文献提示,化疗后发生白血病和骨髓异常增生综合征可能与患者使用G-CSF关,因此应该按照适应证使用G-CSF。

一般认为,对于中性粒细胞减少伴有发热的患者均预防性使用抗生素;对于4级骨髓功能抑制的患者,无论有无发热,均必须预防性使用抗生素。通常用广谱抗生素,特别是需要涵盖革兰阴性菌和厌氧菌,如第三代或第四代头孢菌素。如果患者有发热,应在发热消退至少48小时后停用抗生素;如果患者为4级中性粒细胞减少但无发热,待中性粒细胞恢复至正常后即可停用。

重组人促血小板生成素(TPO)为特异性巨核细胞生长因子,作用于血小板生成阶段的多个环节,能减少单采血小板的输入量和缩短血小板降低持续的时间。应在化疗结束后6~24小时才可开始,每天300U/kg,皮下注射,7天为1个疗程。其不足之处是起效较慢,通常需要连续使用5天以后才有效果,故建议有4级血小板减少史的患者预防性使用,其疗效可能更好。

四、心脏毒性

蒽环类药物导致的心脏毒性按出现的时间进行分类,分为急性、慢性和迟发性心脏毒性。在前几年,给予蒽环类药物后有超过50%的患者发生左心室结构和功能亚临床心脏超声变化，比如后负荷增加或收缩能力下降。说明大多数患者在使用蒽环类药物后很快发生了心功能损害，而且随着时间的延长其损害越明显。蒽环类药物的慢性及迟发性心脏毒性与其累积剂量呈正相关。当充血性心力衰竭(CHF)的发生率达到5%时，多柔比星和表柔比星的累积剂量为400mg/m^2和920mg/m^2。

临床试验报道的心脏毒性发生率较实际要低，因为心脏毒性研究不是临床试验的主要研究终点，往往是回顾性的，患者一旦复发或死亡就不再随访或无法进一步观察。加拿大 NCIC MA05 试验对710例绝经前和围绝经期乳腺癌患者评估了 $CE_{120}F$ 方案，10年安全数据提示，较 CMF 方案心脏毒性稍有增加，CHF 发生率为0.3%～1.1%，但是可以接受。在2010年 SABCS 会议上公布了 BCIRG 001 试验10年安全数据的更新，3～4级 CHF 的比例 TAC 组为3.5%，FAC 组为2.3%。由于心力衰竭而死亡的病例数并未增加，分别为2例和4例。SEER 项目的统计资料表明，在接受蒽环类药物化疗、不含蒽环类药物的化疗和未化疗的>65岁乳腺癌患者中，随访至10年时 CHF 发生率分别为38%、32%和29%。也有研究显示，蒽环类药物对心脏的器质性损害从第1次应用时就有可能出现，呈进行性加重，且不可逆。以前推荐一个患者多柔比星的终身累积剂量为550mg/m^2，现在认为每个患者多柔比星和表柔比星的累积剂量不宜超过360mg/m^2和720mg/m^2。

蒽环类药物有心脏毒性，加用紫杉类药物不会提高心脏毒性的发生率。但是临床前研究显示，多西他赛能使多柔比星引起的心肌细胞凋亡增加。中位随访5年的 PACS 01 研究提示，与6个疗程的 FEC 比较，3个疗程的 FEC 序贯3个疗程的多西他赛的心脏事件发生率要低(0.4% vs. 1.3%，P=0.03)，这主要是因为蒽环类药物的累积剂量只有对照组的一半。该试验结果结合 BCIRG 001 试验的10年随访结果，提示在乳腺癌辅助化疗中，蒽环类药物序贯紫杉类药物比同时使用的心脏毒性要低。紫杉醇(150mg/m^2)和多柔比星(50mg/m^2)合用治疗晚期乳腺癌的有效率可达到46%，但是心力衰竭的发生率也随之增加20%。可能的原因是紫杉醇导致多柔比星的体内清除减少了30%，特别是紫杉醇在多柔比星治疗前3小时给药毒性最大。因此，建议两药分开2天使用或先用多柔比星。使用蒽环类药物时须至少每3个月1次评估 LVEF。

右丙亚胺是目前批准的唯一对多柔比星和表柔比星有效的心脏保护剂。对于癌症化疗患者心脏毒性的治疗，通常被临床肿瘤医生所忽视。发生心脏毒性后的治疗研究最多的是血管紧张素转换酶抑制剂(ACEI，如卡托普利、依那普利、贝那普利及西拉普利等)，但是有效率不高。有研究显示，在 ACEI 的基础上加用β-受体阻滞剂可进一步提高疗效，但是需进一步临床试验的证实。《ACC/AHA 成人慢性心力衰竭诊断治疗指南》建议，大多数心力衰竭需常规应用3类药物，即 ACEI、血管紧张素受体拮抗剂(ARB)和β-受体阻滞剂。

五、第二原发肿瘤

化疗药物的使用与乳腺癌患者发生继发性急性髓性白血病和骨髓异常增生综合征有关，支持这个结论的证据来自以下两个方面：特异性的染色体改变，如烷化剂和 TOP-2 抑制剂与发生髓性白血病和骨髓异常增生综合征存在量效关系。有关环磷酰胺联合蒽环类药物方案的辅助临床试验的 Meta 分析提示,化疗药物的剂量强度是主要原因,G-CSF的使用也可能与之有关。SEER 数据显示,较未使用 G-CSF 的患者,使用 G-CSF 患者的继发性急性髓性白血病或骨髓异常增生综合征的发生率增加 2 倍。但是,CALGB C9741 临床试验的数据和捐献骨髓正常人群的随访数据并不支持这种观点。

与烷化剂相关的急性髓性白血病,通常在治疗 5 年后发生,M1 或 M2 型常见,常伴有 5 号和 7 号染色体异常,预后很差。与 TOP-2 抑制剂相关的急性髓性白血病,通常在治疗后 5 年内发生,常伴有 11q23 细胞遗传学异常。

为了防止继发性急性髓性白血病或骨髓异常增生综合征的发生,建议应控制环磷酰胺和蒽环类药物的累积剂量,严格按照适应证使用。CMF 方案和紫杉类药物未发现增加风险。

六、生殖毒性

化疗引起的停经可以足暂时性的,也可以是永久性的。化疗引起停经的风险因素包括患者年龄、化疗类型和化疗周期数。6 个疗程 CAF 或 CEF 方案引起停经的概率要高于 4 个疗程 AC 方案。6 个疗程 CMF 方案的疗效与 4 个疗程 AC 的疗效相当,但引起停经的概率显著增高,在>40 岁但属绝经前的患者中,停经发生的概率分别是 76%~86%和 57%~63%。由于乳腺癌的发病率上升,曾经接受过辅助化疗的乳腺癌患者中希望能够怀孕的人也越来越多。有证据表明,怀孕对患者来说是安全的,也不影响患者的预后。主要的担心是以前接受的化疗是否会对怀孕过程和胎儿产生不利影响,因为有研究提示化疗会增加生产并发症、早产和低出生体重儿。一般认为,化疗对后期的哺乳没有不利影响。

有证据显示,GnRH 可能会保护患者的卵巢功能,但是没有Ⅲ期前瞻性临床试验结果。当前保留生育力的方法包括激素刺激法、卵泡体外成熟和组织移植技术,需要向患者讲明这些技术还未完全成熟。激素刺激法的具体做法是患者接受 1 个周期的激素刺激,后取出成熟卵母细胞或胚胎进行冷冻保存。一般需要将癌症治疗推迟近 1 个月,可能不适合某些患者,而且成熟卵母细胞的冷冻保存是实验性的,虽然有研究报道使用这项技术得到了 100 多名活产婴儿。后两者是不需要激素暴露的保留生育力技术,根据月经周期的日期,从卵巢中吸出卵母细胞并在体外成熟,然后冷冻保存供以后使用。单个卵泡或卵巢皮质组织条可被直接冷冻保存,供未来用于体外卵泡成熟或组织移植。后两种方法不额外增加激素刺激,因此很少影响患者的辅助治疗计划。

(徐劲松)

第十二章　原发性肺癌

第一节　概述

原发性肺癌又称为原发性支气管肺癌(简称“肺癌”),是指起源于黏液腺、支气管黏膜上皮及肺泡上皮的恶性肿瘤。肺癌是严重危害人类健康的常见恶性肿瘤之一。根据国家癌症中心的统计,估计 2015 年中国的肺癌新发病例数为 73.33 万,死亡人数为 61.02 万。肺癌发病率和病死率均占我国恶性肿瘤的首位。

肺癌的发生是多因素作用的结果,主要是由环境因素所致。这些致癌的因素包括:①吸烟,是肺癌的主要危险因子,有 80% ~90% 的肺癌是由直接或被动吸烟所致,大多数肺癌可通过戒烟而预防,故应该劝导戒烟;②职业性因子,包括无机砷、石棉、铬、镍、煤焦油、二氯甲醚和氯甲醚等;③电离辐射,放射性物质氢等矿石、体内外的放射线照射与肺癌的发生相关;④大气污染,已成为肺癌的主要原因之一,最近欧洲的研究表明大气中的微颗粒物质的吸入可增加肺癌的危险性,包括 PM2.5 和 PM10;⑤生物学因子,如某些染色体的丢失、重排及突变等使细胞内某些基因丢失或活化,导致细胞生长失控或提供发生癌变的有利环境,最终导致癌变。已知一些基因的突变与肺癌的发生有明确关系,如 EGFR 突变、ALK 基因重排等。

肺癌的临床分期和病理诊断具有重要的临床指导意义。不同的病理类型和不同期别的肺癌其预后及治疗原则差异很大。肺癌在临床上分为非小细胞肺癌(non-small cell lung carcinoma,NSCLC)和小细胞肺癌(small cell lung carcinoma,SCLC)两大类。这两类肺癌除组织形态不同外,临床特点、播散方式、治疗原则、对治疗的反应及预后都有显著差别。NSCLC 占所有肺癌病例的 80% ~85%,NSCLC 又分为非鳞癌和鳞癌两大类。非鳞癌包括腺癌、大细胞癌和鳞腺癌(或腺鳞癌)等。SCLC 占 15% ~20%,SCLC 多数(75%)为肺部神经内分泌癌,几乎所有的 SCLC 与吸烟有关。

SCLC 患者疾病进展快,容易早期出现远处转移,在诊断时<1/3 的患者为局限期。由于肺癌早期诊断常有困难,在确诊时以中、晚期患者占多数,美国 SEER 数据库的资料显示,肺癌诊断时仅有 15%的患者疾病局限在原发病灶;22%的患者有区域淋巴结转移,其病灶已超过原发部位;56%的患者诊断时已经出现远处转移,另外 6%的患者分期不明确。2012 年,SEER 数据库统计的美国肺癌总的 5 年生存率为 15.9%,80%的肺癌在诊断后 1 年内死亡,局限在原发病灶的肺癌 5 年生存率为 52%,有区域淋巴结转移患者 5 年生存率为 25%,远处转移者 5 年生存率为 3.7%,分期不明确者 5 年生存率为 7.9%。

近 10 年来,肺癌的防治工作取得了很大进步,特别是表现在肺癌的筛查、肺癌发病机制、微创治疗技术和分子靶向治疗等方面。低剂量螺旋 CT 可用于高危人群(年龄为 55 ~74 岁,现在或者过去曾经有吸烟 30 包/年史)的肺癌筛查。美国筛查观察了近 5 万名老年或者先前吸烟的人群,接受低剂量螺旋CT或胸部X线肺癌普查,与胸部X线片筛查相比较,螺旋CT查出近翻倍的早期肺癌患者,可减少肺癌特异性病死率20%左右。外科微创技术的进步,提高了早期肺癌手术后生存质量。放疗技术的进步,使得立体适形放疗(SBRT或称SABR)技术用于早期肺癌的根治性放疗效果能够与手术治疗结果相媲美。一些肺癌发病机制中的驱动基因陆续被发现,因此基于EGFR突变和ALK基因重排等靶向治疗,提高了晚期突变NSCLC患者的长期生存率。肺癌的分子病理学研究取得了很大的进步,基于分子病理学分型的研究必将对肺癌的精确治疗产生重要影响。

第二节　应用解剖与病理

掌握肺部结构的正常解剖和CT表现,是理解肺部异常CT检查的前提和基础。

一、肺的应用解剖

1.肺裂　认识肺裂的CT表现是肿瘤所在肺叶定位的基础。肺裂在CT上可以表现为低密度的带状影(或者称为泛血管影)、中等密度的灰条影和高密度的细条影。

2.支气管　是CT扫描图像上确定肺段及亚段的主要依据,其CT表现除与管径大小有关外,还与其走行方向有关。通常支气管内充满空气,以低密度的含气影为特征。

3.肺血管　肺内血管的CT表现除与管径大小有关外,还与其走行方向有关。肺血管内充满血液,显示稍高密度影。受“部分容积效应”的影响,在CT扫描图像上支气管与相应的血管之间的位置关系并非与正常解剖观察结果完全一致。

4.肺段　CT扫描图像上确定肺段的主要依据是肺段支气管,它位于肺段中心。肺裂及肺段静脉主支位于相邻肺段之间,构成肺段的边缘。肺内大支气管及纵隔内的大血管作为标记,有助于肺段的确认和划分。

二、胸腔的淋巴引流

1.肺内淋巴引流　虽然在胸膜表面可以发现淋巴结,但是典型的肺内淋巴结多见于沿着亚段动脉特别是在支气管分叉处分布。肺内淋巴引流规律在不同的肺叶有一定的差异。

(1)右肺淋巴引流

1)右肺上叶的淋巴引流向下进入至右肺上叶和中间支气管侧面的夹角处淋巴结。

2)右肺中叶淋巴结为中叶支气管以下,以及临近中间支气管内侧和外侧分叉点部位的淋巴结。

3)通常右肺下叶及中叶肿瘤淋巴结转移可以至中间支气管内、外侧淋巴结池,而右肺上叶肿瘤转移通常不进入该淋巴结池。

(2)左肺淋巴引流

1)左肺上叶淋巴引流一般进入左肺上叶支气管起始处淋巴结。

2)左肺下叶淋巴结一般位于左上段支气管的内、上、下及基底段主支气管和段支气管的分叉处。左肺下叶恶性肿瘤一般转移至左肺下叶支气管起始淋巴结,也可以转移至叶内区域左肺上叶支气管淋巴结。

2.纵隔淋巴引流

(1)右肺肿瘤的淋巴结转移:右肺上叶肿瘤可以转移至上纵隔淋巴结,而通常不转移至下纵隔淋巴结。右肺上叶肿瘤最常见的淋巴结转移是气管旁淋巴结(2R)、4组淋巴结(4R)及3组淋巴结。右肺上叶肿瘤还有36%的非区域淋巴结转移。右肺中、下叶肿瘤最常见的淋巴结转移部位是隆突下淋巴结(7组),其次为下气管旁淋巴结和食管旁淋巴结。

(2)左肺肿瘤的淋巴结转移:左肺上叶恶性肿瘤最常转移至主动脉肺动脉窗(5组)及主动脉旁淋巴结(6组)。主动脉肺动脉窗淋巴结转移可以认为是纵隔的第一站淋巴结转移。左肺上叶肿瘤仍然有较高的非区域淋巴结转移发生率,也可以转移至下纵隔淋巴结及7组淋巴结,但相对少见。左肺上叶尖、后段和前段的肿瘤主要转移至6组淋巴结,舌叶的肿瘤首先转移至7组淋巴结,然后为5组及6组淋巴结。左肺下叶肿瘤作为单站淋巴结转移时,最常转移至7组淋巴结,而多站淋巴结转移以7组及5组淋巴结为最常见,其次为食管旁淋巴结(8组)及肺下韧带淋巴结(9组)。左肺下叶肿瘤比其他任何肺叶的肿瘤更容易转移至对侧纵隔淋巴结,非区域淋巴结转移的发生率为20%左右。

(3)跳跃性纵隔淋巴结转移:是指淋巴结转移绕过肺叶内或者肺门淋巴结直接转移至纵隔内淋巴结。鉴于技术原因,不能检测微转移用于解释跳跃性淋巴结转移。文献报道微转移的发生率约为19%。

三、肺及纵隔淋巴结分布

国际肺癌研究协会(IASLC)建议的胸腔内淋巴结分布图(图12-1)常用于肺癌肺内及纵隔淋巴结分组的描述,对肺癌放疗具有重要的指导意义。

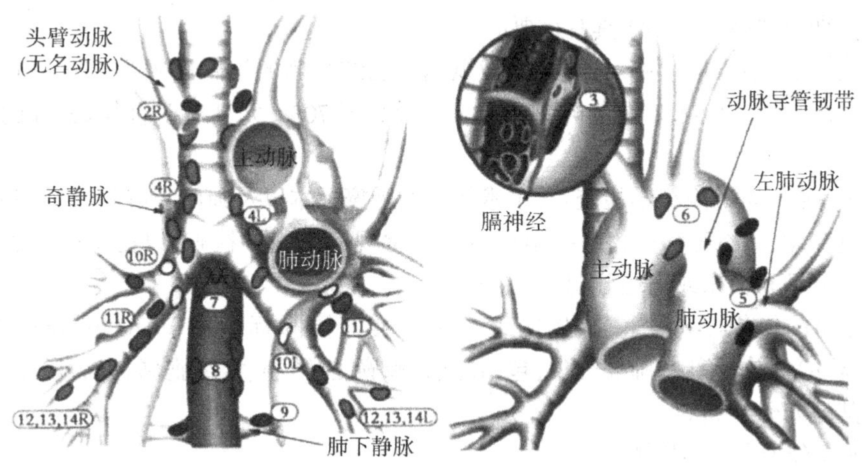

图12-1　IASLC建议的胸腔内淋巴结分布图

四、肺癌的血行转移

有约50%的NSCLC患者在诊断时已经出现转移。肺癌最常见的血行转移部位包括脑(47%)、骨(36%)、肝(22%)、肾上腺(15%)、对侧肺(11%)和远处淋巴结(10%),其他器官的转移相对少见(<5%)。吴一龙等总结2 872例NSCLC不常见的远处转移,其中193例为少见部位转移,包括软组织、肾、胰腺、脾、腹膜后、小肠、骨髓、眼球、卵巢、甲状腺、心脏、乳腺等。少见部位转移的患者其预后相对较差,增加转移部位的局部放疗可以提高其生存率。

五、肺癌的病理学类型及分子检测

1.肺癌的病理学检测方法

(1)痰液脱落细胞学检查:这是一项无创伤的检查。该检查操作简便,价格便宜,对于老年或其他疾病不宜做纤维支气管镜检查的患者,或拒绝做纤维支气管镜检查的患者,均可采用痰液检查的方法。痰液涂片的阳性率为40%~60%,如多次检查,则阳性率可高达80%以上。

(2)纤维支气管镜细胞学和组织学检查:通过纤维支气管镜对可疑部位,特别是黏膜下癌或对周围型肺癌不能窥见的支气管延长部位,进行毛刷刷取支气管表面细胞和涂片检查或通过冲洗及冲洗液离心沉淀后的涂片检查,获得细胞学标本。

(3)经皮肺穿刺和活检:CT扫描和模拟机X线荧屏引导下的经皮肺穿刺,适合周围型肿块的病理诊断。经皮肺穿刺的敏感性为72%~99%。

(4)浅表转移病灶的经皮穿刺检查:对于浅表肿大的淋巴结,如锁骨上淋巴结可采用细针抽取的检查方法。

(5)体腔积液脱落细胞学检查:恶性胸水的阳性检出率约为60%,腺癌的检出率高于鳞癌。

(6)纵隔镜检查:目的是了解纵隔淋巴结转移的情况,以及治疗后的疗效,对于正确的临床分期及选择治疗方法具有重要的意义。

(7)经支气管穿刺检查:经支气管做纵隔淋巴结穿刺的敏感性约为57%,利用EBUS引导穿刺阳性率从传统X线荧屏引导的50%提高至70%,尤其对于直径<3cm的肿瘤效果更好。

(8)手术标本的组织学检查:对手术切除的肺癌标本以及肺内、肺门和纵隔各组淋巴结及通过穿刺、活检等获得的组织学标本进行常规的组织学检查,以更正确地进行肺癌的组织学分型和临床或病理分期。

2.肺癌的组织学分类　肺癌的组织学分类的国际标准由WHO和IASLC提出。2015年WHO发布了新的肺癌分类,包括腺癌、鳞癌、腺鳞癌、大细胞癌、肉瘤样癌、涎腺型肿瘤和其他未分类癌等。

3.肺癌分子生物学检测

(1)基因突变:研究显示肺腺癌是由多种基因突变驱动的,其中EGFR及其家族成员起着重要的作用。已证实存在的驱动突变包括EGFR、KRAS、ALK、BRAF、ROS1、PIK3CA、MET、ERBB2、MAP2K1、NRAS和AKT1。约60%肺腺癌中能检测到驱动突变,其中最常见的是EGFR、KRAS突变和ALK重排。肺癌中ALK基因变异主要为ALK基因发生重排,与其他基因融合,约占所有NSCLC的5%。

(2)基因检测:NCCN 治疗指南建议,在有选择性患者中(如腺癌)检测 EGFR 突变或 ALK 基因重排,使这部分基因异常的患者能够接受有效的治疗。对于鳞癌患者不常规建议行基因检测(EGFR 基因突变率<4%)。

4.肺癌分子病理学检测

(1)肺癌病理分型分子检测项目:肺癌鉴别诊断相关的免疫组化项目包括:①鳞癌,重点筛查 CK14、CK5/6、34βE12、p63 和 p40;②腺癌,重点筛查 CK7 和 TTF-1;③神经内分泌癌,重点筛查 CK18、AE1/AE3、CD56、CgA、NSE 和 Syn。免疫组化染色显示腺癌TTF-1 阳性,而鳞癌 TTF-1 阴性、p63 阳性。另外,其他标记物也可以用于鉴别腺癌和鳞癌。

(2)原发性肺癌与转移性肺癌的鉴别:免疫组化染色可用于鉴别原发性腺癌和转移性腺癌(如乳腺癌、结直肠癌、前列腺癌等)、胸膜间皮瘤及决定肿瘤的神经内分泌状态。TTF-1 在鉴别原发性肺腺癌和转移性肺癌中具有重要的意义,通常原发性肺腺癌 CK7 阳性,CK20 阴性,而结直肠癌 CK7 阴性,CK20 阳性;CDX2 在胃肠道恶性肿瘤通常为阳性,而原发性肺癌为阴性;所有典型与非典型类癌嗜铬素和 sinaptophy 阳性,而 SCLC 只有 25%为阳性。免疫组化检查可以用于区别腺癌和间皮瘤,在腺癌通常 CEA、B72.3、Ber EP4、MOC-31 和 TTF-1 为阳性,而间皮瘤 WT-1、钙视网膜蛋白、D2-40 和 CK5/6 为阳性。

第三节　临床表现与诊断

一、肺癌的临床表现

1.临床表现　肺癌的临床表现为多样性。早期肺癌可以没有任何症状,特别是周围型肺癌。当病情发展到一定程度时,常出现咳嗽、痰中带血或者咯血、胸痛、体重下降、呼吸困难及发热。大多数有症状而诊断的肺癌多为晚期。当肿瘤压迫或者侵犯邻近组织及出现远处转移时可以出现以下症状。

(1)肿瘤侵犯或者压迫喉返神经可出现声音嘶哑。

(2)肿瘤侵犯或者压迫上腔静脉可出现上腔静脉压迫症状。

(3)肿瘤侵犯胸膜引起胸腔积液,侵犯胸膜或者胸壁可引起胸痛。

(4)肺尖肿瘤可侵入和压迫位于胸廓入口的器官组织,如第 1 肋骨,锁骨下动脉、静脉,臂丛神经及颈交感神经等,可产生胸痛、上肢静脉怒张、水肿、臂痛和上肢运动障碍及 Horner 综合征。

(5)食管周围淋巴结转移因压迫食管而表现为吞咽困难。

(6)远处转移时可出现相应的症状,如脑转移表现为头痛恶心、呕吐、眩晕或视物不清、意识模糊或丧失、脑神经麻痹、小脑功能障碍、人格变态及癫痫样发作等神经系统症状和体征;骨转移可出现相应部位的疼痛,并可发生病理性骨折或者压缩;肝转移可出现右上腹痛、肝大等;皮下转移时可以触及皮下结节。

(7)肺癌常有肿瘤伴发综合征,特别是小细胞肺癌。常见的肺癌伴发综合征有:①异位促肾上腺激素-黑色素细胞刺激分泌综合征，表现为低钾血症、虚弱、碱中毒和高糖血症，部分患者有 Cushing 综合征，血浆促肾上腺皮质激素（ACTH）明显升高；②异位甲状旁腺激素分泌综合征，表现为肌无力、疲乏、恶心呕吐、食欲减退、腱反射消失、精神及意思障碍，血钙升高、血磷下降；③异位抗利尿激素分泌综合征，表现为低钠血症；④异位催乳素分泌综合征；⑤类癌综合征；⑥异位促性腺激素分泌综合征；⑦异位生长激素综合征等。

2.体格检查　多数肺癌患者无明显相关阳性体征。有些患者可以观察到左右胸廓运动的差别、肋间隙增宽及双锁骨上窝触及肿大的淋巴结，上腔静脉受压可以有上半身浅表静脉怒张。少数患者可出现原因不明，久治不愈的肺外征象，如杵状指（趾）、非游走性骨关节疼痛、男性乳腺增生、皮肤黝黑或肌炎、共济失调、静脉炎等。

二、肺癌影像学检查

1.胸部 X 线检查　胸部正、侧位 X 线片是早期发现肺癌的重要手段，也是术后或放化疗后随访方法之一。

2.胸部 CT 检查　胸部 CT 检查是诊断肺癌的重要手段。低剂量胸部螺旋 CT 扫描可以有效地发现早期肺癌，而 CT 引导下的经皮肺肿块穿刺活检是重要的获取细胞学、组织学诊断的方法。胸部 CT 检查可以发现支气管、肺叶支气管及肺段支气管狭窄或截断，对于中央型肺癌的诊断有帮助。CT 检查可以发现胸部 X 线片上不能够发现的肿大淋巴结，根据 CT 值有助于纵隔肿块的定性。

3.B 超检查　B 超检查主要用于发现腹部重要器官以及腹腔、腹膜后淋巴结有无转移，也用于锁骨上窝淋巴结的检查，还可用于胸水定位，胸壁病变可在超声引导下做定位活检。

4.MRI 检查　MRI 检查对肺癌的临床分期有一定价值，特别是适用于判断脊柱、肋骨以及颅脑有无转移。

5.骨扫描检查　骨扫描检查是判断肺癌骨转移的常规检查。当骨扫描检查提示骨可疑转移时，对可疑部位进行 MRI 检查。

6.PET CT 检查　PET-CT 常用于鉴别肺内良性与恶性占位性病变；用于肺癌分期和治疗后的再分期；在诊断肺癌纵隔淋巴结转移时 PET-CT 的特异性远高于 CT 检查，其阴性预测值> 90%。PET-CT 可用于肺癌放疗的疗效评估及早期监测，并指导肿瘤放疗计划的制订及靶区勾画。

7.内镜检查

（1）纤维支气管镜检查：是诊断肺癌最常用的方法之一，包括纤维支气管镜下刷检、活检以及支气管灌洗获取细胞学和病理学诊断。

1）经纤维支气管镜引导针吸活检术（TBNA）和支气管内超声下经支气管细针穿刺活检术（EBUSTBNA）：有助于治疗前肺癌 TNM 分期的精确 N 分期；能对肺癌 N1 和 N2 期提供病理诊断。

2）自荧光支气管镜检查（AFB）：AFB 显著提高了对非典型增生和原位癌的检出敏感性，明确肿瘤侵犯的范围。

(2)经食管镜超声引导下淋巴结活检:食管镜超声对于左侧纵隔淋巴结,特别是第4~6组淋巴结及第7~8组淋巴结、左侧第9组及双侧第10组淋巴结有良好的探测描述效果。经食管镜超声引导下淋巴结针吸活检术的敏感性、特异性和准确率均优于CT诊断。文献报道,其敏感性为100%,特异性和准确率>90%。

(3)纵隔镜检查:为确诊肺癌和评估N分期的有效方法。NCCN治疗指南建议纵隔镜检查为评估纵隔淋巴结转移的金标准。

(4)胸腔镜检查:可以准确地进行肺癌诊断和分期,对于经纤维支气管镜和经胸壁肺肿物穿刺针吸活检术(TTNA)等检查方法无法取得病理标本的早期肺癌,尤其是肺部微小结节病变行胸腔镜下病灶切除术可明确诊断。

(5)电磁导向系统:使用可视纤维支气管镜并提供三维CT成像,结合可操控的探头,使经支气管镜穿刺变得更为安全和有效。

三、诊断与鉴别诊断

肺癌的诊断依据病史、临床表现、组织病理学和(或)细胞学、影像学检查等。组织病理学和(或)细胞学诊断是肺癌诊断的最可靠证据,也是肺癌诊断的金标准。其他诊断方法可帮助判断肿瘤的侵犯范围,确定临床分期,帮助肺癌定性诊断。肺癌在临床上应该与肺部良性肿瘤、结核性病变、肺部炎性病变和其他一些少见的肺部恶性疾病相鉴别。

(李丽娜)

第四节　临床分期与治疗原则

肺癌治疗策略的制订、疗效的评估及诊疗经验的信息交流有赖于准确的临床分期。肺癌的分期基于TNM分期。在TNM分期评判中,T分期和M分期的定义和判断相对简单而明晰,N分期则相对复杂。而且对治疗和预后的影响也更为重要。

一、肺癌分期的基本检查项目

肺癌分期的基本检查项目包括:①体格检查、患者行为状态评定及体重下降记录;②胸部CT、胸部正侧位X线片、脑MRI、腹腔B超(肝、肾、肾上腺、胰腺、腹膜后淋巴结、)或上腹部CT(包括肾上腺)、骨放射性核素扫描。对于脑MRI检查前临床判断为Ⅲ、Ⅳ期肺癌患者常规建议做脑MRI检查;③血常规、心、肝、肺、肾功能检查,以及血糖、电解质等检测;④纤维支气管镜检查(选项);⑤纵隔镜检查(选项);⑥病理学或细胞学检查;⑦有条件的医院可开展PET检查。

二、NSCLC的临床分期

1.肺癌TNM分期中T、N、M定义——IASLC第8版肺癌分期标准(2017)

(1)原发肿瘤(T)

Tx:原发肿瘤不能够评估,支气管和肺分泌物包括痰或支气管冲洗液中找到恶性细胞,但影像学或支气管镜未见肿瘤。

T0:肺内无原发肿瘤的证据。

Tis:原位癌。

T1:肿瘤最大径≤3cm,周围为肺或脏层胸膜所包绕,支气管镜下肿瘤侵犯未超出叶支气管(即未累及主支气管)。T1a(mi):腺癌微浸润。T1a:肿瘤最大径≤1cm。T1b:肿瘤最大径>1cm,但≤2cm。T1c;肿瘤最大径>2cm,但≤3cm。

T2:肿瘤大小或范围符合以下任何一项:肿瘤最大径>3cm,但<5cm;累及主支气管,但未累及隆突;累及脏层胸膜;扩展至肺门的肺不张或阻塞性肺炎,全肺不张。T2a;肿瘤最大径>3cm,但≤4cm。T2b:肿瘤最大径>4cm,但≤5cm。

T3:任何大小的肿瘤已直接侵犯下述结构之一者:胸壁(包括肺上沟瘤)、膈神经、纵隔胸膜、心包;肿瘤最大径>5cm,但≤7cm;与原发灶同叶的单个或多个卫星灶。

T4:任何大小的肿瘤已直接侵犯了下述结构之一者:纵隔、膈、心脏、大血管、气管、食管、喉返神经、椎体、隆突,或与原发灶不同叶的单发或多发病灶,或肿瘤最大径>7cm。

(2)区域淋巴结(N)

Nx:区域淋巴结不能评估。

N0:没有区域淋巴结转移。

N1:转移至同侧支气管周围淋巴结和(或)同侧肺]淋巴结、肺内淋巴结,包括原发肿瘤的直接侵犯。

N2:转移至同侧纵隔和(或)隆突下淋巴结。

N3:转移至对侧纵隔、对侧肺门淋巴结,同侧或对侧斜角肌或锁骨上淋巴结。

(3)远处转移(M)

Mx:远处转移不能评估。

M0:没有远处转移。

M1:有远处转移。M1a:胸膜播散(包括恶性胸腔积液、恶性心包积液、胸膜转移结节),对侧肺叶的转移性结节。M1b:胸腔外单个转移病灶。M1c;胸腔外单个或多个脏器多个转移病灶。

2.肺癌的TNM分期——IASLC第8版(2017)肺癌TNM分期

隐匿性癌:TxN0M0。

0期:TisN0M0。

ⅠA1期:T1a(mi)T1aN0M0。

ⅠA2期:T1bN0M0。

ⅠA3期:T1cN0M0。

ⅠB期:T2aN0M0。

ⅡA期:T2bN0M0。

ⅡB期:T1a~cN1M0;T2bN1M0;T3N0M0。

ⅢA期:T1a~cN2M0;T2a~bN2M0;T3N1M0;T3N2M0;T4N0M0;T4N1M0。

ⅢB期:T1a~cN3M0;T2a~bN3M0;T3N2M0;T4N2M0。

ⅢC期:T3N3M0;T4N3M0。

ⅣA 期：任何 T 任何 NM1a～b。

ⅣB 期：任何 T 任何 NM1c。

三、SCLC 的临床分期

SCLC 有两种分期方法。对于接受非手术治疗的患者采用美国退伍军人医院标准，即局限期和广泛期的分期方法。局限期是指病变仅限于一侧胸腔内，包括胸壁、纵隔受累，同侧纵隔、同侧锁骨上、对侧纵隔，但不包括同侧恶性胸腔积液，能够包括在一个可耐受的照射野内（任何 T 任何 NM0，除外 T3～4 期所致的肺内多发性结节而不能耐受在一个照射野内）。而对侧肺门淋巴结及对侧锁骨上淋巴结转移是否为局限期 SCLC 尚存在争议。凡病变超过局限期范围的即列为广泛期。对于接受外科手术治疗的 SCLC 患者采用 IASLC 的肺癌 TNM 分期标准。

四、肺癌的治疗原则

肺癌的治疗应当采用综合治疗的原则，即根据患者的机体状况、肿瘤的病理学类型和临床分期，采用多学科综合治疗模式，有计划合理地应用手术、化疗、放疗和靶向等治疗手段，以达到根治或最大限度控制肿瘤、提高治愈率、改善患者质量、延长患者生存期的目的。

1.NSCLC 治疗原则

（1）Ⅰ期 NSCLC 的治疗：首选外科切除。手术方式为肺叶切除加肺门、纵隔淋巴结清除术，可采用开胸或电视辅助胸腔镜手术（video-assisted thoracic surgery，VATS）等术式。对于不适合做肺叶切除术的患者或者周围型肿块≤2cm 的患者也可行肺段或者楔形切除，肺实质的切除边缘应该>2cm。肺门、纵隔淋巴结清除术应该包括肺门（N1）和同侧纵隔淋巴结（N2）至少 3 组淋巴结清扫或者取样；左侧肿瘤适当的 N2 应该包括 4L、5～9 组淋巴结清扫，右侧肿瘤包括 2R、4R、7～9 组淋巴结清扫。

医学原因不能够手术或不愿手术治疗的Ⅰ期 NSCLC 患者行单独放疗，采用立体定向消融放疗（stereotactic ablative radiotherapy，SABR）技术。完全切除的ⅠA 期患者无需术后辅助化疗。完全切除后的ⅠB 期患者不推荐常规应用术后辅助化疗，如果属于高危的患者建议使用化疗。高危的定义为：①低分化肿瘤，包括神经内分泌肿瘤（除外分化好的神经内分泌肿瘤）；②肿瘤血管侵犯；③楔形切除；④肿瘤>4cm；⑤脏层胸膜侵犯和 Nx。

对于切缘阳性的ⅠA 患者，建议手术再切除或者放疗。对于切缘阳性的ⅠB 患者，建议手术再切除加或不加化疗，或者放疗加或不加化疗。

（2）Ⅱ期 NSCLC 的治疗：首选手术切除。手术方式为肺叶、两肺叶或全肺切除加肺门、纵隔淋巴结清除术。肺门、纵隔淋巴结清除术应该包括肺门（N1）和同侧纵隔淋巴结（N2）至少 3 组淋巴结清扫或者取样；左侧肿瘤适当的 N2 应该包括 4L、5～9 组淋巴结清扫，右侧肿瘤包括 2R、4R、7～9 组淋巴结清扫。对于完全切除的Ⅱ期（T1～2aN1，T2bN1，T3N0）NSCLC 患者建议术后辅助化疗。切缘阳性的Ⅱ期肺癌推荐再次手术加化疗，或者术后化放疗。当肿瘤侵犯壁层胸膜或胸壁时应当行整块胸壁切除，切除范围至少距离病灶最近的肋骨上、下缘各 2cm，受侵肋骨切除长度最少应当距离肿瘤 5cm。

(3)Ⅲ期 NSCLC 的治疗

1)T3N1 期 NSCLC:首选手术治疗,手术后行辅助化疗。

2)N2 期 NSCLC 的治疗:此期手术治疗存在一定的争议,对于可切除的 N2,部分患者可能有长期生存或治愈的机会。这部分患者应该运用影像学检查和侵入性检查(如 EBUS、纵隔镜、胸腔镜等)仔细评估 N2 病变,以决定手术治疗是否适当。多数学者同意对于手术前未发现纵隔淋巴结肿大或者发现单个淋巴结肿大且<3cm 行手术治疗是适当的。

多组且>3cm 的淋巴结转移者行手术切除是不适当的,这部分患者应该行根治性放化疗。影像学检查发现单组纵隔淋巴结肿大,或两组纵隔淋巴结肿大但没有融合估计能完全切除的病例,建议术前做纵隔镜检查,明确诊断后行术前新辅助化疗,然后再施行手术治疗,术后化疗加放疗。在选择性的 N2 患者中,特别是那些对于诱导化疗有反应的患者,新辅助化、放疗后行全肺切除应当尽可能避免。

对于不能达到完全切除(肉眼残留、镜下切缘阳性、淋巴结残留)的 N2 期 NSCLC,术后放化疗是最优选择。手术后切缘阳性的 T1~3N2(仅手术中探查或者淋巴结清扫中发现)患者建议化放疗后加化疗。手术后化放疗可以采用同步或者序贯的方式,对于 R_2 切除建议采用同步化放疗,R_1 切除可用序贯化放疗或者同步放化疗。

3)不能够手术治疗的 N2 Ⅲ期 NSCLC 的治疗:对于不能手术切除或因医源性原因或患者不愿接受手术治疗的 N2 Ⅲ期 NSCLC,目前推荐采用放化疗的联合治疗模式,主要包括序贯治疗和同步治疗。肯定地讲,同步放化疗的疗效优于序贯放化疗,但因其不良反应甚大,应该选择合适患者使用。对于年老患者一般状况好(PS≤2)的 N2 期 NSCLC,或因特殊原因不能化疗者,或不愿接受化疗者,放疗应是该类患者首选的治疗方案。

4)T3~4N0~1 期 NSCLC 的治疗:①相同肺叶内的卫星结节(T3),首选手术切除,也可选择术前新辅助化疗、术后辅助化疗;②其他可切除的 T3~4N0~1 期 NSCLC(胸壁侵犯、纵隔或远端气道侵犯),可酌情首选新辅助化疗,也可选择手术切除,完全切除后行辅助化疗;如果切缘阳性或残留,再接受术后放疗和含铂方案的化疗。

5)T4N2~3 期患者的治疗原则:应采用放化疗综合治疗。研究显示同期放化疗优于序贯放化疗,但前者治疗相关的不良反应也增加。

(4)肺上沟瘤的治疗:肺上沟瘤如能手术切除,则可先做术前放化疗,之后再行手术,或术后加化疗。如手术临界切除,则在进行放化疗一定阶段后再行评估,首选手术切除,术后加用化疗;如不能手术切除时则继续放化疗至计划结束。对于初始治疗为手术治疗的 T3~4N0~1 期患者,切缘阴性者手术后行化疗;切缘阳性者行化放疗加化疗或者再手术切除后加化疗。

(5)Ⅳ期 NSCLC 的治疗:Ⅳ期 NSCLC 腺癌患者在开始治疗前,建议先获取肿瘤组织进行基因检测,根据基因突变情况制订相应的治疗策略。Ⅳ期 NSCLC 以全身治疗为主要手段,治疗目的是提高患者生活质量、延长生命,治疗以化疗为主。

(6)Ⅳ期肺癌孤立性转移的治疗

1)孤立性脑转移而胸部病灶属可切除者,单个脑转移灶可考虑做手术切除加全脑放疗,或立体定向放疗加或不加全脑放疗;胸部原发病变则按分期治疗原则进行。但胸部病灶属局部进展期,即使是单个脑转移灶则脑部手术意义也不大,可考虑脑转移灶立体定向放疗加或不加全脑放疗;胸部病灶则进行联合放化疗。

2)单一肾上腺转移而胸部病灶属可切除者,肾上腺病变可考虑手术切除,胸部原发病变则按分期进行治疗。

3)对侧肺或同侧肺内其他肺叶的孤立性结节,可分别按两个原发瘤的分期进行治疗。多转移灶 NSCLC 如全身状况较好者(PS 0~1)应以化疗为主,以铂类为基础的全身化疗可以减轻症状,提高生存率,推荐 3~4 个周期化疗。PS 评分 2 分的晚期 NSCLC 患者应接受单药化疗,但没有证据支持 PS>2 的患者使用细胞毒类药物化疗。PS>2 的Ⅳ期 NSCLC 可酌情仅采用最佳支持治疗。

EGFR 敏感突变的Ⅳ期 NSCLC,推荐吉非替尼、厄洛替尼,或者埃克替尼一线治疗。ALK 重排突变的Ⅳ期 NSCLC 建议克唑替尼一线治疗。一线化疗失败的无基因突变的 NSCLC,建议采用多西他赛、培美曲塞二线化疗。

2.SCLC 的治疗原则 化疗是 SCLC 治疗的基石,通常采用化放疗联合治疗的模式。

(1)局限期 SCLC 的治疗

1)手术治疗:临床分期为Ⅰ期(T1~2N0M0)的 SCLC 可行手术治疗,术后以 EP 或 EC 方案化疗 4~6 个疗程;如出现肺门或(和)纵隔淋巴结阳性者,术后则化疗同期纵隔放疗。完全切除的患者辅助治疗后可考虑全脑预防性照射(PCI)。

2)Ⅱ~Ⅲ期 SCLC 治疗:应进行放疗和化疗的联合治疗。如患者的一般情况较好(PS 0~2),应做同期放化疗。如采用序贯放化疗,则放疗应在诱导化疗 1~2 个疗程后尽早开始同步化放疗。通过联合放化疗达到 CR 或者接近 CR 的局限期 SCLC 患者推荐做预防性全脑照射(prophylactic cranial irradiation,PCI)。如患者一般情况较差(PS 3~4),考虑是由于 SCLC 所致,建议放疗加或者不加化疗;如非 SCLC 所致建议最佳支持治疗。

(2)广泛期 SCLC 的治疗:广泛期(任何 T 任何 NM1a/b;肺部多发结节的 T3~4)SCLC 治疗以化疗为主。目前的标准方案是 EP 或顺铂/卡铂加伊利替康方案。广泛期 SCLC 化疗后有客观反应的患者建议胸部原发病灶的放疗。放疗也可作为姑息性治疗手段,如脑转移、上腔静脉压迫综合征、脊髓压迫综合征、骨转移、肺叶不张等可以考虑放疗。

(3)治疗失败或复发 SCLC 的挽救性治疗:大多数 SCLC 初治后出现复发,这些患者继续使用化疗后中位生存时间为 4~5 个月。二线化疗对多数患者有姑息性治疗作用。治疗反应取决于复发距离初次治疗的时间。如果复发在初次治疗 3 个月内,则对大多数治疗方案效果较差(有效率<10%);如果复发>3 个月则预期的有效率为 30%左右。3~6 个月复发者推荐拓扑替康,伊立替康、吉西他滨或紫杉醇治疗,6 个月后疾病进展者可选择初始治疗方案。

(4)肺神经内分泌癌的处理:病理诊断为低、中级别的神经内分泌癌者(典型类癌、非典型类癌),按照 SCLC 的分期和治疗;病理诊断为高级别的内分泌癌(大细胞神经内分泌癌)则按照 NSCLC 治疗;SCLC 和 NSCLC 混合型者按照 SCLC 治疗原则。Ⅰ~ⅢA 期的典型类癌手术完全切除后可行观察(5 年、10 年生存率为 90%);非典型类癌Ⅰ期完全切除后行观察(5 年、10 年生存率分别为 70%和 50%~60%)。Ⅱ~Ⅲ期完全切除后行 EP 化疗加或者不加放疗。肺内多发结节的 T4 的ⅡB 和Ⅳ期者行全身化疗或考虑奥曲肽治疗(奥曲肽扫描阳性或者有类癌综合征的患者)。

(闵现华)

第五节 NSCLC 的放疗

肺癌放疗根据治疗的目的可分为根治性放疗、姑息性放疗、辅助放疗(术前、术后放疗)、预防性放疗及近距离放疗等。

一、放疗适应证与禁忌证

1.根治性放疗适应证

(1)一般情况较好,KPS 评分≥70。

(2)肿瘤局限在一侧胸腔内,无论有无肺门、纵隔淋巴结转移、锁骨上淋巴结转移,放疗计划的正常组织能够在耐受范围内。

(3)无远处转移的证据。

(4)肺、肝、肾、心脏功能无严重损伤。

2.姑息性放疗适应证

(1)胸腔内肿瘤巨大,照射靶体积较大者,不能够使正常组织在照射耐受范围内而无法达到靶区根治剂量者。

(2)脑转移、骨转移、肾上腺转移等转移病灶的减症治疗。

(3)胸腔积液或心包积液控制后肺部原发病灶照射。

(4)远处转移灶控制后肺部病灶的放疗或减症放疗。

3.根治性放疗的相对禁忌证 有下列情况之一者不宜做根治性放疗:①两肺或全身广泛转移;②癌性胸腔积液、心包或心肌有肿瘤侵犯者;③肿瘤巨大;④严重肺气肿,估计放疗后呼吸功能不能代偿者;⑤伴有严重感染,如肺脓肿等抗感染治疗不能够控制者;⑥肝、肾、心脏功能严重受损,KPS<60 者。但上述情况在综合治疗后其禁忌证是相对的。

近年来,NSCLC 的治疗取得了明显的进步,现代放疗技术可以避免正常组织受到高剂量的照射,对于晚期肺癌患者化疗及靶向治疗后病灶控制的患者可以实施局部放疗。

放疗通常采用联合治疗的方式,因分期、治疗目的和患者一般情况的不同,联合方案可选择同步放化疗、序贯放化疗。接受放化疗联合治疗的患者,潜在的毒性反应会增大,特别是放射性食管炎的反应明显增大。建议放疗技术采用三维适形放疗或者调强放疗技术。

二、放疗靶区勾画

1.GTV GTV 的确定是肺癌精确放疗最重要的步骤。按照 ICRU50 号报告和 ICRU62 号报告的定义,3D-CRT 和 IMRT 的 GTV 定义为影像学和病理学评估的疾病范围大小(原发病灶和淋巴结),即在临床检查中的 CT、PET CT、MRI、超声检查、纤维支气管镜等所见检查及病理学检查的阳性病灶都属于 GTV。

NSCLC 的肺内 GTV 勾画在治疗计划系统(TPS)中必须采用合适的 CT 窗宽和窗位值。吴开良等研究了采用不同 CT 窗宽和窗位值勾画肺内病灶和纵隔淋巴结与病理学检查实际值的相关性,结果显示在 CT 图像上肺内 GTV 勾画时应用 600/1 600Hu,临近纵隔及纵隔内病变采用 20/400Hu 与病理学检查的实际值测量直径相关性最好。在勾画 GTV 时,各医院应该有自己的 GTV 勾画方案和标准。

MRI 有助于勾画肺肿瘤的精确靶体积。对于放疗前诱导化疗的患者建议在化疗前取得基线治疗计划 CT,根据化疗前 CT 勾画 GTV。但对于心、肺功能差者也可以采用化疗后的 CT 勾画。

PETCT 与定位 CT 的图像融合可帮助肺肿瘤靶区的勾画,帮助判断纵隔淋巴结及鉴别肺不张与肿瘤,这种生物靶体积的勾画使得肺癌个体化放疗剂量成为可能。PET-CT 融合图像勾画肺肿瘤放疗靶区虽然进行了较多的临床研究,但在临床实际应用中尚未普及。其主要原因是 PET-CT 检查费用昂贵,且其勾画方法尚未标准化。RTOG 0515 的Ⅱ期临床试验比较 PET-CT 勾画 NSCLC 靶区和 CT 单独勾画靶区的优势,结果显示 PET-CT 勾画 GTV 比 CT 单独勾画靶区更小,并且 PET-CT 改变了 51%患者的靶区勾画。吴开良等以往的研究显示,以最大 SUV 值的 50%作为阈值,自动勾画联合人工目视修改的方法勾画肺癌的靶区和病理的肿瘤直径相关性最好。

GTV 勾画容易出现误差,充分认识导致这些误差的原因有助于减少临床 GTV 勾画误差。这些误差的主要原因有胸膜反应、肺不张、恶性病变的实质内浸润,CT 的部分容积效应及呼吸运动的影响等。有些部位的 GTV 特别难于勾画,如肺动脉及肺静脉之间的肿瘤、奇静脉及锁骨上窝之间的肿瘤等。

传统的方法认为淋巴结最大短径≥1cm 应该包括在 GTV 中,实际上在有肺癌的患者中纵隔淋巴结转移<1cm 很常见,PET-CT 及纵隔镜可以提供帮助,比 CT 的特异性更高。一般认为,GTV 应该包括在 CT 上短径≥1cm 的纵隔及肺门淋巴结,任何在气管镜或纵隔镜上发现的异常,任何可见增大的淋巴结或者有异常结构,高危淋巴结区域≥2 个淋巴结,任何原发肿瘤附近 1cm 内或者第一站淋巴结。

2.CTV　CTV 指在 GTV 的基础上再包括亚临床病灶的范围,CTV 考虑到了目前影像上不能够见到的显微病灶。Van 比较了 34 例 NSCLC 患者 PET-CT 联合 CT 勾画的 GTV 与病理学检查 GTV 的关系,其中发现 17 例患者有显微镜下侵犯,90%的患者显微镜下侵犯范围<2.6mm。Giraud 等对于 72 例 NSCLC 肺原发病灶外微浸润范围,结果显示中位显微浸润范围腺癌为 2.69mm,鳞癌为 1.48mm,如果要求 95%可信限的亚临床病灶包括在照射野范围内,建议腺癌 GTV 到 CTV 的边界为 8mm,鳞癌为 6mm。

在实际勾画 CTV 时如果没有外侵的证据,建议一般不超过解剖边界,如胸壁、纵隔等。淋巴结外侵的浸润范围比较难于评估,CT 评估纵隔淋巴结有一定的局限性。临床上可根据淋巴结的大小及部位适当外扩 3~5mm 形成 CTV。

选择性淋巴结照射(elective node irradiation,ENI):由于化疗和 3D-CRT 的应用,很多剂量递增试验不再做选择性淋巴结照射。在Ⅰ期 NSCLC 患者中,常用单纯的原发病灶照射而不做选择性淋巴结照射，选择性淋巴结的失败率很低。Bradley 等报道 56 例 Ⅰ 期 NSCLC，未做选择性淋巴结照射的 33 例患者中只有 2 例(6%)出现选择性淋巴结区域失败。选择性淋巴结失败率在Ⅲ期患者中的失败率<10%。Rosenzweig 等在 171 例患者中未行选择性淋巴结照射，只有 6.4%的患者出现选择性淋巴结失败，包括 1%的同侧锁骨上淋巴结，3%的对侧锁骨上淋巴结，4%的同侧上纵隔淋巴结和 1%的对侧上纵隔淋巴结失败。RTOG 9311 是第一个未做选择性淋巴结照射的临床试验，包括Ⅰ～Ⅲ期患者，孤立的选择性淋巴结失败率为<8%。此外，由于 PET-CT 扫描增加了 NSCLC 临床分期中纵隔淋巴结分期的精确性，减少了不做选择性淋巴结照射失败的可能性。因而，目前多数学者的意见是照射范围仅包括影像学上可见的病灶形成的 PTV，而不包括没有淋巴结转移的淋巴引流区域的预防性照射(即 ENI)。

3.ITV　根据 ICRU 第 62 号报告的定义，ITV 为 CTV 加器官运动所导致的 CTV 体积变化的范围。肺癌患者内部器官的运动主要是受呼吸运动和心血管运动的影响。获得 ITV 靶区的主要方法包括四维 CT 扫描一个呼吸周期内不同时相的一组图像、在普通 CT 模拟机上测量肺肿瘤运动的范围，也可采用慢速 CT 扫描的方法等。

4.PTV　PTV 是由 CTV 外扩一定边界形成的，这一边界包括器官运动及摆位误差和每日放疗的重复性误差；或者 ITV 加摆位误差及每日放疗的重复性误差。肺癌胸部病灶照射的主要器官运动包括呼吸运动、心脏搏动等，肿块随呼吸运动的范围在不同的方向有所不同，肿瘤在不同的肺叶运动的幅度也不一致，因而在靶区勾画时应该采用个体化原则。

肺部肿瘤的运动幅度及特点依肿瘤的位置、大小，以及肺功能情况与肿瘤是否附着在结构上有关。此外，呼吸周期的变化、兴奋情绪及每日、每周的变化也不尽相同。有观察显示，位于肺上叶的肿瘤随着呼吸运动的幅度为向上 3.5～4mm、向下 3～5mm、前后 2～4mm和左右 2～3.5mm；位于肺中叶肿瘤的运动幅度为向上 6.5～8mm、向下 6.5～9mm、前后 3.5～5mm，左右 4～5mm；而位于肺下叶肿瘤的运动幅度最大。向上 7.5～10.5mm、向下 8.5～12mm、前后 4～8mm、左右 3.5～6.5mm；膈肌、肋骨和隆突随呼吸运动的范围分别为 7～25mm、2～7mm 和 3.5～13mm。

三、体位固定

肺癌放疗计划剂量的计算参考图像是 CT，患者一般在 CT 模拟机下行定位 CT 扫描。定位 CT 扫描时患者应该处在与治疗一致的治疗位置，采用适当的固定技术，使患者不易移动而相对舒适，便于治疗计划的实施。常用的定位固定装置为真空体模或者头颈肩部热塑体模。一般采用螺旋 CT 扫描，层厚 5mm，造影剂增强可便于胸腔内靶体积的勾画。定位 CT 扫描的范围：上界至环甲膜(根据颈淋巴结转移情况适当上移至下颌骨水平)，下界为肝下缘。

四、正常组织的勾画和剂量体积限制

胸部照射的主要剂量限制器官是肺、脊髓、食管和心脏，设计放疗计划时必须使这些正常组织的受照射剂量控制在其可耐受的范围内。

1.胸腔正常组织照射剂量-体积限制　放疗计划系统应用剂量-体积参数直方图(dose-volume histogram,DVH)评估正常组织的照射耐受剂量。肺癌DVH评估的正常组织器官,包括肺、心脏、食管、脊髓、肋骨及胸壁和臂丛神经等。

3D-CRT和IMRT常规分割放疗正常组织的限制剂量体积限值标准为:①≥95%的等剂量面必须包绕计划靶体积(PTV);②肺组织V20(两肺总体积减GTV覆盖的肺体积接受≥20Gy照射的体积百分率)≤30%、V5≤65%,肺平均剂量≤16~18Gy;③心脏V40≤80%、V45<60%、V60<30%,心脏平均剂量≤30Gy;④食管平均剂量≤34Gy,最大剂量≤处方剂量的105%;⑤脊髓最大剂量≤50Gy;⑥臂丛神经最大剂量≤66Gy。

2.胸部正常组织的勾画

(1)肺的勾画:议在肺窗上勾画充气的肺实质,包括塌陷、不张的肺及肺大泡。近端支气管树离肺门<1cm的血管应包括在肺内。肺的勾画不包括肺门、气管和主支气管及GTV。可以使用自动勾画工具。治疗计划在CT扫描的每层图像上勾画,自动勾画的靶区必须经过人工检查或修改。左右肺可以勾画为1个器官,也可以分开勾画成为两个器官。通常肺的剂量限制计算为两肺总体积减去GTV形成的DVH,GTV不限于肺内部分,如纵隔淋巴结的GTV、胸壁GTV等。增强CT扫描和PET-CT检查对于鉴别肺不张还是肿瘤的GTV具有诊断价值。在SABR治疗中,肺的勾画常常分为外周和中央两个部分(图12-2)。

(2)近段支气管树:RTOG立体适形放疗方案中引入近段支气管树的概念。近段支气管树包括以下结构:气管、隆突,以及左右主支气管、左右上叶支气管、中间支气管、右肺中叶支气管、舌叶支气管、左右肺下叶支气管向外2cm范围内的近段支气管。支气管树可以采用CT纵隔窗勾画相应器官的黏膜、黏膜下或者软骨环或者气道,可以勾画成1个结构(包括远段最上气管2cm和两侧的近段气道)。支气管的勾画在其分叉处终止,上端从隆突上2cm的气管开始勾画。

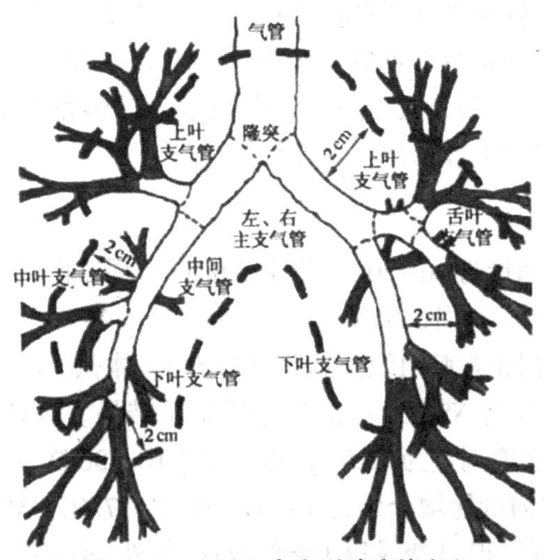

图12-2　SBRT中央型肿瘤的定义

距离关键结构(包括支气管树、食管、心脏、臂丛神经、大血管、脊髓、膈神经和喉返神经)2cm以上

(3)食管的勾画:食管应该在CT纵隔窗中勾画。建议勾画的起点自环状软骨至胃食管连接处,包括黏膜层、黏膜下层及肌层。勾画时建议无需口服对照造影剂。

(4)心脏的勾画:心脏应该包括整个心脏,沿着心包腔勾画,从心底部至心尖部,心底部从肺动脉的下缘开始勾画。

(5)心包的勾画:包括心包脂肪组织、大血管、正常凹陷、心包积液(如有)及心腔。心包开始于主动脉弓顶部,终止于心尖。心包包括心脏。

(6)大血管的勾画:包括主动脉弓、上腔静脉、下腔静脉、肺静脉和肺动脉。大血管应该与心脏分开勾画,用纵隔窗勾画相应的血管壁、肌层和脂肪外膜(强化的血管壁外5mm)。大血管应该至少勾画PTV,上、下各3cm。

(7)脊髓的勾画:治疗肺癌建议勾画由椎管而组成脊髓的体积,从食管起始部开始至第2腰椎的下缘。锁骨上有淋巴结转移者脊髓勾画范围需相应的上移。

(8)肋骨和胸壁的勾画(CW_{2cm}):肋骨和胸壁可由肺侧面、前、后向外扩2cm组成,还包括肋间肌,而其他肌肉和皮肤不包括在内。前中界至胸骨的侧缘,后中界至椎体的侧缘,包括脊神经根的出口。

(9)臂丛神经的勾画:肺上叶肿瘤要求勾画臂丛神经。勾画的臂丛神经是由颈椎第4~5神经根至胸椎第1~2神经根组成。RTOG 0618研究方案,要求勾画臂丛神经主干时应用锁骨下静脉和腋静脉作为替代。建议从颈椎第5神经根至锁骨下神经血管束,不包括血管在内,至少应该勾画PTV外缘3cm以上。臂丛神经的勾画比较困难,其关键是准确判断前、中斜角肌、锁骨下静脉和腋动静脉及相应的颈、胸椎体的位置。增强CT扫描有助于判断组织是血管还是神经,CT和MRI融合可精确判断臂丛神经的位置。

臂丛神经勾画的具体步骤如下:①定位第4~5颈椎和第1~2胸椎水平神经孔,以确定第5颈椎和第1胸椎神经根;②定位锁骨下静脉和腋神经血管束,以确定臂丛神经下侧方向;③定位从第5颈椎水平至各自肋骨的前、中斜角肌;④自第4~5颈椎水平神经孔向下自椎体侧缘至前、中斜角肌小腔隙,在无神经孔的水平勾画前、中斜角肌之间的空腔或软组织;⑤连续勾画前、中斜角肌之间的空腔,终止于中斜角肌至锁骨下静脉神经血管束;⑥勾画臂丛神经至锁骨下静脉神经血管束。

五、放疗剂量

放化疗联合治疗总剂量为60~70Gy,每次2.0Gy,每周5次,共计6~7周。单独放疗可用60~74Gy,每次2.0Gy,每周5次。

肺癌的放疗剂量依据正常肺组织受到照射的剂量-体积。RTOG 9311的Ⅰ~Ⅱ期临床试验报道,177例Ⅰ~Ⅲ期NSCLC的剂量递增试验结果。该试验根据肺V20进行分组,患者接受V20<25%递增剂量为70.9Gy/33次、77.4Gy/36次、83.8Gy/39次和90.3Gy/42次;V20 25%~36%的剂量递增分别为70.9Gy/33次、77.4Gy/36次、83.8Gy/39次。在V20<25%组,有7例患者出现,3级及以上毒性反应,另外一组有2例患者在77.4Gy剂量水平出现急性放射性肺炎。后期毒性反应≥3级者为:6例70.9Gy出现后期损伤的不良反应,8例发生于77.4Gy组,5例发生于90.3Gy。以上结果表明,应用3D-CRT V20<25%

剂量至 83.8Gy 在该试验组是安全的,V20 25%~36%的照射剂量 77.4Gy 是安全的。

RTOG 0117 评估了放化疗联合治疗中的放射剂量递增,Ⅱ期研究资料显示,53 例患者接受 74Gy,Ⅲ期 NSCLC 患者的中位 OS 为 21.6 个月,中位 PFS 为 10.8 个月,1 年 OS 和 PFS 分别为 72.7%和 50%;12 例患者显示 3 度肺毒性,2 例为 5 级肺毒性。

RTOG 0617 比较了 NSCLC 照射剂量 60Gy 与 74Gy 接受或者不接受西妥昔单抗的疗效,60Gy 组的 OS 为 28.7 个月,74Gy 组为 20.3 个月,2 年局部失败率分别是 60Gy 组为 30.7%,74Gy 组为 38.6%。两组的 PFS 和远处转移无显著性差异,严重的肺损伤无显著性差异。

吴开良等对 NSCLC 的 3D-CRT 进行了临床Ⅰ~Ⅲ期照射剂量递增研究,按照 V20 分成 3 组,即<25%组、25%~37%组和>37%组。前两组又分为 72Gy、75Gy 和 78Gy3 个剂量水平,后一组分为 69Gy、72Gy 和 75Gy3 个剂量水平。每个剂量水平的患者数为 5 例,以≥15%的病例出现 RTOG3 级或以上急性放射性肺损伤为终止剂量递增标准。所有入组病例采用以铂类药物为基础的化疗,1、2 年生存率分别为 70%和 47%,1、2 年肿瘤局部控制率分别为 80%和 62%,中位生存期为 22 个月。毒性反应包括:1/2 级急性放射性食管炎 56%(28/50 例),3 级 10%(5/50 例);1/2 级急性放射性肺损伤 36%(18/50 例),3 级 2%(1/50 例);1/2 级急性骨髓抑制发生率为 58%(29/50 例),3 级 8%(4/50 例);1/2 级放射性肺纤维化发生率为 30%。

六、放疗技术

1.放疗技术的选择　放疗的目标是取得最大的肿瘤控制和最小的正常组织损伤。近 10 年来,放疗技术取得了很大的进步。先进的放疗技术,如四维放疗模拟技术、调强放疗技术(IMRT)、容积调强弧形治疗技术(VMAT)、图像引导的放疗(IGRT)、生理运动控制技术(ABC 技术,门控技术)和现代质子治疗技术等的使用减少了正常组织的毒性反应,而在非随机临床试验中增加了生存率。NCCN 治疗指南要求目前最低的肺癌放疗技术应该有 CT 扫描计划的 3D-CRT、NSCLC 合并化疗患者的 2 年生存率从常规二维放疗技术的 20%上升至使用 3D-CRT 的 35%~50%,而放疗并发症没有明显增加。

2.3D-CRT 与 IMRT 的比较　3D-CRT 和 IMRT 设野采用多野照射技术,一般为 3~7 个野照射,也可采用弧形野照射或非共面野照射。局部晚期 NSCLC 剂量学研究显示,与 3D-CRT 相比较,IMRT 导致肺 V10 中位绝对剂量减少 7%,肺 V20 减少 10%,心脏及食管照射 50Gy 的体积及正常胸腔组织照射 10~40Gy 的体积也减少。

目前,尚无前瞻性临床试验比较 3D-CRT 和 IMRT 的有效性和毒性反应之间的差异。回顾性研究显示,IMRT 能够减少肺癌同步放化疗的放射性肺损伤和食管炎的发生率和损伤程度,能够改进其生存率。2011 年,美国 MD Anderson 肿瘤中心报道了 165 例 NSCLC 的 IMRT 治疗结果,中位剂量为 66Gy,IMRT 减低了肺、食管的毒性反应,89%的患者为Ⅲ期和Ⅳ期,3 年总生存时间为 30%。然而基于人群为基础的 SEER 数据分析显示,IMRT 和 3D-CRT 在肺损伤方面与食管炎毒性反应相似。RTOG0617 试验中有一半的患者采用 IMRT,另外一半采用 3D-CRT,两组资料基本平衡。生活质量报告显示,IMRT 优于 3D-CRT。这也是首次前瞻性试验支持 IMRT 可以减少肺毒性反应和提高患者的生活质量。

3.4D-CT 与呼吸控制技术　四维放疗(four-dimensional radiotherapy,4D-RT)是解决呼吸运动导致肿瘤移动的一种理想工具。由 4D-CT 图像而设计的放疗计划,使放射野的轮廓随着呼吸的运动而改变,始终保持在呼吸的每个时相与勾画肿瘤的轮廓相一致。由此明显减少了 PTV 所设定的照射野体积,减少了正常组织受照的体积和剂量。

4D-CT 模拟时患者采集 10 个呼吸周期用于治疗计划,模拟时医生根据常规模拟机,或者 4D-CT 图像运动的观察呼吸运动的幅度决定是否使用腹压。患者采用立体框架固定、真空体模,或者热塑体模固定。图像传输至治疗计划系统,综合平均图像代表总的 10 个时相的综合平均数。GTV 在最大正常吸气时相和最大正常呼气时相上勾画,ITV 则是此两个时相的综合。GTV 综合了 10 个时相的信息,由医生精确确定,用于创建 GTV~ITV。CTV 定义为 GTV~ITV 外放 3~5mm,CTV 均匀外放 5mm 形成 PTV。4D-CT 扫描显示,有 50%NSCLC 的肿瘤移动在治疗中>5mm,11%的移动>1cm(最大的可以至 4cm),特别是病灶临近膈肌者。对于肿瘤移动幅度<5mm 者,可以简单地外扩 PTV 边界。但对于肿瘤移动幅度>1cm 者,则需要进行肿瘤移动个体化测定及减少移动的管理。

4.放射源的选择　放射源的选择以 4~10MV 的光子射线为优。对于纵隔内大的肿块或者肿瘤贴近胸壁其照射野不经过气道者也可以用 15~18MV 的光子线照射。

七、放疗期间的随访及放疗后随访

1.放疗期间的观察　患者的一般状况是保证放疗计划完成的重要条件,应观察患者的饮食、睡眠等一般情况,以及放疗的不良反应。定期观察患者的体重以及血白细胞的监测,原则上每周复查一次,当遇到白细胞偏低的患者,则至少每周 2 次或隔日一次检查。了解患者肿瘤的退缩情况,有无发生远处转移是放疗期间重要的观察指标。由于根治性放疗持续照射间期较长,因此,需有足够的时间让临床医师在放疗期间观察肿瘤的退缩情况。临床医生可根据肿瘤退缩及位置移动,适当地调整放疗计划。

胸腔照射的急性放射反应常在放疗开始后 2 周内出现,但因患者的耐受性不同而出现的时间和强度不同。临床上一旦出现急性放射性食管炎的表现,应加强对症处理和支持治疗,帮助患者尽可能度过急性反应期。如出现 3 级以上急性食管炎,则必须停止放疗,并给予相应的积极处理。

2.放疗结束后的随访　对于 NSCLC,放疗结束后一般在 1~2 个月内复查胸部 CT,评估肿瘤的退缩情况,观察正常组织的放射性损伤。以后每 3~6 个月进行病史和体格检查、胸部增强 CT 扫描,连续随访 2 年,此后每年至少随访一次病史和体格检查、胸部增强 CT 扫描和腹部 CT 或 B 超检查。如有症状,可提前胸部 CT 复查。腹部 B 超检查的重点部位包括肝、胰、双肾、肾上腺和腹膜后淋巴结;如有可疑应做上腹部 CT 或 MRI 检查。若出现骨转移症状如局部疼痛可做骨放射性核素扫描,可疑处做 X 线或 MRI 扫描,观察骨质有无破坏,确定是否发生骨转移并决定下一步治疗方案。

第六节　早期 NSCLC 的立体适形放疗

早期 NSCLC 占其总数的 20%左右,可切除的 T1~2N0M0 期的 NSCLC 患者,目前的标准治疗仍然是手术治疗。对于不能够手术或者拒绝手术的 T1 ~2N0M0 期的 NSCLC 患者,SABR 或 SBRT 优于标准的外照射治疗。SABT 基本上已取代常规放疗用于不能够手术治疗的早期肺癌。临床试验显示,对于能够手术切除的 T1 ~2N0M0 期的 NSCLC 患者,SBRT 的治疗结果可与外科手术相媲美。

SABR 是一种高度精确的放疗技术,用短疗程高剂量精确至治疗靶区,允许靶体积边缘的剂量迅速下降,从而能够使靶区接受消融剂量,减少治疗毒性。早期肺癌 SABR 当 PTV 的生物等效剂量(biologically effective dose,BED)达到 100Gy 时,局部控制率可以达 90%以上。

一、适应证

NSCLC 的 SABR 适应证:①诊断明确,无区域淋巴结转移和远处转移的早期 NSCLC;②肿瘤最大直径≤5cm;③患者不能耐受或拒绝手术;④手术后的局部残余或手术后局部复发,适当的肿瘤大小;⑤某些转移性肺癌的姑息性治疗;⑥SABR 治疗后的再照射;⑦患者一般情况较好,呼吸功能良好,KPS 评分>70。为提高局部晚期 NSCLC 的局部控制率,有临床试验应用 SABR 作为局部晚期 NSCLC 的常规放疗后的剂量递增。

二、周围型 NSCLC 的 SABR 治疗

1.SABR 靶区定义　SABR 技术高剂量调强适形照射需要精确的 PTV。周围型肿瘤是指肿瘤在各个方向距离支气管树近段均≥2cm。PTV 定义为根据 4 维 CT 内靶体积(internal target volume,ITV)加 3~5mm 边界形成。

2.SABR 治疗方案　NSCLC 常用 SABR 剂量分割方案见表 12-1。

表 12-1　肺癌 SBRT 常用剂量分割方案

总剂量(Gy)	分次	应用范围
25~34	1	周围型肿瘤直径<2cm,距离胸壁>1cm
45~60	3	周围型肿瘤直径<5cm,距离胸壁>1cm
48~50	4	中央型或周围型肿瘤直径<5cm,距离胸壁<1cm
50~55	5	中央型或周围型肿瘤,距离胸壁<1cm
60~70	10	中央型肿瘤

3.SABR 正常组织的剂量-体积限制　表 12-2 所列为周围型肺癌正常组织的剂量体积限制。

表 12-2 周围型肺癌 SABR 正常组织的剂量-体积限制(Gy)

危及器官	1 分次	3 分次	4 分次	5 分次
脊髓	14	18(6Gy/次)	26(6.5Gy/次)	30(6Gy/次)
食管	15.4	30(10Gy/次)	30(7.5Gy/次)	32.5(6.5Gy/次)
臂丛神经	17.5	21(7Gy/次)	27.2(6.8Gy/次)	30(6Gy/次)
心脏/心包	22	30(10Gy/次)	34(8.5Gy/次)	35(7Gy/次)
大血管	37	39(13Gy/次)	49(12.25Gy/次)	55(11Gy/次)
气管/大支气管	20.2	30(10Gy/次)	34.8(8.7Gy/次)	40(8Gy/次)
肋骨	30	30(10Gy/次)	31.2(7.8Gy/次)	32.5(6.5Gy/次)
皮肤	26	30(10Gy/次)	36(9Gy/次)	40(8Gy/次)
胃	12.4	27(9Gy/次)	30(7.5Gy/次)	35(7Gy/次)

4.SABR 治疗计划设计与评估　SABR 剂量处方于最高等剂量线,肺癌 SABR 治疗计划要求为以下几个方面:①SABR 处方剂量为 95%PTV 包饶;②99%PTV 应该接受>90%的分割剂量;③PTV 内最大剂量为处方剂量的 110%~140%;④GTV 为 100%剂量覆盖;⑤鼓励 PTV 100%剂量由 100%剂量覆盖。建议做不均质组织校正,5~14 天完成放疗。

三、中央型 NSCIC 的 SABR 治疗

SABR 用于中央型 NSCLC 尚存在一定的争议。消融放疗剂量至关键器官如支气管树、食管、大血管、心脏、臂丛神经和膈神经等可能产生严重的潜在致死性毒性反应,因而 SABR 治疗适应证必须严格掌握。

1.SABR 治疗肺癌中"中央型病灶"的定义　文献中 SABR 中央型病灶定义差异较大,至少包括下列 3 个定义:①肿瘤位于近段支气管树各方向 2cm 内(隆突、左右主支气管、支气管树至次级支气管分叉),如 RTOG 0236 研究方案;②肿瘤位于纵隔关键器官 2cm 之内,这些关键结构包括支气管树、食管、心脏、臂丛神经、大血管、脊髓、膈神经和喉返神经;③肿瘤位于近段支气管树各方向 2cm 内和邻近纵隔及心包胸膜(PTV 触及纵隔胸膜),如 RTOG 0813 研究方案。

其中定义②最常使用,因为能够保护肺及其他关键器官如食管、心脏和神经等。因此,建议 SABR 中央型病灶的定义为使用定义②更为恰当。

2.剂量分割　对于中央型肿瘤应该根据其危险程度做相应的计划调整(剂量减少或者次数增加)。根据国外的文献报道,SABR 对于中央型 NSCLC 45~50Gy/4 次,或者 50~60Gy/5 次是合适的剂量。在 5 次或者<5 次剂量体积限制不能够满足的情况下,60Gy/8 次、70Gy/10 次也是可以考虑的剂量。70Gy/10 次能够避免慢性毒性反应,如胸壁疼痛、臂丛神经损伤等。SABR 可能不适应于肿瘤已经侵犯关键器官如食管、肺门、大血管、主支气管、心脏和臂丛神经者。中央型肿瘤使用分割剂量为 54~60Gy/3 次是不安

全的,应该避免。

一般认为,SABR 治疗中央型肺癌是安全的,但 SABR 的不良反应有时到治疗后 1~2 年才会出现,实际治疗相关毒性则会更高。

四、SABR 的实施与验证

SABR 是高精确的放疗技术,治疗单位必须有基本的设备要求和质量保证系统,每次治疗前必须采用 Conebeam-CT 验证位置的准确性。

五、肺癌 SABR 治疗结果

Chang 等结合 TARS 和 ROSEL 研究的结果显示 T1~2a(<4cm)N0M0 期可以手术的 NSCLC 患者,1∶1 随机分为 SABR 或者肺叶切除加淋巴结清扫或者取样,58 例患者入组(31 例为 SABR,27 例外科手术)。中位随访 SABR 组 40.2 个月,外科组为 35.4 个月。3 年OSSABR 组为 95%,外科组为 79%;3 年无复发生存率 SABR 组为 86%,外科组为 80%。SABR 组有 10%的患者有 3 级治疗相关不良反应。外科组 1 例死于外科并发症,2 例出现 3~4 级治疗相关不良反应。作者认为 SABR 可以作为 Ⅰ 期 NSCLC 治疗选择。TARS 试验中周围型肿瘤为 54Gy/3 次(BED 151.2Gy),不均质组织校正,中央型病灶使用 50Gy/4 次(BED 112.5Gy)。ROSEL 以加速器为基础的 SABR,CT 扫描上的病灶应该远离肺门 2cm,54Gy/3 次(BED 151.3Gy),不均质组织校正,5~8 天完成;或者 60Gy/5 次(BED 132.0Gy),10~14 天完成。

日本 Hirosh Onishi 等报道了 298 例临床 Ⅰ 期 NSCLC 患者接受大分割高剂量的立体定向放疗。肿瘤照射总量为 18~75Gy,照射次数明显较常规次数减少,为 1~22 次。中位 BED 为 108Gy(57~180Gy),结果显示总有效率为 86.0%,9 例出现 3 级以上放射性肺损伤。其中接受 BED<100Gy 照射患者的肿瘤复发率为 30.1%,明显高于接受 BED≥100Gy 照射的患者,后者的肿瘤复发率仅为 9.4%。3 年生存率在可以手术切除但志愿接受放疗者为 82%,而医源性原因不能手术的患者为 47%,3 年肿瘤特异性生存率两组分别为 86%和 76%。分层研究的资料显示,在可以手术切除加放疗组中,接受 BED≥100Gy 患者的 3 年生存率为 85%,<100Gy 者为 73%。其中 ⅠA 期 3 年肿瘤局部控制率为 81%,而 ⅠB期为 67%($P<0.05$)。上述结果使作者得出以下的初步结论,认为对于 Ⅰ 期 NSCLC 的大分割高剂量照射是安全和有效的,照射剂量 BED≥100Gy 组,无论从肿瘤局部控制率或生存率来看,均优于 BED<100Gy 组。其中可以接受手术治疗(患者的一般情况和心、肺、肾等功能均在正常范围)的患者接受 BED≥100Gy 照射的效果最佳,其 3 年生存率(包括 ⅠA 和 ⅠB 期)高达 85%(84 例),与单纯手术的疗效(5 年生存率为 63%)基本一致。

在一组荷兰资料显示,676 例 Ⅰ~Ⅱ期 NSCLC 的 SABR 的患者,根据肿瘤的大小和部位,照射剂量为 54~60Gy/3~8 次。中位随访 32.9 个月,124 例(18%)出现复发,孤立性局部复发率为 34%,中位、局部区域、远处转移的时间分别为 14.9 个月、13.1 个月和 9.6 个月,最常见的复发类型为野外复发和孤立性远处转移。SABR 后有 42 例(6%)发生第二原发癌,中位出现的时间为 18 个月。在荷兰癌症登记相关资料显示,在适合手术治疗而用 SABR 代替的患者中,1 年局部控制率为 98%,3 年局部控制率为 93%,3 年局部和远处失败率为 10%,中位总生存率>5 年。荷兰癌症登记的相关资料显示,年龄≥75 岁的患者其中位生存时间提高了 9.3 个月,而手术治疗的 30 天和 90 天病死率分别为 5.4%和 9.3%。

Feddock 等,报道 SABR 用于局部晚期 NSCLC 的可行性,周围型肿瘤常规放化疗(60Gy/30 次)后用 SABR 加量 10Gy/2 次,或中央型肿瘤照射剂量为 6.5Gy/3 次,中位随访 13 个月未见 4~5 级放射性肺炎,局部控制率为 82.9%。另外一项研究有 16 例患者接受 50.4Gy IMRT 25 次后 SABR 加量 25Gy/5 次(中位累计剂量为 97Gy),中位随访 14 个月,OS 为 78%,局部控制率为 76%,PFS 42%,无 3 级及以上的毒性反应。

六、肺癌 SBRT 治疗后的随访

近 10 年来,肺癌 SABR 用于早期肺癌及转移性肿瘤快速增多,局部复发率为 10%左右,能够进行挽救性治疗的患者增多,适当的多学科随访是关键。随访能够及时发现及处理放射性损伤、早期诊断疾病复发、鉴别肿瘤复发及放射性肺损伤。

1.随访　建议患者胸部 CT 检查,随访在第一年为每 3~6 个月一次,此后 3 年为 6~12 个月一次,3 年后每年一次。临床怀疑疾病进展者应该进行多学科讨论。应用高危复发的 CT 特征、PET-CT 扫描、SUV_{max}和活检证实为复发者应该考虑外科、非外科挽救性治疗。

2.SABR 放射性肺损伤　放射性肺损伤可以分为急性和后期肺纤维化期。尽管症状性放射性肺损伤的发生率很低,但影像学放射性肺损伤(radiography radiation-induced lung injury,RILI)在临床上很常见。肺损伤的程度受多种因数的影响,包括总剂量、分割次数、靶体积的大小(PTV>80mm^3)及合并肺间质性疾病等。急性期 RILI 见于 62%的患者和 91%的晚期患者,但绝大多数患者没有临床症状。

放射性肺纤维化的潜在进展可以发展至 2 年以后。RTOG0236 治疗 55 例 Ⅰ 期 NSCLC 患者使用 SABR(66Gy/3 次),3~4 级放射性肺损伤的发生率为 16%,常规放疗组为 34%。在一项包含 11 项临床试验的 SABR 观察性研究中,≥3 级放射性肺损伤的发生率为 2%,0.8%的患者发展为不可逆的呼吸困难。慢性阻塞性肺疾病患者 SABR 显示很好的耐受性。

放射性肺损伤 CT 检查的急性表现包括实变或者毛玻璃样改变,可分为散弥型或者不均质型,后期为结节样、瘢痕样型。

七、SABR 治疗后复发的诊断与治疗

1. SABR 治疗后复发与放射性肺损伤的鉴别　SABR 的治疗效果评估面临挑战,因为 RECIST 标准是根据肿瘤直径判断的。而 PET-CT 扫描在放射性炎症的早期容易出现假阳性,当 PET 标准摄取值在 SABR 后 6 个月升高(SUVs>5)时应该高度怀疑复发并密切随访。在动态图像中,SUV 持续升高应该建议活检证实是否为复发。根据 CT 扫描 SABR 治疗后原发病灶复发有一定的特征,对于鉴别放射性损伤及复发是有一定的帮助。

CT 扫描预测局部肺癌 SABR 后复发的高危因素包括:①原发病灶部位毛玻璃影持续

性扩大;②放疗后 12 个月病灶边缘膨胀扩大,线性边界消失;③支气管通气症消失;④CT 图像显示肿块在头脚方向增大≥5mm,或直径≥20%。

2. SABR 治疗后复发的挽救性治疗　SABR 治疗后复发可根据患者具体情况考虑是否需要 SABR 再照射、手术治疗,或者射频消融治疗等。

（王忠明）

第七节　肺癌放疗并发症

一、放射性肺损伤

1.定义和发生率　肺的放射性损伤以发生的时间分类,主要有两种形式,即早期损伤和后期损伤。

(1)早期损伤:通常称为急性放射性肺炎,常发生在放疗开始后的 1~3 个月内。其实放射性肺炎的名称并不准确,因为它并不是由细菌、病毒或其他病原体引起的一种炎性反应,因此近期的文献多称其为放射性肺病。

(2)后期损伤:通常称为放射性纤维化,常发生在放疗 3 个月后。实际上肺的放射性损伤是一个连续动态的病理过程。放射性肺损伤发生的机制尚未完全明了。一般认为放射性肺损伤的靶细胞主要有两种,即肺泡Ⅱ型上皮细胞和肺毛细血管/微血管的内皮细胞。

2.临床表现与诊断

(1)急性放射性肺病

1)临床症状和体征:急性放射性肺病临床表现的严重程度主要与受照射肺组织的体积和剂量有关。症状出现的时间一般在放疗开始后的 1~3 个月内,也有少数患者的症状出现得更早,甚至在照射过程中。由于化疗的广泛应用,在化疗后进行胸部放疗的患者,放射性肺病常可以在放疗中或放疗即将结束时出现症状。

早期的临床症状为低热、干咳、胸闷等非特异性呼吸道症状。较严重者表现为高热、气急、胸痛,有少量痰,有时痰中带血丝。体检时在受照射肺部可闻及啰音,有肺实变的表现。部分患者有胸膜摩擦音和胸水的表现。严重的患者出现急性呼吸窘迫、高热,甚至导致肺源性心脏病而死亡。大多数患者因急性放射性肺病致死的病例都发生在这一急性期。若患者能从急性期恢复过来,则将经历一个逐步发展的肺纤维化过程。在此期临床上可无任何症状,或仅有少许症状如干咳等。

2)影像学表现:肺照射后影像学改变很常见,即使在没有临床症状的患者中也会出现。急性放射性肺病在常规 X 线片上表现为弥漫浸润样改变,其形状与照射野的形状,或者说接受高剂量照射区域基本一致。开始时较轻微,以后逐步发展为斑片状或均匀一片。这些变化是由于急性肺泡内渗出和肺间质水肿所造成。胸部 CT 检查通常的变化为肺的密度增加。由于胸部 CT 扫描在区别肺的密度方面比 X 线片更加敏感,而且能显示出放射剂量越高,肺的密度增加越明显。因此更多采用胸部 CT 检查来诊断肺的放射性损伤。胸部CT图像改变主要有以下表现:均匀弥漫的密度增加。斑片状阴影散在的实变。另外,胸部CT图像的改变和肺接受剂量的大小基本一致。

肺功能检测可以发现在放疗结束后的4~8周,肺功能一般不会出现明显的改变。但是随着肺有效呼吸体积的减少,肺的慢性阻塞性改变逐步出现。

(2)放射性肺纤维化

1)临床症状和体征:肺的放射性纤维化进展较缓慢,呈隐匿性发展,在放疗后1~2年趋于稳定。临床症状的出现与严重程度、受照射的肺体积和剂量有关,也与放疗前肺的基础状态有关。大多数患者无明显的临床症状和体征,或仅有刺激性干咳。少数患者有临床症状,特别是那些急性放射性肺病较严重的患者,表现为气急、运动能力下降、端坐呼吸、发绀、慢性肺源性心脏病、杵状指等,少数可发展到慢性肺源性心脏病,最后导致心力衰竭。

2)影像学表现:肺组织受到照射后,即使没有急性放射性肺病的临床症状出现,在大多数患者的影像学检查中仍会出现肺的后期改变。放疗后1~2年,胸部X线片出现肺纤维化的表现,即在肺的高剂量照射区有致密阴影,伴纤细的条索状阴影向周围放射。这些表现与照射野的形状基本一致,但也可超出原照射野的大小。后期肺纤维化的形状和照射野形状的一致性远不如急性放射性肺病时那样一致。肺纤维化的另一个明显改变就是肺呈局部收缩状态,即以照射野为中心收缩,使纵隔、肺门移位,横膈上抬。局部肺的纤维化使得其余肺有不同程度的代偿性气肿,受照射的胸膜可增厚。但是,肺纤维化造成的阴影和肿瘤的局部复发很难鉴别。胸部CT检查能显示肺的纤维化和收缩的表现,但也不能与肿瘤的局部复发相鉴别。近期研究显示,MRI、PET检查对于肺纤维化和肿瘤复发的鉴别有一定的价值。

(3)放射性肺损伤的治疗:最好的治疗措施是预防。由于有一定的凶险和致死性,因此积极治疗很重要。

一旦明确为急性放射性肺病,需积极处理:①停止胸部放疗;②吸氧;③卧床休息,加强营养;④应用肾上腺皮质激素治疗,如每日地塞米松5~10mg,症状严重时可加大剂量,连续应用2~3周,甚至4周,待临床症状改善后可逐步减少药物剂量,避免突然停药。突然停药会导致症状的再次出现并加重肺组织的损伤,症状严重者可能导致死亡;⑤由于胸部肿瘤,如肺癌患者多伴有慢性阻塞性肺病、细菌感染,因此应该同时使用抗生素治疗。一般采用广谱抗生素,用药持续时间视患者的肺损伤轻重及一般情况等调整,基本上与激素应用的时间一致。对后期肺纤维化,目前尚无有效的治疗方法,对气急明显的患者,可采用吸氧等对症处理。

(4)与放射性肺损伤有关的因素:肺的放射性损伤与许多因素有关,在放疗方面有照射体积、照射分割剂量、照射总剂量和分割照射的间隔时间等;而在其他临床方面有患者放疗前的肺功能情况、是否伴有其他疾病,以及有无合用化疗或其他药物治疗等。肺的剂量体积参数中影响肺功能的主要参数多数报道为MLD和V20。

某些分子标记物的增高可增加肺的毒性反应,如老年患者、治疗前存在肺间质性疾病、肿瘤位于下部、合并紫杉醇化疗、某些SNPs表型、放射诱导的TGF-31升高、低的IL-

8 水平等是放射诱导肺损伤的影响因子。对于间质性肺炎的患者胸部放疗应该谨慎。EGFR-TKI 同步放疗是否潜在增加放射性肺损伤是需要特别注意的问题。在一组 24 例患者的分析中有 9 例患者出现 2 级及以上的放射性肺炎(37.5%),包括 4 例 2 级,2 例 3 级,3 例 5 级,3 例患者死于双侧放射性肺炎。

二、放射性食管损伤

食管是胸部放疗的剂量限制性器官之一。食管黏膜组织属于早期反应组织,反应的严重程度反映了死亡的干细胞和存活的克隆源性细胞再生之间的平衡。以食管穿孔、食管狭窄为观察指标。食管在受照射体积为 1/3、2/3、3/3 时的 $TD_{5/5}$分别为 60Gy、58Gy、55Gy,$TD_{50/5}$分别为 72Gy、70Gy、68Gy。

1.急性放射性食管炎　急性放射性食管炎一般在接受 20~30Gy/2~3 周常规照射后症状逐步明显。合并化疗者发生更早。对于Ⅰ~Ⅱ级急性放射性食管炎可继续接受放疗,并密切观察病情的变化,同时给予适当的对症处理。如患者不能正常饮食可改用半流质或流质,或采用全能营养素服用。同时,必须改变饮食习惯和结构。对于Ⅱ级以上的放射性食管炎,应停止放疗,并适时采用肠道内或肠道外营养支持治疗。无法进食时,可考虑置胃管、胃造瘘等措施。

2.食管后期损伤　食管后期损伤主要为食管瘢痕形成、局部狭窄、吞咽梗阻,注意与局部复发相鉴别。局部可采用气囊扩张。如极度狭窄,必要时可考虑支架植入。如出现局部食管穿孔,形成食管纵隔瘘、食管气管瘘时,应积极抗炎、营养支持,有条件者可进行支架植入。

三、放射性心脏损伤

心脏在受照射体积为 1/3、2/3、3/3 时的 $TD_{5/5}$分别为 60Gy、45Gy、40Gy,$TD_{50/5}$分别为 70Gy、55Gy、50Gy。RTOG 0617 研究证实了心脏剂量(V10)对于生存的影响。全心脏常规照射 40Gy 后,严重的心脏,心包损伤发生率虽然<5%,但是心电图、放射性核素扫描检查异常率高达 20%。放射性心脏损伤的发生率与心脏受照射的体积密切相关,受照射的体积越大,放射性心脏损伤的发生率就越高。心脏受到照射后心包最容易发生损伤,因此放射性心包炎是最常见的临床表现。心肌、心瓣膜、心内膜也可受到损伤。心脏的放射性损伤可以发生在放疗期间,但一般发生在放疗后 6 个月至 8 年。放疗前或放疗过程中应用某些化疗药物如 ADM 等会加重心脏的损伤。

四、其他器官放射性损伤

1.放射性脊髓损伤　脊髓对放射线的耐受剂量,在常规分割放疗时,以脊髓炎和(或)脊髓坏死为观察指标。脊髓在受照射体积(长度)为 1/3(5cm)、2/3(10cm)、3/3(20cm)时的 $TD_{5/5}$分别为 50Gy、50Gy、47Gy、$TD_{50/5}$分别为 70Gy、70Gy、68Gy。单次剂量照射的 $TD_{5/5}$~$TD_{50/5}$为 15~20Gy。

脊髓损伤的临床表现为感觉异常(麻刺样感觉、发散样疼痛和 Lhermitte 综合征)、感觉麻木、运动无力和大小便失禁等,不同段位的脊髓损伤有特定的受损平面。Lhermitte

综合征一般发生在放疗结束后2~4个月,以后持续存在或在6个月后再度出现。感觉麻痹、麻木或大小便失禁等出现在放疗后6~12个月。同期应用神经毒性药物,如MTX,DDP、VP-16等会加重损伤。诊断为脊髓损伤时需与肿瘤压迫或转移所引起的症状相鉴别。预防损伤的发生是最好的治疗。目前的治疗主要是采用皮质激素,如地塞米松10mg,静脉滴注,每日1次,持续10~14天,以后逐渐减量。其他神经营养药物的应用有一定的作用。

2.放射性臂丛神经损伤　放射性臂丛神经损伤的发生较少见。一般发生在肺上沟瘤(肺尖癌)高剂量放疗后,或者SABR治疗后。臂丛神经对放射线的耐受剂量,在常规分割放疗,以臂丛神经损伤出现症状为观察指标,臂丛神经在受照射体积为1/3、2/3、3/3时的$TD_{5/5}$分别为62Gy、61Gy、60Gy,$TD_{50/5}$分别为77Gy、76Gy、75Gy。临床表现为上肢感觉和运动障碍、肌肉萎缩等。损伤一旦出现,应对症处理。神经营养药物无明显效果。

3.放射性肋骨损伤　多见于胸部放疗后数年照射区域内多根肋骨发生骨折。一般无临床症状,无骨痂形成,无需特殊处理。

4.皮肤损伤　皮肤损伤常见于锁骨上区照射,一般无需特殊处理。

第八节　局部晚期NSCLC联合治疗

单纯放疗对局部进展期NSCLC的疗效较差,5年生存率仅为5%~10%。其失败原因除了局部肿瘤不能得到有效控制外,主要的是远处转移,其发生率高达50%~60%。因此,放疗和化疗的联合治疗成为不能手术切除的局部进展期NSCLC的最佳模式。资料显示,可手术的NSCLC的术前放疗或术后放疗,在选择性的患者中可提高局部控制率和生存率。

一、局部进展期不能手术NSCLC的放化疗联合治疗

1.局部晚期及不能够切除的定义　一般来讲,当肿瘤侵犯纵隔或者肿瘤转移至纵隔淋巴结者称为局部进展期。ASTRO对局部晚期及不能够切除的定义为:Ⅲ期患者(任何TN2~3M0,T4N0~1M,T3N1M0)及Ⅱ期患者中的(T2b~3N0和T1~2N1)不能够进行根治性手术切除(外科不能够切除或者医学原因不能够手术),以及可以切除的Ⅱ期及Ⅲ期患者。

2.局部晚期NSCLC的同步放化疗　不能够手术切除的局部晚期NSCLC的标准治疗是同步放化疗。RTOG 9410临床试验证实了同步放化疗优于序贯化疗。化疗最常用的方案是依托泊苷+顺铂(EP)或者卡铂+紫杉醇方案,非鳞癌的患者可选择培美曲塞+顺铂,标准方案64~66Gy/32~33次。同步放化疗的局部区域控制率为40%,中位生存时间为16.5~25个月,5年生存率为25%。与序贯化放疗相比较,同步化放疗3年OS提高5.7%,5年OS提高4.5%。但两者之间远处转移率无显著性差异。

同步放化疗增加了治疗相关的不良反应,包括放射性食管炎和放射性肺炎。在同步放化疗中有17%~28%的患者出现3~4级放射性食管炎,而序贯放化疗仅为3%~5%。因此,并不是所有的患者都适合做同步放化疗的。同期放化疗的患者选择包括一般情况

较好，无合并症，肺功能基本正常。不适合同步放化疗的患者可行序贯放化疗，其中位生存时间为13~15个月。

二、NSCLC的术前放疗

1.适应证　NSCLC手术前放疗适应证：①肺上沟瘤，T3~4N0~1期；②肿瘤侵犯胸壁；③估计可能切除的T3~4N0~2期的术前诱导放疗和化疗。可切除的Ⅱ期NSCLC患者应该行多学科讨论，选择最佳外科方案；术前放化疗的最佳候选患者为肺叶切除者，全肺切除者应为禁忌证。

2.术前放疗的靶区和照射剂量

(1)术前放疗的靶区：肺部原发病灶、肺门及纵隔转移淋巴结。

(2)照射剂量：术前放疗使用常规分割，分次照射剂量为1.8~2.0Gy，总剂量为40~50Gy。ⅡA期患者主张化疗加术前放疗的诱导治疗，常规分割照射总剂量为45Gy左右。放疗和手术间隔时间以1个月左右为佳。

3.术前放疗的治疗效果　对于可切除的Ⅱ期NSCLC，术前放疗仍有其积极的效果，Trakhtenerg等进行的前瞻性临床Ⅲ期研究发现，478例患者分成术前放疗组和单纯手术组，术前放疗组接受胸部20Gy/5次照射，结果显示，对于Ⅰ~Ⅱ期NSCLC，术前放疗组和单纯手术组的5年生存率无显著性差异。然后对Ⅲ期NSCLC，术前放疗提高了患者的生存率，两组的3年和5年生存率分别为49.4%、29.2%对比28.1%、15.8%。研究发现大部分的临床病例，对于能够手术切除的N2期NSCLC，术前放疗并没有提高患者的长期生存率。

对于潜在可切除的肺上沟瘤术前放疗能够提高肿瘤的切除率。对其他潜在可切除的N2期或T3~4期NSCLC，术前采用联合放化疗的综合诱导方案也可提高手术的切除率，但并未明显提高患者的长期无疾病进展生存率和总生存率。

三、NSCLC的术后放疗

1.适应证　术后放疗适应证：①手术后切缘阳性，可选择同步放化疗，放疗应该尽早进行；②术后肿瘤残留；③肿瘤已被完全切除的NSCLC，病理诊断为N2~3期；④对于T4期肿瘤患者需要进行放疗；⑤淋巴结阳性有包膜外侵犯；⑥切缘距离肿瘤较近；⑦血管内有肿瘤侵犯。

完全切除后的NSCLC术后放疗的应用仍然存在争议，有限的资料显示术后放疗可能给N2期NSCLC带来生存获益。Ⅲ期研究及荟萃分析显示，对于完全切除后的局部晚期NSCLC N0~1病灶可能减低其生存率，对于这部分患者不建议行术后放疗。

Mikell等分析了美国国家癌症资料库2004—2006年可切除的NSCLC病例为N2(pN2)化疗者使用现代放疗技术，比较患者使用与不用术后放疗的OS。结果显示有2 115例患者可以合格分析，其中918例(43.4%)接受术后放疗，1 197例未接受(56.6%)，术后放疗者生存率更高，中位生存时间分别为42个月和38个月($P=0.048$)，5年OS分别为39.8%和34.7%。另一项美国国家癌症数据库资料显示，病理N2期的NSCLC完全切除后接受辅助化疗的患者按照是否接受术后放疗分层，总共有4 483例患者入组(术后放疗组 1 850 例,非术后放疗组 2 633 例),中位照射剂量为 54Gy/43 天,中位随访时间为 22 个月。多因素分析显示,影响患者生存的独立预后因素包括年轻患者、女性、都市人群、Charlson 评分低、肿瘤小、多药化疗、至少肺叶切除及术后放疗。因此,Ⅲ期N2 手术后患者行术后放疗可能是主要的受益人群。

2.照射范围和剂量

(1)术后放疗的照射范围:如有原发肿瘤残留或切缘阳性者,仅照射残留病灶或切缘;有淋巴结转移者,照射同侧肺门门和两侧上纵隔或全纵隔的高危淋巴引流区。依据不同的肺叶肿瘤纵隔转移淋巴结的高危区域分布选择性照射高危淋巴结区域。

(2)术后放疗照射剂量:切缘阴性者 50~54Gy,淋巴结包膜外侵犯或镜下切缘阳性者 54~60Gy,肉眼肿瘤残留者 60~66Gy,采用常规分割照射。手术后患者肺的照射耐受比两肺健全者差,在考虑放疗计划时应尽量限制肺的照射剂量,肺平均剂量应该<8.5Gy。

第九节　NSCLC 化疗和分子靶向治疗

晚期 NSCLC 的治疗以化疗为主,有基因突变的患者可以使用分子靶向治疗。化疗后原发病灶及寡转移病灶的放疗可以提高患者的局部控制率和 PFS。

一、晚期 NSCLC 的全身化疗

晚期肺癌以铂类药物为基础的化疗可延长患者的生存时间,改善患者的症状和生活质量,优于最佳支持治疗。在 NSCLC 的适合人群中,以铂类药物为基础的联合化疗的客观反应率为 25%~35%,中位肿瘤进展时间为 4~6 个月,中位生存时间为 8~10 个月,1 年生存率为 30%,2 年生存率为 10%~15%。

化疗推荐含铂的两药联合化疗方案,三药化疗方案毒性反应增加,而生存率并不增加。顺铂加培美曲塞用于非鳞癌的 NSCLC,其治疗毒性较顺铂加吉西他滨更小;在鳞癌患者中,顺铂加吉西他滨的疗效优于顺铂加培美曲塞方案。对于 PS 平分为 2 或者老年患者建议采用单药化疗或者含铂的联合化疗。PS 评分 3~4 的 NSCLC 患者,无法从任何细胞毒性药物治疗中获益,除非是 EGFR 突变患者使用 EGFR TKI 治疗。

近年来,晚期肺癌的化疗提出了维持化疗的概念。维持治疗用于晚期肺癌一线化疗 4~6 个周期后肿瘤有客观反应,或者病灶稳定而肿瘤无进展的患者。NCCN 治疗指南建议不论哪种组织学类型,在 EGFR 和 ALK 无突变者建议使用吉西他滨作为连续维持治疗,紫杉醇可以作为鳞癌的交替维持化疗药物。临床试验显示,对于含铂类两药化疗4 个疗程后有治疗反应或者病灶稳定的 NSCLC,分别用安慰剂和培美曲塞维持治疗,其非鳞癌患者的中位生存时间分别为 15.5 个月和 10.3 个月,在鳞癌患者中未观察到同样的生存期获得。Ⅱ期临床试验显示,与安慰剂相比较,培美曲塞连续维持治疗可减少疾病进展,中位 OS 分别为 13.9 个月和 11 个月,因此单药培美曲塞仅用于非鳞癌进展性肺癌,EGFR 和 ALK 无突变 NSCLC 患者的维持治疗。贝伐单抗单药维持治疗可以用于非鳞癌进展性肺癌,EGFR 和 ALK 无突变者。

二、根据基因改变的靶向治疗

晚期 NSCLC 初始系统治疗的重要考虑是评估驱动基因的改变。现有资料证明至少 2 种基因改变应该可以进行检测，即 EGFR 突变和 ALK 重排。

1.EGFR 突变　NSCLC 患者中 EGFR 突变常见于 19 外显子的缺失（LREA，占 45%）和 21 外显子突变（L858R，占 40%），这两种突变对小分子酪氨酸激酶抑制剂有效。其他的药物敏感性点突变包括 21 外显子突变（L861Q）和 18 外显子（Q719X）。对于有 EGFR 突变，或者基因扩增的局部进展、复发、转移的非鳞癌 NSCLC，不管其 PS 情况如何，EGFR-TKI 可用于一线治疗。EGFR 突变的患者接受 EGFR-TKI 后提高了 PFS。

一般来说，吉非替尼联合单独放疗是安全的，但也有矛盾的结果。有报道吉非替尼同步放疗，发生肺炎为 38%（1 例 3 级），食管炎为 27%（1 例 3 级）。Choong 等报道Ⅰ期厄洛替尼联合化放疗，患者可耐受。另外一组资料显示厄洛替尼联合胸部照射 5 例患者中有 1 例发生致死性肺炎，另外 1 例发生 3 级放射性肺损伤。CALGB30106 Ⅱ期临床试验评估了不可切除 NSCLC 的患者，在序贯或者同步放化疗中加入吉非替尼，给予吉非替尼后未见增加食管炎和肺损伤。

尽管 EGFR 基因突变患者靶向治疗取得了成功，但不可避免的会产生肺癌获得性耐药的抵抗作用，其中位发生时间一般为 10～14 个月。获得性抵抗的机制包括 EGFR T790M 突变（>50%）等。AZD9291 对于 EGFR T790M 突变 NSCLC 患者有效，253 例患者的客观有效率为 51%，T790M 患者的客观有效率为 61%。AZD9291 最常见的不良反应为腹泻、皮疹、恶心和食欲下降。T790M 阳性者中位 PFS 为 9.6 个月。诺司替尼（CO-1686）治疗 EGFR-TKI 基因突变的患者，其中 T790M 阳性的客观有效率为 59%，T790M 阴性者为 29%。

EGFR-TKI 突变的肺癌局部复发可考虑放疗。KRAS 基因突变和 ALK 基因重排与 EGFR-TKI 治疗的原发性抵抗有关。回顾性分析显示，EGFR 突变局部晚期 NSCLC 的腺癌患者同步放疗 PFS 更短，尽管有更好的局部控制率，但远处转移率更高。

2.ALK 重排　ALK 基因重排见于 2%～7%的肺癌患者，这部分患者虽然对 EGFR-TKI 治疗有获得性耐药抵抗作用，但确有 EGFR 突变相似的临床特征（如腺癌、非吸烟或者轻度吸烟的患者），多见于男性年轻患者。克唑替尼是 ALK 和 Met 靶的小分子抑制剂，用于有 ALK 基因重排的进展或者转移的 NSCLC 患者，客观反应率为 60%～80%，改善症状快速，不良反应相对较少（水肿、肺炎），中位进展时间为 1 年左右。Ⅲ期临床试验显示，在包含 347 例 ALK 阳性的晚期肺癌中，克唑替尼组的 PFS 中位时间为 7.7 个月，化疗组为 3.0 个月，有效率分别为 65%和 20%。另外一项Ⅲ期临床试验显示，晚期 ALK 阳性 NSCLC 标准化疗对比克唑替尼组作为一线治疗，PFS 中位时间分别为 10.9 个月对比 7.0 个月，客观有效率分别为 74%和 45%。

色瑞替尼是一种新的 ALK 抑制剂，对于克唑替尼治疗失败的 ALK 阳性患者有效。在一组包含 47 例患者的剂量递增试验中的总有效率为 54.5%。常见的不良反应为疲乏（30%）、周围水肿（17%）、肌痛（17%）、3～4 度谷氨酰转换酶升高（4%）、中性粒细胞下降

(4%)、血磷下降(4%),建议剂量为600mg,每日2次。2014年FDA批准了色瑞替尼用于ALK阳性克唑替尼治疗后进展或者惰性转移性NSCLC。一项单臂多中心临床试验显示,163例ALK阳性的转移性NSCLC使用克唑替尼进展(91%)或者惰性转移性患者使用色瑞替尼后的客观有效率为44%,中位有效时间为7.1个月。常见的不良反应为腹泻(86%)、恶心(80%)、丙氨酸转氨酶升高(80%)、天冬氨酸转氨酶升高(75%)、呕吐(60%)、血糖升高(49%)、脂肪酶升高(28%)。色瑞替尼(LDK378)对于克唑替尼治疗后进展的获得性抵抗NSCLC有效,在另一组Ⅰ期临床试验中包含130例患者,总有效率为58%。

3. K-ras基因突变　Kras基因突变是肺癌最常见的基因突变,将近20%的NSCLC患者有K-ras基因突变,常见于吸烟患者,腺癌比鳞癌更加常见。K-ras基因突变是NSCLC预后差的因素,有K-ras基因突变的患者对于化疗及EGFR抵抗。

曲美替尼是一选择性的MEK 1/MEK-2抑制剂,有研究显示对于K-ras基因突变的NSCLC患者有效。Ⅱ期临床研究显示,与紫杉醇单药相比较曲美替尼的中位PFS为12周,而紫杉醇为11周,两者PFS相似。ERK-MEK信号通路是K-ras基因突变的主要调节肿瘤基因。MEK抑制剂司美替尼(AZD6244)用于K-ras基因突变的NSCLC联合紫杉醇的一项Ⅱ期临床试验显示,增加司美替尼可提高患者的PFS(5.3个月对比2.1个月,P=0.0138)。加入司美替尼后不良反应也明显增加,主要的不良反应包括粒细胞减少、哮喘、腹泻、水肿、皮疹和胃炎。有10%的患者需要中断治疗。

4. ROS1　ROS1是酪氨酸激酶(RTK)受体,肺癌中ROS1基因重排的比例约占2%。由于ROS1和ALK同源性,ROS1基因重排的肺癌与ALK阳性的肺癌特征相似,因而克唑替尼也可用于治疗ROS1基因重排的患者。

5. MET扩增　MET扩增占NSCLC的7%左右。MET是一种跨膜酪氨酸激酶受体,MET和HGF高表达与NSCLC的预后差相关。MET扩增是EGFR基因突变EGFR-TKI抵抗的机制之一。临床资料显示,MET抑制剂联合EGFR抑制剂比单用一种药物更加有效。2项随机试验评估了MET抑制剂(MET-MAB,一种人源化靶向MET的抗体)结合厄洛替尼治疗复发性NSCLC,包含499例NSCLC一线,或者二线治疗后进展的NSCLC,患者随机分为单独厄洛替尼或者厄洛替尼联合组,MET阳性患者入组,没有显示MET-MAB的优势。此外,克唑替尼也是一种MET抑制剂。

6. RET基因重排　RET基因重排可以激活RET酪氨酸激酶,NSCLC腺癌中的比例达1%~2%。小样本资料显示,阿雷替尼治疗RET基因重排有效。尚有一些RET抑制剂如卡搏替尼、舒尼替尼、索拉非尼等正在临床试验中。

7. HER-2基因突变　HER-2基因突变占NSCLC的2%,主要为腺癌。有一项临床试验,有16例HER-2基因突变患者,HER-2直接治疗的客观有效率为50%,疾病控制率为82%。达可替尼是HER-2、EGFR(HER-1)和HER-4酪氨酸激酶的不可逆抑制剂,治疗后30例患者的中位生存时间为9个月,其中有26例患者存在HER-2外显子20突变,3例患者PR阳性。

8. Braf基因突变　Braf为K-ras的下游激酶。Braf基因突变见于3%~5%肺腺癌,

<1%肺鳞癌。约50%的Braf基因突变可以在NSCLC中测到的为V600E。达拉非尼是Braf抑制剂。有研究显示对于存在Braf V600E基因突变的NSCLC患者有效。

9.成纤维生长因子受体1(FGFR1)基因扩增 该基因扩增见于7%~20%的肺鳞癌患者,也可以见于腺癌患者,但比例较低。BI398是一种FGFR1基因抑制剂。有研究显示,26例肺鳞癌有FGFR1基因扩增,其中15%有效,35%疾病控制。FGFR抑制剂AZD4547显示反应率为1/13。

三、血管生成抑制剂

多数肿瘤最重要的特征是诱导血管生成。血管内皮生长因子(VEGF)是肿瘤血管生成主要的调节因子。贝伐单抗是重组单克隆抗体,可阻断血管内皮生长因子。2006年FDA批准贝伐单抗用于不能够切除,局部进展期复发或者转移的非鳞癌NSCLC患者。ECOG建议,贝伐单抗联合卡铂/紫杉醇化疗用于选择性进展期非鳞癌的NSCLC(ECOG 4599)。但需注意,任何有使血小板减少高危险度的方案联合使用贝伐单抗都应特别谨慎。

Ⅲ期临床试验显示,在非鳞癌的晚期NSCLC病例中卡铂加紫杉醇化疗加入贝伐单抗显示较单纯化疗有更好的生存(中位生存时间为12.3个月 vs. 10.3个月,$P=0.003$)。Pointbreak试验显示,卡铂加培美曲塞化疗方案,增加贝伐单抗并未有生存优势,虽然PFS优于联合化疗组。贝伐单抗的主要不良反应是增加出血的风险,增加心肌梗死和脑血管病变的机会。因此,使用前评估很关键。贝伐单抗联合化疗或者单独化疗可以用于进展及复发的PS评分0~1的NSCLC患者,贝伐单抗一直用到疾病进展。

第十节 SCLC放化疗联合治疗

SCLC是一种侵袭性强、分化差的神经内分泌癌,具有明显的临床、病理及分子学特征。尽管SCLC对于初始化疗和放疗很敏感,但SCLC患者的预后差,5年生存率<10%。过去20多年来,SCLC总的发生率显现下降。在美国,SCLC从20世纪80年代占肺癌总数的17% ~20%下降为2002年的13% ~15%。

SCLC的分期使用退伍军人管理肺组的分期法,即分为局限期(limited-stage small cell lung cancer,LS-SCLC)和广泛期(extensive stage small cell lung cancer,ES-SCLC)。局限期是指病变仅限于一侧胸腔内,包括同侧纵隔、同侧锁骨上、对侧纵隔受累(但不包括同侧恶性胸腔积液),能够包括在一个可耐受的照射野内(任何T任何N M0期,除外T3 ~ 4期肺内多发性结节而不能耐受在一个照射野内)。凡病变超过局限期的范围即列为广泛期。有约2/3的患者在初始诊断时已经为广泛期。最近,IASLC建议新修订的NSCLC TNM分期系统也适用于SCLC。

一、LS-SCLC的放化疗联合治疗

1.LS-SCLC放化疗联合治疗 LS-SCLC的治疗模式多以全身化疗加胸部放疗的综合治疗。手术治疗仅在很小部分(T1~2N0M0期)患者中应用。同步化放疗优于序贯化

放疗。放疗应该尽早进行,为化疗1~2个疗程后进行,缩短从任何形式治疗至放疗结束的时间可能改进生存时间。近年来,Sun比较了LD-SCLC接受4个疗程EP化疗方案(即依托泊苷+顺铂),放疗分为第1个疗程同步与第3个疗程同步,有222例患者入组,结果显示晚放疗并不差于早放疗,CR分别为(36.0% vs. 38.0%),中位OS时间为24.1个月对比26.8个月,PFS中位时间为12.4对比11.2个月,两组无显著性差异。

2.化疗方案 LS-SCLC应用最广泛的化疗方案有EP方案(依托泊苷+顺铂)。对LSSCLC患者的化疗而言:①建议把具有治愈性的EP方案作为联合放化疗的化疗方案;②交替使用EP方案与CAV(环磷酰胺+多柔比星+长春新碱)方案。但是,如果联合化疗与胸部放疗同期进行,则应避免应用CAV方案;③建议使用标准剂量化疗,目前尚无证据提示应用高剂量化疗的优势;④目前推荐4~6个周期的化疗,没有充分的证据表明巩固化疗能提高生存期。LS-SCLC化疗有效率为70%~90%,中位生存时间14~20个月,2年生存率为40%左右。

3.放疗 放疗可提高LS-SCLC患者的局部控制率和长期生存率。与单独化疗相比较,放疗减少了30%的局部失败,提高了5%~7%的2年生存率。

(1)照射范围:GTV应该包括照射前治疗计划的PET和CT或者MRI看到的肿瘤大小,放疗前已经行诱导化疗的患者照射范围为诱导化疗后的原发肿瘤的体积。Hu等研究显示,SCLC化疗后照射肿瘤范围并没有减少局部控制率;化疗前后的GTV照射两组总生存时间没有显著性差异。

(2)照射总剂量:Turrisi等研究了加速超分割放疗联合4个周期EP方案化疗的结果,417例LS-SCLC患者随机分成两组:一组照射剂量为45Gy/25次,5周;另一组为45Gy/30次,3周。结果显示,前组的局部失败率为52%,后组的为36%。Choi等研究显示,LS-SCLC的最大耐受剂量为45Gy(每天照射2次)或70Gy(每天照射1次)。建议照射的总剂量接近于NSCLC的照射剂量,照射总剂量为45Gy/3周,每天照射2次(2次间隔时间≥6小时)或者常规分割照射60~70Gy(每天照射1次,常规分割)。

二、ES-SCLC的治疗

ES-SCLC存在广泛的远处转移,预后非常差,5年生存率<5%。在确诊为SCLC的患者中,有1/2~2/3的患者属于ES-SCLE。因此,对这些患者姑息性治疗的改进与提高,将有助于改善大多数患者症状、生活质量和生存期。

1.化疗 ES-SCLC是一种全身播散性疾病,联合化疗是有效的姑息性治疗手段,也是标准的治疗方案。在化疗方案的选择上,不仅要考虑有效率和生存期,还要考虑症状的缓解和生活质量的改善。EP方案是最为广泛使用的方案,建议使用标准剂量的化疗(没有充分证据表明交替化疗能改善疗效),有效率为60%~70%,中位生存时间为9~11个月,2年生存率5%左右。依力替康加含铂化疗方案也可用于治疗ES-SCLC。

2.胸腔放疗 ES-SCIC巩固放疗可以使部分化疗后的患者获益。巩固放疗可以很好耐受,对有选择性的患者能够改进有症状的胸部复发和长期生存。在一项随机试验中对于广泛期患者3个周期化疗后转移病灶控制的患者分为继续EP方案化疗2个周期和

EP 方案化疗加胸部病灶照射(加速超分割放疗,54Gy/36 次,18 天),结果显示放疗组提高了中位生存时间(17 个月对比 11 个月)。Slotman 等评估了胸部残留病灶照射的价值,胸部照射 30Gy/10 次,所有患者进行预防性全脑照射(PCD)。与对照组相比较,1 年生存率无显著性差异,但 2 年生存率为 13%对比 3%。该研究的结论是对于 ES-SCLC 化疗有效的患者应该使用胸部照射及 PCI 治疗。由于 SCLC 对照射和化疗敏感,对 ES-SCLC 来讲放疗又是姑息性治疗,因此,对胸腔内残存病灶的照射范围无需行 ENI,仅需包括临床可见的肿瘤病灶(GTV)及外扩 1.5cm 左右形成 PTV。

三、SCLC 的预防性全脑照射

随着新的化疗药物的出现和放疗设备及技术的发展,以及最佳综合治疗模式的形成,经综合治疗后,LS-SCLC 患者的长期生存率有望得到进一步的提高。随着生存时间的延长,脑转移的发生率逐年提高,在长期生存的患者中,约 80%的患者最终会出现脑转移。

根据现有的临床资料和实践,目前对于 PCI 较一致性的结论为,对经化放疗综合治疗后达到 CR,或者接近 CR 的 LSSCLC 患者,在化疗结束后应尽早给予 PCI 治疗。在一项随机对照试验中,给予 PCI 治疗减少 3 年脑转移率为 25%(PCI 组为 33.5%,对照组为 58.6%),3 年生存率增加 5.4%(PCI 组为 20.7%,对照组为 15.3%)。

ES-SCLC 化疗控制后行 PCI 治疗也能够提高 1 年生存率,减少脑转移的发生率(14.6% vs. 40.4%)。一般情况较差(PS 3～4)或者神经和心脏功能损伤的患者不建议 PCI 治疗。建议的照射剂量为 25Gy/10 次,每天照射 1 次。

四、SCLC 术后的辅助治疗

SCLC 手术仅适用于 T1～2N0M0 期患者。SCLC 手术治疗后以 EP 或 EC 方案化疗 4～6 个疗程、如有肺门或(和)纵隔淋巴结转移者,术后化疗联合纵隔区域放疗。完全切除的患者辅助治疗后应该行 PCI 治疗,除非患者为 T1N0M0 期。

第十一节　肺癌常见转移病灶的治疗

一、脑转移的治疗

1.NSCLC 脑转移的放疗

(1)单个或者<4 个脑转移灶的处理:单个脑转移病灶手术后 5 年生存率为 10%～20%,中位生存时间为 40 周。脑内转移灶在 4 个以内可采用 SRS 治疗加或不加全颅放疗。

SRS 的剂量为 1 500～2 400Gy。典型适合 SRS 治疗的脑转移病灶为:①影像上(MRI 或 CT 扫描)有明确的病灶;②球形或者类球形病灶;③肿瘤最大径<4cm;⑤肿瘤周围无水肿;⑥肿瘤位于灰质白质交接处。

(2)多发性颅内转移的处理:多发性颅内转移常采用全颅放疗的姑息性方法。推荐的照射方法是照射30Gy/10次。在全脑放疗的基础上行IMRT或者SBRT加量正在临床试验中。最近的研究显示,对于一般情况较差的不能够手术或者SRS的多发性脑转移,激素治疗加最佳支持治疗与全脑放疗相比较无显著性差异。

(3)全脑放疗技术:采用高能X线(4~6MV)或^{60}Co γ线进行全颅外放疗是合适的方法。患者取平卧位,置头枕,小面罩固定,下颌略向胸部下垂,然后在模拟机下定位。照射野下界放在颅底线,尽量包括第2颈椎,但必须尽量远离双眼晶状体,前后及上界要适当开放。

(4)全脑放疗的重要脑功能保护:全脑放疗后的不良反应是患者或者医生关注的问题。一项包含208例脑转移的研究发现,全脑放射后肿瘤退缩可以改善认知功能,而肿瘤进展比全脑放疗对于认知功能的影响更大。另外一项研究包括了132例患者,肿瘤转移个数为1~4个,SRS后加或不加全脑放疗,两组的生存情况类似,亚组分析显示联合治疗控制脑部转移肿瘤对于稳定认知功能更为重要。有文献报道,SRS加用全脑放疗后增加了认知功能障碍,手术后加用SRS可降低认知功能障碍的发生。

海马的主要功能是学习、记忆和空间认知。RTOG9311临床试验采用海马保护的照射技术,结果显示与历史对照相比较其认知功能障碍发生率明显下降(7%对比30%)。海马保护技术的勾画参照RTOG 9311临床试验方法,要求MRI扫描层厚为1.5mm。

2.NSCLC脑转移的化疗及分子靶向治疗　Ⅳ期非鳞癌NSCLC,无症状性脑转移一线贝伐单抗(15mg/kg)加卡铂+紫杉醇化疗或者二线治疗用贝伐单抗加厄洛替尼(150mg/d;B+E),6个月PFS为56.5%,中位PFS为6.7个月,中位总生存时间为16.0个月,脑内及脑外病灶的总有效率为(ORR)62.7%。

最近的研究显示,EGFR基因突变的NSCLC脑转移WBRT联合EGFR-TKI与单独WBRT相比较治疗反应无显著性差异,而PFS更长。Welsh等Ⅱ期临床试验应用厄洛替尼加WBRT治疗40例NSCLC脑转移患者,EGFR状态非选择性,17例患者检测EGFR突变,9例为突变型,8例为野生型;40例患者都能够耐受治疗,颅内病灶有效率为86%,没有增加神经系统毒性反应;中位生存时间为11.8个月,野生型为9.3个月,突变型为19.1个月。Ma等报道21例中国患者吉非替尼联合40Gy WBRT,RR为81%,中位PFS 10个月,中位OS13个月。Ⅲ期临床研究了126例NSCLC 1~3个脑转移者,1组为WBRT+SRS,2组为WBRT+SRS+替莫唑胺,3组为WBRT+SRS+厄洛替尼。结果显示,1组生存时间为13.4个月,2组和3组生存时间分别为6.3个月和6.1个月,该组患者的选择都为基因状态不明者。

3.NSCLC脑转移治疗后肺部病灶的处理　NSCLC脑转移治疗后肺部病灶,如为T1~2N0~1或T3N0期者可以的选择包括:①肺部病灶手术切除后加化疗;②肺部病灶SABR;③化疗后肺部病灶手术切除。

4.脑转移的对症支持治疗　颅内转移如果出现颅内高压症状应尽快使用脱水剂和糖皮质激素,糖皮质激素的应用被公认为初始治疗的标准方法。放疗中使用脱水剂最好在放疗后30分钟内进行,可预防放疗引起加重的脑水肿。推荐方法为20%甘露醇250mL加入或不加入地塞米松5mg,快速静脉滴注,一般在30分钟内滴完。再根据脱水疗效,适当增加甘露醇或地塞米松的剂量。甘露醇脱水的用量一般在24小时内<250mL×4瓶;地塞米松的用量一般控制在每天10mg,最好一次性给予。因分次使用的脱水效果不如一次性应用。

5.肺癌脑转移的预后因素 肺癌脑转移的预后依据脑部肿瘤灶的个数、肿瘤负荷、患者的一般情况、年龄及脑外病灶的控制情况。GPA评分是肺癌转移放疗重要的预后因子,可以用于临床预后的判断及治疗决策。RTOG 9508再分析的结果表明,对于GPA评分为3.5~4.0,无论患者脑转移个数是否为1~3个,WBRT加SRS都有获益。脑转移GPA评分标准见表12-3。

表12-3 脑转移的GPA评分表

因素	评分		
	0	0.5	1.0
年龄	>60	50~59	<50
KPS	<70	70~80	90~100
脑转移个数	3	2~3	1
颅外转移	有	—	无

6.SCLC脑转移的治疗 SCLC脑转移多为多发性脑转移,建议WBRT。

7.PCI后脑转移的处理 PCI后出现的脑转移在选择性患者可考虑再次WBRT,中位生存时间为3个月左右。如PCI间隔时间较长而无颅外病灶的患者也可以应用SRS,中位生存时间为6个月。

二、骨转移的放疗

骨转移是肺癌最常见的血道转移并发症,占晚期肺癌的50%~70%,多见于椎体肋骨、盆骨和四肢骨,骨质破坏常呈溶骨性。由于骨膜破坏或侵犯神经,常造成难以忍受的疼痛,易发生病理性骨折。放疗常可取得满意的疗效。经过姑息性放疗,有80%~90%的疼痛可得到缓解,其中有50%~62%患者的疼痛可得到完全缓解。

推荐照射剂量3Gy,共10次。如果照射野内无重要脏器,也可采用每次5Gy,共7次;或每次7Gy,共5次。对于比较衰弱或其他原因不能接受连续分次照射的患者,则可采用一次照射10Gy的方法用于止痛。

对椎体转移并已出现局部肿块的,根据具体情况,例如一般状况较好、预计生存期较长的患者,可以考虑采用三维适形或调强放疗的形式,给予肿瘤较高剂量的照射,同时降低脊髓及周围重要脏器的受照剂量。当受照脊髓较长时(如>10cm),给予30~35Gy/12~14次照射为宜。这样既保护了脊髓,也无急性胃肠道(如果腰椎转移)并发症的发生。近年来,有使用SABR进行脊椎转移的临床探索。

肺癌发生的骨转移往往是多发性的,如果骨转移的范围较大,局部放疗不可能全面顾及时,可考虑给予放射性核素放疗。

唑来膦酸用于骨转移的治疗,应用该药应避免低钙血症的发生,有甲状旁腺功能减退和维生素D缺乏症者,为发生低钙血症的高危因素。

三、上腔静脉综合征的放疗

上腔静脉综合征(superior vena cava syndrom,SVCS)是由于上腔静脉受到压迫或阻塞引起血液回流受阻而出现的一系列症状和体征的改变。属于肿瘤急症,特别对已出现的呼吸道水肿、脑水肿和左心输出量减少者应进行及时抢救,再进行原发肿瘤的整体性治疗。

局部放疗是对 NSCLC 伴发 SVCS 的主要治疗方法。照射范围应依据患者的一般情况而定。对于 NSCLC 伴有 SVCS 者,照射野仅包括可见肿瘤,采用 3Gy/10 次的照射方式,也可采用 3Gy/5 次,然后根据症状的缓解情况再决定是继续大剂量照射抑或常规照射。

四、脊髓压迫症的放疗

脊髓压迫(spinal cord compression,SCC)是肺癌远处转移的常见并发症。主要见于椎体或椎弓根转移,肿块压迫脊髓所致,少见的为脊髓或脊髓膜外转移。

临床医生应警惕 SCC 的发生,如出现压迫症状应给予糖皮质激素治疗。常规 CT 模拟机下定位的照射野应包括病变所累及的椎体以及上、下各一个椎体,如有椎旁肿块则必须包括在照射野内。胸段与腰段椎体的照射常使用单一后野照射,而腰段椎体有时也可采用前、后野照射,颈段的椎体常采用两侧野照射的方式。治疗一般采用 30Gy/10 次的照射方式。在照射后可根据实际情况决定是否加用甘露醇和激素,以加强局部的脱水作用。

第十二节　肺癌的生物治疗

一、靶向治疗

1.酪氨酸激酶小分子抑制剂　虽然新的化学药物(紫杉类、多西紫杉醇、吉西他滨、长春瑞滨)被广泛用于一线、二线化疗。标准含铂双药化疗方案的有效率仅为 25%~35%,中位生存期仅为 8~10 个月,1 年生存率未超过 40%。无论怎样改变药物剂量及治疗方案,进一步的提高疗效和改变生存率似乎已经是很难的问题。这在一定程度上说明细胞毒类化疗药物疗效已经达到一个平台。随着人类基因组草图的绘制,以及对于肿瘤信号转导和通路的深入了解,在肿瘤学中引入靶向疗法已经从概念走向了现实。

表皮生长因子受体(EGFR)是原位基因 c-erbB1(HER-1)表达产物。40%~50%的非小细胞肺癌高表达 EGFR。EGFR 与配体形成二聚体能激活酪氨酸激酶,促进肿瘤细胞增殖,目前已有多种针对 EGFR 分子靶向药物问世,其中尤以表皮生长因子受体酪氨酸激酶抑制剂(EGFR-TKIs)进展最快。获得广泛认可的药物主要有吉非替尼、厄洛替尼、埃克替尼。三者是口服的、合成的苯胺喹唑啉化合物,能选择性、可逆地阻止 ATP 结合和 EGFR 酪氨酸激酶的自身磷酸化,从而抑制肿瘤细胞的增殖和活化。其有效性主要表现在对 EGFR 基因活化突变(主要是外显子 19 缺失或外显子 21 L858R 突变)的肺腺癌治疗中,对 EGFR 野生型肺癌则认为没有疗效。

(1)吉非替尼:又称 ZD1839,商品名易瑞沙,是一种合成的苯胺喹唑啉化合物,属小分子化合物,已在全球三十余个国家上市。通过与 ATP 竞争性结合 EGFR 胞内的酪氨酸激酶,阻断 MAPK 和 PBK 等主要的 EGFR 信号转导通路,抑制信号的下传达到抗肿瘤作用。体外试验证实,对多个表达 EGFR 的瘤株如前列腺癌、乳腺癌、卵巢癌、结肠癌、小细胞肺癌、非小细胞肺癌等有抑制作用。多中心随机临床试验 IDEAL1 和 2 均选取对铂类耐药的中晚期肺癌患者,单药应用吉非替尼。结果表明,吉非替尼在该类耐药性非小细胞肺癌中有一定的治疗作用,可以延长生存期和改善生活质量。因 500mg/d 的剂量与 250mg/d 相比,除毒性有所增加外,有效率和生存期并未见相应的提高,故推荐临床使用 250mg/d 的剂量。2009 年,针对亚洲人群的 IPASS 研究结果提示在特定优势人群中一线使用 EGFR-TKI 对比化疗可显著提高无疾病进展生存期,得到的总生存也与化疗相当,这个研究改变了肺癌治疗的历史,开拓了 EGFR 基因突变晚期 NSCLC 用一线酪氨酸激酶抑制剂个体化治疗的新时代。2014 年 ESMO 会议中报告了一项吉非替尼联合化疗的Ⅲ期临床试验(IMPRESS)结果,不支持在疾病进展(RECIST 标准)后,二线含铂两药化疗的基础上联合吉非替尼治疗。同年在 ESMO 会议中还报告了一项关于厄洛替尼一线治疗 EGFR 突变阳性 NSCLC 患者至 RECIST 进展后继续使用厄洛替尼的研究(ASPIRATION),结果证明 RECIST 标准进展后持续厄洛替尼治疗可将 PFS 延长 3.1 个月,且没有出现新的不良事件。国际上Ⅰ、Ⅱ、Ⅲ期临床试验显示:吉非替尼治疗 EGFR 突变型 NSCLC 具有以下特点:①起效快,77%患者在一个月内可见效果;②效果客观可视,80%的患者可见肿瘤缩小;③患者选择性高:亚裔人群、腺癌尤其是细支气管肺泡癌、女性、非吸烟者 EGFR 突变率高;④对脑转移的治疗具有一定价值。

(2)厄罗替尼:商品名特罗凯,是一种表皮生长因子受体酪氨酸激酶抑制剂,其作用机制与吉非替尼相似,2004 年美国 FDA 批准其作为标准方案无效的晚期 NSCLC 的二线/三线治疗药物。一项Ⅲ期随机临床试验 BR-21 研究中,731 例患者按照 2∶1 的比例随机接受厄罗替尼和安慰剂作为二线/三线治疗。厄罗替尼组的中位生存期为 6.7 个月,而安慰剂组只有 4.7 个月。与安慰剂组相比,厄罗替尼组中位总体生存期延长了 42.5%,是第一个被证实能够延长肿瘤患者生存的 EGFR-TKI 抑制剂。亚组分析显示,女性、不吸烟、亚裔、腺癌患者对厄罗替尼的反应率高。

(3)埃克替尼:商品名凯美,埃克替尼Ⅲ期临床试验,以吉非替尼作为对照药,全国有 27 家知名肿瘤医院参与研究,采用随机、双盲双模拟、阳性药物平行对照的研究。初步的研究提示,埃克替尼的疗效、毒性与吉非替尼相似,且毒性方面可能更优,但给药方面则需每日多次口服。

化疗与靶向治疗的联合理论上存在 2 种方法,即同步或序贯。研究已经证明 EGFR-TKI 与化疗同步是失败的,较早进行的 INTACT-1、INTACT-2、TALENT 和 TRIBUTE 四项研究探讨了 EGFR-TKI 基础上同步联合标准化疗的疗效,患者 PFS 和 OS 均无显著改善。但研究表明,序贯治疗是一种有效的治疗方法。FAST-ACT 研究比较了吉西他滨+顺铂方案序贯或不序贯厄洛替尼治疗的疗效与安全性。结果显示序贯厄洛替尼组 PFS 显著延长 31%,且疾病进展风险显著下降 43%。

总的来说,IPASS、FIRST-SIGNAL、NEJ002、WJTOG3405、EURTAC、OPT IMAL、LUX-

LUNG3 和 LUX-LUNG6 研究确立了 EGFR-TKI 在 EGFR 突变阳性晚期 NSCLC 患者一线治疗中的地位,EGFR-TKI 在晚期 NSCLC 一线传统化疗后维持治疗研究比较有代表性的是 SATURN 和 INFORM 研究。BR21 研究、ISEL 研究及 INTERES 研究确立了 EGFR-TKI 在晚期 NSCLC 二、三线治疗中的地位。WJOG 5108L 研究是吉非替尼相比厄洛替尼治疗经治晚期肺腺癌患者的随机、对照、Ⅲ期研究,吉非替尼相比厄洛替尼的非劣效性研究。结果:主要终点:全组厄洛替尼 PFS 7.52 个月 vs 吉非替尼 6.54 个月($P=0.257$)。EGFR 突变组厄洛替尼 PFS 10.09 个月 vs.吉非替尼 8.90 个月。结论:①研究无法证明吉非替尼疗效不劣于厄洛替尼;②厄洛替尼在全组和突变亚组的 PFS 和 OS 均长于吉非替尼;③厄洛替尼在 65 岁以下人群的 PFS 显著优于吉非替尼;④副作用方面,厄洛替尼的皮疹发生率高于吉非替尼,而吉非替尼的肝功能损害显著高于厄洛替尼。

对 EGFR-TKI 的术后辅助治疗,最近的 2 个研究如下:RADIANT 研究是比较厄洛替尼和安慰剂辅助治疗完整手术切除后接受或未接受化疗的Ⅰb~Ⅲa 期、EGFR 阳性(IHC/FISH)患者的随机、双盲、Ⅲ期研究。统计方法:采用未分层双侧对数秩检验。结果:DFS 50.5 个月 vs. 48.2 个月。EGFR 阳性 DFS:46.4 个月 vs. 28.5 个月($P=0.0391$)。结论:辅助厄洛替尼未能提高早期手术切除、EGFR 高表达的非小细胞肺癌的 DFS。但在 EGFR 19 缺失或者 L858R 突变的患者中,厄洛替尼组的 DFS 更长。SELECT 研究是厄洛替尼辅助治疗早期可切除的 EGFR 突变阳性 NSCLC 患者的多中心、Ⅱ期研究。结果:2 年DFS 率为 89%,$P=0.0047$(与历史对照 76%)。结论:EGFR 突变阳性 NSCLC 患者行 2 年厄洛替尼辅助治疗是可行的。复发患者通常对厄洛替尼仍然敏感。

含有 ECFR 基因突变的 NSCLC 患者对 EGFR-TKI 高度敏感,一线治疗有效率高达 70%~80%,PFS 有显著改善。尽管靶向药物对治疗肺癌有着一定的优势,但是不是所有肿瘤患者都可以口服靶向药物进行治疗,靶向药物只适用于特定基因突变患者,在无特定基因突变的患者则不推荐使用靶向药物。在中国肺癌患者中,EGFR 基因突变的发生率大约为 30%。此外,靶向药物治疗一段时间患者会产生耐药性,这在一定程度上限制了分子靶向药物的应用。虽然靶向药物的不良反应很小,但是还存在一定的副作用。经研究发现几乎所有初始治疗有效的患者经过治疗后,病情出现进展即产生了获得性耐药,其治疗的中位有效时间为 9~14 个月。EGFR 突变患者最终出现 TKI 耐药,进展后化疗是目前标准治疗选择。

EGFR-TKI 原发耐药是指 EGFR-TKI 初次治疗就不敏感,即使 EGFR 突变型也有约 25%的患者无效,称为原发耐药,包括:含有药物不敏感突变,如:①EGFR 20 外显子突变存在于约 5%的 NSCLC 中;②K-ras 基因是 ras 基因超家族中的一种原癌基因,突变多发生在 12、13 和 61 密码子上。

15%~20%的 NSCLC 中可检测到 K-ras 突变,K-ras 突变与病理组织类型(腺癌高于鳞癌)、种族(高加索人高于亚洲人)、吸烟史(吸烟者高于从未吸烟者)有关,K-ras 突变型的肺癌患者通常对 EGFR-TKI 耐药。EGFR-TKI 继发耐药是指:①既往接受过单药 EGFR-TKI(如吉非替尼或厄洛替尼或埃克替尼)治疗;②含有与敏感性相关的 EGFR 基因突变,或接受 EGFR-TKI 治疗明显获益;③接受 EGFR-TKI 连续治疗至少 30 天后肿瘤进展;④在吉非替尼或厄洛替尼或埃克替尼停药期间或再次使用 TKI 间歇期间未接受其他的全身性治疗。目前认为继发耐药主要相关因素为 EGFR 二次突变(以 T790M 最常见)及 MET 基因扩增,两者所占比例分别为 50%和 20%左右。还可能与上皮-间质转化及 IGF-IR 信号转导的增加有关。

(4) AZD9291:AZD9291 被认为是第三代 TKI。在 EGFR-TKIs 治疗耐药的人群中检出约 60% EGFR T790M 耐药突变,而目前尚无针对 T790M 突变的上市药物;AZD9291 是一种选择性不可逆的 EGFR 抑制剂,临床前肿瘤模型已经证实它对 EGFR 敏感突变和 T790M 耐药突变均有疗效。2014 年 ESMO 会议中报告了针对既往接受过 EGFR-TKI 治疗并进展的亚洲和西方晚期 NSCLC 患者使用 AZD9291 疗效的Ⅰ期临床试验(AURA)的最新进展,结果显示了良好的疗效和安全性,ORR 为 51%,DCR 为 84%,其中在 T790M 突变阳性的患者中 ORR 及 DCR 分别为 61%和 95%,而在 T790M 突变阴性的患者中 ORR 及 DCR 分别为 21%和 61%。T790M 突变阳性和阴性患者的初步中位 PFS 分别为 9.6 个月和 2.8 个月。这项全球Ⅰ期研究结论表明,AZD9291 治疗既往 EGFR-TKI 失败的晚期 NSCLC 患者具有较好的疗效,且针对 790M 突变阳性患者的有效率(80mg 组的 ORR 为 70%)高于既往报道的含铂双药化疗用于 EGFR-TKI 进展后的疗效(ORR 为 20%~30%)。该研究的Ⅱ期扩大研究正在进行中,采用的剂量是 80mg/d,计划纳入 175 例的 T790M+患者。

(5)克唑替尼:棘皮动物微管相关蛋白样 4(EMIA)-间变性淋巴瘤激酶(ALK)融合基因,由位于 2 号染色体的 EML4 基因断裂,插入位置相对保守的 ALK 酪氨酸激酶结构域,产生 EMIA-ALK 融合蛋白,活化 PBK-AKT 和 MAPK-ERK 通路。EMIA-ALK 融合基因发生于 2%~7%的非小细胞肺癌中,尤其多见于年轻、不吸烟或少量吸烟的腺癌(多为印戒细胞亚型)患者,其表达高达 20%~30%,且与 K-ras 突变相互排斥。克唑替尼为竞争性 ATP 抑制剂,可作用于 ALK、c-MET、ROS 等。研究表明:存在 EML4/ALK 融合基因的患者使用克唑替尼的客观缓解率可达 60%左右,中位无进展生存期为 10 个月。2013 年美国国家综合癌症网(NCCN)NSCLC 临床指南推荐,晚期肺腺癌患者在治疗前应进行 EMIA-ALK 检测,阳性患者应首先接受克唑替尼治疗。

ROSI 重排是 NSCLC-种特殊亚型,多见于年轻、不吸烟的腺癌患者,crizotinib 作为 c-MET、ALK 及 ROS 小分子酪氨酸激酶抑制剂,已获准用于治疗局部进展期和转移性 ALK 阳性 NSCLC 患者,并且已显示出抗 ROSI 驱动肿瘤细胞的活性。

2.EGFR 单克隆抗体　C225 又称为 IMC-225,商品名 Erbitux,化学名西妥昔单抗,由美国 Im-Clone 公司研发,是一个人鼠嵌合性 IgG1 单克隆抗体,高效地特异性结合于 EGFR 的细胞外段,能有效阻断配体 EGF。与现有的小分子 EGFR-TKI 不同之处是该药与 EGFR 细胞外部分结合后,可阻断该受体介导的信号转导通路,同时还会引起 EGFR 内吞与降解,并诱导抗体依赖细胞介导的细胞毒作用(ADCC),杀伤表达 EGFR 的肿瘤细胞。

近年来,多项西妥昔单抗联合常规一线化疗治疗 NSCLC 研究显示,西妥昔单抗联合化疗可提高有效率,患者耐受性良好且有延长 OS 的可能。对于接受西妥昔单抗联合化疗的患者,出现痤疮样皮疹与较好的预后相关。

3.抗血管生成药物　肿瘤初期生长不伴有新血管生成,但到肿瘤生长至1~2mm后,若要继续增长就必须靠新血管生成来维持。不同方式的肿瘤血管化最终形成新的血管,为肿瘤的生长提供营养。以肺癌血管生成为靶点。

(1)抗肿瘤单克隆抗体:药物作用于细胞膜外,与血管内皮生长因子竞争结合受体,阻断信号转导,如avastin,为人源化单克隆抗体。ECOG4599试验首次证实了在晚期NSCLC中化疗联合贝伐珠单抗的三药方案优于标准的两药方案。贝伐珠单抗单药治疗NSCLC效果不好,但是与各种化疗方案联合可显著提高化疗的治疗效果。J025567研究是比较厄洛替尼联合贝伐珠单抗与厄洛替尼单药一线治疗晚期EGFR突变阳性的非鳞NSCLC的随机开放研究结果:主要终点PFS 16.0个月 vs. 9.7个月。次要终点DCR 99% vs. 88%。结论是贝伐珠单抗联合厄洛替尼较厄洛替尼单药相比,无进展生存时间有显著的临床相关的延长且未显著影响患者生活质量。

(2)新生血管内皮细胞抑制剂:阻断血管内皮增殖、迁移及血管生成,如恩度,是我国自行研制的有效的抗肿瘤新生血管生成抑制剂,2005年,恩度被中国SFDA批准联合化疗方案用于治疗初治或复治的Ⅲ/Ⅳ期NSCLC患者。

(3)舒尼替尼:能和VEGFR酪氨酸残基磷酸化后结合,抑制信号转导。

(4)索拉非尼:既能抑制Raf激酶,又能抑制VEGFR。

(5)RAM:是一种人源化的IgG1单克隆抗体,特异性结合于VEGFR-2胞外段,临床前研究显示RAM能阻断VEGFR-2的信号转导,临床Ⅰ/Ⅱ期研究也显示出了其抗肿瘤的活性。REVEL研究是比较多西他赛联合RAM与多西他赛联合安慰剂用于接受一线铂类为基础治疗进展后二线治疗的Ⅳ期NSCLC的随机Ⅲ期双盲研究。结果:主要终点OS 10.5个月 vs. 9.1个月。次要终点PFS 4.5个月 vs. 3.0个月。结论:PFS的获益转化为OS的延长,REVEL是在含铂基础化疗后进展的Ⅳ期NSCLC患者中,首次显示新药联合标准化疗具有总生存获益的临床研究。总之,血管生成抑制剂只是通过抑制肿瘤血管生成,抑制肿瘤的生长、转移,并不直接杀死肿瘤细胞,单纯应用并不能治愈肿瘤。化疗和血管生成抑制剂联合应用可以在肿瘤细胞受损的基础上,进一步遏制肿瘤微血管形成,从而抑制肿瘤生长与转移,并有效杀死肿瘤细胞。

4.多靶点抗肿瘤治疗　培美曲塞(PMD),商品名力比泰,为抗代谢类药物,作用于胸腺嘧啶核苷酸合酶(TS)、甘氨酰胺核苷酸转甲基酶(GARFT)、二氢叶酸还原酶(DHFR)和5-氨基咪唑-4-氨甲基核糖核苷酸转甲基酶(AICARFT)。JMDB研究比较晚期NSCLC培美曲塞+顺铂和吉西他滨+顺铂疗效,分析表明在腺癌、大细胞肺癌患者中顺铂+培美曲塞组患者生存期优于顺铂+吉西他滨患者(12.6个月 vs. 10.9个月;10.4个月 vs. 6.7个月),在鳞癌患者中则无明显优势,提示病理组织类型是NSCLC疗效预测的有效指标。2008年PMD被FDA批准为NSCLC的一线治疗。在一线治疗中,PMD联合顺铂一线治疗非鳞癌NSCLC患者的疗效优于吉西他滨联合顺铂且毒性更低。在维持治疗中PMD更是显著延长了OS,取得了历史性突破,2009年FDA批准培美曲塞作为局部晚期或者转移性非鳞癌NSCLC接受四周期以铂类为基础的一线化疗后的维持治疗。JMEI研究对培美曲塞和多西他赛二线治疗NSCLC随机研究进行回顾性分析中发现,鳞癌患者使用培美曲塞和多西他赛后的中位生存期分别为6.2个月、7.4个月($P=0.018$),对非鳞癌的患者两者的中位生存期分别为9.3个月、8.0个月($P=0.048$)。提示,不同组织类型对培美曲塞和多西他赛的反应存在差异。

二、免疫治疗

1.抗CTLA4抗体 细胞毒T淋巴细胞抗原4(cytotoxic T lymphocytelassociated antigen-4,CTLA4)是由CTLA4基因编码的一种跨膜蛋白质,其配体为B7-1(CD80)及B7-2(CD86)分子蛋白,可降低T细胞活性、抑制T细胞活化从而发挥肿瘤免疫抑制作用。2011年,抗CTLA4抗体(伊匹木单抗)被美国食品与药品监督管理局作为首个治疗恶性黑色素瘤免疫药物批准上市。Lynch等报道了一项随机双盲多中心Ⅱ期临床试验,入组204例Ⅲ期/Ⅳ期NSCLC患者(初治),按1∶1∶1随机分为3组,诱导期同步治疗组:伊匹木单抗+PC方案化疗4周期,后续以安慰剂+PC方案化疗2周期,序贯治疗组:安慰剂+PC化疗2周期,后续以伊匹木单抗+PC方案化疗4个周期,对照组:安慰剂+PC化疗6个周期,1次/3周,18周后予伊匹木单抗或安慰剂维持治疗,直至病情进展或患者出现不可耐受性不良反应,旨在评价伊匹木单抗联合PC方案治疗NSCLC的疗效。该研究发现:序贯治疗组较对照组免疫相关性无疾病生存期(immune-related PFS,irPFS)有统计学差异(5.7个月 vs. 4.6个月,HR=0.72,$P=0.05$),但序贯治疗组较同步治疗组irPFS差异无显著性(5.7个月 vs. 5.5个月,HR=0.81,$P=0.13$)。序贯治疗组、同步治疗组、对照组PFS分别为5.1个月、4.1个月、4.2个月,3级/4级不良反应发生率分别为15%、20%、6%。因此研究者认为,序贯伊匹木单抗+PC方案可提高患者irPFS、PFS。旨在研究一线伊匹木单抗联合PC方案是否较单纯PC方案使患者生存获益的随机双盲多中心Ⅲ期临床试验正在进行中,试验结果值得期待。Reck M等开展了一项针对广泛期小细胞肺癌随机双盲多中心Ⅱ期临床试验,与同步治疗组相比,序贯治疗组可改善irPFS。

2.抗PD-1抗体 程序性死亡1(programmed death 1,PD-1)表面受体蛋白是由PD-CD1基因编码,其结构包括细胞外IgV结构域、跨膜结构区域以及细胞内尾部结构,作用于PD-1与配体PD-L1(B7-H1)、PD-L2(B7-DC)结合位点,活化CTL细胞杀伤肿瘤。纳武单抗是一种完全人源化IgG4 PD-1抗体,与T细胞PD-1高亲和力结合后,选择性阻断PD-1与PD-L1/PD-L2的相互作用,阻断PD-L1/PD-L2触发的免疫抑制信号通路,恢复效应T细胞的抗肿瘤功能。Brahmer等报告一项剂量爬坡Ⅰ期临床试验(NCT00730639)表明抗PD-1抗体安全性良好,复治晚期NSCLC患者OS获益明显。Gettinger等报告了随机开放Ⅲ期临床试验(NCT01673867),该试验计划入组574例一线治疗失败NSCLC(非鳞癌)患者,按1∶1随机分组,一组给予抗PD-1抗体(3mg/kg,1/12周),另一组给予多西他赛,旨在比较两种二线治疗方案OS获益大小。8022是研究纳武单抗(anti-PD-1:BMS-936558,ONO-4538)联合厄洛替尼治疗EGFR突变晚期NSCLC患者的疗效与安全性。结果显示ORR 19%,24周PFS率为51%,中位PFS 29.4周。提示未接受化疗的EGFR突变晚期NSCLC,TKI继发性耐药后,纳武单抗联合厄洛替尼可带来持续性的临床获益,并且安全性良好。

3.抗 PD-L1 抗体　程序性死亡 1 分子配体(programmed death ligand,PD-L1)包括 PD-L1(B7-H1)、该位点功能障碍可诱发 CTL 的表达,从而杀伤肿瘤细胞。近期研究数据提示,肿瘤 EGFR 信号通路持续激活或可引起肿瘤微环境免疫系统功能失调,进而促进肿瘤免疫逃逸。转基因小鼠模型实验显示,突变 EGFR 的表达可通过上调肿瘤细胞 PD-L1 表达及 T 细胞 PD-1 表达,活化 PD-1/PD-L1 信号通路;患者来源的 NSCLC 肿瘤细胞系实验发现,EGFR 信号通路激活可导致 PD-L1 表达上调。Spigel 等报告了一项多中心剂量爬坡Ⅰ期临床试验(NCT01375842),入组 53 例局部晚期/转移性 NSCLC 患者(既往已接受手术或放疗),研究表明疗效与 PD-L1 分子表达存在相关性,3 级/4 级不良反应发生率 34%。7517 是研究 NSCLC 中的 PD-L1 表达和基因型,结果:肺腺癌中,PD-L1 在 K-ras 突变、p53 突变和 RBI 缺失的样本中表达频率显著增高;在 STK11 突变的样本中表达频率显著降低。肺鳞癌中,PD-L1 在 NFE2L2 基因 2 号外显子突变的样本中表达频率显著增高。提示在 2 种最常见的 NSCLC 组织学亚型中,PD-L1 的表达与基因型显著相关。这可能有助于筛选出最适合进行抗 PD-1 和抗 PD-L1 治疗的患者。

4.MAGE-A3　恶性黑色素瘤抗原 A3(melanoma associated antigen-A3,MAGE-A3)是一种纯化重组蛋白质疫苗,表达于 35%的 NSCLC 肿瘤细胞表面,包含 MAGE-A3 全蛋白及免疫佐剂 AS02B。

Ulloa-Montoya 等报告了基因标志物 GS 可预测 MAGE-A3 蛋白质疫苗疗效,研究发现:在 GS 阳性表达 NSCLC 患者中,MAGE-A3 疫苗联合免疫佐剂 AS02B 治疗 NSCLC 术后患者疗效优于安慰剂组,结果有统计学差异(HR=0.42,95%CI 0.36~1.97)。Vansteenkiste 等报告了一项随机双盲安慰剂对照Ⅱ期临床试验,旨在评价 MAGE-A3 蛋白质疫苗治疗可手术切除 NSCLC 患者的临床疗效、免疫反应及安全性。此小样本试验提示术后给予 MAGE-A3 蛋白质疫苗不良反应小,疗效肯定。另一项随机双盲Ⅲ期临床试验 MAGRIT(NCT00480025),计划入组 2 270 例Ⅰb 期/Ⅱ期/Ⅲa 期 NSCLC 肿瘤切除患者,旨在探索 MAGE-A3 疫苗能否使 NSCLC 肿瘤切除患者治疗获益,目前相关数据尚未发表。

5.细胞免疫治疗　过继性细胞免疫治疗(adoptive cellular immunotherapy,ACI),就是通过输注自体或异体活性细胞,以达到消除肿瘤或控制复发的目的。1966 年 Southam 等报道输注自体白细胞可阻止肿瘤患者皮下移植肿物的生长,表明许多患者体内存在对肿瘤生长、植入有特异性杀伤作用的白细胞及其临床应用潜能。

后来,研究重点转移至特异性较高的肿瘤浸润性淋巴细胞(tumor infiltrating lymphocyte,TIL),即从患者外周血、肿瘤附近组织及疫苗刺激后回流淋巴结区筛选对肿瘤有特异杀伤的 T 淋巴细胞,在体外进行扩增后回输患者体内,1988 年,Rosenberg 等第一次报道使用 TIL 治疗转移性黑色素瘤有效。尽管 ACI 对晚期黑色素瘤的治疗取得了令人鼓舞的效果,但患者实际的完全缓解率仍非常低,而且缓解持续时间短。学者们通过各种方法改善其治疗效果,如改善细胞体外扩增时间及条件、优化细胞组成、改善细胞功能(基因工程细胞)等。

目前在我国发展较为成熟的是细胞因子诱导的杀伤细胞(cytokine-induced killer,CIK)输注。目前针对 CIK 细胞免疫治疗 NSCLC 的临床试验较多,设计方案不再局限探索药物安全性、有效性,更多地倾向研究药物给予方式(如频次、药物量、单药或联合用药的方式及时机等)。Zhong 等报告了一项病例对照研究,入组 60 例Ⅲb~Ⅳ期 NSCLC 患者,试验组:NP 方案化疗 4 周期,后续以自体 DC/CIK 细胞(>2 次/月),对照组:NP 方案化疗 4 周期,后续以自体 DC/CIK 细胞(2 次/月),旨在探讨试验组较对照组 TTP、OS 是否存在统计学差异。研究发现:试验组较对照组获益明显(1 年生存率 63.3% vs. 56.7%,2 年生存率 30.0% vs. 13.3%,3 年生存率 23.3% vs. 6.7%,$P=0.037$;TTP 7.3 个月 vs. 6.2 个月,$P=0.034$),药物不良反应小、患者耐受性好。

(李丽华)

第十三章 胃癌

第一节 概述

一、流行病学

胃癌是最常见的恶性肿瘤之一，就全世界而言，其发病率和病死率分别居恶性肿瘤的第 4 位和第 2 位。胃癌是我国常见的恶性肿瘤，据中国国家癌症中心统计，2010 年我国胃癌新发病例为 404 565 例，死于胃癌的病例为 287 851 例，发病率和病死率均居我国恶性肿瘤的第 3 位。全球胃癌的发病率正在逐渐下降。在西方国家，胃癌的发病部位正逐渐向近端偏移，最常见于近端胃小弯一侧，如贲门和胃-食管结合部。在未来的数十年，南美洲和亚洲可能也会出现这种变化趋势。

胃癌的危险因素包括幽门螺杆菌感染、吸烟，高盐饮食和其他饮食因素。有遗传性胃癌家族史者发生胃癌的风险升高，1%～3%的胃癌与遗传性胃癌易感综合征有关。胃癌以腺癌为主，具有异质性强、早期淋巴结转移、侵袭性强、发展迅速等特点，可以出现较高比例的腹膜种植转移。

早期胃癌单纯手术治疗可以取得较好的效果，但胃癌经常到晚期才得以诊断。这是因为世界上大多数国家并没有开展胃癌筛查，只有日本和韩国经常进行胃癌的早期检测。而局部进展期胃癌患者的预后较差，穿透浆膜和淋巴结受累患者的 5 年生存率分别为 50%和 20%。对于局部进展期胃癌患者，局部病灶的完整切除和足够的淋巴结清扫仍是根本的治疗方法，辅助治疗的研究和实施则是为了在手术的基础上改善局部进展期胃癌患者的预后。

二、应用解剖

掌握胃及毗邻器官结构的解剖和胃区域淋巴引流区的解剖知识是胃部肿瘤诊断和治疗的前提和基础。

1.胃的形态和分部

(1)胃的形态：胃由贲门接于食管，下由幽门止于十二指肠。胃的上缘短而凹陷，称为胃小弯；下缘长而外凸，称为胃大弯。临床上通常以贲门口、角切迹和幽门口为标记，把胃分为贲门部、胃底、胃体和幽门部。

(2)胃的分部：根据胃癌日本的规范分型方法，以胃大弯、胃小弯三等分点的对应连线将胃分为上、中、下 3 个部分，分别以 U(upper)、M(middle)和 L(lower)记录，而食管和十二指肠分别以 E(esophagus)和 D(duodenum)记录。胃癌的位置可以根据侵犯的部位进行记录，如果超出一个部分，所有受侵部位都应该根据侵犯程度以降序的方式进行记录，受侵犯体积较大的部分首先记录，如 LM 或 UML。

解剖学上胃-食管结合部上、下各2cm范围被称为胃-食管结合部区域(esophagogastric junction,EGJ)。不论病理类型如何,中心位于该区域的肿瘤被定义为胃-食管结合部肿瘤。EGJ肿瘤的位置用E(近端2cm范围)和G(远端2cm范围)记录,主要侵犯的区域首先记录,如E、EG、E=G(两侧侵犯距离相等)GE或G,同时记录肿瘤中心距离EGJ的长度。

西方国家则采用Siewert分型方法将胃-食管结合部肿瘤分为Ⅰ、Ⅱ和Ⅲ型。Ⅰ型为下段食管癌(常与Barret食管相关),肿瘤中心位于解剖学胃-食管结合部上1~5cm范围;Ⅱ型为贲门癌,肿瘤中心位于胃-食管结合部上1cm至下2cm范围;Ⅲ型为贲门下肿瘤,肿瘤中心位于胃-食管结合部下2~5cm范围。

2.胃的血管与淋巴引流

(1)胃的血管:胃的血管丰富,动脉血供均来自腹腔干,以保证充分的营养,多支静脉回流入门静脉或脾静脉,门静脉高压时易受影响而形成静脉曲张。

1)胃的动脉:全部来自腹腔干的分支,他们沿胃大弯和胃小弯形成两个动脉血管弓,然后从动脉弓上发出许多小的动脉分支,分布到胃大弯侧和胃小弯侧的胃壁。胃动脉包括:①胃左动脉,起于腹腔动脉;②胃右动脉,起源自肝固有动脉或胃十二指肠动脉;③胃网膜左动脉。起于脾动脉末端;④胃网膜右动脉,起自胃十二指肠动脉;⑤胃短动脉,系脾动脉末端的分支;⑥胃后动脉,系脾动脉分支;⑦左膈下动脉,由腹主动脉分出。胃的动脉间有广泛吻合支,如结扎胃左动脉、胃右动脉、胃网膜左动脉及胃网膜右动脉4根动脉中的任何3条,只要胃大弯、胃小弯动脉弓未受损,胃仍能得到良好血供。

2)胃的静脉:与各同名动脉伴,均汇入门静脉系统。胃的静脉包括:①胃左静脉,即胃冠状静脉;②胃右静脉;③胃网膜左静脉;④胃网膜右静脉;⑤胃短静脉;⑥胃后静脉。

(2)胃的淋巴引流:胃的淋巴系统发达,淋巴管相互吻合;胃周围淋巴结众多,有利于淋巴回流。胃癌时亦容易通过淋巴系统发生转移。

1)胃的淋巴管:胃的淋巴管很丰富,在胃壁的黏膜层、黏膜下层、肌层和浆膜下都存在毛细淋巴管网和淋巴管。胃的淋巴管大部分沿血管走行,注入沿腹腔干各级分支配布的淋巴结。

2)胃的淋巴结:胃的淋巴结分站定义见图13-1。

3)胃与相邻器官之间淋巴引流的联系。①胃与食管:在贲门处,胃与食管壁内各层的毛细淋巴管和淋巴管可互相吻合;在贲门淋巴结、胃左淋巴结、胃胰淋巴结,以及腹腔淋巴结等处,胃与食管的淋巴管亦可相互汇合。因此,胃贲门癌可经胃与食管壁内吻合的淋巴管侵及食管下段,并可通过胃壁外淋巴管转移至膈上淋巴结和食管旁淋巴结;②胃与十二指肠:胃黏膜层和黏膜下层的毛细淋巴管和淋巴管可越过幽门与十二指肠黏膜层和黏膜下层的毛细淋巴管和淋巴管相吻合。另外,胃与十二指肠的淋巴管可共同汇入幽门上、下淋巴结,肝淋巴结,胰十二指肠淋巴结或腹腔淋巴结等局部淋巴结。因此,胃幽门癌可侵及十二指肠;③胃与肝:胃与肝淋巴管彼此之间不存在直接吻合,但它们的淋巴管可汇入同一局部淋巴结。胃幽门部与肝右叶的集合淋巴管可共同汇入肝淋巴结或幽门淋巴结;胃贲门部、胃体左侧部与肝左叶的淋巴管或共同汇入贲门淋巴结、胃左淋巴结、胃胰淋巴结,以及膈下淋巴结。由于器官淋巴管的瓣膜较薄且柔软,在病理情况下淋巴可以逆流。因此,胃癌的癌细胞可转移至肝;④胃与横结肠:胃与横结肠的淋巴管可在幽门下淋巴结、脾淋巴结和胃网膜左右淋巴结处汇合,胃癌可经上述途径转移至横结肠;⑤其他:胃癌患者在卵巢内亦可见到转移的癌细胞,这可能是通过胃淋巴管的逆向转移。晚期胃癌患者可通过胸导管逆向蔓延至左侧锁骨上淋巴结,即 Virchow 淋巴结。

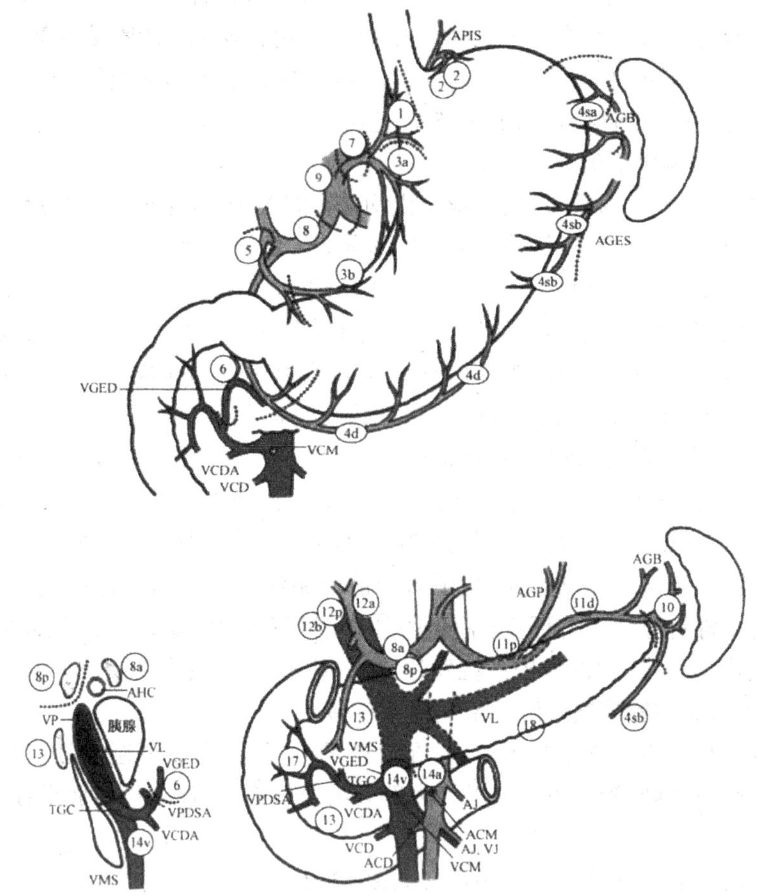

图 13-1　胃的淋巴结分站

注:APIS,左膈下静脉;AGB,胃短动脉;AGES,胃网膜左动脉;VGED,胃网膜右静脉;VCM,结肠中静脉;VCDA,右结肠副静脉;VCD,右结肠静脉;AHC,肝总动脉;VP,门静脉;VL,脾静脉;TGC,胃结肠静脉干;VPDSA,胰十二指肠前上静脉;VMS,肠系膜上静脉;ACM,结肠中动脉;AGP,胃后动脉;AJ,空肠动脉;ACD,右结肠动脉;VJ,空肠静脉。

三、胃癌的发展与扩散

1.胃癌的浸润　胃黏膜上皮癌变后首先在黏膜内蔓延播散。肿瘤突破黏膜肌层后可向外依次侵犯黏膜下层、浅肌层、深肌层、浆膜下层,以及小网膜、肝、胰、横结肠、脾等邻近组织。

2.胃癌的转移

(1)淋巴转移:胃壁各层均存在淋巴管网,特别是黏膜下层及浆膜下层最为丰富,沿淋巴道扩散是胃癌的主要转移途径。一般按照淋巴引流顺序由近及远地发生淋巴结转移,但也存在“跳跃式”转移现象。

(2)血行转移:晚期胃癌常发生血行转移,以肝转移最为多见,其他常见的转移部位包括肺、骨、肾、肾上腺、脑等。

(3)种植转移:当胃癌穿透浆膜后,癌细胞可自浆膜脱落并种植于腹膜、大小网膜或其他脏器表面,形成转移性结节,常见于直肠膀胱(子宫)凹陷形成种植结节。腹腔种植是胃癌手术后复发最常见的类型,多表现为腹腔积液癌性腹膜炎和不完全性肠梗阻。

(4)卵巢转移:卵巢转移性癌多来源于胃癌,常见两侧卵巢受累。卵巢转移的途径尚不完全清楚。

四、病理

WHO 将来源于胃的上皮性肿瘤分为癌和类癌两大类。癌又可分为腺癌肠型、腺癌弥漫型、乳头状腺癌、管状腺癌、黏液型腺癌、印戒细胞癌、腺鳞癌、鳞癌、小细胞癌、未分化癌及其他类型癌。最近,也有人根据分子亚型的改变,把胃癌分为 4 个亚型,但其临床应用还需要进一步验证。

第二节　临床表现与诊断

一、胃癌的临床表现

1.症状　早期胃癌症状可以不明显或与胃炎、胃溃疡相似的非特异性症状,最常见的为上腹部不适、疼痛和消化不良。随着肿瘤的进展,以上早期症状加重,并可出现厌食、恶心、呕吐、黑便、贫血、呕血、腹胀腹痛和吞咽困难等,甚至出现食欲减退伴恶心,常有黑便和贫血,偶见呕血,并开始出现体重减轻。如果胃癌晚期肿瘤外侵,依据肿瘤所在部位不同,可以侵犯其周围不同的组织和器官,从而产生相应的症状。如肿瘤侵犯贲门时,可出现吞咽困难、吞咽异物感;侵犯幽门时,可导致幽门梗阻而出现呕吐宿食现象。

2.体征　早期胃癌无明显阳性体征,腹部检查常无任何表现。部分患者有上腹部深压痛,伴有轻度肌抵抗感,可能是唯一值得注意的体征。进展期胃癌有时腹部可扪及肿块,多在上腹部偏右相当于胃窦处,质地坚硬,呈结节状,有压痛。当肿瘤向邻近器官或组织浸润时,肿块常固定不能推动。胃体肿瘤有时可触及,但发生在贲门及胃底者常不能扪及。肿瘤侵及结肠可以形成胃结肠瘘;肿瘤累及肝门造成胆管压迫梗阻,可形成梗阻性黄疸。如果出现转移,则可能出现相应的症状和体征。如当胃癌发生肝转移时,肝可肿大,并可扪及坚实结节。当胃癌出现远处淋巴结转移时,可发现左侧锁骨上淋巴结肿大,质地坚硬。当胃癌发生盆腔转移时,肛门指检在直肠膀胱陷凹可摸到肿块或结节;并发库肯勃(Krukenberg)瘤时,阴道检查可扪到两侧卵巢肿大,在下腹部可扪及包块。肿瘤穿透浆膜在腹腔内种植时,可以产生腹腔积液,出现移动性浊音。当发生胸部转移出现胸腔积液时,同侧呼吸动度减低,局部叩诊呈浊音,听诊呼吸音减低。骨转移时可出现局部骨压痛,少数有局部肿块。脑转移时可出现相应的定位体征。

二、胃癌影像学和实验室检查

对于恶性肿瘤的检查主要目的是明确分期,一般分为局部检查和全身检查。局部检查主要评估肿瘤的侵犯范围和深度及区域淋巴结状态,胃癌一般采用腹部增强 CT 扫描和上消化道造影,胃镜检查可获取肿瘤组织送病理活检。全身检查主要评估肿瘤是否存在身体其他部位的转移,如胸部 X 线片或胸部 CT、盆腔超声或盆腔 CT 扫描。晚期病变需要检查骨扫描,除外骨转移。实验室检查包括血常规、血液生化和肿瘤标记物。

1.腹部 CT 检查　胃癌在检查时通常需要应用静脉造影剂和口服造影剂,而且早期就可以出现淋巴结转移,所以通常选用增强 CT 扫描作为临床分期的首选手段。多排螺旋 CT 检查对胃癌的诊断具有明显优势,高量的分层图像和三维图像,可立体显示胃癌与周围组织器官的关系,对胃癌的范围、胃周血管和淋巴转移的了解更加清晰,明显提高了 CT 分期的准确性。值得注意的是,检查时需要使胃充盈,以利于显示胃病灶范围和外侵程度。

2.上消化道造影检查　上消化道造影检查对于胃癌而言是不可或缺的,有利于显示胃镜和 CT 扫描不容易显示的肿瘤大体边界,以及胃壁的僵硬程度和胃潴留情况。

3.胃镜检查　胃镜检查则是评估胃病灶和获取肿瘤组织活检的首选检查手段,不仅可以直视下观察胃癌病灶的范围,还可以取得活检组织,进行一些必要的治疗如止血等。

4.MRI 检查　MRI 检查对于胃癌的临床分期有一定价值,特别是适用于判断局部浸润的深度、对周围器官和组织有无侵犯,以及肝脏、局部区域淋巴结有无转移。

5.骨扫描检查　用于筛查胃癌骨转移的常规检查。当骨扫描检查提示骨可疑转移时,应对可疑部位进行 CT 或 MRI 检查。

6.PET-CT 检查　PET-CT 可用于胃癌的分期,但是弥漫型和黏液型病变对于示踪剂的浓聚水平较低,导致 PET-CT 的检出率较低。在区域淋巴结受侵的检测中,尽管 PET-CT 的特异性高于 CT 检查,但 PET-CT 的敏感性显著低于 CT。

7.超声内镜检查　超声内镜(EUS)可用于评估肿瘤浸润深度。EUS 对肿瘤 T 分期和 N 分期的准确度分别为 65%~92%和 50%~95%,具体情况视操作而定。由于 EUS 探测深度浅,传感器的可视度有限,因此用于评估远处淋巴结转移的准确性并不令人满意。

8.腹腔镜检查　腹腔镜能够发现其他影像学检查无法发现的转移灶,其局限性在于仅能进行二维评估,并且对肝转移及胃周淋巴结转移的评估作用有限。术前影像学提示为 T3 和(或)N+期患者,如果未接受术前治疗而准备直接手术治疗者,行腹腔镜检查可能有助于发现影像学隐匿性转移病灶。对于接受过术前治疗的患者,推荐行腹腔镜加腹腔灌洗细胞学检查。

9.肿瘤标记物检查

(1)癌胚抗原(CEA):一般情况下把 CEA 看作是消化道肿瘤特别是肠癌的标记物,但并不是消化道肿瘤的特异抗原,对其他肿瘤也有较高的敏感性,临床上 CEA 诊断胃癌的敏感性为 20%~30%。在治疗过程中监测和预测复发也有一定意义,有报道胃液的 CEA 含量高于血液。

(2)CA19-9:CA19-9 在消化道上皮内含量最高,是与胰腺癌、胆囊癌、胃癌和肠癌相关的标记物。在胃癌中的阳性率为 30%~40%,对随访监测具有一定作用。

(3)CA72-4:对各种上皮癌有较高的敏感性,在各种消化系统肿瘤或卵巢癌时均可异常升高,在胃癌的诊断和病情监测中都表现出了较高的特异性和敏感性。作为胃癌的首选标记物,常与 CEA 或 CA19-9 同时测定,以提高对胃癌的诊断敏感性。CA72-4 和 CA19-9 是胃癌最敏感的标记物,CA72-4 对胃癌诊断的敏感性为 40%~50%,与 CA19-9 或与 CA19-9 和 CEA 同时测定可将早期诊断胃癌的敏感性提高 10%~20%。

(4)AFP 产生:AFP 的胃癌患者预后较差,并多见于进展期胃癌。在极少数早期胃癌中,若属于产生 AFP 的胃癌,则极易出现肝转移。持续的 AFP 升高,表明预后极差。

(5)CA50:CA50 在食管癌、胰腺癌、肝癌、胃癌等消化道肿瘤中升高,但也在肺癌等非消化道肿瘤中升高。胃癌的阳性率为 47%~73%,可用于术后监测是否复发。

(6)CA242:在消化道肿瘤和其他系统肿瘤中也有较高表达,在胃癌的阳性率为 60% 左右,但特异性不高。

三、胃癌的诊断与鉴别诊断

胃癌的诊断依据病史、临床表现、组织病理学和(或)细胞学、影像学检查等。组织病理学和(或)细胞学检查是胃癌诊断的最可靠证据,也是胃癌诊断的金标准。其他诊断方法可帮助判断肿瘤的侵犯范围,确定临床分期及胃癌的定性诊断。

胃癌在临床上应该与胃的良性溃疡、巨大胃黏膜肥厚症、胃反应性淋巴组织增生、增生性息肉、胃腺瘤、胃间质瘤、胃间质肉瘤、胃淋巴瘤、胃神经内分泌肿瘤和 Kaposi 肉瘤等疾病相鉴别。

第三节　临床分期与治疗原则

胃癌治疗策略的制订疗效的评估及诊疗经验的信息交流有赖于准确的临床分期。胃癌的分期标准主要有两种分类方法,即日本分期方法和 AJCC 分期方法。目前国际上常用的是 AJCC 分期方法。

一、胃癌的 TNM 分期与临床分期

胃癌的分期采用 AJCC 的 TNM 分期标准。

1.原发肿瘤(T)

Tx:原发肿瘤无法评估。

T0:无原发肿瘤的证据。

Tis:原位癌,上皮内肿瘤,未侵犯固有层。

T1:肿瘤侵犯固有层、黏膜肌层或黏膜下层。T1a:肿瘤侵犯固有层或黏膜肌层;T1b:肿瘤侵犯黏膜下层。

T2:肿瘤侵犯固有肌层。

T3:肿瘤穿透浆膜下结缔组织,而尚未侵犯脏腹膜或邻近结构。

T4:肿瘤侵犯浆膜(脏腹膜)或邻近结构。T4a:肿瘤侵犯浆膜(脏腹膜);T4b:肿瘤侵犯邻近结构。

2.区域淋巴结(N)

Nx:区域淋巴结不能评价。

N0:没有区域淋巴结转移。

N1:1~2 个区域淋巴结转移。

N2:3~6 个区域淋巴结转移。

N3:≥7 个区域淋巴结转移。N3a:7~15 个区域淋巴结转移;N3b:≥16 个区域淋巴结转移。

3.远处转移(M)

M0:无远处转移。

M1:有远处转移。

4.组织学分级

Gx,分级无法评估。

G1,高分化。

G2,中分化。

G3,低分化。

G4,未分化。

二、胃癌的治疗原则

胃癌的治疗应当采用多学科综合治疗的原则。综合治疗即根据患者的机体状况、肿瘤的病理学类型和临床分期,采用多学科综合治疗模式,有计划、合理地应用手术、化疗、放疗和靶向治疗等手段,以达到根治或最大限度地控制肿瘤、提高治愈率、改善患者生存质量、延长患者生存期的目的。

1.ⅠA 期胃癌的治疗　内镜下黏膜切除术/内镜下黏膜剥离术可应用于淋巴结转移概率非常小的早期胃癌。

(1)T1aN0M0 期胃癌:在《日本胃癌治疗指南》中,对于 T1a 期胃癌患者,在条件具备的医院,若病灶直径≤2cm,组织病理学为高分化或中分化,在无溃疡的情况下,可以选择内镜下切除术。在选择内镜下切除前必须精确评估胃壁肿瘤浸润的深度、肿瘤大小、组织学类型,以及有无淋巴结转移。另外,需对术后病理检查进行详尽的评估。如果病理检查证实为低分化、具有血管浸润、淋巴结转移或侵犯胃壁黏膜下层深肌层,则认为切除不完全,应该考虑行胃切除及 D1 淋巴结清扫术。

(2)T1bN0M0 期:胃癌对于 T1b 期患者,若病灶直径≤1.5cm,组织病理学为高分化或中分化,建议行胃切除及 D1 淋巴结清扫术。对于不符合上述条件者,建议行胃切除及 D1+淋巴结清扫。

ⅠA 期胃癌患者的预后很好，术后辅助化疗并不能给患者带来生存获益，故ⅠA 期患者不主张进行术后辅助化疗或放疗，但仍需要定期随访。

2. ⅠB 期胃癌的治疗　对于ⅠB 期患者（T1N1M0 和 T2N0M0），D2 根治术是目前包括我国在内的亚洲国家推荐的标准手术，也逐渐得到西方国家的认可。目前，该期患者术后的辅助治疗，应根据术后病理分期进行。如果体质状况较好，对于有淋巴结转移的ⅠB 期患者，只要能耐受化疗，均应进行术后辅助化疗。对于没有淋巴结转移的 T2N0 期患者，部分复发风险较小，尤其是术后恢复差的患者可以随访观察。如果有高危复发因素，应接受术后辅助化疗和放疗。这些不良因素包括肿瘤分化差、分级高、淋巴管或血管侵犯、年龄<50 岁。

3. Ⅱ期胃癌的治疗　标准 D2 根治术适用于所有Ⅱ期（T1N2M0，T2N1M0，T3N0M0，T4aN0M0，T3N1M0，T2N2M0，T1N3M0）胃癌。围术期化疗是该期患者可以选择的一种术前治疗策略，MAGIC 研究奠定了术前新辅助化疗作为可切除胃癌患者的标准治疗地位。对于 EGJ 肿瘤，术前放化疗也是一种术前治疗的方法。

新辅助治疗较辅助治疗有如下优势：①使肿瘤缩小，进而使肿瘤切除更容易；②可提高手术切除率及 R0 切除率；③可能降低局部复发率和区域复发率；④可降低肿瘤细胞的活性，从而降低手术过程中腹膜种植的发生率；⑤相同剂量的术前化放疗可能较术后化放疗更有效，因为术前肿瘤的血供和氧合度较术后更丰富；⑥具有更好的耐受性。早期的研究显示放疗在不可切除胃癌中的有效性后，有学者也开始探索新辅助放疗在胃癌治疗中的价值。

CROSS 研究，是针对可切除食管或胃-食管结合部癌进行的新辅助放化疗的临床试验，共入组 366 例，包括 75%腺癌、23%鳞癌和 2%大细胞未分化癌。随机分为两组，对照组给予单纯手术治疗，试验组给予新辅助放化疗+手术治疗，放疗剂量为 41.4Gy/23 次，同期化疗方案为每周给予卡铂+紫杉醇。结果显示，新辅助放化疗组显著提高了 R0 切除率（92% vs. 69%，$P<0.001$）。在放化疗组获得了 29%的病理完全缓解率，术后并发症两组类似，院内病死率在两组均为 4%。放化疗组的中位生存期（49.4 个月 vs. 24 个月）和总生存（HR＝0.657；95%CI 0.495～0.871；$P=0.003$）均显著高于单纯手术组。根据病理类型的分层分析发现，无论腺癌和鳞癌，新辅助放化疗都可以提高患者的总生存率。

对于Ⅱ期患者的辅助化疗，目前认为所有的Ⅱ期胃癌都应该接受辅助化疗，除非患者年龄或体质因素不能耐受。来自日本的 ACTS 试验表明，S1 单药能够显著降低胃癌术后复发率。来自韩国的 CLASSIC 研究显示，XELOX 方案辅助化疗也可以提高生存。所以，目前常用的辅助化疗方案为单药 S-1 或 XELOX 方案。

关于辅助放疗，INT0116 Ⅲ期临床试验显示，同期放化疗可明显提高生存率，该研究使胃癌术后同期放化疗成为标准治疗。该试验经过 10 年长期随访后，仍然显示辅助放化疗的生存获益，表明对长期生存的影响并未随时间的增加而减弱。

4. Ⅲ期胃癌的治疗　对于该期可切除患者，治疗方法同Ⅱ期患者，可进行围术期化疗；对于 EGJ 癌患者，则可以选择术前放化疗+手术的方法进行治疗。而日本《胃癌的治疗指南》推荐手术加术后辅助化疗的治疗策略。对于不可切除患者，则推荐行 5-FU 或紫杉醇为基础的放化疗(循证医学Ⅰ类证据)或化疗;治疗后对患者再进行评估,视情况制订进一步的治疗方案。而对于身体状况较差的患者,可选择同期以5-FU或紫衫醇为基础的放化疗或姑息治疗。未采用术前放疗的患者,建议行术后辅助放化疗;术后辅助化疗者则建议选择联合治疗方案。

5.Ⅳ期胃癌的治疗　该期患者均发生了胃外的远处转移,已失去根治性手术切除的机会,以化疗为主的综合治疗能够缩小肿瘤,减轻症状,延长生命。姑息性放疗,姑息性改道,支架植入,肠内、外营养支持,以及其他的最佳支持手段,对提高患者的生存质量,延长生存时间起着重要作用,也可参加临床试验。

第四节　胃癌的放疗

对于局部进展期胃癌患者,局部病灶的完整切除和足够的淋巴结清扫仍是根本的治疗方法,辅助治疗的研究和实施则是为了在手术的基础上改善局部进展期胃癌患者的预后。根据与手术配合的时机可以分为新辅助和辅助治疗。胃癌放疗的发展经历了姑息治疗、辅助治疗再到新辅助治疗的阶段,放疗技术也不断进步,胃癌放疗的相关临床问题也逐渐明确。

一、放疗适应证

1.姑息性放疗适应证

(1)局部晚期无法达到R0切除或未达到R0切除的患者。

(2)任何原因无法接受手术治疗的患者。

(3)胃癌脑转移、骨转移等转移病灶的减症治疗。

(4)远处转移灶控制后局部病灶的放疗或减症放疗。

2.术后辅助放疗适应证　R0切除术后辅助放疗适用于:①一般情况较好,KPS≥70;②T3~4期和(或)淋巴结阳性或切缘阳性;③无远处转移的证据;④肺、肝、肾、心脏功能无严重损伤。

3.术前新辅助放疗适应证　①一般情况较好,KPS≥70;②T3~4期和(或)淋巴结阳性胃-食管结合部癌患者;③无远处转移的证据;④肺、肝、肾、心脏功能无严重损伤。建议放疗技术采用三维适形放疗(3D-CRT)或者调强放疗技术(IMRT)。

二、靶区概念与勾画

1. GTV　按照ICRU50号报告和ICRU62号报告的定义,3DCRT和IMRT的GTV定义为影像学和病理评估的疾病范围大小(原发病灶+转移淋巴结+术后残留病灶),即在CT、PET-CT、MRI、超声、胃镜和造影等影像学检查所见及病理检查的阳性病灶,临床体检发现的肿块经病理检查证实的病灶都属于GTV。

对于采用术前放疗的患者,内镜下放置银夹有利于确定肿瘤的局部边界。确定原发灶的GTV需要结合增强CT扫描、上消化道造影和内镜下标记等综合分析后确定。PET-CT显像检查可对于GTV的勾画提供一定的参考价值。此外,传统的方法认为淋巴结最大短径≥1cm 应该包括在 GTV 中。实际上，有些患者区域淋巴结转移<1cm 很常见，PET-CT检查可以提供帮助，比 CT 检查特异性更高。

2. CTV 是指在 GTV 的基础上再包括亚临床病灶的范围，CTV 考虑到了目前影像学上不能显示的微小病灶。

(1)术前放疗：对于胃癌术前放疗而言，CTV 包括了原发灶外放一定范围形成的体积+转移淋巴结外放一定范围形成的体积+需要预防性照射的区域淋巴引流区。其中，原发灶纵向外放距离一般为 3～5mm，横向外放距离为 6～8mm；转移淋巴结的外放范围一般为 3～5mm；需要预防性照射的淋巴引流区包括 D2 范围的淋巴结加上 16a～16b1 范围的腹主动脉旁淋巴结区域。

(2)术后放疗：对于术后放疗而言，CTV 包括切缘不足的吻合口、十二指肠残端或残胃、肿瘤床和需要预防性照射的淋巴结引流区域。需要预防性照射的淋巴引流区域为高复发风险的区域，包括未清扫的 D2 范围淋巴引流区域、胰腺周围淋巴结区域和腹主动脉旁淋巴结区域(主要为 16a2 和 16b1 区)。

3. ITV 靶区的确定 根据 ICRU62 号报告的定义，ITV 为 CTV 加器官运动所导致的 CTV 体积变化的范围。胃癌患者内部器官的运动主要是呼吸运动的影响。获得 ITV 靶区的主要方法是四维 CT 扫描，包括一个呼吸周期内不同时相的一组图像进行融合，在普通模拟机上测量腹部肿瘤运动的范围，采用慢速 CT 扫描的方法等。

4. PTV 由 CTV 外扩一定边界形成，这一边界包括器官运动、摆位误差及每日放疗的重复性误差，或者 ITV 加上摆位误差及每日放疗的重复性误差。胃癌腹部病灶的照射主要器官运动包括呼吸运动、胃充盈程度等。随着呼吸运动在不同的方向也有不同的移动范围，因而在靶区勾画方面应该采用个体化的治疗原则。

三、体位固定及 CT 模拟定位范围

胃癌放疗计划剂量的计算参考图像是 CT 扫描所得图像，患者一般在 CT 模拟机下行定位 CT 扫描。定位 CT 扫描时，患者应该处在与治疗一致的治疗位置，采用适当的固定技术，使患者不易移动而相对舒适，便于治疗计划的实施。常用的定位固定装置为真空体模或热塑体模。一般采用螺旋 CT 扫描，层厚 3～5mm，造影剂增强便于腹腔内靶体积的勾画。也可以采用平扫定位 CT 计算剂量，与增强定位 CT 进行融合，以作为勾画靶区的参考。

定位 CT 扫描的范围：上界为气管分叉，根据肿瘤的部位和淋巴结转移情况适当上移至胸廓入口；下界为肾下缘或主动脉分叉较低者(最好包括部分髂骨)。

四、正常组织的勾画和剂量体积限制

腹部照射中的主要剂量限制器官是肝、脊髓、肾、心脏、小肠、胰腺和肺等。设计放疗计划时，必须使这些正常组织的受照射剂量控制在可耐受的范围之内。

1.腹腔正常组织照射剂量-体积限制 放疗计划系统应用剂量-体积参数直方图(dose volume histogram，DVH)评估正常组织的照射耐受剂量。胃癌放疗计划 DVH 评估的正常组织器官中主要的剂量限制器官是肝、脊髓、肾、心脏、小肠、胰腺和肺等。在胃癌

接受高剂量放疗后,肾和肝是两个容易发生晚期反应的器官,同时脊髓和小肠也会部分受到照射。虽然在适形照射的条件下不会超过限制剂量,但是需要注意的是避免热点。

对于肝的限量,QUANTEC 报告建议肝的平均受照量<30Gy。在临床实践中,除非由于需要包括肝门淋巴结区域导致靶区体积覆盖较多的肝实质,很多治疗技术包括 AP/PA 都可以满足此要求。鉴于在我国患者肝癌研究中获得的数据,目前采用的平均肝受照量建议<23Gy。

肾的剂量限制则尚不确定,很少有精确清晰定义,且临床相关的终点事件确定的肾放疗效应的相关剂量体积资料仅供临床参考。常用的 Emami 估算模型更多基于临床判断,而不是详细的剂量和体积资料,并且应用肾硬化作为终点来估计肾的耐受剂量。QUANTEC 报告中肾的剂量限制差异较大,并非来自于胃癌放疗的资料(而是精原细胞瘤和淋巴瘤)。在多数病例中,胃癌的放疗常伴随着相对高剂量的单侧或双侧的肾照射,所以应保证实施时满足剂量限制条件。

小肠的剂量限制在较高剂量照射时需要特别注意,小肠受到较高剂量(>50Gy)后会有部分患者出现肠腔狭窄或出血。

3D-CRT 和 IMRT 常规分割放疗正常组织的剂量限制、体积限制标准为:①≥95%的等剂量面必须包绕计划靶体积(PTV);②肺组织 V20≤30%,V5≤_65%,肺平均剂量≤16~18Gy;③心脏 V30≤46%,V45<60%,心脏平均剂量≤26Gy;④小肠 V15<120mL(基于小肠袢体积),V45<195mL(基于腹腔体积),小肠最高剂量<50Gy;⑤脊髓最大剂量≤50 Gy;⑥肾 V15≤50%,肾平均剂量≤16Gy;⑦胰腺 V45<50%,胰腺平均剂量≤26Gy。

2.正常组织勾画

(1)肺的勾画:建议在 CT 图像上勾画充气的肺实质,而不包括胸腔积液和不张的肺。可以使用自动勾画工具,但必须设置适当的勾画阈值。在每层治疗计划 CT 图像上勾画,自动勾画的靶区必须经过人工检查或修改。近端支气管树,离肺门<1cm 的血管应该包括在肺内。左、右肺可以勾画成为 1 个器官,也可以分开勾画成为两个器官。

(2)心脏的勾画:心脏应该包括整个心脏,从心底部至心尖部,心底部从升主动脉的起始开始勾画。

(3)小肠的勾画:有两种勾画和计算方法。一种是基于小肠袢体积的勾画;另一种是基于腹腔体积的勾画。

(4)脊髓的勾画:治疗胃癌建议勾画由椎管而组成脊髓的体积,从食气管分叉开始至双侧肾下缘。

(5)肾的勾画:建议两侧肾分开进行勾画和计算剂量,建议在 CT 图像上勾画肾实质。

(6)胰腺的勾画:建议在 CT 图像上勾画胰腺实质,包括胰腺勾突、胰头和胰体尾。

五、放疗剂量

放化疗联合治疗总剂量 45~50.4Gy,每次 1.8~2.0Gy,每周 5 次,共 5~6 周。

六、放疗技术

1.放疗技术的选择　放疗的目标是取得最大的肿瘤控制和最小的正常组织损伤。近

10年来,放疗技术取得了很大的进步。先进的放疗技术如四维放疗模拟技术、IMRT、容积调强弧形治疗技术(VMAT)、图像引导放疗(IGRT)、生理运动控制技术(ABC技术、PBG技术、门控技术)等的使用减少了正常组织的毒性。

2.AP/PA、3D-CRT和IMRT的比较 鉴于胃癌靶区的复杂性和单纯的AP/PA前后野照射的传统技术较多的毒性反应,以及三维精确放疗技术的发展,为了提高疗效对于新的放疗技术的需求也越来越迫切,首先应用的是3D-CRT技术。早期报道显示,该技术较AP/PA野照射提高了靶区的覆盖并降低了肾的照射剂量。此后更多的学者开始探索IMRT技术应用于胃癌术后放疗,并且很多计划和剂量学研究对3D-CRT和IMRT技术进行了比较。这些研究显示IMRT技术有降低肾、脊髓和肝照射剂量的趋势,有少量的研究报道了临床结果。

Minn等比较了胃癌术后放疗应用IMRT技术和3D-CRT技术的临床结果和毒性反应。该研究有31例患者接受了IMRT技术,26例患者接受了3D-CRT技术,≥2级急性胃肠道不良反应在两组类似(61.5%对比61.2%)。但是,3D-CRT组有3例患者由于毒性反应而中断治疗。IMRT组则没有患者因为毒性反应而中断治疗。IMRT降低了肾和肝的照射剂量。中位随访1.3年,3D-CRT组有3例患者发生3级晚期反应,均为小肠梗阻,在IMRT组有1例患者发生了小肠狭窄的3级晚期反应。该研究显示,IMRT技术能更好地保护肾功能,在其他术前治疗的研究中也有类似报道。

复旦大学附属肿瘤医院经整合呼吸因素后对3D-CRT和MIRT在胃癌术后放疗中的剂量学因素进行了分析,提示整合呼吸移动因素后,IMRT较3D-CRT计划有更好的靶区覆盖率和较低的肝及左肾受照量。尽管很多研究报道了IMRT技术可降低肾的照射剂量,由于各研究在研究设计、剂量限制、毒性终点定义和靶区勾画等方面的差异和异质性,目前还不能确定IMRT较3D-CRT有绝对的优势。

3. 4D-CT和呼吸控制技术 四维放疗(respiratory gated and four dimensionalradiotherapy,4D-CT)是解决呼吸运动而引起肿瘤运动的一种理想工具。由4D-CT图像而设计的放疗计划使放射野的轮廓随呼吸的运动而改变,始终保持在呼吸的每一个时相与肿瘤轮廓勾画相一致。由此可明显减少PTV所设定的照射野的体积,减少了正常组织受照的体积和剂量。

4D-CT模拟定位时患者采集10个呼吸周期用于设计治疗计划,模拟时医生根据常规模拟机或者4D-CT运动观察呼吸运动幅度决定是否使用腹部加压。患者采用立体框架固定或者真空体模,或者热塑体模固定。图像传输至治疗计划系统,综合平均图像代表总的10个时相的综合平均数。GTV在最大正常吸气时相和最大正常呼气时相上勾划,ITV产生于此两个时相的综合。GTV综合了10个时相的信息,由医生精确确定,用于创建GTV-ITV。CTV定义为GTV-ITV外放3~5mm,CTV均匀外放5mm形成PTV。对于肿瘤运动幅度<5mm者,可以简单地外扩PTV边界。但对于肿瘤运动幅度>1cm者,肿瘤运动个体化测定及减少运动的管理是需要的。

对于呼吸运动引起的靶区移动的解决方法,复旦大学附属肿瘤医院进行了初步的研究,并且研发了新的呼吸控制方法——被动呼吸控制(PBG)技术。胡伟刚等报道了新的门控系统，在保持一定精度的基础上，较目前商用的控技术可以延长患者呼吸控制的时间（15~25秒），从而提高需要控制呼吸运动的治疗效率。

七、放射源的选择

放射源的选择以4~10MV的光子射线为优，对于肥胖患者也可以采用15~18MV的光子线进行照射。

八、放疗期间的观察及放疗后的随访

1.放疗期间的观察　患者的一般状况是保证放疗计划完成的重要条件。应观察患者的饮食、睡眠、体重等一般情况，以及放疗不良反应的情况。白细胞计数原则上每周复查1次，但遇白细胞计数偏低的患者，则至少每周2次或隔日1次检查血象。

肿瘤的退缩情况、有无发生远处转移和体重及体表轮廓的变化，是放疗期间重要的观察指标，尤其是目前采用精确放疗的时代。由于根治性放疗持续照射间期较长，因此，有足够的时间让临床医师在放疗期间观察肿瘤的退缩情况和体表轮廓的改变，临床医生可根据肿瘤退缩及位置移动情况适当地调整放疗计划。

腹部照射的急性放射反应常在放疗开始后2周内出现，但因患者的耐受性不同而出现的时间和强度也会不同。如果临床上出现急性放射性食管炎/胃肠炎的表现，应加强对症处理和支持治疗，帮助患者尽可能度过急性反应期。如出现3级以上急性反应，则必须停止放疗，并给予相应的积极处理。

2.放疗结束后的随访　对于胃癌术后放疗患者，放疗结束后一般在3个月内复查腹部CT，评估局部区域情况，观察正常组织的放射损伤情况；以后每3~6个月进行病史和体格检查、腹部增强CT扫描和肿瘤指标检查，持续2年；此后每年至少随访一次病史和体格检查，腹部增强CT、胸部和盆腔CT扫描。如有症状，可提前腹部CT复查。如出现骨转移症状如局部疼痛，可做骨放射性核素扫描，可疑处做X线片或者MRI扫描，观察骨质有无破坏，确定是否发生骨转移并决定下一步的治疗方案。

对于新辅助治疗患者，治疗结束后应在1~2个月内及时进行复查评估；如果没有明显进展和转移，应在放疗结束6~8周后进行手术治疗；对局部不可切除的姑息性治疗患者，也应进行复查评估；如果转化为可切除，则建议进行根治性手术治疗。

第五节　胃癌多学科联合治疗

一、局部进展期不能够手术胃癌的放化疗联合治疗

1.不可切除的定义　NCCN治疗指南中定义无法手术切除的情况包括：①局部晚期定义，即影像学检查高度怀疑，或经活检证实的肝十二指肠韧带或肠系膜根部、腹主动脉旁淋巴结转移，肿瘤侵犯或包绕主要大血管（脾血管除外）；②远处转移或腹膜种植（包括腹水细胞学检查阳性者）。

2.局部晚期胃癌的同期放化疗　胃癌姑息性治疗的探索开始于20世纪60年代，包

括局部无法切除的胃癌应用高能射线进行外照射,美国 Mayo 医学中心的 Moertel 等比较了 5-FU 联合放疗和单独放疗治疗局部无法切除的胃癌。研究结果显示,联合治疗组的中位生存期和 5 年生存率均比单独放疗组有显著改善。由美国胃肠协作组进行的另一项研究,有 90 例局部晚期患者随机分为两组,一组接受联合化疗,另一组接受联合放化疗(5-FU+CCNU)。结果显示,联合放化疗对部分患者有效,且手术切除原发灶可以提高生存率。Hazard 等回顾性分析认为,无法切除的胃癌患者应用联合放化疗比单用放疗有优势。复旦大学附属肿瘤医院针对该类患者进行了一项目期临床试验,旨在研究同期放化疗是否可以提高潜在可切除胃癌患者 R0 手术切除率。结果显示 PCR 为 14%,R0 切除率达 73.7%,并且可以手术切除患者的预后明显高于不能手术的患者。

二、胃癌的术前放疗

1.适应证　胃癌手术前放疗适应证:①一般情况较好,KPS≥70;②T3~4 期和(或)淋巴结阳性的胃食管结合部癌患者;③无远处转移的证据;④肺功能、肝、肾、心脏功能无严重损伤。局部晚期胃癌患者应该行多学科讨论,做出最佳判断,给予最适合的治疗计划。

2.术前放疗的照射范围和剂量

(1)照射范围:手术前放疗的靶区为胃部原发病灶、区域转移淋巴结和复发风险较高的淋巴引流区。

(2)放疗剂量:胃癌术前放疗常使用常规分割放疗,分次剂量为 1.8~2.0Gy,总剂量为 45~50.4Gy。一般主张行化疗加术前放疗的诱导治疗,常规分割放疗总剂量为 45Gy 左右。放疗和手术间隔时间 8 周左右为佳。

3.术前放疗的治疗结果　较早期的Ⅱ期临床研究为中国医学科学院肿瘤医院 1998 年的报道。研究显示,贲门癌患者接受术前放疗加手术较单纯手术可提高生存率。研究入组 370 例患者,随机分为术前放疗联合手术组和单纯手术组,放疗剂量为 40Gy/20 次。结果显示术前放疗可提高肿瘤切除率(89.5% vs. 74.9%)和 R0 切除率(80.1% vs. 60.8%),并且取得了长期生存率的提高,10 年生存率分别为 20.3%和 13.3%(P=0.009)。局部失控在两组分别为 39%和 55%(P<0.05)。此项研究显示了术前放疗对贲门癌患者局部控制和生存的获益。

鉴于在辅助治疗中观察到同期放化疗优于单纯放疗后,在此后进行的Ⅱ期研究中,新辅助放疗均采用联合放化疗。Ajani 等报道的术前放化疗 34 例多中心研究结果,术前化疗为 5-FU、亚叶酸和顺铂,放疗同期的化疗为 5-FU,照射剂量为 45Gy,85%的患者随后接受了手术;R0 切除率为 70%,病理完全缓解率为 30%,部分缓解率为 24%;显示对新辅助治疗有反应的患者,其中位生存时间为 63.9 个月,明显长于无反应者的 12.6 个月(P=0.03)。而且新辅助放化疗后提高了手术切除率,显示了新辅助放化疗的疗效。在此后的一项Ⅱ期研究中,同期放化疗在 5-FU 的基础上增加了每周 45mg/m^{2}的紫杉醇同期化疗。然而,结果并非如预期设想的加强同期化疗可提高疗效。41 例入组患者,病理完全缓解率并未提高(20%)。研究报道时的中位随访时间为 36 个月,在 41 例患者中有 28 例(68%)仍存活,故未达中位生存时间。与前一项Ⅱ期研究相似的是,同样观察到新辅助治疗后肿瘤有降期的患者具有较好的疗效。但放疗同期的毒性反应较单药5-FU明显较高。因此,在胃癌放疗同期采用较强烈的同期化疗方案需谨慎。

前述CROSS研究的结果证实,无论腺癌和鳞癌新辅助放化疗都可以提高患者的总生存率。

三、胃癌的术后放疗

1.术后放疗适应证　术后放疗适应证:①一般情况较好,KPS评分≤70;②T3~4期和(或)淋巴结阳性或切缘阳性患者;③无远处转移的证据;④肺功能、肝、肾、心脏功能无严重损伤。

2.术后放疗的治疗结果　SWOG9008/INT-0116研究是一项具有里程碑意义的临床研究。研究了可手术切除的胃癌或胃食管结合部腺癌患者手术联合术后放化疗对于生存的影响。研究中有556例胃或胃食管结合部腺癌患者(ⅠB~Ⅲ期)随机分组,分别接受单独手术(275例)或手术联合放化疗(281例,静脉注射5-FU+亚叶酸,在同期放化疗之前或之后)。大部分患者为T3或T4期肿瘤,85%患者淋巴结阳性,仅有31%患者为T1~2及14%患者为淋巴结阴性。

对手术的清扫范围并不作为该研究要求关注的内容。术后放化疗(针对所有≥T1,伴或不伴淋巴结转移的患者)可明显改善总生存期和无复发生存期。中位总生存期在单纯手术组和手术+放化疗组分别为27个月和36个月($P=0.005$)。放化疗组相比于单纯手术组,具有更好的3年总生存率(50% vs. 41%),以局部复发为首次复发的比例在联合放化疗组明显降低(19% vs. 29%)。当中位随访时间>10年时,接受术后同步放化疗的ⅠB~Ⅳ(M0)期胃癌患者的生存仍保持获益,并且没有观察到远期毒性的增加。该项研究的发表,确立了放疗在胃癌辅助治疗中的价值。而且,在后续7年和11年长期随访结果均表明,术后辅助放化疗对无病生存和总生存仍保持获益,并未随时间的延长而减弱。

虽然,INT-0116研究结果建立了未接受术前治疗的胃癌完全切除术后放化疗为标准治疗的模式。但是也存在一些问题,如较大的毒性反应、不足的淋巴结清扫和相对较弱的辅助化疗方案。INT-0116研究中放化疗组具有较高的3~4级的血液学毒性和胃肠道不良反应(分别为54%和33%)。放化疗组的281例患者,仅有64%的患者完成了所有治疗,而17%的患者因为不良反应中断治疗。3例患者(1%)死于化疗引起的不良反应,包括肺纤维化、心血管事件和骨髓抑制。研究中接受D2根治术的比例仅有10%。因此有学者认为,辅助放疗仅对手术彻底性有局限的患者才有意义,对于D2清扫术后是否需要辅助放化疗仍存有争议。对此,韩国学者开展了一项D2术后患者接受辅助化疗(XP)与辅助化疗(XP)联合放疗的ARTIST研究。该研究入组的458例患者手术均规定必须接受D2根治术。研究结果显示,放化疗组和单纯化疗组的3年无病生存率分别为78.2%和74.2%($P=0.0862$),差异无统计学意义。但在有淋巴结转移的患者中,接受放化疗患者的3年无病生存率为77.5%,高于单纯化疗组的72.3%($P=0.0365$),提示有淋巴结转移患者值得进一步进行放化疗的相关研究。为此,启动了针对淋巴结阳性患者的ARTIST-Ⅱ临床试验。需要注意的是,由于事件的发生较预期的较少,该ARTIST研究最终分析的时间早于最初计划的时间。这可能与60%的患者均为早期(ⅠB~ⅡA)有关,这些早期的患者中有超过20%的为T1或T2期,而在西方国家多数这些早期患者并不需要辅助放化疗。

因此,在目前的研究证据中,INT-0116研究中接受D2根治术的比例较低,而ARTIST研究中,纳入的早期患者比例过高,使得局部进展期患者术后辅助放化疗真实作用的共识尚未能达到一致。

3.照射范围与放疗剂量

(1)照射范围:胃癌术后患者常见的局部区域复发是区域淋巴结的复发转移,容易出现复发的淋巴结区包括腹主动脉旁淋巴结、肝十二指肠韧带淋巴结和胰周淋巴结。其他可能出现复发的部位有吻合口、瘤床、十二指肠残端等。术后放疗的照射范围应该包括高危复发淋巴结区域、瘤床、吻合口或十二指肠残端,以及存在肿瘤残留的区域。

(2)术后放疗剂量:切缘阴性者45~50.4Gy,存在肿瘤残留的区域可以局部加量至54Gy,采用常规分割照射。

四、胃癌的靶向治疗

ToGA研究是首个在HER-2阳性胃癌患者中评价曲妥株单抗联合顺铂及一种氟尿嘧啶类药物的前瞻性多中心随机Ⅲ期临床研究。这项研究证实,对于HER-2阳性的晚期胃癌患者,曲妥株单抗联合标准化疗的疗效优于单纯化疗。该研究中,有594例HER-2阳性(IHC-3阳性或FISH阳性)胃或胃-食管结合部腺癌(局部晚期、复发或转移性),其中大部分为胃癌患者。患者被随机分组,分别接受曲妥株单抗联合化疗或单纯化疗。中位随访时间在两组分别为19个月和17个月。与单纯化疗相比,曲妥株单抗联合化疗组的中位总生存期显著改善(分别为13.8个月和11个月,$P=0.046$)。这一研究确立了曲妥株单抗联合化疗在HER-2阳性、晚期胃癌或胃食管结合部癌患者中的标准治疗地位。

(李丽娜)

第六节 胃癌复发和转移的治疗

肿瘤局部进展、转移或复发者推荐患者接受姑息治疗(包括化疗、减症放疗、临床试验或者最佳支持治疗),对于局部复发可耐受手术的患者,手术也是一种治疗选择。

一、局部区域复发

对于局部区域复发而言,部分患者仍能取得较好的预后。当前,胃癌根治术后局部或区域性复发的治疗方法主要包括手术治疗和局部放疗。对于部分胃切除后的残胃复发可以进行全胃切除,并可能获得长期生存;对于其他类型的局部复发,通常难以再次实施手术切除。对于不能再次进行手术治疗的患者,放疗作为一种局部治疗手段,可在一定程度上帮助控制局部或区域性复发病灶,缓解症状,提高生活质量。

胃癌根治术后局部或区域性复发的放疗指征:无再次手术可能且无远处转移,或者伴有远处转移。

李桂超等对于胃癌术后局部区域复发患者应用放化疗进行治疗取得了较好的效果。在43例患者中，吻合口或十二指肠残端复发11例(25.6%)，肿瘤床复发5例(11.6%)，残胃复发2例(4.6%)，区域淋巴结转移35例(81.4%)。所有患者放疗后的中位随访时间为19个月，中位术后复发时间为胃癌根治术后15个月。放疗后的中位生存时间为15个月，1年生存率为59%，2年生存率为31%。中位肿瘤缓解时间为14个月，预后与复发部位($P=0.023$)和性别($P=0.038$)有关。该研究结果还显示，N分期较高的患者，其术后复发时间也较短，由此提示淋巴结转移患者可能更需要接受术后放疗。

二、远处转移的治疗

远处转移包括骨转移、脑转移、腹膜种植转移等，以化疗为主的综合治疗能够缩小肿瘤，减轻症状，延长生命。姑息性放疗，姑息性改道手术，支架植入，肠内、肠外营养支持，以及其他的最佳支持手段对提高患者的生活质量、延长生存时间起到重要作用，也可以参加临床试验。

第七节　放疗并发症

胃癌进行放疗的主要目的是杀灭肿瘤细胞，在放疗的同时，周围的正常组织和器官也可能受到一定的损伤。随着精确放疗技术的应用，周围正常组织的损伤较以往明显减少。胃癌常见的放疗并发症如下。

一、放射性胃炎

几乎是胃癌放疗中必然发生的并发症，多在照射30~40Gy时出现。此时有明显的食欲减退、恶心、呕吐和上腹部疼痛等症状。防治的办法是此时患者应注意卧床休息，多饮水，以利代谢物的排泄。应少食多餐，吃易消化的食物，不要吃过甜、过咸、辛辣油腻的食物。口服维生素B_6、甲氧氯普胺等药物，可减轻恶心。如呕吐明显，可使用5-羟色胺受体拮抗剂和激素治疗。如果症状较重者，治疗效果不好时可考虑外周静脉营养和停止放疗。

二、放射性肝损伤

自从运用精确放疗技术以来，放射性肝损伤的发生率已明显下降。由于肝的代偿功能强大，少部分肝接受较高剂量的照射，对其功能影响不大。临床上一般出现恶心、食欲下降、转氨酶升高等，可以给予对症处理，一般放疗结束后会较快恢复。如果出现转氨酶升高，可酌情给予口服或静脉保肝药物，一般1~2周可以恢复正常。可视病情的轻重，考虑是否暂停放疗。

三、放射性肾损伤

肾跟肝的情况类似。目前在严格剂量限制的情况下，肾的受照剂量被限制在一定的范围内，很少出现明显的肾损伤和毒性。早期反应可能表现为肌酐的升高，而剂量超过一定的范围，受照肾组织晚期会出现肾功能减退甚至丧失。一旦出现晚期损伤，很难恢复，所以需要严格限制肾的照射剂量。

四、放疗后红细胞、白细胞、血小板减少

造血系统对放射线高度敏感。其产生的原因是放疗时骨髓内各种造血细胞的分裂繁殖受到抑制,导致向外周血中释放的成熟细胞减少,包括白细胞、红细胞和血小板。放射线对生成这3种细胞的前体细胞的放射敏感程度是一样的,但由于白细胞和血小板的寿命很短,因此外周血中计数会很快下降,而红细胞的生存时间较长,贫血出现较晚。因此放疗期间应每周检查血常规1~2次,对白细胞计数和血小板下降明显者,给予造血细胞因子治疗,严重时输血及停止放疗。

五、放射性食管损伤

食管是胸部放疗的剂量限制性器官之一。食管黏膜组织属早期反应组织,反应的严重程度反映了死亡的干细胞和存活的克隆源性细胞再生之间的平衡。对于EGJ肿瘤,可能会对食管受到一定的照射。但是胃癌放疗的总剂量不高(<60Gy),所以一般不会出现比较严重的食管损伤。

急性放射性食管炎一般在接受20~30Gy/2~3周常规照射后症状逐步明显,合并化疗者发生的会更早。对于1、2级急性放射性食管炎可继续接受放疗,并密切观察病情的变化,同时给予适当的对症处理。如患者不能正常饮食,可改用半流质或流质,或采用全能营养素服用。同时,必须改变饮食习惯和结构,对于3级以上的放射性食管炎,应停止放疗,并适时采用肠道内或肠道外营养支持治疗。无法进食时,可考虑置胃管、胃造瘘等措施。

六、放射性心脏损伤

放射性心脏损伤的发生率与心脏受照射的体积密切相关,受照射的体积越大,放射性心脏损伤的发生率就越高。心脏受到照射后,心包最容易发生损伤,因此放射性心包炎是最常见的临床表现。心肌、心瓣膜、心内膜也可受到损伤。心脏的放射性损伤可以发生在放疗期间,但一般发生在放疗后6个月至8年。放疗前或放疗过程中应用某些化疗药物如ADM等会加重心脏的损伤。

七、其他器官放射性损伤

1.放射性脊髓损伤　在常规分割放疗中,以脊髓炎和(或)脊髓坏死为观察指标,脊髓在受照体积(长度)为1/3(5cm)、2/3(10cm)、3/3(20cm)时的TD/s分别为50Gy、50Gy、47Gy,$TD_{50/5}$分别为70Gy、70Gy、68Gy;单次剂量照射的$TD_{5/5}$~$TD_{50/5}$为15~20Gy。

脊髓损伤的临床表现为感觉异常(麻刺样感觉、发散样疼痛和Lhermitte综合征)、感觉麻木、运动无力和大小便失禁等,不同段位的脊髓损伤有特定的受损平面。Lhermitte's综合征一般发生在放疗结束后2~4个月,以后持续存在或在6个月后再度出现。感觉麻痹、麻木或大小便失禁等出现在放疗后6~12个月。同期应用神经毒性药物如MTX、DDP、VP-16等会加重损伤。诊断为脊髓损伤时需与肿瘤压迫或转移所引起的症状相鉴别。

预防损伤发生是最好的治疗。目前的治疗方法主要是采用皮质激素,如地塞米松

10mg，静脉点滴，每日1次，持续10~14天，以后逐渐减量。其他神经营养药物的应用具有一定的作用。

2.皮肤损伤　皮肤损伤常见于腹壁或背部皮肤，一般较轻微，不需特殊处理。

第八节　胃癌的生物治疗

近年来由于免疫学及分子生物学的飞速发展，肿瘤的生物治疗取得了长足的进步，已经成为包括胃癌在内的多种肿瘤综合治疗的重要组成部分，特别是对于晚期无法手术或术后复发的肿瘤患者，配合放疗、化疗，可以获得显著疗效。

一、胃癌生物治疗的主要策略

1.增强机体的抗肿瘤免疫　正常人体的免疫系统具有免疫监视功能，能够识别和清除突变和衰老的细胞，而肿瘤细胞可以通过低免疫原性等途径逃避机体的免疫监视，这是肿瘤发生的重要原因之一。据此设计肿瘤疫苗，对肿瘤患者进行主动性免疫治疗，可能刺激机体重新产生抗肿瘤免疫能力。除此之外，给予体外扩增的具有杀肿瘤细胞活性的淋巴细胞或细胞因子，也可达到治疗肿瘤的目的。

2.促进机体的造血功能　恶性肿瘤患者往往伴有贫血，而放化疗可使机体造血功能进一步恶化，这不但直接影响机体的整体功能，而且可能导致继发感染、出血等并发症，这些并发症严重时可引起患者死亡。旨在促进造血的支持疗法，可作为放化疗的辅助治疗方法，能有效地提高机体抗肿瘤能力，改善生存质量，延长生存期。造血生长因子的应用能够减轻放化疗造成的造血损伤，加速造血功能的恢复；另一方面，造血干细胞移植技术不但使大剂量化疗成为可能，大大提高化疗效果，而且本身也可提高机体的抗肿瘤能力。

3.诱导肿瘤细胞的凋亡　除了细胞增殖失控和分化异常之外，凋亡失衡也是肿瘤发生的重要原因。因此，对肿瘤细胞凋亡进行干预性调节可能达到治疗肿瘤的目的。既可通过放化疗等传统疗法诱导细胞凋亡，也可通过某些细胞因子、死亡受体的可溶性配体直接诱导对放化疗不敏感的肿瘤细胞凋亡，或把促凋亡基因导入肿瘤细胞，使已产生抗拒性的肿瘤细胞对放化疗诱导的细胞凋亡重新敏感。

4.药物前体转化酶　增强肿瘤细胞药物敏感性增加化疗敏感性、降低化疗全身毒副作用的手段之一是实现对肿瘤细胞的靶向杀伤。一些来自病毒或细菌的基因表达产物可将原本对哺乳动物宿主细胞无毒性或毒性极低的药物转化为毒性药物，将这些基因导入肿瘤细胞，同时予以前体药物即可达到靶向杀伤肿瘤细胞的目的。“旁观者效应”使得没有转染外源基因的肿瘤细胞亦被杀伤，克服了基因转染效率低下、不能转染全部肿瘤细胞的难题。

5.诱发细胞衰老　正常体细胞具有有限分裂的特性，随着分裂次数的增多，细胞逐渐衰老死亡。肿瘤细胞往往通过激活端粒酶、延长端粒长度，或者伴随衰老相关基因的突变，拒绝衰老，导致永生化。通过抑制端粒酶活性、阻止端粒延长，或者改造已突变的衰老相关基因，可能诱发肿瘤细胞重新衰老死亡，所以诱发肿瘤细胞衰老的研究是肿瘤治疗研究的新策略。

6.抑制肿瘤血管的生成 体积超过1~2mm^3的实体瘤往往伴随有肿瘤新生血管的形成,这对保证肿瘤持续生长的营养供给、促进浸润和转移都有重要意义。抑制新生血管生成或栓塞已形成的肿瘤血管,可以切断肿瘤细胞营养,“饿死”肿瘤。由于实体瘤血管形成具有共同机制,所以该疗法具有抗肿瘤谱广、不易产生耐药性及效果明显等特点。

二、胃癌生物治疗的方式

(一)胃癌的分子靶向治疗

分子靶向治疗是以肿瘤细胞过度表达的某些标志性分子为靶点,选择针对性的阻断剂,有效干预受该标志性分子调控,并与肿瘤发生密切相关的信号转导通路,从而达到抑制肿瘤生长、进展及转移的效果。这种疗法主要针对在肿瘤发生中起关键作用的靶分子及其调控的信号转导通路,相对于手术、放疗、化疗三大传统治疗手段,其具有分子特异性和选择性,既能高效并选择性地杀伤肿瘤细胞,又能减少对人体正常组织的损伤,是目前肿瘤治疗领域发展的新方向。

近年来,分子靶向治疗在大肠癌、肺癌、乳腺癌等肿瘤中取得了许多可喜的研究结果,并已相继获批投入临床使用。胃癌靶向治疗虽相对滞后,目前也取得了不少进展,尤其是2012年美国临床肿瘤学会(American Society of Clinical Oncology,ASCO)会议上报道的ToGA试验,为晚期胃癌的靶向治疗掀开了新的篇章。

1.表皮生长因子受体靶向治疗

(1)表皮生长因子受体酪氨酸激酶抑制剂(EGFR-TKI):代表药物有吉非替尼、厄洛替尼等。

1)吉非替尼:为口服TKI制剂,美国FDA批准单药用于化疗后进展期或转移性非小细胞肺癌的治疗。Park等的研究结果显示,吉非替尼能抑制人胃癌细胞株的生长,其对胃癌等细胞生长的抑制作用具有剂量和时间依赖性;在作用于EGFR的同时,可使VEGF、bFGF和TGF-α等其他生长因子降低。Doi等的一项Ⅱ期临床研究,采用吉非替尼治疗晚期胃癌和胃食管连接部癌共75例患者,结果显示有13例疾病得到控制,其中PR 1例,最常见的不良反应是腹泻。在对32例患者进行病灶连续活检中发现,使用吉非替尼后胃癌患者EGFR的磷酸化状态显著下降。吉非替尼还能抑制所有SN-38触发的信号通路活化,此信号通路的活化也可能是部分胃癌患者对细胞毒性药物产生耐药的机制之一,因此,该药可能还有增强细胞毒性药物的抗肿瘤活性作用。

2)厄洛替尼:是另一种口服小分子TKI,在SWOG 0127Ⅱ期临床研究中,采用厄洛替尼一线治疗晚期胃癌患者,研究将患者分为胃癌和胃食管连接部癌两组,均给予150mg/d。结果显示胃食管连接部癌患者中,CR 1例,PR 3例,客观有效率为9%,而胃癌组无客观有效病例,中位OS分别为6.7个月和3.5个月;其主要不良反应是皮疹、乏力和肝脏功能损害。

(2)抗EGFR单克隆抗体:代表药物如西妥昔单抗、帕尼单抗。

1)西妥昔单抗(爱必妥):是第一个获准上市的特异性针对EGFR的IgG1单克隆嵌

合抗体，对 EGFR 具有高度的亲和力和特异性，能阻止 EGFR 与其天然配体结合，打断细胞自泌性无限增殖的恶性循环，从而阻断下游信号转导通路，抑制肿瘤细胞增殖，诱导细胞凋亡，减少基质金属蛋白酶和血管内皮生长因子的产生。

Pinto 等采用西妥昔单抗联合 FOLFIRI 方案治疗 38 例进展期胃癌及胃食管连接部癌患者，客观有效率(OR)为 44.0%，中位进展时间(TTP)为 8 个月，中位随访 11 个月时生存率为 55.3%，预期中位生存期(MST)为 16 个月。表明西妥昔单抗联合 FOLFIRI 方案治疗进展期胃癌及胃食管连接部癌有效。在德国的一项Ⅱ期临床研究中，采用西妥昔单抗与 FOLFOX 方案联合一线治疗转移性胃癌，共有 46 例患者可评价疗效，其客观有效率高达 65.2%，TTP 为 7.6 个月，MST 为 9.5 个月，同样显示了良好的疗效。以上西妥昔单抗用于胃癌的研究为非随机临床试验，而 EXPAND 试验是一个多中心、开放标签、随机且设有对照的Ⅲ期临床研究，共包含来自拉丁美洲、欧洲、亚太地区及日本的 25 个国家、150 个中心的 904 例患者。2012 年 ESMO 会议上公布了 EXPAND 试验的研究结果，西妥昔单抗联合卡培他滨、顺铂的一线疗法未能显著增加晚期胃腺癌患者的无进展生存期，EXPAND 试验归于失败。

2)帕尼单抗：帕尼单抗是 IgG2 单克隆抗体，与 EGFR 具有高亲和性。帕尼单抗与 EGFR 相结合，可阻止其与 EGF 或 TGF-α 结合，从而阻断癌细胞生长。REAL-3 是一项随机、多中心、Ⅱ/Ⅲ期临床试验，共纳入 553 名未经治疗的晚期或转移性食管、食管胃结合部和胃腺癌或未分化癌患者，2012 年 ASCO 会议上其研究结果显示，EOC 化疗方案(表柔比星+奥沙利铂+卡倍他滨)基础上加入帕尼单抗(mEOC-P)并未显示在 OS 上的优势，中位 OS 期反而短于 EOC 化疗组(8.8 个月 vs 11.3 个月)。

有关 EGFR 单抗治疗胃癌的 EXPEND 和 REAL-3 临床研究均以失败告终，提示 EGFR在晚期胃癌中可能并不是主要驱动基因。上述两项研究入组人群为未行基因筛选的胃癌患者，研究的失败还提示胃癌的异质性较强，合理的筛选患者为治疗的关键。

(3)抗 HER-2 单克隆抗体：代表药物为曲妥珠单抗、帕妥珠单抗、T-DM1。

1)曲妥珠单抗：文献报道，15%~45%的胃癌和胃食管癌存在 HER-2 过表达。曲妥珠单抗作为 HER-2 的单克隆抗体，与常规化疗联合能够使 HER-2 阳性的早期和转移性乳腺癌患者生存获益。ToGA 试验是第一个研究曲妥珠单抗对 HER-2 阳性胃癌患者疗效及安全性的随机、前瞻性、多中心Ⅲ期临床试验，也是迄今为止第一个证明靶向治疗能延长晚期胃癌生存时间的全球大型Ⅲ期临床试验，其结果令人鼓舞。

包括亚洲(中国、日本和韩国)、大洋洲、欧洲和美洲在内 24 个国家的 130 家医院共 3807 例患者纳入该项试验，对所有患者进行 HER-2 检测，其中 810 例(22.1%)为 HER-2 阳性[免疫组化方法(IHC)(++)和 FISH(+)或 IHC(+++)]。HFR-2 阳性率在亚洲和欧洲人群中类似(23.5% vs. 23.6%)，并随肿瘤部位不同而存在差异，胃食管交界处肿瘤 HER-2 阳性率高于胃癌(33.2% vs. 20.9%；$P=0.001$)，肠型胃癌 HER-2 阳性率高于弥漫型/混合型胃癌(32.2% vs. 6.1%/20.4%；$P=0.001$)。其中筛选出符合入组标准的 594 例患者被随机分为 2 组，分为联合治疗组(曲妥珠单抗联合顺铂+5-FU/卡培他滨)和单纯化疗组，共进行 6 个周期治疗，曲妥珠单抗持续应用至疾病进展。中位随访时间达到 17.1 个月，结果显示，中位 OS 联合治疗组较单纯化疗组显著延长（13.5 个月 vs. 11.1 个月，$P=0.0048$），客观有效率（ORR）分别为 47.3%和 34.5%（$P=0.0017$）。两组在不良反应方面差异无显著性。因此，对于胃癌患者中表达 HER-2 的亚群，曲妥珠单抗是一种新型有效、安全的治疗药物。ToGA 研究对胃癌靶向治疗具有里程碑式的重要意义，它第一次证实靶向药物曲妥珠单抗联合化疗可改善 HER-2 阳性晚期胃癌患者的生存，并使患者的总生存期（OS）超过 1 年；同时使客观有效率（RR）从 34.5%提高至 47.3%。因此，晚期胃癌患者在确诊时都应接受 HER-2 检测，曲妥珠单抗将成为 HER-2 阳性晚期胃癌患者的最佳治疗选择。

2）帕妥珠单抗：帕妥珠单抗是一种人源化的单克隆抗体，不同于曲妥珠单抗，它是与 HER-2 ECDⅡ结合，阻断 HER-2 与家族其他成员的二聚体形成，从而阻断信号转导通路。

3）T-DM1：T-DM1 为曲妥珠单抗与 DMI 的耦联物，同时发挥曲妥珠单抗的靶向作用和 DM1 的抗肿瘤作用，它将抗肿瘤药物定向送达靶细胞中，发挥更好的抗肿瘤作用。帕妥珠单抗和 T-DM1 在乳腺癌中的疗效已被多项研究证实，尤其在靶向药物的联合应用中。帕妥珠单抗、T-DM1 以及联合应用是否在 HER-2 阳性胃癌的治疗中有效，目前 JACOB、NCT01641939 Ⅱ/Ⅲ期等临床研究正在进行，期待更多的临床数据为我们提供更多有利的证据以及治疗方向。

2.肿瘤血管生成靶向治疗　VEGF 及其受体（VEGFR）激发的信号转导及血管改变，作为早期分子事件贯穿在胃癌的发生及发展过程中。抗肿瘤血管生成的药物包括抗 VEGF 单克隆抗体、抗 VEGFR 单克隆抗体及多靶点多激酶抑制剂。关于抗肿瘤血管生成药物在胃癌中的应用也进行了多项研究。

（1）贝伐珠单抗：贝伐珠单抗是人源化的抗 VEGF 单克隆抗体，可与 VEGFA 特异性结合，阻断其与受体相互作用，产生抗肿瘤血管的多种效应。

在 2010 年 ASCO 会议上，来自韩国的 Kang 教授介绍了卡培他滨+顺铂（XP）方案联合贝伐珠单抗治疗晚期胃癌的全球多中心、随机、双盲、安慰剂对照Ⅲ期临床研究（AVAGAST）结果。该研究纳入 774 例无法手术的局部晚期或转移性胃癌、胃食管结合部腺癌患者，随机将其分为 XP 联合安慰剂组和 XP 联合贝伐珠单抗组（7.5mg/kg）。结果显示，贝伐珠单抗联合化疗对比单纯化疗的中位总生存期（median overall survival，MOS）分别为 12.1 个月和 10.1 个月（$P=0.1002$），但未达到预期终点。而次要终点则已达到，联合贝伐珠单抗组患者的 PFS 显著延长（6.7 个月 vs. 5.3 个月，HR=0.80，$P=0.0037$），ORR 显著提高（46% vs. 37%，$P=0.0315$），提示在化疗基础上联合贝伐珠单抗虽然不能延长胃癌患者总生存期，但可显著降低晚期胃癌患者的进展风险。安全性数据显示，联合贝伐珠单抗治疗的安全性尚可，并未出现预期外的不良反应。另有一项 MAGIC-B 的Ⅲ期随机对照研究将评价胃癌围术期患者使用卡培他滨联合或不联合贝伐珠单抗治疗的有效性和安全性，拟入组 1 100 例患者，期待有突破性研究结果以指导临床实践。贝伐珠单抗在取得较好疗效的同时，也提醒我们应密切关注其带来的严重不良反应。

（2）雷莫芦单抗（IMC-1121B）：IMC-1121B 是一种全人源化 IgG1 单克隆抗体，是一种受体拮抗剂，靶向结合于 VEGFR2 的胞外域，从而阻断血管内皮生长因子配体（VEGF-

A,-C,-D)的相互作用,并抑制受体激活。

关于雷莫芦单抗治疗胃癌进行了两项临床研究,REGARD 和 RAINBOW 研究。Ⅲ期 REGARD 临床研究结果表明:雷莫芦单抗使一线药物治疗失败后晚期胃癌的 mOS(5.2 个月 vs. 3.8 个月,$P=0.047$)、mPFS(2.1 个月 vs. 1.3 个月,$P<0.0001$)、疾病控制率(49% vs. 23%,$P<0.0001$)均获益。RAINBOW 是一项全球性、随机、双盲Ⅲ期试验,在初始化疗后病情恶化的晚期(局部晚期、不可切除性或转移性)胃癌患者中开展,将雷莫芦单抗+紫杉醇组合疗法与安慰剂+紫杉醇进行了对比,该项研究结果表明:雷莫芦单抗联合化疗药在晚期胃癌一线氟尿嘧啶联合铂类失败后的二线治疗中使患者的 mOS(9.63 个月 vs. 7.36 个月,$P=0.0169$)、mPFS(4.40 个月 vs. 2.86 个月,$P<0.0001$)、疾病控制率(28% vs. 16%,$P=0.0001$)均明显获益。但是,在安全性分析中,RAINROW 研究提示研究组 3 级治疗相关不良事件发生率更高(82% vs. 63%),两组发生率相差>10%的 3 级治疗相关不良事件为中性粒细胞减少、白细胞减少、高血压与乏力;根据研究者判断两组因不良事件导致死亡的事件发生率相似(研究组 4.0% vs. 对照组 4.6%)。AVAGAST 临床研究与 RAINBOW 临床研究的亚组对比分析提示:同为抗血管生成的单克隆抗体的贝伐珠单抗与雷莫芦单抗在胃癌治疗中的差别,有可能与入组亚裔人数有关。究竟雷莫芦单抗能否超越贝伐珠单抗,成为第一个与化疗药物联合后能够显著提高胃癌疗效的 VEGF 通路靶向药物,我们拭目以待。

(3)阿帕替尼(国产 TKI 类药物):由我国研究者发起并参与的Ⅱ期研究探索了阿帕替尼在进展期或转移性胃癌中的疗效,研究显示,阿帕替尼 850mg,每日 1 次或 425mg,每日 2 次用药均有良好的治疗活性,且安全性良好。2014 年 ASCO 已经口头报道了该研究的Ⅲ期临床结果,该研究共入组了 273 例二线化疗失败的晚期胃癌患者。研究结果表明,阿帕替尼较安慰剂能显著延长中位总生存期 1.8 个月和中位无进展生存期 0.8 个月,两组客观有效率分别为 2.84%和 0,疾病控制率分别为 42.05%和 8.79%($P<0.0001$),而药物安全性方面,阿帕替尼组一般耐受性良好。

3.多靶点药物可能是治疗进展期胃癌的新选择

(1)拉帕替尼:拉帕替尼是一种直接作用于 EGFR(HER-1)和 HER-2 受体胞内区的小分子酪氨酸激酶抑制剂,是一种口服的双靶点的小分子化合物,能透过血脑屏障。

关于拉帕替尼在胃癌中的治疗进行了两项临床研究-LOGIC 临床研究和 TYTAN 临床研究。LOGIC 临床研究未能与 ToGA 研究一样得到阳性结果。该研究对 HER-2 的阳性定义过于宽泛可能是导致研究失败的原因之一。TYTAN 临床研究同样未能得到阳性结果,但亚组分析却发现中国大陆人群能够从拉帕替尼联合紫杉醇方案中显著获益,其亚组分析的数据值得进一步在亚洲 HER-2 阳性的晚期胃癌患者中进行前瞻性评估。

(2)舒尼替尼:舒尼替尼是一种口服多靶点酪氨酸激酶抑制剂,对血小板衍生生长因子受体(PDGFRα 和 PDGFRβ)、VEGFRI、VEGFR2 和ⅦGF 和干细胞因子受体(Kit)等活性均有抑制作用,并具有良好的溶解性、生物利用度和蛋白结合特性。

舒尼替尼在胃癌治疗方面目前尚处于探索阶段。2007 年 ASCO 会议 Bang 等第一次报道了舒尼替尼用于进展期胃癌的Ⅱ期、非随机、开放临床研究结果。该试验共入组 38

例转移性胃癌患者，其中21例可评价疗效的患者中，1例达PR，8例达SD。严重药物不良反应有手足综合征（10.5%）、乏力（7.9%）、食欲减退（7.9%）、黏膜炎（5.3%）。该研究显示，舒尼替尼单药用于转移性胃癌的二线治疗有一定疗效且不良反应可耐受。2009年ASCO会议报道了AIO进行的舒尼替尼多中心临床研究初步结果，该研究予舒尼替尼单药治疗多次化疗失败的转移性胃/食管癌，初步分析的52例患者中24例完成治疗，结果显示其耐受性良好，7例患者存活超过2个月；在14例可评价疗效患者中，5例患者肿瘤控制至少6周，最终的研究结果有待进一步更新。

（3）索拉非尼：索拉非尼具有双重的抗肿瘤作用，既可通过阻断由Raf/MEK/ERK介导的细胞信号转导通路而直接抑制肿瘤细胞的增殖，还可通过作用于VEG-FR，抑制新生血管的形成和切断肿瘤细胞的营养供应而达到遏制肿瘤生长的目的。

2008年ASCO会议报道了索拉非尼联合多西他赛、顺铂用于转移性（80%）或局部进展期（20%）胃癌的Ⅱ期临床研究，得到了令人鼓舞的结果。该试验入组44例患者，mOS为14.9个月，中位PFS为5.8个月，RR达38.6%，其中26例患者出现中性粒细胞减少为常见Ⅲ/Ⅳ级严重不良反应。目前仍需进行Ⅲ期临床研究来进一步验证试验结果。

4. c-Met抑制剂　c-Met，又称Met或HGFR，是一种由c-Met原癌基因（主要存在于干细胞、祖细胞）编码的蛋白产物，是肝细胞生长因子跨膜受体，具有酪氨酸激酶活性。c-Met主要表达于上皮细胞，也可见于内皮细胞、肝细胞、神经细胞及造血细胞。c-Met受体在细胞的代谢、分化以及细胞凋亡的信号转导过程中起着重要作用，其与配体结合，可激活下游5条信号转导通路，包括Ras/Raf、PI3K、STAT、Notch以及β-catenin，促进细胞有丝分裂、形态发生等生物学反应，从而参与胚胎发育、组织损伤修复、肝再生以及肿瘤的侵袭和转移。因为肿瘤的侵袭和转移是癌症患者死亡的主要原因，因此，干扰c-Met信号转导通路成为一种治疗肿瘤的方法。目前有很多c-Met抑制剂正在研究中，包括抗HGF单克隆抗体（AMG102，AV-299），HGF类似物（NK2，NK4），抗c-Met单克隆抗体（DN30，恩妥珠单抗），非选择性酪氨酸激酶抑制剂（克唑替尼，卡博替尼，foretinib，MK-2461），选择性酪氨酸激酶（tivantinib，PF-04217903，AMG 337）等。HGF或c-Met过度或异常表达与胃癌相关。c-Met基因扩增占胃癌的一小部分（2%~23%），且预后极差，可作为切除胃癌的重要预后因素，可通过QPCR和FISH方法进行基因状态的检测。Met FISH扩增及IHC（+++）都是晚期胃癌预后差的指标。因此，可认为c-Met是胃癌的重要驱动基因，针对c-Met治疗胃癌有望成功。

（1）利妥木单抗（rilotumumab，RILOMET-1）：利妥木单抗联合表柔比星+顺铂+希罗达（ECX）治疗胃癌的一项Ⅱ期临床研究表明，利妥木单抗能够延长Met高表达晚期胃癌或食管胃交界处癌（G/EGJ）患者PFS（6.9个月 vs. 4.6个月）和OS（11.1个月 vs. 5.7个月，P=0.012）。关于利妥木单抗联合ECX方案治疗Met高表达胃癌的另一项全球随机双盲Ⅲ期RILOMET-1临床研究正在进行中。

（2）onartuzumab：onartuzumab联合改良的奥沙利铂+亚叶酸钙/左亚叶酸钙+氟尿嘧啶方案用于HER-2阴性Met高表达胃癌的全球随机双盲Ⅲ期MetGastric临床研究正在进行中。尽管2014年3月该药联合厄洛替尼二线或三线治疗MET阳性晚期非小细胞肺癌的Ⅲ期 METLung 研究宣告失败,但人们并未丧失对其在其他肿瘤中研究的信心。

(3)AMC-337:AMG-337是一种口服的生物可利用选择性 c-Met 酪氨酸激酶抑制剂,能抑制各种癌症细胞系中 Met 活性的多个方面,如 PI3K 和 MAPK 信号通路。2014 年 ASCO 的口头报告公布了 AMG-337 首次人体研究结果,在反复多次治疗失败的 10 个 MET 扩增晚期胃或胃食管结合部癌患者中,有 5 个达到客观缓解,缓解率为 50%,其中一例患者缓解持续时间达到 2 年以上,提示了 MET 小分子抑制剂在 MET 扩增胃癌人群中良好的应用前景。AMG-337 针对标准治疗失败的 MET 扩增胃癌的Ⅱ期单臂研究也正在东西方人群中进行。其他的小分子酪氨酸激酶抑制剂如沃利替尼,目前也已完成Ⅰ期剂量递增试验,并在其他 MET 高扩增的实体瘤中显示良好疗效,正在准备开展在胃癌人群中的临床研究。

c-Met 靶向治疗在胃癌的疗效有待上述研究结果的证实。目前针对 c-Met 治疗胃癌仍存在需探索的问题:疗效预测指标需要临床研究和转化临床研究结果确立;Met 的 IHC 及 FISH 检测需规范判读标准。

5. mTOR 抑制剂　哺乳动物西罗莫司靶蛋白(mammalian target of rapamycin,mTOR)是一种丝氨酸/苏氨酸蛋白激酶,从酵母到哺乳动物广泛存在,且进化十分保守。mTOR 属于磷脂酰肌醇 3-激酶相关激酶(PIKK)蛋白家族,它主要通过 PI3 K/Akt/mTOR 途径来实现对细胞生长、增殖、细胞周期等多种生理功能的调控作用。胃癌 mTOR 表达率为 40%~80%。研究表明,胃癌组织中磷酸化的 mTOR(p-mTOR)蛋白的表达是影响胃癌预后的因素,p-mTOR 的表达与预后呈负相关。

RADOOI(everolimus,依维莫司),是西罗莫司的半合成衍生物,水溶性好,在体内免疫活性与西罗莫司相当,具有免疫抑制及抗肿瘤作用。它在胃癌细胞的体外和体内试验中具有抗肿瘤活性。一项Ⅱ期临床研究报道了 54 例既往接受过 1~2 个化疗方案失败的转移性胃癌患者,给予每日 10mg 的 RADOOI 单药治疗。在可评价的 53 例患者中,中位治疗持续时间 57 天,疾病控制率达 55%(39/53),中位 PFS 为 83 天。不良反应轻微,可能与 RADOOI 相关者仅有 3/4 级黏膜炎(6%)和低钠血症(6%)。初步显示了 RADOOI 在胃癌治疗中的疗效和安全性。在Ⅲ期 CRANITE-1 临床研究中:单药依维莫司用于晚期胃癌二、三线治疗,未能显著延长患者的生存期。此项研究仅证实单药 mTOR 抑制药在晚期胃癌的二、三线药物治疗中无效。至于与化疗联合、早期运用依维莫司是否能使晚期胃癌患者的生存获益,将需要更大量的临床试验加以验证。

6.针对细胞周期靶向治疗

(1)细胞周期抑制剂:近来有关研究发现机体细胞完成一个有序完整的细胞周期,需受到各种体内机制的精密调控。周期素、周期素依赖激酶和周期素依赖激酶抑制蛋白等,在细胞周期调节中起着重要作用。其中 CDKs 和周期素结合形成的复合物是细胞周期的主要调节物质。

黄酮哌啶醇是一种半合成黄酮类 CDKs 抑制剂。在一项Ⅰ期临床研究中,采用黄酮哌啶醇[40mg/(m^2·d),静脉注射,72 小时,每 2 周 1 次]治疗 38 例晚期肿瘤患者,其中 1 例远处器官转移的胃癌患者获得 CR,无病生存时间(DFS)超过 4 年,其主要不良反应为腹泻、直立性低血压等。但在另一项Ⅱ期临床研究中,采用黄酮哌啶醇治疗16例转移性胃癌患者,仅1例患者的肝脏转移灶有轻微疗效,其余均未显示有效,而不良反应发生率却较高,其中乏力93%、痢疾73%、静脉血栓33%。一项动物实验的结果显示黄酮哌啶醇联合多西紫杉醇对胃癌MKN-74细胞株荷瘤模型有较好的抗肿瘤活性。目前认为黄酮哌啶醇单药抗肿瘤活性差,需进一步研究其合适的用药剂量以及与其他化疗方法的联合应用。

(2)细胞凋亡促进剂:NF-κB属于NF-κB/Rel蛋白家族成员,参与细胞的生长、黏附、炎症反应和分化。研究表明,在多种肿瘤形成过程中,NF-κB在其中起着重要作用,NF-κB信号转导通路的活化能促进细胞的存活和抗凋亡。在胃癌的发病机制中,NF-κB在其中起着关键性作用。幽门螺杆菌感染是导致胃癌的一个重要因素,NF-κB活化可能是幽门螺杆菌阳性慢性胃炎转变为胃癌的重要发病机制。同时,临床研究还发现NF-κB的表达与胃癌的恶性程度呈正相关而与预后呈负相关。

硼替佐米是一种抑制NF-κB信号转导通路的蛋白酶体抑制剂。一项Ⅱ期临床研究,采用硼替佐米联合伊立替康治疗晚期胃癌;44例晚期胃癌患者分为复治组和初治组,复治组患者在第1、4、8、11日静脉注射1.3mg/m^2,每3周为1个周期,平均治疗2个周期,初治组患者在此基础上加用伊立替康125mg/m^2;两组的RR分别有9%和44%,PFS分别是1.4个月和1.9个月,MST分别为5.4个月和4.1个月。

7.其他　目前正在研究的与胃癌分子靶向治疗相关的还有FGFR2抑制剂、PARP抑制剂、胰岛素样生长因子1受体(insulin-like growth factors 1 receptor,IGF-1R)抑制剂、热休克蛋白(heat shock protein,HSP)90抑制剂等。

分子靶向药以其不同于细胞毒药物的作用机制、不良反应和疗效成为近年来的研究焦点。相信随着更多靶向药物的研发和大样本随机Ⅲ期临床研究的开展,我们可获得更充分的循证医学证据,能为胃癌临床治疗带来更多突破性的进展。

(二)免疫治疗

1.免疫刺激剂　免疫刺激剂是一类通过机体内的防御机制提高体内免疫活性分子的浓度和增强免疫活性细胞的功能,从而增强对肿瘤的非特异免疫能力的物质。目前临床应用的免疫刺激剂主要有胸腺肽、CP、左旋咪唑、接触性致敏原等,在胃癌的治疗中有较明确疗效的主要有OK-432、香菇多糖、BCG等。

2.肿瘤疫苗　肿瘤疫苗是应用处理过的自体肿瘤细胞、培养的肿瘤细胞、异体肿瘤细胞或基因过程疫苗在体外经致死性剂量照射后,重新接种于患者体内,可以激发或增强患者的特异性抗肿瘤免疫应答,抑制或减少肿瘤的生长、转移及复发。根据瘤苗成分的不同可以分为细胞疫苗、分子疫苗。恶性肿瘤的瘤苗免疫治疗可以应用于以下患者:①经传统常规治疗方法,仅达到PR者,可通过免疫方法抑制和消除尚存肿瘤;②应用传统治疗方法治疗无效的患者;③经治疗后肿瘤完全消退,但存在复发转移风险的患者。

3.肿瘤过继性免疫治疗　肿瘤过继性免疫治疗是指向荷瘤宿主被动地传输具有抗肿瘤活性的免疫细胞或其产物,直接杀伤肿瘤或激发机体抗肿瘤免疫效应,从而达到治疗肿瘤的目的。目前,LAK、DC/CTL、TIL 等是胃癌过继性细胞免疫治疗的主要效应细胞。

4.CK 治疗　CK 是免疫效应细胞和相关细胞经刺激而合成、分泌的,具有重要生物活性的一类蛋白或多肽。CK 的抗癌机制主要有:①对肿瘤直接抑制和杀伤;②影响肿瘤血供;③促进宿主的抗肿瘤免疫,如增强 NK 细胞和 LAK 细胞的活性;④刺激造血形成,解除放疗、化疗对免疫的抑制。目前研究较多的是 IFN、TNF 及 IL。

第九节　胃癌治疗新进展

一、晚期胃癌的化疗研究进展

尽管部分早期胃癌可以通过综合治疗治愈,但是术后复发率高,且多数患者初诊时已是晚期。虽然近几年靶向治疗及免疫治疗在多种肿瘤治疗中获得了一定疗效,但是对于晚期胃癌靶向治疗及免疫治疗仅使经过选择的少部分患者获益,化疗仍是晚期胃癌治疗的基石。对于晚期胃癌这样一个异质性的群体患者,在不同的治疗目的下,结合患者的身体状况,制定治疗策略,选择化疗方案,掌握局部治疗介入的时机是非常关键的。

1.晚期胃癌化疗方案的优化选择　从主要Ⅲ期临床研究透视晚期胃癌一线治疗最佳组合。对于广泛转移的晚期胃癌患者,治愈可能很小,治疗目的就是控制疾病,延长生存时间。目前已证实化疗能改善生存,总体来说化疗的反应率(ORR)30%~50%,中位无进展生存时间 6.5~7.0 个月,中位总生存一般不超过 1 年。虽然目前二线治疗药物有紫杉醇、伊立替康和雷莫芦单抗等,以及我们国家研发的阿帕替尼用在三线治疗可延长生存,但是疗效非常有限。

对于广泛转移胃癌患者影响生存时间最关键因素之一仍然是一线治疗的有效性。而目前对于晚期胃癌姑息治疗尚无标准方案,可选择药物包括氟尿嘧啶类(5-FU,卡培他滨,替吉奥)、铂类(顺铂,奥沙利铂)、紫杉类(紫杉醇、多西紫杉醇)、表阿霉素及伊立替康。如何将这些药物进行组合是目前大多数临床医生的一个难题。氟尿嘧啶联合顺铂被各大指南认可为"标准"方案。多个研究证实奥沙利铂可以替代顺铂,卡培他滨可以代替 5-FU,在亚洲人群替吉奥可以代替 5-FU。含紫杉类的方案往往在三药方案中使用,DCF(多西他赛+顺铂+5-FU)及其之后多个改良的 DCF 方案,包括在新辅助及转化治疗中常用的 FLOT(多西他赛+5-FU+奥沙利铂)方案在近期有效率及生存的确显示了一定优势,但毒性反应仍限制了是其在临床中的应用,作为一疾病控制为目标的患者并不是最佳选择。紫杉类的双药联合方案目前有一些探索,多西紫杉醇联合替吉奥显示了比单药替吉奥更好的生存获益,FOLFTRI(伊立替康+5-FU)方案的疗效与 CF(顺铂+5-FU)/ECX(表阿霉素+顺铂+卡培他滨)相当,血液学毒性反应较低,可以作为铂类的一个替代方案。我们自己的研究显示 FOLFOX7(奥沙利铂+5-FU)与 FOLFIRI 一线治疗晚期胃癌的 PFS(无疾病进展生存时间)或 DCR(疾病控制率)无显著差异,然而 mFOLFOX7 后续 mFOLFIRI 的 OS(总生存时间)更好,需要大样本验证。虽然 ECF(表阿霉素+顺铂+5-FU)方案以往是胃癌晚期一线常用方案,但是越来越多的证据显示表阿霉素的加入并没有带来额外的获益。总体来讲，以姑息治疗为目标的晚期胃癌的一线化疗疗效有效，两药联合方案优于单药，三药联合不常规推荐，氟尿嘧啶类药物是联合方案的基石。期待靶向药物，免疫治疗及分子分型能带来新的突破。

2.晚期胃癌的转化化疗　既往对于晚期胃癌患者，内科治疗是单一的治疗手段，随着内科治疗的进展，治疗的有效性提高，晚期患者生存时间延长，这为晚期患者的局部治疗提供了机会。REGATTA 研究告诉我们即使对于具有单一不能手术切除远处转移灶的患者，姑息性原发灶切除后序贯全身化疗与单纯全身化疗相比并不能带来生存获益。根据这个前瞻性随机对照的Ⅲ期临床研究的结果我们应该明确对于即使有局部治疗机会的晚期胃癌不推荐直接手术治疗，而应该进行转化治疗，选择可能从局部治疗获益的人群。胃癌的生物学行为较差，所以胃癌的转化化疗目前主要针对两类患者：局部晚期不可切除和单一远处转移的晚期胃癌。精准分期是确定患者是否有机会进行转化治疗必需的。

(1)局部不可切除胃癌的转化化疗：对于局部不可切除胃癌的转化治疗争议并不大，在 AJCC 第八版的分期中新增了临床分期，将 T4b 的患者分为Ⅳ期，这样的一个临床分期也是强调这部分患者转化治疗的重要性和必要性。那么最佳的转化方案是什么呢？有两种治疗模式：转化化疗及转化放化疗。目前尚无局部不可切除胃癌转化治疗的前瞻性Ⅲ期临床研究。我们可以从可切除患者新辅助化疗及新辅助放化疗的相关研究中提到一些启示。MAGIC 研究及 FNCLCC/FFCD 研究确定了 ECF(表阿霉素+顺铂+5 氟尿嘧啶)方案及 FP(5 氟尿嘧啶+顺铂)方案在新辅助化疗中的地位，但是 FLOT4 研究显示 FLOT 方案(多西紫杉醇+氟尿嘧啶+奥沙利铂)优于 ECF 方案。CROSS 研究显示新辅助 TC(紫杉醇联合卡铂)每周方案同步放疗可以带来显著获益。另外也有一些回顾性研究及前瞻性Ⅱ期临床研究。Salo 等的回顾性研究显示 DCS(多西他赛+顺铂+替吉奥)方案显示 33%的转化成功率。在另外一个前瞻性Ⅱ期临床研究中 49 例初始不可切除患者接受 DXP(多西紫杉醇+顺铂+卡培他滨)方案化疗，36 例(74%)接受了手术治疗，其中 31 例(63%)达到了 R0 切除。所以我们认为在目前缺乏高级别证据的情况下对于局部不可切除胃癌患者可以考虑转化治疗方案包括 FOLT 或其他三药方案化疗或者 TC 方案同步放化疗。

(2)单一远处转移晚期胃癌的转化化疗：目前寡转移的概念已在肺癌乳腺癌、前列腺癌及结肠癌等肿瘤中广泛应用。寡转移定义目前尚不明确，对于结直肠癌常常指的转移≤2 个部位，≤5 个病灶。在一些瘤种中，对于一些处于寡转移状态的患者，通过多学科的治疗仍具有治愈的可能。寡转移概念的重要性在于远处转移灶的局部治疗能给患者带来获益。但是由于胃癌生物学行为较差，寡转移的概念还没有在晚期胃癌中应用。那么对于有远处的转移的胃癌患者是不是局部治疗对所有患者都没有意义呢？既往一些回顾性分析发现手术对于一些经选择的患者(包括年轻小于 70 岁仅有一个转移病灶；对化疗反应良好且仅有一个转移病灶；仅有肝脏转移且肝脏转移病灶可切除)能够带来生存获益。前瞻性的Ⅱ期临床 AIO-FLOT3 研究发现对于局限性远处转移的初诊患者，在进行 4 周期 FLOT 方案后如果患者原发灶及转移灶能切除则进行手术切除，可以显著延长生存，中位 OS 达到 313 个月。在这个研究中对单一器官转移做了明确的规定：肝转移灶不超过5个;局限性腹膜转移;库肯伯格(Krukenberg)瘤;肾上腺转移;锁骨上淋巴结转移。这个研究提示对于有限转移的晚期胃癌患者,转化治疗有效后进行手术切除可能是一个有效的治疗策略。

基于以上研究,我们可以发现在晚期胃癌中引入寡转移可能并不合适。与NCCN指南和ESMO指南相比,我国CSCO胃癌指南中专门提出了复发或转移性胃癌单一远处转移的概念,即除胃原发灶及区域淋巴结外的单一远处转移并具有局部可处理性。包括术后局部复发肝脏单一转移、卵巢转移以及初诊时仅腹腔细胞学阳性腹膜后淋巴结转移、肝脏单一转移、卵巢转移。对于这类患者CSCO指南将局部治疗(手术射频放疗)联合全身化疗作为2A类推荐。对这类患者先给予全身化疗侦别出化疗有效、生物学行为好的患者进行局部治疗是最佳的治疗策略,不推荐直接手术切除。对于这类处于转化为目的的患者(除外腹腔细胞学阳性)FOLT方案证据最多。进一步的随机对照Ⅲ期研究FLOT5已开展,将给我们带来更多依据。手术时机,在其他生物学行为较好的肿瘤,一般推荐2个月,对于胃癌患者可能需要更长的生物学观察窗。

3.腹膜转移胃癌的化疗　腹膜转移是胃癌常见的复发转移模式,治疗困难,生存时间短,是胃癌主要的死亡原因。胃癌腹膜转移分为两种情况:无肉眼可见的转移病灶,仅腹腔游离癌细胞阳性(P0CY1)以及肉眼可见转移病灶(P1)。在转化治疗中我们已经讨论过对于初诊原发灶可切仅腹腔细胞学阳性可以视为胃癌单一远处转移。既往回顾性研究发现对于CY1的患者,部分患者在进行转化化疗后腹腔细胞学可转为阴性,进而创造了根治性手术的机会。所以对于这部分患者更强调全身治疗和腹腔灌注化疗的结合。而对于P1患者则只能进行姑息化疗,更强调全身化疗,虽然在临床实践中对于P1患者腹腔灌注化疗广泛运用,但是对于其作用的争论一直没有停过。对于腹膜转移,不管是哪种给药途径,腹腔内药物浓度是药物选择的关键。当系统给药时分子最越大越不容易穿透腹膜血液屏障到达腹腔,而腹腔给药时药物腹腔/血浆AUC比值越高腹腔内浓度越高。这可以帮助优化腹膜转移患者化疗方案的选择。

在可供选择的一线化疗药物中,5-氟尿嘧啶分子质量最小,在多个Ⅲ期前瞻性临床研究针对腹膜转移的亚组分析中显示氟尿嘧啶类的药物有优势,其中以替吉奥证据最多。紫衫类药物分子质量高,研究显示多西紫杉醇及紫杉醇腹腔/血浆AUC比值显著高于5氟尿嘧啶及顺铂。紫杉醇的腹腔灌注化疗在卵巢癌已经得到广泛认可,对于胃癌腹膜转移目前依据尚不充分。PHOENIX-GC研究比较使用腹腔灌注联合全身化疗(紫杉醇腹腔灌注化疗联合S-1/紫杉醇全身化疗方案)以及单独SP(S-1/顺铂)方案的全身化疗两种治疗模式,虽然得到了阴性的研究结果,但是可以看到腹腔灌注联合全身化疗组总生存期有延长的趋势。而且在腹水患者特别是中量腹水人群中,腹腔灌注联合全身化疗模式还是有比较明显的优势。所以目前虽然缺乏高级别证据,对于胃癌腹膜转移特别是中量腹水的患者,如患者能耐受建议选用紫杉醇腹腔灌注,氟尿嘧啶全身用药为主的治疗方案。

整个晚期实体瘤的化疗目前都处于瓶颈状态。但是随着对远处转移病灶的局部治疗,转化治疗,寡转移等新概念的涌现,改变了各种晚期实体肿瘤的治疗策略,从而带来总体生存时间的延长。我们认为胃癌生物学行为较其他肿瘤如结直肠癌、乳腺癌差，其他病种的新辅助治疗及寡转移等概念对于晚期胃癌是不合适的。在精准分期后有局部治疗机会的晚期胃癌患者应该先进行转化化疗，再选择可切除生物学行为好的患者进行局部治疗。大部分晚期胃癌患者仍然是以疾病控制，延长生存时间为治疗目的，腹膜转移的特殊性要求我们采用不同的治疗模式和方案。总之，肿瘤内科对于晚期胃癌患者在不同治疗目的指导下制定整体规划是非常重要的。

二、胃癌的免疫检查点靶向治疗研究进展

胃癌恶性程度高、预后差。早期胃癌通过 D2 切除术可取得治愈机会，术后辅助化疗可以降低Ⅱ、Ⅲ期胃癌的复发转移风险，但 5 年内，仍有约 1/3 的患者，在目前的治疗手段下不能逃脱肿瘤复发转移的厄运。晚期胃癌目前以姑息治疗为目的，治疗方案有限，疗效也亟待提高。一线化疗以氟尿嘧啶类及铂类联合化疗为主，二线化疗可选择伊立替康或紫杉类，三线化疗无标准方案。化疗药物的探索达到平台期，靶向治疗方面，Her-2 过表达患者一线治疗在化疗基础上联合曲妥珠单抗，可使中位 OS 提高 4.2 个月，达到胃癌临床研究历史上最佳的 16 个月。二线治疗中，在紫杉醇基础上加用雷莫昔单抗，可使患者中位 OS 提高 2.2 个月，达 9.6 个月。而三线治疗的研究中，仅中国原研的阿帕替尼取得了成功，使患者中位 OS 提高 18 个月，达 6.5 个月。其他靶向药物的研发，如 c-MET 抑制剂、mTOR 抑制剂、PARP 抑制剂等，屡战屡败。传统的治疗方式，包括手术化疗放疗，以及近年来的分子靶向治疗，在胃癌的研究进展缓慢，随着免疫治疗，特别是抗 PD-1/PD-L1 治疗在各种恶性肿瘤中如火如荼地开展，近几年来，抗 PD-1/PD-L1 治疗也在晚期胃癌治疗中取得了一定适应证，它在胃癌治疗中的其他价值也在积极探索中。

免疫检查点是一类免疫系统中的抑制性分子，生理情况下，它们对于避免免疫反应损伤正常组织器官起到重要作用。然而，在肿瘤中免疫检查点可介导肿瘤的免疫逃逸，因此，免疫检查点近年来被研发作为抗肿瘤治疗的靶点。免疫检查点靶向治疗的原理即为调动 T 细胞的活性达到杀伤肿瘤细胞的目的。近年来，抗 CTLA-4 和抗 PD-1/PD-L1 药物已经在多种恶性肿瘤的治疗中取得了一定的适应证。同时，多个其他免疫检查点分子也被作为抗肿瘤治疗的研发靶点，包括 LAG-3、TIM-3、VISTA、TICIT、BTLA 等。近三年，免疫检查点靶向治疗在胃癌中也取得了重要的进展。

1.抗 PD-1/PD-L1 治疗　目前已经通过 FDA 批准、在恶性肿瘤治疗中取得一定适应证的抗 PD-1 药物，包括美国默沙东公司的 KEYTRUDA（派姆单抗）和百时美施贵宝公司的 OPDIVO（纳武单抗）。抗 PD-L1 药物，包括罗氏公司的 TECENTRIQ（来曲单抗）阿斯利康公司的 IMFINZI（杜鲁伐单抗，MEDI4736）以及辉瑞与默克公司合作开发的 BAVENCIO（奥维单抗，MSB0010718C）。

它们在胃癌中的治疗价值，目前也在多项临床研究中进行探索。此外，国内多家制药企业所研发的抗 PD-1 药物，如君实的 JS001、恒瑞的 SHR-1210 等，也在积极开展临床研究。总的来说，抗 PD-1/PD-L1 治疗在胃癌具有非常大的潜力，探索的治疗模式从单药治疗，到各种形式的联合治疗，研究人群从末线治疗推向二线、一线、维持治疗，甚至辅

助、新辅助治疗。

抗 PD-1/PD-L1 单药治疗在不经筛选的胃癌患者中具有一定的有效率,并且安全性良好。一项在亚洲人群中开展的Ⅲ期研究 ATTRACTION-2(NCT02267343),入组了 493 例二线及以上化疗失败的晚期胃/胃食管结合部腺癌,按 2∶1 分别接受纳武单抗单药或安慰剂治疗。主要研究终点为 ITT 人群的 OS。结果显示,纳武单抗组和安慰剂组 ORR 分别为 11.2%和 0($P<0.001$),中位 PFS 分别为 1.61 个月和 1.45 个月($P<0.001$),中位 OS 分别为 5.32 个月和 4.14 个月($P<0.001$)。纳武单抗组 3 级以上治疗相关的不良反应发生率为 115%。此外,在 KEYNOTE-059 研究(队列 1)中,入组了 259 例二线及以上治疗耐药的晚期胃或胃食管结合部腺癌患者,采用派姆单抗单药治疗,ORR 为 11.6%,DCR 为 27%,中位 PFS 和 OS 分别为 20 个月和 5.6 个月。

PD-L1 阳性患者 ORR 和 DCR 分别为 155%和 33.1%,PD-L1 阴性患者 ORR 和 DCR 分别为 6.4%和 19.3%。3 级以上治疗相关的不良反应发生率为 17%,其中免疫相关的 3 级以上不良反应发生率为 4.6%。在 JAVELIN 研究(NCT01772004)中,抗 PD-L1 药物奥维单抗单药用于胃或胃食管结合部腺癌的一线维持治疗或二线治疗,分别入 89 例和 62 例患者,ORR 分别为 9%和 9.7%,DCR 分别为 29.0%和 573%。一线维持治疗组 PD-L1 阳性及阴性患者的 ORR 分别为 10.0%和 3.1%,二线治疗组 PD-L1 阳性及阴性患者的 ORR 分别为 18.2%和 9.1%。JAVELIN Casuric 300 的国际多中心Ⅲ期临床研究入组了 317 例二线治疗后进展的晚期胃癌患者,分别给予奥维单抗或医生选择的化疗,OS 为主要研究终点结果显示未达到主要研究终点,研究失败。以上研究均探索了抗 PD-1 单药用于晚期经治、未经标志物筛选的胃或胃食管结合部腺癌的治疗,三种抗 PD-1/PD-L1 药物单药使用的有效率普遍较低,通过生物标志物筛选适宜的患者接受治疗,是一种提高有效率的途径。

肿瘤组织中 PD-L1 的表达是较有潜力的预测抗 PD-1 治疗疗效的生物标志物。在 KEYNOTE-012 Ⅰ期临床研究中,入组了 39 例 PD-L1 阳性三线单药的晚期胃或胃食管结合部腺癌的患者,接受每 2 周一次的派姆单抗(10mg/kg)单药治疗。其中既往接受过二线及以上治疗的患者达 66.7%。结果显示,53%的患者有靶病灶的缩小,PR 率达 22%,中位 PFS 和 OS 分别为 1.9 个月和 11.4 个月。有效率从数值上高于上述患者未经筛选的研究。当 PD-L1 表达水平作为连续变量时,它与 OS 存在正相关性。在 KEYNOTE-059 研究中,队列 1(三线治疗)PD-L1 阳性患者 ORR 和 DCR 分别为 15.5%和 33.1%,PD-L1 阴性患者 ORR 和 DCR 分别为 6.4%和 19.3%,PD-L1 阳性患者和阴性患者中位应答持续时间(DOR)分别为 16.3 个月和 6.9 个月。可以看出,PD-L1 阳性患者治疗的有效率高于 PD-L1 阴性患者。因此,目前一些抗 PD-1/PD-L1 治疗的临床研究,将肿瘤组织 PD-L1 阳性作为患者入选标准之一,或只将肿瘤 PD-L1 阳性患者的结局作为研究终点,如 KEYNOTE-061 和 KEYNOTE-063 两项Ⅲ期研究,它们分别在全球和亚洲人群中探索派姆单抗对比紫杉醇单药作为二线治疗在一线铂类及氟尿嘧啶类联合治疗失败的胃或胃食管结合部腺癌中的疗效。然而在 2017 年 12 月,默沙东宣布 KEYNOTE-061 研究未能达到主要研究终点,作为二线治疗,派姆单抗与紫杉醇相比,未能改善 PD-L1 阳性胃癌患者的 PFS 和 OS。派姆单抗组与化疗组的 OS 分别为 9.1 月和 8.3 月,差异无统计学意义,同样 PPS 和 ORR 也无统计学差异。

从这些研究结果中,我们也可以看出,目前所采用的 PD-L1 表达判定方法并不能比较理想地将有效和无效的患者区别开来,即使是 PD-L1 阳性患者,有效率也并不高,PD-L1 阳性胃癌患者中二线抗 PD-1 单药治疗疗效未能超越标准化疗,因此,胃癌中 PD-L1 并不是足够理想的疗效预测标志物。此外,目前 PD-L1 检测主要采用免疫组化的方法,因为一些主观和客观的因素,比如,PD-L1 的异质性、动态变化性、检测抗体的不统一、阳性评判标准不统一(染色定位、cut-off 值的设定)等,限制了目前的临床应用,而进一步探索与规范。研究发现,与 PD-L1 表达状态相比较,MSI 状态更能富集有效人群。在 KEYNOTE-059 研究的队列 1 中,MSI-H 和非 MSI-H 人群的 ORR 分别为 57.1%和 9.0%,DCR 分别 71.4%和 22.2%,MSI-H 人群的有效率较 PD-L1 阳性人群明显更高,有效人群得到较好的富集。实际上,今年 5 月,FDA 已批准派姆单抗用于 MSI-H 或 dMMR 的恶性实体肿瘤的治疗。基于 2015 年 ASCO 年会上报道了一个亮点研究(NCT01876511)中派姆单抗对 dMMR 结直肠癌的惊人疗效,研究人员将该研究扩大到 12 个不同的瘤种,结果发现,10 种肿瘤发生了应答,ORR 为 53%,其中 CR 率高达 21%。转化研究发现对肿瘤新抗原的免疫应答是 MSI-H 或 dMMR 肿瘤中抗 PD-1 治疗起效的机制,由于错配修复缺陷,这个亚类中较高的肿瘤突变负荷是肿瘤新抗原产生的基础,为 MSI-H 或 dMMR 肿瘤中行抗 PD-1 治疗提供了理论依据。

然而 MSI-H 和 dMMR 在晚期胃癌的阳性率非常低,不足 10%,对于非 MSI-H 和 pMMR 大群体,还需要除了 PD-L1 状态以外的更佳的预测指标。由于免疫系统的复杂性,找到某个独立指标完美地预测抗 PD-1 的疗效,似乎是比较困难的事情。一方面,尝试寻找像 MSIH 和 dMMR 这样特殊的人群,例如,高肿瘤突变负荷患者、EBV 阳性型胃癌都可能是有效的亚型,一项Ⅰ/Ⅱ期临床研究(NCT02488759)就将探索免疫靶向药物用于病毒阳性型肿瘤(包括 EBV 阳性型胃癌)的安全性及初步疗效。另一方面,将不同的疗效预测指标联合运用,如免疫基因 signature 的建立,以达到更佳的预测效果。这些问题都有待于未来的探索性研究来为我们解答。

PD-1/PD-L1 并不是免疫微环境中唯一的免疫抑制性分子,其他免疫抑制性分子,包括 CTLA-4、LAG-3、TIM-3、VISTA、TIGIT、BTLA 等,均可能与 PD-1/PD-L1 协同起到抑制 T 细胞杀伤活性的作用。因此,联合不同的免疫抑制性分子的靶向药物治疗,是潜在的可能增加疗效的方法。目前,除了抗 PD-1/PD-L1 靶向药物,抗 CTLA-4 靶向药物也研发得较为成熟,成为临床研究中首个与抗 PD-1 联合使用的免疫靶向药物。Check Mate-032 研究在至少一线化疗进展的晚期胃或胃食管结合部癌的西方人群中,探索了纳武单抗单用或与伊匹单抗联用的疗效。该研究共入组 160 例患者(79%患者二线及以上治疗耐药),分为 3 组:N3(纳武单抗 3mg/kg,q2w)、N1+I3(纳武单抗 1mg/kg+伊匹单抗 3mg/kg,q3w)和 N3+I1(纳武单抗 3mg/kg+伊匹单抗 1mg/kg,q3w)。研究的主要终点为 ORR,次要终点包括 OS、PFS 等。结果显示,N3、N1+I3 和 N3+I1 三组的 ORR 分别为 12%、24%和 8%,DCR 分别为 32%、41%和 37%,中位 PFS 分别为 1.4 个月、1.4 个月和

1.6个月，中位OS分别为6.2个月、6.9个月和4.8个月。安全性方面，三组3～4级治疗相关的不良反应的发生率分别为17%、47%和27%。联合伊匹单抗治疗明显地提高了毒副反应的发生率。三组主要的3～4级治疗相关不良反应均为腹泻和肝酶升高。这些初步研究结果提示，虽然N1+I3组ORR最高，其副反应也不容忽视，而N3组副反应最低，且OS与N1+I3组较为接近。其他多项评估抗PD-1/PD-L1联合抗CTLA-4治疗的临床研究目前也正在进行中。

除了免疫抑制性分子，共刺激信号分子也可能作为肿瘤免疫治疗的重要靶点，如OX40、CD137、ICOS等，2018年ASCO大会报道了一项ICONIC Ⅰ/Ⅱ期临床研究，使用JTX-2011（首个ICOS的IgG1抗体、激动剂）单药或与纳武单抗联用治疗晚期实体瘤。其中有2例多线治疗失败的晚期胃癌获得了明显的肿瘤退缩，转化研究发现，肿瘤退缩的同时伴随有ICOS高表达的T细胞亚群的出现，组织学ICOS高表达及外周血新出现ICOS高表达的T细胞亚群是预后更好的标志物。以免疫检查点分子以及共刺激信号分子作为靶点的单用或联用的治疗策略，在抗肿瘤治疗中仍有巨大的研究空间。

癌症基因组图谱（TCCA）研究网络的研究人员将胃癌分为四种亚型：EBV阳性型、MSI型、基因稳定型和染色体不稳定型，其中EBV阳性型与MSI型存在适宜免疫靶向治疗的微环境，可能适合免疫靶向单药或联合治疗。而被划分到基因稳定型和染色体不稳定型的患者，占大部分（占70%），却可能并不适合直接的免疫治疗，而需要借助新的联合治疗方式来激活肿瘤的免疫微环境。

抗血管治疗可以改善肿瘤乏氧、免疫抑制的微环境，并与免疫治疗起到协同抗肿瘤作用。而联合抗血管治疗与抗PD-1/PD-L1治疗的临床研究也正在胃或胃食管结合部腺癌中开展（NCT02443324、NCT02572687）。一项正在进行中的Ⅰ期研究（NCT02443324），旨在评估派姆单抗联合雷莫昔单抗治疗在初治或经治的晚期胃或胃食管结合部腺癌（不限制PD-L1的表达状态）中的安全性及初步疗效。该研究截至2016年11月21日时，共入组41例既往经治的患者（其中59%患者既往接受过二线或以上的治疗），这些患者的ORR为7%，DCR为51%，中位PPS和OS分别为2.6个月和6.2个月。3级以上治疗相关的不良反应率为27%，其中主要为肠炎（7%）及高血压（7%）。初治患者入组数为28例，ORR为14%，DCR为64%。中位PFS为5.6个月，中位OS尚未达到。3级以上治疗相关的不良反应发生率为39%，主要为高血压（11%）。派姆单抗与雷莫昔单抗联合治疗安全性尚可，疗效有待后续数据及进一步研究。

化疗药物的使用可以激活肿瘤的干扰素通路，增加免疫细胞的浸润，为抗PD-1治疗提供适宜的微环境。在一项对比派姆单抗联合化疗或单纯化疗一线治疗非鳞非小细胞肺癌的临床研究（KEYNOTE-021，NCT02039674）中，联合组对比单纯化疗组明显提高了ORR（55% vs. 29%，P=0.002）。2018年5月，FDA加速批准派姆单抗联合化疗用于非鳞非小细胞肺癌的一线治疗，并且不受PD-L1表达的限制。在胃癌中，抗PD-1治疗联合化疗同样也有了初步的研究数据。在KEYNOTE-059研究（队列2）中，派姆单抗联合一线FP/XP方案用于初治的Her-2无过表达的晚期胃或胃食管结合部腺癌。入组25例患者，ORR和DCR分别为60%和80%，中位PFS和OS分别为6.6个月和20.8个月。其中 PD-L1 阳性患者 ORR 和 DCR 分别为 69%和 81%,PD-L1 阴性患者 ORR 和 DCR 分别为 38%和 75%。不良反应方面,76%患者发生了 3~4 级治疗相关的不良反应,最常见为中性粒细胞减少(64%),其余包括口腔炎(20%)、贫血(8%)、食欲下降(8%)、疲乏(8%)、手足综合征(8%)以及血小板减少(8%)。其中免疫相关的 3 级以上不良反应为 12%。包括皮疹(8%)和肾炎(4%)。这个小样本的研究提示了抗 PD-1 治疗联合化疗在胃或胃食管结合部腺癌中潜力巨大。更进一步地,有多项临床研究将探索抗 PD-1 治疗联合化疗在胃或胃食管结合部腺癌姑息或辅助治疗的疗效。在已经开展的Ⅲ期研究 KEYNOTE-062 中,研究者将在 Her-2 无过表达且 PD-L1 阳性一线的晚期胃或胃食管结合部腺癌的一线治疗中,比较派姆单抗及化疗(PF/xeloda+DDP 方案)单用或联合治疗的疗效。研究主要终点为 PFS 和 OS,计划入组 750 例患者,预计 2020 年完成研究。而Ⅲ期研究 CheckMale-649,含 3 组:N+I 组(N1+I3 * 4 程→N 维持,设计以 CheckMale-032 数据为基础)、N+XELOX/FOLFOX、XELOX/FOLFOX,研究主要终点为肿瘤 PD-L1 阳性患者 N1+I3 组和 XELOX/FOLFOX 的 OS,次要终点为肿瘤 PD-L1 阳性患者 N+XELOX/FOLFOX 和 XELOX/FOLFOX 的 OS。计划入组 1 266 例初治的晚期胃或胃食管结合部腺癌患者,预计 2020 年完成研究。

另一项在亚洲人群探索纳武单抗在晚期胃或胃食管结合部腺癌一线治疗价值的Ⅱ/Ⅲ期研究(NCT02746796),采取了相对保守的设计。研究分为两个阶段,第一阶段,评估纳武单抗与 SOX 方案联合治疗的安全性和初步疗效,第二阶段,对比纳武单抗+SOX/CapOX和 SOX/CapOX 的疗效。研究的主要终点为第二阶段的 PFS 和 OS,计划入组 680 患者,2020 年完成。

此外,一项在日本开展的多中心Ⅲ期研究(NCT03006705)计划评估纳武单抗在胃癌辅助治疗中的价值。研究设计为纳武单抗+S-1/CapOX 和 S-1/CapOX,将对比在标准辅助化疗基础上,增加纳武单抗后的疗效。计划入组 700 例患者,2021 年完成研究。

同样地,放化疗能够减少肿瘤微环境中的 MDSCs,产生肿瘤新抗原及增强抗原呈递,与抗 PD-1 治疗起到协同抗肿瘤作用。在这些理论基础的支持下,抗 PD-1 治疗与放化疗的联合使用,目前也正在胃癌中开展临床研究。此外,免疫靶向治疗与不同免疫治疗方式(如 CART 细胞治疗)的结合、免疫靶向治疗与其他分子靶向治疗的结合,也都值得探索,目前也有相关研究正在开展。联合治疗必将是免疫靶向治疗进一步发展的方向。胃癌是免疫原性相对较弱的肿瘤,通过各种治疗手段改善肿瘤的免疫微环境,将“冷肿瘤”转变为“热肿瘤”,是比较理想的治疗模式。这样潜在的“免疫调节剂”种类繁多,除了,上述的血管生成通路靶向药物放化疗,还包括其他分子靶向药物、表观遗传调节剂等,探索空间巨大。

2.抗 CTLA-4 治疗　CTLA4 是第一个被作为治疗靶点的免疫检查点分子。目前比较成熟的靶向药物包括百时美施贵宝公司的 Yervoy(伊匹单抗)和阿斯利康公司的曲美单抗。2011 年,FDA 批准伊匹单抗用于既往治疗失败的、不可切除的Ⅲ期、Ⅳ期黑色素瘤,使伊匹单抗成为史上第一个免疫检查点调节治疗的靶向药物。一项比较黑色素瘤中使用纳武单抗与伊匹单抗单药或联合治疗的研究(NCT01844505)结果显示,伊匹单抗疗效明显劣于纳武单抗，同时治疗相关的3～4级不良反应发生率却高于纳武单抗，而二者联用的情况下，以较高不良反应为代价，取得了最佳的治疗效果。这个研究结果也指导了后来靶向免疫检查点调节治疗的临床研究在其他恶性肿瘤开展的方向，即单药方面，伊匹单抗潜力不及纳武单抗，伊匹单抗的价值更倾向于在与纳武单抗联用上。

在胃癌方面，一项Ⅱ期临床试验（NCT01585987）研究了胃/胃-食管结合部腺癌于PF方案一线化疗后，使用伊匹单抗维持治疗的价值，114例患者随机分入伊匹单抗和最佳支持治疗组，研究终点为免疫相关PFS（irPFS）。伊匹单抗和最佳支持治疗组irPFS分别为2.9个月和4.9个月（$P=0.1$）。很遗憾，这是一项阴性结果。同样地，一项评估曲美单抗作为二线药物治疗晚期胃及食管腺癌疗效的Ⅱ期临床研究，入组18例患者，结果1例PR（ORR 5.6%），4例SD（DCR 27.8%），中位TTP为2.83个月，中位OS为4.83个月。可以说整体疗效并不如意。而在CheckMate 032研究中，伊匹单抗与纳武单抗联用则显示了较高的有效率，具有进一步探索的价值。目前已有多项抗PD-1/PD-L与抗CTLA-4的相关临床研究正在开展。

3.其他免疫检查点分子靶点　除了PD-1和CTLA-4，还存在着其他一些负性免疫调控作用的分子，如IDO、KIR、LAG-3、TIM-3、TICIT、BTLA、VISTA、CD47-SIRPa等。针对这些分子也在积极研发抑制性靶向药物。此外，免疫系统中也存在一些激活免疫系统的分子，如CD27、0X40等，针对这些分子研发的激动剂，在恶性肿瘤治疗中也有潜在价值。目前正在研发的多个可作为治疗靶点的免疫检查点分子，以后都有可能在单药或联合治疗中体现抗肿瘤治疗的价值。部分药物已进入胃或胃食管结合部腺癌临床试验，如LAG-3抑制剂BMS-986016，一项Ⅰ/Ⅱ期临床研究（NCT02488759）将探索纳武单抗或与其他免疫调节药物（包括LAG-3抑制剂）联合，用于病毒阳性型肿瘤（包括EBV阳性型胃癌）的安全性及初步疗效。

4.总结　免疫查点靶向治疗，特别是抗PD-1/PD-L1治疗，已经改变了多种恶性肿瘤的治疗史，也必将带来治疗上更多的改变与进步。目前，抗PD-1治疗在晚期胃癌三线及以上治疗中的地位已经确立。虽然在胃癌二线治疗的KEYNOTE-061研究中，抗PD-1治疗并未优于紫杉醇化疗，这并不意味着抗PD-1治疗在胃癌二线治疗中的真正失败，成功的关键在于找准疗效预测标志物、用对联合治疗药物，以提高治疗的有效率。抗PD-1治疗在胃癌二线、一线、维持新辅助以及辅助治疗中的应用仍然具有很大的探索空间和应用价值。ICOS抗体与PD-1抗体联用在晚期胃癌中显示了初步的疗效，提示与验证了尚存在新的有效的免疫治疗靶点和新的联合用药策略亟待研发。随着技术的革新与研究的发展，除了免疫检查点靶向治疗，其他不同形式的免疫治疗如CAR-T免疫疗法肿瘤疫苗等，也具有一定的探索价值。

（童刚领）

第十四章　胰腺癌

第一节　概述

胰腺癌是一种恶性程度极高的疾病,目前已成为全球10种最常见的恶性肿瘤之一,其发病率和病死率呈逐年上升的趋势,全球每年胰腺癌的新发病例数约为23万例,其中北美洲、欧洲、澳洲发病率最高,亚洲次之,非洲最低,全球每年死于胰腺癌的人数接近新发病例数。在我国,近年来胰腺癌的发病率也快速上升,在地区分布上存在明显差异,东北和华东地区标化病死率高于华北、华中、华南、西北及西南地区,城市高于农村2~4倍。上海是我国胰腺癌发病率最高的城市,据上海市疾病预防中心资料统计,该市胰腺癌发病率呈明显上升趋势,2000年达10/10万,较20年前增加了1.5倍,2010年以来发病率再升高至11/10万以上,且每年仍以2%的速度增长,男性胰腺癌发病率位居全市第6位,女性位居第7位。我国和全球其他国家统计资料均显示男性胰腺癌发病率稍高于女性,目前我国男性胰腺癌标化发病率为6/10万,女性为4/10万。随着年龄的增长,胰腺癌的发病率逐渐升高,60~80岁人群中胰腺癌发病率较高,据统计,70~74岁的人群胰腺癌发病率为57/10万,而50~54岁的人群中,胰腺瘤的发病率为9.8/10万。

一、病因及危险因素

胰腺癌的发病是由环境因素与遗传因素共同作用的结果,病因和发病机制至今仍未完全清楚。目前认为与胰腺癌发生有关的危险因素可能有吸烟、饮食、接触某些化学毒物、糖尿病、慢性胰腺炎及相关的遗传因素等。

1.吸烟　目前研究发现,吸烟是胰腺癌发病的独立危险因素。吸烟与胰腺癌的关系已被大量研究证实,一项回顾性队列研究分析发现胰腺癌与吸烟有相关性,吸烟量越大,患胰腺癌风险越高;另一项Meta分析同样指出,吸烟人群比不吸烟人群患胰腺癌的风险性增加70%,约20%的胰腺癌病因归结于烟草。

2.饮食　胰腺癌患病危险性还随着体重指数增加而上升。因此推测高脂、高蛋白、高能量饮食者,胰腺癌发病危险性增加。此外含亚硝胺和高盐、油炸食物被认为是患病的不利因素。而咖啡和酒精是否为胰腺癌的危险因素仍是未知数。

3.接触某些化学毒物　有研究显示长期接触氯化物、甲醛、杀虫剂以及有机氯等致癌物质可增加胰腺癌发病率。

4.糖尿病、慢性胰腺炎　对于糖尿病是否为胰腺癌发生的危险因素仍颇具争议,但有研究证明有过慢性胰腺炎病史的人群患胰腺癌的风险有所增加。

5.遗传性因素　虽然家族性胰腺癌的发生非常罕见,但有以下因素的人群,患胰腺癌概率有所增高:①遗传性非息肉结直肠癌家族史;②遗传性胰腺炎;③伴有BRCA-2突变的家族性乳腺癌/家族性卵巢癌；④家族性非典型多发性黑色素瘤综合征(familial atypical multiple mole melanoma syndrome，FAMMS)；⑤黑斑息肉综合征(Peutz-Jeghers syndrome)；⑥遗传性毛细血管扩张性综合征(ataxia-telangiectasia svndrome)；⑦珀-耶综合征；⑧Fanconi 贫血；⑨里-费综合征。

二、病理

胰腺为分泌腺体，兼有内、外分泌功能。胰腺腺泡细胞和小导管管壁细胞负责分泌胰液，负责外分泌功能。胰体尾部的胰岛则负责胰腺内分泌功能。90%的胰腺癌起源于胰腺具外分泌功能的组织部位，且主要来源于胰腺导管细胞。原发病灶位于胰头最为常见，占 2/3 以上，胰体、尾癌约占 1/4，全胰癌约占 1/20。大体标本可分为：潜在型、结节型、浸润型、囊泡型、胰管扩张型和混合型。

1.组织学分类　2006 年 WHO 外分泌胰腺癌的组织病理类型分为：①导管腺癌；②浆液性囊腺癌；③黏液性囊腺癌；④导管内乳头-黏液腺癌；⑤腺泡细胞癌；⑥胰母细胞瘤；⑦实质-假乳头状瘤；⑧其他。

2.分子病理特征　胰腺癌分子生物学研究发现胰腺癌与 K-ras 激活及 p53、p16 和 DPC4 失活有关。除此之外还与生长因子及其受体、端粒酶、基质金属蛋白酶(MMPs)等表达上调有关。

(1)原癌基因

1)K-ras 基因：K-ras 原癌基因是 ras 基因家族中的一员，编码一种相对分子质量为 21 000 的三磷酸鸟苷酸(GTP)结合蛋白。ras 基因既可通过自身突变激活，又可通过 EGFR等下游通路分子的过表达或者活化而被激活。在胰腺癌中，K-ras 基因突变位点主要位于第 12 位密码子，由正常时的甘氨酸变为门冬氨酸。突变后产生的 K-ras 蛋白与 GTP 结合，保持激活状态。进而增强生长因子介导的 Raf/MEK/ERK 等信号通路的传导，刺激肿瘤细胞持续生长。

据报道，美国已经把 K-ras 基因检测列为消化系统肿瘤早期诊断的常规项目。K-ras 基因是胰腺癌中最常见的突变靶基因，90%的胰腺癌患者可出现 K-ras 基因突变，可以在该部分患者的血液、胰液、粪便及活检组织中检测到基因突变。此外，在一些胰腺癌癌前病变中亦可出现 K-ras 基因突变，提示它可能在胰腺癌的发生中起着较为重要的作用，同时预示着其在早期诊断中的价值。然而，在 20%左右的慢性胰腺炎患者中亦可检测出 K-ras 基因突变，因此很难通过 K-ras 基因突变检测进行胰腺癌和慢性胰腺炎的鉴别诊断。

2)HER-2/neu：HER-2/neu 原癌基因编码相对分子质量为 185 000 的跨膜糖蛋白受体。该蛋白受体具有酪氨酸激酶活性，参与细胞信号转导，促进细胞增殖、分化，亦可参与调控细胞黏附及浸润生长。研究显示，胰腺癌组织中 HER-2/neu 的表达远远高于良性病变和正常胰腺组织的表达。日本学者的研究发现，HER-2/neu 基因是胰腺癌预后的独立风险因素，HER-2/neu 基因的过度表达提示预后不良。但 HER-2/neu 在胰腺癌中的作用尚未明确，HER-2/neu 能否作为胰腺癌治疗的靶点还有待进一步研究。

此外,原癌基因的激活还包括黏蛋白-4(MUC4)、Notch1、毛细血管扩张性共济失调细胞互补基因(ataxia-telangiectasia group D complementing gene,ATDC)等。

(2)抑癌基因

1)p53:p53 是转录调节因子,通过激活 p21/WAF1/CIP1 及 bax 等基因,调控细胞生长与凋亡。据报道,野生型 p53 基因决定了包括胰腺癌细胞在内的肿瘤细胞对化疗药物的敏感性。人类肿瘤中最常发生突变的抑癌基因是 p53。40%~80%的胰腺癌患者存在 p53 基因失活。研究发现,胰腺癌可出现 p53 基因突变,但 p53 基因突变并不见于慢性胰腺炎。因此提示虽然单独检测 p53 基因突变在胰腺癌诊断中价值有限,但与 K-ras 基因突变联合检测有望提高诊断的敏感性和特异性。p53 基因突变与胰腺癌患者生存期缩短有关。血清中 p53 蛋白浓度与 p53 基因突变具有相关性,与胰腺癌进展程度相关。

2)p16:p16 属周期依赖性蛋白激酶抑制因子(cyclin-dependent kinase inhibitors,CKIs)中 INK4 家族的一员。INK4 家族成员还包括 p15、p19ARF,共同发挥阻断细胞周期进行的作用。p16 基因失活将导致细胞周期抑制消失,细胞增殖失控。据报道,在胰腺癌中 RB1/p16 途径失活的比例高达 98%,且几乎全由 p16 突变引起。研究还发现,p16 基因突变与胰腺癌患者生存期缩短有关。

3)其他:DPC4(Smad4)、BRAC2、STK11、MKK4(MP2K4/SEK1)以及 FHIT(fragile histidine triad)等抑癌基因在胰腺癌中均有一定程度的突变,但在胰腺癌发生、发展及转归中的作用尚未完全明确。

(3)生长因子及受体

1)EGFR:EGFR 是一种相对分子质量为 170 000 的跨膜糖蛋白,其胞内段含酪氨酸激酶位点,具有内源性酪氨酸激酶活性。EGFR 通过与其配体 EGF、TGF-α 等结合发生自磷酸化,活化胞内 Src 同源体 2(SH2)或 GRB2 等第二信使蛋白,进而激活 STAT、PI3K/Akt、Ras/Ra/MAPK 信号通路,促进细胞增殖、黏附、迁移、侵袭以及影响细胞周期。研究发现,30%~50%的胰腺癌患者 EGFR 表达增高,且与胰腺癌患者生存期缩短、肿瘤侵袭性增加相关。

2)VEGF:VEGF 家族成员包括 VEGFA~D 和 PIGF。EGF、TGF-α、TGF-β、IL-1α 和 IL-6 能上调 VEGF 表达。VEGF 通过与其配体结合增强内皮细胞增殖与分化,促进其迁移、浸润和渗透,进而促进肿瘤血管生成。此外,VEGF 还能直接刺激肿瘤细胞生长、迁移和浸润。研究发现胰腺癌组织标本中 VEGF 的 mRNA 转录产物是正常胰腺组织的 5 倍,约 90%的胰腺癌患者 VEGF 表达增高。VEGF 表达与肿瘤大小、新生血管数量及局部浸润程度呈正相关。

3)其他:EGF、FGF、TGF-B、IGF、HGF 等在胰腺癌中表达增高,且与胰腺癌发生、发展有一定关联。

(4)端粒酶:端粒酶属于核糖蛋白的一种,可以合成端粒 DNA 并整合到染色体末端。据报道,95%以上的胰腺癌中可检测到端粒酶的活性表达,而在胰腺正常组织中则为阴性。

(5)MMPs:MMPs 对细胞外基质具有蛋白溶解活性。根据底物不同,MMPs 家族可分为 3 大类:胶原酶、明胶酶和基质溶解酶。MMPs 在伤口愈合、胚胎形成中发挥重要的生理作用,同时也参与肿瘤浸润转移等病理过程。研究发现,MMP-2、MMP-3在胰腺癌组织中的表达显著高于正常胰腺组织,且与胰腺癌肝转移相关。

3.转移和扩散途径　胰腺富含血管、淋巴管、腺泡,无包膜。胰腺癌组织可直接蔓延至胆总管、胃、十二指肠等邻近器官;经血行转移至肝、肺、骨等;经淋巴管转移至区域淋巴结,晚期患者可出现锁骨上淋巴结转移;亦可沿神经鞘浸润或压迫腹腔神经丛;还可出现腹腔内种植转移。临床上,90%的胰腺癌患者确诊时已发生周围器官的浸润,而发生淋巴结转移者占70%,静脉癌栓者占50%。

三、临床特征

1.临床表现

(1)症状:由于胰腺位于腹膜后,所处解剖位置隐匿,加上胰腺癌临床症状缺乏特异性,因此早期胰腺癌难以察觉和诊断。胰腺癌患者的临床症状主要取决于肿瘤的生长部位、肿瘤的浸润情况、病情的早晚以及有无并发症。腹痛、黄疸和体重减轻是胰腺癌的三大主要症状。

1)腹痛:腹痛是胰腺癌最常见的症状。常位于中腹或上腹部,部位较深,定位常常不甚准确,可放射至腰背部。多呈持续性加重的钝痛或钻痛,亦可为间歇性。餐后和(或)夜间加剧,且与体位有关,仰卧位时加剧。部分中晚期患者肿瘤侵及腹腔和肠系膜等神经丛时,出现顽固性剧烈疼痛。

2)黄疸:黄疸多为阻塞性黄疸,主要见于胰头癌患者。黄疸进行性加重,可伴皮肤瘙痒、贫血和出血倾向。多数患者黄疸不易消退,部分可呈波动性。

3)体重减轻:90%的患者因癌肿消耗、食欲不振、消化吸收功能异常、失眠等出现进行性体重下降。

4)其他症状:包括消化道症状、发热、血栓性静脉炎表现、症状性糖尿病和精神症状等。①消化道症状:主要是不同程度的消化不良、少食即出现饱胀感、恶心呕吐、腹泻、上消化道出血等消化道症状;②发热:超过10%的胰腺癌患者可出现发热,发热并无一定规律;③血栓性静脉炎:中晚期胰体尾部胰腺癌患者可出现下肢游走性或多发性血栓性静脉炎,偶可发生门静脉血栓性静脉炎、脾静脉血栓形成。亦有将血栓性静脉炎、关节炎、嗜酸性粒细胞增多症和脂膜炎成为胰腺癌特有的四联综合征;④症状性糖尿病:部分患者可出现空腹或餐后血糖升高、糖耐量异常;⑤精神症状:患者可出现焦虑、抑郁、失眠、急躁等精神症状。

(2)体征:早期患者一般无明显体征,典型的体征包括上腹部压痛、皮肤巩膜黄染以及消瘦。胰腺肿块不易触及,若触及腹部结节状质硬肿块,除原发性肿瘤病灶外还很可能是腹腔转移病灶。胆汁淤积时,可见患者皮肤呈深黄色或黄绿色、巩膜呈金黄色,可触及肝大、质硬、表面光滑;有时还可触及胆囊肿大,光滑、无压痛、可活动,又称为Courvoisier征,为胰腺癌特征性表现。有的患者可触及脾大。部分胰体尾部癌肿压迫脾动脉或主动脉时,可在左上腹或脐周听到吹风样血管杂音。晚期患者可出现腹腔积液。少数患者可扪及锁骨上淋巴结肿大,或出现腹腔种植转移时直肠指检触及盆腔肿块。

2.辅助检查

(1)实验室检查

1)血、尿、便检查:阻塞性黄疸发生时,血清胆红素升高,以结合胆红素为主,血清碱性磷酸酶升高;尿色加深,如浓茶样,尿胆红素阳性;重度黄疸时,粪便可呈陶土色,粪胆原减少或消失。胰管梗阻或并发胰腺炎时,血清淀粉酶和脂肪酶升高。胰腺癌患者还可出现空腹或餐后血糖升高、糖耐量异常、尿糖等。

2)肿瘤标志物检测:①血清肿瘤标志物:CA199 和 CA242 属于肿瘤相关抗原,是敏感性及特异性较高、临床上最常用的胰腺癌血清肿瘤标志物。研究发现术前血清 CA199 和 CA242 浓度低的患者术后生存获益大。此外,胰腺癌患者血清中 CA50、癌胚抗原(CEA)、CA125、胰腺癌相关抗原(PCAA)等均可升高;②基因肿瘤标志物:K-ras、miRNA、DNA 甲基化和端粒酶活性等。K-ras 基因突变与胰腺癌的发生、发展密切相关,K-ras 基因第 12 密码子点突变检测率高达 90%以上。miRNA 是近年来新发现的内源性短片段非编码小 RNA,某些 miRNA 在胰腺癌中异常表达,可用作胰腺癌的诊断工具。研究发现,通过 DNA 甲基化状态能辨别胰腺非癌性组织和癌性组织,癌组织诊断的敏感性和特异性均达 100%。据报道,端粒酶活性是鉴别诊断胰腺癌的特异性标志物。

(2)影像学检查

1)超声检查:超声检查是最常用的筛查方法,具有无创和廉价的优点,能显示肝内外肝管扩张、胆囊大小、肝脏转移和胰周浸润等情况,与 CT、MRI 相比,能检测出较小的胰腺癌,但对于<2cm 的小胰腺癌的检出率也仅为 30%左右,对于晚期胰腺癌的诊断阳性率可达 90%。胰腺癌在超声成像上表现为低回声,内部回声一般不均匀,边界不清。但大部分内分泌类型的肿瘤则回声均匀、边界清晰。此外,还可在超声引导下对可疑肿块进行穿刺活检,明确诊断。但受超声检查医师的经验以及患者肠道气体的影响,且不能很好地反映局部淋巴结浸润和血管受累情况,有一定的局限性。

超声内镜(EUS)能清楚显示局部淋巴结转移和肿瘤血管浸润情况,且能发现 2~3mm 大小的病灶,其检查结果与手术探查的吻合率为 85%~100%。亦可通过超声内镜检查术引导下穿刺细胞学检查,胰腺癌检出率接近 100%,可用于胰腺癌和慢性胰腺炎的鉴别诊断。

2)CT 检查:CT 检查优于超声,诊断准确率可达 80%,临床上胰腺占位大多是通过 CT 扫描发现的,是检测胰腺癌和肿瘤分期的最常用检查方法。可检出>2cm 的肿块、显示肿块与腹腔动脉干和肠系膜上静脉间的关系,对判断肿瘤的可切除性具有重要意义。胰腺癌 CT 成像一般表现为:低密度病灶,强化扫描后病灶强化明显。此外,在 CT 引导下进行穿刺活检是胰腺癌诊断的重要手段之一。CT 灌注成像由于图像分辨率低,不能检查出早期小胰腺癌,也不能完全区分慢性胰腺炎和胰腺癌。

3)逆行胰胆管造影(endoscopic retrograde cholangiopancreatography,ERCP):ERCP 可显示胰胆管受压阻塞的位置、范围和程度,诊断准确率可达 90%以上。胰头癌发生胆总管和主胰管梗阻时,ERCP 可显示出典型的“双管征”影像。此外,还可以通过直接活检、刷取或收集胰液进行组织病理细胞学检查,常在超声和 CT 检查阴性而高度怀疑胰腺癌时应用,但由于 ERCP 技术要求高,有时并不能直接显示肿瘤,且可引起急性胰腺炎和胰胆管感染,一般不作为首选方法。目前大多已为无创的磁共振胰胆管成像(magnetic resonance cholangiopancreatography,MRCP)所取代。

4)MRI 检查:随着 MRI 检查技术的不断发展,胰腺显像效果的提高,使 MRI 检查在胰腺癌诊断中的应用不断增加。与平扫相比,动态增强 MRI 扫描在胰腺肿瘤检查中更为重要。增强后,正常胰腺组织强化明显,而肿瘤组织则呈弱强化或无强化。近年来,MRCP 技术发展迅速,可显示胰腺假性囊肿、胰管扩张、充盈缺损及胰管串珠样改变等。因其无创、检出率高等优势,已逐渐取代 ERCP。

5)正电子发射计算机断层成像(PET-CT):PET-CT 利用胰腺癌细胞糖代谢明显高于正常组织和胰腺炎等良性病变这个特点,可以在肿瘤部位显示出浓聚灶,有利于胰腺癌的早期诊断,能很好鉴别胰腺癌和胰腺炎等良性病变。PET-CT 能直观显示肿瘤组织与正常组织间显像的差异,以及肿瘤的形态、位置、与周围组织器官的关系,能更好地做出定性、定位诊断。此外,PET-CT 对较小的或形态改变不明显的胰腺癌病灶、淋巴结、腹膜和网膜等处的微小转移灶的检出率较高,有助于胰腺癌的诊断分期。

6)消化道造影:消化道造影只能间接提示肿块位置、大小及胃肠受压情况。

7)腹腔镜检查:腹腔镜能了解腹腔播散、肝脏等腹腔脏器转移情况,可用于术前评价分期。

3.鉴别诊断　胰腺癌早期诊断困难,应与慢性胰腺炎、胆总管癌、壶腹癌、黄疸型肝炎等疾病相鉴别。

4.预后　由于多数患者确诊时已属晚期,且目前缺少有效的治疗方法,预后极差,虽然手术切除率有所提高,手术病死率明显降低,但总病死率居高不下,总的 5 年生存率不超过 5%。早期胰腺癌患者行根治性切除术后中位 OS 为 20 个月,术后 2 年生存率为 20%~40%,5 年生存率不超过 20%。局部进展期的胰腺癌患者中位 OS 为 6~10 个月,5 年生存率为 8%。而转移性的胰腺癌患者中位 OS 仅为 3~6 个月,5 年生存率约为 2%。

四、分期

1.TNM 分期　UICC/AJCC TNM 分期系统(2017 年第 8 版)

(1)T——原发肿瘤

Tx:原发肿瘤无法评价。

T0:无原发肿瘤证据。

Tis:原位癌[包括高级别的胰腺上皮内瘤变(PanIN-3)导管内乳头状黏液性肿瘤伴高度异型增生、导管内管状乳头状肿瘤伴高度异型增生和胰腺黏液性囊性肿瘤伴高度异型增生]。

T1:肿瘤最大径≤2cm。T1a:肿瘤最大径≤0.5cm;T1b:肿瘤最大直径>0.5cm 且<1cm;T1c:肿瘤最大直径≥1cm 且≤2cm。

T2:肿瘤最大径 2cm<最大径≤4cm。

T3:肿瘤最大径>4cm。

T4:肿瘤不论大小,侵及腹腔干、肠系膜上动脉和(或)肝总动脉。

(2)N——区域淋巴结

Nx:区域淋巴结无法评估。

N0:无区域淋巴结转移。

N1:1~3 个区域淋巴结转移。

N2:≥4 个区域淋巴结转移。

(3)M——远处转移

M0:无远处转移。

M1:有远处转移。

2.病理分期　见表 14-1。

表 14-1　胰腺癌病理分期标准

分期	T	N	M
0	Tis	N0	M0
ⅠA	T1	N0	M0
ⅠB	T2	N0	M0
ⅡA	T3	N0	M0
ⅡB	T1~3	N1	M0
Ⅲ	T1~3	N2	M0
	T4	任何 N	M0
Ⅳ	任何 T	任何 N	M1

注:Ⅲ期为无法手术的局部进展期,而Ⅳ期为出现远处转移的胰腺癌。

五、治疗原则

1.手术治疗　手术切除肿瘤及周围组织仍是目前局限性胰腺癌可能获得根治的唯一方法。2008 年 NCCN 临床指南对不能给予手术治疗的胰腺癌进行了界定:出现远处转移、原发肿瘤侵犯肠系膜上动脉或肠系膜上静脉、腹膜播散转移、门静脉癌栓、侵犯下腔静脉或动脉等。据此,75%~80%胰腺癌患者确诊时已处于无法手术切除的晚期,能通过手术治疗获得痊愈的患者仅为极少数。

对于能进行手术治疗的患者应尽早进行手术。常用的手术方法包括经典的胰十二指肠切除术(Whipple/Child 术)、保留幽门的胰十二指肠切除术(PPPD)、扩大或根治性胰十二指肠切除术、全胰十二指肠切除术(TP)以及胰体尾部癌切除术等。根据局部肿瘤的情况及患者一般情况选择合适的术式。手术治疗失败的主要原因是术后局部复发和远处转移。单纯手术治疗的胰腺癌患者 86%会出现局部复发,预后并不能改善。研究表明对术后患者进行辅助化疗或辅助放,化疗能延长患者中位 OS。

2.化学治疗　晚期胰腺癌手术治疗前后均可进行化疗。目前临床上较为常用的治疗胰腺癌的化疗药物主要有5-FU、吉西他滨、白蛋白结合型紫杉醇、S-1、MMC、ADM等。由于绝大部分胰腺癌患者确诊时已属晚期,因此对机体一般情况好、无法手术治疗的胰腺癌患者来说,进行化学治疗有减轻症状、缓解病情等益处。

5-FU是胰腺癌治疗的经典化疗药,曾被作为胰腺癌治疗的一线药物,目前由于缺乏统一标准,5-FU治疗晚期胰腺癌的单药有效率多数人认为在10%左右。为了提高5-FU治疗的有效率,一项Ⅲ期临床试验开展了5-FU联合其他化疗药物治疗转移性胰腺癌的研究,比较FOLFIRINOX方案(5-FU,亚叶酸钙,伊立替康,奥沙利铂)与GEM治疗转移性胰腺癌的临床疗效。结果显示FOLFIRINOX方案在客观反应率(27.6% vs. 10.9%,$P=0.0008$)、中位无进展生存期(6.4个月 vs. 3.4个月,$P<0.0001$)和中位总生存期方面(10.5个月 vs. 6.9个月,$P<0.001$)均明显优于GEM单药方案。但是FOLFIRINOX方案有较高的不良事件发生率,因此可为体力状态好的晚期胰腺癌患者的选择。

吉西他滨为核苷酸类似物,属抗代谢类抗癌药,有抑制DNA复制和修复的作用,同时也是有效的放疗增敏剂。由于其毒性较低、患者耐受较好,而且研究显示该药用于治疗晚期胰腺癌能使患者1年生存率从既往的低于10%提高到接近20%。1996年FDA批准吉西他滨为用于治疗晚期和转移性胰腺癌的一线化疗药物,当前已成为晚期胰腺癌治疗的标准一线用药,同时也是治疗胰腺癌应用最多的一种化疗药。目前,临床上晚期胰腺癌治疗以吉西他滨单药方案为主。可用于术后辅助化疗、姑息化疗。为了提高吉西他滨治疗的有效率,对以吉西他滨为基础的联合化疗方案进行了研究。2007年公布的Meta分析结果显示:对于年轻、机体一般情况好的晚期胰腺癌患者推荐吉西他滨联合铂类或联合卡培他滨方案治疗,而对于年老、机体一般情况较差的晚期胰腺癌患者则推荐吉西他滨单药方案或最佳支持治疗。

白蛋白结合型紫杉醇(abraxane)是2013年9月FDA批准的用于晚期或转移性胰腺癌的治疗。在一项开放标签、随机、国际性Ⅲ期临床研究中,861例初治转移性胰腺癌患者随机接受abraxane与GEM联合疗法或吉西他滨单药疗法,研究数据表明,与GEM单药疗法相比,abraxan联合GEM治疗在OS、PFS及ORR上均表现出显著改善,OS(8.5个月 vs. 6.7个月,HR=0.72,$P<0.0001$),死亡风险降低28%;PFS(5.5个月 vs. 3.7个月,HR=0.69,$P<0.0001$),疾病进展或死亡风险降低31%;ORR(23% vs. 7%,$P<0.0001$)。这是GEM成为晚期胰腺癌一线标准治疗十几年来两药联合方案的首次突破,因此2013年NCCN指南中,GEM联合abraxane方案作为Ⅰ类证据推荐用于体力状态评分好的转移性胰腺癌患者。

卡培他滨是口服氟尿嘧啶类化疗药,在肝脏及肿瘤组织中活化,经胸腺嘧啶磷酸酶(TP)转化为氟尿嘧啶。由于TP在肿瘤细胞中活性远高于正常组织细胞,因此卡培他滨可发挥选择性的抗肿瘤作用。卡培他滨单药亦可用于治疗晚期胰腺癌,临床获益率24%,总有效率为9.5%,患者耐受性好。故被2008年NCCN指南直接推荐用于吉西他滨治疗失败胰腺癌患者的二线治疗。

替吉奥胶囊(S-1)是新一代口服氟尿嘧啶类药物,含有替加氟(5-FU的前体药物)。

2013年在美国临床肿瘤学会胃肠肿瘤论坛上，报道了JASPAC-01研究结果，这是日本开展的一项研究胰腺癌辅助化疗的Ⅲ期临床试验，385例胰腺癌患者接受R0或R1切除后，随机分为S-1组或吉西他滨辅助化疗组，结果显示，S-1显著降低死亡风险（HR=0.56），与吉西他滨相比S-I显著改善了总生存（$P<0.0001$）与无复发生存期（$P<0.0001$）。S-1组、吉西他滨组2年生存率分别为70%、53%；两组的无复发生存期分别为23.2个月、11.2个月。数据表明，对于行手术切除的早期胰腺癌患者而言，术后选择S-1进行辅助化疗的疗效更好，且S-1不会产生更多毒副作用，可作为胰腺癌患者术后辅助化疗的新标准。GEST是在日本和中国台湾地区进行的另一项研究晚期胰腺癌治疗的Ⅲ期临床试验，结果显示，接受S-1治疗患者的总生存时间和无疾病进展生存时间均不差于吉西他滨组，S-1联合吉西他滨治疗的无疾病进展生存时间达5.7个月，显著长于吉西他滨单药治疗组。表明S-1单药治疗或者联合吉西他滨方案可作为晚期胰腺癌的标准治疗之一。目前日本已批准S-1用于转移性胰腺癌以及胃癌、头颈部肿瘤、结直肠癌等多种肿瘤的治疗。

一线化疗失败、一般情况好的晚期胰腺癌患者有必要继续进行抗肿瘤治疗缓解症状。目前进行研究的、用于二线治疗的化疗药包括奥沙利铂、卡培他滨、多西他赛、CPT-11、培美曲塞和雷替曲塞等。

3.放疗 胰腺癌是对放疗敏感性较低的肿瘤之一，且受其解剖位置的限制，单纯放疗较少用于胰腺癌治疗。但随着近年来设备技术的不断进步，放疗已逐渐成为胰腺癌综合治疗的一部分。

目前多将放疗与手术或化疗联合用于胰腺癌的治疗。术前辅助放疗、术中近距离照射以及^{125}I粒子植入放疗、术后放疗正发挥着越来越大的作用。此外，吉西他滨和5-FU具有放疗增敏效应，成为放化疗联合的主要化疗药物，但放疗、化疗联合治疗是否使患者生存期获益仍具有争议。一些研究表明通过放化疗联合能使12%~22%的局部进展期胰腺癌患者获得手术的机会，提高根治切除的可能性，使这部分患者生存获益。

4.微创治疗 包括超声聚焦治疗（HIFU）、光动力治疗、氩氦刀治疗、射频消融治疗（RFA）、内镜介入技术治疗、区域性动脉灌注介入治疗等，在胰腺癌姑息治疗中均有一定的应用价值。

第二节 胰腺癌的放射治疗

一、简介

胰腺癌治疗疗效极差，5年的总生存率仅为2%~3%。80%~90%胰腺癌就诊时已无法手术切除，其中50%~60%为局部晚期胰腺癌。不能手术切除的胰腺癌只能通过同步放化疗或化疗进行治疗。胰腺癌手术后，局部复发率高达50%~86%，5年生存率小于20%；而无法手术切除的胰腺癌，中位生存率一般小于1年。

80%以上的胰腺癌为不可手术切除者，因此放射治疗，尤其是同步放化疗是局部晚期胰腺癌的主要治疗手段。以吉西他滨(健择)为基础的同步放化疗可以提高局部晚期胰腺癌的中位生存期、缓解疼痛症状从而提高临床获益率,成为局部晚期胰腺癌的标准治疗手段。另外,对于胰腺癌术后局部残存或切缘不净者,术后同步放化疗可以弥补手术的不足。

近年来放疗技术的提高以及多种放射治疗方法的运用,如术中照射、粒子植入和重粒子的治疗,使一度被认为是放射治疗禁区的胰腺癌的放疗成为可能。同时随着新一代化疗药物以及分子靶向药物的问世,使人们对胰腺癌治疗又萌发了新的兴趣,希望在新一代治疗药物和放射物理学方面进展的帮助下,使胰腺癌的治疗能发生质的飞跃。

二、放射治疗在胰腺癌治疗中的价值

放射治疗是绝大多数胰腺癌患者的主要治疗选择,主要的适应证为:①局部晚期胰腺癌;②晚期胰腺癌的止痛放疗(腹痛或者骨转移造成的疼痛等);③胰腺癌术后肿瘤切缘不净或肿瘤残存者(R1 或 R2 手术)。

1.不可手术切除胰腺癌的放射治疗　手术是胰腺癌唯一的治愈手段,而且 R0 患者预后明显好于 R1 患者,R2 患者的预后则与局部晚期不可以手术患者一致,因此在首程治疗前需要谨慎肿瘤可否切除,以决定治疗模式。

对于早期或局部晚期的胰腺癌,判断可切除与否较为容易,目前临床难点在于判断潜在可切除的肿瘤,这类肿瘤介于可切除和不可切除之间,如能手术完整切除,预后肯定好于不可切除行根治性同步同步放化疗。如何却界定这类肿瘤,不同研究机构有各自的标准,主要涉及肿瘤和周围血管的关系。国内多数肿瘤中心目前均认为肿瘤侵犯周围血管,如肠系膜上动脉、肝总动脉或腹腔动脉,则不可切除,做血管置换的意义不大。但是国外在这方面却比较积极。这类临床经验最早来自 20 世纪 90 年代,研究发现行静脉切除的 R0 手术,与标准胰十二指肠切除术的预后相当,因此越来越多的医生开始尝试血管(包括动脉)切除置换。

1994 年,Allema 等首先报道了 20 例胰腺癌患者行肿瘤和肠系膜上静脉/门静脉 R0 切除后,生存预后与局限期胰腺癌行胰十二指肠切除术后患者相当,首次提示这种手术方式的可行性和重要临床意义。不久,Fuhrman 等也报道了自己的临床数据,证实了 Allema等提出的包括肠系膜上静脉/门静脉的扩大肿瘤根治术的安全性和可行性。自此,潜在可切除开始出现,并且建议对于这类肿瘤行 CT 造影血管重建作为标准诊断方法,从而确定可否手术以及需置换血管情况。同时,由于放化疗的引入,一些研究者尝试用术前放化疗的方法缩小这类肿瘤,取得降低分期效果,从而使原来潜在可切除,甚至不能切除的病例成为可切除病例。大约 1/3 的潜在可切除患者经过新辅助同步放化疗可以转化为可切除患者,并且其预后与可切除患者类似。但是现在的研究均为小样本,评价标准不一,治疗方案不统一,因此难以形成共识。

鉴于此,SOG、ECOG、RTOG 联合发起 Alliance A021101 多中心临床研究,方案为 mFOLFIRINOX 4 周期诱导化疗,之后行卡培他滨[825mg/(m^2 · d)]同步放化疗(50.4Gy),结束后再分期决定能否行手术,术后行吉西他滨(GEM)辅助化疗。该研究将采用统一的新辅助治疗方案，统一的评价手段和标准，将为潜在可切除肿瘤患者的新辅助治疗提供第一个Ⅲ期临床证据，并为今后的临床研究治疗方案提供标准参考。

对于局部晚期胰腺癌，1999 年 White 等对 25 例局部晚期患者行新辅助同步放化疗，6 例患者局部肿瘤缩小，其中 3 例患者肿瘤降期。White 等之后也报道 58 例局部晚期胰腺癌患者经过新辅助放化疗后，11 例患者行开腹手术，6 例患者降期为潜在可手术切除患者。Memorial Sloan-Kettering 肿瘤中心的数据也显示 87 例局部晚期胰腺癌患者可以转化为可切除患者。从以上这些研究可以看出，潜在可切除或局部晚期胰腺癌经过新辅助同步放化疗可以降期，但是比例很小。目前的难点在于无法预测肿瘤敏感性。其他研究也可以看出，虽然进行了术前中一高剂量照射（45~50.4Gy），降期率依然不高，尤其是对于局部晚期肿瘤。近年来，人们将新一代化疗药物（紫杉醇、吉西他滨等）与术前放射治疗结合，但并未取得优于 5-FU 为主的术前同步放化疗的疗效。

综上，对于目前新辅助放化疗研究结果，Katz 等做了总结：①完整切除原发肿瘤和区域淋巴结是长期生存的必要条件；②肠系膜上动/静脉、门静脉受累程度与阴性切缘率呈反比；③切除肠系膜上静脉、门静脉的手术并发症和预后是可以接受的；④局部晚期胰腺癌经过新辅助化疗或同步放化疗后，降期率很低；⑤对于部分肿瘤患者，新辅助放化疗+根治术可以带来获益。

2.不能手术切除、局部晚期胰腺癌的放射治疗　绝大多数胰腺癌就诊时不能手术切除，其中局部晚期、无远地转移的患者是放射治疗的主要适应证，这也是放射治疗在胰腺癌治疗中的最大治疗领域。放射治疗可以提高患者的生存率，并改善症状和生存质量。自 20 世纪 60 年代以来，欧美国家对不能手术切除、局部晚期的胰腺癌进行了一系列前瞻性随机分组的研究，包括以下几个方面：同步放化疗与单纯放疗的比较、同步放化疗与单纯化疗的比较、同步放化疗中不同化疗药物的比较等。

（1）同步放化疗与单纯放射治疗疗效比较：共有 2 个前瞻性随机分组研究着眼于这方面的研究。Mayo Clinic 研究所将 64 例局部晚期胰腺癌分为两组：放射治疗+安慰剂与放射治疗+5-氟尿嘧啶。放射治疗剂量为 Dt 35~37.5Gy，4 周内完成。同步放化疗组中位生存期显著高于单纯放射治疗组（10.4 月 vs. 6.3 月，$P<0.05$）。美国胃肠肿瘤研究组（GITSG）又进行了进一步研究：他们将高剂量单纯放射治疗作为对照组（60Gy，10 周内完成，即每照射 Dt 20Gy 后，休息 2 周再进行下一轮放射治疗）。另两个同步放化疗组为实验组，放射治疗的剂量有所不同（DT 40Gy/6 周+5-氟尿嘧啶，DT 60Gy/10 周+5-氟尿嘧啶）。放射治疗采用前后对穿野治疗，高剂量放疗组在 DT40Gy 后缩野至肿瘤区继续放射至 60Gy。在每个放射治疗阶段开始的前三天给予静脉注射 5-FU 500mg/m^2，同步放化疗或单纯放射治疗结束后，继续化疗 5-FU 500mg/(m^2·w)，持续 2 年或到肿瘤进展为止。由于在实验开始后不久，初步结果显示综合治疗组的近期疗效显著高于单纯放射治疗组，研究者停止了单纯放射治疗组的研究，而继续随机分组研究高放射剂量同步放化疗组与中放射剂量同步放化疗组。结合 GITSG 之后进行的 5-FU 对比多柔比星同步放化疗和 ECOG 组织的 60Gy 同步放化疗对比单纯放疗研究结果，这 4 项随机对照研究得出了两个重要结论：一是综合治疗（无论是高放射剂量同步放化疗还是中等放射剂量同步放

化疗)与单纯放射治疗相比,综合治疗组的中位生存期均显著高于单纯放射治疗组,是单纯放射治疗组结果的将近两倍(12.4 月 vs. 9.1 月 vs. 5.7 月,$P<0.01$)。二是在同步放化疗的两组中,高放射剂量组与中放射剂量组相比,尽管前者的中位生存期比后者长,但是未达到统计学意义(12.4 月 vs. 9.1 月,$P=0.19$),即高放射剂量组同步放、化疗的疗效与中放射剂量组的疗效相近。在吉西他滨批准应用胰腺癌之后,台湾学者还对比了 5-FU 同步放化疗和吉西他滨同步放化疗,结果显示吉西他滨同步放化疗可以将局部晚期胰腺癌的中位生存期提高至 14.5 个月,这也是目前为止疗效最好的研究结果一综合以上研究数据的 Meta 分析同样进一步证实同步放化疗疗效显著优于单纯放疗。因此目前局部晚期胰腺癌的标准治疗为基于 5-FU 或吉西他滨的同步放化疗,并且放疗剂量推荐为 50Gy。

(2)同步放化疗与单纯化疗疗效比较:在 20 世纪 80 年代,就有两项小样本随机对照研究比较了同步放化疗和单纯化疗的疗效,但是结果却相反。ECOG 1985 年报告同步放化疗(40Gy/4 周+5-氟尿嘧啶)与单纯化疗(5-氟尿嘧啶)的随机分组实验。在这个方案中,与以往分段放射治疗不同,放射治疗是在 4 周内连续完成的,每周 5 次。可供分析的病例数 91 例,结果显示综合治疗疗效并未显著优于单纯化疗(中位生存期 8.2 个月 vs. 8.3 个月,$P>0.05$)。美国胃肠肿瘤研究组(GITSG)进行的类似研究(放射治疗+5-氟尿嘧啶 vs.链脲霉素+丝裂霉素+5-氟尿嘧啶)得出了相反的结论,结果显示同步放化疗组疗效显著优于单纯化疗组(中位生存期 10.5 个月 vs. 8.0 个月,$P<0.02$)。尽管如此,我们可以看出两项研究中单纯化疗组的中位生存期均为 8 个月左右,具有可比性。但是 ECOG 研究中同步放化疗组的中位生存期也为 8 个月,作者解释为这可以是由于该组患者中包括了部分切缘阳性或复发的患者,而这些均为预后不良因素,因此导致不能体现同步放化疗的优势。另一项加拿大研究也得出了阴性结果,但该研究同样与 ECOG 研究存在类似问题,而且样本量更少。因此,从今天看来,我们还不能从这些采用陈旧放疗技术的早年小样本研究得出确切结论。

FFCD/SFRO 组织开展了一项Ⅲ期研究,采用三维适形放疗技术,比较同步放化疗(60Gy/6 周+5-FU+DDP)和单纯 GEM 化疗疗效。遗憾的是,由于同步放化疗组的化疗方案强度过重,而且放疗范围还包括了淋巴引流区,因此Ⅲ~Ⅳ级毒性作用发生率较高,一大部分患者没有完成原定治疗方案,该研究被迫提前终止。

ECOG E4201 研究结果已经发布,由于患者入组速度较慢,最终入组 74 例患者,放疗范围仅包括肿瘤区域,化疗药物均选择 GEM。结果显示同步放化疗(50.4Gy+GEM)组的中位生存期显著优于单纯 GEM 化疗组(11 个月 vs. 9.2 个月,$P=0.017$)。几乎同时,一项来自日本的Ⅱ期临床研究也采用类似治疗方案,结果同样证实同步放化疗组的中位生存期(12.8 个月 vs. 12.2 个月,$P<0.02$)和疾病进展时间(7.8 个月 vs. 4.2 个月,$P<0.01$)均显著优于单纯化疗组。

其他一些Ⅱ期临床研究结果显示,以 5-FU 为基础的同步放化疗可以使局部晚期胰腺癌患者的中位生存时间提高至 9~14 个月,仅从数据上是要优于单纯化疗的中位生存时间(7~8 个月)。最新发表的一项 Meta 分析也表明同步放化疗确实优于单纯化疗,不过治疗毒副作用也有所增加。

根据以上的随机分组研究结果，尤其 GEM 成为胰腺癌标准化疗药物之后的多项临床研究，认为对于局部晚期胰腺癌，综合治疗（同步放、化疗）疗效显著优于单一治疗（无论单纯放射治疗还是单纯化疗）。对局部晚期胰腺癌，同步放化疗是标准的治疗方案。

（3）同步放化疗中不同化疗方案的选择：吉西他滨的崛起。早年美国胃肠肿瘤研究组（GITSG）开展的研究均以 5-氟尿嘧啶（5-FU）作为标准同步化疗药物，在吉西他滨（GFM）出现之后，来自台湾的一项随机分组研究，以三维照射技术为基础，比较同步化疗药物 5GU 与 GFM 的疗效。结果表明，GFM 放化组无论是在治疗反应率（50% vs. 12.5%，$P=0.005$）、临床受益率（39% vs. 6%，$P=0.043$）、中位进展时间（7.1 个月 vs. 2.7 个月，$P=0.019$）和中位生存期（14.5 个月 vs. 6.7 个月，$P=0.027$）均显著高于 5-氟尿嘧啶放化组。不过该研究也同样发现同步 GEM 化疗后治疗毒性作用增加，其他 I 期临床研究也证实 GEM 确实是的放疗剂量受到限制。为了降低治疗毒性，Crane 等回顾分析了 30Gy 同步 GEM［250~500mg/（m^2·w）］或 5-FU［200~300mg/（m^2·w）］方案的结果，发现同步 GEM 组确实疗效有所提高，但是治疗毒性重于 5-FU 组。还有研究将 GEM 剂量降低为 40mg/m^2，每周 2 次，放疗剂量依然为 50.4Gy 虽然毒副作用得以下降，但是疗效却与基于 5FU 的既往研究相似（中位生存期 8.5 个月）。

随着放疗技术的进步，CEM 同步放疗的临床研究结果有了新的起色。Mattiucci 等采用三维适形放疗技术治疗 40 名局部晚期胰腺癌患者，治疗方案为肿瘤区域 50.4Gy 照射（淋巴引流区为 39.6Gy）同步 GEM［100mg/（m^2·w）］，之后行 5 周期辅助 GEM 化疗（1 000mg/m^2，d1，d8，每 21 天重复）。结果显示Ⅲ~Ⅳ级毒性发生率为 53%，2 年局部控制率为 39.6%，2 年总生存率为 25%.中位生存时间达到 15.5 个月，优于历史对照，Murphy 等同样采用三维适形放疗技术治疗 74 名患者，但是放疗剂量降低为 36Gy/15 次，不包括淋巴引流区，而同步 GEM 给予足量（1 000mg/m^2，d1，d8，d15，每 21 天重复），最终只有 5%的患者出现区域淋巴结复发，中位生存期为 11.2 个，但Ⅲ度及以上胃肠道毒性作用降低为 22%。该项研究表明，淋巴引流区可以不纳入治疗靶区。另一项多中心Ⅱ期临床研究也证实 36Gy 照射同步足量 GEM 可以很好地被患者耐受，中位生存期为 11.8 个月，与 Murphy 等研究相似。以上研究结果表明，在新的放疗技术和靶区定义前提下，同步 GEM 化疗的毒副作用可以得到控制，该治疗放疗的临床疗效初步证实可能优于同步 5-FU 及同类药物方案。

临床中还有很多Ⅱ期研究尝试使用了多种放疗增敏剂，包括化疗药物、生物制剂和抗 HIV（人类免疫缺陷病毒）药物，都取得了不错的疗效，中位生存期为 11.2~18.7 个月，但由于样本量和研究数量较少的缘故，还需更多临床研究验证。

简而言之，对于局部晚期、不能手术切除的胰腺癌，无论现有何种治疗，治疗效果均不佳，中位生存期在 6~15 个月。根据欧美国家一系列研究结果显示，同步放、化疗治疗局部晚期胰腺癌，疗效好于单纯放射治疗或单纯化疗。既往欧美同家把以 5-FU 为主的同步放、化疗作为局部晚期胰腺癌的标准治疗手段，现在新一代化疗药物 GEM 的同步放化疗结果好于 5-FU 同步放化疗方案，同时其他化疗药物也不断涌现，如紫杉醇、卡培他滨、SI 和靶向药物等,均给胰腺癌的治疗带来一线希望。在放射治疗领域,三维适形放射治疗/三维调强适形放射治疗的出现,是放射治疗技术的一个飞跃,这项技术增加对正常组织保护同时增加剂量,给局部晚期胰腺癌的治疗带来了新的尝试,期望通过先进技术和药物的结合,使局部晚期胰腺癌的治疗取得突破。

3.可手术切除胰腺癌的放射治疗

(1)术前放化疗:术前放、化疗同术后放射治疗相比有以下优势。

1)不必推迟放射治疗时间,据报道 25%胰腺癌患者因需要术后恢复,术后放射治疗需要推迟到 10 周后进行,甚至因术后恢复差,放弃了术后的放射治疗。

2)在术前放射治疗期间出现远地转移的患者避免了不必要的剖腹探查。

3)术前放化疗可以降低局部肿瘤分期,提高切除率。

4)术前放化疗可以防止手术操作造成的腹腔内种植转移。

总的来看,可切除胰腺癌的术前放化疗目前缺乏Ⅲ期临床研究,仅有一些单中心Ⅱ期研究和回顾性研究。日本和美国几家医院报告了术前放化疗治疗可手术切除胰腺癌的初步结果。早期的研究结果表明术前放射治疗胰腺癌所带来的临床获益与术后辅助放化疗相似,局部复发率为 9%~20%,而治疗导致的并发症和病死率均在可接受的范围。在此基础上,ECOG 收入了更多的病例数(n=53),其中 22.6%患者术前放化疗期间因毒性反应、病情进展和死亡未行计划性剖腹探查,在剩余 41 例中,17 例剖腹探发现局部进展或远地转移未行根治性切除,24 例(45.3%)最终行计划性根治手术,其中位生存期为 15.7 个月,而全组的中位生存率为 9.7 个月,在该组中,43%患者疗中出现Ⅲ~Ⅴ级的肝功能损害。为了降低术前放化疗胃肠道的毒性反应,MDACC 肿瘤中心将术前放射治疗剂量降低到 30Gy[30Gy/(10 次·2 周)],术中还进行了 10~15Gy 的术中照射,8.6%(3/35)患者出现 3 度恶心和呕吐,其余未见 3 度以上的放化疗反应,3 年生存率达到 23%。Pisters 等也采用同样的放疗方案,但将同步化疗药物改为紫杉醇,获得相似的 3 年生存率(28%)。随后,MDACC 回顾性分析了在 1990—1999 年收治的可手术切除术前放化疗的 132 例患者,发现短疗程的术前放化疗与常规分割的术前放化疗相比,生存期无显著差别。

随着吉西他滨在胰腺癌中的作用获得更多临床证据支持,基于吉西他滨的术前放化疗研究也迅速开展。2007 年,Talamonti 等报道了一项多中心Ⅱ期研究结果.20 名患者接受足量吉西他滨(1 000mg/m^2)3 周期术前化疗,放疗(36Gy/2.4Gy)在第二周期同步实施,24%患者在术前治疗中发生Ⅲ级和以上毒性反应,最终 17 例患者行根治性手术。中位随访 18 个月后,生存率为 58.8%。2008 年,MDACC 肿瘤中心发表了两项Ⅱ期临床研究结果。Evans 等首先报道了 86 名影像学评价可切除胰腺癌患者,行吉西他滨(400mg/m^2)同步放疗(30Gy),4~6 周后行评价疗效并手术治疗,最终 64 名患者完成根治性手术,中位生存率达到 34 个月,估计 5 年生存率为 36%,局部复发率仅为 11%,远转成为该批患者的主要死亡原因。为了降低远转率,Varadhachary 等从研究初期即制定了更强的新辅助治疗方案,所有患者先行 4 周期诱导化疗(DDP 30mg/m^2+吉西他滨 750mg/m^2,14 天每周期),之后行同步放化疗(方案同 Evans 等)。52 名患者完成所有治疗计划,中位生存期达到 31 个月,但是远处脏器转移和腹腔转移率仍然高达 42%和 31%。

同年,一项基于 SEER 数据库本回顾性研究分析了 3 885 例可手术切除患者,结果显示 70 名(2%)接受术前放疗的患者中位生存期为 23 个月,1 478 名(38%)接受术后放疗的患者中位生存期为 17 个月,2 337 名(60%)仅接受手术治疗的患者中位生存期为 12 个月,3 者之间均有显著差异。进一步亚组分析显示新辅助放疗较辅助放疗可以进一步提高生存。

尽管目前的研究显示术前放化疗可以带来生存获益,耐受性较好,相比于术后辅助放化疗具有一定优势,但是仍然缺乏Ⅰ类证据,更多的研究还在进行中。其中一项多中心Ⅱ期随机对照研究(NCT00335543)值得关注,该研究将探索基于吉西他滨的术前同步放疗(50.4Gy)是否能改善手术+化疗的治疗模式疗效。此外,由于预测可否行根治性手术的标准不明确,而且治疗中发现病变出现远地转移的概率大、患者的身体状况不允许等,最终可行根治手术的患者比例很低,目前仅有少数研究所在进行术前放化疗的研究,具体结论需要前瞻性随机分组研究来证实。

(2)胰腺癌根治术后放射治疗:手术是可切除胰腺癌的主要根治手段,但是即使根治术后,局部复发率和肝转移率也基本高达 50%以上,而且绝大部分复发出现在术后 2 年内。因此,对于根治术后患者有必要施行术后辅助放化疗,以期提高肿瘤控制率,从而改善生存。

胰腺癌根治术后辅助治疗一共有 5 个前瞻性随机分组研究。1985 年,美国胃肠肿瘤研究组(GITSG)率先发表了胰腺癌术后辅助治疗里程碑式的文章。在 GITSG 这一研究中,胰腺癌术后分为观察组(22 例)和术后辅助治疗组(21 例)。辅助治疗方案为分段放射治疗(Dt 40Gy,20 次,6 周完成;中间休息 2 周)与 5-氟尿嘧啶(5-FU)同步放、化疗、5-FU 500mg/m^2,在两段放射治疗的头三天静脉注射,在以后的 2 年间继续每周静脉注射同样剂量的 5-FU 结果表明接受术后辅助治疗的患者中位生存时间显著高于术后观察组(20 个月 vs. 11 个月),2 年生存率治疗组 43%,对照组 18%($P<0.03$),5 年生存率治疗组 19%,对照组 5%。这是人们首次认识到术后辅助治疗可以显著延长胰腺癌的生存率,但因为收治进度太慢(7 年内收治不到 50 例)和术后辅助治疗的显著优越性而提前终止了该研究。后来,GITSG 又补充分析了 30 例进行术后同步放化疗的病例,得出相似的结论。

与上述结果不同的是,1999 年欧洲 FORTC40891 报告了一个“有意义的阴性结果”。该研究收入胰头癌和壶腹癌病例 208 例,随机分为单纯手术组和术后同步放化疗组(化疗仅在放疗期间进行且为 24 小时静脉持续滴注,25mg/m^2,在每段放射治疗的 1~5 天进行),结果显示中位生存期两组无显著差别(治疗组 24.5 个月,观察组 19 个月,$P=0.208$),2 年生存率治疗组和对照组亦无区别(51% vs. 41%,$P=0.208$)。但是在胰头癌患者中,治疗组的 5 年生存率高于对照组(20% vs. 10%),但是差别仍无显著意义($P=0.099$)。虽然这个结果是阴性结果,但是因为在治疗组有 20%左右的患者因术后并发症等原因未按要求进行术后辅助治疗,本着意向性分析的原则,仍将这 23 例列入治疗组分析,因而人们认为本研究的结论是一个值得探讨的阴性结论,同时认为 5-FU 和放射治疗同步进行是安全的,能为绝大部分患者所耐受,仅 7 例(7/81)患者出现恶心和呕吐为主的Ⅲ度反应(WHO 评级)。

值得注意的是另一个关于胰腺癌术后辅助治疗的研究,这是迄今为止有关胰腺癌术后辅助治疗最大的临床报告(ESPAC-1,n=541),随后在 2004 年的新英格兰杂志上,作者对该研究又做了追踪报告。这两个研究结果显示胰腺癌根治术后的辅助化疗结果比非化疗组好(P=0.009),术后同步放化疗疗效比非术后同步放化疗差(P=0.05)。由于研究本身的设计问题和统计分析的偏倚,以及治疗的依从性差,人们对该研究得出的结论持怀疑态度。

之后美国 RTOG 专门开展了根治术后辅助放化疗的Ⅲ期随机对照研究(RTOG 9704),该研究并不是为了回答术后放化疗是否优于单纯手术,而是比较不同化疗药物能否进一步改善预后。所有患者术后行 3 周 5-FU 或吉西他滨化疗,之后行同步放化疗(5-FU+50.4Gy),之后再按照原方案行辅助化疗 3 个月。结果显示吉西他滨组较 5-FU 组中位生存期延长(20.5 个月 vs. 16.9 个月,P=0.009),多因素分析发现吉西他滨较 5-FU 确实提高了疗效(P=0.05)。该研究也是第一个进行放疗质控的试验,并且发现较高的放疗剂量可以进一步改善生存。

最后一项随机对照研究于 2010 年发表,也是目前报道疗效最好的研究。该研究为多中心Ⅱ期研究,共入组 90 例患者,分别行手术+吉西他滨化疗和手术+吉西他滨+同步放化疗(50.4Gy),结果显示两组的中位生存期分别达到 24.4 个月和 24.3 个月,2 年生存率均高达 50%,两组间无差异,但是同步放化疗组的局部复发率低于单纯辅助化疗组(11% vs. 24%)。但由于病例数少,因此该研究结果还需要大样本研究证实。

在上述随机对照研究开展期间,多项非随机分组研究也广泛开展,值得关注的是 Mayo Clinic 和 Johns Hopkins 医院的系列研究结果。20 世纪 90 年代,Mayo Clinic 肿瘤中心首先报道了 29 例行手术和术后同步放化疗的患者,与该院同期 89 例单纯手术患者比较,中位生存期和 2 年生存率均提高了 1 倍,局部复发率仅为 10.3%。之后 Johns Hopkins 肿瘤中心也报道了 120 名行术后同步放化疗的患者,与同期行单纯手术的 53 例患者相比,中位生存期明显延长(19.5 个月 vs. 13.5 个月,P=0.003),但是 5-FU+四氢叶酸的双药同步放化疗相比于 5-FU 单药同步放化疗并没有增加疗效(17.5 个月 vs. 21 个月)。2008 年,上述两个肿瘤中心不约而同地再次总结各自治疗经验。此时 Mayo Clinic 肿瘤中心的患者数量增加至 454 名,结果显示术后放化疗较单纯手术可以显著增加中位生存期(25.2 个月 vs. 19.2 个月,P=0.001)和 2 年生存率(50% vs. 39%),Johns Hopkins 肿瘤中心也得出类似结果。2010 年,这两个肿瘤中心将数据库合并,患者总量达到 1 092 名,这也是迄今为止样本量最大的研究。结果显示 583 名行术后同步放化疗的患者较 509 名行单纯手术的患者中位生存期(21.1 个月 vs. 15.5 个月,P<0.001)和 2 年生存率(44.7% vs. 31.6%,P<0.001)显著增加。该研究还依据患者年龄、切缘状态、淋巴结转移情况和肿瘤大小对两组患者进行了配对选择分析,每组各 248 名患者,结果再次证实术后放化疗可以显著延长中位生存期(21.9 个月 vs. 14.3 个月,P<0.001)和 2 年生存率(45.5% vs. 31.4%,P<0.001)。

最近发表的一项基于 SEER 数据库研究囊括了 2766 名胰腺癌术后患者，结果显示术后放疗可以延长患者的 3 年生存率。对于 N1 的患者，术后放疗作用更加明显。另一项基于 SEER 数据库的研究采用倾向性评分方法挑选 1266 对患者，结果亦显示术后放化疗可以显著延长中位生存期和生存率。

总之，由于胰腺癌能行手术切除的比例少，术前对能否行根治切除的预测标准不统一，导致术前放化疗的研究不能广泛开展，但是术前放射治疗期间，由于发现远地转移，会使部分患者避免不必要的剖腹探查。完成胰十二指肠切除术（Whipper's 手术）后的患者，术后放化疗可以提高一部分患者的局部控制率和长期生存率，但是没有一类证据。

4.胰腺癌的术中放射治疗　术中放射治疗第一次由日本的 Abe 医生采用，用来治疗局部晚期恶性肿瘤，随后广泛运用于临床。术中放射治疗是将高能加速器产生的高能电子线通过限光筒引导到需照射的部位进行照射，避开周围敏感组织和器官，因而术中照射的优点是靶向性好，对肿瘤部位集中剂量照射，同时保护周围正常组织和器官。术中放射治疗在胰腺癌治疗中的作用分为两方面：胰十二指肠切除术+术中放射治疗和不可手术切除胰腺癌探查术后的照射。

（1）胰十二指肠切除术+术中放射治疗：胰十二指肠切除术后（Whipper's 手术）的术中放射治疗：术中放射治疗是在肿瘤大部切除后或部分切除后进行，肿瘤区域可能存在切缘不净、瘤床肿瘤局部残存或淋巴结残存等因素，但大体肿瘤已被切除。术中放射治疗的目的是进一步提高局部控制率，因而治疗是以根治为目的。

在早年的 2 个小样本研究中，IORT 即显示出对局部控制率的作用，但是并没有对生存期有改善。Sindelar 报道了 20 例患者，行 IORT 的 11 例患者比未行 IORT 的 9 例患者中位生存期多 2 个月（12 个月 vs. 10 个月），无统计学差异。Zerbi 等回顾性比较 Whipper's 手术+术中放射治疗（n=43）和单纯 Whipper 手术（n=47）两组病例的治疗疗效，术中放射治疗可以显著降低局部复发率（27% vs. 56%，P<0.01），但并没有显著提高总生存率。但同期也有其他研究显示 IORT 可以提高生存率。如 Hiraoka 等对 37 例胰腺癌行广泛根治切除并行 IORT（30Gy）。术后 5 年生存率为 15.3%；30 例肉眼观察切除完全者，5 年生存率为 20.2%。作者认为对于大体可切除的局部晚期的患者，术中广泛切除，同时放疗，可以改善胰腺癌治疗效果。

1995 年之后，多数研究显示 IORT 可以显著延长患者的生存期。2001 年，Reni 等详细分析了术中放射治疗对不同分期胰腺癌的疗效。对于Ⅰ/Ⅱ期胰腺癌，胰十二指肠术后行术中放射治疗同单纯手术比较，术中放射治疗组可以显著降低局部复发率（27% vs. 60%，P=0.04）、延长术后至局部复发时间（17.5 月 vs. 12 月，P=0.003）、提高 5 年总生存率（22%±10% vs. 6%±6%，P=0.01）。对于Ⅲ/Ⅳ期胰腺癌，如果术中放射治疗的射线能量大于 9MeV，则可显著降低局部复发率，但对总生存时间无明显疗效。同年，Alfieri 等也报告了 46 例胰头癌手术切除患者，其中 26 例患者接受 IORT 和术后外照射，20 例患者仅接受手术治疗。结果显示 IORT 和术后外照射患者的 5 年局部控制率明显好于仅接受手术的患者（58% vs. 30%，P<0.01），而且前者的中位生存期也明显长于后者（14.4 个月 vs. 10.8 个月，P=0.06），并且术后并发症并没有增加。多因素分析亦显示 IORT 是局部控制

和生存期的独立预后因素。近期,来自日本和欧洲的两个大样本回顾性研究结果显示,接受 IORT 的患者中位生存期可以达到 19.1~30 个月,明显高于同期未接受 IORT 患者的生存期。

其他研究报告认为术中放射治疗可以降低局部复发率(33%~36%),中位生存期可以延长至 18 个月以上。

术前同步放、化疗+手术探查+术中放射治疗是术中放射治疗的另一种形式,目的通过术前同步放、化疗使肿瘤缩小,达到降低分期的目的,使术前不能手术的患者可以进行手术,并在术中进行照射,尽量控制肿瘤的局部播散。Breslin 等报告了 132 例进行术前同步放、化疗+手术探查+术中放射治疗的病例,132 例患者根据术前临床检查均可实施手术切除,44 例术前同步放化疗剂量为 45~50.4Gy/25~28 次,88 例为 30Gy/(10 次 · 2w),5-FU 为主要的同步化疗方案。其中 70.5%患者接受了术中放射治疗。可供分析的 129 例中仅 8%出现局部瘤床复发,与术前放射剂量无关(30Gy,9%;45~50.4Gy,11%)。多因素同归分析结果认为无论是术前放射剂量高低(30Gy vs. 45~50.4Gy)、同步化疗的应用,还是术中放射治疗对该组患者的生存期均无显著影响,但是短疗程同步放、化疗[30Gy/(10 次 · 2w)]+胰十二指肠切除术+术中放射治疗对局部复发的控制有一定作用。

Mayo Clinic 报道了一个临床Ⅰ/Ⅱ期结果 f123.入组病例为疗前诊断为局部晚期不能手术切除的患者。这 27 例患者进行术前同步放疗±化疗+手术探查+术中放射治疗。全组局部控制率为 78%(21/27),1 年、2 年、5 年局部控制率为 86%、68%和 45%,70%患者最终出现腹膜腔内播散和(或)肝转移。中位生存期为 14.9 月。2 和 5 年生存率为 27%和 7%。27 例入组患者与该医院同期进行手术探查+术中放射治疗+术后放疗±化疗的 56 例患者相比,2 年和 5 年生存率高于后者(6% vs. 0,P=0.001)。作者认为术前放射治疗±化疗对分期具有更好地确定,因为部分患者在术前治疗期间出现远地转移,因而避免了不必要的局部治疗[手术探查和(或)和术后放射治疗],这个高选性导致术前治疗组患者的生存率高于术后治疗组。

Dobelbower 文中比 4 总结了 31 家报道不足 1 000 例不可手术切除胰腺癌患者进行术前/术后放射治疗+术中照射的治疗结果,中位生存期为 5.8~13.5 月,50%~92%患者的疼痛症状得到缓解,30%患者疗后出现包括胃肠道出血、梗阻和穿孔在内的严重并发症。

(2)不可手术切除胰腺癌探查术+术中放射治疗:许多家研究机构报告了例数有限的局部晚期胰腺癌术中放射治疗的结果,部分研究者认为与单纯放射治疗±同步化疗相比,术中放射治疗可以提高局部晚期胰腺癌患者的局部控制率和中位生存期(11~18 个月 vs. 5.8~12 个月),并且对疼痛的缓解率可达到 75%~95%。同时患者可以耐受治疗的副作用。

Shipley 最早在 1984 年报道了 29 例不可切除胰腺癌患者术中放疗(15~20Gy)的结果,中位生存期达到 16.5 个月。之后 Mayo Clinic 报道了大样本研究结果,115 名患者接受开腹探查术和术后放疗,其中 37 名患者接受了 IORT 和术后放疗。IORT 和术后放疗组的 1 年局部控制率显著高于单纯术后放疗组(82% vs. 48%,$P<0.01$),但是生存率没有差异。

在上述研究结果的鼓舞下,RTOG 开展了多中心Ⅱ期临床研究,术中放射治疗组进行术中照射 20Gy 后,接受同步放化疗(50.4Gy+5-FU),对照组仅接受同步放化疗(50Gy+5-FU),该研究结果示两组的平均生存期均为 9 个月,术中照射 20Gy 与常规同步放、化疗方案相比,并没有提高局部晚期胰腺癌患者的生存期,主要术后并发症仅为 12%。尽管生存期结果不甚理想,但是该研究正式确立了 IORT 在不可切除胰腺癌的可行性,之后,关于 IORT 的研究逐渐广泛开展。

日本学者 Kawamura 等回顾性分析 12 例 IORT+术后外照射患者和 9 例仅接受 IORT 患者,结果显示前者的中位生存期明显长于后者(11.2 个月 vs. 5.8 个月,$P=0.065$)。腹膜腔内播散和肝转移是最主要的治疗失败原因。之后,来自日本的第二项研究 150 例接受高剂量放疗的患者。IORT 剂量为 30~33Gy,术后放疗的剂量为 40~60Gy,结果显示接受 IORT 和术后放疗的患者中位生存期为 8.5 个月。并且 IORT 在无远转、疗前 CA19-9<1 000U/mL 的患者中可以带来生存获益($P=0.047$)。

之后 Thomas Jefferson 大学医院进行了系列研究。Mohiuddin 等在 1995 年报道了 49 例接受 IORT 和术后同步放化疗(40~55Gy)的患者,中位生存期达到了 16 个月,无围术期死亡发生,术后Ⅲ/Ⅳ度并发症的发生率为 14%,与之前 RTOG-8505 结果的相似。1998 年 Schuricht 等报道了该中心的第二项研究结果,样本量扩大到 76,中位生存期达到 18 个月,2 年局部控制率高达 70%。近期,Willett 等分析了 150 例行 IORT 的不可切除胰腺癌患者,术后行 5-FU 为基础的同步放化疗,结果显示 1 年、2 年和 3 年的生存率分别为 54%、15%和 7%,与既往同类研究相比显著提高了生存率。

但也有相反的意见,认为术中放射治疗+外照射与单纯外照射相比,并不能明显延长中位生存期,且治疗副作用显著。Furuse 等对 30 例术中探查不能切除胰腺癌.IORT 为 25Gy,2~4 周后开始体外放疗。总剂量为 25Gy。同期应用 5-氟尿嘧啶治疗,平均中位生存期为 7.8 个月,其中 11 例有远处转移者平均中位生存期为 5.8 个月,19 例无远处转移者平均中位生存期为 12.9 个月,作者认为 IORT 合并术后放疗化疗并不能大幅提高总生存率。在 Nishimura 研究中,局部晚期胰腺癌患者在术中照射 20~25Gy 后,进行外照射 45~50Gy,胃和十二指肠的术中照射剂量限定在 12Gy 以下。尽管中位生存期在术中照射+外照射组并未比单纯外照射组延长,但术中照射组长期存活的病例数多于单纯外照射组。根据治疗后 CT 显示,术中照射+外照射后肿瘤完全消退率为 7%(3/42),部分缓解率为 45%(19/42);在术中照射野内复发者 33%(12/42),明显低于单纯外照射组(60%)。但是 Nishimura 的这个研究同样报告了术中放射治疗+外照射导致较高的治疗并发症,如消化道溃疡、穿孔、十二指肠纤维化和胰腺局部坏死。这些副作用提示无论是术中放射治疗还是单纯外照射,大分割单次放射治疗的剂量应有所限制,例如同样是术中放射治疗+外照射,术中放射治疗剂量在 10~20Gy 就很少引起非常严重的放射反应。

目前达成共识的是,无论是已切除还是未被切除的胰腺癌,术中放射治疗剂量均不能一次给予 20Gy 以上的剂量,如果照射野内包括的胃、十二指肠或小肠的体积过多,术中放射治疗的剂量应限定在 12.5Gy 以下。

总之,由于胰腺癌发现时分期较晚,术前诊断往往与术中肿瘤情况不符,所以很难确定随机分组的入组条件,多数研究结果来自单中心、回顾性报道,缺乏大型随机对照研究。但仅从现有的临床研究来看.IORT 可以提高局部控制率。在生存方面,对于可切除的胰腺癌,IORT 很有可能使患者受益;对于不可切除的胰腺癌,由于要联合术后同步放化疗,IORT 的加入能否带来进一步生存获益,目前还不确定。

5.胰腺癌的组织间近距离放射治疗

(1)组织间近距离放射治疗的特点:对于不可切除胰腺癌,由于其位置深,周围毗邻重要脏器,外照射剂量提升受到限制,即使用现代照射技术如三维适形放射治疗及调强放射治疗,肿瘤所受照射剂量也难以达到满意的剂量要求。而组织间近距离放射治疗将放射性核素制成微型放射源放置于肿瘤附近、表面或插入到瘤体内进行持续性照射,达到杀灭肿瘤,减少周围正常组织损伤的目的。放射性核素为铯-137、铱-192、碘-125、钯-103、金-198.放射源可短期放置,也可永久性植入。目前主要有 3 种近距离治疗方式:①术中置管术后近距离放疗;②腔内或管内照射技术;③放射性粒子植入。

1)术中置管术后近距离放疗:剖腹探查时对不能手术切除的病变,可在肿瘤实质内置放中空施源管若干根,并引出至腹壁外,术后行组织间照射。可起到控制胰腺癌生长、减轻胰腺癌侵犯神经所致疼痛、提高患者生活质量和生存率的作用。

2)腔内或管内照射技术:利用人体的自然腔道或管道放置放射源对病灶进行治疗。腔内照射已成功用于气管、食管和胆管恶性肿瘤的治疗。国外学者通过肝外胆管放置线性放射源对胰腺癌患者进行腔内近距离照射,可使肿瘤在短时间内接受高剂量放疗,并减少对周围正常组织的损害。

3)放射性粒子植入:将放射性粒子按肿瘤大小、形态植入肿瘤内或受肿瘤浸润侵犯的组织中,通过微放射源发出持续、短距离的放射线,使肿瘤组织遭受最大程度的杀伤,而正常组织无损伤或仅有微小损伤,最终达到治疗目的。具体植入方法有:模板种植;B 超、CT 或超声内镜引导下种植;术中种植。前者需要根据 B 超、CT 或超声内镜扫描获得的靶区图像,然后利用三维计划系统以及验证系统模拟出粒子种植的空间分布,同时决定粒子种植个数和了解靶区及周围危险器官的剂量分布,指导粒子种植。

20 世纪 80 年代研制成功 125-碘粒子源,它体积小、容量低,每小时持续释放辐射剂量为 0.1Gy/S,主要释放 γ 射线。γ 射线具有破坏肿瘤细胞核 DNA 的作用,在肿瘤细胞 DNA 合成后期及有丝分裂期阶段,只需要少量的 γ 射线(3cGy)即能破坏肿瘤细胞的 DNA 双链,使肿瘤细胞失去繁殖能力而凋亡。目前以 125-碘(Iodine-125,^{125}I)为代表的放射性例子植入是临床中最常用的近距离放疗方法,具有以下优势:①有效提高射线局部与正常组织剂量分配比:^{125}I 粒子有效半径为 1.7cm,半衰期 60.2 天,95%剂量在 1 年内贡献完毕。植入多枚粒子后,释放的 γ 射线能有效覆盖肿瘤以及亚肿瘤区域,能持续对肿瘤起放疗作用。这些特点致使肿瘤细胞因辐射效应遭到最大程度的毁灭性杀伤,从而达到治愈的目的;并能持续对肿瘤起放疗作用;同时由于放射源周围剂量分布是按照与放射源距离的平方反比的方式下降,邻近的周围组织,如肠道、肠系膜动、静脉等受到的影响较小，减少了并发症的发生率；②放射性粒子永久植入，可以使肿瘤受到连续低剂量率照射，从而持续抑制肿瘤细胞增殖；③射线持续照射使肿瘤的损伤后再增殖、再群体化明显减少；④持续低剂量率照射下乏氧细胞再氧合，降低了氧增强比，防止乏氧细胞对放射抗拒性的出现；⑤防护简单。

其适应证主要为：①经病理证实手术不能切除的局限性胰腺癌；②影像学证实肿瘤无远处转移或即使有远处转移，但转移灶尚不危及生命者；③白细胞≥3×10^9，血小板≥10×10^9，血红蛋白≥90g/L；④在行探查术或为解除黄疸而行吻合术的同时种植粒子；⑤Karnofsky 评分>70 分；⑥无全身衰竭症状。

（2）组织间近距离放射治疗的临床疗效：在 20 世纪 80～90 年代就已经开始运用粒子植入治疗不可切除胰腺癌的技术，但早年的报道结果不一。Syed 等最早应用^{125}I 粒子治疗 18 例无法手术切除的胰头癌患者，术后补充 30～50Gy 外放疗，结果 88.8%（16/18）患者疼痛缓解，平均中位生存时间高达 14 个月，这在缺乏有效化疗药物和局部放疗的当时，疗效已经非常可观。但之后两项小样本研究却又暂缓了粒子植入治疗的广泛开展。1990 年，Joyce 等报道了 19 例胰腺癌患者行超声引导下经皮穿刺^{125}I 粒子植入治疗，其中 12 例患者联合外放射治疗，结果临床症状无明显改善或有轻微改善，术后生存期很短，平均不到 5 个月（140 天）；并且，单纯粒子植入治疗和辅以外照射放疗两组间生存率和症状缓解无明显差异。之后 Montemaggi 等报道了一组 7 例接受术中^{125}I 植入患者，1 例术后发生肺栓塞死亡，1 例胰瘘，1 例出现了恶化的糖尿病，中位生存期 7 个月。另一项较大样本（98 例）的研究也显示对无法手术切除的胰腺癌患者行^{125}I 粒子治疗，虽可以有效缓解疼痛，但中位生存期仅为 7 个月。以上说明尽管^{125}I 粒子近距离治疗胰腺癌在临床上取得了一定的疗效，但治疗效果不明显，还需要不断探索。

但之后的几项较大样本研究又重新发现，粒子植入治疗可以延长不可手术切除胰腺癌患者的生存期。Mohiuddin 等对 81 例胰腺癌患者进行 125I 粒子植入治疗。所有患者均在术中行粒子植入，肿瘤所受照射的最小周边匹配剂量为 120Gy，术后补充外放疗 50～55Gy 和辅助全身化疗。结果中位生存期为 12 个月，2 年和 5 年生存率分别为 21% 和 7%，局部控制率为 71%。Schuricht 报告了一组 43 例接受术中植入，并发症为 39.5%，中位生存期 15 个月，1、2 年生存率分别是 56%、19%。因此，他们认为对于局部不可切除的胰腺癌患者采用放射性^{125}I 粒子植入，辅助外放疗和全身化疗，可以达到满意的局部控制率，对一些有选择的胰腺癌患者进行治疗可望获得较长的生存期。

同时，国内的研究也广泛开展，结果大多支持粒子植入的临床价值。Sun 等对 15 例不可切除的老年胰腺癌患者行^{125}I 粒子植入，有 30%患者临床获益。Wang 等进行了14 例超声引导下^{125}I 粒子植入治疗不可切除胰腺癌，术后 87.5%的患者获得完全缓解，患者的中位生存期提高到 10 个月，同时可以有效缓解患者疼痛，Jin 等得出同样的研究结果。Zhongmin 等对 31 例手术无法切除的胰腺癌患者，行 CT 引导下^{125}I 植入治疗，明显缓解了患者疼痛，提高了患者的卡氏评分，中位生存期达 10.3 个月。Zhang 等对 26 例老年胰腺癌患者进行了 CT 引导下125^{I} 植入治疗。其中 15 例患者具有明显的临床症状，经治疗后 9 例临床症状完全缓解，2 例部分缓解，4 例没有明显的变化，证实了放射性粒子植入对有明显临床症状的胰腺癌患者具有确定的疗效。

国内学者还在粒子植入联合其他局部外科治疗方面取得了开创性进展，使得国内患者的生存期与国外研究达到同一水平。Zou 等对 32 名患者采用术中射频消融联合放射性粒子植入，7 名患者完全缓解，18 名患者部分缓解，中位生存期达 17.5 个月，术后接受化疗的患者中位生存期明显长于未接收化疗的患者(20 个月 vs. 16 个月，$P=0.0176$)。Xu 等名患者行冷冻消融术，其中 35 患者联合 125I 粒子植入，总有效率(CR+PR)为 59.4%，中位生存期 16.2 个月，1 年、2 年、3 年的生存期分别为 63.1%、22.8%、9.5%。此外，在不断完善粒子种植治疗计划后，Liu 等还发现局部粒子植入治疗疗效可以媲美胰十二指肠切除术。作者回顾性比较了 30 例^{125}I 植入不可切除胰腺癌患者和 30 例接受胰十二指肠切术的患者，结果显示前者的手术时间、术中出血量和术后肠蠕动恢复时间均短于后者，并且两者的中位生存时间无明显差异(16 个月 vs. 18 个月)。遗憾的是目前仅此一项报道，还有待于更多研究验证。

(3)粒子植入治疗的并发症：放射性粒子植入是一种有创性治疗，金属异物的植入以及手术操作会对人体造成一定损伤。放射性粒子体内植入不可避免地会产生放射性反应，周围组织会发生放射性坏死，并形成放射性溃疡和窦道，由于肿瘤坏死或(和)植入过程中放射性粒子在体内移位或迁移会对所到达器官或组织产生放射性损伤。国内外对其并发症的报道不一。常见的有出血、感染、胃肠道反应、胰腺炎、胰瘘、腹腔脓肿、乳糜瘘等，大多数的并发症经保守治疗缓解、治愈。

尽管胰腺癌的组织间近距离放射治疗有悠久的历史，是不可切除胰腺癌姑息性治疗的手段之一。但由于胰腺癌具有多灶性和易远处转移的特点，仅凭粒子植入治疗明显延长生存期的可能性不大，与单纯放化疗或术中照射相比，治疗效果无明显优势。因此在放射性粒子植入后，还应补充体外放射治疗，覆盖整个胰腺及周围高危转移区域，剂量一般为 30~55Gy，最好用调强放射治疗，以降低放疗反应。有临床证据提示放疗后加全身化疗可以进一步延长生存期。

随着放疗技术、手术技术以及国内医疗条件的进步，粒子植入已经可以在国内多数医院开展，操作简便、微创，并发症发生率低，在临床上也取得了一定的疗效，然而，仍有许多问题尚未解决。首先组织间近距离照射的临床研究多无统一标准，选择病例条件不同导致治疗结果差异较大，仍然缺乏循证医学Ⅰ类证据。其次，该治疗方法本身对于最佳周边匹配剂量尚不清楚，如何与外放疗配合也没有明确结论。在实际操作中缺乏术中实时计划系统及术中模板引导，术后验证系统困难等。这些问题都需要进一步进行临床深入细致研究和探讨。

6.胰腺癌的立体定向放射治疗

(1)局部晚期胰腺癌的立体定向放疗(SBRT)：SBRT 以治疗并行器官肿瘤为主，以分次剂量高和治疗次数少为特点，剂量高度集中，周边剂量分布不均匀且梯度变化大，可用相对低的等剂量线作为处方剂量线，通过靶区内剂量层层递增方式，实现靶区外低剂量，靶区内高剂量，对肿瘤实施在正常组织耐受剂量下的高剂量照射，因降低了肿瘤周围正常组织的剂量而增宽了肿瘤和正常组织之间的剂量窗位，从而可提高肿瘤剂量，同时不会对正常组织造成严重放射损伤。另一方面,放疗后肿瘤细胞发生再增殖起始时间多在3~5周后,而SBRT由于治疗次数少,多在数天至两周内完成,因此避免了肿瘤细胞出现加速再增殖,从而有利于局控率的提高。目前用于治疗胰腺癌的SBRT技术有:真正意义的立体定向放疗(在加速器上加三级准直器共面或非共面固定野或旋转野照射),三维适形放疗(在加速器上加整体铅块或MLC共面或非共面同定野照射)和体部伽马刀(即使用γ线实施的SBRT)治疗。在技术的选用上不同医院不同设备配制略有不同,但总的原则是对较早期局限的胰体尾癌采用真正意义的立体定向放疗或体部伽马刀可获得更高的局部剂量,周围正常组织的损伤更小;对局部肿瘤较大或胰头癌采用三维适形放疗局部剂量相对均匀,在照射范围较大的情况下更为安全可行。

(2)不可切除胰腺癌SBRT:临床研究结果20世纪90年代初国外有单位采用X线实施SBRT治疗胰腺癌,因病例不多,没有更多的临床资料的报道。随着放疗技术和影像的进步,21世纪开始,SBRT在不可切除胰腺癌的中应用逐渐展开。

1)以根治为目的的SBRT临床研究:2004年,Stanford大学的Koong等首次报道了胰腺癌SBRT治疗结果,他们采用射波刀(Cyber Knife)技术对15例患者进行大分割放疗,剂量为单次15Gy、20Gy或25Gy,1年局控率达到100%,但是所有患者最终均出现远处转移,中位生存期为11个月。之后Koong等又将SBRT联合外照射进行了Ⅱ期临床研究,16名患者接受45Gy(同步5-FU)外照射后,原发肿瘤给予25Gy单次放疗,1年局控率仍然高达94%,但是中位生存期仅为8.3个月。同样,由于治疗强度的增加,3度胃肠道并发症发生率达到12.5%。近来,还有学者将SBRT与诱导化疗联合,以其通过早期治疗远处微转移灶来提高疗效。治疗方案采用一周期诱导吉西他滨(1 000mg/m^2)化疗,之后25Gy单次放疗,1年局部控制率同样达到94%~100%,但是中位生存期未见明显改善,仍为11个月。而且在SBRT后4~10个月,两项研究中各有1名患者出现十二指肠穿孔,进一步分析发现十二指肠接受放疗的体积是引发远期副反应的独立相关因素。

鉴于SBRT的良好疗效以及单次放射的远期毒性作用,其他研究者开展了分次SBRT研究。以色列学者Mahadevan等采用24~36Gy/3次的分割放射治疗36例不可切除胰腺癌患者,之后给予6个月吉西他滨辅助化疗,局部控制率虽为78%,但是3度副反应发生率降为14%,中位生存期达到14.3个月。之后Mahadevan等又将辅助化疗改为2周期新辅助化疗,局部控制率提示到85%,中午生存期升至20个月,而且治疗期间无3度急性副反应发生,47例患者中仅有3例患者出现晚期3度副反应。Goyal等也回顾性分析了19例患者的疗效,实际放疗剂量为70%等剂量线20~25Gy或24~30Gy/3次,1年局控为65%,中位生存期为14.4个月,16%的患者出现了3度副反应,该研究还在放疗期间行CT检测疗效,发现32%的患者在放疗后肿瘤体积缩小超过50%。Didolkar等报告了85例不同期别患者的回顾性研究,处方剂量15~30Gy/3次,1年局控率为91.7%,中位生存期达到18.6个月。

以上研究均显示SBRT治疗不可切除胰腺癌可获得不错的局部控制率,生存期也可达1年左右。但也有少数研究显示SBRT的局控率较差。2005年,Hoyer等报道了22例胰腺癌患者的SBRT结果,处方剂量为45Gy/3次,1年的局控仅为54%,中位生存期为

5.4 个月，而且 3 度胃肠道副反应发生率高达 79%。这引起了其他学者的广泛关注。究其原因，是因为 Hoyer 等得靶区范围外扩过大，包括了肿瘤周边的水肿带，致使中位 PTV 体积达到 136mL，远高于 Koong 等的 41mL，而且实际达到的是处方剂量是 67%等剂量线。这样的放疗靶区和计划解释了该研究的高毒副反应和低疗效，但同时也引起学者们对各项研究的放疗技术和质控的重视，否则各研究结果之间没有较好的可比性。Polistina 等采用吉西他滨诱导化疗联合 24～36Gy/3 次的类似治疗方式，1 年局控率仅为 50%，中位生存为 10.6 个月，但无 2 度及以上副反应出现。另一项小样本研究采用同步放化疗的方式，吉西他滨（1 000mg/m^2，d1、d15、d21，28 天/周期）诱导化疗 3 周，在第 4 周行 SBRT（75%～83%等剂量线 5Gy×5 次），之后继续吉西他滨辅助化疗 5 周期，1 年局控率仅为 40%，中位生存期为 12.2 个月。

2）SBRT 对于潜在可切除胰腺癌的临床研究：现代放疗技术使得 SBRT 具有良好的适形性，并且在局部可以达到高剂量照射，局部有效率高，部分患者的肿瘤缩小后，可能与周围重要血管、肠道等脏器分离，使之成为接受 R0 根治术的患者，因而进一步提高疗效。Chuong 等在 2013 年报道了 73 例不可切除胰腺癌患者 SBRT 的临床结果，其中 56 例患者为潜在可切除患者。所有患者先行 3 周期吉西他滨、紫杉醇和卡培他滨的联合化疗，之后行 SBRrr，处方剂量为 25～30Gy/5 次，但是在肿瘤与周边血管粘连或侵犯处给予更高剂量（30～50Gy/3 次），治疗完成后 4 周评价疗效，77%的患者肿瘤缩小，56%的患者行手术切除，其中 R0 切除率高达 97%，病理完全缓解率为 9%。随诊发现，手术切除患者的中位生存期明显高于未行手术切除的患者（19.3 个月 vs. 12.3 个月，$P=0.03$）。治疗毒性作用也完全可以接受，仅 5%的患者出现 3 度副反应。该研究结果显示 SBRT+手术可能成为潜在可切除患者的治疗方式。

3）SBRT 对于胰腺癌再程放疗的临床研究：尽管胰腺癌的治疗失败模式以远处转移为主，但是随着化疗新药的出现，化疗强度的增加，有部分患者仅出现局部复发，SBRT 在胰腺癌局部复发患者的二程放疗中可以带来获益。由于放疗副反应与周边正常组织接受的剂量和体积明确相关，因此在二程放疗中需要尽量避免和减少正常组织的照射，并且需要高精度的放疗，SBRT 在这些方面具有独一无二的优势，而且已经在肺癌领域有所展示。Lominska 等在 2012 年报道了 28 例行 SBRT 再程放疗的患者，其中 11 例是在体外照射后行计划性 SBRT 局部补量，与 Stanford 大学的研究方案类似；其余 17 例患者是行 SBRT 挽救治疗。所有患者初程放疗的中位剂量为 50.4Gy，再次 SBRT 的剂量为 20～30Gy。虽然中位生存期仅有 5.9 个月，但是局控率达到 86%，而且仅有 2 名患者发生 3 度及以上副反应（2 名患者肠梗阻，1 名患者十二指肠穿孔）。该研究与 Stanford 大学的研究结果均提示，使用 SBRT 作为局部复发二程放疗的选择，是完全可行、有效的，但是对于再程放疗的毒性作用需要慎重考虑。

4）SBRT 治疗相关毒性作用：胃和小肠（尤其是十二指肠）由于邻近胰腺，因此也是 SBRT 治疗中最易出现副反应的器官。常见的近、远期副反应包括恶性、狭窄、梗阻、溃疡、出血和穿孔。Schellenberg 等发现十二指肠副反应与受照射体积明显相关。该研究中 73 名患者接受单次 25Gy 照射，1 年的十二指肠副反应发生率为 29%，进一步分析发现十二指肠 V15、V20 以及 D_{max} 与副反应明显相关。如前所述,单次 SBRT 毒性作用确实高于分次 SBRT,因此分次 SBRT 的副反应相关因素还有待进一步探索。

韩国学者也发现部分十二指肠剂量参数与副反应有明确相关关系。对于行分次(3 次)SBRT 的腹部肿瘤患者,十二指肠所受最高剂量 35Gy 和 38Gy,3 度胃十二指肠毒性的发生率分别为 5%和 10%。小肠 V_{25}>20mL 的患者发生严重副反应的风险明显高于小肠 V_{25}≤20mL 的患者(50% vs. 4%,P=0.004),并且增加分次放疗之间的时间间隔(4~8 天/3 次),可以降低副作用发生率。

另一方面,呼吸动度也是影响胃肠道毒副作用的重要因素。Taniguchi 等通过呼吸门控技术测量 PTV 与十二指肠的重叠区域随呼吸时相的变化情况,发现在呼气末 PTV 与十二指肠的重叠范围最小,明显小于吸气末时相的范围。因此以吸气末时相图像为基础制定 SBRT 计划,并且使用呼吸门控技术在呼气末进行 SBRT,有可能降低十二指肠副反应。

总的来看,局部不可切除胰腺癌 SBRT 治疗后 1~3 个月的肿瘤局部有效率为 70%~90%,中位生存期各单位报道小一,可能与病例的选择和病期早晚有关,多数为 10~18 个月,1、2 生存率分别为 60%~90%和 25%~0。尽管这些研究的 SBRT 处方剂量、患者选择不同,也没有大样本Ⅲ期随机对照研究,但是从有限的研究可以看出,SBRT 对于不可切除胰腺癌的局部控制率并不差于常规分割体外照射,采用分次 SBRT 后近期和远期毒副反应也可以控制在可接受范围内。治疗失败模式以远处转移为主,因此为了提高生存还需要化疗药物的进步。此外,有学者认为局部乏氧细胞是肿瘤对 SBRT 抵抗的重要因素,因此放疗增敏药物在 SBRT 中的作用也值得探索。不过从目前良好的局控率来看,可能乏氧并不是影响 SBRT 疗效的主要问题。今后的研究应该集中在胰腺癌的生物有效剂量方面,以便确定最佳合适总剂量和分割方式,这方面应该早期肺癌 SBRT 应用就是一个成功的范例。

三、放射治疗技术[三维适形照射/适形调强照射技术(3D-CRr/IMRT)]

无论是常规技术,还是三维适形/适形调强放射治疗(3D-CRT/IMRT),其靶区定义、射野安排等均须遵从以下原则。3D-CRT/IMRT 通过在每一个照射野与肿瘤的形状相一致,使高剂量曲线集中在肿瘤区,从而使肿瘤得到高剂量的照射,而同时可以避免其周围正常组织和器官的不必要照射,IMRT 比 3D-CRT 的适形度更好,对正常组织和器官保护得更好。

1.治疗前的准备和 CT 模拟定位　为了显示胃和小肠的位置,在定位前 1.5~2 小时口服 800mL,定位前 40~60 小时口服 500~800mL,做 CT 模拟定位前口服剩余的 200~400mL。患者仰卧位,双手抱肘置于头上,真空垫或体模固定。扫描范围一般在呼气位的膈顶至第 4 腰椎椎体下缘,确保肿瘤范围、淋巴引流区和感兴趣的正常组织器官(一般指全部肝脏、双侧肾脏、胃和部分小肠)包括在扫描的范围内,行增强 CT 扫描,层厚建议为 3~5mm。如果对 CT 造影剂过敏,可改用 MR 定位.以便勾画胰腺肿瘤和周围正常组织和器官。如采用 SBRT 技术,需使用 4D-CT 或呼吸门控技术进行定位,层厚为 1~3mm。

2.靶区勾画和处方剂量的定义

(1)根治性放疗或术前放疗:靶区勾画包括肿瘤区(GTV)、临床靶区(CTV)、计划靶区(PTV)和危及器官。根据CT图像或根据术中置放的金属标记勾画GTV(包括原发肿瘤和转移的淋巴结)。CTV则为GTV外放的区域,并且包括临床潜在侵犯区域,无需包括整个胰腺;PTV外扩距离需要考虑摆位误差、器官运动等因素。已有研究探索过胰腺的运动幅度,可见至少需要10mm的外扩距离,尤其是在头脚方向,15mm的外扩距离也可以考虑。对于转移淋巴结的外扩范围5mm即可。如果采用4D-CT或呼吸门控技术,外扩距离可以适当缩小。此外,对于淋巴引流区的预防性照射现在还有争论,各放疗中心的靶区涉及也不尽相同,在此不做明确规定,可根据各自单位实际情况和患者生存预期决定。对于预防区域的选择,有研究总结了不同部位淋巴结的转移规律,以此可作为预防区域的靶区设计。

放疗处方剂量为95%PTV 50~54Gy,1.8~2.0Gy/d,每周5次,总放疗时间可以超过49天,但最好不要大于56天。

正常组织限量:肾脏D_{30}<18Gy,D_{50}<13Gy;脊髓D_{max}<40Gv;肝脏:D_{mean}≤30Gy;十二指肠、小肠、结肠:D_{max}≤54Gy,V_{50}<10%,V_{45}<15%。

(2)术后放疗:以胰头癌为例,根据术前影像学资料、手术所见等,CTV需要包括瘤床区域、术中置入的金标、术后残留肿瘤、潜在侵犯或残留区域等,以及胰腺空肠吻合部,并三维外扩0.5~1cm(部分手术吻合方式为胰腺一胃吻合,此时不必包括胰腺-胃吻合部);此外还需要包括以下区域淋巴结。

1)腹腔干动脉自腹主动脉发出的1.5cm部分,并三维外扩1cm。

2)肠系膜上动脉自腹主动脉发出的2.5~3cm部分,并三维外扩1cm。

3)门静脉(自肠系膜下静脉汇入处至肝门部分叉为左右门静脉处,包括胆肠吻合和肝管空肠吻合部以及肝门淋巴结),并三维外扩1cm,需要指出的是腹腔静脉的走行和汇合有时会发生解剖变异。

4)部分腹主动脉:自上述腹腔动脉、门静脉或胰腺窄肠吻合部区域的最上层,至腰2椎体下缘,如术前肿瘤下缘超过腰2椎体下缘,则下界需要延伸至腰3椎体下缘。左侧外扩2.5~3cm,右侧外扩1cm,并避开两侧次肾脏,前方外扩2.5~3cm,后方至椎体前缘或前缘后0.5cm。

在外扩或包括周围肿大淋巴结时,需要在胃、肝脏等脏器处适当修回。PTV外放同"根治性放疗或术前放疗"。

放疗处方剂量可参照RTOG 0848研究,为95%PTV 50.4Gy,1.8Gy/d,每周5次,同步5-FU类药物化疗;或者95%PTV 36Gy,2.4Gy/d,每周5次,同步吉西他滨化疗。

正常组织限量[以95%PTV 50.4Gy/(1.8Gy,28f为例)]:双肾脏D_{mean}<18Gy,如患者为单肾,则D_{15}<18Gy,D_{30}<14Cy;脊髓V_{50}<0.03;肝脏:D_{mean}≤30Gy;胃、小肠、结肠:D_{max}≤58Gv,D_{10}<56Gy,D_{15}<52Gy。

无需对其他淋巴引流区进行预防照射。

(3)大分次(SBRT)放疗SBRT:一般用于不可切除胰腺癌或临床试验,根据4D-CT

CT图像或根据术中置放的金属标记勾画GTV(原发肿瘤),CTV为GTV外扩5mm,PTV在胰头部为CTV外扩5mm,在胰体尾可外扩5~10mm,如果具有靶区追踪技术,可仅外扩2mm。对于处方剂量,目前没有标准。

第三节　胰腺癌的生物治疗

胰腺癌对化疗和放疗的敏感性低,为延长患者生存期、改善预后,寻求新的、有效的治疗方法刻不容缓。近年来,随着分子生物学及肿瘤细胞信号转导通路研究领域快速发展,人们对胰腺癌的生物学特征有了更进一步认识,胰腺癌生物治疗领域取得了一定的进展。

一、胰腺癌的分子靶向药物治疗

1.EGFR-TKIs　目前,EGFR-TKIs治疗胰腺癌的临床试验研究有很多,多为评价EGFR-TKIs与化疗药联合治疗晚期胰腺癌的有效性。

(1)厄洛替尼:2002年9月FDA授予厄洛替尼作为胰腺癌的二线或三线治疗方案,适用于已接受晚期转移性胰腺癌标准疗法的患者。近年来的临床应用显示,厄洛替尼与吉西他滨联合治疗胰腺癌可使患者的总存活率提高23.5%。一项Ⅲ期临床研究表明厄洛替尼联合吉西他滨生物化疗能使胰腺癌患者获益,联合治疗与吉西他滨单药化疗相比能显著延长患者中位OS(6.24个月 vs. 5.91个月)和提高1年生存率(23% vs. 17%,P=0.023)。具体方案为:吉西他滨1 000mg/m^2(第1、8、15、22、29、36、43天),静脉注射,休息1周后进行第2周,共4周方案化疗,剂量不变,用药时间为第1、8、15天;厄洛替尼100mg/d或150mg/d口服。且结果表明厄洛替尼100mg/d口服联合吉西他滨治疗有效率更高。联合方案患者耐受性好,但与单药方案相比皮疹、腹泻、感染和口腔炎等不良反应有所增加,大多数仅为1级或2级毒性。因此,厄洛替尼联合吉西他滨已逐渐成为晚期胰腺癌的标准一线治疗方案。

(2)吉非替尼:吉非替尼联合吉西他滨治疗晚期胰腺癌的小样本Ⅱ期临床研究结果显示联合治疗能较吉西他滨治疗显著延长患者中位OS和提高1年生存率。但研究显示吉非替尼联合多西他赛用于晚期胰腺癌挽救治疗无效。在早期的临床试验中,最低剂量吉非替尼联合吉西他滨和放疗治疗胰腺癌,患者出现了明显的毒性反应。一项Ⅱ期的临床试验结果显示吉非替尼联合吉西他滨用于无法手术或转移性胰腺癌的效果与厄洛替尼联合吉西他滨相似。

(3)西妥昔单抗:多个临床研究均表明西妥昔单抗与吉西他滨联合或分别与伊立替康/多西他赛联合治疗晚期胰腺癌并不能使患者生存获益。

(4)尼妥珠单抗:尼妥珠单抗是全人源化的抗EGFR IgG1单克隆抗体。尼妥珠单抗联合吉西他滨对比吉西他滨单药治疗晚期胰腺癌患者的Ⅱ期、随机、双盲安慰剂对照试验结果显示,尼妥珠单抗联合吉西他滨是安全的且耐受性良好,1年期生存率显著提高,尤其对于年龄≥62岁的患者受益明显。

2. Ras/Raf/MEK/ERK 通路抑制剂　司美替尼（AZD6244）为 MAPK/ERK1 和 MAPK/ERK2 的选择性激酶抑制剂，目前正处于临床研究的早期阶段。法尼基转移酶抑制剂（FTIs）：R115777（Zamestra）是一类甲基-喹诺酮类非类肽，可以选择性抑制 FTase，目前，用于胰腺癌的研究处于Ⅱ/Ⅲ期临床试验阶段；安卓健是在研的 FTIs，可以有效阻断 ras 的活化，目前用于胰腺癌的治疗已进入Ⅱ期临床试验。

3. Scr 抑制剂　Scr 抑制剂包括 AZD0503（Abl/c-Src 激酶特异性抑制剂）以及 AP23846（强效 c-Src TKI，能降低 VEGF、IL-8 表达水平）等，正处于临床研究的早期阶段。

4. PI3K/Akt/NF-κB 抑制剂　依维莫司是口服 mTOR 抑制剂，Ⅱ期临床研究表明依维莫司用于转移性胰腺癌治疗患者耐受性较好。其他的如西罗莫司（CCI-779-Torisel™，mTOR 抑制剂）、硼替佐米 PS-341，抑制 NF-κB 的蛋白酶体抑制剂等，PI3K/Akt/NF-κB 通路的抑制剂均在进行Ⅰ/Ⅱ期胰腺癌治疗的临床研究。

5. VEGF 通路抑制剂

（1）贝伐珠单抗：贝伐珠单抗为全人源化的抗 VEGF 单克隆抗体。其联合吉西他滨双药或者联合吉西他滨、厄洛替尼三药方案治疗晚期胰腺癌的疗效仍不确定。

（2）阿西替尼：阿西替尼是口服的 VEGFRI、VEGFR2 和 VEGFR3 抑制剂。Ⅱ期临床研究未显示出治疗的有效性，Ⅲ期临床试验中对晚期胰腺癌在吉西他滨基础上联合阿西替尼也并未改善患者的生存期。

（3）Vatalinib（PTK787，ZK222584）：Vatalinib 为 VEGFR2-TK1。Ⅱ期临床研究结果显示 Vatalinib 很有希望作为吉西他滨治疗失败的晚期胰腺癌患者的二线用药。

6. PDGFR/multiple 抑制剂

（1）舒尼替尼：舒尼替尼为口服的 PDGFRα/PDGFRβ、VEGFR1/VEGFR2/VEGFR3 和 c-Kit 抑制剂。一项Ⅱ期临床研究显示苹果酸舒尼替尼治疗能为一些晚期胰腺癌患者带来生存获益，但仍需进一步研究。

（2）其他：临床试验研究中甲磺酸伊马替尼单药或索拉非尼联合吉西他滨治疗晚期胰腺癌，都未能见到显著疗效。

7.环氧化酶-2 抑制剂　研究发现 COX-2 具有抑制细胞凋亡、刺激肿瘤血管生存、促进肿瘤生长的作用。44%~90%的胰腺癌患者 COX-2 表达增高。因此可通过抑制 COX-2 表达，抑制肿瘤细胞增殖，达到治疗肿瘤的作用。塞来考昔是选择性 COX-2 抑制剂，临床研究证实塞来考昔联合吉西他滨或吉西他滨加伊立替康，均能使晚期胰腺癌患者中位 OS 显著延长。

除了以上所述，正在进行的晚期胰腺癌分子靶向治疗药物的研究还有很多。目前尚无明确证据表明这些靶向药物治疗的有效性，因此不再一一列举。

二、免疫治疗

从目前已完成的临床试验研究来看，可能为晚期胰腺癌患者带来生存获益的免疫疗法主要有以下 3 种。

1. IFN-α　IFN-α 是抗肿瘤活性最强的干扰素之一，但其主要的抗肿瘤作用机制仍不是十分清楚。可能与促进淋巴细胞介导的细胞毒作用、直接抑制肿瘤细胞增殖及抗血管生成作用有关。Jan Schmidt 等研究人员进行的临床Ⅱ期试验中,通过 IFN-α 辅助放化疗,患者的远期存活期竟长达 44 个月。该结果促使他们对 2004-2007 年间的 132 例 RO/RI 胰腺癌切除患者进行了一项临床Ⅲ期研究,该研究认为与 FU 单药治疗相比,FU、顺铂以及 IFNα-2b 结合放疗的治疗方案未改善患者存活期。同时考虑到大量出现的不良事件,目前他们不推荐该治疗方案。尽管如此,该临床试验的患者存活期预后仍然表现最佳,他们将进一步研究针对 IFN-α 的免疫应答是否具有预测价值。

2.黏蛋白-1(mucin-1,MUC1,CD227)和 SB-AS2 联合应用　15 例术后患者和 1 例局部进展期患者联合应用 MUC1 和 SB-AS2 的Ⅰ期临床研究显示,一些患者治疗后体内 $CD8^+$T 细胞及 MUC1 特异性 IgG 抗体增加。两位术后患者无疾病进展期分别长达 32 个月和 61 个月。

3. Ras 肽段　Ras 肽段与 GM-CSF 联合用于 10 例术后和 38 例晚期胰腺癌患者的Ⅰ/Ⅱ期临床研究显示,58%的患者出现肽段特异性免疫应答,且这部分患者生存期延长。

三、过继性细胞免疫治疗

过继性细胞免疫治疗(adoptive cellular immunotherapy,ACI)是将体外激活、扩增的自我或异体免疫效应细胞回输患者体内,发挥免疫效应,以杀伤体内的肿瘤细胞。肿瘤患者一般伴有免疫功能低下,尤其是细胞免疫功能。因此过继性细胞免疫疗法普遍适用于肿瘤患者。目前应用较多的是 IL-2/CIK、LAK 细胞及 TIL 细胞。IL-2/CIK 在南方医院肿瘤中心应用较多,部分胰腺癌患者能从中取得较好的近期和远期疗效。TIL 细胞主要用于癌性胸(腹)腔积液的治疗。

四、免疫基因治疗

TNF-α 具有包括抗肿瘤在内的广泛生物学活性。TNFerade 是携带人 TNF-α 基因的复制缺陷的腺病毒生物制剂,通过射线照射促进基因转录,表达 TNF-α 蛋白。因此与放疗联合有治疗肿瘤作用。一项Ⅱ/Ⅲ期多中心临床研究的初始数据显示 CT 引导下经腹肿瘤局部注射 TNFerade 联合放疗、5-FU 治疗局部进展期胰腺癌患者 1 年生存率(70.5%)、中位 OS(515 天)均显著延长。

基因治疗、免疫基因治疗研究进展飞速,但目前绝大多数仍停留在实验室阶段,应用于临床尚有待进一步研究。

五、胰腺神经内分泌肿瘤的生物治疗

胰腺神经内分泌肿瘤(PNET)是源于胰腺多能神经内分泌干细胞的一类肿瘤,过去称为胰岛细胞瘤,病程缓慢,临床罕见,仅占胰腺外分泌腺源性肿瘤的 1.4%。但是,近年来随着检测、诊断技术的不断提高,PNET 发病率也明显升高。PNET 病理分类较多,临床表现行为也很复杂,胰腺及其他部位来源的神经内分泌癌对治疗的敏感性也不同,所以临床上需强调个体化的综合治疗。而且 PNET 的临床表现和预后差异很大,但总体预后好于胰腺癌,如果肿瘤发生进展,则具有很高的恶性侵袭性,其发展速度较快,无论是在美国或是英国 PNET 的生存率均未获得明显提高,文献报道其 5 年生存率不足 30%。目前 PENT 的生物治疗主要包括分子靶向药物治疗和生长抑素类似物。

舒尼替尼是一种新型多靶向性的治疗肿瘤的口服药物,它能抑制多个受体酪氨酸激酶(RTK),对血小板源性生长因子受体、血管内皮细胞生长因子、干细胞因子受体等活性均具有抑制作用,可以发挥抑制肿瘤生长、病理性血管形成和肿瘤转移的作用。Raymond 等进行了一项多中心、随机、双盲、Ⅲ期试验,以评估舒尼替尼相对于安慰剂治疗进展性、分化良好的胰岛细胞瘤的安全性和疗效。该研究共纳入 171 例患者,患者被随机分配接受舒尼替尼或安慰剂治疗。中期分析结果显示:舒尼替尼组患者的中位无进展生存期明显优于安慰剂组(11.4 个月 vs. 5.5 个月)(HR=0.418,$P<0.001$);舒尼替尼组患者的预计总生存期也优于安慰剂组(HR=0.41,95%CI 0.19~0.89,$P=0.02$);另外,舒尼替尼组患者的客观缓解率显著高于安慰剂组,且有 2 例完全缓解的患者。其突出的疗效促使欧盟于 2010 年 12 月 2 日,批准舒尼替尼用于治疗不可切除或转移的,分化良好,进展期 PNFT,目前已有菲律宾、韩国、哥伦比亚等国批准舒尼替尼用于类似适应证。

依维莫司是西罗莫司的衍生物,西罗莫司靶蛋白是一个保守的丝氨酸/苏氨酸激酶,可以调节细胞生长和代谢。有研究针对 60 例 PNFT 患者联合使用奥曲肽和依维莫司发现类癌患者缓解率是 17%。中位无进展生存期是 63 周。RADIANT-2 是在晚期类癌患者中进行的一个随机、双盲、比较奥曲肽联合依维莫司或安慰剂的多中心Ⅲ期研究。2011 年美国临床肿瘤学会胃肠肿瘤讨论会公布的初步结果显示:与奥曲肽单药相比,奥曲肽联合依维莫司可提高中位无进展生存期(16.4 个月 vs. 11.3 个月,HR=0.77,$P=0.026$),但是没有达到预设的假设目标。RADIANT-3 研究显示在分化良好的晚期 PNET 患者中,依维莫司相比安慰剂明显提高患者的无进展生存期(11.0 个月 vs. 4.6 个月,HR=0.35,$P<0.001$),但两组在总生存期上差异无统计学意义(HR=1.05,$P=0.59$)。

奥曲肽是一种人工合成的八肽环状化合物,具有与天然内源性生长抑素类似的作用,具有多种生理活性,如抑制生长激素、促甲状腺素、胃肠道和胰内分泌激素的病理性分泌过多,对胃酸、胰酶、胰高血糖素和胰岛素的分泌也有抑制作用。奥曲肽主要用于控制 PENT 原发肿瘤或转移灶,过量的自分泌激素或神经内分泌引起的临床症状,如脸红、水样腹泻综合征及低血糖。2009 年德国研究小组一项多中心研究报告了奥曲肽对于转移性肠神经内分泌肿瘤生长的影响研究,结果显示,接受奥曲肽长效制剂治疗的患者的疾病进展时间得到显著改善,接受奥曲肽和安慰剂患者的中位 TTP 分别为 14.3 个月和 6.0 个月。这些结果表明,奥曲肽能够提高分化良好的转移性 PNET 患者的 TTP,可以考虑作为伴或不伴类癌综合征患者的控制肿瘤的选择之一。

第四节 胰腺癌免疫治疗研究进展

近年来胰腺癌已成为最致命的恶性肿瘤之一,是我国癌症死亡的第五大原因,是美国癌症相关死亡的第四大原因。胰腺癌患者的 5 年生存率仅为 8%,Ⅰ期患者的 5 年生存率也不超过 14%。手术是唯一可以治愈的治疗方法,但通常在诊断时大部分患者已是晚期,仅有 10% ~15%的患者能够有手术机会,并且大部分患者手术后最终也会出现复发。全身治疗是疾病控制的主要手段,吉西他滨、白蛋白紫杉醇、FOLFTRINOX 等化疗方案能够改善预后,但也十分有限,因此,急需探索新的治疗方法。

正常情况下,免疫系统中的免疫效应细胞如自然杀伤细胞(NK)和细胞毒性 T 细胞可以识别并清除人体中的肿瘤细胞。然而,癌细胞可获得多种机制逃脱免疫系统的认知,从而回避免疫反应得以幸存,包括抗原加工和呈递缺陷,免疫原性癌抗原缺失,抑制因子分泌,肿瘤癌基因和抑癌基因遗传修饰等。因此瞄准并恢复患者的免疫系统能够成为有力的治疗手段。事实上,免疫疗法近年来已经成为包括胰腺癌在内的实体瘤的治疗的新支柱。但胰腺癌仍没有十分有效的免疫治疗药物,这可能和胰腺癌免疫逃逸的特性及复杂的微环境等密切相关。

一、胰腺癌肿瘤微环境

1.结缔组织特征的基质　大多数胰腺癌的特征是肿瘤细胞周围的基质主要是致密的结缔组织,从而阻止化疗药物和免疫细胞进入,形成免疫抑制、缺氧、抗血管生成的肿瘤微环境。透明质酸已被确定为基质的关键组成部分,减少透明质酸能够降低基质的致密性,从而诱导血管新生和瘤体内的化疗药物均匀分布。

2.肿瘤浸润淋巴细胞　免疫组化检测胰腺癌瘤体内淋巴细胞的临床研究比较少。有研究显示瘤内三级淋巴器官的存在(淋巴滤泡)与 OS 和 DFS 的延长相关,但 Hart 等对 63 例患者进行研究发现瘤体内淋巴细胞浸润程度的高低与生存差异无关。

3.免疫细胞和免疫检查点分子　研究发现 FOXP3、CD68、CD163、CD204 和 CD66b 的表达水平和胰腺癌预后呈负相关,CD3、CD8、CD4 和 CD20 和胰腺癌的预后呈正相关。肿瘤切除后 $CD4^+/CD8^+$淋巴细胞浸润程度高是独立的生存预测因素($P=0.0098$)。在胰腺癌中还鉴定出高水平的骨髓来源的抑制细胞(MDSC)和 $CD4^+CD25^+CD127$ 低 $FOXP3^+$的调节性 T 细胞,其浸润水平的高低和预后呈负相关。

4.PD-1/PD-L1　PD-L1 过度表达与包括胰腺癌在内的一系列实体瘤预后差相关。PD-L1 高表达患者显示 T 细胞耗竭,CTLA4 和酶吲哚胺 2,3-双加氧酶-1 等一系列减弱 T 细胞免疫反应的分子表达水平上调 IL-10 表达水平上调,抑制免疫的调节性 T 细胞(Tregs)数量增加。PD-L1 的表达水平已被认为是一系列肿瘤 包括胰腺癌对 PD-1 抑制治疗的预测标志物,PD-L1 高表达和 PD-1/PD-L1 抑制剂的疗效呈正相关。

二、胰腺癌的免疫治疗进展

目前,胰腺癌的免疫治疗主要集中在以下 3 个方面:免疫检查点抑制剂、疫苗、过继性 T 细胞治疗。

1.免疫检查点抑制剂　免疫检查点在人体免疫系统中起保护作用,能防止 T 细胞过度激活而损伤机体组织,而肿瘤细胞可以过度表达免疫检查点分子,抑制 T 细胞激活,保护自己免受免疫系统的消除。阻断免疫检查点是增强 T 细胞激活的有效策略之一,也是近些年抗肿瘤药物开发最热门的靶点。目前临床研究最为透彻的免疫检查点分子有:细胞毒性 T 淋巴细胞相关抗原(CTLA-4)程序性死亡蛋白-1(PD-1)及 PD-L1,除此之外还有 BTLA、TICIT,VISTA、TIM3、ILAG3 等位点。

(1)细胞毒性 T 淋巴细胞相关抗原(CTLA4):T 细胞排斥在胰腺癌中非常显著,其中效应物 T 细胞常常在肿瘤组织内分布稀少,而被封闭到肿瘤周围的淋巴结中。CTLA-4 与 CD28 竞争性结合配体 B7-1(CD80)和 B7-2(CD86),抑制 CD28 的刺激信号,进而抑制 T 细胞活化。抗 CTLA-4 抗体可阻断 CTLA-4 与 B7 的相互作用并阻止抑制信号,从而产生持久的抗癌反应。

目前,一些 CTLA-4 抗体已经在临床实验中得到测试。伊匹单抗是人源化的 IgG1 单克隆抗体,2011 年被美国食品和药物管理局批准用于治疗转移性黑素瘤,目前已经被广泛用于黑色素瘤、肺癌、肾癌以及前列腺癌的治疗。一项Ⅱ期临床试验评估了伊匹单抗对 27 例局部晚期或转移性胰腺癌的疗效,没有受试者显示肿瘤缩退,但一例受试者产生了延迟性的肿瘤缩退反应。这表明尽管单药伊匹单抗对于晚期胰腺癌无效,但此方法值得进一步探索。CTLA4 抗体疗效不佳可能是由于胰腺癌通常肿瘤负荷高、内在微环境是"免疫沙漠",以及抑制一个检查点不足以增强免疫应答,因此免疫检查点抑制剂和肿瘤疫苗的联合疗法产生了。粒细胞巨噬细胞集落刺激因子(GM-CSF)联合肿瘤疫苗(GVAX)治疗胰腺癌的结果令人鼓舞。在一项关于晚期胰腺癌的Ⅰb 期临床试验中,伊匹单抗+GVAX 治疗组相对于伊匹单抗单药组,延长了中位生存和一年总生存。这表明这种联合治疗方式对于胰腺癌患者可能有潜在的疗效,值得进一步研究。

曲美单抗是拮抗 CTLA-4 的人源化的 IgG2 单克隆抗体,已被用于治疗黑素瘤,结肠直肠癌,前列腺癌和胰腺癌等多种癌症。一项Ⅰ期临床实验显示曲美单抗联合吉西他滨治疗胰腺癌没有增加副反应,并且可能产生协同抗癌活性。

(2)PD-1 和 PD-L1:另一个重要的免疫检查点是程序性死亡蛋白-1(PD-1),它表达在激活的 T 细胞的表面,和配体 PD-L1 结合后抑制 T 细胞的活性,从而抑制过度激活的免疫反应和介导对自身抗原的免疫耐受。一项多中心Ⅰ期临床试验共纳入 207 名不同肿瘤的患者,包括 14 名胰腺癌患者。这 207 名患者中有 166 名对 PD-L1 抑制治疗有反应,虽然只有 50%的胰腺癌患者治疗有效(7/14),但观察到卵巢癌、黑素瘤、肾细胞癌和非小细胞肺癌患者出现客观缓解。在 2015 年的Ⅰ期临床试验中,有 32 名患者入组,仅包括一名胰腺癌患者,该患者在抗 PD-1 治疗后显示无疾病进展期长达 20 周。

联合 PD-1/PD-L1 和其他治疗策略可以克服胰腺癌免疫抵抗和改善治疗效果。派姆单抗联合吉西他滨以及白蛋白紫杉醇临床有效率高达 92%。结合放疗与 PD-1/PD-L1 抑制剂可以增加放射增敏和肿瘤细胞的免疫原性。PD-1/PD-L1 还可以结合联合靶向治疗,研究表明联合聚 ADP-核糖聚合酶的抑制剂对 BRCA1/2 突变的胰腺癌似乎有效。两种不同的免疫疗法也可以结合使用,当抗 PD-1 联合 GVAX 时,小鼠存活率与抗 PD-1 或 GVAX 单药相比有所改善。

抗 CTLA4(伊匹单抗)联合癌症疫苗,如 GM-CSF 集落刺激因子疫苗(GVAX)已被证实,与单用伊匹单抗(7%)相比,1 年总生存率提高 20%(27%)。然而,由于不良反应少于抗 CTLA-4,抗 PD-1/PD-L1 联合 GVAX 可能是更安全可行的胰腺癌治疗策略。在另一项临床前研究中,已证实将 CSF1R 阻断剂与 PD1 和 CTLA-4 拮抗剂组合显示比拮抗

PD-1 和 CTLA-4 具有更独特的肿瘤抑制作用，这表明 CSF1R 阻滞可能刺激胰腺癌对免疫检查点抑制剂产生反应。

2.肿瘤疫苗　肿瘤疫苗是将肿瘤抗原以多种形式如肿瘤细胞、肿瘤相关蛋白或多肽、表达肿瘤抗原的基因等，导入患者体内，克服肿瘤引起的免疫抑制状态，增强免疫原性激活患者自身的免疫系统，从而达到控制或清除肿瘤的目的。

（1）全肿瘤细胞疫苗：全肿瘤细胞疫苗是从机体肿瘤组织中提取的肿瘤细胞，经过灭活处理，丧失致瘤性，而保留免疫原性，从而使机体产生主动免疫。目前用于胰腺癌治疗研究的主要有超急性胰腺病疫苗（Algenpantucel-L）。Algenpantucel-L 是由辐射处理过的胰腺癌细胞株制成，通过转染能表达鼠 α-1，3-半乳糖基转移酶，该酶合成的 α-半乳糖抗原能触发超急性免疫排斥反应，引发抗体依赖细胞毒作用从而杀灭癌细胞。一项Ⅱ期临床试验已经确定其与化疗和放化疗相结合的安全性，但Ⅲ期试验未达到其主要研究终点，2016 年的新闻发布公告显示，对照组和研究组的总生存期分别为 30.4 个月和 27.3 个月。Hardace 等的Ⅱ期临床数据表明，70 例胰腺癌术后患者接受吉西他滨和基于 5-氟尿嘧啶的放化疗以及 Algenpantucel-L 疫苗，1 年生存率达到 86%，超过预期 30%，1 年无病生存率达到 62%，目前该研究已进入Ⅲ期临床试验。

（2）GM-CSF 集落刺激因子疫苗（GVAX）：GVAX 疫苗通过病毒载体将粒-巨细胞集落刺激因子的基因导入肿瘤细胞，促进其大量分泌 GM-CSF，从而刺激免疫系统。Ⅰ期研究证实 GVAX 疫苗在胰腺癌中的安全性，并提示抗肿瘤免疫效应。Jafee 等对 14 例胰腺癌患者采用 GVAX 肿瘤疫苗，其中 3 例发生迟发型超敏反应，OS 超过 25 个月疫苗抵抗的原因之一是 Trege 补偿性浸润。在一项Ⅰ期临床研究中，CVAX 与低剂量环磷酰胺联合使用，后者用于消耗 Tregs，相对于单用 GVAX 提高生存获益（4.3 个月 vs. 2.3 个月）。

这种方法在临床实验中进一步发展，加入 CRS207 李斯特菌以增强免疫反应。一项Ⅱ期临床试验显示 61 例转移性胰腺癌患者接受环磷酰胺联合 GVAX、序贯 CRS207 李斯特菌治疗，29 例患者仅接受环磷酰胺联合 GVAX，两组患者的总生存期分别为 9.7 个月、4.6 个月（HR=0.53，P=0.02），间皮素特异性 $CD8^{+}T$ 细胞应答的存在与结果的改善相关。但该方法的 IIB 期试验（ECLIPSE）显示 CRS-207 和环磷酰胺/CVAX 联合治疗与化疗相比未显示生存获益，尽管单用 CRS-207 组的与单独化疗相比有生存获益（5.4 个月 vs. 4.6 个月）。环磷酰胺/CVAX 在局部晚期疾病中的临床应用目前正在结合立体定向体放射治疗和派姆单抗、纳武单抗进行Ⅱ期临床试验。

虽然癌症疫苗明显能够激活抗肿瘤免疫力，但缺乏显著的临床获益和持久免疫力，所以联合疫苗和免疫调节剂成为研究热点。在晚期胰腺癌小型的Ⅰ期临床研究中，伊匹单抗联合 GVAX 似乎比单用伊匹单抗具有生存获益和持续的抗肿瘤免疫性（OS 分别为 5.7 和 3.6 个月）。临床试验目前正在研究这种组合在晚期胰腺癌中的作用。

（3）WT1 疫苗：由于 WT1 蛋白在肿瘤细胞中高表达，而在正常胰腺中不表达，因此 WT1 蛋白是一种合适的胰腺癌疫苗靶点，已用于增加胰腺癌对效应 T 细胞的敏感性。在最近的一项研究中，使用 Montanide ISA51 乳化的 HLA-A＊24：02p 限制性修饰的 WT1 疫苗治疗 32 位晚期胰腺癌患者，其中对 WT1 疫苗做出反应的患者 MST 为 10.9 个月，这些患者随着 WT1 特异性 $CD8^+$记忆 T 细胞的产生而产生强效应的 T 细胞应答，而无应答患者仅 MST 仅 3.9 个月。在另一项的临床试验中，9 名晚期胰腺癌患者接种了 WT1 肽疫苗，其中 8 名疾病稳定，但在这些患者的血液系统中未观察到 WT1 特异性 T 细胞。

(4)负载抗原的 DC 疫苗：树突状细胞(DC)是一种专业的抗原呈递细胞，在抗原提呈后启动和维持初级免疫反应。目前 DC 疫苗制备最常见的方法是体外制备大量自体 DC，在体外激活、负载抗原致敏，再回输入体内。已经在黑色素瘤、前列腺癌、肾细胞癌、肝癌、黑色素瘤和胰腺癌中进行临床试验，但临床结果并不及预期，可能与胰腺癌是非免疫原性肿瘤、肿瘤快速生长细胞毒性 T 淋巴细胞扩增不足以及肿瘤免疫微环境呈抑制状态等因素相关。

基于 DC 疫苗的联合治疗方案可能是胰腺癌潜在治疗选择。49 例不能手术的胰腺癌患者接受 DC 疫苗为基础的免疫治疗联合吉西他滨和(或)替吉奥治疗，其中 2 例患者完全缓解，5 例部分缓解，10 例稳定。在动物实验中，联合 DC 疫苗和吉西他滨显著延迟了肿瘤生长，并延长了患胰腺癌小鼠的存活。用 α-半乳糖苷神经酰胺加载的树突状细胞进行肿瘤内接种治疗胰腺癌小鼠，产生 IFN-γ 的 NKT 细胞显著增加，延缓体内肿瘤生长。

(5)基于肽的癌症疫苗：由于间皮素在多种肿瘤包括胰腺癌中过表达，已广泛用作靶抗原。在动物模型中，载有间皮素的病毒样颗粒激活细胞毒性 T 细胞，抑制了肿瘤的生长。间皮素也在全细胞癌症疫苗研究中用于体内交叉引发 T 细胞。最近的研究表明，间皮素靶向免疫毒素(RG 7797)可能与胰腺癌的标准治疗具有协同效应。与标准化疗相比，CRS-207(单核细胞增生李斯特菌-间皮素疫苗)的初步临床试验也显示出有前景的结果。

黏蛋白 1(MUC1)是一种胰腺癌细胞表面相关糖蛋白，也在研究中。在Ⅰ/Ⅱ期研究中，12 名接受手术切除的患者接受 MUC1 激发的自体树突状细胞(DCs)作为辅助治疗，4 年无病生存率达到 25%(4/12)。患者在 6 个月内共接受 4 次给药，在接种疫苗之前和之后观察到循环 $CD4^+$和 $CD8^+$细胞的波动，表明负性调控活化的 T 细胞。为避免自我耐受，MUC1 单抗被设计为表达更多的抗原表位，在小鼠模型已显示结果改善，并在临床研究探索中。

端粒酶是一种与永生相关的核糖核蛋白，据报道在 95%(41/43)的胰腺癌组织中活性呈阳性，可以作为胰腺癌疫苗治疗的靶点。端粒酶肽疫苗 GV1001 与 GM-CSF 联合能延长患者生存期，但与化疗联合的Ⅲ期临床试验并未显示预后有任何改善。端粒酶逆转录酶(hTERT)是端粒酶的一个亚单位，其联合 IL-12DNA 治疗多种实体瘤包括胰腺癌的Ⅰ期临床试验正在进行中。

3.过继 T 细胞治疗　过继性 T 细胞转移是从患者体内获得肿瘤特异性 T 细胞，在体外改造激活、扩增并回输入患者体内。嵌合抗原受体(CAR)T 细胞疗法(CAR T)是利用基因工程的方法，将非 MHC 限制性识别目标抗原的单链抗体与 T 细胞的活化基序及间隔区、跨膜基序结合一体，转染 T 细胞，使其不依赖于抗原加工和 MHC，并能对非肽抗原产生免疫原性反应。CAR T 细胞治疗在血液恶性肿瘤取得突出成功之后，是晚期实体瘤如胰腺癌的最具潜力的治疗方法之一。

间皮素 MSLN 作为一种肿瘤抗原,在卵巢癌、胆管癌肺腺癌、胰腺癌和三阴性乳腺癌等多种肿瘤中过表达。基因工程改造的以间皮素为靶向抗原的 CAR T 在胰腺癌的抗肿瘤反应已被证实,还有以 CD24、CEA、MUC1、HER2 等为靶抗原的 CAR T 治疗在研制和临床实验中。CAR T 细胞治疗最普遍和最可怕的毒性是导致细胞因子释放综合征 CRS。随着干扰素 γ、IL-10、IL-6 和 GM-CSF(粒细胞巨噬细胞集落)的升高,CRS 可表现为高热、乏力不适、恶心、心功能不全、肾功能不全、心动过速、低血压和弥散性血管内凝血,甚至多器官功能衰竭。CRP(C-反应蛋白)是由肝细胞响应 IL-6 产生,被用作 CRS 发病和严重程度的标志物。开发短期 CART 细胞或与 IL-6 受体抑制剂联合治疗可有效逆转 CRS 的作用而不影响 CAR T 细胞的活性。

然而由于缺乏抗原,恶劣的肿瘤微环境和基因工程 T 细胞的不良运输,CAR T 细胞治疗在实体瘤中存在挑战,联合治疗可能可以解决这个问题。联合免疫检查点抑制剂与 CART 细胞疗法,以不同的方式靶向癌细胞,从而产生协同效应。较高的肿瘤体积与 CAR T 细胞治疗的不良预后相关,因此,在 CART 细胞治疗之前,可以应用冷冻消融、放疗、射频消融术、手术切除术、化疗等方法降低肿瘤的体积。放射治疗不仅降低肿瘤体积也增强了免疫反应,这可以进一步增强 CAR T 细胞的功效。

CART 细胞还可以进行修饰以提高其功效和特异性,如添加趋化因子受体,以改善 T 细胞的迁移。CAR T 细胞过度表达趋化因子如 CCR2b、CCR4(CCL17 受体)和 CXCR2(CXCL1 受体),迁移能力会提高。CCR2b 过表达后,患恶性胸膜间皮瘤小鼠的 CAR T 细胞迁徙能力提高了 12.5 倍。为了穿透细胞外基质,T 细胞分泌乙酰肝素酶(HPSE),但是 CAR T 细胞由于功能改变不能分泌 HPSE 酶。因此,可以开发出表达 HPSE 的 CAR T 细胞增强迁移能。这些策略都可以在胰腺癌中尝试。

三、展望

胰腺癌的免疫治疗仍面临诸多挑战,基于肿瘤抗原筛选的个体化免疫治疗策略已引起越来越多的关注。胰腺癌的免疫逃逸是一个多因素、多环节的综合结果,肿瘤抗原暴露率低、全身性免疫调节、局部微环境的物理及免疫抑制屏障、T 细胞功能耗竭等都是亟待解决的问题。单用一种免疫治疗对胰腺癌治疗效果有限,因此,基于不同理论角度的免疫治疗互相配合将尤为重要,联合免疫治疗将是未来免疫疗法的主要策略。目前全世界在开展多项相关临床前研究我们期待将来有更多有效的免疫治疗药物用于临床,给胰腺癌患者带来希望。

胰腺癌模型并不能概括肿瘤微环境的复杂性,特别是胰腺癌患者中复杂的细胞因子环境,因此需要正确识别癌细胞专用的肿瘤相关抗原。将自发胰腺癌小鼠模型中胰腺特异性转基因表达以及蛋白质片段或完整蛋白质作为免疫抗原可解决这一领域面临的这些限制,从而增加癌症疫苗功效。

纳米粒子能够包封多种蛋白质、配体、核酸和其他物质,因此增加了抗原位点库。纳米颗粒还可以掺入免疫刺激剂(例如 TLR 激动剂)或化学治疗药物以增强疫苗的总体免疫原性的。多种疗法和免疫刺微分子的共同封装可以降低剂量、成本和毒性,例如用阿霉素-CpG-PLCA纳米颗粒免疫治疗的小鼠在较低药物浓度下显示出降低的肿瘤负荷。封装入可生物降解的纳米粒子可以保护有效载荷直至释放。

调整聚合物的化学特性可以持续释放有效的治疗药物,通过基因筛选和表达研究鉴定独特的肿瘤特异性抗原来定制胰腺癌患者的免疫治疗,通过临床连续收集和筛选的肿瘤组织了解免疫疗法抗性,将基于不同理论角度的免疫治疗进行互相配合,通过纳米颗粒等方式制造更稳定有效的药物,将有望进一步提高胰腺癌的应答率和生存益处。

(李丽娜)

第十五章　原发性肝癌

第一节　概述

一、流行病学

原发性肝癌是临床常见的恶性肿瘤之一，其发病率和病死率高，是危害人类健康的主要疾病。原发性肝癌主要包括肝细胞肝癌（HCC）、肝胆管细胞癌（ICC）和混合型肝癌。HCC 占原发性肝癌的 90%以上，本书所指原发性肝癌即 HCC。原发性肝癌在全球的发病率呈逐年增长的趋势，2002 年全球 HCC 的死亡病例约为 60 万，居恶性肿瘤相关死亡人数的第 5 位，至 2008 年死亡病例达到 69.6 万，上升至肿瘤相关死亡第 3 位。肝癌发生有明显的区域性，在东亚、东南亚、东非、中非和南非等地高发。在我国以东南沿海地区及东北吉林等地发病率最高，我国发病患者数约占全球的 55%。根据《2012 中国肿瘤登记年报》显示，近 20 年来我国癌症发病呈年轻化、发病率和病死率“三线”走高的趋势。每年新发肿瘤病例约 312 万例，平均每天 8 550 人，全国每分钟有 6 人被诊断为癌症。这些数字让人触目惊心。从病种看，居全国恶性肿瘤发病前五位的是肺癌、胃癌、结直肠癌、肝癌和食管癌，全国恶性肿瘤死亡前五位是肺癌、肝癌、胃癌、食管癌和结直肠癌。不论其发病率和病死率，肝癌均居前五位，可见肝癌危害之大，尤其是在肿瘤相关死因方面仅次于肺癌，位居第二。我国肝癌高发年龄主要在 45~55 岁，说明其致癌因素主要在幼年阶段，经过 20~40 年后发病。

二、病因学

肝癌的病因复杂，世界各地病因因素不尽相同，包括病毒性肝炎、黄曲霉毒素、饮水污染及其他因素等。在我国，病毒性肝炎（乙肝）是肝癌的主要发病因素。

1.病毒性肝炎　病毒性肝炎与肝癌的发生关系十分密切，其中乙型、丙型病毒性肝炎已成为导致肝癌的主要因素。流行病学资料显示，人群 HBsAg 和 HCV 抗体阳性率与肝癌的发病率和病死率呈正相关。我国是乙肝大国，肝癌人群中主要以检出 HBsAg 为主，而欧美、日本等国肝癌则以 HCV 感染为主。长期肝炎病毒感染，导致肝硬化、肝癌的发生，形成了肝炎-肝硬化-肝癌三部曲。肝癌患者多数有肝炎病史，我国肝癌患者血清 HBV 标记阳性达到 90%以上，HCV 抗体阳性 10%左右。日本和欧美则反之，HCV 抗体高达 70%左右。肝癌和癌周肝组织免疫组化可检测出 HBsAg 和 HBcAg 抗体。研究发现，肝癌细胞有整合 HBV-DNA 功能，激活原癌基因导致癌症发生。越来越多的研究表明，HBV 的 X 基因与肝癌发生相关，HBV-X 通过上调 IL-6 导致肝脏炎症并最终发展成肝癌，如通过核酸干扰技术抑制肝癌细胞株 X 基因的表达，可明显降低其致癌性。国外土拨鼠研究和我国树鼩研究均提示接种 HBV 可诱发肝癌，我国树鼩研究还证实 HBV 与黄曲霉素有协同致癌作用。另有研究证实,HBV 与 HCV 在肝癌发生中有联合效应,合并感染者肝癌的发生率明显高于两者单独感染者。接种乙肝疫苗及持续性抗病毒治疗可降低肝癌的发病风险,更进一步证实了肝炎病毒与肝癌发生的密切关系。

既然已经明确了肝炎和肝癌之间的密切关系,那么我们就要从源头预防肝癌的发生,切断肝癌发生的中间环节,如接种疫苗、定期体检、及时抗病毒治疗、防止血源污染等措施。

2.黄曲霉毒素　黄曲霉毒素早已被证实是诱发肝癌的另一重要因素,被世界卫生组织(WHO)癌症研究机构划定为一类致癌物,对人及动物肝脏组织有致癌作用。在污染的食品中,如湿热环境下霉变的花生和玉米,产生黄曲霉毒素 B1,有很强的毒性和致癌性。动物实验表明,用黄曲霉毒素 B1 喂饲树鼩可诱发肝癌。我国肝癌高发地区,如东南沿海地区,环境湿热,非常容易导致花生和玉米霉变,当地居民摄入这些含黄曲霉毒素 B1 的食物诱发肝癌。因此,20 世纪 70 年代,提出"防霉"作为肝癌的一级预防措施,目前已取得很大成效。

3.饮水污染　饮水污染是在我国肝癌高发地区被证实导致肝癌的又一危险因素。流行病学调查显示,饮用污染严重的池塘水或宅沟水者,其肝癌的发病率明显高于深井水或流动的大河水。提示污染的水中可能存在许多致突变或致癌物质。有研究发现,沟塘水或宅沟水中的微囊藻毒素和节球藻毒素与肝癌关系最为密切,已被证实有促进肝癌作用。但污染的饮水中仍有其他的致癌物质或因素未被发现,需要进一步探索研究。故"改水"仍需作为肝癌一级预防措施继续坚持实施。

4.其他因素　肝癌的发生是多种因素综合作用的结果,其发生除上述 3 个主要因素外,还有许多其他因素参与。研究证实,某些疾病增加肝细胞肝癌发病风险,包括相对罕见的遗传性代谢异常,如遗传性血色素沉着症、迟发性皮肤卟啉症、α_1-抗胰蛋白酶缺乏、Wilson 病及自身免疫性肝炎和原发性胆汁性肝硬化。肝癌具有明显的家族聚集性和遗传易感性,其发病率明显呈一级亲属、二级亲属递减,但都高于群体发病率。饮酒、吸烟被报道为肝癌危险因素。大量食用牛奶、酸奶、白肉、鸡蛋、水果及咖啡等可降低肝癌的危险性。糖尿病、肥胖、脂肪肝等增加患肝癌的风险。此外,职业因素在肝癌的发病中扮演着不可忽视的角色,近 10 多年来,流行病学调查发现,多种职业因素如橡胶制品、炼油作业、沥青作业等与肝癌的发生有关。另有研究表明,长期服用某些药物如抗癫痫药物、降压药、避孕药、解热镇痛药及激素类等可能与肝癌的发生有关。随着现代生活压力增大,社会心理因素对肝癌的发生、发展及预后的影响也引起了广泛关注。

三、病理

1.大体分型　Eggel 将肝癌分为巨块型、结节型和弥漫型三型。国内肝癌病理协作组在 Eggel 分类的基础上分为:块状型、结节型、小癌型及弥漫型四型。肿块直径≥5cm 者称为块状型,直径≥10cm 者为巨块型,肿瘤直径在 3~5cm 者为结节型,直径或相邻两肿瘤结节直径之和<3cm 者为小癌型,直径<1cm 称为微小癌。

2.组织学分类　肝癌包括肝细胞肝癌、胆管细胞型肝癌及混合型肝癌。

(1)肝细胞肝癌(HCC):此型占肝癌的90%以上,癌细胞呈多角形,核大、核仁明显、胞质丰富、癌巢之间血窦丰富、癌细胞有向血窦内生长趋势。多分泌胆汁,不分泌黏液。此型多伴有肝硬化。

(2)胆管细胞型肝癌(ICC):此型约占肝癌的5%,癌细胞镜下呈立方或柱状,含嗜碱性胞质,多分泌黏液,不分泌胆汁。女性稍多见,少伴肝硬化,甲胎蛋白多呈阴性。

(3)混合型肝癌:此型约占肝癌的5%,两种细胞混合存在,既分泌胆汁又分泌黏液。

此外,还有少见的纤维板层型肝癌特殊类型,多见于青年,肿瘤常单发,少伴有肝硬化,手术切除预后良好。

四、临床分期

1.TNM分期 主要根据肿瘤大小、数目、血管侵犯、淋巴结侵犯和有无远处转移分期,比较详尽地反映了肿瘤的分期,但由于未结合肝功能,严重地影响了治疗方法的选择和预后的判断。

2.我国肝癌分期标准

(1)Ⅰ期(亚临床期):无明显肝癌症状和体征。

(2)Ⅱ期(临床期):超过Ⅰ期标准而无Ⅲ期证据。

(3)Ⅲ期(晚期):有明确恶病质、黄疸、腹腔积液或远处转移者。

3.肝脏储备功能评估 通常采用Child-Pugh分级和吲哚氰绿(ICG)清除试验等综合评价肝实质功能。ICG清除试验主要是反映肝细胞摄取能力(有功能的肝细胞量)及肝血流量,重复性较好。一次静脉注射0.5mg/kg,测定15分钟时ICG在血中的潴留率(ICG-R15),正常值<12%,或通过清除曲线可测定肝血流量。

第二节 临床表现与诊断

一、临床表现

肝癌起病比较隐匿,症状主要来自肝癌本身和其肝病背景。在肝癌亚临床期(早期),瘤体小于5cm时,大多数患者无典型症状,少数患者可有上腹胀、腹痛、乏力和食欲不振等慢性基础肝病的相关症状。因此,对于具有高危因素、有上述症状者,应该警惕肝癌。一旦出现典型症状,提示肿瘤已经较大,病情往往已到中晚期。

1.症状

(1)肝区疼痛:是肝癌最常见的症状,表现为右上腹隐痛、钝痛或胀痛,可呈间歇性或持续性。疼痛部位与病变部位密切相关,病变位于肝右叶为右季肋区疼痛,位于肝左叶则为剑突下区疼痛;如肿瘤侵犯膈肌,疼痛可放射至右肩或右背;向肝右后生长的肿瘤可引起右侧腰部疼痛,主要是由于肿瘤生长使肝包膜绷紧所致。肝包膜下癌结节破裂出血可出现急腹症和腹膜刺激征。

(2)食欲缺乏、腹胀、恶心、呕吐、腹泻:由肿瘤引起肝功能损害或压迫胃肠道所致,但有时与肝病活动甚难鉴别。若伴有腹水、腹腔胀气或肿瘤巨大,则腹胀极为明显。缺乏特异性症状，容易被忽视。

(3)消瘦乏力：是肝癌常见的全身症状，与肝癌患者进食少及肝癌代谢产物有关。多数患者晚期呈恶病质表现。

(4)发热：在肝癌患者中并不少见，由肿瘤坏死或合并感染所引起。如无感染证据，多为肿瘤坏死吸收所致。常表现为持续性低热，在37.5～38℃，也可呈不规则或间歇性、持续性或者弛张型高热，类似肝脓肿表现，抗生素治疗无效。有时可因癌肿压迫或侵犯胆管而致胆管炎，或因抵抗力降低合并其他感染而发热。

(5)其他症状：肝癌晚期患者常伴有其他症状，黄疸(多由肝胆管受压或合并肝细胞损伤所致)、出血倾向(多表现为牙龈出血或鼻出血，系因肝功能障碍使凝血因子生成减少所致)、上消化道出血(门脉高压引起食管胃底静脉破裂所致)、肝肾衰竭(肝癌晚期肝功能不全引起功能性急性肾衰竭)、肝性脑病(肝癌终末期肝性脑病)及转移灶症状(肺转移表现为咳嗽、咯血，骨转移表现为局部剧痛)。

(6)伴癌综合征：即肝癌组织本身代谢异常或癌组织对机体产生的多种影响引起的内分泌或代谢紊乱的症候群。临床常见的有自发性低血糖症和红细胞增多症。低血糖症发生率约为10%，可能系肝癌细胞异位分泌胰岛素样活性物质或肿瘤巨大影响肝糖原储备。红细胞增多症占肝癌患者的2%～10%，可能与肝癌细胞产生促红细胞生成素有关。其他少见的有高钙血症、高脂血症、性早熟、促性腺激素分泌综合征、皮肤卟啉症、异常纤维蛋白原血症和类癌综合征等。

2.体征　肝癌的常见体征有肝脏肿大、上腹部肿块、黄疸、腹水、下肢水肿及其他肝硬化表现，如肝掌、蜘蛛痣、腹壁静脉曲张及脾脏肿大等。肝脏呈进行性肿大，触之质地坚硬、表面凹凸不平、边缘清楚，同时伴有触压痛。左叶肝癌可扪及剑突下肿块，局限于左外叶者可扪及明显切迹。右肝下方肝癌可扪及右上腹肿块，而右肝上方肝癌在肋下极可扪及肝大，而扪不到肿块，表现为肝下界上移。黄疸常表现为皮肤和巩膜黄染，一旦出现即为晚期病变。腹水形成因素较多，可由肝硬化、癌栓(门静脉主干、肝静脉、下腔静脉)、癌结节破裂或者肝癌腹膜转移所致。脾大可因肝硬化门静脉高压或下腔静脉癌栓引起。下肢水肿由低白蛋白血症、腹水及下腔静脉癌栓等引起。

3.侵袭和转移

(1)血行转移：肝癌最早多侵犯门静脉及分支导致肝内播散转移。如果癌栓阻塞门静脉干支，会引起或加重原有的门静脉高压。侵犯肝静脉引起全身其他器官转移，如肺、骨、肾上腺、脑及皮下等。

(2)淋巴转移：以肝门淋巴结转移最常见，也可转移至胰、脾和主动脉旁淋巴结，或转移至远处的左锁骨上淋巴结。

(3)种植转移：癌结节种植到腹膜、横膈、胸腔等，可引起血性腹腔、胸腔积液。

二、辅助检查

1.实验室检查

(1)甲胎蛋白(AFP)：AFP是在胎儿发育过程中由胎肝合成，出生后逐渐下降，成年后维持低水平，但在HCC患者中表达水平明显增高。此外，在部分妊娠、活动性肝病、继发性肝癌及消化道肿瘤中也可增高。AFP是目前诊断HCC最重要和最特异的血清标记物，对于AFP>400μg/L持续一个月以上或>200μg/L持续2个月以上，并排除妊娠、活动性肝病和生殖腺胚胎性肿瘤，应高度怀疑HCC。尚有30%~40%的肝癌患者AFP检测呈阴性，包括ICC、高分化或低分化HCC和HCC已坏死液化者，所以确诊仍需与影像学和病理学结合。国内常用于肝癌的普查、早期诊断、术后监测和随访。

(2)异常凝血酶原(γ-脱羧凝血酶原，DCP)：DCP系肝脏合成的凝血酶原前体，肝癌患者不能转化为具有凝血活性的凝血酶原而释放入血。据Nakamura等报道，当诊断界值为40mAU/mL时，其敏感性和特异性分别为58%和97%；界值为100mAU/mL时，敏感性和特异性分别为44%和100%。DCP与AFP联合应用可提高AFP阴性或低浓度阳性肝癌的检出率。

(3)γ-谷氨酰转肽酶同工酶Ⅱ(GGT-Ⅱ)：GGT由肝脏Kupffer细胞及胆管内皮细胞分泌，在胎肝中含量最高，但在出生后逐渐降低。Cui等报道GGT-Ⅱ诊断HCC的总体准确率、敏感度和特异性分别为77.6%、74.2%和82.8%。因此，血清中GGT-Ⅱ水平也可作为肝癌肿瘤标志物联合检测中的一项指标。

(4)α-L-岩藻糖苷酶(AFU)：AFU是一种在细胞内广泛表达的溶酶体酶，广泛存在于机体各种组织器官及体液，在正常血清中能检测到，但HCC患者血中活力增加，其阳性率可达70%~80%，但AFU的特异性较差。对AFP阴性肝癌和小肝癌的诊断也有一定价值，可作为多种肝癌肿瘤标志物联合监测的一种。

其他可用于HCC辅助诊断的标志物有多种，包括高尔基体蛋白73(GP73)、α_1-酸性糖蛋白(AAG)、5-核苷酸磷酸二酯酶(5-NPD)同工酶、醛缩酶同工酶A(ALDA)和胎盘型谷胱甘肽S-转移酶(GST)等。部分HCC患者可有癌胚抗原(CEA)和糖类抗原CA19-9等异常增高。但特异性和敏感性均不如AFP，仍需多种肿瘤标志物联合检测提高肝癌的诊断率。

2.影像学检查

(1)超声(US)：超声是目前肝癌最常用、首选的定位诊断方法，归纳起来有如下价值及优点。

1)明确有无占位性病变，有经验的B超医生，可检查出直径0.5cm的肝癌结节。

2)提示占位性病变的性质，鉴别是液性或实性，并根据回声的不同鉴别肿物的良、恶性。

3)明确肝癌与肝内重要管道的关系，以利于指导治疗方法的选择和手术的进行。

4)了解肝癌在肝内播散及邻近器官浸润情况，包括卫星结节和门静脉内癌栓。

5)超声引导下可进行细针穿刺活检，或进行经皮射频消融实体肿瘤损毁术，或做瘤内无水酒精注射。

6)实时超声造影可以动态观察病灶的血流动力学情况，有助于肝癌的定性诊断。

7)具有非侵入性、易重复运用、无放射性、价格低廉、敏感度高等优点。但因存在盲区(右膈下)、仪器设备、解剖部位、操作者的手法和经验等因素的限制，使其敏感性和定性的准确性受到一定的影响。

(2)CT 扫描:目前是肝癌诊断和鉴别诊断最重要的影像检查方法,与超声相互补充。能全面反映肝癌的病理形态表现(部位、大小、形态、数目、出血坏死、钙化等),也可了解其浸润性及门静脉癌栓侵犯情况。平扫表现为低密度占位,部分边缘有晕圈征,大肝癌常有中央坏死液化。增强扫描可以清晰显示病灶的数目、大小、形态和强化特征,还可明确病灶和重要血管之间的关系、肝门及腹腔有无淋巴结肿大以及邻近器官有无侵犯。典型的 HCC 表现为在动脉期呈显著强化,在静脉期其强化不及周边肝组织,而在延迟期则造影剂持续消退。因此,CT 在肝癌诊断方面具有高度特异性,在临床中被广泛应用。

(3)磁共振成像(MRI):MRI 对软组织分辨率高,且无放射性辐射,在肝癌诊断领域早已不陌生。尤其是随着 MRI 功能成像技术(如弥散加权成像、灌注加权成像和波谱分析)以及肝细胞特异性对比剂的应用,进一步提高了肝癌检出的敏感性和定性的准确率。肝癌在 T_1 加权图上呈低信号强度,在 T_2 加权图上呈高信号强度。少数病例在 T_1 加权图上呈等信号或高信号强度。在显示肝癌的假包膜、肿瘤的内部组织结构变化(如出血坏死、脂肪变性)及对血管的浸润方面分辨率均优于 CT 和超声。对血管瘤的鉴别、小肝癌的诊断优于 CT,缺点是价格昂贵。

(4)正电子发射计算机断层成像(PET-CT):PET-CT 是一项将 PET 与 CT 融为一体的新技术,既可由 PET 功能显像反映肝脏占位的生化代谢信息,又可通过 CT 形态显像进行病灶的精确解剖定位,同时全身扫描可以了解其他部位转移情况及对比肿瘤治疗前后的大小和代谢变化。但是,PET-CT 在肝癌临床诊断的敏感性和特异性还需进一步提高,不推荐其作为肝癌诊断常规检查方法。

(5)选择性肝动脉造影(DSA):DSA 是一种有创的侵入性检查,用于其他影像学检查后仍未能确诊的患者。可以明确显示肝脏小病灶及其血供情况,还具有同时化疗和碘油栓塞等治疗作用。在术前或治疗前可用于估计病变范围,特别是了解肝内播散情况,对于判断手术切除的可能性和彻底性,以及决定合理的治疗方案有重要价值。

三、诊断

1.病理学诊断标准　病理学诊断是肝癌诊断的金标准,对肝脏占位病灶、肝外转移灶活检,或对手术切除组织标本,经病理组织学和(或)细胞学检查,可明确诊断为 HCC。

2.临床诊断标准　同时满足以下条件中的 1+2①两项或者 1+2②+3 三项时,可以确立 HCC 的临床诊断。

(1)具有肝硬化以及 HBV 和(或)HCV 感染[HBV 和(或)HCV 抗原阳性]的证据。

(2)典型的 HCC 影像学特征。同期多排 CT 扫描和(或)动态对比增强 MRI 检查显示肝脏占位在动脉期快速不均质血管强化,而静脉期或延迟期快速洗脱。①如果肝脏占位直径>2cm,CT 和 MRI 两项影像学检查中有一项显示肝脏占位具有上述肝癌的特征,即可诊断 HCC;②如果肝脏占位直径 1~2cm,则需要 CT 和 MRI 两项影像学检查都显示肝脏占位具有上述肝癌的特征,方可诊断 HCC,以加强诊断的特异性。

(3)血清 AFP>400μg/L 持续 1 个月或>200μg/L 持续 2 个月,并能排除其他原因引起的 AFP 升高,包括妊娠、生殖系胚胎源性肿瘤、活动性肝病及继发性肝癌等。

四、鉴别诊断

AFP 为原发性肝癌(HCC)特异性分子标志物,因此肝癌的鉴别诊断分为 AFP 阳性和 AFP 阴性两个方面。

1.AFP 阳性的肝癌鉴别诊断　虽然 AFP 水平高于正常,但临床提示并非肝癌。肝癌需与以下几种鉴别:①妊娠:妊娠分娩后 AFP 转阴;②生殖腺胚胎源性肿瘤:生殖腺胚胎肿瘤通过体检或妇检大多均可明确;③活动性肝病及少数消化系统肿瘤:肝炎、肝硬化活动期 AFP 升高常伴有肝功能异常,且无肝内占位性病变。AFP 与 ALT 变化相随者多为良性肝病,而两者变化分离者应考虑肝癌可能。某些胃肠及胰腺腺癌血清中也可以有 AFP 升高,称为肝样腺癌。但多无肝病背景,通过 AFP 异质体及影像学检查可以鉴别。

2.AFP 阴性的肝癌鉴别诊断　当临床发现肝占位性病变而 AFP 检查为阴性,且尚未获得明确的病理诊断时,需要按以下步骤进行鉴别:①鉴别肿块是否位于肝内。有时肾上腺和其他腹膜后肿瘤常难与肝内病变鉴别,通过超声显像即可排除肝外肿瘤;②鉴别液性或实质性,超声显像多可明确;③鉴别良性或恶性,可用彩超、CT 扫描和 MRI 检查予以鉴别;④鉴别原发性或转移性,肝炎背景和原发肿瘤病史有重要价值;⑤若为原发,鉴别原发性肝癌或肝肉瘤。二者较难鉴别,在病理诊断前常难以确诊。临床常需要与以下几种疾病鉴别。

(1)转移性肝癌:常有原发癌病史,一般由消化道肿瘤、肺癌、乳腺癌及妇科肿瘤等转移,多无肝病背景和肝硬化表现。影像学检查可发现肝内多发性占位,呈典型的“牛眼征”,可同时伴有相应原发癌的血清肿瘤标志物升高。

(2)肝内胆管细胞性肝癌:在原发性肝癌不超过占 5%,常无肝病背景,可有胆汁性肝硬化,较早以黄疸、发热为主要表现。CT 平扫表现常为大小不一的分叶状或类圆形低密度区,增强扫描可见肝脏占位的血供不如 HCC 丰富,呈“快进慢出”特点,有时可见肝内胆管不规则扩张、局部肝叶萎缩。影像学鉴别困难,主要通过病理确诊。

(3)肝肉瘤:影像学检查显示为血供丰富的均质实性占位,常无肝病背景,不易与 AFP 阴性的 HCC 相鉴别,需通过手术或穿刺病理,进一步免疫组化才能明确诊断。

(4)肝血管瘤:常无肝病背景,女性多见。CT 增强扫描可见自占位周边开始强化充填,呈“快进慢出”表现,与 HCC 的“快进快出”有区别,MRI 可见典型的“灯泡征”。

(5)肝腺瘤:女性多见,常无肝病背景,有口服避孕药史,与高分化的 HCC 不易鉴别,^{99m}Tc 核素扫描具有鉴别意义,肝腺瘤能摄取核素,且延迟相表现为强阳性显像。

(6)肝脓肿:病程较短,无肝病背景,常伴有感染表现,如发热、外周血白细胞和中性粒细胞增多等。查体可有右上腹压痛及腹肌紧张等阳性体征。有液化时超声提示液平,较易鉴别。但无液化时鉴别困难,常无肝病背景,超声显示不清,无声晕,必要时行穿刺检查可明确。

(7)肝包虫病:常有疫区居住史,病程较长,进展缓慢,包虫皮内试验(Casoni 试验)为特异性试验,阳性率达 90%~95%。B 超显示在囊性占位腔内可发现漂浮子囊的强回声,CT 扫描有时可见囊壁钙化。

第三节　综合治疗

原发性肝癌是一种全身性疾病，其发病率和病死率极高。随着三级预防的开展及医疗水平的提高，目前治疗已经取得了很大进展。治疗手段包括手术和其他非手术治疗。手术切除仍是肝癌最有效、首选的方法。但我国肝癌患者多伴有肝硬化，能获手术治疗的病例仅占20%左右。目前肝癌治疗模式是以外科手术为主的多种方法综合治疗与序贯治疗。

一、手术治疗

手术治疗主要包括肝切除术和肝移植术。

1.肝切除术

（1）方法分类：包括根治性肝切除和姑息性肝切除。根据手术完善程度，将肝癌根治切除标准分为3级。

Ⅰ级标准：完整切除肉眼所见肿瘤，切缘无残癌。

Ⅱ级标准：在Ⅰ级标准基础上增加4项条件，即肿瘤数目不超过2个，无门脉主干及一级分支、总肝管及一级分支、肝静脉主干及下腔静脉癌栓，无肝门淋巴结转移，无肝外转移。

Ⅲ级标准：在Ⅱ级标准基础上增加术后随访结果的阴性条件，即术前血清AFP增高者，术后2个月内AFP应降至正常和影像学检查未见肿瘤残存。

（2）适应证：手术切除的基本前提是身体状况良好，无明显心、肝、肾功能损害，可以耐受手术，肝脏病灶可以切除，预留肝脏功能可以充分代偿。

1）根治性肝切除：单发肝癌，表面较光滑，周围界限较清楚或有假包膜形成，受肿瘤破坏的肝组织<30%；或受肿瘤破坏的肝组织>30%，但是无瘤侧肝脏明显代偿性增大，达到标准肝体积的50%以上；多发性肿瘤，结节<3个，且局限在肝脏的一段或一叶内。

2）姑息性肝切除：3~5个多发性肿瘤，超越半肝范围者，行多处局限性切除；肿瘤局限于相邻的2~3个肝段或半肝内，无瘤肝组织明显代偿性增大，达到标准肝体积的50%以上；肝中央区（中叶或Ⅳ、Ⅴ、Ⅷ段）肝癌，无瘤肝组织明显代偿性增大，达到标准肝体积的50%以上；肝门部有淋巴结转移者，切除肿瘤的同时行淋巴结清扫或术后治疗；周围脏器受侵犯者一并切除。另对于合并门静脉和（或）下腔静脉癌栓、合并胆管癌栓、合并肝硬化门静脉高压，只要肝脏代偿功能良好，亦可行肝癌切除，同时行门静脉取癌栓并注入抗癌药物，或肝癌切除合并脾切除及贲门周围血管断流或分流术。

（3）禁忌证：心肺功能差或合并其他重要器官系统严重疾病，不能耐受手术者；肝硬化严重、肝功能差，Child-Pugh C级；已经存在肝外转移的Ⅳ期患者。

2.肝移植　作为外科治疗的补充治疗，用于无法手术或局部治疗，尤其是肝功能失代偿期患者。主要适应证有：小肝癌合并失代偿肝硬化，无活动性肝病，无黄疸、腹水、腹腔或远处转移，无下腔静脉癌栓，无心肺肾严重疾患，无感染病灶或糖尿病。目前存在供体来源紧张、费用昂贵等问题，且存在移植术后肝癌复发及感染等并发症。我国尚无统一的适应证标准，国际上主要采用以下三个标准。

(1) Milan 标准：单个肿瘤直径<5cm；多发肿瘤数目<3 个，最大直径<3cm；不伴有血管及淋巴结的侵犯。其疗效肯定，有报道 5 年生存率≥75%，复发率<10%。但标准过于严格，使很多有可能通过肝移植来获得良好康复的患者失去机会。

(2) UCSF 标准：单个肿瘤直径<过 6.5cm；多发肿瘤数目<3 个，最大直径<4.5cm，总的肿瘤直径<8cm；不伴有血管及淋巴结的侵犯。目前 NCCN 指南倾向推荐该标准。

(3) Pittsburgh 改良 TNM 标准：将有大血管侵犯、淋巴结受累或远处转移这三者中任一项作为肝移植禁忌证。但目前存在明显缺陷，手术总体生存率降低。

二、非手术治疗

非手术治疗包括局部治疗、动脉栓塞化疗、放射治疗、全身化疗、生物治疗、分子靶向治疗、中医中药治疗等。

1.局部治疗　包括射频消融(RFA)、微波消融(MWA)、无水乙醇注射治疗(PEI)、冷冻治疗(Cryoablation)及高功率超声聚焦消融(HIFU)等，具有微创、安全、简便和易于多次施行的特点。适用于单发肿瘤，最大直径<5cm；或肿瘤数目<3 个，且最大直径<3cm；无血管、胆管和邻近器官侵犯以及远处转移；肝功能分级为 Child-Pugh A 或 B 级，或经内科保肝治疗达到该标准。

(1) 射频消融(RFA)：在超声引导下，通过高频电流，产生局部高温(60～100℃以上)，使肿瘤坏死。对于小肝癌，尤其是有严重肝硬化或位于肝门区靠近大血管的肝癌，疗效好、损伤小。对于大肝癌，射频与 TACE 联合应用，可提高疗效。

(2) 微波消融(MWA)：是我国常用的热消融方法，微波与射频机制相似。近年来的研究发现微波除热凝固效应外，还有增强机体免疫功能作用。

(3) 无水乙醇注射治疗(PEI)：是将无水乙醇注入瘤体内，使蛋白变性致肿瘤细胞死亡。适用于直径<3cm 的小肝癌及复发小肝癌的治疗，对于>3cm 的不适合手术的肝癌或复发灶也可起到姑息治疗的作用。

(4) 冷冻治疗：利用氩氦刀冷热逆转疗法彻底摧毁肿瘤，并可调控肿瘤抗原，激活机体抗肿瘤免疫反应。

(5) 高功率超声聚焦消融(HIFU)：利用超声声束物理特点，将体外低能量超声聚焦于体内肿瘤靶区处，通过产生瞬态高温、空化、机械效应等，使焦域处肿瘤组织发生凝固性坏死，是一种既能定位又能瞬间产生高温的非创伤性新技术，但由于受到肋骨及胃肠道气体等的干扰，效率较低，穿透性受限致使深部肿瘤杀灭欠佳。

2.动脉栓塞化疗(TACE)　主要是基于肝癌和正常肝组织血供的差异，即 95%～99%的肝癌血供来自肝动脉，而正常肝组织血供的 70%～75%来自门静脉。TACE 能有效阻断肝癌的动脉供血，同时持续释放高浓度的化疗药物，使肿瘤缺血坏死并缩小，而对正常肝组织影响较小。常用的栓塞剂包括碘化油、吸收性明胶海绵等。常用的化疗药物包括顺铂(DDP)、表阿霉素(ADM)、吡柔比星(THP)、丝裂霉素(MMC)、5-氟尿嘧啶(5-FU)

等。碘化油可作为化疗药物的载体,使得化疗药物在肿瘤内缓慢释放。适应证如下。

(1)不能手术切除的中晚期肝癌,无肝、肾功能严重损害,包括:①巨块型肝癌:肿瘤占整个肝脏的比例<70%;②多发结节型肝癌;③门静脉主干未完全阻塞,或虽完全阻塞但肝动脉与门静脉间代偿性侧支血管形成;④外科手术失败或术后复发者;⑤肝功能分级 Child-Pugh A 或 B 级,ECOG 评分 0~2;⑥肝肿瘤破裂出血及肝动脉-门静脉分流造成门静脉高压出血。

(2)肝肿瘤切除术前应用,可使肿瘤缩小,有利于二期切除,同时能明确病灶数目。

(3)小肝癌但不适合或者不愿意进行手术、局部射频或微波消融治疗者。

(4)肝癌切除术后,预防复发。不良反应主要表现为发热、疼痛、恶心和呕吐等,称为栓塞后综合征。发热、疼痛的原因是肝动脉被栓塞后引起局部组织缺血、坏死,恶心、呕吐主要与化疗药物有关。此外,还有穿刺部位出血、白细胞下降、一过性肝肾功能损害以及排尿困难等其他常见的不良反应。一般持续 5~7 天,经对症治疗后可完全恢复。

3.放射治疗　随着现代精确放疗技术的发展,包括三维适形放疗、调强适形放疗和立体定向放疗,为肝癌治疗提供了新的治疗手段。对于下述情况可考虑放疗:肿瘤局限,因肝功能不佳不能进行手术切除;或肿瘤位于重要解剖结构,在技术上无法切除;患者拒绝手术;对已发生远处转移的患者控制疼痛或缓解压迫等。国内外已有报道,对于经过选择的 HCC 患者,采用精确放疗后 3 年生存率可达 25%~30%。放疗并发症包括急性期(放疗期间)和放疗后期(4 个月内)肝损害。急性肝损伤往往可逆、易修复;而后期肝损伤常常不可逆,是严重的放射性损伤,一旦发生,病死率高达 80%。

4.全身化疗　过去的研究认为肝癌对化疗不敏感。单药有效的药物不多,临床应用中常见的一些有疗效药物包括 5-FU、ADM、DDP 和 MMC,有效率不超过 20%。联合化疗的有效率并不优于单药。2010 年 ASCO 会议报道了 FOLFOX4 方案与单药 ADM 对照用于不适于手术或局部治疗的晚期肝癌患者姑息性化疗的国际多中心Ⅱ期临床研究(EACH 研究),含奥沙利铂的联合化疗可以为晚期 HCC 患者带来较好的客观疗效和生存获益,且安全性比较好。我国多中心协作临床研究的结果表明,采用亚砷酸注射液治疗中晚期原发性肝癌具有一定的姑息治疗作用,可以改善患者生活质量、减轻癌痛、延长生存时间,同时不良反应较轻,患者的耐受性较好。因此,亚砷酸注射液已经获得国家食品药品监督管理局(SFDA)批准增加晚期肝癌的适应证,但应注意防治肝肾毒性性。

目前认为,对于没有禁忌证的晚期 HCC 患者,化疗明显优于一般性支持治疗。其主要适应证:①合并有肝外转移的晚期患者;②虽为局部病变,但不适合手术治疗和肝动脉介入栓塞化疗者,如肝脏弥漫性病变或肝血管变异;③合并门静脉主干或下腔静脉瘤栓者;④多次肝动脉栓塞化疗(TACE)后肝血管阻塞和(或)介入治疗后复发的患者。

5.分子靶向治疗　分子靶向治疗是针对肿瘤发生发展过程中的关键分子,如细胞信号传导通路、原癌基因和抑癌基因、细胞因子及受体、抗肿瘤血管形成、自杀基因等,从分子水平阻断肿瘤细胞信号传导,控制其基因表达,改变生物学行为或抗肿瘤血管生成,从而抑制肿瘤细胞生长和增殖,发挥抗肿瘤作用。索拉非尼是目前被 NCCN 批准用于晚期肝癌(HCC)的一线治疗药物,是一种多靶点抗肿瘤药物,一方面通抑制 RAF/MEK/ERK

信号转导通路直接抑制肿瘤生长，另一方面通过抑制血管内皮生长因子受体（VEGFR）和血小板源性生长因子受体（PDGFR）阻断肿瘤血管生成。多项国际多中心Ⅲ期临床研究已充分证明，索拉非尼能够延缓 HCC 的进展，明显延长晚期患者生存期，且安全性较好。

6.生物治疗　生物治疗是一类应用细胞和分子生物学手段对机体免疫系统或肿瘤的生长进行调节，从而抑制肿瘤生长的方法，包括基因治疗、免疫治疗（如过继免疫治疗、疫苗治疗、抗体治疗、细胞因子治疗等）、抗血管生成治疗、干细胞治疗、诱导分化及凋亡、内分泌治疗等。胸腺肽和白介素-2（IL-2）可以增强免疫功能、辅助抗病毒和抗肿瘤作用。目前用于 HCC 过继性细胞免疫治疗的免疫活性细胞主要是 CIK、DC-CIK、NK 细胞等。肝癌疫苗和基因治疗正在进行临床试验中，其中树突状细胞（DC）疫苗受到较多关注。目前大多数生物治疗尚处于研究阶段，相信它们将来在临床必会有广阔的治疗前景。

7.联合治疗　近年来，靶向药物联合免疫检查点抑制剂治疗肝癌取得重大突破。IMbrave150 研究纳入了 501 例无法切除的肝癌患者，随机接受阿替利珠单抗联合贝伐珠单抗治疗或索拉非尼单药治疗。最终结果显示，索拉非尼组患者的中位 OS 时间为 13.2 个月，而联合用药组患者的中位 OS 尚未达到（$P=0.0006$）。另外，索拉非尼组患者的 PFS 时间为 4.3 个月，而联合用药组患者为 6.8 个月（$P<0.0001$），两组患者 OS、PFS 比较差异均有统计学意义，获得阳性结果。单用索拉非尼组患者客观缓解率为 13%，联合用药组为 33%（$P<0.0001$）获益同样显著；联合用药组患者主观生活质量亦优于单用索拉非尼组。阿替利珠单抗联合贝伐珠单抗的治疗方式打破了晚期肝癌一线治疗的僵局，有望成为肝癌新的标准治疗手段。而仑伐替尼联合帕博利珠单抗治疗展现了抗血管生成药物与免疫疗法联用的广阔前景，也预示着免疫治疗即将进入精准、联合、多样化的时代。

第四节　肝癌治疗研究新进展

一、原发性肝癌辅助治疗的研究进展

原发性肝癌（以下简称肝癌，其中 90%是肝细胞癌）是全球最常见的恶性肿瘤之一，发病率居第六位，病死率居第四位。中国为肝癌的高发区，全球每年肝癌发病患者人数超过 80 万，中国占据一半以上。近年来，由于对高危人群（如病毒性肝炎）的早期筛查和管理以及治疗模式的改进，HCC 的治愈率有所提高。但 HCC 患者接受根治性治疗后仍有相当一部分出现复发转移，3 年和 5 年复发率分别高达 50%和 70%，肝切除术和射频消融治疗后的 5 年生存率仅 40%～70%。因此，如何在 HCC 根治性治疗后给予适当的辅助治疗，来阻止或延缓肿瘤的复发转移、改善生存，是 HCC 治疗中仍未解决的问题。

1.辅助治疗的人群选择　已明确辅助治疗作用的实体瘤，均对接受治疗的人群进行了限定。HCC 辅助治疗只在部分已接受根治性治疗的患者中有效，因此，如何选择合适的患者对辅助治疗的临床研究十分重要。上海中山医院孙惠川团队通过回顾性分析 4 166 例HCC 术后患者的特征，建立了上海评分系统，用于筛选术后中、高危复发风险的人群。选定年龄、HBsAg、HBeAg、部分凝血酶原时间，总胆红素、AKP、GGT、AFP、肿瘤大

小、肝硬化、血管浸润、分化程度、包膜完整性和肿瘤大小，共14个变量值。通过14个变量值乘以对应的变量回归系数进行累计，构建多变量Cox危险模型。该团队使用这一评分系统建立了个体化辅助治疗和预测预后的在线服务器，用于预测中国HCC术后患者的预后。这个基于迄今为止最大样本量患者而建立的评分系统，或许能成为筛选HCC术后辅助治疗人群的有效工具。

中山大学肿瘤医院徐瑞华等报告了一项循环肿瘤DNA甲基化标志物用于HCC的诊断和预后评估的研究。通过680例训练队列和369例验证队列患者，分析出外周血循环肿瘤细胞DNA甲基化的8个标记，这些标记对生存预后有高度的特异性($P=0.0014$)。上海东方肝胆外科医院亦筛选出由5个mRNA和1个lncRNA组成的转移标志物用于HCC切除术后患者的预后预测，在多中心的队列研究中表现出稳定性和可重复性($P<0.05$)。这些发现或将HCC辅助治疗的筛选带入分子生物学时代。

另外，肿瘤大小、微血管浸润术前AFP水平等可能是根治性治疗后复发的高危人群；肿瘤组织miR-26表达水平可能预示着干扰素辅助治疗的敏感性。

通过以上或其他更灵敏简便的评分系统(标记物)筛选出真正需要进行辅助治疗的人群，将有利于临床研究取得阳性结果。

2.索拉非尼　索拉非尼是晚期HCC的标准一线治疗。上市以来，学者们也尝试将它应用于HCC的辅助治疗中。2015年发表了一项HCC切除术后或局部消融(RFA)后给予索拉非尼辅助治疗的前瞻性、随机双盲、安慰剂对照、国际多中心Ⅲ期研究，即STORM研究。1 114例4个月内接受肝脏切除(n=900)或RFA(n=214)后的HCC患者，按1∶1随机给予索拉非尼或安慰剂治疗。结果显示两组的无复发生存(RFS)无统计学差异(33.3个月 vs. 33.7个月，$P=0.26$)。究其原因，有学者认为与没有重视对基础肝病(肝炎、肝硬化和肝功能障碍)的防治、未能有效选择复发高危人群、将东西方肝癌混为一谈、没有索拉非尼的分子标志物来预测其疗效或毒性等原因有关。小样本的回顾性研究发现，ECOG评分较低、临床分期较早、病理分级较好以及AFP水平较低者，索拉非尼的疗效较好，平均生存时间较长。其中ECOG评分是生存的独立预后因素。

肝移植为HCC的有效治愈性手段之一，对于符合超米兰标准的患者，移植后复发风险显著增加是不争的事实，对这部分患者是否需要接受索拉非尼辅助治疗一直没有高级别循证医学证据支持。Teng等发表了一项病例报道，将17例超米兰标准肝移植术后的患者分为3组：辅助治疗组(n=5)在术后6周内开始给予索拉非尼辅助治疗，姑息治疗组(n=6)在术后出现复发转移后给予索拉非尼治疗，对照组(n=6)始终不给予索拉非尼治疗。结果显示，6、12和18个月的RFS在辅助治疗组均有显著获益($P=0.034$，$P=0.026$，$P=0.011$)。随访24个月的OS亦有显著获益($P=0.031$)。黄磊等对30例超米兰标准肝移植术后的HCC患者随机分为两组，试验组给予索拉非尼口服，对照组给予卡培他滨口服，两组术后18个月未见复发者均停止用药。结果显示，试验组相对对照组的1年复发率显著降低(53.3% vs. 86.60%，$P<0.05$)，OS显著延长(28.3±2.5月 vs. 17.9±3.5月，$P<0.05$)。谢占涛等报告的另一项研究亦发现对于超出加州大学旧金山分校(USCF)标准进行肝移植的患者，在术后应用索拉非尼可以提高2年累积生存率(100% vs.

63%，$P<0.05$）。

以上研究均为单中心、小样本的临床探索，虽然结果可信度有限，但无论是根治性手术、RFA 或超米兰标准接受肝移植的患者，都观察到了索拉非尼辅助治疗的生存获益，亟待前瞻性、大规模的随机对照。Ⅱ期研究进一步确认。

3.肝动脉栓塞化疗（TACE） 肝动脉栓塞化疗（TACE）是Ⅰb 到Ⅲb 期肝癌患者局部治疗的重要手段。对于已行肝癌切除术的患者，术后 DSA 检查可以早期发现残余癌灶，并给予介入治疗。

华西医院李川等在 754 例超过米兰标准的 HCC 患者中，给予单纯肝切除（n=459）和肝切除+TACE 治疗（n=295）。结果显示手术+TACE 组的 RFS 和 OS 均较单纯手术组显著改善（$P=0.004$，$P<0.001$）。多变量 Cox 风险回归分析显示单纯手术切除是术后复发和较短生存的独立风险因素。

广西医科大学 Ye 等回顾性分析了 519 例巴塞罗那分期（BCLC）A 期或 B 期接受单纯手术切除或术后辅助 TACE 的患者。分析显示，TACE 辅助治疗能改善有微血管浸润患者的 DFS 和 OS。同时多元回归分析显示，AFP>400μg/L、肿瘤直径>5cm 和肿瘤包膜浸润是微血管浸润的独立预测因子。

上海中山大学 Wang 等开展了一项对照研究，在治愈性手术切除后，具有中危或高危风险的 280 例 HBV 相关性 HCC 患者，随机进入术后 TACE 组（n=140）和对照组（n=140）。该研究中对中危风险的定义为“单个肿瘤大于 5cm 不伴微血管浸润”，高危风险则定义为“单个肿瘤有微血管浸润，或 2 至 3 个肿瘤”。TACE 组的 RFS 率较对照组获得显著改善（56.0% vs. 42.1%，$P=0.01$），3 年 OS 率显著提高（85.2% vs. 77.4%，$P=0.04$）。TACE 治疗组耐受性良好。

对于分期较早的 HCC 术后患者，TACE 辅助治疗是否获益？Tong 等进行了一项对照研究，在 206 例 AJCC 分期Ⅰ期的 HCC 患者中，115 例在肝切除术后给予 TACE 治疗，91 例仅进行手术切除。结果显示，总体的 OS 和 DFS 在两组间无显著差别。亚组分析提示，肿瘤直径≥5cm 是 DFS 差的独立预后因素（$P=0.013$），术后 TACE 治疗能在这部分患者中得到 DFS 的获益（$P=0.028$），OS 亦有延长的趋势（$P=0.138$）。术前血清 AFP 升高者（≥200ng/mL）和手术标本免疫组化 AFP 阳性者能从术后 TACE 治疗中获得 OS 的获益（$P=0.039$；$P=0.045$），而 DFS 无显著差异。

综上所述，TACE 在接受手术切除的 HCC 患者中如何发挥辅助或巩固作用，进一步降低复发风险、延长生存是临床上亟待解决的问题。超米兰标准切除术后、肿瘤直径>5cm、初诊时 AFP 水平明显升高以及术后病理存在微血管浸润的患者可能是 TACE 辅助治疗的优势人群；上海东方肝胆医院建立了一个评分系统，用于筛选 TACE 辅助治疗的获益人群，有良好的辨识效力（$P=0.001$）。

4.免疫治疗 免疫治疗是指应用免疫学原理和方法，提高肿瘤细胞的免疫原性和对效应细胞杀伤的敏感性，激发和增强机体抗肿瘤免疫应答，并应用免疫细胞和效应分子输注宿主体内，协同机体免疫系统杀伤或抑制肿瘤生长。在 HCC 辅助治疗上，进行过多种免疫治疗的尝试。

(1)干扰素(IFN):干扰素是一类糖蛋白,它具有高度的种属特异性,具有抗病毒、抑制细胞增殖、调节免疫及抗肿瘤作用。2014 年的一项荟萃分析,纳入了 14 项研究(9 项随机对照、5 项队列研究)共 1 385 例患者,旨在了解 IFN 辅助治疗在 HCC 根治性手术或 RFA 后的作用。分析显示,在总体人群中,IFN 辅助治疗可降低病死率和早期复发率。2016 年另一项系统回顾,囊括了 6 个临床试验总共 1 054 例受试者,其中 576 例接受 IFN 辅助治疗。结果显示 IFN 组的复发率(RR)显著降低(RR=0.90,P=0.02),特别是 TACE 术后(RR=0.80,P=0.04)以及肝切除术+TACE 治疗亚组中(RR=0.87,P=0.02)。

存在可以预测 IFN 辅助治疗疗效的因素。早在 2009 年,Ji 等的研究就发现,miR-26 在 HCC 肿瘤组织中相比正常组织为低表达,相应的 OS 较短,而这部分 miR-26 低表达患者接受 IFN-α 辅助治疗明显获益。针对此发现,作者进一步开发了相关的评分系统。目前一项开放的、在 miR-26 低表达的 HCC 术后患者中给予 IFN-α 辅助治疗的临床研究正在进行(NCT01681446),入组的患者在 HCC 术后给予 IFN-α 300 万~500 万 IU,每周 3 次,持续 18 个月。主要观察终点为 DFS,次要终点包括 OS、TTR 和不良反应。506 例患者已于 2016 年 10 月入组完毕,目前在数据收集和整理阶段,结果值得期待。

(2)CIK 治疗:CIK 是多种细胞因子诱导的杀伤细胞,通过直接杀伤肿瘤细胞、释放多种细胞因子和诱导肿瘤细胞凋亡来达到抗肿瘤作用。代表性的研究来自韩国 Lee 开展的一项Ⅲ期研究。230 例经根治性治疗后的 HCC 患者随机给予 CIK 治疗或空白对照。结果显示 CIK 治疗组的 RFS 显著延长(44.0 个月 vs. 30.3 个月,P=0.01),治疗组的全因死亡和肿瘤相关死亡 HR 均低于对照组(P=0.008,P=0.02)。同年中国的单中心随机对照研究发表,结果与上述研究基本一致,但遗憾的是两项研究都未能显示 OS 的优势,值得关注。

2017 年,Yu 等对 CIK 辅助治疗在 HCC 中的应用进行了荟萃分析,总共纳入了 8 项随机对照研究、6 项前瞻性研究和 3 项回顾性研究的 1 979 例患者,其中 1 029 例患者接受了 CIK 辅助治疗。结果显示,CIK 治疗组较对照组有更高的生存率(HR=0.594,P<0.001)和更低的复发率(HR=0.635,P<0.001)。

总体上,CIK 治疗在 HCC 根治性治疗术后的辅助治疗价值和前景尚有待考证。

(3)胸腺肽 α_1:胸腺肽 α_1是一种免疫增强剂,被认为通过增强 T 细胞、树突状细胞和抗体的应答,促进肿瘤细胞凋亡来达到抗肿瘤的作用。华西医院的经验认为胸腺肽 α_1辅助治疗相比单纯手术,1、3、5 年 OS 率和 RFS 率显著提高,是 OS 的独立预后因素。但此项回顾性分析纳入样本量小,两组存在明显偏倚(治疗组 44 例 vs.观察组 206 例),无法进行分层分析,据此得出 OS 获益的结论证据级别不高。目前上海中山医院正在进行一项胸腺肽 α_1辅助治疗的临床研究(NCT02281266),拟入组 360 例 HCC 患者,术后随机给予胸腺法新治疗(日达仙 1.6mg,每周 2 次,持续 12 个月)或观察。研究结果尚未发表。

5.系统化疗　EACH 研究及其亚组分析业已充分证明以奥沙利铂(OXA)为主的新型化疗方案能够为中国晚期 HCC 患者带来客观疗效和生存获益。近年来新发现 OXA 还有抗肿瘤免疫学机制。这些发现提示 OXA 用于 HCC 辅助治疗可能会成为一个有潜力的选择之一,中国学者在此领域进行了一系列大胆的尝试。

超米兰标准HCC肝移植术后的辅助治疗一直是业界关注的焦点，如上所述，分子靶向药物索拉非尼在选择性人群中可能有一定的获益，而具有“中国特色”的系统化疗在移植后患者中的作用目前尚无定论。早在2011年，Zhang等尝试将58例超米兰标准进行肝移植手术后的HCC患者，分成辅助化疗组和观察组（每组各29例），化疗组在移植术后1年内给予FOLFOX方案化疗6个周期。结果显示：治疗组较观察组累积的1年生存显著增加（$P=0.043$）。6个月的无肿瘤生存率在治疗组提高了24.1%。6个月的复发率显著降低（$P=0.036$），但3年无差异（$P=0.102$）。随后，王乐天等将58例超米兰标准的肝移植术后的HCC患者，随机分成两组，治疗组26例，术后给予OXA+5-FU+CF进行6周期的辅助化疗；观察组32例，仅给予单纯移植手术治疗。结果显示治疗组的1年、2年、3年生存率显著高于观察组（治疗组：89.7%，86.2%和78.8%；观察组：64.5%，61.1%和53.6%；$P=0.011$）；术后1年无瘤生存率亦显著提高（58.1% vs. 73.9%，$P=0.001$），而术后3年无瘤生存率无明显差异（44.2% vs. 38.6%，$P>0.05$）。化疗无严重不良反应。

根治性切除术后的辅助化疗国内亦有涉及。李科等将89例HCC根治术后患者随机分为辅助化疗组和对照组。治疗组45例，给予FOLFOX4方案辅助化疗。对照组44例，给予对症支持治疗。结果显示，治疗组1.2和3年生存率分别为77.8%、64.4%和33.3%，明显高于对照组的54.5%、40.9%和17.5%（$P=0.02$）。治疗组的1、2和3年复发率有降低的趋势，但两组差异无统计学意义。

总体上，无论是肝移植亦或根治性切除术后的HCC患者，以OXA为主的辅助化疗都得到了可以延长1、2、3年生存率的结果，但在无瘤生存方面尚无肯定结论，且以上均为小样本单中心研究，其有效性尚待大规模、随机对照临床研究证实。

6.抗病毒治疗　乙型肝炎病毒（HBV）和丙型肝炎病毒（HCV）感染在HCC的发生、发展中起重要作用。因此，HCC根治性治疗后的抗病毒治疗是辅助治疗的重要组成部分。

上海东方肝胆外科医院针对抗病毒治疗在HBV相关HCC术后的作用开展了一系列的临床研究。Yin等在780例HBV-HCC切除术患者中（非RCT队列617例，RCT队列163例），观察核苷酸类或核苷类似物（NA）抗病毒药对其预后的影响。结果显示，在非RCT队列，高病毒载量（$\geq 10^4$拷贝数/mL）患者的OS和RFS明显较差，而抗病毒治疗显著改善两种类型的生存。在RCT队列，抗病毒治疗显著减少HCC复发和HCC相关死亡。随后Huang等针对200例接受R0切除的HBV-HCC患者随机给予抗病毒治疗和对照观察，每组各100例。结果显示治疗组的RFS和OS显著改善（$P=0.026$，$P=0.001$）。以上两项研究的入组条件均为HBV-DNA>500拷贝数/mL，2018年该作者针对低病毒载量的HCC患者进行了一项单中心随机对照研究，200例HBV-HCC根治术后低病毒载量患者（HBV-DNA<2 000IU/mL），随机给予抗病毒治疗或观察（每组各100例）。结果显示抗病毒治疗组的1、3、5年复发率明显降低（$P=0.016$），OS率明显高于对照组（$P=0.004$）。

Chen报告了一项荟萃分析，共纳入了26项研究（2项RCT和24项非RCT）共9 009例接受治愈性切除的HBV-HCC患者，其中2 546例接受抗HBV治疗，6 463例未接受。结果显示接受抗病毒治疗患者的RFS和OS均显著改善（$P<0.00001$）；亚组分析

显示高 HBV-DNA 载量(≥20 000IU/mL)的患者相对于低病毒载量(<20 000IU/mL)者,RFS 和 OS 的获益更显著($P=0.01$;$P<0.00001$)。

直接抗病毒药物(DAAs)可谓 HCV 治疗革命性的进步,但其对 HCC 的发生和复发的影响仍有争议。法国 ANR 机构关于 HCC 的研究小组发布了一个涵盖 3 个前瞻性多中心队列的针对 HCV-HCC 的观察研究。观察在 HCV-HCC 治愈性治疗(包括肝切除和肝移植术)后,使用或不使用直接抗病毒药物(DAAs)的差别。结果显示 3 个独立前瞻性队列均没有观察到 DAAs 治疗对 HCC 复发风险的影响。Konjeti 等通过文献复习,认为尽管小样本的单中心研究显示 DAAs 治疗后 HCC 复发率增加,但更大样本量、并设有对照组的研究没有重复这些发现。在已发表的研究中,由于方法学的局限性,DAAs 治疗对 HCC 发生率和复发率影响的确切结论仍难以明确。因此,作者建议 HCV-HCC 患者的 DAAs 治疗应在出现影像学完全缓解后再进行。

目前,对于 HBV 相关的 HCC,术后抗病毒治疗已成为共识。而对于 HCV 相关的 HCC,术后抗病毒治疗对复发和生存的影响仍需进一步明确。

总之,HCC 的辅助治疗仍然缺乏前瞻性、3 期、多中心、随机对照的大样本临床研究,证实某一种辅助手段的有效性,从而形成共识或指南并推广到临床。从目前报道的一些文献来看,对于有微血管浸润或大肿瘤、无包膜的 HCC,超出米兰标准进行肝移植或切除术后的患者,术后给予索拉非尼、TACE 和免疫治疗(IFN、CIK 等)治疗有延长 DFS 以及 OS 的较低级别证据;对于 HBV 相关性 HCC,根治性治疗后对乙肝病毒的长程管理十分重要。期待将来更新的治疗和手段(奥沙利铂为主化疗、靶向治疗、新型免疫治疗等)在辅助治疗中的应用。另外,如何采用更灵敏的评分系统或分子标记物帮助筛选高危复发风险或治疗敏感的患者,也是应当关注的重点问题。可以预见,随着相关研究的深入开展,HCC 辅助治疗的困境终将突破。

二、多学科合作模式治疗肝癌

超过 90%的肝细胞癌患者有肝炎、肝硬化的背景,肝癌具有极易出现肝内外转移的特性,肝癌手术后有很高的复发率,这些多因素的制约使肝癌的治疗高度复杂化。目前,肿瘤的多学科综合治疗已成为国内外临床肿瘤治疗的模式和发展方向,建立肝癌多学科综合治疗团队(Multi-Disciplinary Team,MDT)有助于实现肝癌患者最优的个体化治疗。

1.肝癌需要 MDT 管理模式和多学科联合治疗　肝癌的病情复杂,影响预后的关键因素众多,目前国际上存在多个肝癌临床分期,至今仍然没有一个公认可行的肝癌临床分期,临床分期的不统一给肝癌临床研究和临床指引带来了极大的困难。

肝切除术是目前疗效最好的治疗方法,但肝癌的手术治疗效果不尽满意,即使近二十多年肝脏外科技术有很大的提高,小肝癌切除术后的 5 年生存率一直徘徊在 50%~60%,小肝癌根治性切除术后的 5 年复发率仍高达 43.5%,因此外科手段极其需要联合其他不同学科的治疗手段,来降低复发率提高生存率。

十多年来,以射频消融为代表的非切除性治疗手段快速发展,非切除性手术治疗(包括消融治疗、血管介入治疗等)肝癌的疗效接近甚至在某些病例中等同于手术切除,以前只能采取手术切除的部分肝癌患者可以选择非手术切除的方式治疗，且患者的生存期和生活质量得到保证和提高。临床上这部分病例需要在手术切除还是非切除手术治疗之间进行权衡和评估，这就需要进行多个学科联合会诊为患者制订合理可行的治疗方案。

即使是早期肝癌，亦是全身性疾病的局部表现；中晚期肝癌更是一个涉及整个肝脏和全身机体的病变，需要兼顾肝脏功能的保护和进行全身性药物治疗，这包括了抗病毒抗炎、护肝、化疗、靶向药物治疗、免疫生物治疗等，因此，肝癌患者的治疗绝对不是一个学科能够解决的。

以上等问题表明，肝癌的治疗极其复杂，与其他常见恶性肿瘤相比肝癌治疗存在更多的困难急需解决。大多数肝细胞癌患者往往是“一人三病”，医生在治疗肝癌过程中既要考虑如何杀灭肿瘤，也要关注肝功能的保护和抗病毒治疗。影响肝癌预后因素众多以及治疗手段的多样化，更是使得肝癌的临床分期和治疗指南难以合理系统地制订和施行。在这种状况下，充分考虑个体因素的肝癌规范化治疗非常重要，而肝癌多学科 MDT 团队的建立与管理模式的推行，既是肿瘤治疗的国际发展趋势，更是有效实行肝癌规范化治疗和多学科联合治疗的重要保证。

2.肝癌 MDT 团队的建立与实施方案

（1）肝癌 MDT 团队建立的方式：根据国内外 MDT 设立的模式和我国肝癌临床治疗的现状，目前我国肝癌 MDT 团队有两种模式可供参考，一是联邦制模式，将集中各种肝癌主要治疗手段于同一科室或者同一中心的集中型结构；二是邦联制模式：即肝癌的各个治疗方式归属于相应的不同学科，通过建立多学科 MDT 制度，成立 MDT 团队的分散型结构。

1）联邦制模式：适用于肿瘤专科医院或具备相应条件及一定 MDT 基础的医院，建立以病种为主线的综合型肝胆肿瘤治疗科室，同时配备外科、介入、消融、肿瘤科（含放疗、化疗）专业的医生，或由多名经培训后同时具备外科、放射或介入技术等上岗证的医生组成。MDT 病例讨论是该类团队的常态工作模式，可以参与会诊及讨论的患者例数多，该模式有利于患者联合序贯治疗方案的制定及跟进，也可较好的保证患者的依从性，便于总结及临床研究的开展。但该模式的建立需要配备相应的人员、场地及设施等，需要医院在体制上的大力支持。

2）邦联制模式：适用于综合性医院或 MDT 模式组建初期的医院，一般由肝胆外科医生或单病种首席专家担任召集人，同时邀请介入、消融、肿瘤学、影像学、病理学等相关专业的专家组成相对稳定的 MDT 团队，定期召开 MDT 会诊及病例讨论，对各个学科所收集的较为复杂、疑难的病例进行集中分析讨论，形成初步诊疗建议，然后由首诊医生负责联系相关科室，协调安排患者的后续治疗。优点是组建容易，缺点是组织相对分散，可直接参加 MDT 会诊的患者例数有限，且患者管理及依从性较难保证。

国内外大多数肿瘤治疗 MDT 模式均是采取“邦联制模式”，也就是肿瘤的 MDT 多学科会诊制度。在我国肝癌 MDT 团队的运行情况远远不如肺癌、大肠癌等其他恶性肿瘤，这可能是肝癌治疗涉及的学科较多，各种方法的治疗适应证相互重叠，疗效相近等原因所致。根据我国医疗现状的特殊性，有些医院采用以外科为基础，联合肝癌的介入、消融和药物等治疗方法,建立多学科手段于同一科室(或中心)的"联邦制模式"肝癌多学科治疗中心,以便选择合理的治疗手段的合理、实施肝癌多种方法的联合治疗。

(2)肝癌 MDT 团队的运行及管理:MDT 团队由各医院医疗行政主管部门门和指定的 MDT 团队负责人共同管理。MDT 团队的运行及管理,都应遵从"三要三不要"原则,即三要:要以患者为中心;要以疗效为目的;要以循证医学为依据。三不要:不要以自己一技之长决定患者的治疗方案;不要过多的单一治疗;不要因经济利益来决定治疗方案。

在共同遵守以上原则的前提下,MDT 团队的日常工作可通过以下多种方式来实施。

1)多学科会诊:这是最为常用的、有效的 MDT 运行方式,要点是需要相对固定的各学科专家,由专人收集病例,组织定期会诊,但可执行的病例数有限。

2)共同查房:涉及肝癌治疗的各个科室专家相互参与对方学科的查房,针对典型病例进行讨论,提出具体化建议和必要的转诊、联合治疗方案,增加患者依从性。

3)病例讨论:包括病例回顾分析,利于不同学科间交流及总结经验。

4)学术会议与研讨:通过学术交流与专家讨论,共同制定规范与共识,如《原发性肝癌单病种诊疗规范》等。

5)科研课题合作,人员交流与培训,深入开展多中心临床研究。

(3)肝癌 MDT 团队的主导及制度保证:肝癌 MDT 团队的主导,国内外均存在以下不同方式。

1)外科主导:由于外科治疗是目前肝癌疗效最佳的治疗方式,因此国内外大多数中心的肝癌 MDT 均由外科作为团队主导,其他学科为外科治疗提出补充和序贯治疗方案。

2)内科主导:该方式的代表是西班牙巴塞罗那大学肝癌研究中心,由于肝癌的各种治疗方式都需要内科治疗的保障,且内科医生更为强调循证医学原则,相对客观和公正,由内科医生组织其他学科制定治疗方案,进行必要的手术和治疗操作,患者则由内科医生管理和随访。

3)介入科主导:由于我国大多数肝癌患者确诊时已无手术治疗指征,介入治疗在肝癌的治疗中占很大比例,而介入治疗在肝癌综合治疗中常常需要联合其他治疗手段,国内部分中心的 MDT 团队由介入科医生主导。在我国,由于部分介入科医生培训过程为影像科背景,临床思维相对局限,应注意避免过度强调介入治疗的重要性,应与外科密切合作,避免错失最佳手术根治机会,强调按规范按循证医学的原则进行。

MDT 团队的运行制度应由医院层面确立,肿瘤的多学科团队管理制度应成为医院的常规医疗管理制度之一,由医疗行政管理部门负责监督,强制性执行。MDT 团队运行中的质量管理由医院的医疗行政管理部门组织 MDT 团队成员负责实施。

中山大学附属肿瘤医院的经验是由医务质控科每季度组织各种肿瘤的"单病种检查",以归档病历回顾性抽样检查和运行病历抽样检查形式相结合,由 MDT 团队成员轮流参与病历检查及各学科间的交叉检查,对患者诊疗过程是否符合该病种的规范进行核查,发现病例诊疗过程中存在的错误或值得商榷之处,书面提醒相关科室及主管教授。如属于明显违反诊疗规范、指南的行为则由医院给予相应处罚(如适当扣发医疗质量奖金等)。在医务质控科发出书面提醒后,如果相关科室及主管教授对检查意见有异议可提出申辩，由单病种首席专家(MDT负责人)负责解释。

(4)肝癌MDT团队可能面对的服务对象：MDT团队所面对的服务对象应该是需要多学科会诊和治疗的肝癌患者，显然，并不是每一个患者均需要接受多学科会诊和讨论的。一般来说，诊断明确，治疗适应证明确，治疗效果好的病例可不需要MDT会诊，如肝内孤立性病灶，肿瘤包膜清楚可行手术切除；肿瘤直径小于3cm，位于肝实质内可行射频消融治疗等。

必须进行MDT会诊的应该是单一治疗效果不满意、需要进行其他方法联合治疗的病例，如以下情况。

1)预计可手术切除，但肿瘤多发(多于2个)门静脉癌栓、余肝不足，或者预计不能达到根治性切除标准的肝癌。

2)手术切除或者肝脏移植后复发的病例。

3)首次行TACE治疗后疗效不佳(肿瘤继续增大、碘油沉积不理想、血管变异、肿瘤乏血管型等)。

4)TACE等综合治疗后预计可行手术切除的病例。

5)TACE等手段治疗后仍有控制不理想的病灶，包括脉管癌栓和远处转移病灶。

6)小肝癌经两次射频消融仍不完全，消融治疗后局部复发、肝内复发和转移。

7)靶向药物治疗效果不佳，肿瘤仍然继续增大，或者肝内病灶未能完全控制。

3.肝癌多学科联合(综合)治疗的专家建议　临床实践证明肝癌需要多种方法联合治疗才能进一步提高临床治疗效果，2011年我国卫生部颁布的肝癌临床治疗指南及国外多个组织(AASLD，BCLC，EASL，NCCN等)的HCC治疗指南都提出了肝癌联合治疗的建议，但均没有对联合治疗方法提出具体的方案。因此，执行规范和系统的联合治疗尚缺乏一个有效指引。

(1)治疗方法：肝癌的发生发展大多数经历从早期是局部病变、肝内播散、然后转移至全身其他器官的过程，因此，肝癌的病变范围可以分为局部病变、全肝(区域)病变和全身病变，相应地，我们根据不同治疗方法的作用部位将肝癌的治疗方法分类：局部治疗、全肝治疗和全身治疗。

1)局部治疗：方法有肝切除术、消融治疗(包括射频、微波、激光、冷冻、瘤内无水酒精注射)、放射治疗(包括外照射和粒子植入)、高聚集超声。

2)针对整个肝脏：有肝脏移植和TACE(超选择置管时TACE可考虑为局部治疗)。

3)针对全身的治疗方法：有化疗、靶向药物、免疫生物治疗和中医药治疗。

另外，由于我国大多数肝细胞癌伴有HBV体内复制、不同程度的肝硬化、以及免疫功能低下等情况，在肝癌治疗的整个过程中，需要注意肝脏功能的保护，同时进行必要的抗病毒、抗炎、护肝和免疫治疗。

(2)治疗策略：不同临床分期的肝癌其临床治疗策略及联合治疗策略有所不同。

1)早期肝癌：如对BCLC A期，或者肝内单个病灶、无癌栓及远处转移、肝功能Child A级的肝癌，其治疗目的在于迅速有效地祛除或完全杀灭局部肿瘤细胞，达到肿瘤根治性治疗，这是早期肝癌综合治疗中最关键的步骤。肝癌外科切除是最早应用，远期疗效最好的,亦是肝癌根治性治疗的标准,应该优先采用。近年,各类肿瘤局部消融治疗和新型的放射治疗方法能够对早期小肝癌进行完全灭活,效果接近外科手术治疗。但是手术切除对残肝内或局部消融对肿瘤周边内潜在的浸润及转移灶往往难以奏效,这些潜在的微转移灶是治疗后复发的主要原因,因此联合治疗策略则更多地把着眼点放在肝脏原位肿瘤治疗后局部转移扩散的治疗上,主要是针对肝癌周边可能潜在的浸润及转移灶进行治疗。在这种情况下,包括手术切除和局部消融等局部治疗手段常常与 TACE 相结合,以期达到局部与全肝治疗相结合的联合治疗目的。目前在临床应用较多或经循证医学证实的联合治疗方法有:射频联合瘤内无水酒精注射术、手术切除后的 TACE 辅助治疗、射频联合 TACE 等。

肝移植同时切除了携癌的病肝,适应于早期肝癌并伴有严重肝硬化的患者。由于供肝短缺,在患者等待供肝过程中,可以选择先采用射频、TACE 甚至肝肿瘤切除等方式进行治疗,待有供肝后再行肝移植。

2)中期肝癌:如 BCLC B 期和 C 期的肝癌,此时肿瘤仍然局限于肝脏区域内,尚未出现远处转移,属于局部晚期。其治疗目的在于力争有效地祛除或杀灭局部肿瘤细胞,控制肿瘤细胞的生长和转移,达到延长生存期,提高生存质量。联合治疗策略既要有效地祛除或杀灭肝内的肿瘤细胞,同时亦需注意治疗后肝内复发和肿瘤远处转移。此部分肝癌病情最为复杂,疗效较差,治疗方法众多,争议最多,是最需要接受多学科手段联合治疗的。目前,临床应用较多或经循证医学证实的联合治疗方法有:术前 TACE 联合手术切除、TACE 联合消融治疗、姑息切除联合术后 TACE、TACE 联合放疗、姑息切除联合靶向治疗、TACE 联合靶向治疗等。

3)晚期肝癌:指已经出现肝外远处转移的肝癌,其治疗目的仍然是力争有效地祛除或杀灭肝内和转移的局部肿瘤,控制肿瘤细胞的生长和转移,达到延长生存期,提高生活质量。对于晚期肝癌患者,联合治疗策略应该在有效地祛除或局部杀灭肝内和转移肿瘤细胞的同时,联合有效的全身性药物治疗。目前在临床应用较多、经循证医学证实的联合治疗方法有姑息切除后联合靶向治疗、TACE 联合靶向和特殊位置病灶的放射治疗等。

4)由于我国大多数肝细胞癌伴有乙型或丙型肝炎病毒感染、使肝癌患者均合并不同程度的肝硬化。肝炎肝硬化的存在和发展,制约了对肝癌患者的抗肿瘤治疗,同时亦是肝癌患者主要的致死原因之一。因此,在肝癌治疗的整个过程中,特别强调肝脏功能的保护,同时进行必要的抗病毒、抗炎和护肝治疗。对于 Child C 期和部分 Child B 期(Child-Pugh 评分 8~9 分)患者,肝功能衰竭是其最主要的死亡原因,不推荐进行任何有损害肝功能的抗癌治疗,可进行抗病毒、抗炎和护肝治疗,对于尚属肿瘤早期的,符合肝移植标准的,应推荐肝移植治疗。

(常建兰)

第十六章　胆道系统肿瘤

第一节　胆囊癌

一、流行病学

胆囊癌是最常见的胆道系统恶性肿瘤之一，约占全部消化道恶性肿瘤的3%，在我国消化道肿瘤中排第五位，女性发病率是男性的2~6倍。世界范围内各个地区胆囊癌的发病率不同，全世界以智利年发病率最高，美国和法国处于低发病率水平。相比较而言，我国某些地区发病率属中等水平，但随年龄增长发病率呈持续稳定上升趋势

二、病因学

胆囊癌病因目前尚不清楚，根据流行病学资料显示，相关的危险因素包括年龄、性别、人种、饮食、职业、家庭收入、吸烟、激素、细菌感染、肥胖、糖尿病等。与胆囊炎有关的几种病症也被视为危险因素，如胆石症、瓷化胆囊、胆囊息肉、慢性沙门菌感染等。症状明显的胆囊疾病、结石直径超过3cm、长期胆石症病史及有家族史的患者，具有更高的胆囊癌发病危险。其发病机制可能为结石长期刺激胆囊黏膜导致慢性炎症或细胞异型增生，也可能导致胆囊排空障碍，胆汁淤滞，加之细菌感染等因素，使胆酸转化成有致癌作用的物质，引起胆囊黏膜上皮细胞化生，异型增生和突变。先天性胆道囊肿、胰胆管异常汇合、胆囊腺瘤及腺肌瘤等胆道结构畸形和良性肿瘤均易伴发胆囊癌。饮食方面，腌制品可增加发病风险，而蔬菜尤其是葱类有保护作用。化工、纺织、炼油、造纸、制鞋、醋酸纤维制造业工人以及暴露于氡的采矿工人的胆囊癌发病率增加。

三、发病机制

目前胆囊癌的发病机制尚不明确，近年来相关研究结果显示，人表皮生长因子受体2型（HER-2）、环氧化酶-2（COX-2）、肝细胞生长因子受体（MET）、血管内皮生长因子（VEGF）均在胆囊癌的发生、发展过程中起重要作用。

四、病理

1.病理形态分型　胆囊癌的病理形态分型可分为三型。

（1）浸润型：为最常见的类型，占75%~80%，早期多见于胆囊颈部壁内。肿块呈浸润性生长，胆囊壁弥漫增厚变硬，胆囊因癌性收缩而萎缩，易侵犯邻近器官，晚期为实体性肿瘤，呈皮革样，切面为灰白色，预后差。

（2）肿块型：约占15%，癌灶呈肿块状向胆囊腔内生长，位于胆囊颈或胆囊管可阻塞胆囊出口，引起胆囊肿大和急性胆囊炎。此类型发展到一定程度，可引起局部组织坏死脱落，导致出血和感染，预后相对好。

(3)胶质型:占5%~8%,肿瘤组织内含大量黏液而呈胶冻样改变,胆囊壁常有浸润。

2.病理组织学分型　胆囊癌的病理组织学分型可分为以下几类。

(1)腺癌:最多见,占75%~80%。根据腺管形成的分化情况分为高、中和低分化腺癌,高、中分化腺癌为最常见。许多胆囊腺癌可见TP53的表达。腺癌的不同组织学变型包括乳头状腺癌、肠型腺癌、黏液腺癌、透明细胞腺癌、印戒细胞癌,其中乳头状腺癌最为常见。

(2)鳞状细胞癌:占2%~3%,肿瘤几乎全部由鳞状细胞构成,主要来源于鳞状化生的上皮,根据鳞状上皮分化程度可分为腺棘皮癌、腺鳞癌,鳞癌多为浸润型,常侵犯整个胆囊壁,为实体癌。

(3)未分化癌:约占10%,恶性程度较高,预后差。镜下见缺乏腺样结构,根据组织学形态分为梭形细胞和巨细胞型、小细胞型、伴有破骨样巨细胞型以及结节或小叶型等几种类型

(4)其他罕见类型:包括类癌、癌肉瘤、肉瘤、黑色素瘤、透明细胞癌等。

五、临床表现

胆囊癌起病隐匿,早期并无特异的临床症状,往往在体检或因其他疾病行B超检查时发现胆囊壁局部隆起性病变,等到确诊时大部分患者已到中晚期。其临床症状与胆绞痛或慢性胆囊炎等良性疾病相似。腹部手术中意外诊断胆囊癌的情况并不少。

一般说来胆囊癌较常见的症状为上腹或右上腹隐痛,疼痛性质可与结石性胆囊炎相似,有时伴阵发性剧烈绞痛并向右肩放射。大部分患者可出现消化不良、厌油腻、恶心呕吐、嗳气、胃纳减少、体重减轻等症状,均无特异性。黄疸往往在病程晚期出现,表现为黏膜皮肤黄染。当肿瘤直接累及肝外胆管或发生胆管转移时,可见梗阻性黄疸,同时伴有消瘦、乏力,甚至出现恶病质及难以治疗的皮肤瘙痒。当胆囊管阻塞或癌肿累及肝脏或邻近器官时,右上腹或上腹部可出现肿块。其实一旦出现黄疸、右上腹包块、腹腔积液、消瘦等症状,常已到胆囊癌末期了。侵犯其他器官时也可出现相应部位包块及器官功能障碍,其他报道的临床表现包括胆囊穿孔、副癌综合征甚至神经性病变等,临床较少见。

六、诊断与鉴别诊断

1.诊断

(1)实验室检查:可表现为白细胞计数、中性粒细胞百分比升高,血红蛋白明显下降,呈中至重度贫血,或血沉明显加快。晚期患者肝功能检查表现为总胆红素水平明显升高,以直接胆红素升高为主,其升高与胆道梗阻的程度成正比,碱性磷酸酶升高。

(2)影像学诊断

1)超声检查:是胆囊癌诊断首选的检查方式,但早期胆囊癌检出率仅为23%。B超能检出直径最小为2mm的病灶,对胆囊内隆起性病变的大小、数目、内部结构以及与胆囊壁的关系显示清楚,但对腹壁肥厚、瘢痕、肠管积气、胆囊萎缩等情况判断受限。当胆囊结石伴发胆囊癌时,可因结石的发现而忽略囊壁的增厚,尤其是充满型胆囊结石因弧形强回声带伴宽大声影,掩盖了肿瘤占位性病变。可因胆汁黏稠、小胆囊等因素出现漏

诊误诊情况。对于进展期胆囊癌,B超检查可以发现肝内外胆管梗阻、区域淋巴结肿大、肿瘤对毗邻器官直接侵犯或转移等情况。

彩色多普勒超声血流显示能够提供胆囊癌变病灶的动脉血流信号,显示血流速度的快慢,对病变良、恶性的鉴别有一定的帮助,能提高超声的诊断率,有助于病变的早期定性和检出。

内镜超声(EUS)采用高频探头,直接贴近病灶,可避免肥胖、积气、瘢痕、结石等因素的影响,能提高胆囊癌的检出率,并能判定胆囊癌的浸润层次。对早期胆囊癌的微小病灶、局部浸润和区域淋巴结转移情况的显示效果及鉴别能力均要明显优于传统超声。

2)CT扫描:是胆囊癌的重要的检查手段之一,但早期检出率较低,当出现典型表现时已非早期。可提供远处淋巴结转移及扩散范围情况,对手术方案的制订有一定的帮助。中晚期胆囊癌的CT影像主要表现为厚壁型、结节型、肿块型三种类型。如果肿瘤浸润肝脏或肝门、胰头周围淋巴结转移、肝内胆管扩张均能显示。

3)磁共振检查(MRI)和磁共振胆胰管成像(MRCP):MRI对胆囊癌的诊断率与CT无明显差别,对肿瘤的肝实质浸润转移、周围淋巴结转移性肿大识别能力强。MRCP是一种无创性胆道影像学诊断技术,利用胆汁中含有的大量水分,使胰胆管结构显影,产生水造影的结果,能清晰地显示肝内外胆道系统图像,可提供肿瘤与毗邻脏器关系和淋巴结转移情况。对于合并梗阻性黄疸的胆囊癌患者,可行MRCP检查以了解胆管是否受累及其程度。MRCP在胆胰管梗阻时对胆囊癌的诊断有很高价值,但对无胆道梗阻的早期胆囊癌效果仍不如超声检查。

4)内镜逆行胰胆管造影(ERCP):对鉴别肝总管和胆总管的占位性病变有很大帮助,对于能够显示胆囊的胆囊癌诊断率可达70%~90%,但ERCP检查半数以上不能显示胆囊。也可采取胆汁进行细胞学检查,但对胆囊癌的早期诊断意义不大。

5)经皮肝穿刺胆道造影(PTC):在超声引导下,通过动态显影,肝外胆管梗阻时能准确判断梗阻部位,有较高的诊断价值。也可吸取胆汁寻找癌细胞,但阳性率不高。

6)其他:如X线胆道造影、胆囊在管造影,对胆囊癌浸润深度和定性判断的准确率较高。电子胆道镜检查可对胆总管和肝内胆管的全貌进行观察,并能对可疑病变组织取活检。PET-CT将功能及解剖显像良好地结合,是目前诊断胆囊癌较为理想的方法。傅立叶变换红外光谱、B超引导下经皮胆囊穿刺造影及腹腔镜检查等方法对胆囊癌的诊断也有一定的帮助,但因条件限制,临床上较少应用。

(3)腹腔镜检查:术中探查是诊断胆囊癌的重要手段,据报道,术中意外胆囊癌患者比例在0.2%~2.9%。由于术前诊断胆囊癌较为困难,术中对胆囊标本的剖检和快速冰冻就显得尤为重要。在腹腔镜胆囊切除术中,术者应对所有切除的胆囊标本进行常规检查,先观察胆囊的大体轮廓有无异常;然后仔细触摸胆囊壁有无肿块、硬结以及局限性增厚;最后观察胆囊黏膜是否规则、完整,有无扭曲、变厚突起、皱缩及溃疡,肿囊黏膜颜色有无改变,黏膜上有无乳头状新生物附着等。对可疑病灶要立即进行快速冰冻切片,适当放宽快速冰冻病检的适应证,可弥补术前漏诊。

(4)肿瘤标志物:肿瘤标志物检查对诊断胆囊癌有一定的参考意义,但目前胆囊癌尚缺乏特异性的肿瘤标志物。胆囊癌患者 CEA、CA199、CA125、CA153 可有不同程度升高，在早期诊断、预后监测等方面有重要意义。有报道血清和胆汁中 CA19 -9 的水平与胆囊癌的浸润深度及预后密切相关,CA242、CA153 联合可获得很好的敏感度和特异度。胆汁中肿瘤标志物的检测比血液更为敏感。

（5）基因诊断：目前研究较多的与胆囊癌有关的癌基因有 ras、src、Skp2、c-erbB-2、CD44、cyclin、myc、survivin 基因等，抑癌基因有 p53、p16、nm23H、DPC4、PTEN、p27、Rb、MIG-6 基因等。有文献报道，在Ⅰ、Ⅱ期胆囊癌中，nm23H 蛋白表达率明显高于Ⅲ、Ⅳ期，差异有统计学意义。国内也有报道胆囊癌中 nm23H 蛋白表达率显著低于正常组织。检测 nm23H 的表达对于胆囊癌早期诊断、肿瘤的浸润转移和预后有重要价值。对血清中某些抑基因的甲基化检测、联合使用胆汁细胞学和人端粒末端转移酶反转录酶（fhTERT）mRNA 分析等方法都可能增加胆囊病变的诊断准确性。

（6）胆汁细胞学检查：通常在影像学检查如 ERCP、PTC 中，或者在 B 超引导下进行胆囊穿刺时抽取胆汁进行细胞学检查，结合影像学检查，可对患者做出更为准确的诊断，但胆汁细胞学检查阳性率不高。

2.鉴别诊断

（1）胆囊良性息肉样病变：早期胆囊癌主要与胆囊良性息肉样病变相鉴别。胆囊息肉超声检查有如下特点：胆囊壁有点状、小块状、片状的强或稍强回声光团，其后多无声影，可见到球状、桑葚状、乳头状及结节状突出，甚至可显示出息肉的蒂、

（2）胆囊结石：胆囊癌常合并胆囊结石，此类患者往往被胆囊结石的症状所掩盖。凡是出现如下情况者，应高度警惕，详细检查，以期发现早期胆囊癌：①胆囊结石病史 10 年以上，男性 60 岁以上，女性 55 岁以上；②胆囊结石直径>2.0cm，充满型结石；③右上腹疼痛规律改变，出现持续性疼痛，或有上腹肿块伴明显消瘦者；④急性胆囊炎经过正规抗感染治疗效果不佳；⑤萎缩性胆囊炎或胆囊壁钙化；⑥影像学检查提示胆囊壁息肉直径>1.0cm且基底部较宽或胆囊单发息肉虽小于 1cm 但生长速度较快；⑦B 超或 CT 示胆囊壁局限性增厚或不规则增厚，或轮廓不清，形态失常；⑧Mirizzi 综合征；⑨胆囊周围局部淋巴结肿大；⑩胆囊腺肌增生症；⑪有胆囊癌家族史者。

（3）黄色肉芽肿性胆囊炎：该病最难与胆囊癌鉴别。其 CT 图像特征为胆囊壁极度增厚、外壁不规则、内壁光整，局部肝实质呈形态不规则低密度影，增强不明显，术中黄色肉芽肿性胆囊炎表现为胆囊壁增厚，与结肠肝曲、网膜、十二指肠紧密粘连。该病与胆囊癌的一个重要区别是胆囊床边缘处胆囊挛缩，而不是胆囊癌表现的向肝内的灰白色肿瘤浸润。

（4）晚期胆囊癌：需要与肝门部胆管癌和原发性肝癌鉴别。胆囊颈部或胆囊管肿瘤直接浸润肝十二指肠韧带或转移至肝门淋巴结，可引起高位胆道梗阻，临床表现类似于肝门部胆管癌，临床上有时难以鉴别。邻近胆囊的原发性肝癌侵及胆囊，形成肿块，需与胆囊癌鉴别。另外，原发性肝癌可出现肝门部和肝十二指肠韧带淋巴结转移，与晚期胆囊癌的淋巴结转移相似。影像学检查如 CT 扫描及 MRI 有助于鉴别。

（5）其他：该病尚需与 Mirizzi 综合征、胆囊腺瘤、腺肌瘤等疾病鉴别。

七、分期和转移途径

1.分期　2017 年第八版恶性肿瘤 TNM 分类标准中胆囊癌的 TNM 分期见表 16-1。其他分期方法还有 Nevin 分期、日本胆道外科协会(JSBS)分期等。

表 16-1　AJCC 第八版胆囊癌 TNM 分期标准

原发肿瘤(T)		分期
Tis	原位癌	0:TisN0M0
T1a	肿瘤侵犯固有层	Ⅰ:T1N0M0
T1b	肿瘤侵犯肌层	ⅡA:T2aN0M0
T2a	腹膜侧肿瘤侵及肌周结缔组织,未超出浆膜	ⅡB:T2bN0M0
T2b	肝侧肿瘤侵及肌周结缔组织,未超出浆膜	ⅢA:T3N0M0
T3	穿透浆膜和(或)直接侵犯肝脏和(或)其他邻近器官或结构	ⅢB:T1~3N1M0
T4	肿瘤侵犯门静脉或肝动脉,或侵犯两个或多个肝外器官或结构	ⅣA:T4N0~1M0
局部淋巴结(N)		ⅣB:任何 TN2M0、任何 T 任何 NM1
	N0	无区域淋巴结转移
	N1	1~3 枚区域淋巴结转移
	N2	≥4 枚区域淋巴结转移
远处转移(M)		
M0	无远处转移	
M1	有远处转移	

2.转移途径　胆囊癌有多种转移途径,包括局部直接浸润、淋巴结转移、血行转移、沿胆管及神经鞘播散和腹腔种植等.其中以直接浸润和淋巴结转移为主要的扩散方式。

(1)直接浸润:胆囊无黏膜肌层,且固有肌层较薄,胆囊癌细胞易突破固有肌层到达浆膜下层,因胆囊床部无浆膜,胆囊与肝实质间只有稀疏的结缔组织,故胆囊颈部癌易向肝门部浸润。胆囊底、体部癌易发生直接浸润,而肿瘤组织浸出胆囊壁后也可直接侵犯邻近器官组织。

(2)淋巴结转移:当胆囊癌局限于黏膜层和肌层时淋巴结转移少见,而侵及浆膜下层以上时易发生淋巴结转移,胆囊癌细胞沿胆囊管周围及胆总管周围淋巴结扩散,至胰十二指肠、腹腔动脉、肠系膜上动脉淋巴结,再转移至脾门、脾动脉周围、胰体下缘淋巴结及腹主动脉和下腔静脉周围淋巴结。晚期纵隔和锁骨上淋巴结也可被累及。

(3)血行转移:胆囊癌的血行播散主要沿胆囊壁周围静脉丛或胆囊静脉入肝静脉或经胆总管静脉丛至肝内,故胆囊的血行转移首先累及肝脏,而后向其他脏器转移

(4)沿胆管及神经鞘播散:胆管内播散见于乳头状癌。当胆囊癌浸润转移至胆管时,可沿胆管及肝动脉周围神经鞘转移,并可出现跳跃性转移,临床上并不少见。

(5)腹腔种植:如同胃肠道恶性肿瘤一样,胆囊癌细胞突破浆膜层后可脱落形成腹腔种植,最为多见的部位为腹膜、网膜和肠系膜等

八、治疗

胆囊癌的治疗方法有手术、化疗、放疗、介入及生物治疗等,手术及化疗是常用的治疗方法,其中手术是其主要的治疗手段。

1.手术治疗　根治性手术是治愈原发性胆囊癌,使患者长期生存的唯一方法,但只有少数患者有机会得到根治性切除。胆囊癌浸润程度、淋巴结转移部位是决定手术方式的主要因素。手术效果与诊断时的分期、肿瘤的生物学特性、手术方式有关。目前的手术方式有单纯胆囊切除术、胆囊癌根治术、胆囊癌扩大根治术以及姑息性手术几种。

(1)单纯胆囊切除术:仅适用于病变局限于黏膜层或虽然累及肌层、但癌灶位于胆囊底、体部游离缘者。对于位于胆囊颈或胆囊管的早期胆囊癌或累及肌层但位于胆囊床部位者,因可能在较早阶段就已发生淋巴结转移,故应重视胆囊管切缘是否阴性,同时将胆囊床上的纤维脂肪组织以及胆囊三角区、肝十二指肠韧带周围淋巴结清扫。非侵袭性乳头状癌可采用单纯胆囊切除术。有相关报道,早期胆囊癌只做单纯胆囊切除术,术后5年生存率可达95%以上,不必再行第二次手术,但前提是必须保证胆囊管切缘阴性,切缘阳性者应行第二次根治性手术。

(2)胆囊癌根治性切除术:此术式适用于Ⅱ期胆囊癌,包括完整的胆囊切除,适当切除胆囊床临近肝组织和N1、N2站淋巴结清扫。

(3)胆囊癌扩大根治性切除术:适用于Ⅲ期或Ⅳ期但无肝内多发转移、腹膜网膜种植的患者。手术方式视累及脏器不同而异,但如果有远处淋巴结转移,达不到根治效果,又会导致手术创伤大,并发症多,病死率高,此时应放弃扩大根治术。

(4)姑息性手术:当胆囊癌有肝内广泛转移、腹腔种植、主动脉旁淋巴结转移、脏器转移时应选用姑息性手术。如姑息性肿瘤切除、外引流术、胆肠内引流术、非开腹条件下内支架管置入术、消化道转流术等。

意外胆囊癌(IGBC)通常是指在行胆囊切除术前未能明确诊断而于术中或术后由病理确诊的胆囊癌,是胆囊癌的一种特殊类型,其与术前已确诊的胆囊癌相比多有较好的预后。由于IGBC是意外发现的,使其在进一步治疗上面临诸多问题与争议。

对于Tis和T1a期的胆囊癌兼有发现淋巴结转移及肝脏浸润风险很小的患者,采用胆囊管切缘阴性的单纯胆囊切除术即可达到理想的治疗效果,这一观点达到普遍共识。有文献报道术后生存率可达95%~100%。

对于T1b期胆囊癌的处理尚存在较大争议。但越来越多的学者提倡行胆囊癌根治术,即胆囊床肝楔形切除或肝Ⅳ和Ⅴ段切除,合并N1淋巴结清扫。根据Goetze对684例

意外胆囊癌病例的统计结果,T1b 期患者如再次行根治性切除,5 年生存率明显提高。

对于术后病理确诊的 T2 胆囊癌,IGBC 行再次胆囊癌根治术是没有争议的。对于 T3/T4 胆囊癌(进展期胆囊癌)的治疗仍是一个具有挑战性的问题。积极的手术治疗能否给晚期胆囊癌带来益处尚无定论,多数文献认为即使行扩大根治术,其预后并无明显改善,且术后并发症及病死率可能增加。因此,医生要谨慎权衡手术风险及其远期疗效的利弊,

2.化学治疗 胆囊癌的化疗总体疗效较差,目前并没有公认有效的化疗方案。目前常用的药物有氟尿嘧啶、顺铂、阿霉素、丝裂霉素和吉西他滨等。氟尿嘧啶在吉西他滨出现之前是胆囊癌化疗的主要药物,Pignochino 等采用吉西他滨和顺铂联合治疗胆囊癌,生存期明显延长。目前常用的化疗方案有 GE-MOX 方案、CEF 方案、吉西他滨+氟尿嘧啶方案、吉西他滨单药方案、卡培他滨+奥沙利铂方案等。

3.放射治疗 近年来,越来越多的学者认为,无论是术中放疗或术后外照射放疗,还是近距离腔内照射,均可一定程度地控制局部病变.对于术后仅有镜下残留的患者,可明显改善其长期生存率。不能手术切除的胆囊癌患者,采用外放射治疗后,部分病例阻塞的肝外胆道可以再通。随着放疗技术的不断发展,三维适形及适形调强技术得到了普遍应用,立体定向放射治疗及质子治疗等前沿技术不断涌现,放疗可改善胆囊癌预后的观点已基本达成共识。近年来重离子加速器治疗肿瘤效果非常明显,成为全球热点。

4.其他治疗 生长抑素、白介素、单纯疱疹病毒变种类型可以复制的一种肿瘤细胞溶解酶 G207、剔除了 EIA、EIB 两种基因的腺病毒 AxdAdB-3,可有效抑制胆囊癌细胞的生长,明显延长生存时间,且对正常细胞的安全性更好,为基因治疗胆囊癌提供了多种有效的途径。通过对胆囊癌 mdr-1 基因的检测来了解胆囊癌的耐药程度,同时 P-gP 作为一个重要的逆转肿瘤耐药的分子“靶点”,也使靶向治疗成为可能。遥控微载体定向给药,是将药物准确地递送到癌变细胞而周围健康组织免受药物的毒副作用的给药方式。刘新垣院士研究的肿瘤的“靶向基因-病毒治疗”策略的最新研究成果,对肿瘤靶向治疗起到重要意义。研究生物分子在该过程中的作用和作用的机制,寻找与胆囊癌对应的特异性的“靶点”分子,成为胆囊癌靶向治疗的前提和基础。但这些方法尚处于探索阶段,仍需进一步研究。

九、预后

胆囊癌的预后取决于早期诊断、病理类型和分期、手术方式及术后综合治疗。胆囊癌早期诊断率低,恶性程度高,手术根治概率小。目前胆囊癌预后仍很差,5 年总的生存率不足 15%,早发现、早诊断、早治疗有望改善预后。

第二节 胆管癌

胆管癌是指发生于肝外胆管即左、右肝管至胆总管下端的恶性肿瘤,是第二常见的肝胆肿瘤,近年来发病率逐年上升。其发病率与地域、种族、性别密切相关,东南亚发病

率最高,澳大利亚最低,但病死率各种族间无统计学差异。50 ~70 岁的中老年人多发,男性多发。因其起病隐匿,早期诊断困难,大部分患者诊断时已失去手术机会,外科治愈率小于 10%。

一、病因学

胆管癌的病因目前仍不明确,发病的危险因素包括性别、年龄、合并胆管结石症、乙肝或丙肝病毒感染等,其他如解剖学异常,先天性胆管囊肿和胰胆管异常汇合;慢性炎症如原发性硬化性胆管炎、寄生虫感染;自身免疫性疾病,原发性胆汁性肝硬化、慢性溃疡性结肠炎等,均被确认为是胆管癌发生的高危因素,接触致癌物质如石棉、亚硝酸胺、胶质二氧化钍和二噁英等也是胆管癌的致病因素。其中西方国家最常见的胆管癌的危险因素是原发性硬化性胆管炎。近年来,糖球病和胆肠吻合术与胆管癌的关系也是一个研究热点。有文献报道,遗传性变型介导的肥胖相关的胰岛素敏感性的调节可能增加胆管癌的易感性和结石发生率。

二、发病机制

胆管癌的发病机制十分复杂,目前仍不明确,但慢性炎症和胆汁淤积是胆管癌发病过程中的关键因素这一观点已达成共识。近年来,大量研究表明,多种癌基因与抑癌基因在某种因素的作用下突变继发细胞 DNA 的损伤促使胆管癌的发生,包括基因损伤及修复下调、原基因冈的激活、抑癌基因的失活、胆管细胞的自发增殖和凋亡逃避、细胞因子、神经内分泌激素等都可能诱发胆管癌。

三、病理学

根据肿瘤发生的部位可分为:上段胆管癌、中段胆管癌和下段胆管癌。上段胆管癌又称高位胆管癌、肝门胆管癌、Klaskin 瘤,发生于肝总管、左右肝管及其汇合部,在胆管癌中最多见;中段胆管癌发生于胆囊管水平以下,十二指肠上缘以上的胆总管;下段胆囊癌是指发生十二指肠上缘以下,Vater 壶腹以上的胆总管的肿瘤。

1.病理形态分型　胆管癌的病理形态分型有以下几种。

(1)乳头型:约占 10%,多见于下段胆管癌,肿瘤向腔内呈菜花样生长,少数也可进一步向胆管壁浸润。瘤体较大,质地较脆易碎,呈灰白色或粉红色乳头状团块,扩张的胆管壁变薄。此型手术切除成功率高,预后较好。

(2)结节型:约占 20%,多见于中段胆管癌,肿瘤体积较小,向管腔内生长,呈结节样增殖,基底宽,表面不规则,管腔可有不同程度的狭窄,胆管壁稍增厚。此型癌肿多沿胆管黏膜浸润,向周围浸润程度较轻,手术根治切除机会较大,预后较好。

(3)硬化型:约占 65%,肿瘤大部分位于肝门部,呈一质硬肿块,局部环形增厚,与正常组织分界不清,具有向胆管外及沿胆管壁向肝门部浸润蔓延的倾向　肿瘤剖开表面呈灰白色或淡黄色,此型手术难于根治,预后较差。

(4)弥漫型:约占 5%,多位于胆总管中下段,胆管广泛浸润受累,大量纤维结缔组织侵犯胆管壁,病变段胆管呈硬性条索状改变,胆管壁广泛增厚狭窄。此型根治机会极少,预后差。

2.病理组织学分型　胆管癌中分化良好的有黏液分泌的腺癌居多。镜下发现正常腺上皮和核大、核仁明显的腺上皮共存于同一腺腔有助于诊断。其他病理类型包括鳞癌、腺鳞癌、未分化癌、类癌、肉瘤等。其中以乳头状腺癌最常见,其次为管状腺癌,再者为黏液腺癌,印戒细胞癌、腺鳞癌和鳞状细胞癌则少见。

肝门部胆管癌因在胆管癌中最常见,且解剖部位特殊而备受关注。目前关于其分型有很多种,但优缺点各异.如 Bismuth 分型、Gazzaniga 分期、MSKCC 改良 T 分期等。其中以 Bismuth 分型临床最常用,1975 年 Bismuth-Corlette 结合临床将肝门部胆管癌分为Ⅰ~Ⅳ型,这种分型对手术方案的制订有一定的指导作用。Ⅰ型,肿瘤位于肝总管,未侵犯汇合部;Ⅱ型,肿瘤侵及汇合部,未侵犯左右肝管;Ⅲ型,侵犯右肝管(Ⅲa)或侵犯左肝管(Ⅲb);Ⅳ型,已侵犯左右肝管。

四、临床表现

早期胆管癌缺乏特异的临床表现,不易诊断。中晚期胆管癌的临床表现因癌肿的部位不同而有不同的表现。

胆管癌大部分患者可出现黄疸,大多数是持续性逐渐加深的无痛性黄疸,大便呈陶土色,尿色深黄,可伴瘙痒、发热,腹部可触及包块。部分患者可出现腹痛,位置在上腹部或右上腹痛,疼痛性质可为钝痛、绞痛等,多数为间歇性钝痛,少数也可出现胆绞痛表现。巨大的末段胆管癌可出现腰背部疼痛。疼痛发生的原因与胆道梗阻、胆道内压力升高及胆管周围神经浸润有关。其他症状有畏寒、发热、食欲缺乏、恶心呕吐、乏力、消瘦、体重减轻等,均无特异性;上段胆管癌,胆囊一般无肿大,当肿瘤累积胆囊管造成胆汁引流不畅时胆囊也可肿大。部分患者还可出现肝叶肥大-萎缩复合征。中段、下段胆管癌患者可表现为胆囊肿大,临床上可触及肿大的胆囊,但 Murphy 征可能阴性,而肝门部胆管癌尽管皮肤深度黄染,但胆囊不可触及;黄疸时间较长患者因肝脏损害、肝功能失代偿可出现腹水,甚或双下肢水肿。肿瘤侵犯或压迫门静脉,可造成门静脉高压致消化道出血。晚期患者可能并发肝肾综合征,出现尿少、无尿。部分患者合并胆道感染时,有典型的胆管炎表现,如右上腹疼痛、寒战高热、黄疸,甚至出现感染性休克,感染细菌最常见为大肠杆菌、粪链球菌及厌氧菌。如肿瘤破溃可引起上消化道出血。

五、诊断与鉴别诊断

1.诊断

(1)实验室检查:一般都提示胆道梗阻,患者血清总胆红素(TBIL)、直接胆红素(DBIL)、碱性磷酸酶(ALP)和γ-谷胺酰转肽酶(γ-GGT)均显著增高,而谷丙转氨酶和谷草转氨酶(ALT、AST)只出现轻度异常。近半数病例血清总蛋白低于正常,白/球蛋白比值倒置。部分病例可有低血钾。凝血酶原时间有不同程度延长。

(2)影像学诊断

1)超声检查:是目前胆管癌的首选检查手段。胆管癌早期,胆管扩张发生在黄疸出现之前,B 超检查结果可显示扩张的胆管、梗阻的部位,甚至病变的性质。中、下段胆管癌常显示肝内胆管及上段肝外胆管不同程度扩张,常伴有胆囊增大,但较难直接检出肿瘤。肝门部胆管癌则见胆囊空虚、肝外胆管不扩张,肿瘤较易检出。胆管癌的声像可呈肿块状、条索状及突起状。彩色多普勒超声检查能观察胆管肿瘤梗阻部位,提供肿瘤的血供信息,也可判断肿瘤的血管侵犯情况。对与其他良性疾病鉴别有一定的帮助,也有助于对肿瘤根治性切除的可能性进行评估。

超声内镜(EUS)可克服腹壁和肠道气体的干扰,对下段胆管癌的诊断比常规 B 超更准确,诊断正确率更高。胆管癌 EUS 下呈低回声或高回声的肿块,并可提示肿物大小和有无淋巴结转移。

2)CT 扫描:与 B 超相比,CT 扫描不但可提供与其相似的效果,且可获得更为清晰的立体断面图像,能够显示扩张的胆管、梗阻部位以及肝内转移灶和淋巴结转移情况。大部分病例 CT 扫描可见梗阻近段胆管明显扩张,胆囊增大,扩张的胆管突然中断,断端形态不规则,并见块影。有时可见胆管壁呈局限性偏心性增厚,管腔不规则狭窄,或从胆管壁突入腔内的小结节影,胆管中断。但 CT 对软组织的分辨率较差,肝门部结构显示不清,对手术前的评估作用有限。

3)MRI 和 MRCP:MRI 对肝门部软组织的分辨率高于 CT,不仅能显示扩张的胆管,也可清楚地了解胆管内肿瘤、胆管壁侵犯以及肝内转移情况。MRCP 无创、简便、安全,且具有较高的分辨率,成像速度快,能显示胰胆管、肝实质和血管的三位立体图像,对恶性梗阻者可明确梗阻的部位、范围及异常胰胆管的特征,梗阻远端、近端胰胆管均可显示,轴状面特别适合评估肝门区肿瘤向肝内胆管伸延情况。上消化道手术改建者、食管或十二指肠严重狭窄不能作 ERCP 者以及 ERCP 失败时,MRCP 可作为一种方法选择使用。但 MRCP 只能做诊断,且诊断会受到胆石、血块、肿瘤组织、流空效应的气体及外科金属夹等因素的影响,也不能对某些病例在诊断的同时行介入治疗,如不能做胰胆管引流、取石、壶腹部活检等。

4)内镜逆行胆胰管造影(ERCP):ERCP 可以明确显示汇合部及左右肝管、胆总管的梗阻性病变,观察梗阻部位以下胆管及胰管情况,对胆管癌有一定诊断意义,有助于与壶腹部癌、胰头癌相鉴别,但对完全梗阻的病例难以显示梗阻以上胆管的情况。ERCP 操作中在胆管显影后还可通过内镜放置内支撑导管,有利于术前胆道减压和缓解黄疸。

5)经肝穿刺胆管造影(PTC):PTC 检查是诊断胆管癌的重要的方法,可显示肝内胆管情况和梗阻的部位,明确肿瘤所在的部位和侵犯范围,还可通过此途径至梗阻部位取活组织检查,以明确诊断。采用经 PTC 螺旋 CT 胆管成像结合螺旋 CT 门静脉血管成像,可提供门静脉血管受侵情况,可为手术提供多方面信息。PTC 还可用于梗阻部位的胆汁引流,以缓解黄疸,减轻胆道压力。但 PTC 是一种有创检查,需注意谨慎操作。

(3)肿瘤相关抗原检测:血清 CA199 对胆管癌的诊断、判断手术效果及监测术后复发具有一定的价值。但胰腺癌、胆道感染或胆管其他良性疾病时 CA199 亦会明显升高,特异性和灵敏度均不高;血清 CA242 的敏感性较 CA199 低,但特异性较 CA199 高;CA50 诊断胆管癌的敏感性可达 90%以上,但特异性仅 30%左右,其次 CEA、CA125 均对诊断胆管癌有一定的意义。有研究发现,CEA、CA199 联合检测对胆管癌患者的早期诊断和隐匿性病灶的检出有重要价值。IL-6在胆囊癌患者血清中明显增高，且与癌符合呈正相关，可能成为诊断胆管癌较理想的肿瘤标志物之一。胆汁肿瘤标志物的含量远高于血清，较血清肿瘤标志物更容易被检测出来，诊断价值也更高。

（4）其他方法：胆汁脱落细胞检查、经ERCP内镜刷洗物或经PTC刷洗物细胞学检查等方法因并发症较多在临床上较少应用。经PTC或ERCP取得胆汁，采用分子生物学技术检查胆管癌K-ras基因第12位密码子点突变，这是正在研究的新的诊断方法。

2.鉴别诊断

（1）胆囊癌：胆管癌与胆囊癌鉴别最为重要。胆囊癌向肝十二指肠韧带扩展浸润，压迫或浸润肝外胆管引起胆管狭窄，ERCP或PTC显示为外压性狭窄，可与胆管癌相鉴别。若ERCP或PTC等检查胆囊不显影，需通过B超、CT等检查进一步进行鉴别。

（2）胆管结石引起的梗阻性黄疸：胆管癌与胆管结石引起的梗阻性黄疸鉴别相对比较容易。胆管结石引起的梗阻性黄疸多数有腹痛、发热等胆管炎表现，结合B超、CT等检查不难鉴别。少数患者为胆管癌合并胆管结石，有时术前易漏诊胆管癌，需注意胆管结石对肿瘤的掩盖。

（3）壶腹部癌及胰头癌：可通过B超、超声内镜、CT及纤维十二指肠镜等检查进行鉴别。

（4）胆管良性狭窄病变：胆管末端良性狭窄多呈V字形，边缘较整齐，而胆管癌病变段管腔多呈不规则狭窄，两者可通过ERCP或PTC检查鉴别。

六、分期与扩散途径

1.分期（AJCC第八版，2017）

（1）肝内胆管细胞癌TNM分期

1）原发肿瘤（T）

Tx期：原发肿瘤无法评估。

T0期：无原发肿瘤的证据。

Tis期：原位癌（导管内肿瘤）。

T1期：T1a期：单个肿瘤直径≤5cm无血管侵犯；T1b期：单个肿瘤直径>5cm无血管侵犯。

T2期：单个肿瘤浸润肝内血管或者多发肿瘤有或无血管侵犯。

T3期：肿瘤穿透脏腹膜。

T4期：肿瘤直接侵犯肝外结构。

2）区域淋巴结（N）

Nx期：区域淋巴结无法评估。

N0期：无区域淋巴结转移。

N1期：区域淋巴结转移。

3）远处转移（M）

M0期：无远处转移。

M1 期:远处转移。

4)TNM 分期

0 期:TisN0M0。

Ⅰ期:ⅠA 期:T1aN0M0;ⅠB 期:T1bN0M0。

Ⅱ期:T2N0M0。

Ⅲ期:ⅢA 期:T3N0M0;ⅢB 期:T4N0M0 或者任何 T,N1M0。

Ⅳ期:任何 T 任何 N,M1。

(2)肝门胆管细胞癌 TNM 分期:适用于发生于近端胆总管、右叶胆管和(或)左叶胆管胆管癌。

1)T——原发肿瘤

Tx:原发肿瘤无法评估。

T0:无原发肿瘤的证据。

Tis:原位癌。

T1:肿瘤局限于胆管,可到达肌层或纤维组织。

T2:T2a:超出胆管壁到达周围脂肪组织;T2b:浸润邻近的肝脏实质。

T3:侵及门静脉或肝动脉的一侧分支。

T4:侵及门静脉或门静脉的两侧属支,或肝总动脉,或双侧的二级胆管,或一侧的二级胆管和对侧的门静脉或肝动脉。

2)N——区域淋巴结(包括胆总管和肝动脉、胰十二指肠前、胰十二指肠后及右肠系膜上动脉周围淋巴结)

Nx:区域淋巴结不能评价。

N0:无区域淋巴结转移。

N1:1~3 个区域淋巴结转移,包括沿胆囊管、胆总管、肝动脉、胰十二指肠后、门静脉分布的淋巴结。

N2:4 个以上区域(N1 中描述的)淋巴结转移。

3)M——远处转移

M0:无远处转移。

M1:有远处转移(区域淋巴结以外的淋巴结转移属于远处转移)。

4)TNM 分期

0 期:TisN0M0。

Ⅰ期:T1N0M0。

Ⅱ期:T2a~2bN0M0。

Ⅲ期:ⅢA 期:T3N0M0;ⅢB 期:T4N0M0;ⅢC 期:任何 T,N1M0。

Ⅳ期:ⅣA 期:任何 T,N2M0;ⅣB 期:任何 T 任何 N,M1。

(3)远端胆管癌:适用于胆管腺癌、远端胆管癌、胆管上皮内瘤变、高级别神经内分泌癌和乳头状癌。

1)T——原发肿瘤

Tx:原发肿瘤无法评估。

Tis:原位癌。

T1:肿瘤浸润胆管壁,深度<5mm。

T2:肿瘤浸润胆管壁,深度 5~12mm。

T3:肿瘤浸润胆管壁,深度>12mm。

T4:肿瘤侵及腹腔静脉、肠系膜上动脉和(或)肝动脉。

2)N——区域淋巴结

Nx:区域淋巴结不能评价。

N0:无区域淋巴结转移。

N1:1~3 个区域淋巴结转移。

N2:4 个以上区域淋巴结转移。

3)M——远处转移

M0:无远处转移。

M1:有远处转移。

4)TNM 分期

0 期:TisN0M0。

Ⅰ期:T1N0M0。

Ⅱ期:ⅡA 期:T1N1M0、T2N0M0;ⅡB 期:T2N1M0、T3N0M0、T3N1M0。

Ⅲ期:ⅢA 期:T1N2M0、T2N2M0、T3N2M0;ⅢB 期:T4N0M0、T4N1M0、T4N2M0。

Ⅳ期:任何 T 任何 N,M1。

2.扩散途径　胆管癌以直接浸润及淋巴转移为主要特征,淋巴转移主要以肝门部淋巴结为常见,另外神经周围浸润也是其播散的途径之一,晚期出现血行远处转移、腹膜种植和腹腔广泛淋巴结转移。

(1)直接浸润:肿瘤组织沿胆管壁向上下及周围直接浸润是胆管癌浸润和转移的主要途径之一。肝外胆管由黏膜层、黏膜下肌层、浆膜下层和浆膜层组成。组织学浸润深度在黏膜内或黏膜下肌层内,无论有无淋巴结转移,均为早期胆管癌。除在胆管壁内向,上下浸润外,癌肿还可直接浸润至肝十二指肠韧带的大血管、肝脏及十二指肠乳头等。有时胆管周围结缔组织增生明显,使癌肿浸润与结缔组织增生难以辨认。

(2)淋巴结转移:胆管癌的淋巴结转移以中段胆管癌最多见。淋巴结转移范围主要以胆管周围相邻近的淋巴结为主,远处淋巴结如胰周淋巴结、腹腔动脉周围淋巴结、肠系膜根部淋巴结等转移较少见。肝门部胆管癌沿肝动脉周围淋巴结转移为主。中段胆管癌除侵犯胰后区淋巴结外,还可累及肠系膜上动脉及腹主动脉旁淋巴结。下段胆管癌淋巴结转移多局限在胰头周围。

(3)神经浸润:近年研究发现,神经周围间隙是一个独立的肿瘤细胞转移途径。通过神经周围间隙,癌肿可向胆管远、近端方向转移,侵犯肝十二指肠韧带及周围结缔组织。

(4)血行转移:胆管癌浸润和转移发生过程中,肿瘤新生血管形成和微小血管侵犯是重要的环节。研究表明,胆管癌肿瘤血管密度与其转移的发生率呈正相关,提示肿瘤新生血管形成在胆管癌浸润和转移中起重要作用。胆管癌还可以通过肝窦间隙进行转移，具有血管浸润的胆管癌均表现出很高的肝内和肝外转移率。

(5)腹膜种植转移:晚期胆管癌可以出现肿瘤细胞的脱落,形成腹膜种植转移。

七、治疗

胆管癌的治疗原则应遵循以手术为主的综合治疗。胆管癌的手术治疗目前仍是以根治性切除术疗效最佳,不能行根治性切除术则行姑息性切除术。如手术不能切除的肿瘤则行非手术减黄及胆汁内引流或外引流手术。术后辅以放疗、化疗、免疫治疗和中药等治疗,可以达到部分缓解症状、提高生存质量、延长生存期的目的。

1.一般治疗　胆管癌患者往往有较长时间的梗阻性黄疸和肝功能受损害,并常伴随胆道感染、营养不良、低蛋白血症等,应注重对患者的营养支持,改善低蛋白血症,纠正贫血。尽量不用对肝脏有损害的药物,降低转氨酶,改善肝功能。术前应检查血小板计数、凝血酶原时间及纤维蛋白原测定,对凝血功能紊乱者,应肌注或静脉滴注维生素 K,必要时输新鲜血浆或新鲜全血,补充凝血因子。出现腹水者应尽量改善肝脏功能,给予营养支持,口服或静脉用利尿剂,并补充白蛋白,达到消除腹水的目的。对严重黄疸的患者,术前可行经皮经肝穿刺胆道引流术(PTCD)、经纤维十二指肠镜鼻胆管引流术(ERBD)或经内镜置入内支撑导管引流,以达到减轻黄疸、改善肝功能的目的,为手术治疗创造条件。

2.手术治疗　一般根据术前超声检查、CT 和 PTC 等初步估计胆管癌手术切除的可能性,但最后仍需依赖术中所见和术中超声检查判断是否可以行胆管癌根治术。

(1)上段(肝门部)胆管癌:肝门部胆管癌与中、下段胆管癌相比,预后较差,这与肿瘤容易浸润肝脏和治愈性切除率较低有直接关系。肝门部胆管癌可根据 Bismuth 分型选择手术方式。Ⅰ型选择肝门部胆管癌根治术,即肝外胆道切除,肝十二指肠韧带“骨骼化”,并行胆肠吻合,重建胆汁的引流通道;Ⅱ型选择根治术+Ⅰ段切除;Ⅲa 型选择根治术+Ⅰ段切除+右肝叶(段)切除;Ⅲb 型选择根治术+Ⅰ段切除+左肝叶(段)切除;Ⅳ型选择全肝切除+原位肝移植。值得一提的是,肝移植术后 5 年生存率与手术切除无明显差异,且考虑到目前肝源短缺及术后复发率高,对于中晚期胆管癌选择肝移植治疗需谨慎。

不能做根治性切除者,则行胆肠吻合术。主要方法包括经圆韧带入路的胆肠吻合术、左肝管空肠吻合术、右肝管空肠吻合术、双侧胆管空肠吻合术等。不能做胆肠吻合术则选择经肝外胆道置管引流术,如“U”管引流术。术前判定不能手术切除又不愿行胆道引流手术者,或不能耐受手术者,可选择非手术胆道引流方法,包括经皮经肝胆管引流术(PTCD)、十二指肠镜行逆行胆道支架置入(ERBD)等。

(2)中、下段胆管癌:中、下段胆管癌手术分根治性切除及姑息性手术切除两种。根治性切除术一般选择胰十二指肠切除术,切除范围包括胆囊、部分肝总管、胆总管、胰头部及十二指肠,同时清扫相应的淋巴结群。对于较早期的中段胆管癌可行肿瘤局部切除,肝十二指肠韧带淋巴结清扫,肝动脉及门静脉骨骼化,Roux-en-Y 胆肠吻合重建胆道。对于不能手术切除的中、下段胆管癌患者,可行姑息性引流术。主要方法包括梗阻近端胆管空肠 Roux-en-Y 吻合术、胆囊空肠吻合术、胆囊十二指肠吻合术和经肝外胆道置管引流术等。晚期患者可行PTCD、ERBD或经内镜置入内支撑导管引流术。

3.化疗　胆管癌对化疗不敏感,至今尚缺乏行之有效的化疗方案,其原因可能与胆管癌细胞具有耐药性,肿瘤内药物浓度太低有关。目前多用于手术后辅助治疗,采用的药物多为奥沙利铂、氟尿嘧啶、吉西他滨、顺铂、多西紫杉醇等。Anderson和Kim证实5-氟尿嘧啶和丝裂霉素在胆管癌根治性切除Ⅲ期试验中并不能延长患者生存期,而对于不可切除的胆管癌,吉西他滨联合顺铂或奥沙利铂被认为是最有效的。Cassier等对27例胆管癌患者的回顾性研究显示,吉西他滨比氟尿嘧啶更有效,而对于是否需要加人奥沙利铂尚无定论。

4.放疗　近年来由于新设备、新技术的应用,放疗疗效大为提高。胆管癌放疗有术中放疗和术后放疗两种。术中放疗定位准确,具有减少和避免正常组织放射损伤的优点。术后放疗包括体外照射和胆管腔内照射两种。体外照射根据术后病理所见确定照射范围,原则上包括原发灶和区域淋巴结。腔内放射治疗是将放射源经人工通道如经T管、PTCD或经内镜下乳头切开置入胆管腔内病变处,放置时根据胆道X线造影所示病变部位,决定置入放射源的长度及放射剂量。术中放疗、局部晚期患者术后放疗以及内照射对胆管癌有一定的治疗效果,可使癌细胞变性、坏死而抑制其生长,可在一定程度上延长晚期胆管癌的总生存期。

5.其他治疗方法　近年来,以特异性针对肿瘤发生、发展过程中的信号转导、细胞周期调控、细胞凋亡诱导以及血管生成等为治疗目标的“靶向治疗”发展迅猛。目前针对胆管癌靶向治疗的多项研究仍处于探索阶段,厄洛替尼、西妥昔单抗、贝伐单抗等靶向药物在治疗胆管癌方面的潜在地位已得到初步证实。

国内李勤裕等报道在其裸鼠荷瘤实验中观察到EGFR酪氨酸激酶抑制剂埃罗替尼和COX-2抑制剂塞来昔布协同抑制荷瘤生长,抑制新生血管,支持针对COX-2和EGFR靶点的胆管癌联合靶向治疗。对胆管癌发病机制、病理特征及发病亚型,靶向药物的配伍、不良反应等方面更深层次的认识和探索,是靶向治疗中需要进一步研究的问题。目前尚无批准用于临床治疗胆管癌的靶向药物。各种生物反应调节剂的应用,如干扰素、白介素等,对提高抗肿瘤机体免疫力也有一定的效果。对于不可切除的胆管癌患者,光动力治疗也是一种可选的治疗方法。

八、预后

胆管癌的预后很差,因为在诊断时很多患者已出现远处转移,不能行根治性手术治疗,在诊断明确后中位生存期小于1年。近年来,随着医疗技术的发展,胆管癌早期诊断率、根治性手术率有所提高,以及胆道支架等术后综合性治疗措施的联合运用,患者的生活质量有所提高,但5年生存率仍很低。

(陈曦)

第十七章　小肠癌

小肠占整个消化道长度的75%，包括十二指肠、空肠、回肠，其黏膜面积占消化道面积的90%，但其恶性肿瘤的发病率仅占所有胃肠道恶性肿瘤的5%，明显低于胃及大肠。小肠恶性肿瘤发病率较低的原因可能与以下因素有关：①小肠内为碱性，不利于肿瘤生长；②肠内液体流动快，减少了食物中致癌物质的接触；③小肠内菌群少，细菌致癌因素降低；④小肠内有密集的淋巴组织，其具备较高的免疫力，其中IgA介导的免疫系统阻止了癌的发生。

小肠恶性肿瘤主要包括腺癌、类癌、肉瘤、淋巴瘤等。不同恶性肿瘤的发生部位不同，癌多发生于十二指肠，尤其是壶腹部；而淋巴瘤及类癌易发生于回肠及小肠远端部位；肉瘤则可分布于整个小肠的不同肠段。根据不同部位易发生的癌，提示诊断的可能性。

小肠恶性肿瘤难以诊断，文献报道术前诊断的正确率仅为21%~56%。由于肿瘤部位及性质不同，临床症状可无或轻微，腹痛、腹块、出血是最常见临床表现，严重者表现肠梗阻、出血性休克等，因此小肠恶性肿瘤是临床变异最大的肿瘤，近几年随着影像学检查及其他诊断措施的增多，诊断率较前有所提高。

小肠肿瘤的治疗包括手术、化疗、放疗及靶向治疗。如何选择正确的治疗手段及提高生存率乃是目前面临的主要问题。

一、流行病学及病因

小肠恶性肿瘤的发病率呈现缓慢上升的趋势。分析原因可能与两个因素有关，首先是先进检查手段的普及应用提高了检出率，尤其是多种检查手段的综合应用，可明显提高病灶的检出率，使以前容易被误诊或漏诊的病灶被检出；再者可能与环境污染和饮食结构改变有关，污染的环境和高蛋白低纤维饮食可导致基因变异和肿瘤的发生。小肠肿瘤好发年龄为30 ~59岁，腺癌的患者年龄常大于淋巴瘤。小肠肿瘤的男性发病稍高于女性。

小肠恶性肿瘤的发病原因包括以下几点：①免疫球蛋白缺陷；②生活环境因素，如吸烟、饮酒、不规律饮食；③癌基因及抑癌基因的变化，如K-ras基因的突变、细胞周期素D、p53的表达增加等均在小肠恶性肿瘤的发病过程中起到一定作用。小肠低水平的bcl-2表达可能使某些突变细胞在凋亡过程中形成癌变；④某些遗传性疾病也增加了小肠癌的危险，如大肠家族性腺瘤性息肉病（FAP）以及遗传性非息肉病性大肠癌（HNPCC）等；⑤某些炎症因素也增加了小肠肿瘤的发生，如Crohn's病，但这种癌并不易发生于十二指肠，而在所有小肠段均可发生，以回肠多见。同时内脏及腹腔内的某些慢性炎症的长期刺激，可能是小肠淋巴瘤的起因之一。

二、病理类型

1.腺癌　是最常见的小肠恶性肿瘤。男性多于女性。易发生于小肠近侧,50%位于十二指肠,40%为空肠,只有10%在回肠。巨检形态分为息肉型、浸润溃疡型、缩窄型及弥漫型。镜下常为分化较好的乳头状腺癌,亦可分为黏液腺癌,少数为未分化癌。小肠癌常在某些疾病如克罗恩病、FAP、HNPCC、P-J综合征、绒毛状腺癌等情况下发生。小肠癌主要通过淋巴道转移至系膜淋巴结,也可发生腹膜、盆腔的种植性播散,血道转移至肝、肺等脏器。

2.淋巴瘤　原发于小肠肠壁淋巴组织的恶性肿瘤。非霍奇金淋巴瘤仅占胃肠恶性肿瘤的1%~3%,而在小肠癌中占20%~30%。可发生在十二指肠,但回肠多见,也可见同时发生于十二指肠及回肠。小肠淋巴瘤包括10个主要类型,并根据年龄、性别、部位、分期来确定,临床上可分为低度、中度、高度恶性。小肠淋巴瘤的巨检形态可分为息肉型、溃疡型、浸润型和缩窄型。按组织学形态分为淋巴细胞型、淋巴母细胞型、网织细胞型、巨滤泡型和霍奇金病型。淋巴瘤可直接浸润蔓延至邻近组织器官,较早即出现淋巴结转移,血行播散至肝、肺、脑等器官。

3.恶性间质瘤　起源于小肠的Cajal细胞,CD117及CD34为阳性标记,但SMA(平滑肌肌动蛋白)很少表达。病理类型可表现为多形性,即不同区域可分别出现梭形细胞型、上皮细胞型、混合型的镜下形态。间质瘤的恶性标准包括以下几点:①肿瘤大于5cm;②出现肿瘤性坏死;③核分裂大于10/HP;④肿瘤细胞围绕血管排列。

4.平滑肌肉瘤　其与平滑肌瘤常难以鉴别,也可出现多形性、异形性。病变可突于肠腔内,质地较软。免疫组化SMA及Des(结蛋白)阳性,而CD34及CD117为阴性。

5.恶性神经源性肿瘤　较少见,多数表现为梭形细胞。免疫组化中NSE(神经烯醇化酶)、S-100为阳性表达。

6.类癌　较少见,占小肠恶性肿瘤的2.6%~14%。以回肠多见。可在黏膜下生长,为结节状,多为1~3cm,单发或多发,多者可达数十个病灶。镜下可见低柱状或多角形细胞,用硫酸银的氨化合物染色呈现嗜银颗粒。小肠类癌也可分泌生物活性胺,包括5-羟色胺、生长激素、促肾上腺皮质激素(ACTH),转移生长因子(TGF)等,均可引起类癌综合征的表现。由于肝脏有清除激素的能力,因此小肠类癌较少出现类癌综合征,而类癌综合征多见于肝转移、化疗、外科手术及穿刺等的患者。小肠类癌主要通过淋巴道转移,血道转移以肝转移多见,其次为肺、骨等。

三、临床表现

1.小肠恶性肿瘤常见临床表现

(1)腹痛:是最常见的症状,占70%~86%。疼痛性质不一,与肿瘤部位有关。十二指肠肿瘤常出现类似溃疡病的上腹部疼痛,进食及止酸药物不能缓解。而空、回肠肿瘤则表现为脐周或下腹部隐痛及胀痛,进食及肠蠕动增强时疼痛加重,若发生并发症,腹痛则加重。

(2)腹部肿块:可在30%~65%的病例中出现。空肠肿块多位于上腹部及脐旁,回肠肿瘤多位于下腹部及右下腹，十二指肠常无法扪及肿块，但当肿块为外生型时，可扪及较固定的右上腹肿块。良性肿瘤表面光滑，活动度大；恶性肿瘤体积较大，且形态不规则，边界不清，活动度小。有时可并有肠型，时隐时现。也可引起肿瘤性肠套叠。

(3)消化道出血：占小肠肿瘤的半数病例。多表现为长期粪便隐血阳性，严重者出现贫血。也有间歇性出血，曾报道有10年以上者。血便还可呈现暗红色与鲜红色，且可中等量及大量，严重者出现失血性休克，表现血压下降、大汗淋漓、四肢冰冷等循环衰竭征象。

(4)肠梗阻：占小肠肿瘤的20%~30%，肠梗阻的严重程度不等。良性肿瘤呈现缓慢性、复发性，发作时腹痛、腹部扪及包块，包块消失后腹痛缓解。如为恶性肿瘤则表现呕吐、腹胀、腹痛性梗阻，并呈现进行性，尤以小肠腺癌进展较快，易发生完全性梗阻，另外十二指肠肿瘤也可出现梗阻性黄疸等。

(5)肠穿孔：占小肠恶性肿瘤的10%左右。肠穿孔多发生于晚期病例，以淋巴瘤为多见。表现为剧烈腹痛，并引起腹胀、腹膜炎等，慢性穿孔可形成类似炎性包块或肠瘘或发热等。

2.特殊临床表现

(1)十二指肠腺癌：早期症状多不典型，仅有上腹不适、疼痛、无力、贫血等症状，腹痛多为上腹部隐痛、烧灼样痛或钝痛，酷似十二指肠溃疡。有时肿瘤侵犯胰腺和腹膜后，疼痛可放射至腰及背部。黄疸与发生部位有关，黄疸多为轻到中度，并可有间歇性缓解或波动，随着病情进展，可有皮肤瘙痒、陶土便等。重度黄疸常预示癌肿已广泛侵犯乳头周围组织，为晚期表现。肠梗阻易发生在缩窄型癌肿，表现为食后上腹部不适、恶心、呕吐等。乳头部以上癌肿呕吐物不含胆汁，类似幽门梗阻症状，另外还可出现呕血或大便隐血阳性，还可表现乏力、体重减轻、贫血等症状。

(2)空肠、回肠腺癌：空、回肠腺癌除具有腹痛、乏力、贫血等全身症状外，主要临床表现有梗阻。空肠癌梗阻好发于Treitz韧带附近，呈现高位梗阻症状。另外可出现出血，常为黑便，以及大便习惯改变，严重者出现腹部肿块、癌性穿孔等。

(3)恶性淋巴瘤：症状与其他小肠肿瘤类似，但小肠淋巴瘤出血较胃淋巴瘤少，但腹泻及内脏穿孔则较胃淋巴瘤多。据报道60%左右的病例出现腹部包块，40%发生不全性肠梗阻，15%~20%发生穿孔。

(4)肉瘤：包括恶性间质瘤及平滑肌肉瘤。肿瘤常较大，中央部缺血产生坏死及溃疡，也有肠道出血，并有恶心、食欲减退、肠梗阻等。发生于回肠的间质瘤常较空肠部位易触及，有时会时隐时现，或并肠蠕动出现腹痛等。

(5)类癌：属于内分泌肿瘤，30%病例出现于回肠，位于黏膜下生长，可出现腹部包块及出血，平均症状至诊断时可达20个月，有时在切除阑尾时发现。疼痛占27%，恶心呕吐10%，出血、腹部包块各10%，腹泻5%。如出现类癌综合征，可表现面孔潮红、气管痉挛及皮肤改变等，严重者出现休克、四肢厥冷、血压下降。

四、诊断及鉴别诊断

1.诊断　小肠恶性肿瘤临床表现缺乏特异性，同时因为常规胃、肠内镜无法到达的原因,早期诊断较困.难,术前正确诊断率较低,仅为30%左右。多数病例首诊即为急腹症如出血、穿孔等征象。往往难以详细采集病史及进一步检查。同时缺乏小肠肿瘤的特异性诊断方法。因此对于任何腹部出现的腹痛、出血、穿孔、肠套叠、肠梗阻等均应考虑小肠肿瘤的可能。

(1)小肠钡剂造影　此项检查是目前最为普遍、最可利用的方法。由于小肠蠕动较快、充盈不连续、影像迂回重叠等原因,诊断率尚维持在50%左右,如采用低张钡剂造影,或经胃管向十二指肠注入钡剂及空气,可提高诊断率。气钡双重造影可使十二指肠肿瘤诊断率提高,但水平部和升部癌肿易漏诊。X线可表现为部分黏膜增粗、紊乱、皱襞消失、肠壁僵硬,也可见充盈缺损、十二指肠狭窄等。近端空肠的双重对比造影较易检出病变,但对远端小肠癌易误诊。采用钡灌肠通过回肠末端可显示远端回肠肿瘤。

(2)选择性肠系膜上动脉造影:能显示血管的分布,对平滑肌瘤、血管瘤及恶性肿瘤确诊率为50%~78%。恶性肿瘤动脉造影可显示浸润或血管推移、富于新生血管、肿瘤包绕致使血管狭窄、闭塞、动静脉分流等。

(3)纤维内镜检查:应用纤维内镜使十二指肠肿瘤及末端回肠肿瘤的诊断率提高。十二指肠侧视镜可以窥视十二指肠升部,病变部位的黏膜破溃、表面有坏死、糜烂,必要时可取活检行病理检查。纤维结肠镜可经回盲瓣窥视末端回肠。近年来有应用小肠镜进行检查,但成功率较低。用探头型小肠镜仅能窥视50%~70%的小肠黏膜。

(4)B超:对小肠肿瘤诊断意义未明确,较大肿瘤易发现,而较小的肿瘤常难以发现,但通过B超可明确有无肝转移。对怀疑有肿块或肠壁增厚者,可饮水后检查,可了解肠壁增厚程度与周围淋巴结的关系。恶性淋巴瘤可出现小肠壁全周增厚,出现“假肾图”等征象,平滑肌肉瘤内部回声不均,或液化坏死。

(5)CT及MRI:主要用于诊断原发肿瘤以及所属肠壁淋巴结、肝等处有无转移。女性可检查卵巢是否有转移灶。恶性淋巴瘤CT表现为肠腔变形肠管狭窄或扩张肠腔内外的软组织肿块等,常见的并发症有肠套叠和肠穿孔,动脉期无强化或是轻度强化是增强后出现的现象。肿瘤大于2cm时较易诊断。腺癌CT的内部表现为肿块密度不均匀、出血,小肠腔内表现为菜花样软组织和阴影。小肠癌的生长方式大都为腔内生长,肿块过大会向腔外生长,病灶的肠壁有厚有薄,狭窄的肠腔会引起肠梗阻,常在病灶大于3cm时诊断出。类癌的CT诊断困难,仅能通过系膜密度及挛缩等现象推测。MRI诊断小肠肿瘤的准确率类似CT。

(6)核素显像:应用^{99m}Tc标记的红细胞进行显像。在出血期即可应用,观察不同时期的变化,对急慢性出血病例均有诊断意义。

(7)实验室检查:小肠肿瘤伴有慢性出血时红细胞及血红蛋白降低,大便隐血为阳性。十二指肠癌堵塞Vater壶腹时引起梗阻性黄疸,血中胆红素及碱性磷酸酶及尿胆红素增高。小肠类癌综合征时尿中5-羟吲哚乙酸增高,有时可达100mg以上。

2.鉴别诊断　小肠恶性肿瘤由于症状不特异,有效诊断方法少,故常与下列疾病难以鉴别。

(1)胆道系统癌肿:由于胆道系统癌肿也可早期出现黄疸,故难以与十二指肠壶腹部癌鉴别。但胆道系统癌肿可并有发热,黄疸症状出现早,梗阻症状不缓解,不易出现呕吐等。另外胰胆管造影、CT 及 MRI 可以从不同角度及影像学加以鉴别区分。

(2)肠结核:肠结核也需与小肠肿瘤鉴别。肠结核患者可有结核病史,或饮用未经消毒的含有结核杆菌的牛乳或乳制品。好发部位也以回盲部为多,但病变范围较广泛,往往在较长一段的肠管出现病变。腹痛多为胀痛,且易伴腹泻。粪便多为糊状,罕见脓血便。增生型结核则以便秘为主要表现。实验室检查结核菌素试验强阳性,粪便浓缩找到结核杆菌。X 线显示回盲部激惹征象。另外患者多为年轻人,并有消瘦等全身结核病征象。

(3)克罗恩病:该病与小肠肿瘤相似,但其临床症状有明显发作与缓解交替现象。患者较消瘦,体检腹壁常较薄,X 线征象在回盲末端有边缘不齐的线条状阴影,肠曲病变呈现节段分布,间以扩张的肠曲。肠梗阻与肠瘘等并发症也较小肠肿瘤多见。

(4)肠系膜肿瘤:该肿瘤也难与小肠肿瘤鉴别。但此肿瘤的活动度更大,常无出血、肠梗阻等症状。肿块增大,但症状不明显,甚至无明显腹痛,行钡剂造影肠管可无异常。B 超及 CT 常发现肿物呈实质性,较小肠肿瘤的全身症状少,如贫血、体弱等少见。

(5)阑尾脓肿:位于回肠的肿瘤有时难以与阑尾脓肿鉴别。但阑尾脓肿常有发热史,腹痛较固定,白细胞增高,病程在 1 个月内逐渐加重。用抗菌药物后,肿块可以缩小,发热可减轻。B 超及 CT 常可见此区域有液性物,并有脓肿外壳包绕。查体肿块活动度小,触痛明显,无贫血及肠梗阻等征象。

五、小肠癌肿瘤标记物

小肠肿瘤标记物中癌胚抗原(CEA)、甲胎蛋白(AFP)均不敏感,偶见 CA19-9 等增高的情况。小肠类癌可在血浆中测出色素 A、5-羟色胺、ACTH、TGF 等。

六、临床分期

TNM 分期见表 17-1,适用于十二指肠、空肠、回肠的腺癌(不包括肉瘤、胃肠道间质肿瘤、淋巴瘤、类癌)。

表 17-1　AJCC 第八版小肠癌 TNM 分期标准

原发肿瘤(T)		分期
Tx	原发肿瘤无法评价	0 期:TisN0M0
T0	无原发肿瘤的证据	Ⅰ期:T1~2N0M0
Tis	原位癌	ⅡA 期:T3N0M0
T1a	肿瘤侵犯固有层	ⅡB 期:T4N0M0
T1b	肿瘤侵及黏膜下层	ⅢA 期:任何 T,N1M0
T	肿瘤侵及固有肌层	ⅢB 期:任何 T,N2M0

（续表）

T3	穿过肌层侵及浆膜下层或无腹膜覆盖的组织（肠系膜或腹膜后）	Ⅳ期：任何T任何N,M1
T4	穿透腹膜或直接侵及其它器官或结构，包括其它小肠袢、肠系膜、腹膜后，经浆膜侵及腹壁；侵及胰腺或胆管（仅对十二指肠而言）	
局部淋巴结（N）		
N0	区域淋巴结不能评价	
N1	1～2枚区域淋巴结转移	
N2	≥3个区域淋巴结转移	
远处转移（M）		
M0	无远处转移	
M1	有远处转移	

七、治疗

1.手术治疗

（1）十二指肠癌：十二指肠癌65%发生在乳头周围，20%发生在乳头上部，因此一般情况下均需行胰十二指肠切除术。扩大的腹膜后淋巴结清扫术并未增加生存率。十二指肠第四段肿瘤行肠段切除即可。病灶小且靠近幽门的病变可行胃大部切除术，但切缘必须距肿瘤2cm以上。近年来，保留幽门的胰十二指肠切除术对维持患者胃肠道生理功能有帮助。另外，在此基础上，国外近年采用保留胰腺的十二指肠切除术已引起重视，但是否适合恶性肿瘤的治疗仍有争议。对于有梗阻难以切除的癌肿，或并有腹膜后淋巴转移时，行短路手术也可以起到姑息作用，有梗阻性黄疸行内引流或放置记忆合金支架也可缓解黄疸症状。

（2）空肠、回肠癌：空肠癌如紧邻Treitz韧带，则切除方法为充分游离十二指肠外侧缘，切除Treitz韧带，游离十二指肠水平部，切除包括肿瘤在内的十二指肠段及其淋巴引流区组织，将空肠远端在肠系膜血管后方拉至右侧，与十二指肠降部行端端吻合。空肠癌则距肿瘤10～15cm切除肠管及其所属淋巴结。这样才能达到根治癌的目的。回肠癌的切除也需行系膜的扇形切除，同时结扎肠系膜血管，并将小肠系膜一同结扎，以免术后小肠淋巴液漏出。并注意在切断血管后，应行双重结扎，避免结扎点脱离，腹腔内大出血。同时在切除系膜时，要保护好肠系膜上动脉，避免损伤。肠管及标本切除后，选择两侧肠管行端端吻合。要注意血管良好，无张力、距回盲瓣20cm以内的回肠癌，因血供主要来源于回结肠动脉，其淋巴引流也伴随动脉达其根部，所以回肠末端癌必须行根治性右半结肠切除术，回肠与横结肠吻合。空、回肠癌肿一般情况下均能切除，所以尽量避免姑息性捷径手术，应努力切除肿瘤，尤其是出现小肠出血及肠梗阻时，更应切除肿瘤达到治疗目的。

(3)间质瘤及肉瘤:该类肿瘤超过5cm以上常引起出血坏死,同时血供丰富,因此手术的关键在分离过程中避免肿瘤破溃,这是防止复发的最重要环节,因此从进腹后探查肿瘤开始即应小心仔细,往往刚刚能触摸肿瘤即已破溃,造成手术中种植播散。除探查要动作轻,尽量少触摸外,手术应从距肿瘤10~15cm处肠系膜开始,以包围状手术为主,同时切断小肠肠管,原则上不去触摸肿瘤,行非接触性肿瘤切除。肿瘤切除后行吻合术后,手术野区还需用化疗药物浸泡,是防止日后复发的重要环节。由于间质瘤即肉瘤易发生肝转移,因此在切除过程中尽量先结扎静脉,或用束带扎住两端系膜,可起到预防肝转移及血行转移的作用。对多发性肉瘤更需耐心解剖或摘除。肉瘤的淋巴转移较少,不主张扩大的淋巴清扫,也不主张联合脏器切除,除非有肿瘤浸润时才予以考虑。间质瘤直径大于5cm应按恶性肿瘤治疗。

(4)淋巴瘤:淋巴瘤的治疗尚存在争议,关键是如何应用手术、化疗、放疗的综合措施。对进展期淋巴瘤的治疗主要是化疗,但化疗有可能引起小肠淋巴瘤的出血或小肠穿孔。所以有学者认为先用手术切除肿瘤可能保证化疗的安全性。外科手术也需要考虑引起肠瘘、吻合口瘘、出血、脓肿等并发症。如发生并发症则必然延误了日后的化疗。外科手术的病死率约占5%。化疗期间小肠穿孔的手术病死率更高。因为弥漫性腹膜炎及多发穿孔所造成严重的中毒症状常难以治愈,20%的小肠淋巴瘤系多发。近来D´Amore报道109例小肠非霍奇金淋巴瘤的疗效,得出结论为外科手术加化疗可明显改善小肠淋巴瘤的生存率,并主张小肠淋巴瘤应首选外科手术,这样可减少局部复发危险性10倍,List的报道也证实类似结论。因为高分级的小肠淋巴瘤采用化、放疗的并发症(出血、穿孔)明显高于手术切除者,因此目前认为小肠淋巴瘤手术切除后,化疗可减少复发,而放疗可补充外科手术的不足。虽然有少数学者认为进展期病例,外科手术并无太大意义,但对于低分级小肠淋巴瘤,外科手术仍是主要治疗手段。

(5)类癌:30%的类癌可出现恶性行为及转移,所以类癌应考虑广泛切除及所属肠系膜切除,并清扫淋巴结。<1cm的类癌很少发生转移,所以手术相对保守。而发生于空、回肠的>2cm以上的类癌则100%出现转移,十二指肠>2cm的类癌则仅有33%发生转移。对于有远处转移的手术治疗仍有争议,无症状的患者可采取观察。而肝转移时也应积极手术或切除其他部位肿瘤,常能延长生存期。

2.化疗及靶向治疗

(1)小肠腺癌:小肠癌的发病率较低,针对小肠癌的研究较少,初诊患者多为进展期而失去手术机会,这给小肠癌辅助化疗的研究带来了困难。小肠癌的化疗方案往往参照胃癌或大肠癌,主要药物有四氢叶酸、5-FU、丝裂霉素、顺铂、奥沙利铂,一般采用联合化疗。国内外多项临床研究显示,术后辅助治疗能改善无瘤生存期(DFS),尤其对淋巴结阳性比例≥10%和肿瘤组织分化差者意义更大,而OS总体未得到改善。与小肠癌的辅助化疗研究相比,有不少文献报道了姑息化疗在治疗晚期小肠癌有效率和改善患者PFS、OS中的作用。国外一项临床研究发现,对93例进展期小肠癌患者用不同的一线化疗方案进行治疗，有 LV5FU2 方案、FOLFIRI 方案、LV5FU2P 方案和 FOLFOX 方案，每 2 周 1 次，直至出现患者拒绝继续治疗、已经达到药物最大毒性或出现病情进展的情况，停止化疗。结果显示，总中位无进展生存期 MPFS 为 6.6 个月，在 LV5FU2、FFIRI 和 LV5FU2P 四组中分别是 7.7 个月、6.6 个月和 4.8 个月（$P=0.16$）；MOS 是 15.1 个月，在 LV5FU2、FOLFOX、FOLFIRI 和 LV 别是 13.5 个月、17.8 个月、10.6 个月和 9.3 个月（$P=0.25$）。

综合显示，FOLFOX 方案化疗的患者 OS 要长于 LV5FU2、FOLFIRI 和 LV5FU2P 方案者。

目前越来越多的分子靶向治疗药物正在走向临床，逐步应用到很多类型肿瘤的治疗。小肠癌生物学行为基础研究报道不多，尚未见到分子靶向治疗的临床试验研究报道。国外学者等对 54 例不同分期的小肠癌患者的病理标本进行免疫组化检测，发现细胞角蛋白 20 和细胞角蛋白 7 的表达在这些标本中不同，但是同源框转录因子尾型 2 在 70%的标本中都有表达；在这 54 例患者中，35%存在错配修复蛋白的丢失；血管内皮生长因子-A（VEGF-A）和表皮生长因子受体（EGFR）在 96%和 71%的患者中表达，原癌基因人类表皮生长因子受体-2（HER-2）在 1 例患者中有表达，但是没有人第 10 号染色体缺失的磷酸酶及张力蛋白同源的基因（PTEN）的表达，这提示了 DNA 错配修复通路的突变在小肠癌中是很常见的，这一点也类似于大肠腺癌。小肠癌患者 VEGF-A 和 EGFR 的高表达，提示患有这种少见肿瘤的患者也许能从 EGFR 和血管内皮生长因子受体（VEGFR）的靶向治疗中获益。在很多类型的恶性肿瘤中，如乳腺癌、胃癌，HER-2 高表达和扩增可作为治疗靶点和预后预测指标。国外另一些学者通过对 49 例原发性小肠癌的患者组织标本进行 HER -2 免疫组化和荧光原位杂交检测，结果显示有 47 例患者（96%）HER-2表达阴性，只有 2 例患者的表达是 1+，荧光原位杂交检测结果显示，49 例患者中，没有患者有 HER-2 基因扩增，这些结果表明小肠癌患者进行抗 HER-2 治疗试验意义不大。

（2）恶性间质瘤及平滑肌肉瘤：术后原则上考虑化疗，预防肝转移的发生。也有用新辅助化疗，使瘤体缩小后再手术，可提高手术切除率。常用药物包括阿霉素、顺铂、环磷酰胺。近年来由于靶分子药物的应用，对小肠间质瘤可采用格列卫治疗，格列卫是一类分子靶向作用治疗的药物，能选择性地阻断间质瘤受体的活化，从而抑制细胞的代谢和增殖。近半数病例达到部分缓解，因此无法手术者可试用此药物，但应在用药前行 CD117 的免疫组化检查，以求药物治疗的有效性。

（3）小肠淋巴瘤：对化疗较敏感，术后一般共行联合化疗 4~6 次，药物有阿霉素、环磷酰胺、甲氨蝶呤、丙卡巴肼、泼尼松等。

3.放疗　放疗较少用于小肠肿瘤，其原因是小肠壁对放射线耐受性差，放疗可使小肠受损，并发生恶心、呕吐等消化道反应。可根据不同病理类型考虑放疗，剂量一般不超过 4 000cGy。对小肠淋巴瘤的放疗要避免放射性肠炎及肠穿孔的发生。小肠类癌的放疗几乎无效。

八、预后

小肠恶性肿瘤因诊断困难，病情发现较晚，因此疗效并不满意，5 年生存率仅 20%左右。一般认为，腺癌预后最差，恶性淋巴瘤、肉瘤次之。肿瘤的生长部位越高预后越差。但也有回盲部淋巴瘤短期内出现远处转移者。十二指肠癌行胰十二指肠切除术后 5 年生存率为 5%~37%，空肠、回肠癌手术后 5 年生存率 6%~33%。恶性淋巴瘤术后平均 5 年生存率为 40%，其中Ⅰ期患者高达 75%。肉瘤及恶性间质瘤 5 年生存率 30%~50%。

（陈曦）

第十八章　结直肠癌

第一节　概述

结直肠癌是一种常见的恶性肿瘤，全世界结直肠癌的发病率处于恶性肿瘤的第三位，每年约有120万例新增患者。在我国结直肠癌也是常见的恶性肿瘤且发病率逐渐上升。

一、流行病学

1.时间趋势　世界范围内，结直肠癌发病仍呈上升趋势，实际上主要是结肠癌发病增多，尤其是在发展中国家，趋势更为明显，直肠癌的发病基本稳定。随着人民生活水平的不断提高，饮食习惯和饮食结构的改变以及人口老龄化，我国结直肠癌的发病率逐渐增高，已跃居第2~5位（上海自2004年起居第2位），并仍呈逐步上升趋势，尤以结肠癌的发病率上升为著。

2.地区分布　世界各地结直肠癌的发病率和病死率差异较大，美国、加拿大、丹麦、卢森堡等北美及西欧发达国家是结直肠癌发病率最高的国家；一些社会经济较发达的国家或城市（如日本、英格兰、威尔士等）及以色列犹太人的发病率居中；亚洲、非洲和大多数拉丁美洲国家的发病率最低。中国人与西方人对比有三个特点：①直肠癌比结肠癌发生率高，约1.5∶1；②低位直肠癌比例高，占直肠癌的65%~75%；③青年人直肠癌比例高，10%~15%。

我国结直肠癌发病率与病死率的地理分布特征为：沿海地区（东部地区）比内陆（西北地区）高发，其中最高的是长江中下游地区，也就是经济发达地区发病率高，城市较农村高，大城市又较小城市高。这些结果表明，结直肠癌发生与地区经济、生活习惯、饮食结构相关。

3.人群分布

（1）年龄分布：发病年龄明显提前，我国结直肠癌中位发病年龄为58岁，比欧美等国家提前12~18年；近年国内大城市统计中位发病年龄已超过60岁。

（2）性别分布：男性比女性多，男女发病比例约1.3∶1。

4.解剖部位分布　综合而言，在亚洲、南美等结直肠癌低发地区，直肠癌占全部结直肠癌的比例在50%以上，而在欧洲、北美等高发地区，结肠癌占60%以上，直肠癌不超过40%。我国直肠癌比结肠癌多见，但近年国内部分大城市结肠癌发病率已超过直肠癌，例如上海市。

二、结直肠癌可能的病因因素

一系列结直肠癌流行病学研究表明：社会发展状况、生活方式及膳食结构与结直肠癌密切相关；并有现象提示，影响不同部位、不同年龄组结直肠癌发病的环境、遗传因素可能存在差异。

1.饮食因素　高脂饮食、高蛋白饮食、高糖饮食、低纤维素饮食是结直肠癌致病的高发危险因素。减少红肉特别是经过高温煎烤的蛋白的摄入，或者增加鱼类、禽类蛋白，可以降低结直肠癌的发病风险。因为肉类等饮食过多摄入可能会刺激内源性胰岛素的分泌，胰岛素是重要的促细胞分裂原，同时也是致癌的杂环胺的重要来源。大量研究表明，每天摄入酒精超过30g，患结肠癌的风险会增加。同样，吸烟与结直肠癌的发病有关，戒烟可以降低结直肠癌的发病风险。

维生素D具有减少细胞增殖、诱导凋亡、抑制血管生成、促进细胞分化的作用，维生素D可以抑制COX-2的表达从而抑制结肠炎。

2.遗传因素　据估计20%~30%的结直肠癌患者中，遗传因素可能起着重要的作用。结直肠癌患者的家族成员发生结直肠癌的危险性也较大。

杨工等通过基于全人群的病例对照谱系调查(1 328名结直肠癌先证者家系和1 451名人群对照家系)，结果表明：①各不同先证者组别一级亲属结直肠癌曾患率(‰)显著高于二级亲属，一级亲属结直肠癌曾患率分别为：结直肠癌组7.4、结肠癌组9.4、左半结肠癌组9.6、右半结肠癌组6.7、直肠癌组4.9，对照组一级亲属结直肠癌曾患率为2.7；②各先证者组别分离比均显著低于0.25(0.016~0.022)；③各组一级亲属遗传度明显高于二级亲属；④不同先证者一级亲属组间遗传度比较：左半结肠癌组为28.5%，右半结肠癌组20.0%，直肠癌组2.9%。并估计了结直肠癌家族成员(一级亲属)的结直肠癌发生危险性。

3.疾病因素　患慢性溃疡型结肠炎超过10年者，发生结直肠癌的危险性较一般人群高数倍，据估计，3%~5%的溃疡性结肠炎可以发生结直肠癌。其癌变较为缓慢，一般为5~20年。家族性息肉综合征(包括遗传性结直肠腺瘤病等)大多为常染色体显性遗传。患遗传性腺瘤病(综合征)者，发生结直肠癌的可能性极大，对于未接受治疗的患者到40岁时，80%可发生癌变。结直肠息肉患者发生结直肠癌的风险是非息肉人群的22倍，病程在5年以上者的OR是5年以下者的4倍。腺瘤分为管状腺瘤、绒毛状腺瘤、混合性腺瘤，管状腺瘤最常见，但癌变率低，混合性腺瘤癌变率最高，为30%~40%。

4.其他　关于生活方式与结直肠癌的关系，亦有相关报道，缺乏体力活动是患病的危险因素之一。同时，近年的研究还认为超重和肥胖是结肠癌的危险因素。

三、结直肠癌临床病理学

1.大体分型

(1)早期结直肠癌的大体类型：早期癌是指原发癌局限于黏膜及黏膜下层，无论淋巴结有无转移。WHO消化道肿瘤分类将黏膜层内有浸润的病变亦称之为“高级别上皮内肿瘤”。早期结直肠癌可以分为2个主要类型和5个亚型。

1)隆起息肉型(Ⅰ型)：肿瘤向腔内明显隆起，进一步又可以分为有蒂(Ip)与无蒂(Is)两个亚型。

2)表浅型(Ⅱ型)：进一步分为三个亚型：①扁平隆起型(Ⅱa型)，病灶肉眼观呈分币状，略高出周围肠黏膜，但不应超过黏膜厚度的两倍；②平坦型（Ⅱb 型），病灶既不高出也不凹陷，与周围黏膜基本持平；③凹陷型（Ⅱc 型），病灶呈潜在凹陷，此型极易穿透黏膜下层。此外，也有Ⅱa+Ⅱc 型的报道。此型少见，仅见于癌组织累犯黏膜下层者，病灶如小盘状，边缘隆起，中央凹陷。

（2）进展期结直肠癌的大体类型：癌组织一旦累及固有肌层，即称进展期癌。根据肉眼特点可分为四型。

1）隆起型：肿瘤呈息肉状、菜花状、结节状或盘状突向肠腔，可有蒂或呈广基。切面可见肿瘤与周围组织分界清楚，浸润浅表局限，可伴有浅溃疡，多为分化较高的腺癌。

2）溃疡型：肿瘤表面有较深的溃疡或呈火山口状，常深达肌层，此型较多见。

3）浸润型：癌组织向肠壁深层弥漫浸润，常累及肠管全周，导致局部肠壁增厚、变硬，若同时伴有肿瘤间质结缔组织明显增多，则使局部肠管周径变小，形成环状狭窄，表面无明显溃疡或隆起。此型预后差。

4）胶样型：肿瘤外形不一致，或隆起，或溃疡，肿瘤表面及切面呈半透明，胶冻状。大多为黏液腺癌或印戒细胞癌。预后较差。

2.组织学类型　结直肠癌主要以高分化管状腺癌及乳头状癌多见，少数为未分化癌或是鳞状细胞癌，后者常发生于直肠肛门附近。按上皮性恶性肿瘤分型如下：

（1）腺癌

1）乳头状腺癌：占结直肠癌 0.8%～18.2%，平均 6.7%。肿瘤组织全部或大部分呈乳头状结构，乳头内间质很少，乳头中央为中心索。分为绒毛状和囊内乳头状增生两种类型。

2）管状腺癌：占结直肠癌的 66.9%～82.1%，以癌组织形成腺管状结构为主要特征，腺腔中央常含大量嗜伊红的坏死细胞碎片及黏液。分为高、中、低分化 3 个亚型。

3）黏液腺癌：占结直肠癌的 18.3%，以癌细胞分泌大量黏液为主要特征，分为两种亚型，一是癌细胞分泌大量黏液并形成大片“黏液湖”为特征，其中漂浮少量癌细胞。另一种是囊腺状结构，囊内充满黏液，囊壁内衬覆分化较好的黏液柱状上皮细胞。

4）印戒细胞癌：占结直肠癌的 3.4%，癌细胞中呈中小圆形细胞，核偏于一侧，呈圆形或卵圆形，整个细胞呈印戒形，可找到核分裂相。恶性程度高，预后差，多见于青少年。

（2）未分化癌：占结直肠癌 2%～3%，是一种高度恶性的上皮性肿瘤，癌细胞弥漫成片或呈团块状浸润性生长，不形成腺管或其他组织结构。

（3）腺鳞癌：在肿瘤内腺癌和鳞癌两种成分混合出现。

（4）鳞状细胞癌：少见，肿瘤细胞由纯粹的鳞状细胞构成，必须有细胞间桥和角质存在。

（5）小细胞癌：少见，已经确认为一种高度恶性的神经内分泌癌。生物学行为、组织形态学以及免疫组织化学染色均类似于肺小细胞癌。

（6）类癌：结直肠类癌属于 APUD 肿瘤，近年来不少学者认为消化道 APUD 细胞可由腺上皮衍化而来。类癌细胞小，细胞大小一致，核染色质颗粒较细，胞质较少，淡染，恶性程度低，多局限性生长而较少转移。结肠类癌 70%位于右半结肠，直肠类癌较结肠类癌多见。

第二节　临床表现与诊断

一、临床表现

1.临床症状

(1)结肠癌的主要临床特征:由于肿瘤病理类型和部位不同、临床表现也有区别,一般右侧结肠癌以全身症状、贫血、腹部肿块为主要表现,左侧结肠癌则以肠梗阻、便秘、腹泻、便血为主要表现。早期常无特殊症状,发展后主要有下列症状。

1)排便习惯及粪便性状的改变:常为最早出现的症状,多表现为排便次数增加、腹泻、便秘、便中带血、脓或黏液。

2)腹痛:常为定位不确切的隐痛,或腹胀、腹部不适,出现肠梗阻时腹痛加重或阵发性绞痛。

3)腹部肿块:多为瘤体本身,有时可能为梗阻近端的积粪。肿块位于横结肠或乙状结肠时可有一定的活动度。

4)肠梗阻:多表现为慢性低位不完全肠梗阻,临床出现腹胀、腹痛。左侧结肠癌有时可以急性完全性结肠梗阻为首先出现的症状。

5)全身症状:由于慢性失血、肿瘤溃烂、感染、毒素吸收等,患者可出现贫血、消瘦、乏力、低热等。

(2)直肠癌的主要临床特征:早期可无明显症状,疾病进展时可出现下列症状。

1)直肠刺激症状:便意频繁,排便习惯改变,排便不尽感。

2)肠腔狭窄症状:癌肿侵犯导致肠管狭窄,初时大便变形、变细,当造成肠管部分梗阻后,可出现不全性肠梗阻表现。

3)癌肿破溃感染症状:大便表面带血或黏液,甚至脓血便。

(3)其他晚期症状:结直肠癌由于肿瘤组织侵犯周围器官、组织而出现坐骨神经痛、闭孔神经痛、血尿、阴道流血、肾盂积水、尿闭、尿毒症、肠内瘘等;肿瘤急性穿孔可引起急性腹膜炎;如通过血行转移或淋巴道转移至远处器官可表现出相应器官的症状,如转移至肝脏可出现肝区疼痛,肝大;转移至肺部可出现咳嗽、咳痰、咯血,骨骼转移可表现为骨骼疼痛,肿大淋巴结压迫下腔静脉、髂静脉时可出现双侧或一侧下肢水肿,阴囊或阴唇水肿;癌细胞脱落种植于腹膜面可出现顽固性腹腔积液。

2.体格检查

(1)腹部包块:腹部包块是结直肠癌中最常见的,超过40%的患者在初次确诊时已有腹部包块,结直肠癌的恶性程度比其他消化道肿瘤相对低些,有时,肿瘤局部生长到一定程度,但无远处转移,所以发现包块不一定是晚期患者的表现,应积极手术治疗。

(2)淋巴结肿大:晚期结直肠癌的患者可发生远隔部位淋巴结肿大,如左侧锁骨上淋巴结肿大、腹股沟淋巴结肿大均为疾病晚期的表现。但肛管癌发生腹股沟淋巴结转移时仍有手术切除的机会,如病变局限时仍可行腹股沟淋巴结清除,有治愈可能。

(3)直肠指诊:直肠指诊仍是目前诊断早期直肠癌的最简单也是最重要的方法,对于直肠下段肿瘤,即肿瘤下缘距离肛门7~8cm以内的肿瘤,超过50%的直肠癌患者可通过直肠指诊诊断。凡是有便血史、直肠刺激症状、大便变形等症状的均应进行直肠指诊,直肠指诊时手法一定要轻柔,避免由于粗暴操作而挤压肿瘤组织引起肿瘤细胞沿淋巴道或经血道而向远处播散。同时操作过程应仔细触摸,避免漏诊。早期直肠癌为细小的突出于表面的息肉样病灶,直肠指诊时容易漏诊,大的包块容易触摸得到,大部分表现为大小不一的外生性肿块,也可表现为肠腔的浸润性狭窄。直肠指诊时应注意确定肿瘤的大小、质地、硬度、活动度、表面是否光滑、有无压痛、占肠壁周径的范围、带蒂或是广基、肿瘤基底下缘至肛缘的距离、是否侵犯骶前组织,如果肿瘤位于前壁,男性患者则需明确与前列腺的关系,女性患者则需做阴道指诊,了解是否侵犯阴道后壁,必要时还需做双合诊检查,了解膀胱直肠陷凹、子宫直肠陷凹有无肿瘤种植。直肠指诊完成后还应注意手指指套上是否存在血迹。

二、辅助检查

1.实验室检查　结直肠癌患者在诊断、治疗前、评价疗效、随访时需要检测CEA、CA19-9;建议检测CA24-2、CA72-4;有肝转移的患者建议检测AFP;有卵巢转移的患者建议检测CA125。

(1)血清癌胚抗原:血清癌胚抗原(carcino-embryonic antigen,CEA)是结直肠癌中一个重要的肿瘤标志物,但不具备特异性和敏感性,容易出现假阳性和假阴性,不适合做普查和早期诊断的依据。它可在正常的胃肠黏膜尤其是结直肠黏膜上表达,而且在乳腺癌、肺癌、胰腺癌、胃癌、膀胱癌和甲状腺癌等肿瘤中也可表达,甚至在某些吸烟的人群中也可见到表达。CEA对于结直肠癌中的Dukes C、D期的阳性率可达72%,对Dukes A、B期的敏感性只有32%,特异性较差,无早期诊断价值。CEA的阳性率与结直肠癌的Dukes分期相关,对预测结直肠癌肝转移具有一定的敏感性,CEA值的异常升高,可视为结直肠癌肝转移的高危信号,可作为推测预后、观察疗效及监测复发的指标。研究表明,腹腔CEA在预测隐匿性腹膜播散、术后复发以及2年生存率方面,较血清CEA准确可靠。龚小军的实验表明血清CEA水平与肿瘤浸润深度呈正相关,与有无淋巴结转移均有密切关系。术前CEA增高的患者,如果术后监测到指标下降,表示手术疗效较好。同样,化疗前、化疗中、化疗后对CEA的监测不仅可判断患者对化疗方案是否敏感,指导治疗方案的选择,同时还可评价治疗的疗效;术后CEA持续升高的患者,意味着肿瘤复发,CEA的升高往往比临床症状发生早5~7个月,所以监测结直肠癌患者术后CEA的变化对判断结直肠癌患者术后复发,提高复发病灶的切除率和治愈率具有重要意义。

(2)CA19-9:CA19-9属于低聚糖类肿瘤糖类相关抗原,它主要用于胰腺癌及消化道肿瘤。但CA19-9器官特异差,在多种腺癌中升高,如胰腺癌、肺癌、结直肠癌及胃癌。它在有复发、转移的结直肠癌患者血清中阳性率达59%,与CEA、CA24-2联合检测用于监测结直肠癌转移、复发时,敏感性、特异性、准确性分别为97.4%、84.8%和91.7%。

(3)糖链抗原CA24-2:CA24-2为唾液酸化鞘脂类抗原,是结直肠癌和胰腺癌较为常用的肿瘤标志物,其在结直肠癌检测中的灵敏性为53.33%,特异性为95.24%,阳性率与Dukes分期相关,Dukes C、D期阳性率分别为60%、61%,Dukes A、B期阳性率为40%,联合CEA检测,可提高二者的敏感性。

(4)CA72-4:属于黏蛋白类癌胚抗原,CA72-4是目前诊断胃癌的最佳肿瘤标志物之一,其与CA-199及CEA联合检测可以监测70%以上胃癌。

(5)组织多肽特异性抗原:血清中组织多肽特异性抗原(tissue polypeptide specific antigen,TPS)是肿瘤细胞增殖活性的特异性标志物,反映了上皮源性新生物增殖活性。TPS不具备组织器官特异性,它反映了肿瘤细胞的生物活性,与肿瘤体积无关。

TPS联合CEA、CA19-9等,南方医院肿瘤中心选择TPS联合CEA和CA19-9联合检测来诊断胃肠道肿瘤,取得很好效果。TPS是由细胞角蛋白18抗体所识别的组织抗原的可溶性片段,在肿瘤细胞增殖活跃期间,TPS高表达并大量入血,上皮来源的恶性肿瘤和转移瘤有较高的表达,可以更好地体现肿瘤的生物学行为。在胃肠道肿瘤的检测中,患者血清TPS阳性率为80.3%,特异性为89.5%,TPS的敏感性明显高于CEA(50.9%)和CA19-9(50.0%),特异性相近,有较好的诊断价值。

(6)CD44:CD44是黏附分子家族中的重要成员,是一类能特异结合基质成分透明质酸和胶原的细胞表面跨膜糖蛋白,主要介导细胞与基质的异质黏附作用。CD44V6是CD44的一种拼接变异体,Yamamichi的研究表明,CD44V6的过度表达与消化道肿瘤的淋巴结转移相关,并保护了血管内皮生长因子(VEGF)的促内皮细胞功能,从而促进了肿瘤血管生成和浸润转移。

2.影像学检查

(1)X线检查:是诊断结直肠癌最常用的方法之一,通过X线,能发现肠腔充盈缺损、肠腔狭窄、黏膜皱襞紊乱或破坏、结肠袋消失、肠壁僵硬等征象,显示肿瘤的部位、大小、形态和类型。首选结肠双重对比造影,但对于已有肠梗阻表现的结直肠癌患者应慎重行气钡灌肠检查,容易加重肠梗阻甚至引起梗阻以上部位的结肠穿孔。X线的缺点是,不能了解肿瘤的浸润情况。

(2)B型超声:结直肠癌的超声表现为内含强回声的低回声肿块,低回声代表肿块,强回声代表肠腔。超声检查可了解患者有无复发转移,具有方便快捷的特点。

(3)CT检查:CT对局部结直肠癌肿物及其周围组织浸润情况、结直肠癌术后盆腔复发的诊断有帮助。结直肠癌的CT表现主要为局部肠壁增厚,呈肿块向腔内生长,或呈环状、半环状肠壁增厚。肿瘤外侵时肠壁外缘不规则,与周围组织脂肪层界线消失。盆腔内肌肉轮廓消失或体积增大常提示肿瘤侵犯肌肉;盆骨受侵犯时可表现出骨质破坏。同时对于膀胱、膀胱直肠陷凹、子宫直肠陷凹是否受肿瘤侵犯,通过CT也可以得到相应的证据。当诊断不能明确时,在CT引导下通过细针穿刺吸取细胞或是细针穿刺活检可明确诊断。目前,结直肠病变的CT检查推荐用于以下几个方面:①确定结直肠恶性肿瘤的分期;②发现复发肿瘤;③评价肿瘤对各种治疗的反应;④阐明钡剂灌肠或内镜发现的肠壁内和外在性压迫病变的内部结构、明确其性质;⑤对钡剂检查发现的腹内肿块做出评价,明确肿块的来源及其与周围脏器的关系。

(4)MRI 检查:MRI 具有高分辨率,可清楚显示盆腔内软组织结构与周围脏器毗邻关系的优势,可明确肿瘤分期,为手术方案的选择提供指导意见,但对于周围淋巴结转移的诊断存在一定的局限性。推荐以下情况首选 MRI 检查:①直肠癌的术前分期;②结直肠癌肝转移病灶的评价;③腹膜以及肝被膜下病灶。

(5)经直肠腔内超声:超声内镜下不仅可以明确肿瘤的部位、大小,而且可以判断肿瘤的浸润深度、周围淋巴结的转移情况。推荐直肠腔内超声或内镜超声检查为中低位直肠癌诊断及分期的常规检查。

(6)PET-CT:PET-CT 显像能检出结直肠癌的原发灶,而且灵敏度很高,其全身显像能同时检出转移灶,提供资料进行准确的临床分期。不推荐常规使用,但对于常规检查无法明确的转移复发病灶可作为有效的辅助检查。

(7)排泄性尿路造影:不推荐术前常规检查,仅适用于肿瘤较大可能侵及尿路的患者。

3.内镜检查　硬管的乙状结肠镜可以检查到距离肛门 25cm 处的部分乙状结肠和直肠的肿瘤,可以看清楚病灶病变的情况,同时亦可取活检标本,操作相对简便,检查前的准备简单,只需清洁下段结肠和直肠即可,是直肠和部分乙状结肠有效的诊断方法。距离肛门超过 25cm 的结肠肿瘤,目前纤维结肠镜检查是最有效、最可靠、最安全的检查方法,但需要肠道准备,而且对操作医生的熟练程度要求较高。纤维结肠镜可以观察到肿瘤的大小,带有超声镜头的纤维结肠镜还可以了解肿瘤浸润的程度、肿瘤与周围组织的情况、盆腔淋巴结转移情况。通过纤维结肠镜可以取活组织行病理检查,取活组织时应注意取材部位,多点取材,如果一次取材不能得到阳性结果,而临床上高度怀疑结肠癌患者的,应重复取材避免漏诊。

4.组织病理学检查　病理活检明确占位性质是结直肠癌的主要确诊和治疗依据。活检诊断为浸润性癌的病例进行规范的结直肠癌治疗。如因活检取材的限制,活检病理不能确定浸润深度,诊断为高级别上皮内肿瘤的病例,建议临床医生综合其他临床情况,确定治疗方案。

5.剖腹探查　如下情况建议行剖腹探查:①经过各种诊断手段尚不能明确诊断且高度怀疑结直肠肿瘤;②出现肠梗阻,进行保守治疗无效;③可疑出现肠穿孔;④保守治疗无效的消化道大出血。

6.基因检测

(1)K-ras 基因:ras 基因家族与人类肿瘤相关的基因有三种:H-ras、K-ras 和 N-ras,分别定位在 11 号、12 号和 21 号染色体上。K-ras 因编码 21kD 的 Ras 蛋白,又名 p21 基因。在 ras 基因中,K-ras 对人类肿瘤影响最大,正常情况下,它调控细胞的生长;异常情况下,则导致细胞持续生长,并抑制细胞自我凋亡。它参与细胞内的信号传递,当 K-ras 基因突变时,该基因永久活化,不能产生正常的 Ras 蛋白,使细胞内信号转导紊乱,细胞增殖失控而癌变。

K-ras 基因分为野生型和突变型两种类型。在结直肠癌患者中,K-ras 基因点突变率在 40%以上,且点突变几乎均位于 12、13、61 位密码子,其中大多数点突变位于 12 位密码子。根据 K-ras 基因突变状态可以筛选抗表皮生长因子受体的靶向药物,并预测治疗的有效性。研究证实,K-ras 基因突变的结直肠癌患者对西妥昔单抗及帕尼单抗治疗抵抗。

(2)BRAF 基因:BRAF 基因定位于人染色体 7q34,编码 MAPK 通路中的丝氨酸、苏氨酸蛋白激酶,该酶将信号从 ras 转导至 MEK1/2,从而调控细胞的生长和生存。BRAF 基因突变能激活 ERK 信号,诱导细胞增殖,防止细胞凋亡。在人类肿瘤中,BRAF 的突变率约 8%,常见于恶性黑色素瘤、乳头状甲状腺癌、结直肠癌。BRAF 基因突变存在于 90% 无蒂锯齿状腺瘤、29%增生性息肉、36%传统锯齿状腺瘤、100%混合增生性腺瘤性息肉、5%腺瘤(非锯齿状腺瘤)、9%～22%结肠癌中。具有 V600E BRAF 突变的患者,预后更差。患者存在 V600E 突变时,一线治疗进展后使用抗 EGFR 单抗治疗是无效的。如何依据患者的 V600E BRAF 突变状态来指导抗 EGFR 单抗联合一线化疗方案?到目前为止,尚缺乏足够的数据。

(3)错配修复蛋白(MMR)及微卫星状态:大量研究表明,微卫星不稳定(MSI)是由 MMR 基因发生缺陷引起的,当错配修复系统功能异常时,微卫星出现的复制错误得不到纠正并不断累积,使得微卫星序列长度或碱基组成发生改变。目前推荐用于检测微卫星不稳定的 5 个常用位点分别为 BAT-25、BAT-26、D2S123、D5S346 和 D17S250,2 个位点及以上不稳定则称为微卫星高度不稳定(MSI-H);1 个位点不稳定称为微卫星低度不稳定(MSI-L);0 个位点不稳定则称为微卫星稳定(MSS)。可以通过 MMR 蛋白缺失来反映 MSI 状态,一般而言,dMMR 相当于 MSI-H,pMMR 相当于 MSI-L 或 MSS。

微卫星状态与结肠癌临床分期密切相关,在Ⅱ期结直肠癌中,MSI-H/dMMR 患者约占 20%,在Ⅲ期结直肠癌中约占 12%,而在Ⅳ期中最少,约 4%。

1)微卫星状态在结肠癌中的预后作用:从 2000 年 Gryfe 等发现Ⅰ～Ⅳ期的 MSI-H 结直肠癌患者对比 MSS 患者均具有显著的生存优势开始,此后人们进行了一系列 MS 状态与结肠癌预后的相关研究,多数研究结果提示 MSI 对结肠癌的预后作用与临床分期密切相关。在Ⅱ期结肠癌中,MSI-H/dMMR 是预后良好的标志已被绝大多数研究所证实,基本达成共识;而对于Ⅲ期结肠癌的预后价值尚存在争议;对于Ⅳ期结肠癌,由于 MSI-H 例数过少,因此相关结果不能说明其是否具有预后价值。

MS 状态对结肠癌的预后作用,不仅与临床分期相关,还与肿瘤原发部位相关。N0147 研究结果显示在Ⅲ期结肠癌中,近端结肠(盲肠、升结肠、横结肠),dMMR 较 pMMR 有更好的 DFS,但远端结肠(脾区、降结肠和乙状结肠)未见差异,反而可能更差,近端 pMMR 较远端结肠癌预后更差。PETACC-3 研究结果显示右半结肠癌 MSI-H 发生率是左半结肠癌的 5 倍;无论左半结肠还是右半结肠,MSI-H 患者有更好的 RFS;在右半结肠癌中,MSI-H 的患者 OS 优于 MSI-L/MSS 患者,而左半结肠癌中无上述表现;对于Ⅱ期左半结肠癌,MSI-H 与 MSI-L/MSS 的 RFS 相似;而Ⅲ期右半结肠癌,MSI-H 的 RFS 明显优于 MSI-L/MSS 患者。

2)微卫星状态在结肠癌辅助化疗中的疗效预测作用:Ribic 等研究发现 MSI-H 的患者不能从单药 5-FU 的辅助化疗中获益,5 年生存率提高 5%的患者不到 1%;而 MSI-L/MSS 患者可明显提高生存,死亡风险下降 28%。Jover 等的研究结果进一步支持 dMMR

的Ⅱ、Ⅲ期结直肠癌患者不能从氟尿嘧啶的辅助化疗中获益的结论，多因素分析显示，MMR 状态是氟尿嘧啶单药术后辅助化疗疗效的独立影响因素。

因此 NCCN 指南推荐既往患有直肠癌或结肠癌的所有个体都应进行 MMR 或 MSI 检测、Ⅱ期 MSI-H 患者预后较好，而且不能从 5-FU 辅助治疗中获益、对于Ⅱ期结肠癌是否需要辅助化疗，在做临床决策时需要考量的另一个重要信息就是微卫星不稳定性（MSI）。而我国 2020 版 CSCO 指南同样建议如为 dMMR 或 MSI-H 的Ⅱ期患者，不推荐氟尿嘧啶类药物的单药辅助化疗。

（4）HER2：在临床上，肿瘤的 HER2 变异主要为 HER2 基因扩增，基因扩增可使基因拷贝数升高几十甚至上千倍不等，最终导致编码产物 HER2 蛋白质过度表达。因此 HER2 阳性一般指 HER2 基因扩增或 HER2 蛋白过表达。免疫组织化学（immunohis-to-chemistry，IHC）可检测 HER2 蛋白过表达，荧光原位杂交（fluorescence in situ hybridization，FISH）、显色原位杂交和银增强染色原位杂交等技术可检测 HER2 基因扩增。

HERACLES 诊断标准中结直肠癌 HER2 阳性定义：≥50%癌细胞 IHC 3+，或≥50%癌细胞 IHC 2+且 FISH 阳性［≥50%癌细胞的 HER2：第 17 号染色体计数探针≥2］。结直肠癌中的 HER2 基因扩增也可使用第二代测序（next generation sequencing，NGS）进行检测，检出率为 1.8%～22.0%。

HER2 变异在结直肠癌不同部位有所差异，HER2 扩增多见于远端癌（脾曲、降结肠和直肠）。从期别上讲，HER2 扩增容易出现在 KRAS 野生型的结直肠癌患者中，且分期越晚阳性率越高。HER2 基因扩增可能导致抗 EGFR 靶向治疗耐药，可以作为预测抗 EGFR 单抗耐药性的生物标志物。

（5）神经营养因子受体酪氨酸激酶（NTRK）：NTRK 基因融合在结直肠癌患者中非常少见，发生率约 0.35%。但 2019 美国 NCCN 结直肠癌指南推荐所有转移期的结直肠癌患者进行 NTRK 融合基因检测，作为 NGS 检测套餐的一部分。结直肠癌是继非小细胞肺癌后，又一个 NCCN 在指南中推荐需要检测 NTRK 融合基因的肿瘤。2020 版 CSCO 结直肠癌诊疗指南建议使用 IHC 染色进行快速而经济地初筛，然后使用 FISH 或 NGS 方法进行验证。

三、结直肠癌的分期

Dukes 分期与 TNM 分期

1.TNM 分期

（1）T-原发肿瘤

Tx：原发肿瘤不能被确定。

T0：无原发肿瘤的依据。

Tis：原位癌：上皮内或浸润黏膜固有层。

T1：肿瘤浸润黏膜下层。

T2：肿瘤浸润固有肌层。

T3：肿瘤穿透肌层与浆膜层或者侵犯腹膜外结肠周围组织或直肠周围组织。

T4a:肿瘤穿透脏腹膜。T4b:肿瘤直接侵犯或粘连于其他器官或结构。

(2)N-区域淋巴结

Nx:区域淋巴结无法评估。

N0:区域淋巴结无转移。

N1:区域淋巴结转移1~3个。N1a:有1枚区域淋巴结转移。N1b:有2~3枚区域淋巴结转移。N1c:浆膜下、肠系膜、无腹膜覆盖结肠或直肠周围组织内有肿瘤种植,无区域淋巴结转移。

N2:区域淋巴结转移数目≥4个。N2a:4~6枚区域淋巴结转移。N2b:7枚及更多区域淋巴结转移。

(3)M-远处转移

Mx:远处转移无法评估。

M0:无远处转移。

M1:远处转移。M1a:远处转移局限于单个器官或部位。M1b:远处转移分布于一个以上的器官或腹膜转移。

2.结直肠癌的分期(表18-1)

表18-1 AJCC/NUCC结直肠癌分期

期别	T	N	M	Dukes	MAC
0	Tis	N0	M0	—	—
Ⅰ	T1	N0	M0	A	A
	T2	N0	M0	A	B1
Ⅱa	T3	N0	M0	B	B2
Ⅱb	T4a	N0	M0	B	B2
Ⅱc	T4b	N0	M0	B	B3
Ⅲa	T1~2	N1/N1c	M0	C	C1
	T1	N2a	M0	C	C1
Ⅲb	T3~4a	N1/N1c	M0	C	C2
	T2~3	N2a	M0	C	C1/C2
	T1~2	N2b	M0	C	C1
Ⅲc	T4a	N2a	M0	C	C2
	T3~4a	N2b	M0	C	C2
	T4b	N1~2	M0	C	C3
Ⅳa	任何T	任何N	M1a	—	—
Ⅳb	任何T	任何N	M1b	—	—

(1)cTNM 是临床分期,pTNM 是病理分期;前缀 y 用于接受新辅助(术前)治疗后的肿瘤分期(如 ypTNM),病理学完全缓解的患者分期为 ypT0N0cM0,可能类似于 0 期或 1 期。前缀 r 用于经治疗获得一段无瘤间期后复发的患者(rTNM)。Dukes B 期包括预后较好(T3N0M0)和预后较差(T4N0M0)两类患者,Dukes C 期也同样(任何 TN1M0 和任何 TN2M0)。MAC 是改良 Astler-Coller 分期。

(2)Tis 包括肿瘤细胞局限于腺体基底膜(上皮内)或黏膜固有层(黏膜内),未穿过黏膜肌层到达黏膜下层。

(3)T4 的直接侵犯包括穿透浆膜侵犯其他肠段,并得到镜下诊断的证实(如盲肠癌侵犯乙状结肠),或者,位于腹膜后或腹膜下肠管的肿瘤,穿破肠壁固有基层后直接侵犯其他的脏器或结构,例如降结肠后壁的肿瘤侵犯左肾或侧腹壁,或者中下段直肠癌侵犯前列腺、精囊腺、宫颈或阴道。

(4)肿瘤肉眼上与其他器官或结构粘连则分期为 cT4b。但是,若显微镜下该粘连处未见肿瘤存在则分期为 pT3。V 和 L 亚分期用于表明是否存在血管和淋巴管浸润,而 PN 则用以表示神经浸润(可以是部位特异性的)。

3. G——组织病理分级 Gx:不能评估分级。G1:高分化。G2:中分化。G3:低分化。G4:未分化。

四、诊断与鉴别诊断

1.诊断 早期结直肠癌多无明显症状,所以往往延误诊断。中晚期结直肠癌则存在不同程度的临床表现,对于诊断有一定优势,但治疗效果稍差。结直肠癌早期发现后通过局限手术的方法切除,降低了与手术有关的合并症发生率和病死率,可明显提高患者的生存期,Dukes A 期的患者中生存率为 80%~90%。为早期诊断结直肠癌,应关注以下症状:无法解释的腹痛,近期的大便习惯改变,如便秘、腹泻或两者交替进行,便血,新近的厌食,无明显诱因体重减轻或缺铁性贫血。X 线、CT、MRI、B 超检查有助于了解肿瘤的部位、与周围组织的关系,有利于术前对病情的评估。内镜、超声内镜、放大内镜对于微小病灶的发现有一定优势,能明确肿瘤浸润的深度、范围及淋巴结转移情况。直肠指诊、大便隐血不失为简单、实用的检查手段。肿瘤标志物检测有助于对病情评估和复发监测。但主要的确诊依据靠的是病理学。结直肠癌的诊断要点如下。

(1)临床诊断:腹痛、腹胀、大便习惯改变、便血等症状,如果结直肠的 X 线双重造影有结直肠癌影像特征的,可确诊。

(2)细胞学诊断:结直肠癌的脱落细胞学检查符合结直肠癌的细胞学诊断标准者,则可确诊。

(3)病理学诊断:手术切除的标本或经内镜活检的病理、组织学证实为符合结直肠癌病理学改变者可确诊。

在无症状群体中临床上建议在 50 岁以后应该进行常规的结直肠癌筛查,如果筛查结果为阴性,应该每 10 年进行一次复查,而如果直系亲属患有结直肠癌的,后代患结直肠癌的风险是普通群众的 2~3 倍。调查显示从结直肠癌发生到就诊之间的平均延误时间是35周，因此结直肠癌的筛查和确诊对结直肠癌患者的生存预期有着重要的意义。

2.鉴别诊断　结直肠癌的临床表现一般都不典型，需与以下疾病相鉴别。

(1)阑尾周围脓肿：急性阑尾炎的临床表现往往有转移性右下腹痛，但由于目前抗菌药物应用太频繁，阑尾炎的典型表现经常被掩盖，一般症状发生3~4天后，右下腹可扪及一固定、有触痛的包块，通过问病史一般很难鉴别，但由于患者经常有发热等炎症表现，实验室检查白细胞、中性粒细胞可持续升高，所以鉴别诊断一般不困难。

(2)增生性肠结核：该病多发生在回盲部，大便隐血实验阴性，全身结核中毒症状不明显，通常与盲肠癌、低位升结肠癌难以鉴别，常需要内镜检查，某些临床表现不显著的病例常需通过手术探查才能做出最后诊断。

(3)慢性痢疾：直肠癌通常表现为黏液便、腹泻、脓血便等症状，与慢性痢疾症状比较相似，临床医师经常把直肠癌误诊为慢性痢疾，鉴别要点是大便常规化验、大便细菌培养、直肠指诊和纤维结肠镜。

(4)消化道溃疡、胆囊炎：右半结肠癌特别是肝曲结肠、横结肠癌引起上腹不适或疼痛、发热、粪便隐血试验阳性、右上腹块等，有时误诊为溃疡病、胆囊炎，但结合病史以及X线检查，诊断不难。

(5)痔：内痔的症状是无痛性出血，可能是粪便带血，亦可能是肛门滴血或线状流血。直肠癌患者亦有便血，但就诊时常有肛门、直肠刺激症状。两者鉴别极为容易，肛门、直肠指检或直肠镜检查便见分晓。

(6)肛瘘：肛瘘一般先有肛旁脓肿，以局部疼痛开始，脓肿破溃后成瘘，症状缓解，无直肠癌或肛管癌的排便习惯和粪便性质改变。

五、治疗原则

根据结直肠癌分期选择治疗方案。早期结直肠肿瘤选择外科手术治疗，目前随着腹腔镜及内镜技术的发展与普及，越来越多早期结直肠癌可采用腹腔镜及内镜微创技术治疗，手术创伤小，患者出血少，恢复快。进展期结直肠癌选择外科手术为主的综合治疗，术后配合化疗、放疗(直肠癌)、生物治疗或中医中药治疗；对于局部较晚期直肠癌，可采用术前新辅助放化疗降期，再予以手术治疗，术后化疗巩固。晚期结直肠癌选择化疗及靶向治疗，配合生物治疗或中医中药治疗，对于可手术的病例，如可切除的结直肠癌肝转移，外科手术R0切除可改善生活质量，延长生存时间。

第三节　结直肠癌的化疗

一、结直肠癌的辅助化疗

毫无疑问，手术切除是目前结肠癌患者获得根治的主要治疗手段，特别是对肿瘤局限于原发病灶的患者。但是即使进行了根治性手术。仍然有一定比例的患者出现复发或远处转移。例如在术后病理分期为ⅢA期的患者5年生存率为83%，ⅢB期为64%，而ⅢC期患者仅为44%，因此，对于根治性术后患者，肿瘤的复发或者转移可能更多地是来自手术时即潜伏在体内的微小转移灶，而术后给予辅助化疗的目的即在于清除术后残留的微小转移灶，从而最终提高手术治愈的机会。相对于直肠癌而言，结肠癌的复发转移模式有很大的不同，前者存在较高的局部复发机会，特别是中低位直肠癌，而结肠癌以远处转移模式为主，因此本节所讨论的主要是基于结肠癌相关辅助化疗的临床研究。

1.Ⅲ期结肠癌常用的辅助化疗药物及用法

(1)单药氟尿嘧啶类药物

1)推注氟尿嘧啶联合亚叶酸：临床前研究显示 LV 联合 5-FU 能够起到生化调节作用，形成协同效应，因此早期的多项临床研究对此联合应用在辅助治疗中进行了研究。

2)亚叶酸的剂量水平：有多项临床研究对亚叶酸的剂量水平优化进行了研究，其中最大规模研究为美国的 INT 0089 研究共纳入了 3 759 例术后Ⅱ期或Ⅲ期的结肠癌患者，随机分配到 12 个月 5-FU/Lev、6～8 个月的 Mayo 方案(FU 425mg/m^2+低剂量 LV 每天 20mg/m^2，连续 5 天，4～5 周重复)、4 个周期的 5-FU 联合高剂量 LV(两者皆为 500mg/m^2，每周 1 次，连续 6 周，8 周重复，也称之为 Roswell Park 方案)或者 5-FU/Lev 联合低剂量 LV4 组进行术后辅助治疗，研究结果显示在 INT 0089 研究的 4 个组别中，DFS 和 OS 没有明显差别，因此这个研究说明低剂量或者高剂量 LV 对 5-FU 的协同增效的作用是等同的。

3)推注还是滴注 FU：PETACC-02 研究比较了 24 周的 Mayo 方案和 24 周的高剂量滴注的 5-FU 联合或不联合 LV，随访 42 个月的结果显示，在高剂量滴注和推注 5-FU 组中，没有观察到无复发生存(relapse free survival，RFS)和 OS 的差别，相对于推注的5-FU/LV，高剂量滴注 5-FU 在黏膜毒性和中性粒细胞降低发生率更低，腹泻发生率相似，但是手足综合征更明显。

4)口服氟尿嘧啶类药物：口服的氟尿嘧啶类药物主要包括卡培他滨、替吉奥(S-1)和优福定(UFT)。口服药物在临床应用中有其独特优势，主要体现在口服使用给患者提供了便利，免去了静脉注射以及为持续静脉滴注提供静脉通道的中央静脉留置导管，减少了日后发生导管相关性感染或者血栓的风险，因此，在临床治疗特别是在辅助治疗中，口服氟尿嘧啶类药物得到了临床医生的认可。

(2)联合化疗：药物的临床发展路线是先证明在晚期患者有效，然后再在辅助治疗的情况下判断是否能够将转移性患者中存在的优势转换到可切除患者，在转移性结直肠癌证明有效的联合治疗药物包括奥沙利铂、伊立替康、贝伐珠单抗、西妥昔单抗和帕尼单抗，也进行了相关辅助治疗临床研究，以判断是否能够增加术后的治愈机会，但在实际情况中往往并不能够理想地将转移性患者的获益转换到术后患者。目前，只有含奥沙利铂方案辅助化疗证明能够得到临床获益，而其他药物在结肠癌辅助治疗的研究中面临着失败的困境。

2.Ⅱ期结肠癌患者的化疗　与Ⅱ期结肠癌不同的是，辅助化疗对Ⅲ期淋巴结阳性的可切除结肠癌患者，在清除微小转移灶，降低术后复发的机会方面，无论是单药氟尿嘧啶类药物，还是联合奥沙利铂方案，都能够起到一致的效应，DFS 的获益在 7%左右。而Ⅱ期结肠癌辅助化疗的地位一直存在争议，可能有以下原因：①在各项临床研究中，Ⅱ期患者的获益存在较大变异度，疗效不肯定；②Ⅱ期患者群体的异质性较强，既存在预后好的表达 MSI-H 的 T3 患者，也存在预后差的表达 MSS 的 T4 患者，而这两者复发风险的差别可以高达 40%；③目前没有很好的风险分级方法，将真正能从辅助化疗中获益的Ⅱ期患者筛选出来。

目前针对Ⅱ期结肠癌术后辅助化疗的依据都来自回顾性或者是亚组分析的数据，因此，对这些数据的解读存在一定的不确定性

(1)单药氟尿嘧啶：Ⅱ期患者单药氟尿嘧啶辅助治疗的研究主要集中在两类临床试验，一种是和Ⅲ期患者纳入到同一临床研究，二是单独对Ⅱ期患者进行辅助治疗研究。

在和Ⅲ期患者同时进行的临床研究中，大都局限于早期的辅助治疗研究，因在奥沙利铂开始引入到辅助治疗以后，所有和Ⅲ期患者合并的临床研究，多采用含奥沙利铂的联合化疗。在一些早期的临床研究中，尽管和Ⅲ期患者合并研究，但是肯定的临床获益大多见于Ⅲ期患者，Ⅱ期患者中可能显示 OS 或 DFS 有改善趋势，因此这类患者的获益往往存在争议。

(2)含奥沙利铂方案：如前文所述，MOSAIC 研究证实了Ⅲ期结肠癌的患者能够从 FOLFOX 方案的辅助化疗中获益，但是在整个Ⅱ期人群中，没有发现奥沙利铂联合方案能带来生存获益(分别为 85.0%和 83.3%，$P=0.65$)，Ⅱ期患者 5 年的 DFS 在 FOLFOX 组略优(分别为 84%和 80%，$P=0.26$)，5 年的 OS 率两组是等同的，皆为 87%。在探索性分析中，发现Ⅱ期高危患者的获益程度更加明显，但是由于该亚组的样本量较小，FOLFOX 治疗组和 5-FU/LV 治疗组相比，7%的 DFS 绝对获益(82%和 77%)，2%的 OS 绝对获益(85.0%和 83.3%)没有显示出统计学差异。

(3)Ⅱ期患者的高危因素：目前一致公认的Ⅱ期结肠癌高危因素包括：原发肿瘤 T4 组织学类型为分化差(包括印戒细胞癌和黏液腺癌)，淋巴管和血管侵犯，周围神经侵犯，肠梗阻或穿孔，切缘过近或者可疑阳性，淋巴结取样数目≤12 个，术前血清 CEA 水平高，其他还包括通过分子或免疫组化的方法检测到微转移病变。

从前述的研究可以看出，辅助化疗对整个Ⅱ期患者的疗效并不是很确定，通过对临床病理参数确定为Ⅱ期的高危患者和非高危患者相比，这部分患者的获益是不是类似于Ⅲ期患者，显得更切实一些呢？有几项研究中的亚组分析试图对此问题做一些初步回答，NCCTG 的辅助治疗临床研究同时纳入了Ⅱ期和Ⅲ期患者，对入选的Ⅱ期患者限定于具有高危因素者，研究结果显示，对整个入选患者给予辅助化疗有明确的获益，但是结果没有按照术后分期进行分层分析；第二项研究还是对 MOSAIC 研究中的高危Ⅱ期患者进行亚组分析，发现给予 FOLFOX 方案的高危患者，DFS 有改善趋势(82% vs. 75%)，但是总生存在两组中基本是类似的(85% vs. 83%，$P=0.65$)。在 Intergroup 的汇集分析中，对分化差的 T4 高危患者分析，没有发现和单纯手术相比，术后给予化疗能够改善患者的生存结局(5 年生存率为 72% vs. 69%)，但是此研究并没有评估肠梗阻、术前 CEA 水平及送检淋巴结数目的影响。最后一项大的回顾性研究数据来自美国 SEER 数据库中对 24 847 例年龄超过 65 岁以上的结肠癌患者术后辅助化疗分析，在这项研究中，Ⅲ期患者仍然能从辅助化疗中获益，辅助化疗能改善 5 年生存(HR=0.64)，但是辅助化疗不能改

善Ⅱ期伴或者不伴高危因素患者的生存，无高危因素Ⅱ期患者，辅助化疗和观察相比，HR为1.02，有高危因素患者HR为1.03。因此，研究结果认为辅助化疗对于年龄大于65岁的Ⅱ期老年患者，在进行辅助治疗决策时应该充分考虑其获益情况。

尽管缺乏直接的Ⅲ期随机对照研究数据证实Ⅱ期高危复发风险患者，能够从辅助化疗中获益，但是大多数临床指南还是认为对Ⅱ期肠癌患者进行辅助治疗决策时，应该将高危因素考量在内，并充分征求患者的意见以决定辅助化疗的实施与否。

3.辅助化疗的时机和时限

（1）辅助治疗时机：一般而言，辅助化疗应在术后6~8周内开始，实际上，这个时间框的界定在一定的程度上具有随意性，主要是基于在大多数临床研究中规定的是此期限。目前并没有前瞻性的临床试验来阐明术后延迟化疗是否导致生存受到影响，有几项回顾性临床研究对此问题进行了阐述，例如有两项临床研究发现术后8周之后开始辅助化疗，一项研究发现术后12周后导致生存期缩短，然而也有研究发现在术后45~56天开始化疗，对DFS和总生存期没有任何影响，但是这些临床研究存在一定的局限性，主要是大部分临床研究主要纳入Ⅱ期患者，并且没有应用含奥沙利铂的辅助化疗方案。因此，目前对于术后化疗应该何时开始进行，仍然存在争议。

最近的一项荟萃分析回顾了10项研究，纳入15 410例患者，对根治术后开始辅助化疗的时机对疗效的影响进行了研究。结果表明在术后8周之后辅助化疗每延迟4周，总生存就降低14%，提示一旦患者医学上可行，术后辅助化疗应该尽早开始。

（2）辅助化疗的时限：早期大规模的Ⅱ期RCT研究，往往将辅助化疗的时限设置在1年时间，但是至少有3项临床研究在5-FU/LV辅助治疗的时代，比较了6~8个月的辅助化疗和12个月的疗效，但是并没有发现延长到1年的辅助化疗对生存有任何获益。例如其中一项美国NCCTG研究者的研究，比较了5-FU/LV联合左旋咪唑6个月和12个月的辅助化疗疗效，结果显示12个月的辅助化疗没有获得更长的总生存期。

二、晚期结直肠癌的化学治疗

转移性结直肠癌患者都不能治愈，姑息性化疗是主要的治疗手段，通过化疗达到提高生活质量、延长生存的目的。不过仅存在肝和（或）肺转移灶、局部复发或局限性腹腔内转移的患者亚组或许可通过手术治愈。对于晚期结直肠癌患者的化疗，需要根据不同的患者类型及治疗目的，选择合适的治疗方案，并进行全程治疗策略管理，才能真正做到个体化的最佳治疗模式。

1.治疗目标　根据ESMO指南，将晚期转移性结直肠癌分为4组。

（1）伴有临床症状的不可切除的晚期转移患者：这部分患者虽已无根治手术的机会，但存在临床症状，严重影响生活质量，急需有效的化疗短期控制症状，但总体的治疗目标仍为姑息性。

（2）不伴有临床症状的不可切除的晚期转移患者：这部分患者已无手术切除机会，但不伴有临床症状，以姑息性治疗为原则，可选择单药序贯或两药联合方案化疗。

（3）潜在可切除的转移性患者：这部分患者初诊时转移灶或原发灶无法手术切除，但有望通过强有效的治疗退缩肿瘤从而获得手术的机会。采用多药联合化疗结合靶向治疗有助于尽快获得手术切除的机会。

(4)可切除的转移性患者:这部分患者初诊时虽有转移灶或复发病灶,但可以通过手术完整切除,对于这部分患者围手术期化疗可能提高无疾病进展时间。

2.化疗药物和方案　数十年来,5-氟尿嘧啶是晚期结直肠癌唯一的活性药物。但是自2000年以来,下列药物获批使这种局面大为改观:包括伊立替康、奥沙利铂、三种针对血管内皮生长因子(贝伐珠单抗)和表皮生长因子受体(西妥昔单抗、C225、帕尼单抗)的人源化单克隆抗体,以及最近获批的阿柏西普静脉剂型(全人源化的重组融合蛋白,人VEGF受体-1和2的VEGF结合部分融合至人免疫球蛋白G1的Fc段),还有瑞格非尼(VEGF受体1~3激酶、间质激酶和致癌性激酶的活性抑制剂)。另外,临床上也能使用口服用活性氟尿嘧啶类药物,如卡培他滨和S-1。

(1)氟尿嘧啶类药物:5-FU作为晚期结直肠癌的基础药物在过去40多年中一直是重要的化疗主体。作为细胞毒性药物,它通过抑制胸苷酸合成酶(TS)破坏DNA合成,而静注5-FU还具有抑制RNA合成的作用。FU在体内快速代谢成不具活性的代谢产物,有极小部分患者(约1.8%)存在二氢嘧啶脱氢酶(DPD)缺乏,因无法正常代谢可能导致致命性的毒副作用。

5-FU有静脉推注和静脉滴注两种给药方式,前者有效率在10%左右,后者有效率更高,但两者对长期生存影响的不显著。静脉推注给药出现3度或4度中性粒细胞缺乏比例更高(31% vs. 4%),而静脉滴注出现手足综合征更多(34% vs. 13%)。

亚叶酸钙(LV)可以与TS结合成更稳定的结构,通过延长对酶的抑制起到增强FU细胞毒性的作用。相比单用5-FU静脉推注,FU/LV能够提高一倍的疗效(两篇meta分析数据分析提示:21% vs. 11%),甚至提高了10%的一年生存率。在奥沙利铂和伊立替康未问世前,FU/LV方案一直是晚期结直肠癌的标准一线治疗,甚至在新药问世后,对于不可耐受联合化疗毒性反应的患者,FU/LV仍是值得推荐的治疗方案。

5-FU和LV联合治疗具有几种组合模式,临床中应用较多的有如下几种。

静脉推注:Mayo方案(5-FU 425mg/m^2 iv,LV 20mg/m^2,d1~5,q4~5w)和改良的Mayo方案(5-FU 370mg/m^2 iv,LV 200mg/m^2,d1~5,q4~5w);Roswell Park方案(5-FU 500mg/m^2 iv,LV 500mg/m^2,每周给药,连续6周,休2周)。每月给药的方案发生中性粒细胞缺乏和口腔黏膜炎事件更多,而每周给药出现腹泻比例更高,5天静脉推注的方案在女性患者中毒性反应大于男性,因此相对而言,每周用药的Roswell Park方案更为广泛应用。

短程静脉滴注:de Gramont方案(LV 200mg/m^2,5-FU 400mg/m^2 iv,600 mg/m^2 civ 22h,d1~2,q2w),相比静脉推注方案,静脉滴注具有更好的疗效和无进展生存期(PFS),中位总生存时间(OS)有延长趋势(62周 vs. 57周,$P=0.067$)。静脉滴注方案出现血液学毒性和胃肠道反应的比例都相对更低,因此,在之后的联合奥沙利铂或伊立替康为基础的方案中多选择了静脉滴注的FU/LV。

虽然5-FU用药持续时间不同的机制尚不完全明确,但持续静脉滴注增强疗效和降低毒性反应可能与以下几个因素有关:①药物代谢、吸收及消除通常具有昼夜节律;②绝大多数细胞内解毒周期与休息活动周期相关联;③靶细胞对药物的暴露受到了昼夜节律以及细胞内解毒机制的影响,干扰了药物的药代动力学。因此对于超过24小时用药的5-FU持续静脉滴注具有更好的疗效。目前常用的联合化疗方案为FU/LV:LV 400mg/m^2,5-FU 400mg/m^2 iv,2 400mg/m^2,civ,46h,q2w。

除了静脉用药的5-FU外,氟尿嘧啶类药物还有一些新型的口服制剂,如卡培他滨。卡培他滨本身无细胞毒性,但在体内经羧酸酯酶、胞苷脱氨酶和胸苷酸磷酸化酶(TP)转变为具有细胞毒性的5-FU。它利用肿瘤组织中TP的活性比在正常组织中高的特性,达到选择性肿瘤内激活的目的,从而最大限度地降低了5-FU对正常人体细胞的损害。研究表明口服卡培他滨单药(1 250mg/m^2,bid,d1~14,q3w)与静脉推注FU/LV(Mayo方案)具有相似的疗效,甚至客观有效率更高(25% vs. 16%)。目前没有随机临床试验比较卡培他滨单药与5-FU/LV静脉滴注的方案。高胆红素血症和手足综合征是卡培他滨常见的毒副反应。

雷替曲塞是一种叶酸抑制剂,也是TS抑制剂。可以作为DPD缺乏患者的FU代替物。虽然尚未在美国上市,但有研究报道对于伊立替康或奥沙利铂失败的二线治疗中可以考虑采用。

(2)奥沙利铂:奥沙利铂是二氨基环已烷的铂类复合物,阻断DNA的复制和转录,是唯一一个被证明在晚期肠癌中联合FU治疗有效的铂类药物。早年有Ⅱ期临床研究曾报道奥沙利铂单药一线治疗有效率为20%~25%,但之后的随机对照临床研究显示单药治疗疗效极低。因而,单药奥沙利铂不作为晚期肠癌的一线选择。

奥沙利铂联合FU/LV具有协同作用,3个欧洲的Ⅲ期临床研究比较了奥沙利铂联合5-FU/LV(FOLFOX)与单用5-FU/LV一线治疗的疗效结果,均提示L-OHP联合5-FU/LV有效率提高一倍,PFS较单用5-FU/LV延长约3个月,但OS均无差别。而3项研究中患者治疗失败后大多接受了后续奥沙利铂或伊立替康化疗。对照组的生存期比5-FU时代有了显著的改进,间接提示后续治疗具有生存获益。3个试验总的生存期的改善显而易见,可能与先后接受过所有3个有效药物治疗的患者比例高有关。

奥沙利铂联合FU/LV(FOLFOX)在美国被批准用于一线伊立替康治疗失败后治疗结束6个月内复发进展的晚期结直肠癌。奥沙利铂联合卡培他滨的方案可用于不愿意接受中心静脉置管的患者,但鉴于奥沙利铂存在外周神经毒性,中心静脉置管可以减少奥沙利铂引起的输注疼痛。神经毒性是奥沙利铂的主要毒性反应,可分为可逆性蓄积性感觉神经病变和急性感觉神经综合征,前者以远端感觉缺失和感觉障碍为主要表现,累积剂量达到850mg/m^{2}后,出现3度感觉神经病变的发生率为10%~15%,并会随着剂量进一步累积症状加重;后者以突发的手足、口周区域感觉缺失和感觉障碍为主要表现,可伴有下颌关节僵硬,咽喉麻痹虽罕有发生,但一旦出现往往十分严重。在奥沙利铂输注期间应避免口服冰冷液体、触碰金属或冰冷物品。可通过延长静脉输注的时间(从2小时延长至6小时)避免急性感觉神经综合征的再次发生。

急性输注反应也是奥沙利铂的一个重要毒性反应,约25%接受奥沙利铂治疗的患者可能会出现皮疹、发热、视觉以及呼吸系统症状。轻、中度反应患者可以考虑予以苯海拉明和激素对症处理,待症状缓解后继续用药,并延长静脉滴注时间或减少剂量。

(3)伊立替康:伊立替康是拓扑异构酶Ⅰ抑制剂,破坏DNA的双链结构。无论是单药、还是联合FU或其他靶向药物在晚期结肠癌中均有效。伊立替康单药可用于5-FU治疗失败的患者,相比最佳支持治疗,单药伊立替康提高一年生存率(36% vs. 14%)和生活质量。伊立替康也可用于奥沙利铂失败后的二线治疗,汇总三项临床试验,FOLFIRI方案二线治疗有效率在4%~20%,PFS在2.5~7.1个月。

究竟先用奥沙利铂为基础的方案还是伊立替康为基础的方案尚无明确定数,两者在毒性反应上各有差异,可以根据患者的意愿和肿瘤的特性做个体化选择。尽可能地让患者接受所有有效的化疗药物和方案,相比用药先后的选择对患者的整体获益更为关键。

(4)奥沙利铂联合伊立替康的方案:奥沙利铂和伊立替康都是晚期肠癌有效的治疗药物,两者强强联手在一线和二线治疗中也显示出了不错的疗效。

IROX方案以及三药联合FOLFOXIRI方案(奥沙利铂+伊立替康+FU/LV)在一线治疗中的研究报道相对更多。N9741研究更新结果发现IROX方案劣于一线FOLFOX4方案,尤其在老年患者中毒性反应大;同样,FIRI研究中比较FOLFIRI与IROX一线治疗的疗效,发现两者客观有效率(均为41%)和OS(22个月 vs. 19个月)无显著差异。

值得注意的是三药联合方案由于短期内有效率较高,对初始无法手术切除的肝转移患者可能带来争取手术切除的机会,从而获得长期的获益。然而,FOLFOXIRI方案是否一定优于FOLFIRI方案尚不明确。

Hellenic Oncology Group开展一项纳入了283例一线晚期结肠癌患者的研究,未能发现FOLFOXIRI对比FOLFIRI在疗效上的优势,两者OS分别为21.5个月和19.5个月,TTP为8.4个月和6.9个月,有效率为43%和34%。但值得注意的是,在这项研究中FOLFOXIRI方案中药物剂量较之前研究中要低(奥沙利铂65mg/m^2,伊立替康150mg/m^2)。

尽管三药联合方案显示出了较好的疗效,但目前并未能作为晚期肠癌的标准一线推荐方案,对于需要短期内争取较高有效率获得转移灶切除机会且机体状况良好的患者可以考虑采用,但对于老年患者三药方案需要慎用。

(5)"打打停停"与维持治疗:对于病灶无法切除但也并未进展的患者,初始化疗的最佳持续时间尚存在争议。总体来讲,化疗期间能否中断治疗必须因人而异,其决定因素包括对化疗的耐受情况、化疗的疗效、肿瘤体积和部位以及症状。对于疾病发展缓慢或因联合用药后毒性反应较大的患者,可以在疾病稳定后考虑采用"打打停停"的治疗策略。

化疗期间能否中断治疗必须因人而异,其决定性因素包括:对化疗的耐受情况、化疗的疗效、肿瘤体积和部位,以及症状。对于接受奥沙利铂为基础化疗的患者,若出现严重的神经毒性,可在获得缓解后停用奥沙利铂改善神经毒性,继续氟尿嘧啶类药物联合或不联合贝伐珠单抗进行维持治疗,并在疾病进展后重新使用奥沙利铂。

第四节　直肠癌的放射治疗

直肠癌的治疗主要依据临床分期,是多学科的综合治疗。手术是直肠癌根治性的治疗手段。对于Ⅰ期直肠癌,单纯根治性手术即可获得较满意的长期生存率,术后无需其他治疗;如果Ⅰ期直肠肿瘤距离肛门缘较近,可行肿瘤局部切除手术+术后放射治疗,在保留肛门的同时,可以获得与根治性手术相同的疗效。对于Ⅱ~Ⅲ期可进行手术切除的直肠癌(T3~4/N+),多项随机分组研究表明,术前放疗、术前同步放化疗、术后同步放化疗与手术相比,降低了Ⅱ/Ⅲ期直肠癌的局部区域复发率,并显著提高了长期生存率,成为Ⅰ/Ⅲ期直肠癌的标准治疗手段。术前同步放化疗与术后同步放化疗相比,取得了与术后同步放化疗相似的长期生存,并在此基础上进一步降低了局部区域复发率,同时不良反应发生率更低并且可能提高保肛率。因此,越来越多的研究单位选择术前同步放化疗作为Ⅱ~Ⅲ期可进行手术切除直肠癌的标准方法。

对于局部晚期不可手术切除的直肠癌,术前同步放化疗是推荐的首选治疗手段。通过同步放化疗,可以使部分患者得到手术的机会;而对放疗后无法切除的患者,同步放化疗也可以缓解症状,达到姑息治疗的目的。

近年来,随着结直肠癌辅助化疗取得长足的进展,同步化疗药物选择方面也开展了大量前瞻性随机研究,卡培他滨的疗效已经被证实可以替代传统5-FU方案,5-FU方案基础上增加奥沙利铂的无明确疗效增益,而5-FU方案基础上增加CPT-11的尝试止步于Ⅱ期研究。

以下围绕放射治疗在直肠癌治疗中的作用就以下方面进行分别阐述,内容包括:Ⅱ/Ⅲ期可手术切除直肠癌的术前放射治疗、术前同步放化疗、术后放射治疗和术后同步放化疗;局部晚期直肠癌的同步放化疗;早期低位直肠癌局部切除手术以及与术后放射治疗的联合治疗;复发直肠癌的姑息治疗。

一、Ⅱ/Ⅲ期可手术切除直肠癌的综合治疗

临床分期为Ⅱ、Ⅲ期的直肠癌,即T3~4N1~2M0,治疗首选根治性手术,既往术后的局部复发率为15%~65%,近年采用TME手术后的复发率为4%~24%。为降低局部复发率,提高长期生存率,手术前后的辅助性治疗是必需的。Ⅱ、Ⅲ期直肠癌的综合治疗包括术前放射治疗/术前同步放化疗、术后放射治疗/术后同步放化疗。

1.术前放射治疗　术前放射治疗的优点是:①减少手术中肿瘤的种植,使肿瘤缩小、使淋巴结转移数目减少以降低分期;②对于低位Ⅱ、Ⅲ期直肠癌,术前放射治疗可以增加保留肛门括约肌手术的可能性,从而提高患者的生活质量;③由于未手术前小肠在腹膜返折线上,且未粘连固定,所以术前放射治疗导致小肠不良反应比较低;④由于腹盆未行手术,无瘢痕形成,肿瘤细胞氧合好,对放射治疗更敏感。但是,由于术前不能准确分期,术前放射治疗可能使部分早期不必进行放射治疗的患者(T1~2N0M0)进行了过度治疗。随着影像诊断技术的不断发展(如直肠内B超、盆腔MRI),术前分期诊断越来越准确,也

许能够弥补这个不足。

(1)单纯术前放射治疗的疗效:20 世纪八九十年代,欧美国家,尤其是欧洲各国对可手术切除直肠癌(T2~3NxM0,或 Duke's B&C 期)的单纯术前放射治疗,有一系列的临床报道,但是这些研究中,术前放射范围、剂量分割以及总剂量均各不相同。例如,术前放射治疗剂量和分割方式分布在 DT5 Gy/1 次~DT 40Gy/20 次范围内。有的研究中,术前放射治疗范围不仅包括了真骨盆,还包括了腹主动脉旁的区域。

11 个大宗随机对照试验中,其中 8 组结果认为单纯术前放射治疗能够显著降低局部复发率,但是只有美国 VASOG Ⅰ和瑞典研究组表明术前放射治疗不仅能显著增加局部控制率,还能显著提高长期生存率。美国在 20 世纪 70 年代首先开展了Ⅱ、Ⅲ期直肠癌术前放射治疗的尝试,其 VASOG Ⅰ的实验组采用常规低剂量术前放射治疗(DT 20Gy/10 次),结果表明术前低剂量放射治疗后,患者的局部控制率和总生存率均显著高于单纯手术组(5 年总生存率,术前放射治疗组:单纯手术组=43.4%:31.6%,$P=0.042$)。为了进一步提高疗效,他们将术前放射剂量提高至 31.5Gy/18 次(VASOG Ⅱ),这个实验再次证明术前放射治疗可以显著降低局部复发率(术前放射治疗组:单纯手术组=10%:21%,$P<0.05$),但没有显著提高生存率。对于这两个随机研究,人们批评在 VASOG Ⅰ组中,手术组的 5 年总生存率太低(仅为 36%),因而质疑其结果的真实性。英国 MRC 也进行两个不同阶段的随机系列研究,前一个为低剂量照射[DT5Gy/(1 次·1 天)和 DT20Gy/(10 次·2 周)]与单纯手术对比,后一个研究为常规分割的中等剂量照射(DT40Gy/20 次)。接受常规分割中等剂量照射的 MRCⅡ研究结果表明,术前放射治疗可以显著降低局部复发率(52% vs. 40%,$P=0.04$),但未提高长期生存率。斯德哥尔摩研究对不同分期进行了分层分析,结果表明术前放射治疗对提高 Duke's B&C 期的局部控制率尤为有效,但不能进一步提高 Duke's A 期的局部控制率。

在瑞典研究组研究中(n=1168),可切除的、分期为 T1~3NxM0 的直肠癌患者被随机分为术前放射治疗组[Dt 25Gy/(5 次·7 天)]和单纯手术组。结果表明,术前放射治疗组的局部复发率显著低于单纯手术组(12%比 27%),术前放射治疗组的 5 年总生存率比单纯手术组高 10%(58%比 48%),差别具有统计学意义($P=0.004$)。

在以上的随机对照组中,手术均为常规直肠癌根治术,即直肠癌前切除术(Dixon 手术)或者直肠、腹会阴联合根治术(Mile's 手术)。荷兰直肠癌研究组进行了术前放射治疗+全直肠系膜切除术(TME)与单纯 TME 手术的对比研究(n=1 861)。全直肠系膜切除术(TME)与常规术式相比,可以显著降低局部复发率,其局部治疗疗效与常规手术+术后同步放化疗相同,因此在欧洲许多国家 TME 手术是中下段直肠癌的标准术式。在荷兰研究组中,TME 手术后的 2 年局部复发率仅为 8.2%,而术前放射治疗则可以更进一步降低 2 年局部复发率(2.4% vs. 8.2%,$P<0.001$),但两组的 2 年生存率无显著差别。

可切除直肠癌术前放射治疗究竟有何价值?有两个荟萃分析对这个问题进行了探讨。Calogero Camma 对 14 个可切除直肠癌术前放射治疗随机研究组进行了荟萃分析(n=6 426),结果显示与单纯手术相比,术前放射治疗不但可以显著降低可切除直肠癌的局部复发率(OR=0.49;95%CI 0.38~0.62;$P<0.001$),还可以显著降低总病死率(OR=

0.84;95%CI 0.72~0.98;$P=0.03$),并可以显著降低癌症相关病死率(OR=0.71;95%CI 0.61~0.82;$P<0.001$),尤其是对于 Duke's B&C 的患者,受益更大。结直肠癌协作组(Colorectal Cancer Collaborative Group)2001 年发表了另一个荟萃分析结果。文中分析了术前放射治疗和术后放疗对直肠癌治疗的影响。结果表明,将术前不同的放射剂量和分割方式换算成等效放射生物学剂量(BED),当该剂量≥30Gy 时,术前放射治疗不仅可以显著降低局部复发率(45.9% vs. 52.9%,$P<0.00001$)和癌症相关病死率,还可能提高直肠癌的总生存率,其差别具有显著性的统计学意义。

术前放射治疗最常见的并发症为脓肿(18.3%)、吻合口瘘(5.2%)和小肠梗阻(5.2%)。术前放射治疗组出现吻合口瘘的比率显著高于单纯手术组(21% vs. 15.2%,$P<0.001$),其他并发症发病率亦显著高于单纯手术组(21% vs. 17.8%,$P=0.03$),尤其当 BED 剂量≥30Gy 时,不良反应发生率会更高($P=0.002$)。但是,术前放射治疗并未显著增加手术后的病死率。术前放射治疗组副作用出现的比例高,可能跟各个不同研究组的照射野大小和照射技术有关。12 个研究组中,美国 VASOG Ⅱ、EORTC 和斯德哥尔摩Ⅰ均照射了腹主动脉旁(上界达 L_2水平),有 6 个研究组采用前后对穿野的照射技术。瑞士研究组发现,用两野技术与用 3 或 4 野技术相比,患者的住院期间病死率前者显著高于后者(15% vs. 3%,$P<0.001$)。荷兰研究组采用 3 或 4 野照射技术进行真骨盆区域照射,除了放疗组失血量比手术组多 100mL,并伴有略多的会阴区域并发症外,术前放射治疗未增加围手术期的病死率(4.3% vs. 3.3%)。

总之,对于可切除的Ⅱ/Ⅲ期直肠癌,术前放射治疗可以降低局部复发率。BED<30Gy 未提高生存率,而术前较高剂量照射(BED≥30Gy)可能延长总生存率。但同时应注意照射技术和照射范围,应采用多野治疗,仅照射包括瘤床和区域淋巴结的真骨盆,这样有助于降低治疗相关的并发症和病死率。另外,没有证据表明,术前放射治疗对 T1~2N0直肠癌有益,因此,应使用有效的术前分期来避免对 T1~2N0 早期直肠癌的放化疗。

(2)术前放疗与术前同步放化疗的随机对照研究:在 20 世纪 90 年代,T3~4 期直肠癌的术前放射治疗是欧洲国家的标准治疗方法,而随着同步放化疗在恶性肿瘤治疗中的成功应用,法国于 1993—2003 年完成一项比较术前放疗与术前同步放化疗的随机分组研究(FFCD 9203)。该研究纳入临床分期为 T3~4NxM0 的可手术切除直肠癌,分别进行了单纯放疗(DT 45Gy/25F)和同步放化疗(化疗为 5-FU 325mg/m^2+四氢叶酸钙 20mg/m^2,d1~5,放疗第 1、5 周进行),手术在放疗或同步放化疗结束 3~10 周后进行。在 724 例可供分析的患者中,接受同步放化疗者取得了更高的病理无瘤率(11.4% vs. 3.6%,$P<0.0001$)以及更低的局部失败率(8.1% vs. 16.5%,$P=0.004$),但是两组在保留肛门括约肌、5 年无瘤生存率和总生存率上无显著差别,而术前同步放化疗有更多的Ⅲ~Ⅳ度不良反应(14.9% vs. 2.9%,$P<0.0001$)。

EORTC 22921 进行了另外一项术前放疗或同步放化疗的随机分组研究。与 FFCD 9203 不同的是,EORTC 22921 设计成 2×2 析因分析的模式,将可手术切除的临床诊断为 T3~4、距肛缘<15 厘米的患者分为术前放疗组、术前同步放化疗组、术前放疗+术后化疗

组和术前同步放化疗+术后化疗组，分别比较术前放疗与术前同步放化疗、术后化疗与无术后化疗的疗效。EORTC22921 的研究结果与 FFCD 9203 相似，术前同步放化疗可以更进一步降低局部复发率，降低了临床分期，但并未能提高长期总生存率和无瘤生存率，术前同步放化疗也并没有提高肛门括约肌保留率。但是，FFCD 9203 和 EORTC 22921 研究均采用静脉冲入 5-FU，而非静脉持续滴注。

(3)术前放射治疗的相关因素研究

1)术前放射治疗至手术之间的间隔长短对疗效的影响：Lyon R 90-01 研究的主要目的是术前放射治疗至手术之间的间隔长短对疗效的影响。入组要求包括可手术切除(T2~3N0~3M0)、病理证实的直肠腺癌，肿瘤下缘距肛门的中位距离为 5.7cm(1~11cm)。入组患者在接受了 DT 39Gy/(13 次·17 天)的术前放射治疗后被随机分为两周内手术组(短间隔组，n=99 例)和 6~8 周内手术(长间隔组，n=102 例)。结果是，无论总反应率还是病理分期下降率，放疗长间隔组均显著高于短间隔组，临床总反应率分别为 71.7%和 53.1%(P=0.007)，病理分期下降分别为 26%和 10.3%(P=0.005)，括约肌保存率分别为 76%和 68%(P=0.27)，但两组局部控制率和总生存率无显著差别。该研究认为，对于肿瘤距离肛门>6cm，行保留肛门括约肌手术的可能性比较大，如果肿瘤距离肛门很近，即使进行了术前放疗也很可能不能保留肛门，在这两种情况下，术前放射治疗与手术的间隔不必考虑很长，一般 4 周左右即可。术前放疗后，盆腔处于充血、水肿状态，立即实施手术可能会增加手术的并发症；但是如果拖延过久，也可能造成放射区域的纤维化，增加手术的难度。如果外科医生术前对能否实施保留肛门括约肌的手术把握性不大，期望通过术前放疗可以使肿瘤缩小，并增加保留肛门括约肌手术的可能性，建议延长放射治疗后的休息时间。

2008 年韩国国家癌症中心发表了比较同步放化疗后 4~8 周后接受手术治疗的前瞻性研究结果。局部进展期直肠癌患者(397 例)根据同步放化疗与手术的间隔时间非随机分为 4~6 周组(217 例)和 6~8 周组(180 例)。中位随访期 31 个月的研究结果显示，放化疗后 6~8 周手术与放化疗后 4~6 周手术相比，两组患者的局部无复发生存率(P=0.1165)，保肛率 83.9%和 82.2%(P=0.688)，吻合口相关并发症发生率 5.5%和 3.9%(P=0.453)均相似。同步放化疗后 4~8 周后接受手术治疗都是目前广泛接受的时间间隔，是否将 8 周的间歇期再延长的问题还在研究当中。韩国另一项前瞻性非随机研究(153 例)比较<8 周组(105 例)和>8 周组(48 例)，放化疗后<8 周手术组和放化疗后>8 周手术组的 PCR 分别为 16.2%和 18%(P=0.817)；术后并发症发生率分别为 28.8%和 14.3%(P=0.068)；N 降期率分别为 46.7%和 66.7%(P=0.024)。两组总降期率、保肛率、局部复发、远转、无病生存率和总生存率无差异。该作者提出同步放化疗后>8 周接受手术治疗是安全的并与更好的 N 降期率相关。与之观点相似，Sloothaak 回顾性分析 531 例荷兰结直肠外科数据库中 1 593 例患者，按照同步放化疗开始到手术时间分为<13 周组(312 例)，13~14 周组(511 例)，15~16 周组(406 例)，>16 周组(364 例)。结果显示同步放化疗开始 15~16 周接受手术治疗不但主要研究终点 PCR 率最好(18.0%；P=0.013)，而且次要终点降期 55.2%(P=0.165)、N 降期率 58.6%(P=0.036)均好于或趋向好于其他组。作者提出同步放化疗结束后 10~11 周(同步放化疗开始 15~16 周)接受手术治疗可获得更好的 PCR 率。

2)术前放射治疗剂量对疗效的影响:Lyon R96-02 试图阐述术前放射治疗剂量对保留肛门率的影响。研究对象为腔内超声诊断为 T2~3NxM0 患者,肿瘤距离肛门≤6cm,肿瘤侵犯周径<2/3。治疗随机分为低剂量组[单纯外照射 DT39Gy/(13 次·17 天),n=43]和高剂量组[单纯外照射 DT 39Gy/(13 次·17 天)+腔内低剂量照射 DT46Gy,n=43]。高剂量组的病理完全缓解率显著高于低剂量组(24% vs. 2%,$P=0.004$),保留肛门括约肌的比率显著高于低剂量组(76% vs. 40%,$P=0.004$),但两组的 2 年无局部复发生存率无显著差别(92% vs. 88%)。保留肛门术后,两组患者对肛门括约肌的功能进行了自我评价,分为极好、好、一般和差。两组的自评在 4 个评价组的比例相似,也就是说,接受高剂量放射治疗并没有损伤肛门括约肌的功能。RTOG 0012 随机Ⅱ期研究则尝试评估同步放化疗下的局部加量。该研究结果显示 5FU 单药化疗同步全盆腔 45Gy 并局部加量至 55.2~60Gy 组的 3、4 度不良反应为 38%和 4%,略低于 5FU+CPT-11 双药化疗同步全盆腔 50~54Gy 组的 3、4 度不良反应 47%和 4%,疗效方面两组的肿瘤降期率均为 78%,两组完成手术患者的 pCR 率也均为 28%,局部加量技术 FU 单药同步放化疗可获得和 FOLFIRI双药同步放化疗一样的疗效和相似不良反应。

同步加量方案也是提高放疗剂量的研究方向,已有应用 SIB-IMRT 技术在直肠癌术前同步放化疗的Ⅱ期研究报告。美国科罗拉多大学 2008 年报告了 8 例患者接受卡培他滨同步放化疗,全盆腔 45Gy/同步加量 55Gy/25f。pCR38%,50%降期,1 例为 4 度腹泻,其余为 1~2 度反应。北京肿瘤医院 2012 年报告了 58 例患者结果,接受卡培他滨同步放化疗,全盆腔 41.8Gy/同步加量 50.6Gy/22f,pCR 31%,3 度反应包括腹泻(9.5%),放射皮炎(3.2%),和中性粒细胞减少(1.6%),无 4 度及以上不良反应。而 2013 年发表意大利直肠癌术前同步放化疗放疗剂量递增研究中共入组 46 例患者,分别应用了 SIB-IMRT 技术联合雷替曲赛(TS 酶抑制剂),SIB-IMRT 技术联合雷替曲赛+奥沙利铂同步化疗方案以及序贯加量技术联合雷替曲赛和序贯加量技术联合雷替曲赛+奥沙利铂同步化疗方案。SIB-IMRT 技术为全盆腔 45Gy/同步加量 55Gy/25f,序贯加量技术为全盆腔 45Gy/局部序贯加量至 50.4Gy/28f。结果显示除序贯加量+雷替曲赛组 pCR 为 0 外,其余各组 pCR 均为 25%。该研究为Ⅰ期研究,设定≥3 度不良反应为 DLT,最终各组均达到预定临床应用剂量,未出现最大耐受剂量。复旦肿瘤医院 2014 年报告了 78 例患者结果,接受卡培他滨+奥沙利铂同步放化疗,全盆腔 50Gy/同步加量 55Gy/25f,pCR 23.7%,3 度反应包括腹泻(10.3%),放射皮炎(17.9%),和血液学(3.8%)。以上研究虽然剂量定义稍有差异,但是初步结果显示应用 SIB-IMRT 技术于直肠癌术前同步放化疗的不良反应完全可耐受,近期疗效值得关注(pCR 23%~38%),其效果仍有待前瞻性随机研究的检验。

3)病理完全缓解(pCR)价值和对预后影响:pCR 指经术前肿瘤治疗后,手术完整切除的组织标本经病理学检查无肿瘤细胞残留。局部晚期直肠癌经术前放化疗后,根治性手术后病理证实 pCR 率在 12%~20%。局部晚期直肠癌经术前同期放化疗、根治性手术后病理检查证实为 pCR 的患者预后良好,5 年 LR 1.6%~2.8%,DFS 83%~91%,5 年 OS

87%~90%，与未达到 pCR 患者相比总生存率、无病生存率提高，局部复发明显降低。

因此临床 CR(Cer)的判断准确性非常重要，临床主要依靠影像学检查能否判断术前同期放化疗后是否达 pCR。目前用于预测局部晚期直肠癌术前同期放化疗后是否达 pCR 的影像学手段主要有 MRI 和 PET-CT。MRI 判断术前放化疗后 pCR 不理想，有报道常规 MRI 影像判定 pCR 的敏感性仅 35%，应用弥散加权成像技术(DWI-MRI)可将判断放化疗后 T0 的准确性提高到 80%、并提高评估 pCR 准确性。PET-CT 的研究显示了良好应用前景，新辅助放化疗后 PET-CT 阴性的患者术后 5 年总生存率和无病生存率分别为 91%和 81%，与 pCR 患者相当；大样本回顾显示，综合放化疗前后的 SUV 值和变化率，PET/CT 预测 pCR 的 AUC 准确性可达 0.86。Maas 在其研究中的 cCR 诊断标准包括：①原发肿块体积缩小、仅有组织纤维化(在高 b 值 DWI 图像中呈低信号)而无肿瘤残存；②MRI 图像中没有可疑的淋巴结；③内镜下无肿瘤残存，或可见小的红斑状溃疡或瘢痕；④残存的溃疡或瘢痕，或原肿瘤部位活检病理证实无癌细胞；⑤直肠指诊无肿瘤残存。

临床诊断为 cCR 的患者预后良好，Maas 等报道 192 例局部晚期直肠癌患者经术前放化疗，21 例(10.9%)达 cCR，但因各种原因拒绝手术，至中位随访 25 个月，仅 1 例在治疗结束后 22 个月出现复发。但经挽救性手术治愈，2 年无病生存率(disease free-survival，DFS)和总生存率(overfill survival，OS)分别为 89%和 100%；与接受手术治疗组相比，2 年 DFS 和 OS 差异均无统计学意义；与术后证实为 pCR 者(20 例，2 年 DFS 和 OS 分别为 91%和 93%)相比，疗效也相似。作者认为疗效达到 cCR 患者可采用等待观察策略，避免手术的并发症及后遗症。2014 年巴西研究者发表长期结果报告，183 例局部晚期直肠癌患者经术前放化疗，90 例达 cCR，未行手术治疗进行严密随诊。随访 60 个月，28 例(31%)出现局部区域复发，26 例经挽救性手术治疗。5 年无局部区域复发生存率 69%，包括挽救手术后的 5 年无局部区域复发生存率 94%，5 年 DFS 和肿瘤相关总生存率(cancer-specific survival，CSS)分别为 68%和 91%，78%的患者可得到器官保留。

4)术前短疗程放射治疗与术前常规分割同步放化疗的随机对照研究：术前短疗程放射治疗(5Gy×5 次)，一直是欧洲各国进行可手术切除直肠癌术前放疗的标准模式，但是在北美各国，术前常规分割的同步放化疗越来越被接受。两种方法都被各自国家所视为常规治疗，孰优孰劣存在争议。短程(5Gy×5 次)盆腔放疗优势在于术前的治疗(5 次放疗)时间短，而劣势是因为 5 次放射治疗完成后仅间隔 2~3 天就要完成手术，此时原发瘤体积还没有缩小，不可能出现降期。根据目前Ⅲ期研究最终结果，现有的指南中仍然提示采用长程同步放化疗与术前短程放疗相比，其优势在于有更大的可能缩小瘤体，包括增加病理完全缓解率，改善可切除性，在低位直肠癌保护括约肌功能，5×5 短程术前放疗仅推荐于不需要降期的直肠癌患者。2004 年波兰研究旨在比较术前短程(5×5)放疗与标准的长程同步放化疗的疗效，研究表明，术前长程同步放化疗与术前短程放疗相比，显著降低病理分期、病理完全缓解率从 1%提高到 15%($P<0.001$)，未改善总生存率和无病生存率。2012 年 TROG0104 研究结果进一步证实该结论，TROG0104 研究中对于可切除的 T3 直肠癌术前长程同步放化疗与术前短程放疗相比不但未改善总生存率和无病生存率，而且局部复发率亦无差别。而病理完全缓解率，已有多项Ⅱ期研究提示延长短程放

疗和手术之间的间歇期可以提高病理完全缓解率,而目前已得到Ⅲ期临床研究的部分证实。2010年发表的Stockholm Ⅲ研究表明手术延期至6~8周后,短程(5×5)的放射治疗PCR可从0.5%提高到12.5%。波兰研究者尝试通过短程(5×5)的放射治疗联合新辅助化疗再次挑战长程同步放化疗的标准治疗地位,2013年针对不可切除直肠癌Ⅲ期研究的中期结果显示(5×5)短程放疗后给予3周期新辅助化疗后再切除的pCR率可达21%,初步提示了该模式的研究前景。

综上所述,可手术切除的直肠癌术前放疗可以降低局部复发率,但是由于治疗剂量、分割方法、治疗部位在各研究单位不尽相同,较高剂量照射,如5×5或50Gy/25f可能提高生存率。随着欧洲3项大宗的随机分组研究,术前同步放化疗与术前放疗或术前短疗程的放疗相比,可以更进一步降低局部复发率和降低分期,提高病理的无瘤率,但是对于肛门括约肌的保留以及长期生存率,术前同步放化疗并没有显示优于术前常规分割单纯放疗或短程单纯放疗。

2.术后放射治疗　术后放疗的适应证为Ⅱ~Ⅲ期可切除直肠癌。直肠癌术后放疗的优点在于有准确的病理分期,避免了T1~2N0M0患者不必要的照射,但缺点在于:第一,由于术后腹盆解剖结构的破坏,术后照射了更多的小肠;第二,手术后瘢痕的出现使瘤床在术后潜在乏氧;第三,腹会阴联合切除术时需包括会阴手术瘢痕,照射野大,毒副作用较多。

(1)直肠癌根治术后的单纯放疗:在20世纪90年代以前,开展了一系列Ⅱ~Ⅲ期直肠癌术后放疗和单纯手术的随机对照研究,这些研究结果证明了术后40~50Gy照射显著降低了局部区域复发率,但未提高总生存率。荟萃分析结果显示,术后单纯放疗和单纯手术的5年单纯局部区域复发率分别为22.9%和15.3%($P=0.0002$)。中国医学科学院肿瘤医院在1994—1997年共治疗243例Ⅱ~Ⅲ期直肠癌,192例根治术后放疗,51例单纯根治术,术后放疗显著降低了局部区域复发,5年局部区域复发率从26.8%降低至15.8%($P=0.043$),但未提高无病生存率和总生存率,结果和国内外文献报道相同。

(2)直肠癌根治术后同步放化疗

1)术后同步化放疗与手术、术后放疗、术后化疗比较:由于根治术后单纯放疗未提高生存率,在此之后开展了一系列术后同步化放疗的研究。全世界共有四项研究将Ⅱ~Ⅲ期直肠癌术后同步化放疗分别与单纯手术、术后放疗、术后化疗进行了随机对照分析,这四个研究结果均显示,作为实验组的术后同步化放疗与对照组相比,进一步降低了局部区域复发率,提高了无病生存率和总生存率。由于四个不同侧面的研究得到的结论一致,因此Ⅱ/Ⅲ期直肠癌根治术后同步放化疗可以提高局部控制率和长期生存率为Ⅰ类证据,根治术后的同步放化疗是Ⅱ/Ⅲ期直肠癌治疗的金标准。

早在1985年,GTSC-7175的研究结果证明,Ⅱ/Ⅲ期直肠癌根治术后同步化放疗优于单纯手术,无病生存率分别为70%和46%($P=0.009$),总生存率分别为58%和45%($P=0.005$)。此后,1991年NCCTC-794751发表了一项随机对照研究结果(73),204例直肠癌T3~4或N+的患者在手术后随机分成放疗同步5-FU化疗或单纯放疗两组,同步放化疗显著降低了局部区域复发率(13.5% vs. 25%,$P=0.036$),显著提高了无病生存率

(59% vs. 37%,P=0.002)和总生存率(58% vs. 48%,P=0.025)。因此,从1991年开始,直肠癌术后同步化放疗已成为标准的辅助治疗原则。1997年挪威发表了第三项随机对照研究,比较术后同步放化疗和单纯手术的疗效,两组的局部复发率分别为12%和30%(P=0.01),5年无病生存率分别为64%和46%(P=0.05),5年总生存率分别为64%和50%(P=0.01)。

2000年NSABP-RO2的研究比较Duke B期和C期直肠癌根治术后同步化放疗(n=346)和单纯化疗(n=348)的疗效,术后同步化放疗显著降低了局部复发率(8% vs. 13%,P=0.02),但未提高无病生存率和总生存率。但是,在这项研究中,放射治疗开始于术后3个月(先做化疗),延迟同步化放疗将显著降低放疗疗效,这是人们对这项研究普遍的批评意见。

综上所述,Ⅱ~Ⅲ期直肠癌根治术后以5-FU为基础的同步化放疗与单纯手术、单纯术后放射治疗或术后化疗相比,不仅可以显著提高局部控制率,还能显著提高长期生存率,是Ⅰ类治疗根据,已成为标准治疗原则。据此,美国国立癌症研究所(NCI)已明确规定,针对Ⅱ~Ⅲ期直肠癌根治术后的临床研究,必须以5-FU同步放化疗为对照组,以避免损害患者的利益。

2)术后同步化放疗的放疗时间:直肠癌根治术后同步化放疗时,放疗应尽早进行,延迟放疗将降低治疗疗效。韩国进行了一项随机对照研究,308例Ⅱ~Ⅲ期直肠癌根治术后随机分成两组,一组的同步放化疗在手术后立即开始,然后给予6周期辅助性化疗(早放疗组);另一组术后先化疗2周期,然后接受同步放化疗,再继续4周期化疗(晚放疗组),两组的同步放化疗用药、放疗剂量以及辅助化疗用药均一样。该研究的结果表明,早放疗组显著提高了无病生存率和降低了局部复发率,但总生存率无差别。早放疗组和晚放疗组的4年无病生存率分别为81%和70%(P=0.043),4年总生存率分别为84%和82%(P=0.387),复发率分别为17%和27%(P=0.047)。该研究中位121个月的长期随诊结果进一步提示,早放疗组和晚放疗组的10年DFS相似(71.2% vs. 62.7%,P=0.162),10年OS也没有显著差别(66.4% vs. 64.0%,P=0.652)。多因素分析结果显示TNM分期以及手术方式是影响患者DFS及OS的独立预后因素。对进行APR的患者进行亚组分析发现:术后早期放疗显著降低患者的复发风险,早放疗组的10年DFS显著高于晚放疗组(63% vs. 43%,P=0.043),但10年总生存率无差别(67% vs. 47%,P=0.474)。由此可以明确,对于Ⅱ、Ⅲ期直肠癌术后辅助治疗的毒性方面,术后早期放疗和化疗2周期后放疗的毒性反应以及发生率和放、化疗的完成率无差别;而疗效方面,建议腹会阴联合切除的患者术后早期接受同步放化疗。

3.术前同步化放疗和术后同步化放疗比较　2004年以来CAO/ARO-094、NSABP-RO3等多项Ⅲ期随机研究结果显示,术前同步放化疗与术后同步放化疗相比,并未提高总生存率和无病生存率,但在局部复发率和(或)保肛率、不良反应方面具有优势。术前同步放化疗成为指南优先推荐的局部进展期直肠癌的标准治疗模式。

其中德国CAO/ARO/AIO-94的随机对照研究是比较可手术切除直肠癌术前同步化放疗和术后同步化放疗疗效里程碑式的研究证据。全部患者经过盆腔CT和直肠腔内超声检查诊断为 T3~4 或 N+(临床分期),无远处转移,年龄≤75 岁,肿瘤距肛门 16cm 以内,既往未做过化疗或放疗。同步化放疗时 5-FU 剂量为 1 000mg/(m^2·d),d1~5,连续静脉滴注,放疗开始第一周和第五周,巩固化疗方案为 5-FU 500mg/(m^2·d),d1~5,静脉滴注,每 4 周为一周期,共 4 周期。放疗为全盆腔照射,DT 50.4Gy/28 次,1.8Gy/次,术后放疗组局部补量 5.4Gy。入组的 799 例随机分成两组:术前化放疗(n=405)和术后化放疗(n=394)组。前者显著降低了局部复发率(6% vs. 13%,P=0.006),但总生存率和无病生存率在两组间无显著差别(76% vs. 74%,68% vs. 65%)。全组患者在手术前均经外科医生检查,共有 194 例患者被认为需要做腹会阴联合切除术(不能保肛),其中术前同步化放疗组 116 例,术后同步化放疗组 78 例。结果表明,术前同步放化疗组的实际保肛率为 39%,术后同步放化疗组为 19%(P=0.004),术前同步化放疗显著提高了保肛率。另外,需引起人们注意的是,术前同步化放疗组的急性和长期毒副作用显著低于术后同步化放疗组,而且,术前同步化放疗未增加吻合口瘘、术后出血和肠梗阻的发生率,虽然伤口延迟愈合高于术后同步化放疗组,但未达到统计学差别。

根据该项研究,术前同步放化疗尽管未能提高总生存率,但是至少可以保持与术后同步放化疗相同的长期生存率,并且在术后同步放化疗的基础上可以进一步降低局部复发率,且毒副作用显著低于术后同步放化疗,有可能使更多的患者能保留肛门括约肌。因此,在欧洲和美国,越来越多的医院倾向于术前同步化放疗,而不是术后同步化放疗。2012 年 CAO/ARO/AIO-94 研究的 12 年随诊结果显示,术前化放疗显著降低了 10 年局部复发率(7.1% vs. 10.1%,P=0.048),而未改善 10 年总生存率(59.6% vs. 59.9%)。与术后同步放化疗相比,术前同步放化疗进一步降低了局部区域复发率,减少了毒副作用。因此,长期结果仍然确认术前同步放化疗是直肠癌的标准治疗模式。对于可手术切除的Ⅱ/Ⅲ期直肠癌,优先推荐的标准治疗方案是术前同步化放疗。

4.直肠癌同步放化疗的药物选择　过去几十年来,结直肠癌的化疗一直是以 5-FU 为基础的标准化疗方案。近年来,奥沙利铂、开普拓(CPT-11)和卡培他滨(希罗达)等药物的加入,使结直肠癌的化疗取得了长足的进步。目前,在术前同步化放疗药物选择的尝试方面,口服卡培他滨可替代 5-FU,此结果已获近期的Ⅲ期临床研究证实;针对 5-FU 或卡培他滨基础上增加奥沙利铂已开展多项Ⅲ期研究显示疗效增益不肯定,5-FU 或卡培他滨基础上增加伊立替康尚未进入Ⅲ期临床研究。

(1)卡培他滨(希罗达):是新一代的氟脲类药物类似物,与其他化疗药物相比,卡培他滨最突出的特点是口服用药安全并且可靠。卡培他滨口服后迅速通过胃肠道黏膜吸收入血,运送到肝脏。在肝脏中,大部分卡培他滨被羧酸酯酶水化为 5′-脱氧 5-氟胞苷(5′-DFCR),在胞苷脱氨酶(CyD)作用下转变为 5′-脱氧-5-氟尿苷(5′-DFUR),后者再在胸苷磷酸化酶(TP)作用下转化为最终的活性产物 5 氟尿嘧啶(5-FU)。最关键的转化酶胸苷磷酸化酶(TP)仅存在于肝脏和肿瘤细胞中,在后者的浓度更高,所以关键的转化是在卡培他滨代谢物进入肿瘤细胞内完成的,因而认为靶向性好,对正常组织、细胞危害较小。用于结肠癌根治术后的辅助治疗,卡培他滨均显示与传统结肠癌化疗相似的结果,而不良反应显著下降,代表了其特有的安全性,有取代静脉 5-FU/LV 标准化疗的趋势。一项旨在研究结肠癌根治术后卡培他滨单药与 5-FU/LV 传统化疗比较的 X-ACT 方案中(n=1 987),患者随机分入卡培他滨组[2 500mg/(m^2·d),d1~14,每21天为一个周期,共8个周期,n=1 004]和 5-FU+LV(Mayo 方案:5-FU 425mg/m^2,d1~5,每28天重复;LV 20mg/m^2,d1~5,每28天重复,每28天为一周期,共6个周期,n=983),入组的患者为根治术后的Ⅱ~Ⅲ期结肠癌患者。结果显示无论是无病生存率(64.2% vs. 60.6%,P=0.05)、3年无复发生存率(65.5% vs. 61.9%,P=0.04)还是3年总生存率(81.3% vs. 77.6%,P=0.05),卡培他滨组均显著高于 Mayo 方案,而卡培他滨组的不良反应显著低于标准 5-FU 方案。

在同步放化疗中,卡培他滨能否代替 5-FU 静脉滴注?美国 MD Anderson 癌症中心和韩国分别回顾性分析了术前 5-FU/LV 和希罗达同步放化疗的对照研究结果,前者运用回顾性配对试验,在术前同步放化疗后进行了 TME 手术,5-FU 采用静脉持续滴注的方式;后者将随机分组后接受 5-FU/LV 术前同步放化疗与希罗达同步放化疗的患者抽取出来进行对比分析,未要求进行 TME 手术,且 5-FU 为静脉冲入的注射方式。两个研究均显示 5-FU/LV 同步放化疗组在病理无瘤率、降低分期率与卡培他滨同步放化疗相似,MD Anderson 癌症中心的研究还表明卡培他滨同步放化疗组在3年局部控制率、远地转移率和长期生存率均与 5-FU/LV 组无显著差别。直肠癌同步放化疗中,已有Ⅲ期研究证实,卡培他滨可以取代静脉 5-FU。NSABPR-04 研究初步结果提示直肠癌术前同步放化疗卡培他滨组与 5-FU 持续静脉滴注组近期疗效(病理 CR 率)无显著差异。2012 年发表的德国研究入组了392例Ⅱ/Ⅲ期直肠癌患者,将其随机分为 5-FU 组(195例)或卡培他滨组(197例),并由于2005年研究计划的修正,患者进一步分层为术前化放疗和术后化放疗。两组的5年总生存率分别为76%和67%(P=0.0004),达到该研究非劣性比较的主要研究终点。结果证实卡培他滨组的疗效不劣于 5-FU 组;卡培他滨组还显示出远处转移率低(19% vs. 28%,P=0.04)的优势。因此在同步放化疗的模式中,卡培他滨可以取代静脉 5-FU。

(2)奥沙利铂:奥沙利铂是第三代铂类衍生物,其细胞毒作用与顺铂一样,通过铂化后链间和链内嵌合物的形成而抑制 DNA 合成。与其他铂类衍生物的毒性反应不同的是,奥沙利铂主要毒性反应为血液系统毒性、胃肠道毒性和神经毒性反应,目前尚无肾毒性反应报道。对于晚期结直肠癌,两项Ⅲ期临床研究表明奥沙利铂联合 5-FU+四氢叶酸与 5-FU+四氢叶酸相比,可以显著延长无进展生存期和提高肿瘤反应率。随后,法国著名的 MOSAIC Ⅲ期临床研究首次证明,以奥沙利铂为主的 FOLFOX4 方案在Ⅱ~Ⅲ期结肠癌根治术后的辅助化疗中,3年无瘤生存率显著高于 5-FU 为主的化疗(78.2% vs 72.9%,P=0.002),但两组的3年总生存率无统计学差异。

关于奥沙利铂加入直肠癌术前同步放化疗的Ⅲ期临床研究初步结果显示,奥沙利铂的加入在病理 CR(pCR)率获益方面还存在争议。STAR-01 研究通过奥沙利铂+5-FU 组与 5-FU 单药组相比,两组 pCR 率均为16%,奥沙利铂+5-FU 组毒性反应显著增加。NSABPR-04 研究显示氟尿嘧啶类药物加或不加奥沙利铂,在 pCR 率(20.9% vs. 19.1%,P=0.28)无差别,奥沙利铂组有更多的3~4度腹泻。PETACC6 研究同样提示,卡培他滨加或不加奥沙利铂，在 pCR 率（11.3% vs. 13.3%，$P=0.31$）无差别。与前述研究结果不同，ACCORD 研究和 CAO/ARO/AIO-04 研究近期会议报告的初步结果提示，增加奥沙利铂可能获得更好疗效。ACCORD 研究通过对 598 例直肠癌患者术前化放疗的疗效对比研究，发现盆腔放疗（45Gy）联合卡培他滨与盆腔放疗（50Gy）联合卡培他滨+奥沙利铂两种方案中，卡培他滨+奥沙利铂组 pCR 率虽未达统计学差异，但已经体现了优势（13.9% vs. 19.2%，$P=0.09$），3 度以上毒性反应增加。而 CAO/ARO/AIO-04 研究结果提示奥沙利铂组的 pCR 率显著占优（16.5% vs. 12.8%，$P=0.045$），3～4 度毒性反应并未增加。根据以上临床研究结果，术前同步化放疗仍然是以 5-FU 类药物作为首选，卡培他滨可达到相同或更优的疗效。联合奥沙利铂方案的近期疗效比较无法得出一致性结论，考虑到 pCR 获益并非术前治疗的最终目的，长期随访后生存率比较的结果应更有说服力，依据目前的研究证据，奥沙利铂不能进入临床指南推荐的直肠癌术前同步化疗标准方案。

直肠癌术后同步放化疗方面尚无前瞻性随机研究，中国医学科学院肿瘤医院放疗科冯燕茹回顾分析 2002—2010 年分别接受卡培他滨术后同期放化疗（单药组，427 例）和奥沙利铂+卡培他滨术后同期放化疗（双药组，248 例）的临床资料。治疗模式均为全直肠系膜切除术+同期放化疗+辅助化疗。放疗方法为真骨盆 45.0～50.4Gy 分 25 次。采用倾向评分配比法按 1：1 平衡基线特征后产生单双药组各 248 例，单、双药组的 5 年 OS（78.1% vs. 74.9%）、DFS（74.4% vs. 67.9%）、LRC（94.5% vs. 92.8%）和 DMFS（77.1% vs. 70.9%）均相近（$P=0.547$、0.292、0.484、0.364），但双药组 3、4 级不良反应发生率显著高于单药组（38.3% vs. 24.6%，$P=0.001$）。目前直肠癌术后同步放化疗同样推荐单药 5-FU/卡培他滨为标准方案。

（3）伊立替康：伊立替康为拓扑异构酶-Ⅰ抑制剂，广泛应用于转移性结直肠癌的治疗，体内外试验显示其放射增敏作用。前直肠癌术前同步放化疗研究中常用的伊立替康的周剂量强度为 50mg/m^2，多数研究认为，伊立替康与盆腔放疗共同的毒性反应——腹泻限制了剂量强度提升，有 2 项随机Ⅰ期研究初步探讨了伊利替康同步放化疗的疗效。

RTOG 0012 试验入组 106 例局部晚期直肠癌患者，随机分为超分割加量放疗组（55.2～60Gy，每次 1.2Gy，每天 2 次，5-FU 225mg/m^2）与同步放化疗组（50.4～54Gy，每次 1.8 Gy，5-FU 225mg/m^2，伊立替康 50mg/m^{2}每周，4 疗程），放化疗后 4～10 周手术。结果发现：3～4 级急性血液性不良反应（13%比 12%）及非血液性不良反应（38%比 45%）相似，两组 pCR 率（28%）、总肿瘤降期率（78%）一致，初步显示了伊利替康同步放化疗的疗效。继而 RTOG0247 研究比较了伊立替康与奥沙利铂究联合卡培他滨同步放化疗的疗效，104 例局部晚期直肠癌患者随机分为伊立替康组（盆腔放疗 50.4Gy，伊立替康 50mg/m^2，卡培他滨 600mg/m^2）或奥沙利铂组（盆腔放疗 50.4Gy，奥沙利铂 50mg/m^2，卡培他滨 825mg/m^2），4～8 周后行根治性手术。该研究的近期疗效提示，伊立替康组和奥沙利铂组的毒性反应类似，但伊立替康组的 pCR 率仅为 10%，明显弱于奥沙利铂组的 21%。正是由于该研究结果的明确提示，含伊立替康方案的同步放化疗止步于Ⅱ期临床研究。但令人惊讶的是，2011 年 ASCO 会议该研究的长期随访结果提示伊立替康组的 4 年DFS 率、4 年 OS 率分别为 66%和 85%，反而较奥沙利铂组高出 10%（56%和 75%），伊立替康方案的同步放化疗研究似乎又有了重启的希望。

5.可手术切除直肠癌的研究方向

(1)靶向药物的研究前景

1)贝伐珠单抗:血管内皮细胞生长因子(VEGF)在肿瘤血管生成方面发挥重要作用,阻断 VEGF 和放疗联合有望改善肿瘤氧供、提高氧和作用,直接增加肿瘤细胞的放疗敏感性;并可抑制肿瘤血管内皮细胞,间接导致肿瘤细胞死亡。贝伐珠单抗为直接针对 VEGF 的人源化单克隆抗体,目前已开展了一系列临床试验研究结果显示直肠癌术前放化疗联合贝伐单抗的研究近期疗效 pCR 率为 16%~32%。

2)西妥昔单抗:西妥昔单抗是针对 EGFR 的单克隆抗体,与 EGFR 特异性结合后抑制后续磷酸化形成,阻断下游信号通路 RAS/RAF/MAPK 的活化,阻滞肿瘤生长。西妥昔单抗联合化疗已成为转移性直肠癌的推荐方案。国际上也开展了多项临床研究探讨直肠癌术前西妥昔单抗联合放化疗中作用,但目联合西妥昔单抗的研究近期疗效 pCR 率为 0~23.1%,未能提示疗效的提高,EX-PET-C 随机Ⅱ期研究提示卡培他滨联合奥沙利铂基础上增加西妥昔单抗不能提高 pCR 率(15% vs. 18%,$P=0.453$)。

综上,直肠癌术前同步放化疗联合靶向治疗的治疗模式在疗效上并未显示更好的疗效获益,而在不良反应方面,西妥昔单抗相关研究在多数研究中并未显示毒性明显增加,而贝伐珠单抗相关研究提示,部分患者手术相关并发症如出血、穿孔、伤口愈合以及需要再次手术机会增加,其中 1 项Ⅱ期研究因严重不良反应(3 级以上)达到 50%,仅入组 8 例即终止研究。目前的研究结果尚不支持直肠癌术前同步放化疗联合靶向治疗的治疗模式进入Ⅲ期临床研究。

(2)新辅助化疗/靶向+术前放疗/同步放化疗的研究前景:局部晚期直肠癌的术前同步放化疗和化疗的结合主要包括新辅助化疗先于术前同步放化疗的模式和术前化疗置于术前同步放化疗和手术间的模式。目前的前瞻性随机研究证据集中于术前化疗先于术前同步放化的模式,随机Ⅱ期结果 pCR7%~25%,而Ⅲ期研究中采用的相应队列 pCR 仅为 14%,疗效似乎未达预期。而采用术前化疗置于术前同步放化疗和手术间的模式目前少量单臂Ⅱ期研究 pCR 仅为 15%~23%,是否可行还有待前瞻性随机研究明确。

最新的研究将靶向治疗加入上述术前联合模式试图提高疗效,目前主要是联合贝伐珠单抗的研究。2013 年发表了一项在欧洲进行的针对局部晚期直肠癌的Ⅱ期研究,49 例转移性直肠癌患者给予 5×5 短程放疗后序贯 6 周期贝伐珠单抗联合 CAPOX 方案,结果有 43 例接受了直肠根治性手术患者的 pCR 率为 26%,并根据以上结果启动了针对局部晚期直肠癌的 RAPIDO 随机研究(新辅助化疗方案改为 6 周期的 CAPOX 方案)。2014 年发表的美国 MSKCC 研究针对 T3,距离肛缘≥5cm 可手术切除的局部晚期直肠癌,给予贝伐珠单抗联合 FOLFOX 方案 4 周期后序贯 FOLFOX 方案 2 周期,病情进展患者接受同步放化疗+手术、未进展患者直接 TME 手术,结果显示 32 例入组患者中 2 名需要术前同步放化疗,整体的 pCR 率为 25%,4 年的局部区域复发为 0,4 年总生存率 91%,并根据以上结果开始前瞻性随机研究。2014 年发表一项针对 MRI 确诊的 T3、可手术切除直肠癌的随机Ⅱ期研究肯定了上述研究方向。研究中一组患者应用贝伐珠单抗+5-

FU+亚叶酸和奥沙利铂治疗 12 周,然后应用贝伐珠单抗+5-FU-RT,最后行全直肠系膜切除(46 例);另一组患者应用贝伐单抗+5-FU-RT,然后行全直肠系膜切除(45 例)。结果术前贝伐珠单抗诱导化疗联合同步放化组病理完全缓解率为 23.8%,单纯术前同步放化组病理完全缓解率仅为 11.4%;研究期间未出现死亡的病例,16 位患者术后发生了肠瘘(其中诱导化疗联合同步放化组 7 人,单纯同步放化组 9 人)。贝伐珠单抗+FOLFOX4 方案诱导化疗先于贝伐珠单抗联合 5-FU 同步放化疗的模式获得初步肯定。由此不难看出,局部晚期直肠癌的术前同步放化疗和化疗(靶向)多学科治疗方面的积极尝试是目前主要的研究方向。

二、局部晚期直肠癌的放射治疗

局部晚期直肠癌是指局部肿瘤巨大、浸润盆壁、肿瘤固定、失去了手术切除机会的直肠癌(不可手术的 T4,N0~2M0)。对这部分患者,术前同步放化疗是标准的治疗方法。一部分患者通过术前同步放化疗,可以使局部病变分期降低,变为可以手术,使治愈的可能性提高。而对放射治疗/同步放化疗无反应的患者,则治疗仅为姑息性,治疗的目的仅为缓解症状,提高患者生活质量。局部晚期直肠癌患者一般都伴有肠梗阻、出血或疼痛等局部症状。对于已有肠梗阻或出现不全梗阻的患者,在治疗前应请多学科会诊,可以施行金属内支架解除梗阻,也可请外科医生进行乙状结肠造瘘或横结肠造瘘,以缓解症状或预防放射治疗造成肿瘤水肿。在一项研究中,29 例局部晚期患者同步放化疗后,23 例进行了手术,其中 18 例为根治性手术。术后病理完全缓解率为 13%,而手术后分期降低的比率高达 90%。在中位随访了 28 个月后,15 例手术患者无瘤生存。瑞士的一项研究表明,对于局部晚期的直肠癌,术前同步放化疗与单纯术前放射治疗相比,可以显著提高切除率。局部晚期不能立即手术的患者随机分为单纯放射组($n=36$)和同步放化疗组($n=34$)。经术前治疗后,术前同步放化疗组的手术切除率比单纯术前放射治疗组高 10%(74% vs. 64%),5 年无局部复发生存率显著高于单纯术前放疗组(66% vs. 38%,$P=0.003$),但是 5 年总生存率两组无显著差别。2008 年瑞典一项对于不可手术切除的直肠癌的随机研究同样显示,术前同步化放疗优于术前放疗,提高了手术切除率和癌症相关生存率,经过术前同步放化疗后,约有 80%的患者可行手术切除。

对于肿瘤非常巨大,侵犯多个周围器官/组织,手术根本不可能进行的患者,应先予全身化疗。放射治疗仅仅为减轻症状,放射治疗可以缓解 70%患者的疼痛或出血症状。放射治疗可以进行大分割的放射治疗,以尽快缓解症状。Princess Margaret 医院对于此类患者予 DT50Gy/(20 次 · 4 周),4 野放疗技术。根据肿瘤局部侵犯的范围和程度,姑息放射治疗的疗效不同。如果肿瘤活动,姑息放射治疗后 5 年总生存率为 48%,半活动者为 27%,肿瘤固定者仅为 5%。此外,肿瘤固定与否预示对放射治疗反应率:肿瘤活动者对放疗的反应率为 50%,半固定者为 30%,固定肿瘤仅为 9%。

对于局部晚期不可手术切除直肠癌经过术前同步放化疗转化为根治性手术,而不能转化的患者经过同步放化疗也获得了症状缓解,因此同步放化疗也是局部晚期直肠癌的标准治疗手段。

三、早期低位直肠癌的治疗

早期直肠癌局部切除术指征为：中高分化，肿瘤距肛门≤7cm，T1，原发肿瘤小于等于4cm，肠周受累<40%，无淋巴血管受侵。局部切除术沿肿瘤病变边缘1cm全层或部分切除肠壁，不行区域淋巴结清扫。文献报道，没有高危因素的早期直肠癌淋巴结转移率低，仅1%，而高危患者可能高达30%。总体说来：低分化、淋巴管受侵、神经侵犯和T2是影响低位直肠癌局部切除术患者预后的高危因素。从国外数据看，近年来局部肿瘤切除术比例明显增加，直肠癌T1病变局部切除术与根治术的5年总生存率相当，分别是77.4%和81.7%；但是，T2病变局部的控制率及总生存率均不及根治术，局部切除组5年局部复发率及总生存率分别是22.1%和67.5%，在根治术治疗组则是15.1%和76.5%，该差异有统计学意义。

低位直肠癌局部切除术后辅助放疗能否提高局部控制率及长期生存率目前尚无Ⅰ类证据，多数为回顾性分析。术后放疗可针对高危因素患者，如淋巴/血管侵犯和低分化，具有这些因素患者局部控制率差，局部切除术后的放疗治疗可以改善这些高危患者的局部控制率（37% vs. 85%，$P=0.03$）。

辅助放疗不但可以提高局部控制率，还可延长局部复发中位时间。局部切除联合术后放疗5年无复发生存率达76%~100%，较单纯局部切除术高（33%~83.8%）。美国SEER数据库4 320例患者分析证实，局部切除术联合放疗可以获得与根治性切除相同的5年总生存率。早期低位直肠癌低危患者，局部切除术±术后放疗均可以获得较好的5年总生存率和相似的局部控制率，低危患者单纯局部切除术即可达到较好的疗效，术后辅助放疗未见局部/区域控制率的进一步改善。高危组患者联合术后辅助放疗在可获得较好的局部/区域控制率，但是生存率未能获益。ESMO 2012结直肠癌治疗指南提示，具有高危复发风险的早期直肠癌患者，根治性TME手术的疗效优于局部切除术联合辅助放疗。

早期低位直肠癌治疗失败后部分患者可以行挽救性手术，即时手术疗效佳。Borschitz等将192例低位直肠癌患者分成3组：低危T，单纯局部切除组（A组）、高危T1或T2病变局部切除后立即行根治术治疗组（B组）、高危T1或T2病变但行挽救性手术者（C组）。分析结果显示，A、B组无病生存率及肿瘤专项生存率相似，明显优于C组；B、C组复发再分期时多为Ⅲ、Ⅳ期病变，A组则分期范围较广；该研究提示高危患者复发后病变分期将更晚，即时行根治性手术可以改善预后。与上述研究不同，该资料中，患者在复发后接受挽救性根治术，其5年总生存率与未复发者相当（68.6% vs. 96.9%，$P=0.253$），并有优于复发后未行根治术者的趋势（68.6% vs. 40.9%，$P=0.07$），挽救性根治性术后再分期时大部分为Ⅱ期病变，但总体上5年总生存率不足70%。复发后若不能或拒绝根治术，其预后极差，5年生存率在40%左右，复发后中位生存期仅9.3月。提示局部切除术后复发若积极根治性挽救手术仍有可能改善总生存。

早期低位直肠癌行局部切除术后如果具有高危因素，应建议及早行根治性手术，以避免复发。目前的临床共识认为：因保肛意愿强烈，拒绝进一步行根治手术的患者可建议在局部切除术后行同步放化疗，但需告知患者术后放化疗可能改善部分高危患者的局部控制率，但未能改善生存、无法取得和根治术同等疗效，应密切随诊。对于局部切除后复发患者应积极行挽救性根治性手术治疗。

四、直肠癌局部复发后的治疗

直肠癌术后局部复发可行姑息性放射治疗。除少数患者因为吻合口复发、发现早，有再次手术的机会，多数复发病例已无手术机会。复发患者往往有骶丛神经刺激症状，如会阴区下坠感，会阴部疼痛，臀部疼痛，下肢痛，便血和分泌物增多等。因此，对这部分患者进行放射治疗可以缓解症状，改善生活质量，延长生命。中国医学科学院放疗科于1993—1998年对87例直肠癌术后复发患者进行放射治疗，症状缓解率为100%，82%患者的缓解时间为1~1.5年，姑息疗效较好；而术后放疗后复发的患者，再程放射治疗的疗效则较差，症状缓解期仅1~6月。

直肠癌术后放疗后复发，照射野应仅局限于复发肿瘤区域，运用三维适形技术或调强放射治疗的技术，尽量减少正常组织受到照射。意大利进行了一项前瞻性Ⅱ期临床研究，59例入组患者为既往接受DT≤55Gy放疗的患者。对复发病灶进行再程超分割放疗（DT1.2Gy，bid，两次照射间隔6小时）。PTV1为GTV外放4cm，总剂量达到DT30Gy后，予PTV2加量放疗（为GTV外放2cm）至总量为40.8Gy。在再程放疗的同时给予5-FU 225mg/m^{2}持续静脉滴注，在同步放化疗结束后6~8周实施手术。经过再程同步放化疗后，8.5%患者评价为完全缓解，35.6%为部分缓解（CR+PR%为44.1%）。最终50.8%患者接受了手术，其中R0和R1切除者分别为35.6%和5.1%。再程同步放化疗中，仅5.1%患者出现小于等于3度的不良反应。该试验结果初步提示，对于已经接受放射治疗的直肠癌复发患者，再程超分割同步放化疗是安全的，并可以使一半患者获得再次手术的机会，因此是个可以尝试的治疗方法。

第五节　放射治疗技术

直肠癌复发的主要部位依次为骶前区、吻合口附近或会阴部、髂血管淋巴结以及真骨盆内其他部位，发生髂总血管旁或腹主动脉旁（即真骨盆外）复发的比例小于10%。中国医学科学院肿瘤医院回顾性分析了1994年1月至1997年10月收治的327例直肠癌根治术后的病例，发现直肠癌根治术后最常见的复发部位是骶前区，占全部复发病例的31.5%，其次是髂内血管旁，占15.8%，会阴部居第三位，为12.3%。本节重点阐述直肠癌放射治疗靶区的设定、盆腔照射时正常组织的保护以及三维适形/调强技术在直肠癌放疗中的运用。

一、直肠癌放疗靶区的定义

1.临床靶区的定义　Roels对17篇直肠癌术后复发部位的文章进行综合分析，认为直肠癌术后最常见的局部复发部位为骶前区（22%），其余为盆侧壁、坐骨直肠窝/会阴区和盆前前部，而上述部位复发的比率在全部复发患者中分别为49%、21%、12%和17%，吻合口复发者在全部复发患者中占 10%~21%。最常见的区域淋巴结复发部位为:直肠系膜区(46%)、直肠上动脉/肠系膜下动脉(28%)、髂内/闭孔区(27%)、髂外区(4%),而腹股沟区淋巴结转移最少见(<1%)。

因此,无论是术前放射治疗还是术后放射治疗,治疗部位应包括直肠系膜区、骶前区、髂内血管区(盆侧壁区)。当肿瘤位于距肛门<6cm 时或进行了 Mile 手术后,必须包括坐骨直肠窝/肛门括约肌区;当肿瘤位于距肛门大于 10cm 处,下界可适当上提,不必包括全部的坐骨直肠窝。Valentini 提出了根据病变的 T、N 和原发肿瘤位置的具体靶区勾画建议,任何分期和原发位置的直肠癌放疗部位应均包括直肠系膜区、骶前区、髂内血管区(盆侧壁区),而闭孔区、髂外区、肛门复合区和坐骨直肠窝是否照射可依据建议,除非大范围的肛门括约肌受侵,否则腹股沟区不予预防照射。

美国的 RTOG 的共识由 9 位 RTOG 胃肠委员会的专家讨论决定,与欧洲的定义略有差别但基本相近,对于照射范围的定义相对简单。共识基本一致的是将 CTV 分必须照射的 CTVA(髂内、骶前和直肠周围区域);病变(T4)侵犯妇科、泌尿器官或皮肤考虑包括的 CTVB(髂外淋巴结区)和 CTVC(腹股沟淋巴结区);而在侵犯肛管的情况是否包括髂外淋巴结区,以及侵犯肛缘、肛周皮肤、下 1/3 阴道的情况是否包括腹股沟区存在分歧。

对于根治术后病理显示肠系膜淋巴结转移时,是否需要照射腹主动脉旁的区域的问题,EORTC 进行了一项随机分组研究。T3~4N+、年龄小于 70 岁的患者随机分为盆腔照射组(DT 50Gy/25 次)和盆腔+腹主动脉旁照射组,结果无论是 5、10 年无病生存率、5、10 年总生存率还是 10 年盆腔复发率,两组的差别均无统计学意义。盆腔照射组的 5、10 年总生存率为 45%、40%,盆腔+腹主动脉旁照射组为 48%和 37%;5、10 年无病生存率盆腔组为 42%、31%,盆腔+腹主动脉旁照射组为 47%、31%;10 年盆腔复发率两组均为 30%,说明加照腹主动脉旁并没有提高长期生存率和局部控制率。

2.计划靶区的定义(PTV 的定义)　PTV 的概念是为了确保实际照射时对于 CTV 的涵盖,直肠癌放疗的 CTV 外扩至 PTV 的具体数值与各单位采用的治疗设备、固定、摆位、是否图像引导等多个因素相关。中国医学科学院肿瘤医院刘跃平对直肠癌患者放射治疗的摆位误差进行了分析表明,直肠癌摆位误差在腹背方向最大,为 0.98±0.68cm,有9 次摆位误差≥1cm,占测算次数的 45%,其中 2 次误差≥2cm;头尾方向摆位误差为 0.5~0.7±0.45cm,正位测定头尾方向误差小于侧位,分别为 0.51±0.46cm 和 0.70±0.45cm,正位和侧位分别有 4 次和 7 次摆位误差≥1cm;左右方向误差最小,为 0.37±0.28cm,仅 1 次误差≥1cm。直肠癌摆位在腹背方向误差最大,头尾次之,左右方向最小。根据这些测量数据,直肠癌进行三维适形放射治疗时,应在 CTV 的基础上,至少在患者的左右方向放 0.5cm作为 PTV,在患者腹背方向和头脚方向至少放 1cm 作为 PTV。目前很多单位开展了图像引导下的放射治疗(IGRT),可以在 IGRT 下进行摆位误差的研究,并在治疗前进行摆位误差的矫正,使三维适形治疗更为精准。

二、正常组织的保护

1.多野照射技术　随机分组研究表明,盆腔前后两野照射可导致较高的治疗并发症。

瑞士研究组在对可手术切除直肠癌术前放射治疗与单纯手术随机对照研究中发现，如果患者接受两野照射，其住院期间病死率显著高于接受 3～4 野照射的患者(15% vs. 3%)。因此，无论是直肠癌术前还是术后放射治疗，放射治疗野均应以 3 野或 4 野治疗为宜。3 野/4 野照射可以更好地保护膀胱、小肠以及盆腔周围的软组织，降低盆腔正常组织的照射剂量。

2.正常组织的保护措施　小肠是盆腔照射的剂量限制性器官，一般小肠的限制剂量为≤45Gy。当小肠受到过多体积或过高剂量照射时，容易出现消化道症状，严重者出现肠粘连、肠梗阻，甚至肠穿孔。在进行盆腔照射时，应该充分保护小肠，尤其是直肠癌术后，由于腹膜的破坏，使更多的小肠落入盆腔。目前有多种方法限制小肠受照射的体积和剂量，主要分为各种手术方法和非手术方法。用手术的方法来防止小肠进入盆腔即可避免小肠受到照射，其方法包括：盆腔底壁重建、术中置放金属标记以便于术后精确定位、用大网膜或可吸收的人工网兜织补盆底等，上述方法主要是重建盆底，阻止小肠落入盆腔。非手术法防止过多小肠进入盆腔的方法包括：不同体位的研究(仰卧位、俯卧位或斜位)、充盈膀胱法和有孔腹部定位装置(belly-board)的运用。有孔腹部定位装置是在一个平板上在相当于腹部的地方留置一个 300cm×30cm 或 400cm×40cm 的正方形孔，定位时让患者俯卧位于平板上，腹部置于孔的位置，这样由于重力的作用，更多的小肠可以落于孔中。

有孔腹部定位装置早在 20 世纪 90 年代广泛用于直肠癌的放射治疗，已经成为直肠癌的标准定位装置。但是，以往的研究是基于将小肠显影在普通 X 片上，计算显影小肠在直肠癌照射野内的体积。近几年，由于 CT 模拟定位的广泛应用，可以在每一层 CT 扫描图像上勾画小肠来精确计算放射治疗范围内的体积。

DAS 进行了一项使用有孔腹部定位装置对小肠照射体积影响的研究。患者进行 CT 扫描前 1～1.5 小时口服 500mL 水+20%泛影葡胺 10mL 用来显影小肠，扫描前 15 分钟再口服 450mL 上述混合液，同一个患者用或不用有孔腹部定位装置分别进行 2 次 CT 扫描，根据 ICRU 的定义在两个融合的 CT 图像上逐层勾画 CTV、膀胱和显影的小肠并得出相应的体积(图 18-1)。通过 t 检验计算显示，应用有孔腹部定位装置在各个剂量水平均可显著降低膀胱和小肠受照射的体积，尤其以低剂量区段更为明显。

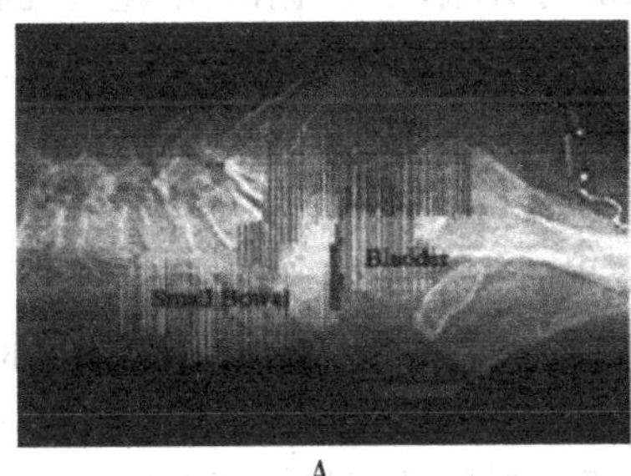

A

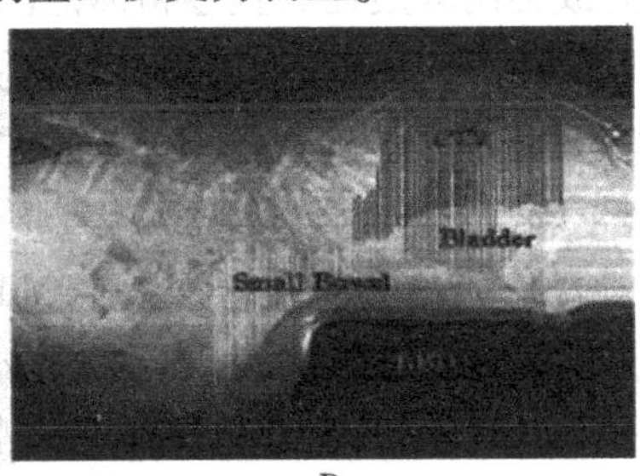

B

图 18-1　用或不用有孔腹部定位装置小肠与 CTV 的关系

A：未用有孔腹部定位装置；B：使用有孔腹部定位装置。Small Bowel，小肠；Bladder，膀胱；CTV，临床靶区。

来自韩国的一项研究亦证明使用有孔腹部定位装置对于小肠的保护，另外这个研究还表明照射时充盈膀胱对小肠的保护作用。定位前的准备、CT 扫描和靶区勾画同 DAS 研究。患者分为 4 组：Ⅰ组为排空膀胱、不使用有孔腹部定位装置；Ⅱ组为排空膀胱、使用有孔腹部定位装置；Ⅲ组为充盈膀胱、不使用有孔腹部定位装置；Ⅳ组为充盈膀胱、使用有孔腹部定位装置。实验表明，小肠受照射体积在 4 组中呈显著下降趋势（$P<0.05$）；以Ⅰ组作为基数，小肠平均受照射体积在Ⅱ组中下降 14.5%～65.4%，Ⅲ组为 48.4%～82.2%，Ⅳ组为 51.4%～96.4%，以Ⅳ下降幅度最大。该实验说明直肠癌治疗中，用有孔腹部定位装置和充盈膀胱两种方法可以有效地降低小肠受照射体积，如果两种方法同时使用，小肠受照射体积将最小。

中国医学科学院肿瘤医院李宁比较了Ⅱ+Ⅲ期直肠癌术后放疗应用有孔泡沫板对小肠剂量的影响，对 9 例Ⅱ+Ⅲ期直肠癌术后患者俯卧位采用垫和不垫有孔泡沫板两种体位下，分别进行两次 CT 模拟定位，分别勾画治疗靶区和正常器官。结果显示，使用有孔泡沫板的小肠受照平均剂量显著降低（1 749.4cGy 和 2 124.8cGy，$P=0.023$），并可显著降低膀胱受照平均剂量（3 557.0cGy 和 4 036.1cGy，$P=0.001$）。综上所述，为减少正常组织的反应，降低小肠照射剂量或受照射的体积，直肠癌放射治疗的建议如下。

· 用高能 X 线，能量≥6MV。

· 常规分割放射治疗，每日照射所有的治疗野。

· 俯卧位，运用多野照射技术。

· 仅照射真骨盆：上界位于 L_5/S_1 交界。

· 使用有孔腹部定位装置，充盈膀胱。

· 靶区剂量均匀，避免高剂量区域位于小肠。

· 尽量保证小肠最高剂量≤45Gy。

三、放射治疗具体实施步骤

1.常规放射治疗（普通三野等中心照射）

（1）定位方法：定位前经肛门注入 20～50mL 钡剂（术前放射治疗和 Dixon 手术后患者），在肛门处或会阴瘢痕处放置金属标记（Mile 手术患者）。俯卧位，垫有孔腹部定位装置；一后两侧野照射，剂量比为 2∶1∶1，侧野用 30°楔形板（或者根据治疗计划决定剂量比和楔形板的度数）。

（2）照射范围：包括瘤床（吻合口）、直肠系膜区、骶前软组织、髂内血管周围淋巴引流区和（或）坐骨直肠窝以及会阴手术瘢痕（Mile 术后）。上界 L_5/S_1 椎体之间，下界为肿瘤下缘下 3cm（术前放射治疗）或闭孔下缘（Dixon 手术）或会阴瘢痕放置金属标记处下 1～1.5cm（Mile 手术），外界真骨盆外 1cm。两侧野后界包括骶骨外侧皮质，前界在造影剂显示直肠前壁前 2～3cm（术前放射治疗和 Dixon 手术后），或根据术后盆腔 CT 片，包括膀胱后 1/3 处（Mile 手术）。

（3）摄定位片，根据上述治疗范围勾画治疗靶区，制作射野挡块。

（4）第一次治疗时以及定期（每周一次）摄校位片。

(5)照射剂量术前放射治疗/术后放射治疗:DT50Gy/(25次·5周);局部晚期直肠癌或复发直肠癌:真骨盆照射DT50Gy/(25次·5周)后,缩野至肿瘤处补量DT 16~20Gy。

2.三维适形放射治疗/三维调强适形放射治疗　直肠癌三维适形或调强适形照射的疗效价值尚不明确,但剂量学分析显示三维适形或调强适形照射在剂量分布和危及器官保护的优势。中国医学科学院肿瘤医院博士毕业生钱立庭的分析同一个定位图像上分别设计3种治疗计划:3野照射的剂量分布(常规计划)、三维适形计划和IMRT治疗计划。结果表明,在常规定位片上设计的治疗计划明显不能很好地涵盖需照射的靶区,靶区剂量分布不均匀。三维计划和IMRT计划可以准确包括需要照射的范围,治疗准确,但是3野三维计划靶区剂量分布也不均匀,只有IMRT计划的靶区适形度最好。中国医学科学院肿瘤医院邓磊进一步对于10例直肠癌患者的三维计划、IMRT计划和简化调强(sIMRT)计划比较显示靶区适形指数IMRT>sIMRT>3DCRT,靶区剂量不均匀指数3DCRT>sIMRT>IMRT。对危及器官保护方面,以5野三维计划、IMRT计划和简化调强(sIMRT)为例,膀胱V_{50}分别为40.66%、24.38%和32.57%,小肠V_{50}分别为11.25%、5.14%和5.54%,sIMRT和IMRT优于3DCRT计划。

因此,建议将CT模拟定位用于直肠癌放射治疗计划的设计,用来进行个体化治疗,精确定位治疗范围,尽量减少正常器官的照射,评价治疗靶区的适形度,均匀照射剂量,并在患者复发时可以进行复发部位与照射范围的复位,规范今后的靶区勾画。

直肠癌三维适形靶区的勾画如前所述,需要定义CTV和PTV,如果是术前放疗,还需定义GTV。直肠癌三维适形放疗具体实施步骤如下。

(1)CT模拟定位:定位前1~1.5小时至定位时,排空膀胱后间隔半小时左右分次口服泛影葡胺20mL+1 000~1 500mL水,每次400~600mL;或者定位前1小时排空膀胱后,一次口服20%泛影葡胺10mL+500~800mL水,目的是显影小肠;并嘱患者服造影剂后至CT扫描前憋尿,目的是充分充盈膀胱,避免小肠落入盆腔。定位时垫有孔腹部定位装置,俯卧位,在体表大致确定摆位中心,以层厚.0.5cm进行扫描,采集50~80张CT图像。要求进行CT增强扫描,但如果患者对造影剂过敏或高龄、有合并症时,也可以进行平扫。

(2)靶区的定义及勾画(见前文)。

(3)正常组织和器官的勾画:包括双侧股骨头、膀胱、照射范围内的小肠和睾丸(男性)。

(4)靶区剂量以及正常组织限量

1)术前放射治疗/术后放射治疗95%PTV接受的最小剂量为DT45~50Gy/(25次·5周)。晚期/复发直肠癌:真骨盆95%PTV接受的最小剂量为DT45~50Gy/(25次·5周),肿瘤区补量至DT 66~70Gy。

2)正常组织限量50%膀胱照射剂量小于50Gy,照射50Gy的股骨头体积小于5%,50%小肠照射剂量小于15~20Gy。由于小肠是直肠癌照射剂量的限制因素,如果小肠在盆腔内的体积过大,可以全骨盆照射DT 45Gy后,缩野至瘤床(主要将上界缩到S_3水平)补量至DT 50Gy,以保证小肠受照射的最高剂量小于DT 50Gy。

第六节 结直肠癌的生物治疗、靶向治疗和免疫治疗

随着肿瘤根治理念的革新、手术技术的成熟、化疗药物的不断升级以及多学科参与，提出了以手术为主、放化疗等多种治疗手段相结合的综合治疗模式，因此，结直肠癌患者的治疗较过去得到了很大的提高。但是，五年生存率在当前很长一段时间里仍徘徊不前。如何打破消化道恶性肿瘤治疗止步不前的局面，降低术后复发率，提高五年生存率、延长晚期和复发转移患者的存活时间，提高患者的生活质量是所有致力于结直肠癌治疗的同行所共同面临的难题。目前，肿瘤生物治疗在消化道肿瘤领域正发挥着越来越重要的地位。

生物治疗指用通过生物工程的方法，增强机体的防御功能，以抑制或杀伤肿瘤细胞，使机体的内环境得以稳定、平衡的一种疗法。随着现代分子生物学、肿瘤学、肿瘤免疫学的快速发展，肿瘤基因、单克隆抗体及分子靶向药物的深入研究，肿瘤生物治疗已经成为除手术、放疗、化疗之外的一种新的肿瘤治疗模式，而且这种治疗模式最具很大的发展空间和应用前景。目前，肿瘤生物治疗手段主要包括生物免疫治疗、分子靶向治疗和基因治疗、肿瘤疫苗四方面内容。

一、生物免疫治疗

在免疫治疗中，过继性免疫治疗是最为常用的一种。通过采集患者外周血单个核细胞(peripheral blood mononuclear cell，PBMC)，以生物技术在体外培养和诱导后回输患者体内，提高肿瘤微环境的抗肿瘤能力。常用的效应细胞包括肿瘤浸润性淋巴细胞(TIL)、细胞因子诱导的杀伤细胞(CIK)、细胞毒性T细胞(CTL)、淋巴因子激活的杀伤细胞(LAK)及自然杀伤(NK)细胞等。

目前最为多见的过继性免疫治疗为DC-CIK细胞免疫治疗，其将自体细胞因子诱导的杀伤细胞与同源性功能性的树突状细胞(dendritic cell，DC)混合培养，从而获得更具肿瘤杀伤性的DC-CIK。CIK细胞为患者的PBMC细胞在细胞因子IL-2、IL-1α及CD3单抗诱导下的杀伤细胞，重新输注患者体内可具有识别并裂解肿瘤细胞的细胞毒作用，活化后可分泌如IL-2及IL-6等肿瘤抑制性的细胞因子，并可激活全身性的抗肿瘤免疫功能。DC因其能激活初始性的T细胞和功能最强的抗原提呈细胞而被运用于细胞免疫。将DC与同源性的CIK细胞共培养后，可显著提高CIK细胞的杀伤活性。

1.DC-CIK细胞 Yang等提出胃肠道恶性肿瘤的患者免疫功能呈抑制状态，导致Th1/Th2的平衡失调。Th1、Th2作为$CD4^+$细胞两个亚群分泌不同的细胞因子，其中Th1主要分泌IL-2、IFN-γ、TNF-α、β，介导细胞毒相关的免疫反应，而Th2可分泌IL-4、IL-5、IL-10，起抑制性功能，当Th1/Th2的平衡发生失调会严重影响机体的抗肿瘤能力。生物免疫治疗通过增强机体肿瘤免疫监视、免疫识别和免疫杀伤的能力达到杀伤肿瘤的目的，在临床上得到了一定应用。应敏刚等对Ⅰ~Ⅲ期结肠癌术后患者进行了相关研究，DC-CIK联合组中位生存期分别为63个月(95%CI 55~72)，而对照组为52个月(95%CI

42~62),Kaplan-Meier 生存曲线表明联合组生存期明显长于对照组。李莎等对 DC-CIK 联合化疗组及单纯化疗的Ⅱ~Ⅲ期结肠癌患者外周血进行流式分析,显示 $CD4^+/CD8^+$ 的比值增高,$CD4^+CD25^+$ 细胞的比值降低,解除肿瘤免疫的抑制状态。到目前为止,尚无报道显示因运用 DC-CIK 治疗后出现严重的过敏反应及细胞因子风暴等毒副作用,仅有轻微的胃肠道反应及发热等症状。因此 DC-CIK 因其极高的安全性、成熟的培养分离技术及对肿瘤的高杀伤活性,有良好的临床应用价值。

2.TIL 细胞 TIL 细胞技术也是疗效较为确切的过继细胞免疫治疗技术。肿瘤浸润性淋巴细胞的种类、位置及数量与胃癌预后密切相关,提示 TIL 细胞可用于肿瘤的细胞免疫治疗。陈平等对 18 例晚期结直肠癌患者运用 TIL 细胞免疫治疗后,患者生存质量提高,生存期延长,部分患者瘤体缩小。因此,TIL 细胞技术在肿瘤生物免疫治疗方面也具有独特的作用。

3.LAK 细胞 分离结直肠癌患者外周血的淋巴细胞,加入 IL-2 在体外孵育,待产生大量 LAK 细胞后,与 IL-2 一起回输给患者,也是结直肠癌全身生物治疗的常用方法。LAK 细胞具有抗肿瘤活性广、能溶解新鲜实体瘤细胞、不需肿瘤细胞预刺激即可直接杀伤靶细胞的特点。IL-2 可维持 LAK 在体内增殖并发挥活性。Ishihara 的研究发现:单独的 LAK 细胞对结肠癌细胞株-205 的抗瘤活性只有 15%,加入 5-FU 处理后,其抗瘤活性提高到 25%,但对于经 MMC 处理过的结肠癌细胞株-205 的抗瘤活性则没有变化。在 MMC 处理的结肠癌细胞株-205 加入 LAK 的培养上清,其 IFN-α 和 TNF-α 的浓度会升高,MMC 的抗瘤活性也增加,它提示 MMC 与 IFN 在结肠癌治疗中有协同作用。德国学者 Grunberg 在他的实验中证明:LAK 细胞对经过多西紫杉醇处理过的结肠癌 HT-29 细胞株显出更好的黏附作用和杀伤效应,这种效应可以被 LFA-3、CD44v6、CD15、VLA-4 和 CD13 的单克隆抗体减弱,而抗 CEA 单克隆抗体可增强这种黏附作用。这些资料表明:部分化疗药物可提高 IL-2/LAK 细胞疗法的抗瘤活性,生物化疗的模式将会给结直肠癌患者带来更多的利益。

二、分子靶向治疗

分子靶向治疗通过特异性调控肿瘤细胞过度表达的标志性分子,阻断信号转导通路,达到抑制肿瘤生长、侵袭和转移的作用,相较于放化疗等传统治疗手段具有分子特异性和高选择性的特点。治疗机制主要有两个,一是以肿瘤细胞的某些标志性分子为靶点,选择相应的阻断剂,特异性阻断这些标志性分子调控的信号转导通路;二是通过抑制肿瘤血管生成的关键环节,阻断肿瘤组织的血供。

1.表皮生长因子受体靶向治疗 现已知,表皮生长因子受体(epidermal growth factor receptor,EGFR)是一种多功能糖蛋白的跨膜受体,与特异性配体如表皮生长因子、转化生长因子相结合后可激活 MAPK、PI3K 等多条信号转导通路,促进肿瘤新生血管的生长,在肿瘤的侵袭转移过程中发挥重要作用。在选择肿瘤细胞标志性分子中,表皮生长因子受体是最常选择的作用靶点。大量文献报道,EGFR 在多种肿瘤中呈现高表达,如结直肠癌、胰腺癌、头颈部癌、肾癌等。因此,通过靶向性抑制表皮生长因子理论上可以起到控制瘤体生长,促进癌细胞凋亡的作用。

(1)抗 EGFR 单克隆抗体:代表药物如西妥昔单抗、帕尼单抗。

1)西妥昔单抗:是抗 EGFR 单抗的经典靶向药物,其对 EGFR 有高度的亲和力,能特异性阻止 EGFR 与其配体结合,抑制肿瘤的恶性增殖,促进其凋亡。该药物现被批准仅用于肿瘤细胞无 K-ras 基因突变的患者,而该型患者占所有结直肠癌的 60%。之前的研究显示 K-ras 突变削弱抗 EGFR 治疗的活性。

CRYSTAL 研究是西妥昔单抗联合 FOLFIRI 对比 FOLFIRI 一线治疗晚期肠癌的Ⅲ期临床研究,共 1 217 例患者入组,在意向治疗人群(ITT)中,FOLFIRI 联合西妥昔单抗方案可以提高患者的 ORR 和 PFS。2008 年 ASCO 会议上,对 CRYSTAL 研究中的 540 例标本回顾性地进行了 K-ras 基因的检测,突变型占 1/3(35.6%)。在 K-ras 野生型患者中,西妥昔单抗联合 FOLFIRI 治疗组 ORR 显著优于单纯 FOLFIRI 治疗组(59% vs. 43%,P=0.0025),PFS 从 8.7 个月提高到 9.9 个月(HR=0.68,P=0.0167),OS 延长近 4 个月(24.9 个月 vs. 21 个月,HR=0.84,P=0.22)。而在 K-ras 突变型患者中,两组 ORR(36% vs. 40%,P=0.46)和 PFS(7.6 个月 vs. 8.1 个月,P=0.75)无显著差异,甚至西妥昔单抗组显示下降趋势。

OPUS 研究是西妥昔单抗联合 FOLFOX 对比 FOLFOX 一线治疗晚期肠癌患者的Ⅱ期临床研究,共 337 例患者入组。2008 年 ASCO 会议上,对该研究中的部分标本进行回顾性的 K-ras 基因检测,结论与 CRYSTAL 研究一致,认为只有 K-ras 野生型的患者才能从西妥昔单抗治疗中获益。2009 年 ECCO/ESMO 会议上也进一步更新了这一数据,纳入了更多的标本进行检测,并发表在 2009 年 JCO 杂志,结果显示,42%的患者检测到 K-ras 突变,对于 K-ras 野生型患者,化疗加用西妥昔单抗进一步提高有效率(61% vs. 37%,P=0.011),降低了疾病进展风险 43%(P=0.0163),差异均有显著性,对于 K-ras 突变的患者,西妥昔单抗组的有效率和 PFS 要劣于对照组,提示 K-ras 基因突变的转移性结直肠癌患者不适合接受西妥昔单抗治疗。尽管 OPUS 研究提示,对于 K-ras 野生型的患者有 RR 和 PFS 的获益,但 OS 的延长并无统计学意义。另有多项临床试验结果显示,西妥昔单抗作为一线治疗与 FOLX、FOLFOX 或 CapeOx 联用,并不能显著延长转移性结直肠癌患者的生存期,反而增加Ⅲ度不良反应的发生率。因此在西妥昔单抗的临床应用中,K-ras野生型的转移性结直肠癌患者,建议与 FOLFIRI 方案联合使用。

2013 年 ASCO 会议上报道了 New EPOC 研究的结果,这是一项比较化疗与化疗联合西妥昔单抗治疗 K-ras 野生型初始可切/边界可切结直肠癌肝转移患者的随机临床研究。在 2012 年 11 月入组了 272 例患者后研究数据监测和伦理委员会以及研究管理委员会推荐关闭研究,至 2012 年 11 月分别有 134 例患者随机到化疗组和 137 例患者随机到西妥昔单抗联合化疗组,治疗的模式为化疗或化疗联合西妥昔单抗 12 周,然后肝脏手术,术后再行化疗或化疗联合西妥昔单抗 12 周。化疗方案包括 FOLFOX4 或 XELOX 或 FOLFIRI,2010 年 7 月 COIN 研究数据公布后禁止了 XELOX 方案的使用。结果显示西妥昔单抗联合化疗组和单纯化疗组的 PFS 分别为 14.1 个月和 20.5 个月(P=0.03)。西妥昔单抗联合化疗组的中位 OS 为 39.1 个月,单纯化疗组的中位 OS 未达到。作者考虑联合西妥昔单抗后 PFS 和 OS 更短可能是多因素作用的结果,包括西妥昔单抗与 FOLFOX 的交互作用,化疗方案太多,选择的是可切除或边界可切除的肝转移患者(这部分患者预后本身较好)等因素。基于此结果,作者提出除了临床研究外,不应选择西妥昔单抗联合化疗用于可手术或边界可手术的肝转移结直肠癌患者中,在该人群中,单纯 K-ras 野生型已经不足以预测增加西妥昔单抗的获益,需要开展更多转化性研究以评估导致这一超出预期结果的交互作用的本质,并且评估是否存在西妥昔单抗可能获益的情况。

目前新版 NCCN 指南推荐西妥昔单抗联合以伊立替康为主的化疗方案的联合治疗,并强烈推荐对于初治Ⅳ期或手术后复发转移的结直肠癌患者,进行原发肿瘤或转移病灶的 K-ras 基因检测,以便为后续治疗方案的选择做计划,为规范化治疗理念下开展个体化治疗提供重要依据。

2)帕尼单抗:可以特异性地与正常和肿瘤细胞的 EGFR 结合,是一种 EGFR 配体的竞争性抑制剂。美国食品和药物管理局(FDA)已批准帕尼单抗(维克替比)与 FOLFOX(氟尿嘧啶+亚叶酸钙+奥沙利铂)化疗方案联合一线治疗 K-ras 野生型(密码子 12 或 13 中的外显子 2)mCRC。帕尼单抗单药治疗经氟尿嘧啶-奥沙利铂-伊立替康联合化疗后疾病进展的 mCRC 也已经被批准。

PRIME 研究是一项来自帕尼单抗治疗晚期结直肠癌的Ⅲ期临床研究,最初目的是评估 mCRC 患者在 ras 基因(K-ras 或 N-ras)或 BRAF 基因突变状态下,使用帕尼单抗+FOLFOX4 对比 FOLFOX4 单独治疗后的疗效。PRIME 研究表明,与单用 FOLFOX 方案相比,帕尼单抗联合 FOLFOX 方案可以明显改善 K-ras 第 2 外显子野生型 mCRC 患者的无进展生存期(9.6 个月 vs. 8.0 个月,$P=0.02$),使总生存期明显延长 4.4 个月(23.8 个月 vs. 19.4 个月)。

ASPECCT 研究是一项多中心Ⅲ期临床研究,纳入了 999 例未接受过 EGFR 抗体治疗的 K-ras 野生型转移性结直肠癌患者,头对头地比较了西妥昔单抗和帕尼单抗的疗效。研究结果显示,在一个中位数为 9 个月的随访研究中,帕尼单抗的效果不劣于西妥昔单抗。帕尼单抗组的总生存期的中位数为 10.4 个月,而西妥昔单抗的为 10.0 个月(风险比 HR=0.97;$P=0.0007$)。Z 评分为-3.19(非劣性标准为 Z<-1.96)。两者无症状生存期的中位数也是相似的,帕尼单抗为 4.1 个月,而西妥昔单抗为 4.4 个月,有效率分别为 22.0%和 19.8%。帕尼单抗组与西妥昔单抗组的严重不良反应的发生率分别为 30.4%和33.6%,分别有 13.9%和 12.1%的患者因不良反应而停药。其中 3 级或 4 级的不良反应皮肤毒性(其发生率分别为 12.5%和 9.5%)和低镁血症(其发生率分别为 7.2%和 2.6%)在帕尼单抗组更常见,而输液反应(其发生率分别为 0.2%和 1.8%)在西妥昔单抗组更常见。两者腹泻的发生率没有明显差别。

尽管 K-ras 基因突变预示着对抗 EGFR 单抗治疗无效,但很多 K-ras 基因野生型的患者也对抗 EGFR 单抗治疗无效。因此,许多研究探索了位于 K-ras 基因下游的很多因素,期望能寻找到更多的分子标志物来预测西妥昔单抗和帕尼单抗的疗效。现有的资料提示患者存在 BRAF V600E 突变时,在非一线治疗中使用抗 EGFR 单抗治疗是无效的,但是如果在一线治疗中将 EGFR 单抗加入到 FOLFOX 或 FOLFIRI 方案中,可能仍然可以给突变患者带来一些生存获益。目前,美国NCCN指南推荐在患者被诊断为K-ras野生型的Ⅳ期肿瘤时,应对肿瘤组织(原发灶或者转移病灶)进行BRAF基因检测。EGFR的表达及其表达强弱、EGFR突变、EGFR配体包括表皮调节素和双调蛋白等的表达、PIK3CA突变、PTEN蛋白表达与抗EGFR单抗的疗效的关系也得到关注,但迄今未推荐应用于临床,仍需更大样本的研究证实。

(2)表皮生长因子受体酪氨酸激酶抑制剂(EGFR-TKI):EGFR的小分子酪氨酸激酶抑制剂(TKIs)也是目前研究的热点之一,包括可逆性的抑制剂如吉非替尼、厄洛替尼和不可逆性抑制剂如EKB-569等药物。

1)吉非替尼:吉非替尼是小分子苯胺喹唑啉化合物,选择性地抑制EGFR酪氨酸激酶,一项Ⅱ期临床试验中,27例晚期或转移性结直肠癌患者单用吉非替尼每天750mg的结果显示,24例有客观反应,8例SD(中位时间2.2个月),其中5例肿瘤有缩小。Fisher等报告了一项吉非替尼联合FOLFOX4治疗转移性结直肠癌的Ⅱ期临床研究,56例患者根据前期是否经过治疗分为两组,在未经治疗组中,PR达78%,在经过前期治疗组中,PR达36%。主要不良反应是粒细胞减少、腹泻、恶心和呕吐。

2)厄洛替尼:属于喹唑啉家族复合物,可逆的ATP竞争性抑制剂,对EGFR过表达的肿瘤细胞EGFR自身磷酸化有明显的抑制作用。Townsley等在一项Ⅱ期临床试验中,单用厄洛替尼150mg/d口服治疗38例转移性结直肠癌,39%的患者达到SD,并且SD的患者疾病中位进展时间达到116天,另外,厄洛替尼联合卡培他滨,奥沙利铂治疗先前化疗失败的晚期结直肠癌,PR达20%,SD达到64%。

3)EKB-569:为4-胺喹啉衍生物,不可逆抑制EGFR酪氨酸激酶活性,选择性作用于EGFR和HER-2在体外有较好的活性。现已发现EKB-569对EGFR或HER-2过表达细胞的生长有明显的抑制作用,其抑制作用与G_0、G_1期不可逆停滞有关。Fplprecht等报告了EKB-569联合FOLFIRI方案一线治疗晚期肠癌的Ⅰ期临床试验的初步结果,有效率达到38%,疾病控制率达到83%。

小分子TKIs用于晚期肠癌的治疗应用研究尚未能获得实质性进展,仍有待于进一步研究以获得可靠的循证医学证据。

2.肿瘤血管生成靶向治疗　作为另一作用机制的抗血管生成,其作用靶点的主要代表是血管内皮生长因子(vascular endothelial growth factor,VEGF)。VECF在进展期胃癌中高表达,研究显示其与胃癌的浸润转移和预后密切相关。针对VEGF靶点治疗的主要药物有IMC-1C11、SU5416、ZD6474等,而研究最多的是人源化抗VEGF的mAb,即贝伐珠单抗。

贝伐珠单抗是第一个被FDA批准用于肿瘤治疗的VEGF单抗,通过阻断VEGF与内皮细胞表面受体的结合发挥抗新生血管生成的作用。与西妥昔单抗不同,K-ras突变状态没有影响肿瘤对贝伐珠单抗的应答,因此在选用贝伐珠单抗时不需要对患者进行K-ras基因检测。

(1)贝伐珠单抗的临床应用:AVF2107g研究是贝伐珠单抗用于晚期结直肠癌治疗的关键性试验,也是第一个验证抗血管生成药物在肿瘤治疗中价值的Ⅲ期临床试验,比较了单纯化疗(氟尿嘧啶/亚叶酸钙静脉推注联合伊立替康,IFL 方案)与化疗(IFL 方案)联合贝伐珠单抗一线治疗晚期肠癌的疗效和安全性,结果表明化疗联合贝伐珠单抗能够明显降低患者的疾病进展和死亡风险,显著延长患者生存期(20.3 个月 vs. 15.6 个月,$P=0.00003$),并提高有效率,联合治疗组的有效率为 44. 8%,而单纯化疗组为 34.8%($P=0.004$)。基于这项研究结果,2004 年美国 FDA 批准贝伐珠单抗用于 mCRC 的一线治疗。BICC-C 研究表明,FOLFIRI 方案联合贝伐珠单抗比 IFL 方案联合贝伐珠单抗更能明显延长 mCRC 患者的生存期($P=0.007$),两组的 1 年生存率分别为 87%和 61%,且 IFL 方案的不良反应发生率较 FOLFIRI 方案高,目前 NCCN 指南中已不再推荐 IFL 方案联合贝伐珠单抗治疗 mCRC。

N016966 临床研究结果论证了奥沙利铂为基础的联合化疗方案联合贝伐珠单抗可显著改善 PFS,然而,该方案中贝伐珠单抗带来的疗效和生存差异不如之前的 IFL 方案明显。进一步分析显示,一线治疗结束后贝伐珠单抗持续治疗直至疾病进展这一组患者的生存获益更多,这提示着贝伐珠单抗持续治疗至肿瘤进展的重要性。

卒中、高血压等心血管疾病是贝伐珠单抗治疗后最常见的不良反应,主要见于老年患者,发生率为 15%~25%,可能于该抗体间接抑制 NO 释放有关。胃肠道穿孔出血是贝伐珠单抗治疗后少见但严重的不良反应。既往存在腹腔手术病史的患者是出现胃肠道穿孔的高危人群,应引起高度重视。同时由于抗 VEGF 抗体对内皮细胞防止血液凝聚作用的影响,血栓形成是贝伐珠单抗治疗中更危险的不良反应,65 岁以上既往出现过动脉血栓事件患者的风险性达 17.9%;但最近的研究结果显示,加用贝伐珠单抗较单纯化疗并没有增加静脉血栓事件的发生率。另一个比较常见的不良反应是伤口愈合障碍,主要见于术后的患者,但在术前间隔 5~6 周使用贝伐珠单抗,可以减少伤口愈合障碍的发生,因此,美国 2012 年 NCCN 指南推荐,最后一次使用贝伐珠单抗应与手术间隔至少 6 周,即贝伐珠单抗在体内代谢半衰期的两倍。

(2)EGFR 抑制剂和 VEGF 抑制剂的比较:2013 年美国临床肿瘤学会(ASCO)年会公布的一项德国Ⅲ期临床试验首次头对头比较了贝伐珠单抗或西妥昔单抗联合 FOLFIRI 方案(5-氟尿嘧啶+亚叶酸钙+伊立替康)一线治疗 K-ras 野生型 mCRC 患者的疗效。FIRE-3 研究结果表明,在 ras 野生型(指 N-ras 和 K-ras 外显子 2、3、4 无突变)mCRC 患者(n=342)中,与贝伐珠单抗+FOLFIRI 相比,西妥昔单抗+FOLFIRI 一线治疗可使患者中位总生存(OS)期显著延长 7.5 个月(33.1 个月 vs. 25.6 个月,HR=0.70,95%CI 0.53~0.92,$P=0.011$);而在 ras 突变型(指 Nras 和 K-ras 外显子 2、3、4 中至少一个基因突变)患者(n=178)中,接受西妥昔单抗和贝伐珠单抗一线治疗相比中位 OS 无获益(20.3 个月 vs. 20.6 个月,HR=1.09,95%CI 0.78~1.52,$P=0.60$)。

随后,2014 年 ASCO 年会上公布了另一项更大规模、前瞻性、以 OS 为主要研究终点的旨在头对头比较西妥昔单抗或贝伐珠单抗联合 FOLFIRI 或 FOLFOX 方案一线治疗 K-ras 野生型 mCRC 患者疗效的Ⅲ期研究-CALGB8040 的中期分析结果。研究共纳入 1 137 例K-ras12/13 密码子野生型 mCRC 初治患者,其中 578 例进入化疗+西妥昔单抗组,559 例进入化疗+贝伐珠单抗组。研究中,患者选用哪种化疗方案由临床医生决定,结果73%的患者接受FOLFOX方案,27%的患者接受FOLFIRI方案,但在西妥昔单抗和贝伐珠单抗两组间是均衡的。其主要研究终点是OS,次要终点包括客观缓解率(ORR)、无进展生存(PFS)及化疗与靶向药物之间的交互作用等。研究数据显示贝伐珠单抗组和西妥昔单抗组疗效相同:OS分别为29.0个月和29.9个月,HR=0.925(0.78~1.09),P=0.34;PFS分别为10.8个月和10.4个月,HR=1.04,P=0.55。因此,从主要生存终点来看,80405试验并未达到,两组的OS均为29个月左右,统计学上不能拒绝HO假说,没有足够证据表明其中一种治疗模式优于另一种,也即可认为化疗+西妥昔单抗的疗效等于化疗+贝伐珠单抗。但该研究的亚组生存数据却出人意料。FOLFOX为化疗配伍时,贝伐珠单抗组的OS为26.9个月,西妥昔单抗组为30.1个月,西妥昔单抗组延长了3.2个月,HR=0.9,P=0.09;FOLFIRI为化疗配伍时,贝伐珠单抗组的OS为33.4个月,西妥昔单抗组为28.9个月,贝伐珠单抗组延长了4.5个月,HR=1.2,P=0.28;目前的结果仅是针对K-ras12/13密码子野生型的患者,针对ras的分析正在进行中,预计2014年欧洲肿瘤内科学会(ESMO)年会揭晓;而该研究的其他很多结果,包括ORR、转移瘤手术切除、后续治疗细节等情况均未公布,值得拭目以待。

同样是头对头比较表皮生长因子受体(EGFR)抑制剂和血管内皮生长因子(VEGF)抑制剂的随机对照研究,PEAK研究结果与FIRE-3研究结果非常相似:在一线治疗K-ras野生型mCRC患者时,与贝伐珠单抗+mFOLFOX6相比,帕尼单抗+mFOLFOX6治疗虽然ORR(58%,FOLFOX 54%)和PFS(10.9个月 vs. 10.1个月)无显著获益,但中位OS(34.2个月 vs. 24.3个月,HR=0.62;P=0.009)显著延长。

PACCE试验发现在以奥沙利铂或伊立替康为基础化疗+贝伐珠单抗的治疗组合中加入帕尼单抗,不论K-ras野生型还是突变型,均明显缩短PFS,显著增加治疗毒性。CAI-R02试验也得到了类似的结果,该试验是在含有卡培他滨、奥沙利铂和贝伐珠单抗的治疗组合中加入西妥昔单抗。这两项随机Ⅲ期临床试验的结果均表明一种以上的生物靶向制剂联合应用并没提高疗效,反而增加了治疗抗性,由此,专家组强烈反对同时应用贝伐珠单抗和西妥昔单抗或帕尼单抗。

(3)生物靶向药物的联合使用是否有更大的获益:对于靶向治疗的联合使用,目前尚无阳性临床试验结果支持。两个Ⅲ期随机临床试验的结果显示,联合使用并不能给患者带来生存的获益,反而会加重毒副作用。在PACC试验中,无论是K-ras野生还是突变型的患者,同时使用帕尼单抗和贝伐珠单抗与含奥沙利铂或伊立替康的化疗方案,显著缩短PFS并导致更严重的毒副作用。

可溶性血管内皮生长因子受体融合蛋白——阿柏西普是一种新型血管生成抑制剂,它可与VEGF-A、VEGF-B和胎盘生长因子结合。2012年8月,美国FDA批准VEGFR融合蛋白阿柏西普联合FOLFIRI作为二线治疗转移性结直肠癌。

VELOUR研究评价了阿柏西普联合FOLFIRI二线治疗晚期肠癌的疗效。一线奥沙利铂治疗失败的晚期肠癌患者1200例随机分为FOLFIRI+阿柏西普组和FOLFIRI+安慰剂组,结果显示试验组较对照组有明显的生存优势,PFS分别为6.9个月和4.67个月(P=0.00007),OS分别为13.5个月和12.06个月(P=0.0032)。亚组分析显示,直肠癌肝转移患者更能从治疗中得到 OS 和 PFS 的获益，既往是否接受过贝伐珠单抗治疗对后续联合阿柏西普治疗的 OS 和 PFS 无显著影响。阿柏西普治疗的副作用如高血压、出血、静脉血栓栓塞和动脉血栓栓塞发生率与贝伐珠单抗治疗的患者相似。该研究提示阿柏西普作为针对 VEGFR 的新靶向药物，与化疗联合应用可改善晚期肠癌患者的预后，中位生存期可延长 1 个月余，但不良反应增加。

3.多靶点酪氨酸激酶抑制　瑞戈非尼是一种口服多靶点的酪氨酸激酶抑制剂。CORRECT 试验纳入 760 例经现有标准治疗失败的晚期肠癌患者，随机分配到瑞戈非尼加最佳支持治疗组和安慰剂加最佳支持治疗组，结果显示瑞戈非尼组患者的中位 OS 为 6.4 个月，而安慰剂组的 mOS 仅为 5 个月，两组的中位 PFS 分别为 2 个月和 1.7 个月，提示对于现有标准治疗失败的转移性结直肠癌患者，瑞戈非尼治疗可延长总生存期和无进展生存期。与瑞戈非尼治疗相关的最常见不良反应包括虚弱或疲劳、食欲减退、肢端红肿症、腹泻、黏膜炎、体重减轻、感染、高血压和发声困难。基于此项研究，2012 年 9 月，美国 FDA 批准瑞戈非尼用于之前已接受 5-FU、奥沙利铂和伊立替康为基础的化疗、抗 VEGF 和抗 EGFR 治疗失败的晚期肠癌患者。

4.细胞凋亡诱导剂　细胞凋亡是指为维持内环境稳定，由基因控制的细胞自主、有序的死亡。细胞凋亡与细胞坏死不同，细胞凋亡不是一被动的过程，而是主动过程，它涉及一系列基因的激活、表达以及调控等作用，并不是病理条件下自体损伤的一种现象，而是为更好地适应生存环境而主动采取的一种死亡过程。在许多因素的作用下，p53、c-myc、p21 等细胞凋亡基因会发生改变，同时引起一系列的相关变化，如 pH 值下调、胞内离子浓度改变等，最终导致细胞发生凋亡。临床前相关研究表明，细胞凋亡与肿瘤的发生、转移、治疗及预后均有着密切的关系。

(1)p53 基因：在过去的十多年里，人们对于 p53 基因的认识，经历了从癌蛋白抗原、癌基因到抑癌基因 3 个阶段。现在，研究人员已认识到该基因与人类肿瘤的发生高度相关。但是，真正引起肿瘤形成的 P53 蛋白是突变型 p53 基因的产物，这种蛋白可以抑制正常 p53 基因的功能。所以，该蛋白的实质是一种肿瘤促进因子，而野生型 p53 基因并不是癌基因，不会导致肿瘤产生，相反，它是一种抑癌基因，它的失活在肿瘤形成方面起着重要的作用。

在结直肠癌治疗方面，对 p53 基因的研究在临床诊断和治疗方面均具有重要的意义。Asai 等应用具有一定遗传毒性的黄曲霉素 B1，通过旁路途径激活 p53 基因，在一定程度上引发了 DNA 的缺损，达到了杀伤肿瘤细胞的作用，而且在一定的阶段还具有诊断意义。He 等采用天然药物姜黄的相关组分对结直肠癌患者进行治疗，结果表明：这类药物可以降低血清中 TNF-α 的分泌水平，并且通过诱导肿瘤组织中的 p53 基因的表达，调控细胞凋亡的途径，诱导结直肠癌细胞凋亡，而且对患者的生活质量影响较小。所以，将生物疗法与靶向治疗相结合的治疗模式，将为结直肠癌的靶向治疗提供一个新的研究方向。

(2)Bcl-2 蛋白家族：Bcl-2 蛋白家族主要通过线粒体途径诱导细胞凋亡，目前研究表明，该家族所包含的同源蛋白至少有 15 种，细胞色素 c 等凋亡诱导因子的释放均受其调控。Bcl-2 蛋白家族根据功能的不同，可分为抗凋亡和促凋亡两个亚族，线粒体在这两个亚族共同控制下,可保持一定的动态平衡。因此,当这一蛋白家族中的促进凋亡的蛋白形成优势时,线粒体透性会明显增加,细胞色素 c 等凋亡诱导分子被释放出来,从而启动整个细胞的凋亡程序。所以,采用合适的手段调控促凋亡蛋白的表达成为结直肠癌治疗研究的新途径。

Zhu 等通过对 86 例结直肠癌患者和 100 例健康志愿者的 bcl-2 基因(抗凋亡蛋白基因)的比较分析发现,在肿瘤组织中,bcl-2 基因的启动子均处于低度甲基化状态,正常细胞中的 bcl-2 基因启动子的甲基环状态远高于肿瘤组织,而这一状态受不同类型的叶酸还原酶基因调控。Qian 等应用 microRNA 调控手段研究发现,microRNA-200c 在细胞中过表达时,可以作用于 bcl-2 基因,并且增强了肿瘤细胞对某些化疗药物的敏感性,这种调控手段在临床研究中具有重大的应用价值。

(3)凋亡抑制蛋白家族(inhibiting apoptosis protein,IAP):凋亡抑制蛋白家族是近年来新发现的一类调节细胞凋亡的蛋白质,该蛋白家族广泛存在于多种细胞内,包括XIAP、NAIP、c-IAPI、c-IAP2、BRUGUE、livin 和存活蛋白。研究表明,IAP 介导的蛋白泛素化在调节细胞凋亡过程中起到了关键的作用,并控制了自身及其他蛋白的稳定性。

许多肿瘤的发生与 IAPs 均有着密切的关系,多种结直肠癌细胞系中都有 IAPs 的过量表达。Connolly 等采用基因敲除技术敲除了 HCT116 结直肠癌细胞系的 XIAP 基因,结果发现,肿瘤细胞对多种化疗药物的敏感性均升高。Takeuchi 等通过 c-Met 受体激活结直肠癌细胞中的肝细胞生长因子,进而对 IAP 蛋白产生一定的调节作用。在此之后,Chowdhuy 等报道,TGF-B 可以通过一定途径介导结直肠癌细胞中的 IAP 蛋白表达下调。由此可见,基因工程技术与靶向治疗相结合的治疗模式,在未来具有广泛的应用前景。

三、基因治疗

基因治疗是一种新的肿瘤治疗手段,通过将人类的正常基因或具有治疗作用的基因导入人体靶细胞而发挥肿瘤治疗作用。由于肿瘤细胞有多种相关机制可进行免疫逃避,因此通过基因治疗的方式,可以诱导肿瘤抗原的表达,并激活特异性的抗肿瘤免疫应答,可以达到治疗肿瘤的目的。肿瘤疫苗的应用正是通过激活肿瘤细胞内某个高表达基因的免疫应答以实现对肿瘤靶向杀伤的目的。选择性溶瘤病毒治疗为基因治疗中最常用的一种。在该基因治疗中,充分利用弱致病力的病毒进行基因改造,将肿瘤细胞中的抑癌基因缺陷或其他遗传缺陷特征转入病毒基因。将该进行了基因改造的病毒感染宿主肿瘤细胞,在其中复制并裂解细胞,裂解后释放的病毒可继续溶解其他肿瘤细胞从而达到杀灭肿瘤的目的。

肿瘤的基因治疗则更多地停留于实验室研究阶段。目前的研究方向主要基于以下几方面。

(1)致力于发现胃肠道肿瘤特异性、高表达的基因型,并以此基因为靶点设计肿瘤疫苗。考虑到 Scanlan 提出 CT 抗原(cancer/testis antigen)在胃癌中低表达的论述,吴晓江等通过分析 101 例胃癌患者中 11 种 CT 抗原基因的表达,得到 74.3%的患者至少表达一种 CT 抗原,可作为肿瘤疫苗的靶向抗原。

(2)siRNA(small interference RNA)沉默肿瘤产生的相关基因:凋亡抑制基因 livin 与结肠癌的发生及发展密切相关,且 livin 基因与该肿瘤的侵袭性也相关。何文静等通过靶向 livin 的双联 siRNA 沉默结肠癌细胞的 livin 后,显著降低 livin 蛋白及 mRNA 的表达,并抑制了结肠癌细胞的增殖。

(3)通过免疫治疗与基因治疗结合的方式,将免疫相关的基因导入效应细胞,以提高机体对肿瘤的免疫功能。如以嵌合抗原受体修饰 T 细胞,即将肿瘤抗原相关单克隆抗体的可变区与 T 细胞受体的亚基因结合,从而重新定向 T 细胞的免疫反应。或者将某种肿瘤杀伤相关的细胞因子基因插入细胞后,使其表达该细胞因子,提高对肿瘤细胞的杀伤活性,都不失为可行的方法。

(4)通过基因工程技术对病毒进行改造,使病毒对肿瘤细胞的感染、复制和对肿瘤细胞的裂解能力增强。彭林辉等提出了单独使用 ONYX-015 杀伤效率达不到理想的效果,通过其构建的选择性裂解端粒酶阳性肿瘤细胞的溶瘤病毒 CNHK300 对胃结肠癌细胞株有高度的选择增殖性,并将抗肿瘤活性的细胞因子基因——小鼠干扰素基因(mIFN-γ)插入到该病毒后,表现出较强的抗肿瘤特性。这也体现了免疫治疗联合基因治疗可以提高对肿瘤的杀伤活基因的表达。Liu 等提出通过构建肿瘤特异性的溶瘤腺病毒(Ad-hTERT-Ela-apoptin)可以明显抑制体外肿瘤细胞的生长,并减轻异种移植(皮下注射及全身转移)的裸鼠的肿瘤负荷,提高其生存时间。

四、肿瘤疫苗

肿瘤疫苗属于肿瘤特异性免疫治疗,是利用肿瘤或肿瘤抗原物质诱导机体的特异性细胞免疫和体液免疫反应,增强机体抗瘤能力,阻止肿瘤的生长扩散和复发。

1.肿瘤疫苗种类

(1)灭活肿瘤细胞疫苗:肿瘤细胞疫苗,就是从机体肿瘤组织中提取肿瘤细胞,将灭活丧失致瘤性但仍保持其免疫原性的肿瘤细胞打入人体,由此引发机体主动免疫反应。理论上这类疫苗可提供肿瘤抗原,包括 TSA 和 TAA,诱导机体产生抗肿瘤免疫应答,

(2)树突状细胞疫苗:树突状细胞疫苗(简称 DC 疫苗),是当今研究最活跃、成果最大的生物治疗课题。DC 可作为肿瘤免疫治疗的重要成分,DC 疫苗治疗恶性肿瘤的机制为:①树突状细胞是特殊的抗原提呈细胞,它帮助免疫系统识别肿瘤细胞;②携带肿瘤抗原的 DC 会将抗原信息提呈给 T 细胞并使之活化,诱导机体产生大量具有特异性细胞毒性功能的 T 淋巴细胞,这些细胞对肿瘤细胞具有特异性杀伤作用。树突状细胞治疗是一项非常前沿的新技术,DC 疫苗的应用为肿瘤患者的治疗带来了福音。大量研究显示,DC 疫苗安全,易于操作,对于一系列类型的肿瘤均有免疫抑制作用。DC 疫苗的安全性也非常好,至今未有严重不良反应的报道。树突状细胞疫苗治疗的成功开展,为无数肿瘤患者带来了新的希望,为治疗肿瘤开辟了一条新的途径。

(3)蛋白或多糖疫苗:此类疫苗是将肿瘤相关的蛋白或多糖、佐剂分子混合或连接后注入人体,诱导体液或细胞免疫,以此达到杀死肿瘤细胞的目的。肿瘤之所以不能被免疫系统识别,主要是由于肿瘤的免疫原性很弱。因此,应用免疫佐剂来增强肿瘤的免疫

原性是早期肿瘤疫苗的特点。蛋白或多糖疫苗是在自体或同种异体肿瘤细胞或肿瘤细胞的裂解物中加入棒状杆菌属、明矾、卡介苗、弗氏完全佐剂等佐剂构成的。其作用机制可能与注射部位的炎症反应激活抗原提呈细胞（APC），产生细胞素以及 B、T 细胞在抗原周围的集聚有关。

（4）基因疫苗：基因治疗是当前医学和生物学中的一个热门研究领域。基因疫苗又称核酸疫苗或 DNA 疫苗，常被称作“裸”DNA 疫苗。它不含肽、蛋白质或病毒载体，只是由来源于病原体的一个抗原编码基因及作为其载体的质粒 DNA 组成，基因疫苗的诞生为结肠癌患者治疗带来了革命性的变化，其明显优点有：操作简便，很容易通过增减所注射的 DNA 量来加以控制，不需将蛋白质分离、纯化等复杂的过程；DNA 疫苗注射后一两周便产生免疫反应，14 天后在肌肉里的表达达到峰值，随后逐渐下降，保持在低水平上达数月甚至 1 年。近年来，许多研究者积极研制出了肿瘤相关基因疫苗，经初步试验也相继证明了基因疫苗具有疗效好，免疫性能高的特点，使人们对基因疫苗的研发产生了浓厚的兴趣及期待。

基因疫苗属于近年来研制出的新型疫苗，尚存在众多不完善之处，在抗肿瘤治疗中仍有部分棘手的问题需要解决：第一，基因疫苗通常无法整合到染色体基因组上，而无法制止部分质粒 DNA 的染色体插入所致的插入突变的发生，只是目前仍未经动物实验发现插入突变的有力依据。第二，存在个体差异是不容忽视的客观限制条款，动物与动物种类间存在的免疫差异，此现象可与启动子差异有密切关联。即使同种动物也存在个体差异，免疫效果往往不能达到百分之百，这可能与抗原基因、给药方法、给药量有关。第三，基因疫苗体内持续表达产生抗原蛋白，可能引发免疫耐受。第四，基因疫苗的免疫应答机制尚不清楚。肿瘤相关基因疫苗，无论在国际还是国内，目前都还只是处于科学研究的试验阶段。但其前景广阔，深入研究将改变人类治疗肿瘤的历史进程。

2.新的结肠癌疫苗的研究策略

（1）鸟苷酸环化酶 C 蛋白：近日美国研究人员发现一种仅存在大肠黏膜内的蛋白质，即鸟苷酸环化酶 C 蛋白或 GCC 蛋白，在鸟苷酸环化酶免疫前后，研究人员注入小鼠结肠癌细胞，发现未接种的动物在其肺和肝内平均有 30 个新肿瘤，而接种疫苗的动物仅有三个，他们认为而这样做对干结肠癌细胞是一个重要的治疗，虽然并不是可以完全治愈。数据显示，50%以上的大肠癌患者死于转移性疾病，主要是在肝脏和肺脏，但经接种的小鼠却可以活更长时间。全球每年估计会有 120 万新结肠癌患者，其中死亡 13.0 万，如果这一疫苗能够上市，将挽救很多患者的生命。但是研究人员也承认，注射于小鼠的肿瘤细胞与人类癌症细胞的发展并不完全一致。在实验中治疗这样的老鼠要远简单于治疗一个患癌症的人。

（2）CEA：以 CEA 为靶抗原的肿瘤疫苗研究近几年有了令人瞩目的发展，在大量基础和临床研究的基础上，美国加州斯坦福大学研究人员报道，有一种新的疫苗，靶分子为在结肠癌、非小细胞肺癌和乳腺癌中常见的 CEA。在接种疫苗后，2 名结肠癌患者出现肿瘤消退，另 2 名患者病情得以稳定。其中一名出现肿瘤消退的患者保持无癌状态长达一年，另一名在 10 个月后复发。没有出现与治疗明显相关的副作用。

(3)MUC1 蛋白:MUC1 是 Mucins 黏蛋白中的一种,国内外学者以 MUC1 为靶点研制了多种疫苗,其中匹兹堡大学医学院正在进行的一项肿瘤疫苗临床试验目前取得了进展。匹兹堡大学的研究人员宣称,如果这款疫苗能够开发成功,它就能够避免那些结肠癌高危患者进行重复的结肠镜检查。这些患者的结肠内都有多种称之为高危腺瘤息肉的前癌组织,他们需要定期结肠镜检,以筛查是否有癌症复发的迹象。这种疫苗可以教会机体的免疫系统去识别不正常的 MUC1 蛋白,从而促使免疫系统对肠道内出现的肿瘤细胞进行监控。如果腺瘤恶化并开始表达不正常的 MUC1 蛋白,免疫系统就会被激活而大量合成抗体,去攻击和破坏这些前癌组织。

今后的抗肿瘤药物治疗,将逐步实现从现如今的细胞毒性药物向非细胞毒性药物转变,从非特异性肿瘤细胞杀伤向特异性肿瘤细胞杀伤转变,从标准化治疗向个体化治疗转变,从单一治疗手段向放疗、化疗、生物免疫治疗、分子靶向治疗和基因治疗多种治疗手段联合应用转变。综上所述,结直肠癌的生物治疗在目前的临床应用中尚处于起步阶段,各方面尚不完善,安全性及有效性有待考证,但不可否认的是其拥有最大的研究前景和发展空间。

第七节　结直肠癌肝转移诊断和治疗研究进展

结直肠癌是全世界最常见的恶性肿瘤,发病率居第三位,病死率居第四位,而结直肠癌肝转移是结直肠癌患者最主要的死亡原因。50% ~60%的结直肠癌患者在初诊时或结直肠癌根治术后发生肝转移,其中绝大多数患者(80% ~90%)的肝转移灶无法获得根治性切除,肝转移灶无法通过手术切除患者的中位生存期仅 6.9 月,5 年生存率接近 0,而肝转移灶能根治性切除患者的中位生存期为 30 个月,5 年生存率仅 30% ~40%。结直肠癌肝转移严重威胁着患者的生命,可喜的是,随着科技的进步,近年来关于结直肠癌肝转移的诊治研究有了很大进展,首先表现为定义的更新。

一、结直肠癌肝转移定义

之前关于结直肠癌肝转移的定义不一,同时性肝转移指结直肠癌确诊时或确诊前发现的,或结直肠癌原发灶根治性切除术后几个月内发生的肝转移,具体几个月内,有的定义为 3 个月内、有的定义为 4 个月内、有的定义为 6 个月内;结直肠癌根治术 6 个月后发生的肝转移称为异时性肝转移。2015 年,外科多学科国际会议专家对结直肠癌肝转移命名达成了一致共识,统一更新为:同时性肝转移是指结直肠癌确诊前或确诊时发现的肝转移;而结直肠癌根治术后发生的肝转移称为异时性肝转移,异时性肝转移又可分为“早期异时性肝转移”和“晚期异时性肝转移”,早期异时性肝转移指术后 12 个月内发现的肝转移,晚期异时性肝转移指术后 12 个月后发现的肝转移。

二、结直肠癌肝转移的诊断研究进展

1.血清学检测　炎症和肿瘤的发生、预后不良密切相关,炎症反应被认为是某些肿瘤发病的重要诱因,随着人体内炎症因子的增加,C 反应蛋白水平升高。Kostner 等对挪威、

瑞典等国1999—2009年间492例结直肠癌肝转移灶切除术后的患者进行回顾性研究，收集他们的临床病理结果和全身炎症反应标志物C反应蛋白(CRP)、白蛋白进行分析，结果表明，术前CRP>10mg/L是重要的生存预测因子，CRP≤10mg/L的患者中位生存期是4.27年而CRP≥30mg/L的患者生存期仅47天($P<0.01$)，CRP是生存期短的独立预后因子($P<0.01$)，但是低蛋白血症不是独立的预后因子。

慢性炎症易引发肿瘤，肿瘤由肿瘤干细胞和一般的肿瘤细胞组成，肿瘤干细胞通过自我更新和无限增殖促使肿瘤不断生长，肿瘤干细胞的运动和迁徙促使肿瘤转移，CD133作为一种干细胞标记物存在于肝癌、结肠癌、脑肿瘤、肺癌等多种实体肿瘤中，$CD133^+$肿瘤细胞与肿瘤发生、侵袭、转移、耐药及复发有着密切的关系。血清CD44和CD54与大肠癌肝转移的发生发展有密切的正相关性，联合检测CD44、CD54可作为结直肠癌肝转移预后的客观指标。联合检测CD44、CD54、CEA较单独检测CEA更具敏感性，可大大提高结直肠癌肝转移早期诊断阳性率。

结直肠癌肝转移患者外周血中$CD133^+$和$CD133^+CD54^+CD44^+$亚型高表达，多变量分析结果显示$CD133^+CD44^+CD54^+$亚型的表达和结直肠癌肝转移相关，联合腹部CT/MRI，CEA和$CD133^+CD44^+CD54^+$细胞亚型分析可提高结直肠癌肝转移检测和鉴别能力、为肝转移提供新的诊断策略。

不同器官的肿瘤形成后会分泌不同的肿瘤标志物，它们的本质是一些相关的抗原、酶、激素等，正常成人组织含量甚少，肿瘤组织含量增加，肿瘤标志物对肿瘤的诊断、分类、预后及治疗具有重要的指导意义。和结直肠癌肝转移关系密切的肿瘤标志物有CEA、CA19-9、CA125等。

血清CEA是存在于结肠癌及胚胎结肠黏膜上皮细胞的一种细胞内酸性糖蛋白，1965年由Gold和Pretman发现，正常时胎儿胃肠道上皮组织、胰和肝细胞合成CEA，健康成年人血清中CEA表达很少，结直肠癌患者血清中CEA显著升高，而结直肠癌肝转移时CEA表达更高。

CA19-9是人类结直肠癌细胞系SW1116产生的单克隆抗体，是消化系统肿瘤细胞株分泌的低聚糖肿瘤相关性抗原，主要分布在胎儿胆囊、胰腺以及胃肠道黏膜中，在胆囊癌、胰腺癌、结直肠癌等恶性肿瘤中阳性率较高，CA19-9的表达随结直肠癌进展而呈梯度上升。CEA及CA19-9水平升高与结直肠癌肝转移具有相关性，当CEA和CA19-9表达增加时，结直肠癌患者发生肝脏转移的可能性大。

CA125是上皮性卵巢癌的主要标志物，主要用于卵巢癌患者的监测，有研究发现消化系统恶性肿瘤患者血清CA125明显升高。

血清CEA、CA19-9、CA125水平增高与结直肠癌肝转移相关($P<0.05$)，Logistic多因素回归分析显示，血清CEA、CA19-9、CA125升高是结直肠癌肝转移的独立相关因素($P<0.05$)。

微卫星稳定MSS的结直肠癌(hMLH1表达阳性)患者同时有Wnt-β catenin信号通路活化和高表达干细胞标记物CD133、CD44者，通过血行转移转移到肝脏的风险高。

Lu、Zhenhai等收集广州2005年至2012年间141例结直肠癌肝转移灶完全切除

(R0)术后的患者资料,分析术前 CA19-9、CEA 水平和总生存率的关系,结果显示,术前 CEA 水平和总生存率无关,而肝转移瘤的大小、肿瘤在肝叶的分布、术前 CA199 增高是结直肠癌肝转移患者总生存时间短的独立预测因子。

肿瘤标志物联合检测可作为临床结直肠癌肝转移有效的预后和随访指标,根据结直肠癌肝转移诊断和综合治疗指南,建议结直肠癌肝转移灶完全切除(R0)后,根据术前肿瘤标记物的检测结果,术后 2 年内每 3 个月随访血清 CEA、CA19-9、CA125 等肿瘤标记物,以后 3~5 年内每 6 个月检测一次肿瘤标记物,5 年以后每年检测一次。

最新研究发现,血清羟肽酶 A4(CPA4)可预测结直肠癌肝转移,羟肽酶 A4(CPA4)能水解蛋白质和多肽底物 C 端芳香族或中性脂肪族氨基酸残基,释放除脯氨酸、羟脯氨酸、精氨酸和赖氨酸之外的所有 C 末端氨基酸,更易水解具有芳香族侧链和脂肪侧链的羧基端氨基酸。

Sun L 等检测中国 190 例结直肠癌患者血清中羟肽酶 A4(CPA4),其中 68.4%(130/190)患者呈阳性表达,CPA4 高表达和总生存期、结直肠癌肝转移、肿瘤的浸润深度、淋巴结转移、分期密切相关,血清 CPA4 浓度联合淋巴结转移可预测结直肠癌肝转移的发生。

随着对肿瘤研究的深入,科学家发现了液体活检,即血浆或血清中循环 DNA 的检测,液体活检目前主要包括:分析游离的肿瘤 DNA(tDNA)、循环肿瘤细胞(circulating tumor cells,CTC)、由肿瘤细胞释放出的外泌体(Exosome)。循环肿瘤细胞 CTC 是脱离实体肿瘤进入血液循环的肿瘤细胞;CTC 活力强,有抗脱巢凋亡活性和转移潜能,CTC 数量、携带的基因信息和肿瘤的预后密切相关,是恶性肿瘤术后复发和转移的重要因素;游离的肿瘤 DNA 是一种胞外 DNA,存在于血液、脑脊液等体液中,大小为 150~210 000bp,主要来源于细胞的凋亡和坏死,每 100g 肿瘤组织每天约有 3×10^{10} 个细胞的 DNA 进入血液循环,血液循环中的癌细胞和远处转移的癌细胞均释放循环 DNA。通过循环 DNA 可估算肿瘤负荷、评价治疗效果,通过检测遗传学(如基因突变等)和表观遗传学(甲基化、微卫星不稳定、杂合性缺失、miRNAs)的变化可以判断肿瘤良恶性、筛选药物治疗靶标。外泌体 Exosome 是活细胞分泌的微小囊泡,这些囊泡中包含母细胞的 DNA、RNA 和蛋白;目前外泌体的研究还处于初级阶段,外泌体可以从血液中收集,也可从其他体液如尿液中获取,比从血液中提取更容易、更便捷。有研究认为,游离的肿瘤 DNA 即 tDNA 和 CT 循环肿瘤细胞 C 有相关性,而且 ctDNA 和肿瘤负荷的关系更为密切,当同时检测到肿瘤 ctDNA 和 CTC 时,ctDNA 的数量是 CTC 的 50 倍,如果检测到 CTC 就一定会检测出 ctDNA,但是检测出 ctDNA 不一定能检测到 CTC,ctDNA 在数量和灵敏度上比循环肿瘤细胞 CTC 更具优势。但是,Kidess-Sigal 等对 15 位结直肠肝转移癌切除术后患者进行研究,对手术前后不同时间点的血样进行 KRAS(Kirsten 鼠肉瘤病毒致癌基因)BRAF 和 PIK3CA 突变谱分析,比较它们的突变模式,结果显示 CTCs 可检测出 ctDNA 检测不到的突变。因此,CTCs 和 ctDNA 检测各有优势,互补检测可实时评估治疗反应、指导治疗。

2.病理组织学检测　病理就是疾病发生发展的过程和原理,病理学检查可以确定肿瘤的组织来源,性质、范围等,是目前疾病诊断的金标准,可以为临床治疗提供重要的依据。但是对于结直肠癌肝转移来说,肝转移灶的经皮针刺活检仅限于病情需要时(4 类证据,C 级推荐)。

多学科国际会议组织没有规定结直肠癌肝转移患者需要取肝转移灶进行组织活检,由于现时代的结直肠癌肝转移诊断和管理是基于 CT 而不是活检,因此肝转移灶的活检不是强制性的,况且经皮肝穿刺活检有一定的危害,因此不应该被患者普遍承担这种危害;如果是手术后已经获得的肝脏组织,可进一步行相关的基因检测和分析。

结直肠癌发生肝转移时,癌细胞穿过血管内皮基底膜进入门静脉系统,癌细胞大部分被宿主杀灭,部分处于休眠状态,一小部分高转移潜能的细胞穿过肝窦壁,在肝细胞间刺激新生血管形成,不断增殖,形成肝脏转移灶,结直肠癌肝转移受多种因素影响。

季政一等从上海市第一人民医院 1994 年 4 月—2000 年 11 月 1196 例结直肠癌患者中随机筛选出 55 例经病理学检查证实为肝转移的患者,分析结直肠癌肿瘤大小、大体类型、肠壁浸润深度、肠管周径侵犯程度、组织类型及淋巴结转移和肝转移的关系。结果显示:肿物>3cm、肠管周径侵犯>1/2 周者肝转移发生率增高;大体类型为浸润型的结直肠癌更易发生肝转移;侵及浆膜层或穿透肠壁侵及肠周组织的肝转移发生率明显上升;病理分化越差,肝转移率越高,肿瘤邻近区域有淋巴结转移的更容易发生肝转移。

张永刚也发现,肝转移与淋巴结转移有关,肠外淋巴结转移者较肠周围淋巴结转移者高,结直肠癌肝转移不仅与有无淋巴结转移有关,而且与转移淋巴结数目多少有关,两者间呈正相关系结直肠癌肝转移者以肠系膜浸润、静脉浸润和淋巴结转移为特征,它们是结直肠癌肝转移的重要参数。

李海军认为病理分级、浸润深度、淋巴结转移均为影响直肠癌肝转移因素,其中病理分级、浸润深度为非独立危险因素,淋巴结转移为影响肝转移的独立因素。结直肠低分化或未分化的肿瘤细胞核异型性明显,恶性度更高,结直肠低分化或未分化癌较高中分化癌更易发生肝转移;结直肠肿瘤浸润深度与肝转移密切相关($P=0.014$),但非独立影响因素。结直肠肿瘤发生区域淋巴结转移,通过淋巴系统播散至邻近区域淋巴结并发生肿瘤细胞增殖,更容易发生肝转移。

总之,结直肠癌肝转移和结直肠癌组织的大小、肿瘤的大体类型、肿瘤浸润肠壁的深度、侵犯肠管周径的程度、病理组织类型、病理分级及淋巴结转移等密切相关。目前尚不推荐对结直肠癌肝转移患者行常规的组织活检。

3.影像　结直肠癌肝转移患者在进行诊断及治疗效果评价时主要靠影像学检查,可以评估患者病情,了解病灶的位置、大小、数量、边界、周围受侵情况、病变部位和周围组织关系等,影像学检查作为无创性的检查手段,在疾病诊断、鉴别诊断以及治疗评估中占有重要的地位。

(1)超声:超声检查是通过人体各种组织声学特性的差异来区分不同组织,当脏器有病变时,由于病变组织与正常组织的声学特性不同,超声通过时产生不同于正常的回声。结直肠癌肝转移患者行肝脏超声检查可以了解有无肝转移的发生、区分肿物的良恶性、必要时行超声引导下穿刺活检。

腹腔镜超声是近年来在腹腔镜外科基础上开发出的一种将腹腔镜检查和超声检查相结合的新型影像学诊断技术,是一种有创伤性的诊断技术,主要用于非侵入性诊断不能明确的腹腔和盆腔病变，由于腹腔镜超声直接于脏器表面进行扫查，减少了干扰和检查盲区，可检测到术前影响检查或者术中触诊难以发现的肝脏病灶，并可获取活体组织进行进一步的病理检查。

Lango 等在腹腔镜超声引导下，可更直接地观察穿刺针的行进方向，从而准确定位病变组织，增加患者的安全性，可提高患者生活质量和生存时间。但是腹腔镜超声由于学习周期长、超声图像难分析，目前仍未被广泛推广应用。

超声造影是将超声造影剂注射入静脉，造影剂到达微血管、大血管后显影。其原理是：利用造影剂在血液中产生的大量微气泡作为散射体产生回声，增强血流信号，超声造影不仅能反映肝脏占位性病变在空间及时间的对比分布、实质组织的微细血管结构，还能动态观察不同性质的肝占位在延迟期、动脉期和静脉期所发生的特征性改变，实时观察组织微循环灌注动态变化，从而鉴别肝占位的性质。临床应用超声造影观察不同脏器内血流灌注和廓清，使超声诊断的范围和水平大大提高。Jiang 等采用第 2 代造影剂 SonoVue，在较低的声压下，就能产生明显的微泡，引发非线性效应，提高了传统超声对肿瘤血管的探测能力，更充分显示出部分病灶内的血流分布，克服了肿瘤大小及深度对血流显示率的影响。使用 SonoVue 能使直径<1.0cm 的肝癌检出率从 54%提高到 96%，使超声造影检查的特异性和敏感性均得到提高，对区分肝内占位性病变良、恶性也具有重要的价值。

与增强 CT 相比，超声造影有以下优点：①操作方便、需要的造影剂少，安全性高，无辐射；②造影剂主要成分是惰性气体，进入人体数分钟后即从肺部呼出，不影响肝、肾功能；③造影剂在延迟期停留于血管内，不会像 CT 造影剂一样进入组织间隙，更准确地反映了组织的血流灌注状态；④可连续对病灶的增强特点进行实时观察；⑤适用于对碘过敏的患者。增强 CT 扫描的时间分辨率较低，不能对病灶增强的动态过程进行完整观察，同时还有容积效应的影响，降低了诊断的准确率、也可能会遗漏某些快速而短暂的特征性变化。

Shiozawa 等对日本 Omori 医院 133 例手术后临床病理确诊的结直肠癌肝转移患者进行对比研究，发现超声造影对结直肠癌肝转移的诊断优于 Gd-EOB-DTPA MRI。

(2)CT：CT 是肿瘤检查最主要的方法之一，其特点是空间分辨力高，图像的像素值(CT 值)可直接反映体素的密度，平扫主要反映肿瘤内组织成分、细胞密度、组织坏死、出血、囊变等病变在密度上的不均质性；而增强扫描能反映肿瘤血供上的非均质性，增强 CT 扫描是根据通过推注造影剂作强化，对病灶区组织密度的差异进行成像，可同时观察病灶不同期相血供来源以及血供特点，明确病变组织与周围器官、组织、血管的关系，明确有无门脉、腔静脉栓子形成，有无胆道系统侵犯、腹膜后淋巴结转移、腹腔内其他脏器受侵等。增强扫描对于肝转移癌的诊断准确率可达 72.5%~100%。对于直径小于 2cm 或 1cm 的病灶，用延迟高剂量 CT 结合动态对比增强和血管造影 CT 敏感性可达 82%~87%。螺旋 CT 扫描对发现小于 10mm 的转移瘤的敏感性可达 68%，10mm 以上的转移瘤发现率可达 98%。

有一种新技术叫肿瘤的 CT 纹理分析(CT texture analysis，CTTA)，它是一种新的图像后处理技术，可以对每个像素强度和空间分布特点进行数学分析与运算，量化评估图像的异质性，获得裸眼无法识别的信息；CTTA 的图像来源可以是平扫或者增强扫描图像；评价 CTTA 与组织病理学（包括肿瘤分级、生长模式、特定基因/分子特征、乏氧和血管生成等）的潜在相关性，是影像学分析肿瘤异质性以及与肿瘤生物学建立联系最为重要的一步。CTTA 的异质性指标常可反映肿瘤的分级，结直肠癌肝转移瘤的 CTTA 参数（熵、平均阳性像素值、像素标准差）与转移瘤的病理分级、临床预后、肿瘤生长模式相关，可以反映肿瘤是浸润性、膨胀性还是混合性生长，还可以预测和观察肿瘤放化疗疗效以及进行预后的评估。

Ahn 等将韩国首尔国立大学医院 235 例结直肠癌肝转移患者，分成 FOLFOX 和 FOLFIRI 化疗组，行 CT 检查，对肝转移患者进行 CT 纹理定量分析，结论表明 CT 纹理定量分析可用于预测结直肠癌肝转移患者化疗后的治疗效果。同时性结直肠癌肝转移者在诊断原发肿瘤时，需要胸腹部增强 CT 检查，为增加肝转移诊断的敏感性，可检测肝脏增强 MRI。

（3）MRI：随着影像技术的不断进步，MRI 被认为是目前结直肠癌肝转移的最佳检查方法，明显提高了肝脏转移癌的检出率。

Gd-EOB-DTPA（Primovist R，Schering，Berlin，Germany）是由德国先灵公司生产的一种新型多功能磁共振对比剂，Gd-EOB-DTPA 化学名为钆乙氧基苯甲基二乙烯五胺乙酸（gadolinium ethoxybenzyl diethylenetriaminepentaacetic acid，gadoxeticacid），是新型特异性肝胆磁共振对比剂，它是在 Gd-DTPA（钆-二乙烯三胺五乙酸）分子上添加脂溶性的 EOB（ethoxybenzyl）即乙氧基苯甲基形成，它可与血浆蛋白结合，通过肝细胞膜的阴离子转运系统被肝细胞选择性地吸收，Gd-EOB-DTPA 通过增加组织的微黏滞度，使肝脏 T_1 时间缩短，导致正常肝组织在 GRE T_1WI 序列上呈明显强信号；而不含肝细胞成分的肿瘤组织，不具备正常肝细胞摄取 Gd-EOB-DTPA 的特点，与高信号的正常肝组织相比，在 GRE T_1WI 序列上显示为低信号、增强后静态期无强化，根据这种原理，可以准确检出肝脏肿瘤。但是有些情况下转移灶呈周边强化，可能为转移瘤周围正常肝组织受压所致，其摄取 Gd-EOB-DTPA 功能仍存在，排泄功能延迟，造成转移瘤周边强化的影像。

Gd-EOB-DTPA 较 Gd-DTPA 明显增加组织的 T_1 弛豫率，当剂量相同时，Gd-EOB-DTPA 对组织的增强程度要高于 Gd-DTPA，因此，获取相同信号强度所需 Gd-EOB-DTPA 的剂量低于 Gd-DTPA。有研究认为 Gd-EOB-DTPA 联合 MR DWI 可提高肝转移瘤的检出率，但单独采用 Gd-EOB-DTPA 的临床价值尚不明确。

总之，Gd-EOB-DTPA 肝细胞期扫描对于结直肠癌肝转移瘤具有较高的敏感度，Gd-EOB-DTPA MRI 尤其适用于病灶直径<1cm 及具有脂肪肝背景的患者。

肝转移瘤患者通过动态增强 MRI（dynamic contrast enhanced magnetic resonance imaging，DCE-MRI）检测肝转移灶的血液灌注是非侵入性的评估方法，一线化疗的结直肠癌肝转移患者肝脏灌注指数（Hepatic Perfusion Index-HPI，即肝动脉/肝血流）和肝脏区域曲线下面积（area under the enhancement curve AUC）能否反应预后呢？Tampellini、Marco 等对此进行了研究。对意大利 Luigi 医院就诊的 43 例患者行 DCE-MRI 基线图像重建，在使用奥沙利铂一线化疗期间，每3个月做一次DCE-MRI；比较基线及以后每次DCE-MRI检查整个肝脏的HPI、转移区域以及正常区域的AUC。结果显示，和化疗无效的患者相比，化疗有效患者HPI和AUC值在3个月后明显降低，通过化疗可使结直肠癌肝转移患者肝脏的动脉血流减少；但是基线HPI和AUC值不能区分患者对化疗的敏感性，HPI和AUC值不能对结直肠癌肝转移患者进行疗效预测和预后评价。

MR扩散加权成像(DWI)是20世纪90年代初中期发展起来的MRI技术，国内90年代中期引进该技术，是目前唯一能够检测活体组织内水分子扩散运动的无创性方法。扩散加权成像在肝脏肿瘤局灶性病变的检出和定性、肝脏恶性肿瘤的疗效评估以及肝脏弥漫性病变的诊断中发挥着越来越重要的作用。MRI检测到的信号最后分配到每个像素中，每个像素实际上代表受检组织的一个体素。体素内不相干加权运动(intravoxel incoherent motion，IVIM)理论旨在将组织中进行布朗运动的纯水分子扩散与进行非布朗运动的微循环灌注相关扩散区分开来，借以反映组织的微观结构及微循环情况，基于此理论的体素内不相干运动扩散加权成像技术在肝脏疾病方面的研究逐渐增加。

Kim等以韩国Soonchunhyang大学医院患者为对象，对DCE-MRI在评价结直肠癌肝转移患者化疗后早期应答中的作用进行了分析。结直肠癌肝转移的19例患者在化疗前和化疗1周期后行的体素内不相干运动扩散加权成像检查，体素内不相干运动扩散加权成像IVIM DWI参数包括表观扩散系数(apparent diffusion coefficient，ADC)，慢速表观扩散系数D，快速表观扩散系数D＊，快速扩散成分所占比例f，根据RECIST 1.1标准评价化疗效果。其中8例患者有应答，11例患者没有应答，应答组基线值和化疗1周期后的ADC值用均数±标准差表示分别是：1191.9±232.2 vs 1263.5±266.4×10(-3)mm(2)/s；P=0.012。D值用均数±标准差表示分别是：1085.9±232.9和1173.5±248.9×10(-3)mm(2)/s；P=0.012。f值用均数±标准差表示分别是：173.7%±39.8%和133.5%±28.3%；P=0.017，但是无应答组ADC值、D值、f值差异无统计学意义。以上结果表明DCE-MRI参数可用于结直肠癌肝转移患者化疗疗效的早期评价。

增强CT和超声造影是常用的肝脏占位性病变检查方法，这两种检查均需要注射对比剂，检查结果与非造影检查相比，准确性和敏感性更高。MRI是目前结直肠癌肝转移的最佳检查方法，明显提高了肝脏转移癌的检出率，而且可以评价预后。

但CT扫描及MRI费用高、在临床应用中，具有一定的缺陷，如在图像增强时间峰中，容易发生错漏；CT扫描存在对人体的X线辐射，对恶性肿瘤患者手术后的多次复查扫描可能会导致累积射线损伤，超声诊断对于临床表现既不典型且病变范围又特别小的癌灶，容易引起漏诊和误诊。为了提高临床诊断率，需要联合CT、MRI及超声三种检查方法。

以上各种检查方法对于结直肠癌肝转移来说，各有优缺点。目前国内一致认为，对于怀疑结直肠癌发生肝转移的患者，应常规进行肝脏超声和/或增强CT等影像学检查以了解有无肝转移的发生，可加做血清AFP和肝脏MRI检查。可在病情需要时酌情行PET-CT检查，但不作为常规推荐。

三、结直肠癌肝转移的治疗研究进展

最近20年对结直肠肝转移患者有了治疗很大改变。结直肠癌手术中必须常规探查肝脏以进一步排除肝转移，对可疑的肝脏结节可行术中活检。结直肠和肝转移瘤切除和有效的化疗包括两药或者三药联合和生物疗法已经改变了治疗。治疗方法的选择要基于准确的分期和临床病情以及生物学相关行为检测。

（一）结直肠癌肝转移的手术治疗

手术完全切除肝转移灶是目前结直肠癌肝转移的最佳治愈方法，所以符合条件的患者均应接受手术治疗。最初肝转移灶无法切除的患者经治疗后转化为可切除病灶时也应该接受手术治疗。

1.结直肠癌肝转移的手术适应证　结直肠癌肝转移患者是否适合手术的标准一直在演变，目前主要应从以下方面来判断。①结直肠癌原发灶能够或已经行根治性切除；②肝转移灶可完全（R0）切除，且肝脏残留容积为20%~40%（如果肝脏功能正常，肝脏残留容积≥20，如果有脂肪肝或者肝硬化，肝脏残留容积分别≥30和≥40）；③患者一般情况允许，没有不可切除的肝外转移病变，或仅为肺部结节性病灶，但总体来说不影响肝转移灶的切除。

随着医学相关技术的发展，肝转移灶的大小、数目、部位、分布情况等已经不再是影响结直肠癌肝转移患者是否适宜手术的决定因素。最近的文献资料已将切缘不足1cm、可切除的肝门淋巴结转移、可切除的肝外转移病灶（包括肺、腹腔），已行门静脉栓塞术等也纳入了手术切除的范畴。

肝脏切除是结直肠癌肝转移最好的治疗方法，肝脏周围淋巴结转移被认为是一种肝脏疾病，肝脏周围淋巴结转移者预后不良，但并不是手术治疗的禁忌证。Bradatsch、Andrea等对奥地利格拉茨医科大学医院20例结直肠癌肝转移患者进行了研究，肝脏周围切除后的淋巴结均行HE染色和免疫组化染色。每个患者收集5个淋巴结，肉眼看到的淋巴结体积大小不是评价淋巴结转移的指标，结果显示淋巴结切除和发病率及病死率没有任何关系，结直肠癌肝转移患者淋巴结的切除没有生存获益，但是淋巴结切除可以为后续治疗提供更好的指导。

部分肝脏肿瘤在切除前，已行经皮门静脉栓塞或者门静脉结扎术，术后会诱导肝脏肥大，这使肝脏的残留面积增加，由此使适合手术切除肝脏的患者数量增加。近来的证据表明，术前肝脏肥大可能促进肿瘤生长、增加复发率，为了评价门静脉栓塞术对患者肝脏复发率和生存的影响。Giglio、Mariano Cesare等对MEDLINE、EMBASE和Web of Science的数据进行分析研究，评价结直肠癌肝转移患者行门静脉栓塞后对肝脏大部分切除的影响，它们将结直肠癌肝转移灶切除患者分为术前行门静脉栓塞和未行门静脉栓塞2组，研究术后肝脏复发和3年、5年的总生存。在2 131例患者中，668例满足研究要求，肝脏切除术前行门静脉栓塞的182例，没有行门静脉栓塞的486例。在术后肝脏复发（OR 0.78；95%CI 0.42~1.44）、3年OS（OR 0.80；95%CI 0.56~1.14）、5年OS（OR 1.12；95%CI 0.40~3.11）方面两组没有差异，结论表明：门静脉栓塞对结直肠肝转移灶切除患者的肝脏复发和总生存没有不利的影响。

2.结直肠癌肝转移的手术禁忌证

（1）结直肠癌原发灶不能行根治性切除。

(2)有不能切除的肝外转移。

(3)预计术后残余的肝脏容积不够。

(4)患者全身状况差,不能耐受手术。

3.结直肠癌原发灶根治性切除术　根治性手术是目前结直肠癌最有效的治愈方法,也是预防肝转移发生的重要环节。结肠癌根治性手术范围包括全部肿瘤及其两端足够长的肠段、周围可能被浸润的组织器官以及相关的系膜、主要供应血管和淋巴引流区,具体手术方式依照肿瘤部位不同而异,但均应完整切除结肠系膜(Complete Mesocolic Excision,CME)。直肠癌根治性手术范围应包括全部肿瘤、两端足够长的肠段、周围可能被浸润的组织、器官以及相关的肠系膜和淋巴结。直肠中下段的肿瘤应行全直肠系膜切除。术中发现切除范围以外的可疑淋巴结,应进行术中活检或切除。

如果结直肠癌确诊时无肝转移及其他远处转移,可行新辅助治疗,通过新辅助治疗杀灭影像学未检测到的微小转移灶,可以减少根治性结直肠癌手术后的远处转移。

肿瘤下缘距肛缘 12cm 以上的高位直肠癌,新辅助治疗同结肠癌。中低位直肠癌的新辅助治疗包括联合放化疗或放疗,因为直肠位置相对固定、周围空间狭小,所以放疗对周围正常组织损伤较少。对于术前诊断为 T3 期及以上或任何 T、淋巴结阳性的直肠癌,不伴出血、梗阻、穿孔及其他远处转移时行新辅助治疗(联合放化疗或放疗)。

(1)联合放化疗:常规分割剂量(通常每周 5 天,共 5 周)行总剂量 45~54Gy 的放疗,并加以 5-FU 或卡培他滨为主的化疗。放化疗结束后 6~8 周行直肠癌根治性手术。

术前联合放化疗,可利用放化疗各自的优势起到更好的治疗效果。放疗作用于局部使肿瘤降期甚至缓解,化疗可在术前杀灭微小转移灶,预防肿瘤远处转移、提高放疗的敏感性。术前放化疗可使全直肠系膜切除手术更容易实施,减少远处转移的概率。对于Ⅱ期有局部浸润的直肠癌患者,可降低 T 分期,对于Ⅲ期患者则不仅可以降低 T 分期,还可以降低 N 分期。

(2)单纯短程放疗:直肠癌肿瘤部位及淋巴引流区总剂量 25Gy 的 5 天短程放疗,放疗后 1 周内行根治性手术。目前有研究显示,适当延长短程放疗后的等待时间,可能观察到更多的患者完全缓解。短程放疗较联合放化疗急性毒性反应明显减少,但是短程放疗不能降期,还可能增加手术操作难度和吻合口漏的发生。对于术前分期为Ⅲ期,且不伴有出血、梗阻、穿孔的结直肠癌患者,可考虑 5-FU 类药物联合奥沙利铂,行肝动脉及肿瘤区域动脉灌注,化疗后 7~10 天行根治性切除术。

结肠癌的新辅助治疗尚无明确的循证医学证据,对于术前判断为Ⅲ期的患者可考虑肝动脉和肿瘤区域动脉联合灌注化疗,以减少肝转移的发生,但是不作为常规推荐方法。

4.结直肠癌确诊时合并肝转移的手术治疗

(1)结直肠癌原发灶和肝转移灶一期同步切除:Lee 等对 British Columbia Cancer Agency 1995 年和 2010 年间的 2 082 例患者进行研究,他们均为转移性结直肠癌患者,转移灶局限于肝脏、肺、其他器官,转移灶行手术切除,术后中位总生存期分别是 48.0、42.8 和 26.2 个月,结果显示结直肠癌肝转移患者手术切除转移灶后生存获益最大。

对于肝转移病灶小、位于周边或局限于半肝,肝切除量≤50%,肝门部淋巴结、腹腔、其他远处转移均可手术切除的结直肠癌患者建议一期同步切除。

Li 等将 2009 年 1 月到 2013 年 9 月中国医学科学院北京协和医院收治的结直肠癌肝转移患者，分为同时性肝切除和延时性肝切除 2 组，经回顾性分析认为，同时切除结直肠和肝脏是安全的、也有利于患者的长期生存。

也有研究认为一期同步切除肝转移灶和原发结直肠癌病灶的并发症和病死率高于二期手术。急诊手术由于缺少完备的术前检查资料和较高的感染发生机会，不推荐原发结直肠癌和肝脏转移病灶一期同步切除。到目前为止，早期结直肠癌肝转移患者行大部分肝脏切除术对肝脏复发的预防性作用未知。无论首次切除还是重复切除，结直肠癌肝转移者尽量少切除肝脏实质是标准的程序，仅对和 Glisson's 系统接近的肝转移癌行大部分的肝脏切除术，Matsumura 等观察了 1999 到 2012 年间 145 例早期结直肠癌肝转移行根治性肝脏切除的患者（结节数≥4 个，大小≤50mm），对大部分肝脏实质切除和少量肝脏实质切除的患者进行比较。其中 113 例（77.9%）为肝脏实质切除少的患者，32 例（22.1%）为大部分肝脏实质切除患者，2 组的肿瘤特征和短期结局一致。具体数据为：少量肝脏实质切除患者复发率是 43.4%，大部分肝脏切除患者复发率是 50.0%，$P=0.505$；少量肝脏实质切除患者 5 年总生存率是 37.0%，大部分肝脏切除患者 5 年总生存率是 29.4%，$P=0.473$；少量肝脏实质切除患者无复发生存率是 7.6%，大部分肝脏切除患者无复发生存率是 6.8%，$P=0.597$；少量肝脏实质切除患者肝脏无复发生存率是 21.0%，大部分肝脏切除患者无复发生存率是 21.3%，$P=0.691$。肝脏复发率、5 年总生存率、无复发生存率、肝脏无复发生存率均一致。其中 65 例患者仅有肝脏复发，65 例仅肝脏复发患者中 53 例为少量肝脏实质切除患者，占 81.5%。结论表明，早期结直肠癌肝转移患者，少量肝脏实质切除不会增加阳性切缘或者复发，少量肝脏实质切除反而可为肝脏复发患者提供更高的重复切除机会。

患者的年龄不是肝转移结直肠癌患者手术切除的限制因素，Gandy 对老年结直肠癌肝转移患者安全性和生存进行分析，将患者分为 75 岁以下组和 75 岁以上组，29 例 75 岁以上的患者行肝切除，158 例 75 岁以下的患者行肝切除，结果表明，75 岁以上的肠癌肝转移患者行肝切除是安全的，和 75 岁以下组具有相同的安全性和生存时间。

年龄也不是选择腹腔镜和开腹手术的限制因素，Zeng 等通过对 2008 到 2016 年间，385 例大于 65 岁的结直肠癌肝转移老年患者进行对比研究，发现腹腔镜下肝切除患者和开腹肝切除患者的 5 年总生存率、无疾病生存时间及病死率没有差异，表明年龄因素不是选择腹腔镜还是开腹肝脏切除术的禁忌证。

根据结直肠癌和肝脏转移癌手术时最小损伤原则，腹腔镜下联合切除结直肠癌和同时性肝转移灶适合大多数患者，和开腹手术比较，减少了总的风险和严重的并发症，术后恢复快，是值得推荐的方法。

手术是结直肠癌肝转移患者主要的治疗方法，肿瘤的手术切缘是至关重要的，尤其是转移病灶的切缘，手术切除范围、切缘和预后密切相关。

但是手术受外科医生的视觉限制，为了克服这种缺陷，Hiroshima Y 等进行了相关的研究，在小鼠体内完成了荧光标记的深部病变组织可视化，将抗 CEA 抗体和 DyLight 650

连接，用于标记肿瘤，72 小时内可以看到荧光，明显提高了手术切除范围的精确性、延长了手术后无病生存时间和总生存时间。

有研究表明，手术切除后总生存时间和 RAS 状态等密切相关。Passot 对 524 例患者进行研究，其中 212（40%）例患者存在 RAS 突变，128（60%）例患者 12 密码子突变，29（14%）例患者 13 密码子突变，RAS 野生型患者的中位总生存时间是 72.6 月，突变型患者的中位总生存时间是 50.9 月（$P<0.001$），12 密码子和 13 密码子突变患者的中位总生存时间分别是 51.9 月和 50.9 月（$P=0.839$）。RAS 突变患者和总生存期相关的独立因素包括结节性的肝转移灶、肿瘤直径大于 3cm，术前化疗大于 7 周期，有 1、2、3 个风险因素的患者中位总生存期分别是 57、41 和 21.5 月，高风险患者组生存期没有超过 4 年的。因此，对于具有多个风险因素、RAS 突变的结直肠癌肝转移患者肝脏切除术后总生存期短，对于这样的患者，应该考虑其他治疗方法。可参见结直肠癌肝转移基因检测内容。

（2）结直肠癌原发灶和肝转移灶二期分阶段切除：对于不能满足一期同步切除条件的患者，可以先切除结直肠癌原发病灶，二期分阶段切除肝转移灶，二期分阶段切除肝转移灶选择在结直肠癌根治术后 4~6 周；若在二期分阶段切除肝转移灶术前行全身治疗，肝转移灶的切除可延长到原发灶切除后 3 个月内进行。可根治的复发性结直肠癌伴有可切除肝转移灶的治疗按结直肠癌确诊时合并肝转移处理，但倾向于进行二期分阶段切除肝转移灶。

目前也有人支持“颠倒模式”的切除方式，即先切除肝转移灶，再切除结直肠原发灶。

先行切除肝转移灶可以降低肝转移进展和化疗相关肝脏损害的风险，而原发灶经过治疗后行根治性切除。

5.结直肠癌根治术后发生肝转移的手术治疗　根治性切除结直肠原发灶后无原发灶复发，而两项以上的影像学检查如肝脏超声、增强 CT 及 MRI 等确定发生了肝转移，如果肝转移灶能完全切除，应切除肝转移灶，也可以先行新辅助治疗。

6.肝转移灶手术方式的选择

（1）肝转移灶的手术切除应符合 R0 原则，切缘至少大于 1mm。肝转移灶切除后至少保留 3 根肝静脉中的 1 根，且同时性肝切除时残留肝脏的体积不小于 50%，或异时性肝切除时残留肝脏的体积不小于 30%。

（2）如果局限于左半或右半肝、肝转移灶较大、无肝硬化的结直肠癌肝转移患者，可行规则的半肝切除术。

（3）如果采用术中超声检查，有助于发现术前影像学检查未能发现的微小肝转移病灶。

（4）门静脉选择性栓塞（PVE）或结扎（PVL）可使肝转移灶切除术后预期剩余肝脏代偿性增大，增加手术切除的可能。此方法被用于预计手术切除后估计剩余肝脏体积不足 30%的肝转移患者可先行门静脉选择性栓塞（PVE）或结扎（PVL）。

（5）一种新的手术方式即联合肝脏分隔和门静脉结扎的二步肝切除术，可使残留的肝脏体积在短时间内增加，但手术并发症及病死率明显高于传统肝切除术。

结直肠癌肝转移肝切除手术要遵循最小的损伤原则，这对后上方的肝脏转移瘤提出了挑战，经胸腔超声引导下肝段切除手术，对于恶性度大、再次腹部手术或者肥胖的肝转移患者尤其适用。

7.肝转移灶切除术后复发和肝外转移灶的切除　结直肠癌肝转移患者行肝脏切除后复发是常见的现象，在全身状况和肝脏条件允许的情况下，对于可切除的肝转移灶术后的复发病灶，可进行二次、三次甚至多次的肝转移灶切除。Lemke 等对 1996 到 2011 年间德国乌尔姆大学外科的 506 例结直肠癌肝转移患者，进行生存、临床病理因素的影响，独立预后因子分析。结果显示，152 例结直肠癌肝转移灶切除患者的 5 年总生存率是 46%（95%CI 0.37～0.54），354 例没有行肝转移灶切除患者的 5 年生存率是 6%（95%CI 0.04～0.09），均没有因手术死亡的病例。R0 切除是非常重要的独立的预后因素，更重要的是，13 例行重复的肝转移灶切除术患者预后很好（5 年总生存率是 47%；95% 可信区间是 0.17～0.72），同时性或者异时性结直肠癌肝转移患者手术切除是首选，如果肝转移灶切除术后复发，在情况允许条件下，可以考虑重复切除。

可切除的肝转移灶术后的复发、手术并发症、病死率不会高于肝转移灶第一次切除时，二次、三次甚至多次肝转移灶切除可获得相同的术后生存率（3b 类证据，B 级推荐）。法国一项多中性研究结果显示，2006—2013 年间结直肠癌肝转移的 2 771 例肝脏切除患者，447 例出现了复发，排除二期切除的患者，肝脏切除患者和肝脏切除后复发患者术后 30 天发病率和病死率没有明显差异，5 年总生存率分别是 67.6 %和 56.5 %，差异无统计学意义。表明肝转移灶切除后复发不会影响患者的 5 年总生存率。

同样，在患者全身状况允许时，如果肺和腹腔等的肝外转移病灶可完全切除，也应进行同步或分阶段切除（3b 类证据，B 级推荐）。

结直肠癌肝转移患者行肝转移灶切除后，生存受肠癌位置的影响，盲肠、升结肠、横结肠定义为右半结肠，乙状结肠、降结肠和直肠定义为左半结肠，搜集 475 例患者临床病理和长期生存数据，单变量和多变量分析结果显示，行肝切除后的左半结肠癌患者无复发生存期比右半结肠癌患者短，但是右半结肠癌患者一旦复发后，总生存时间和生存期更短。

但是也有相反的研究显示，肝转移灶的复发对患者有影响，Hallet J 等 67 位法国 AFC 研究者为寻找复发的生存影响，对 2006—2013 年间 39 个机构的结直肠癌肝转移灶切除患者进行了回顾性研究。在 2 320 例患者中，47.4%的结直肠癌肝转移灶切除患者平均 10.1 月复发，89.1%的结直肠癌肝转移灶切除患者在 3 年内复发，5 年总生存率从没有复发患者的 74.3%（95%CI 0.72～0.76）减少到复发患者的 57.5%（95%CI 0.23～0.41）和复发风险相关的切除前因素包括淋巴结转移（HR 1.27，1.09～1.49），3 个以上的肝脏转移灶（HR 1.27，1.06～1.52），最大的肝脏转移灶长径大于 4cm（HR 1.19；1.01～1.43）。

因此，结直肠癌肝转移患者肝脏转移灶切除术后复发对长期结果影响的数据是有限的，需要进一步的研究证实。

（二）可切除结直肠癌肝转移的新辅助及辅助治疗

全身治疗方法可以增加结直肠癌肝转移患者的生存数量和时间，新辅助化疗有助于患者降期、从不可切除转化为可切除的肝转移灶，此外，化疗可使转移灶在影像学上完全消失，所有肝转移患者中有0~8%的患者化疗后影像学完全消失，但是大多数患者需要行手术治疗，通过剖腹手术发现11%~67%影像学消失的肝转移患者局部仍有残留病灶，当手术切除在影像学上无肿瘤的区域后，80%以上的标本中在显微镜下可发现残留病灶，影像学上消失的肝转移病灶保守处理后19%~74%会局部复发，大多数在2年内复发。

显然这些研究高度依赖影像学检查的质量，大多数以CT评价，但是也可以选择MRI和PET-CT进行评价，总的来说，肝转移灶消失这种现象是影像学的改变而不是生物学的改变，因为化疗后影像学上消失而显微镜下和肉眼可见的残留病灶及复发是常见的，因此，"消失"的转移灶仍旧需要手术，分期时应该至少包括CT和MRI检查。

1.新辅助治疗　对可切除的结直肠癌肝转移患者可考虑行新辅助治疗，因为新辅助化疗为结直肠癌肝转移患者提供了"窗口期"，可以观察有无新的无法切除的转移灶出现，减少不必要的手术；可提高R0手术切除的机会，增加肝转移癌术后残余肝脏的体积，提高患者生存时间和生活质量；新辅助化疗可作为评价化疗药物敏感性的依据，为术后化疗方案的选择提供指导。

但是，新辅助治疗也存在缺点：①化疗可能会导致肝损伤：化疗药物不同导致不同类型的肝损伤，20%~30%患者肝损伤和新辅助化疗相关，如奥沙利铂+氟尿嘧啶类新辅助化疗可引起肝脏血管性病变，肝窦扩张、阻塞，但不会引起脂肪肝；使用伊立替康治疗结直肠癌肝转移增加患者脂肪性肝炎、使肝脏毒性增加；②化疗使12.5%不可切除患者获得手术切除机会，5年复发率是33%，影像学上消失的肝转移转移灶也应切除；③转移灶的进展导致结直肠癌肝转移患者无法手术切除肝脏。

(1)结直肠癌确诊时合并肝转移的新辅助治疗：如果原发灶无出血、梗阻或穿孔时，肝转移灶容易切除且无不良预后因素者，行肝转移灶切除，否则均建议行新辅助治疗，特别是肝转移灶体积较大、转移灶数量多、同时性肝转移的患者。

可选择的全身化疗方案包括FOLFOX、FOLFIRI、CapeOX或FOLFOXIRI。单臂、多中心的Ⅱ期临床研究，大于等于20岁的可切除的结直肠癌肝转移患者，接收6周期的FOLFOX或者4周期的XELOX，12/13外显子突变的KRAS或者野生型的患者分别加用贝伐单抗和西妥昔单抗，主要终点是PFS，结果2010年1月至2012年6月，12所医院47例患者中，野生型患者32例，KRAS突变患者15例，21例(45%)患者有3/4级不良事件，55%患者治疗有效，和KRAS突变患者比较，野生型患者肿瘤明显缩小，肝切除术后总生存率和术后病死率分别是83%和14%，中位PFS是15.6个月，KRAS野生型患者的中位PFS是22.5个月，突变组患者的中位PFS是10.5个月。说明FOLFOX/XELOX联合贝伐单抗或西妥昔单抗进行新辅助化疗不会提高PFS。

且贝伐珠单抗可能会带来肝脏手术中更多的出血和手术后更多的伤口问题，故建议手术时机应选择在最后一次使用贝伐珠单抗后6~8周；而西妥昔单抗的治疗只在RAS基因野生型的患者中应用。但是2017年的NCCN指南不推荐使用术前分子靶向治疗。同时也可以考虑联合肝动脉灌注化疗。为了减少化疗对结直肠癌肝转移瘤手术的不利影响，新辅助化疗原则上不应超过6个周期，一般建议2~3个月内完成化疗并进行手术。

(2)结直肠癌根治术后肝转移的新辅助治疗:结直肠癌原发灶切除术后未接受过化疗的患者,或者发现肝转移癌的12个月前已完成化疗的患者,同样可以采用新辅助治疗,化疗方案同前,化疗时间同样为2~3个月。如果是肝转移发现前12个月内接受过化疗的患者,新辅助化疗的效果有限,应考虑直接切除肝转移灶,术后行辅助治疗,术前也可考虑联合肝动脉灌注化疗。

2.肝转移灶切除术后的辅助治疗　结直肠癌患者肝转移灶完全切除后应行术后辅助化疗,尤其是没有进行过术前新辅助化疗的患者,推荐化疗时间为6个月,对于术前行新辅助化疗的患者,术后辅助化疗时间可相对缩短一些。

关于辅助化疗使用的药物和持续的时间目前仍存在很大争议,尚需要不断地进行研究探讨。Lorimier等搜集法国保罗帕潘安格尔肿瘤中心1999—2011年伴有肝转移和不伴肝转移的结直肠癌患者,他们均有腹腔转移,结直肠癌手术后行腹腔热灌注化疗。将他们分为2组,其中一组为22例同时性肝转移和腹腔转移患者,另一组为36例仅腹腔转移而没有肝转移的结直肠癌患者,2组患者手术切除肠癌后同时加腹腔热灌注化疗,中位总生存期无差异。因此同时性肝转移和腹腔转移患者肠癌切除术行腹腔热灌注化疗是可行的治疗选择。

国际指南推荐结直肠癌肝转移患者手术期间化疗。安大略省肿瘤中心登记的2002—2009年结直肠癌肝切除病例,肝切除前后16周化疗,所有病理描述肝切除的范围,分析术后化疗和肿瘤特异性及总生存率的关系。结果1310患者中,62%(815/1310)接受了手术期间的化疗,25%(200/815)术前化疗,45%(366/815)术后化疗,31%(249/815)手术前后化疗。化疗增加患者的生存率,从2002的51%(57/112)增加到了2009年的73%(157/216,P<0.001),其中44%患者接收FOLFOX方案化疗,41%患者接受FOLFIRI方案化疗,10%的患者接受5-FU单药化疗。结果显示:生存独立的相关因素是术后化疗,包括年轻患者(P<0.001),女性(P=0.050),无病生存期短者(P=0.006)。术后化疗和的肿瘤高特异性有关(HR 0.58,95%CI 0.44~0.76)和总生存率有关(HR 0.49,95%CI 0.38~0.61)。结直肠癌肝转移切除患者的化疗已经被普遍认可,术后化疗可提高生存率。

患者肝转移二次切除,应该考虑选择最好的辅助治疗,比如术前治疗的反应,复发风险。

(三)不可切除的结直肠癌肝转移的综合治疗

无法手术切除的结直肠癌肝转移的综合治疗包括全身化疗、介入治疗、分子靶向治疗、针对肝转移病灶的局部治疗如射频消融、无水酒精注射、放射治疗等,具体治疗方案的选择应对患者治疗前的情况进行精确评估。

一部分无法切除的肝转移灶,在经过一系列的综合治疗后可转化为可以手术切除的病灶,其术后5年生存率与初始肝转移灶切除患者相似。

对于肝转移灶始终无法根治性切除的患者,综合治疗可明显延长中位生存期,控制结直肠癌快速进展,延长患者生存时间,提高患者生存质量。

1.结直肠癌确诊时同时发现无法手术切除的肝转移灶

（1）结直肠癌原发灶存在出血、梗阻、穿孔时，应先切除结直肠癌原发病灶，继而行全身化疗，或者行肝动脉灌注化疗。肝动脉灌注奥沙利铂化疗可联合静脉输注 5-FU 和亚叶酸钙化疗，这种联合治疗是可行的、安全的，但是没有达到期望的疗效。结直肠癌确诊时同时发现无法手术切除的肝转移灶在化疗同时可联合分子靶向治疗，西妥昔单抗联合奥沙利铂为基础的化疗是 RAS 野生型患者标准的一线新辅助治疗方法，也是不可手术患者的一线治疗方法，对于左半结肠肿瘤患者联合 FOLFOX 和西妥昔单抗是安全有效的。

法国一项多中心研究对 737 例患者进行分析，他们的平均年龄是 64.5 岁（25～88 岁），60%为男性患者，贝伐珠单抗以 5mg/kg 量 2 周输注 1 次，大多数联合 FOLFIRI 方案进行化疗，对于结直肠癌肝转移患者具有安全性和有效性。

治疗后每 6～8 周进行增强 CT 或/和 MRI 检查，以评价治疗效果。如果肝转移灶转变成可切除时，可以行手术治疗；如果肝转移灶尚不能切除，继续进行综合治疗。

（2）结直肠癌原发灶无出血、梗阻、穿孔时可以行全身化疗，也可以加用肝动脉灌注化疗，化疗时间为 2～3 个月，可联用分子靶向治疗。如果转移灶转化成可切除病灶，即行手术治疗，根据患者情况可行一期同步切除或分阶段切除原发病灶和肝转移灶；如果肝转移灶仍不能切除，则根据患者病情切除结直肠癌原发病灶，术后继续对肝转移灶进行综合治疗。

对于结直肠癌原发灶无出血、梗阻、穿孔，但肝转移灶始终无法切除的患者是否必须切除原发灶目前仍存在争议。

2.结直肠癌术后发生的无法手术切除的肝转移　氟尿嘧啶、卡培他滨联合奥沙利铂或伊立替康作为一线化疗方案，可加用分子靶向治疗，或联合肝动脉灌注化疗。在肝转移发生前 12 个月内曾使用过以奥沙利铂为基础化疗方案者，应选用 FOLFIRI 方案；化疗结束后 12 个月以上发生的肝转移，仍可采用 FOLFOX 或 CapeOX 方案化疗，可加用分子靶向药物治疗，或联合肝动脉灌注化疗。

化疗后每 6～8 周检查肝脏超声、CT 和（或）MRI，进行疗效评价。如果化疗有效，肝转移灶转化为可切除的病灶，行肝转移灶切除手术，术后辅助化疗；如果肝转移灶仍不能切除，则继续进行综合治疗。

（1）全身化疗和肝动脉灌注化疗：化疗开始前应充分评估患者的身体状况和分期，选择最优的后续治疗、有严重化疗毒性反应时即使进行剂量和方案的调整。

1）初始化疗：化疗对于有潜在 R0 切除可能的结直肠癌肝转移患者来说，可以使不可切除的肝转移灶转化为可切除病灶。转移灶的早期退缩（ETS）反应是预后的重要指标之一。

5-FU/LV、卡培他滨联合奥沙利铂或伊立替康的化疗方案具有较高的转化切除率，是首选的化疗方案。

化疗联合分子靶向药物如贝伐珠单抗、西妥昔单抗可进一步提高转化率，RAS 野生型患者化疗联合西妥昔单抗治疗，可大大提高结直肠癌肝转移灶的切除率，因此对于 RAS 野生型患者应优先考虑化疗联合西妥昔单抗。而 RAS 突变型患者应考虑化疗联合贝伐珠单抗。

FOLFOXIRI 化疗方案也有较高的切除转化率，但是毒性大，需要患者身体状况良好，可以作为 5-FU/LV、卡培他滨联合奥沙利铂或伊立替康化疗联合分子靶向治疗的替代方案。

对于肝转移灶始终无法行 R0 切除的患者，5-FU/LV、卡培他滨联合奥沙利铂或伊立替康的化疗方案为首选，也可以同时联合靶向药物治疗。目前新的治疗技术在不断发展，Akinwande 等以 2009 年到 2013 年间美国布朗癌症中心 15 例不可手术的结直肠癌肝转移患者为研究对象，行 70~150μm 能控制伊立替康释放的药物粒子进行治疗，伊立替康平均剂量是 100mg，治疗 1 次后，3% 患者出现 2 度腹痛，97% 的患者总胆红素从 1.1mg/dL增加到 3.1mg/dL。根据 Modified RECIST 标准，客观缓解率是 73%(11/15)，疾病控制率是 93%(14/15)，肝脏无进展生存期和总生存期分别是 8 个月和 13 个月，其中 1 例患者降期，可行手术切除。结果显示，0~150μm 能控制伊立替康释放的药物粒子在治疗转移性结直肠癌方面是安全的、可行的，不过尚需要大量研究进一步证实。

2)病情进展后的化疗选择：病情进展后可选择 FOLFOX、CapeOX、FOLFIRI 方案或联合分子靶向治疗，如果一线使用的化疗方案不同，病情进展可以考虑互为二线，联合分子靶向药物治疗。如果病情第二次进展，可行最佳支持治疗。

3)化疗后患者病情缓解或稳定，但肝转移灶仍无法 R0 切除时可考虑维持治疗，如采用毒性较低的 5-FU/LV 或卡培他滨单药，也可同时联合贝伐珠单抗，如果患者不同意维持，可暂停化疗。

4)结直肠癌术后发生的无法手术切除的肝转移在化疗、靶向治疗期间可联合肝动脉灌注化疗(HAI)或肝动脉化疗栓塞(TACE)，但是单独应用肝动脉灌注化疗(HAI)或肝动脉化疗栓塞(TACE)疗效不如全身化疗。

Cercek、Andrea 等对纽约 Memorial Sloan Kettering 肿瘤中心的 110 例结直肠癌患者进行研究，他们均为用过至少 3 种化疗药物(如奥沙利铂、5-FU、伊立替康)后，又出现了进展，其中 57 例仅有肝转移，53 例有肝转移和其他的肝外小转移灶。对这些患者行肝内动脉灌注后，均显示出抗肿瘤作用，提高了生存时间，表明局部肝内动脉灌注是可行的治疗方法。

此外，对于结直肠癌肝转移而肝转移灶不可切除患者，开始治疗就应该明确治疗目的，潜在可切除患者应和不可切除的患者明确区分开来，可切除患者要考虑到解剖和患者特征如并存疾病、症状、年龄等。每个患者应根据这些指标选择具体的治疗，被广泛接受的治疗是双药化疗+靶向治疗(根据 RAS 等情况选择抗-EGFR 还是抗-VEGF 抗体治疗)。如果患者食欲好、一般情况允许，可接受三药化疗±靶向治疗，或者肝动脉内治疗(肝动脉灌注、放射性栓塞、化疗栓塞)，最终转化为可切除病灶。因此多学科团队很重要，另一方面，如果一些患者仍不能切除，则能从提高生活质量和治疗最小毒性中获益，关于一线的单药治疗或者维持治疗如生物治疗和细胞毒治疗、治疗时间尚需要进一步讨论。

(2)分子靶向治疗：无法切除的结直肠癌肝转移患者加入分子靶向治疗，其有效性得到了广泛的证实，化疗联合靶向分子药物治疗是提高肝转移灶切除率最有前景的治疗方法。

1)西妥昔单抗:西妥昔单抗为人鼠嵌合型的 EGFR 单克隆抗体,目前研究显示单用西妥昔单抗或西妥昔单抗联合化疗治疗结直肠癌肝转移效果较好,西妥昔单抗联合 FOLFIRI方案化疗可使不可切除肝转移患者的 25%获得完全切除机会。

但是西妥昔单抗仅对 RAS 基因野生型患者治疗有较好的效果,而在 RAS 基因突变型患者中疗效不好,但是也有研究提示 KRAS 第 2 外显子的第 13 密码子(G13D)突变并不一定意味着西妥昔单抗治疗的无效,但目前临床研究证据不足,所以不推荐 G13D 突变的患者应用西妥昔单抗治疗。BRAF 的突变与西妥昔单抗的疗效无关,但是与疾病的不良预后相关。

可以同西妥昔单抗联合的化疗方案包括 FOLFOX 和 FOLFIRI。如果一线化疗时患者已经使用过西妥昔单抗,病情进展后则不建议再次使用。

2)贝伐珠单抗:贝伐珠单抗为人源化的 VEGF 单克隆抗体,可抑制血管内皮生长因子,贝伐珠单抗联合化疗可用于不可切除的结直肠癌肝转移一线治疗。FOLFIRI 和 FOLFOX 对转移性结直肠癌的疗效相当,但是二者联合贝伐单抗的对比研究尚未见报道。WJOG4407G 是日本一项随机、开放的、Ⅲ期临床研究,将不能切除的转移性结直肠癌患者随机分到 FOLFIRI+贝伐珠单抗组和 mFOLFOX6+贝伐珠单抗组,2008 年 9 月到2012 年 1 月 402 例患者中,395 例符合入组标准,FOLFIRI+贝伐珠单抗组(n=197)和 mFOLFOX6+贝伐珠单抗组(n=198)的中位 PFS 分别是 12.1 月和 10.7 月(HR 0.905;95%CI 0.72~1.13);P=0.003;FOLFIRI+贝伐珠单抗组(n=197)和 mFOLFOX6+Bev 组(n=198)的中位 OS 分别是 31.4 月和 30.1 月(HR 0.990;95%CI 0.78~1.24)。最常见的 3 度以上的副反应是白细胞减少(FOLFIRI+贝伐珠单抗组发生率是 11%,mFOLFOX6+贝伐珠单抗组发生率是 5%),中性粒细胞减少症(FOLFIRI+贝伐珠单抗组发生率是 46%,mFOLFOX6+贝伐珠单抗组发生率是 35%),腹泻(FOLFIRI+贝伐珠单抗组发生率是 9%,mFOLFOX6+贝伐珠单抗组发生率是 5%),发热(FOLFIRI+贝伐珠单抗组发生率是 5%,mFOLFOX6+贝伐珠单抗组发生率是 2%),末梢神经病变(FOLFIRI+贝伐珠单抗组发生率是 0,mFOLFOX6+贝伐珠单抗组发生率是 22%),静脉血栓栓塞(FOLFIRI+贝伐珠单抗组发生率是 6%,mFOLFOX6+贝伐珠单抗组发生率是 2%)。通过 FACT-C(TOI-PFC)和 FACT/GOG-Ntx 方法评价,18 月内 FOLFIRI+贝伐珠单抗组患者的生活质量是比较好的。结论:作为转移性结直肠癌的一线化疗,FOLFIRI 加贝伐单抗不次于 mFOLFOX6 加贝伐单抗治疗。

同样,贝伐珠单抗在肿瘤进展后的二线治疗上疗效也得到了证实(无论一线是否使用过贝伐珠单抗)。和 FOLFIRI 联合贝伐珠单抗相比,伊立替康联合贝伐珠单抗用于转移性结直肠癌患者的二线治疗,具有低毒的优点。

由于贝伐珠单抗易引起出血、导致伤口愈合延迟,所以应在最后一次使用贝伐珠单抗后 6~8 周再行手术治疗。虽然靶向药物的治疗效果好,针对性强,但不建议多种靶向药物联合应用。

贝伐单抗在不可切除结直肠癌肝转移中的作用地位存在分歧,有人认为它可能增加化疗的作用,有的认为它和单纯化疗没有区别。一项病例对照研究以不可行肝切除的结直肠癌肝转移患者为研究对象,分为化疗+贝伐珠单抗的实验组和单纯化疗的对照组,治疗后均转化为可手术切除的肝脏，结果显示：2 组治疗方法对无病生存期没有影响。

但是也有人认为它也很可能使微小转移维持在休眠状态，增加肿瘤复发的长期风险。

（3）消融治疗：结直肠癌最常见的转移部位是肝脏，如果可能，外科手术是结直肠癌肝转移治疗的金标准，新辅助化疗常被用于减少肿瘤负荷，此外可以用于减少局部复发和远处转移的风险。但是，由于各种并存疾病、肿瘤病变的范围、患者不愿手术等原因，大多数患者不能行手术治疗，只适合行局部治疗，其中消融治疗是局部治疗常用的方法，包括射频消融、微波消融、激光消融和冷冻疗法。

1）射频消融：临床广泛应用射频消融治疗肝转移瘤，以下情况应考虑射频消融。①可切除结直肠癌肝转移患者一般情况差、不适宜手术，或者不愿意接受手术治疗；②如果肝结直肠癌转移的患者适合手术治疗应进行肝肝转移瘤切除，因为与射频消融术相比，手术的长期生存率高。如果术前预期术后残余肝脏体积过小时，可先手术切除部分较大的肝转移灶，对剩余直径小于 3cm 的肝转移病灶行进一步的射频消融，射频消融能高效破坏结直肠癌肝转移灶中的肿瘤细胞，安全性比较好。也有研究表明，肝脏病灶切除+射频消融和单独的肝脏病灶切除比较，两组的无病生存时间及 5 年总生存率相似。

肝脏病灶切除+射频消融治疗的预后和肿瘤生物学特征有关，包括三个相关的肿瘤生物学特征：原发肿瘤淋巴结转移（HR 2.32；95%CI 1.16～4.64），KRAS 同系突变（HR 2.64；95%CI 1.36～5.14），术前癌胚抗原高（HR 2.33；95%CI 1.13～4.81），和肿瘤相关的消融病灶≥3（HR 2.05；95%CI 2.05～1.41；P=0.023）。

射频消融治疗仅作为化疗无效后或肝转移灶术后复发的治疗选择，肝转移灶最大直径应小于 3cm，一次消融最多 5 个转移灶。如果肿瘤邻近大血管（≥3mm），射频消融时瘤内温度下降过快，导致肝转移灶消融不完全，因此，肝转移灶的解剖位置也是制约射频消融应用的主要原因；同时，也应注意射频消融时对肝外组织器官的热损伤（如血管损伤、胆道损伤、肝外脏器损伤如气胸、胃肠穿孔等）和针道转移，准确的定位是降低射频消融术并发症发生率的关键。

射频治疗常见的方式是经皮射频和开腹射频，经皮射频消融术是治疗肝恶性肿瘤最有效和损伤最小的方法之一，肿瘤大小是成功的关键因素，肿瘤越小，射频消融治疗结果越好。经皮射频消融术时超声观察受到多种因素的影响，如微气泡大小以及范围、转移瘤的部位、呼吸运动、仪器敏感度等，当肿瘤大小和位置特殊时，如病灶位于右叶近膈顶部及镰状韧带处等常规超声检查盲区或肿瘤体积过大、不宜反复经皮穿刺时，需超声引导下开腹行射频消融治疗。在腹腔镜超声引导下，使很多不能经皮穿刺射频消融治疗的转移瘤（如邻近大血管、胆囊、膈肌和肠道的肿瘤）得到了治疗。腹腔镜超声术中检查可以灵活地放置探头，扫描整个肝脏并准确定位，从而避免胆管、血管及周围脏器的损伤。但是，超声探头的放置受肝脏表面空间的限制，如果超声探头无法帖放于表面，则探查不清，所以也存在一定的局限性。

结直肠癌肝转移射频消融后可出现局部进展，局部肿瘤进展是指在某区域内可见的肿瘤，最初被认为是可以达到完全的肿瘤消融，根据消融后切面显像，射频消融后肿瘤局部进展归因于多种因素，如患者数量的不同、化疗方法的差异、射频消融前病灶的大小（消融前病灶>3cm、消融边界<5mm者复发率高，射频消融的边界是影像局部肿瘤进展的独立因素）、血管的存在（血管作为一个散热通道，血管的大小、处理肿瘤的大小以及肿瘤和血管直径之间的距离不同，都会影响射频消融过程，从而影响局部肿瘤进展的发生率）。

大多数结直肠癌肝转移患者行射频消融后出现了局部肿瘤进展，Stang A对不能手术治疗，且没有肝外疾病的结直肠癌肝转移患者在系统治疗加射频消融后进展模式和生存进行了调查，目的是分析进展模式对生存的影响，评估系统治疗和局部消融对疾病控制和患者结果获益的影响。113例患者系统治疗后行射频消融，结果105例局部进展，中位无进展生存期是6.1月，进展位置仅在消融部位者占4.8%，仅在肝脏者占57.1%，仅在肺脏者占10.5%，多位点者占27.6%；对应的进展后总生存时间分别是21个月、19个月、39个月、7个月，结直肠癌肝转移患者行射频消融后的生存和时间、非局部疾病进展的模式密切相关，局部射频消融有效性是必然的但不足以获得长期的疾病控制，有效的消融前系统治疗有利于影响发生率、时间、复发模式和长期存活，可使射频消融患者获得最大的利益。

但是Sucandy、Iswanto等基于美国匹兹堡大学医学中心1999年至2010年期间的随访数据，研究射频消融术治疗肝细胞癌（HCC）和结直肠肝转移（CLM）患者的长期生存率，10年的总体生存率分别为23%和15%，表明接受RFA治疗术的患者长期存活是可能的。

为了确保病灶足够的局部控制，推荐结直肠癌肝转移者射频消融周围最小的边界是5mm，消融过程中本身可能导致消融边界不足，这样的问题包括：由于化疗诱导的脂肪肝使超声能见度不高，探针布局的声窗不好，处理病灶相关的探针大小不足、操作者定位消融探针的不足。

2）微波消融：微波使组织中的水分子产生振动、摩擦发热，从而使局部的组织凝固坏死，70~90W大功率的微波会在1分钟内产生2cm左右的凝固消融带。微波消融较射频消融的优势在于，微波的传导不受组织干燥碳化的限制，使肿瘤内部在较短的时间内达到较高的温度、产生更大的消融带，使肿瘤细胞的坏死更彻底。

与单纯化疗相比，结合微波消融治疗不可切除结直肠癌肝转移患者，可提高生存率。

近来研究表明，与射频消融术（RFA）相比，微波消融（MWA）已经达到了更大的坏死区域。本研究的目的是报道通过这项技术治疗局部肝脏病灶的并发症。对14个意大利中心的736例患者进行研究，包括522例有肝硬化的肝细胞癌患者，187例结肠直肠癌肝转移患者，27例胆管癌患者。肿瘤的大小从0.5~10cm不等。结果：微波消融（MWA）与射频消融术（RFA）都是基于热损伤的工作原理，两者的并发症没有区别。

和射频消融术（RFA）相比，微波消融（MWA）可在更短的时间内产生一致的凝固性坏死，而且破坏肿瘤同时可止血，对一位82岁的男性肝肿瘤患者，在血管造影术中出现了肝肿瘤破裂，腹腔内持续出血，Livraghi T等通过微波消融成功破坏肿瘤并止血。

3）激光消融：激光医学在临床上的应用主要包括三部分：在基础医学研究、激光诊断和激光治疗中的应用，激光治疗是主要的应用，经皮激光消融指采用可弯曲的光导纤维（直径300~600μm）或特殊设计的内部水冷光纤，在影像的引导下插入人体肿瘤组织，肿瘤组织吸收激光后通过热效应、压强效应、光化学效应及电磁效应产生热量,导致肿瘤组织细胞蛋白变性、继而凝固性坏死、组织细胞液化、大量水分蒸发汽化、最后使组织碳化,从而杀灭肿瘤细胞。激光消融具有对周围正常组织损伤小,术后反应轻、伤口愈合快、止血效果好等优点。

Lichun、Deng 等观察了化疗联合激光消融(LTA)对结直肠癌肝转移术后患者的疗效,85 例患者中 43 例行激光消融联合 FOLFIRI 方案治疗,42 例患者仅行 FOLFIRI 方案化疗,激光消融联合 FOLFIRI 方案组的治疗反应率是 53.4%,FOLFIRI 方案组的治疗反应率是 38.1%。激光消融联合 FOLFIRI 组的疾病控制率(79.1%),高于 FOLFIRI 组(64.3%)($P<0.01$);中位无进展时间分别是 11.8 月和 6.8 月($P<0.01$);中位总生存时间分别是 19.1 月和 14.9 月($P<0.05$)。激光消融的主要并发症是发热和局部疼痛,两组的副反应没有差异。激光消融联合 FOLFIRI 方案治疗结直肠癌肝转移是有效的治疗方法,副反应是可以耐受的。

激光消融技术已用于肝转移瘤的治疗,但是尚需要大量的实践和探索。

(4)冷冻治疗:液氮或液氩迅速使肿瘤组织内的温度降至-180℃,对细胞造成机械性损伤,消融带边缘的细胞也因脱水或周围小血管闭塞而坏死。不可切除的结直肠癌肝转移患者使用冷冻治疗在一定程度上提高了生存率,但是局部复发率和并发症发生率较高,限制了冷冻治疗在临床上的应用。

(5)放射治疗:无法手术切除的肝转移灶,如果全身系统化疗、肝动脉灌注化疗或射频消融治疗均无效,肝功能正常者,可考虑行放射治疗,但不作为常规治疗推荐。肝脏受到射线的剂量必须在安全范围内,防止放射性肝损伤。

全肝放射耐受剂量远远低于肿瘤细胞所需的致死剂量,常规放射治疗在较大的或者多发肝转移瘤患者中仅起姑息治疗作用。无肝硬化时的全肝照射可以显著地减轻由于肝转移灶侵犯而引起的疼痛或黄疸,但不能延长生存期。超分割放疗或限制肝脏受照射体积,可减少放射性肝损伤,如果被保护的正常肝脏组织足够多,一部分肝脏受高剂量照射将不会产生严重的放射性肝病。最近出现的射波刀等立体定向放射治疗(SBRT),对直径<5cm 的不能切除的孤立性肝转移灶进行低分割放疗,是安全有效的。

Soydal 等对对 48 例(男性 28 例,女性 21 例,平均年龄 64.6±10.8)行选择性内放射治疗的结直肠癌肝转移患者进行研究,随访 44.1±27.5 月,总生存时间是 10.03±1.61 个月,结果发现 SUV 值较低的和代谢反应较早的患者行选择性内放射治疗预后较好。

Magnetta 等对 2002 到 2013 年间美国匹兹堡大学介入放射科患者进行单中心研究,用 SIRT ^{90}Y 内放射治疗 KRAS 突变组和野生组的结直肠癌肝转移患者,根据 RECIST 1.0 评价疗效,结果显示:KRAS 野生型患者 PFS 比突变型患者长,中位 PFS 分别是 166 天和 91 天($P=0.002$),KRAS 野生型患者中位 PFS 是突变型患者的 1.48 倍($P=0.024$),野生型 KRAS 是结直肠癌肝转移患者 PFS 延长的独立预后因素($P=0.024$)。

(6)其他治疗方法:包括无水酒精瘤内注射、中医中药、其他新发现的治疗等,它们的疗效并不优于上述治疗方法,只作为综合治疗的一部分,不推荐单独使用。

Djaafar 等的一项临床前期及临床试验结果显示:低分子肝素可降低结直肠癌进展的

风险,他们以小鼠为研究对象,建立结直肠癌模型,研究依诺肝素在结直肠癌肝转移中的作用,类肝素酶过表达可促进结直肠癌的增殖、运动和生长,而依诺肝素可抑制类肝素酶 mRNA 的表达和蛋白产物,从而抑制结直肠癌肝转移。

四、结直肠癌及其肝转移的相关基因检测

1.RAS 检测 目前指南推荐对所有结直肠癌肝转移的患者进行 KRAS 第 2、3、4 外显子以及 NRAS 第 2、3、4 外显子检测。RAS 基因突变状态是抗 EGFR 治疗有效性的重要生物学指标,而且有一定的预后指导意义,结直肠癌原发灶和转移灶中 KRAS 基因状态大多无差别。

Margonis 等对 485 例已知 KRAS 突变情况的结直肠癌肝转移患者进行分析,其中 307 例KRAS 为野生型,178 例为 KRAS 突变型,结果表明,野生型结直肠癌肝转移患者肝转移灶行 R0 切除的生存获益比 KRAS 突变型患者大。

左半和右半结直肠癌患者的肿瘤分子不尽相同,KRAS 状态根据原发结直肠癌部位不同肝转移灶切除术后的预后不同。Sasaki 等根据原发结直肠癌的位置不同研究结直肠癌肝转移灶切除后 KRAS 突变的预后意义。他们根据 KRAS 状态对 426 例结直肠癌肝转移灶行根治性切除的患者分为 KRAS 野生组和突变组,根据 KRAS 突变状态和原发肿瘤位置(左半结肠和右半结肠)分层,右半结肠包括盲肠、升结肠、横结肠;左半结肠包括左结肠和直肠。结果显示:右半结肠癌患者 5 年无复发生存率(RFS)、总生存率(OS)和 KRAS 状态无关(野生型 5 年无复发生存率和总生存率分别是 30.8%和 47.2%,突变型 5 年无复发生存率和总生存率分别是 38.5%和 49.1%;$P>0.05$);突变型 KRAS 和 RFS、OS 不相关,RFS 风险比 HR 是 1.51,95%CI 0.73~3.14,$P=0.23$,OS 风险比 HR 是 1.03,95% CI 0.51~2.08,$P=0.95$。而 KRAS 突变型的左半结直肠癌肝转移灶切除患者 5 年无复发生存率 RFS、总生存率 OS 较低(KRAS 野生型患者 5 年无复发生存率和总生存率分别是 23.7%和 57.2%,KRAS 突变型患者 5 年无复发生存率和总生存率分别是 19.6%和 38.2%;$P<0.05$)。多变量分析结果表明,KRAS 突变型左半结直肠癌患者 RFS 和 OS 低,而且是独立相关因素。

结直肠癌肝转移瘤切除术后,RAS 突变和生存获益、二线化疗相关,Passot G 等分析 2005 年 1 月到 2014 年 11 月 1357 例已知 RAS 突变状态的结直肠癌肝转移瘤手术患者,635 例结直肠肝转移患者经历了肝转移灶的手术切除,46 在肝转移灶切除前接受二线化疗,其中包括 14 例(30%)RAS 突变患者,已经接受二线化疗的 RAS 突变患者肝转移灶更大、转移数量更多,更适合行肝切除术,RAS 突变患者二线化疗后中位总生存和无复发生存时间更短(RAS 突变患者和野生型患者 OS 分别为 44.4 个月和 61.1 个月,$P=0.021$;RFS 分别为 7.3 个月和 12.0 个月,$P=0.001$),二线化疗后行肝脏切除的患者,RAS 突变患者中位 OS 和 RFS 更短(RAS 突变患者和野生型患者 OS 分别为 35.2 月和 60.7 月,$P=0.038$;RFS 分别为 3.6 个月和 8.3 个月,$P=0.015$);RAS 突变是 OS 和 RFS 的独立预后因子,所有 RAS 突变患者在 18 个月内复发,RAS 野生型的患者的二线化疗不会影响总生存期($P=0.493$),二线化疗后接受肝转移灶切除的患者,RAS 突变状态是预测生存时间

和是否行肝转移灶切除的独立预测因子。

KRAS 密码子特异性的突变对结直肠癌肝转移患者术后复发率有什么影响呢?Margonis等对已知 KRAS 突变状态的结直肠肝转移癌根治性切除患者的临床病理数据、复发模式、无复发生存进行了分析。入选的 512 例患者中,83.2%的患者行手术切除,16.8%的患者行手术切除加射频消融术,284(55.5%)例患者复发,中位复发生存时间是18.1 月。181 例患者中肝脏是最初的复发部位,162 例患者出现了肝外复发,肝外复发患者中,102(63%)例为肺脏复发,尽管 KRAS 突变和总的无进展生存期 RFS 不相关($P=0.186$),但是和肝外转移($P=0.004$)、肺的无复发生存期 RFS($P=0.007$)独立相关。KRAS13 密码子突变使肝外复发的 5 年无复发生存率更短($P=0.01$),但是 12 密码子突变和肝外($P=0.11$)或者肺脏特异性($P=0.24$)的复发率不相关,多变量分析表明,只有 13 密码子突变可以独立预测肝外($P=0.004$)和肺特异性($P=0.023$)的无复发总生存率更短。结直肠癌肝转移患者行肝脏转移灶切除后,KRAS 突变和无复发生存率不相关,KRAS 的 13 密码子突变和肝外总复发增加、肺特异性复发增加相关。

RAS 突变状态和结直肠癌肝转移灶重复切除术后生存关系尚未明确,Denbo 等对2005 年 1 月到 2014 年 11 月间美国休斯敦德克萨斯大学安德森癌症中心不同 RAS 状态的结直肠癌肝转移灶重复切除患者进行了研究,98 例肝转移瘤重复切除的患者,其中34 例为 RAS 突变患者,野生组和突变组患者临床病理特征相似,野生组和突变组中位无复发生存时间分别是 12.2 月和 6.1 月($P=0.03$),中位总生存时间分别是 42.5 个月和26.6 个月($P<0.01$)。多变量分析表明,RAS 突变($P=0.04$)患者 RFS 较短,而肝脏有多个转移病灶($P=0.045$)和 RAS 突变($P=0.02$)患者的 OS 更短。RAS 突变的结直肠癌肝转移复发患者 RFS 和 OS 都很短,表明 RAS 突变状态和 RFS、OS 独立相关。

KRAS 突变位点不同导致生存和病理特征等不同,外显子 4 突变和大的、单个转移、无病生存期长、很少复发,外显子 3 突变肿瘤小、病变点多、生存期短。更多基因和治疗以及预后的关系有待进一步的研究。

2.BRAF 检测　检测 KRAS 基因第 2 外显子野生型的结直肠癌肝转移患者 BRAF,作为评估预后的指标。Pikoulis E 等收集 PubMed 数据库 2010 年 1 月 1 日到 2016 年 4 月相关的数据,分析 BRAF 突变的结直肠癌肝转移患者总生存 OS、DSS,RFS,结果表明 BRAF 突变状态是 OS、DSS 短的独立预后因子,BRAF 突变和预后不良相关。

3.UGT1A1 检测　UGT1A1 是伊立替康的药物代谢酶,其基因的多样性会显著影响该酶的活性。非野生型的 UGT1A1 患者接受伊立替康化疗,可能会增加Ⅲ度以上骨髓抑制以及腹泻的风险。

4.错配修复基因(MMR)检测　建议初治年龄小于 70 岁或 70 岁以上但满足 Bethesda 标准的结直肠癌患者进行错配修复基因检测,以便更精准地制定治疗策略。免疫组化检测 MMR 的蛋白表达(包括 MLH1、MSH2、MSH6、PMS2),如果存在表达缺失(其中 MLH1 表达缺失患者应检测 BRAF 基因状态并确认其未发生突变),应进一步通过基因测序来确认突变。

5.其他相关基因检测　KCNQ1 是肿瘤抑制基因,它的表达缺失和结直肠癌肝转移患者预后不良相关，是预测肿瘤复发的重要基因。CXCL12 是激活 CXCR4+肿瘤细胞迁移、存活相关信号通路的重要因子，它将免疫抑制细胞聚集到炎症部位，肝内 CXCL12 表达减少可能抑制肿瘤生长、抑制肿瘤细胞迁移。dtACPPs 有基因携带能力，在体内具有高度的肿瘤靶向性、高转染率、低毒的药物运送特点，使用本系统沉默靶基因，可抑制结直肠癌细胞转移，Rac1 是细胞骨架重建的重要分子，在肝转移的结直肠癌组织中表达较无肝转移的结直肠癌中高，Rac1 高表达患者的生存期短，基于这些研究，构建了 dtACPP-PEG-DGL(dtACPPD)/shRac1 微粒体，证实他们在结直肠癌细胞中能下调 Rac1 表达，抑制 HCT116 细胞株的迁移、运动和黏附、通过调节细胞微丝的动力调节细胞的机制黏附能力，此外，Rac1 的沉默通过增加细胞和细胞之间的黏附、减少细胞和细胞外基质之间的黏附来抑制细胞的运动和侵袭，当 dtCDPPD/shRac1 微粒静脉注射到 HCT116 接种鼠模型体内后，抑制了肠癌肝转移的发生。

miR-146a 的直接靶标是 NUMB，NUMB 是 Notch 信号通路的抑制因子，miR-146a 由 G>C 的多态性调节，它的多态性在肿瘤中起重要的作用，经过对 59 例患者的基因型进行分析，结果表明，Notch 信号通路和 CC/CG 基因型相关，CC/CG 基因型和同时性肝转移密切相关，因此，miR-146a 的多态性和结直肠癌肝转移密切相关，miR-146a 多态性可预测结直肠肿瘤患者肝转移的易感性。

血管形成相关的基因和抗 VEGF 的药物治疗效果相关，肠癌肝转移患者术前行贝伐单抗治疗，治疗后行肝脏切除，检测贝伐单抗治疗前后瘤内 ACVRL1，EGFL7，EPHB4，HIF1A，VEGFA，VEGFB，VEGFC，FLT1 和 KDR 的 mRNA，多变量分析表明，肠癌肝转移 VEGFB，VEGFC，HIF1A 和 KDR 高表达、EGFL7 低表达患者无复发生存期较长，瘤内和血管生成和早期血管成熟相关基因的表达可能是肿瘤预后重要的生物标记物。

Vychytilova 等对 20 例结直肠癌患者的原发肿瘤和对应肝转移组织的 752 miRNAs 表达谱进行了检测，第二，用 RT-qPCR 方法对 66 例不相关的转移性结直肠癌患者进行了验证，结果发现肝转移组织中 miR-143，miR 10b 和 miR-28-5p 表达降低，miR 122，和 miR 885-5p 表达增加，表明 miRNA 可能作为转移性结直肠癌患者治疗的新靶标。

AJUBA 是一种支架蛋白，参与调解细胞黏附、有丝分裂、DNA 损伤、细胞分化、增殖、迁移和基因转录，它在结直肠癌中高表达，通过抑制凋亡而促进培养的结直肠癌细胞和荷瘤鼠生长，IFIT2 基因是干扰素刺激基因、凋亡诱导因子、肿瘤抑制基因，AJUBA 抑制 IFIT2 基因表达，AJUBA 特异性连接到 JAK1 的 FERM 结构域，使 JAK1 从 IFNγ 受体分离，抑制 STAT1 磷酸化和和转录，结直肠癌标本中 AJUBA 和 IFIT2、pSTAT1 呈负相关。Jia H 等的研究显示，AJUBA 能通过抑制凋亡促进结直肠癌的生长，是结直肠癌治疗和诊断的标志物。

五、多学科团队在结直肠癌肝转移诊治中的作用

对于肿瘤性疾病，多学科团队(Multidisciplinary Team，MDT)治疗模式是有效的手段，因此建议结直肠癌肝转移的患者应进入 MDT 治疗模式(1a 类证据，A 级推荐)。结直肠癌的 MDT 以患者(以前为患者)为中心，成员应包括胃肠外科、肝外科、肿瘤内科、放疗

科、放射影像科和其它相关专业有一定资质的医生。尽管目前有关 MDT 的报道仍较少，但其重要作用已经显现：①更精确的疾病分期；②较少的治疗混乱和延误；③更个性化的评估体系；④更好的治疗衔接；⑤提高生活质量；⑥最佳的临床和生存获益。

MDT 根据患者的体力状况、年龄、器官功能、合并症等进行评估，针对不同的治疗目标，给予患者最合理的检查和最恰当的综合治疗方案（1a 类证据，A 级推荐）。

患者全身状况较差，不适合进行强烈治疗时，建议最佳支持治疗，以提高生活质量并尽量延长生存。如全身情况好转，可以再进行强烈治疗。

适合强烈治疗的患者，还应依据肝转移的具体情况和是否伴有其他转移等，制定不同的治疗目标，给予个体化的治疗方案。

（1）肝转移灶完全可以 R0 切除的患者，其治疗目的是获得治愈。应该围绕手术治疗进行相应的新辅助和/或辅助治疗，以降低手术后复发的风险。肝转移灶是否可 R0 切除的判断应由肝外科、肿瘤外科、影像专家联合进行（新增）。

（2）肝转移初始无法切除，但经过一定的治疗有望转为可以 R0 切除，且全身情况能够接受转移灶切除手术和高强度治疗的患者。这类患者的治疗目的主要是最大限度地缩小瘤体或增加残肝体积，应采用最积极的综合治疗。

患者其肝转移灶可能始终无法切除，同时又快速进展（或有快速进展的风险）和（或）伴有相关症状，但全身情况允许接受较高强度的治疗。这类患者的治疗目的是尽快缩小瘤体或至少控制疾病进展，应该采用较为积极的联合治疗。

患者其肝转移灶可能始终无法切除，并无症状或快速进展风险，或伴有严重合并疾病无法进行高强度的治疗。其治疗目的是阻止疾病的进一步进展，应予维持治疗，制定低强度、低毒性的治疗方案。

（3）还有一部分患者，其肝转移灶可能始终无法切除，但全身情况允许接受较高强度的治疗。对于这类患者是以控制疾病进展为目的进行治疗，应该采用较为积极的联合治疗。

（常建兰）

第十九章　肾癌

一、病因

肾癌又称肾细胞癌，占成人恶性肿瘤的2%~3%，占成人肾脏恶性肿瘤的80%~90%。世界范围内各国或各地区的发病率各不相同，总体上发达国家发病率高于发展中国家，城市地区高于农村地区，男性多于女性，男女患者比例约为2∶1，发病年龄可见于各年龄段，高发年龄50~70岁。据全国肿瘤防治研究办公室和卫生部卫生统计信息中心统计我国试点市、县肿瘤发病及死亡资料显示我国肾癌发病率呈逐年上升趋势。

肾癌的确切发病原因尚不清楚。吸烟可能是肾癌发病的危险因素。有些化学物质如二甲胺、铅、镉等可使动物发生肾癌，但对于人类是否可诱导肾癌发生，尚不明确。此外，其他因素，包括肥胖、职业接触（如石棉、皮革等）可能也与肾癌有关。肾癌也有家族遗传性，尤其是第3、11号染色体异常家族性肾癌。

二、病理类型

肾癌按照WHO分类的病理类型有：①透明细胞癌，占70%~80%，其中75%可发生VHL基因突变；②乳头状癌，又称嗜色细胞癌，占10%~15%；③嫌色细胞瘤，占4%~5%；④集合管癌，相对少见，占1%；⑤未分类肿瘤，如髓样癌、神经内分泌癌等。

三、临床表现

无痛性肉眼血尿和镜下血尿是最常见的表现。腰痛是另一种常见症状，多为隐痛或钝痛。疼痛多因肿块增大使肾包膜膨胀所致。血尿、疼痛、肿块是肾癌典型的“三联征”，但只有10%患者才出现“三联征”。10%~40%的患者出现副瘤综合征，表现为高血压、贫血、体重减轻、恶病质、发热、红细胞增多症、肝功能异常、高钙血症、高血糖、血沉增快、神经肌肉病变、淀粉样变性、溢乳症、凝血机制异常等改变。20%~30%的患者可由于肿瘤转移所致的骨痛、骨折、咳嗽、咯血等症状就诊。

四、辅助检查

诊断肾癌需要进行实验室检查、影像学检查和病理学检查。实验室检查的目的是作为对患者术前一般状况、肝肾功能以及预后判定的评价指标，主要包括尿素氮、肌酐、肝功能、全血细胞计数、血红蛋白、血钙、血糖、血沉、碱性磷酸酶和乳酸脱氢酶等。目前，尚无公认的可用于临床诊断肾癌的肿瘤标记物。肾癌的临床诊断主要依靠影像学检查，确诊则需病理学检查。

常用影像学检查项目包括：胸部X线片、腹部超声、腹部CT、腹部MRI检查，PET-CT检查一般很少用于诊断肾癌，多是用于晚期肾癌患者以便能发现远处转移病灶或用于对进行化疗、分子靶向治疗或放疗患者的疗效评定。对未行CT增强扫描，无法评价对侧肾功能者应行核素肾血流图或静脉尿路造影检查。静脉尿路造影可发现肾盏、肾盂不规则变形、狭窄或充盈缺损。CT 及 MRI 检查可发现较小的肾癌,并能了解肿瘤侵犯范围,明确有无肾静脉或下腔静脉癌栓等,可对肾癌进行明确分期。

五、TNM 分期

肾癌目前采用 AJCC 第 8 版的 TNM 分期。

1.原发肿瘤(T)

Tx:原发肿瘤不能评估。

T0:无原发肿瘤证据。

T1:肿瘤限于肾,且最长径≤7cm。T1a:肿瘤限于肾,且最长径≤4cm;T1b:肿瘤限于肾,且 4cm<最长径≤7cm。

T2:肿瘤限于肾,且最长径>7cm。T2a:肿瘤限于肾,且 7cm<最长径≤10cm;T2b:肿瘤限于肾,最长径>10cm。

T3:肿瘤延伸至大静脉或侵犯肾上腺或肾周组织,但未超过 Gerota 筋膜。T3a:肿瘤侵犯肾静脉或其主要分支或侵及肾盂或侵及肾周组织和/或肾窦脂肪组织,但未超过 Gerota 筋膜;T3b:肉眼见肿瘤延伸至肾静脉或其包含肌层的分支或横膈以下的下腔静脉;T3c:肉眼见肿瘤延伸横膈以上的下腔静脉或者侵犯下腔静脉壁。

T4;肿瘤侵犯超过 Gerota 筋膜。

2.区域淋巴结(N)

Nx:区域淋巴结不能评估。

N0:无区域淋巴结转移。

N1:有区域淋巴结转移。

3.远处转移(M)

Mx:远处转移无法评估。

M0:无远处转移。

M1:有远处转移。

4.临床分期

Ⅰ期:T1N0M0。

Ⅱ期:T2N0M0。

Ⅲ期:T3N0~1M0;T1~2N1M0。

Ⅳ期:T4N0~1M0;任何 T 任何 NM1。

六、综合治疗

对于 T1a(Ⅰ期)的患者,首选保留肾单位的部分切除术。但若肿瘤位于肾盂等非表浅位置,则需行根治性肾切除术;局部消融术适用于高度选择的 T1a 患者。T1b(Ⅰ期)患者,根据肿瘤情况,可选择肾部分切除术或根治性肾切除术。对于Ⅱ期和Ⅲ期患者,根据详细的相关检查,若手术可完全切除肿瘤,可考虑予以根治性肾切除术。对于Ⅳ期肾癌患者,若为潜在可切除且仅有单个转移灶,可行根治性肾切除术+转移灶切除术;若肿瘤为潜在可切除且有多个转移灶,对于部分经筛选后的患者,可行减瘤性肾切除术。

其次,对于术后复发或Ⅳ期不可切除的患者,首选帕唑替尼或舒尼替尼(推荐等级1级,首选),其次可考虑贝伐单抗+干扰素(推荐等级1级)。对预后较差患者(符合以下3个因素以上者:乳酸脱氢酶超过正常上限1.5倍、血红蛋白低于正常下限、血钙>2.5mmol/L、1年内即开始系统治疗、KPS≤70分、≥2个远处转移灶),可考虑予以西罗莫司(推荐等级1级),或者予以阿西替尼、索拉非尼。而对于上述治疗无效的患者,二线治疗可予以卡博替尼或纳武单抗(推荐等级1级,首选),其次可予以阿西替尼或乐伐替尼+依维莫司(推荐等级1级)。

此外,对于Ⅱ期、Ⅲ期的患者,虽然放疗未被纳入治疗指南中,但众多研究表明有益于患者的预后,因此可以行术后放疗。而对于转移灶,可根据病灶情况予以调强放疗或立体定向放疗。

七、放疗

1.放疗的地位　自20世纪30年代就开始了对肾癌辅助性放疗的临床研究。虽然肾癌的放疗研究较早,但是放疗在肾癌治疗中仍有一定的争议。纵观先前传统放疗技术治疗肾癌的研究,既有明显改善患者预后的研究,也有无明显效果的报道,甚至有导致明显的放疗不良反应的报道,其中可能的原因是肾癌细胞对于放疗的敏感性。目前普遍认为肾癌细胞对于放疗抗拒,也有研究证实其对射线敏感。

一些非随机临床研究结果表明,手术辅助放疗的总生存率和局部控制率要优于单纯手术。但其他研究表明该结果值得商榷。加拿大一家肿瘤中心分析了肾癌术后的失败模式,发现单纯的局部失败率较罕见,远处转移是主要的失败模式,因此他们认为手术+辅助放疗并非必要。

此外,最新欧洲泌尿外科协会关于《肾癌的治疗指南》指出,仅立体定向放疗可用于转移性肾癌,尤其是骨转移或脑转移,(证据等级为3级,推荐等级为3级)。同样,在最新的《NCCN治疗指南》中,立体定向放疗也被作为2A级推荐用于转移性肾癌的局部支持治疗,可明显缓解患者疼痛症状,提高患者的生活质量。

(1)术前放疗:术前放疗一般适用于局部晚期或复发的肾癌患者,以降低肿瘤负荷、为最终的手术治疗为主要目的。但术前放疗效果在不同研究中有一定的差异。梅奥诊所对11例局部晚期肾癌患者进行术前放疗,总剂量为45~50.4Gy。所有患者的疾病无进展时间为15~50个月,75%患者疾病无进展时间为29个月,对肿瘤控制起到了较好的疗效。此外,另一项研究对22例局部晚期和复发的肾癌患者进行术前放疗及术中放疗,中位总剂量为45Gy,5年的局部控制率>60%,较好地改善了患者的预后。

然而,也有持质疑观点的临床研究。一项前瞻性研究随机将88例局部晚期肾癌患者分为单纯手术组和术前放疗联合手术组,其总剂量为33Gy/3w。术前放疗联合手术组和单纯手术组的5年生存率分别为47%和63%,联合治疗未提高患者生存时间。其次,另一项研究随机对174例不同分期肾癌(T1~4N1~0M0)患者进行单纯手术或术前放疗联合手术治疗。照射总剂量为30~40Gy/3~4w。两组的5年生存率均为50%、10年生存率均为 45%。35%早期肾癌患者并未从术前放疗中获益，仅局部晚期、侵犯肾门血管者、行术前放疗的肾癌患者术后切缘阳性率明显低于无术前放疗患者，但未提高总生存率。

以上两项研究虽然提示术前放疗联合手术较单纯手术未提高 5 年总生存率，但两者的照射剂量均为 30Gy，没有达到根除显微病灶的剂量。此外，另一项研究包含了各期的肾癌患者，存在一定的研究缺陷。而梅奥诊所的研究中照射剂量达到根治剂量，因此遏制了肿瘤的生长，但未统计总生存率。综上所述，给予一定剂量的术前放疗，然后联合手术治疗，也可作为局部晚期或复发肾癌的一种治疗方法。

(2)术后放疗：术后放疗一般适用于手术切缘阳性，存在淋巴结转移或肾周包膜及肾门侵犯的肾癌患者。对于肾癌术后放疗，也有一些前瞻性或回顾性研究，所得出的结论也有所不同。早在 20 世纪 50 年代，就有 3 个比较肾癌术后放疗和单纯手术的研究，其结论均认为术后放疗联合手术均可明显延长 5 年和 10 年总生存率。

此外，Stein 回顾并比较 56 例行术后放疗联合手术和 91 例单纯手术的疗效，前者 5 年、10 年总生存率均高于后者。同时就肿瘤分期而言，术后放疗联合手术较单纯手术可明显降低 T3N0M0 患者的局部复发率。Makarewicz 等，研究也证实了术后放疗联合手术较单纯手术可明显延长疾病复发时间，尤其是 T3N0M0 期的患者有获益。前者局部复发和远处转移的中位时间分别为 27 个月和 21 个月，后者局部复发和远处转移的中位时间分别为 16 个月和 12.5 个月，但对于 5 年总生存率无明显改善。另一些研究结果也证实，术前放疗可提高肿瘤控制率和疾病无进展生存时间。

此外，一项包括多个回顾性和前瞻性研究的荟萃分析提示三维适形放疗或调强放疗用于高危患者时(T3 期肿瘤、包膜浸润、肾静脉侵犯)较单纯手术可以明显提高局部控制率，且消化道不良反应小，但未明显延长总生存时间和疾病无进展时间。

Kjaer 等前瞻性研究中，随机对 32 例Ⅱ期和Ⅲ期肾癌术后患者进行术后放疗，并与 33 例Ⅱ期和Ⅲ期单纯肾癌术后进行疗效比较。放疗剂量为 50Gy/20 次。术后放疗组和单纯手术组 5 年总生存率分别为 38%和 63%，且接受术后放疗的患者并发症发生率和病死率明显高于单纯手术组。因此，该研究认为肾癌术后放疗对预后无益，却增加并发症发生率和病死率。此外，另一项研究发现术后切缘阳性并未增加局部复发或转移的风险，进一步说明术后辅助放疗的非必要性。然而，在 Kjaer 研究中，分次剂量为每次 2.5Gy，高于常规的每次 1.8~2.0Gy，所以高放疗不良反应发生率和病死率的原因可能源于过高的分次照射剂量。因此，并不能由此说明术后放疗对患者预后无明显改善。

结合肾癌术后放疗的相关研究，发现术后放疗可以有效控制肿瘤局部复发或远处转移，提高肿瘤无进展生存时间，尤其是对于 pT3 期肾癌，其效果可能更为明显。但同时在制订放疗计划时，需防止正常组织受到过高剂量的照射，以免出现放疗不良反应，降低放疗的效果。此外，对于术后放疗是否提高总生存率，仍需进一步研究。

(3)肾癌远处转移的姑息性治疗：肾癌的好发转移部位为脑和骨骼。有 4%~11%的晚期肾癌患者在病程中会出现脑转移；若患者不接受脑转移灶治疗，中位生存期为 1~2 个月。有 30%~40%晚期肾癌患者会出现骨转移，并出现溶骨性破坏，导致病理性骨折、骨痛，以及脊柱压缩性骨折引起脊髓压迫。其余转移部位包括肾上腺、肺、肝脏、纵隔等。

1）多发性脑转移的放疗：全脑照射适用于颅内多发转移灶，即颅内病灶多于4个，且病灶较大（多个病灶直径>3cm）、一般情况欠佳的患者。美国MD Anderson肿瘤中心分析了119例肾癌脑转移全脑放疗后的效果，中位生存期仅4.4个月；其他相关研究也证实单纯接受全脑放疗后，总生存时间为4~7个月。因此对于肾癌脑转移灶，一般选用手术治疗或立体定向放疗，或者在全脑放疗基础上联合立体定向放疗。众多研究表明，联合立体定向放疗和全脑放疗较单纯全脑放疗可显著延长肿瘤无进展时间，降低肿瘤远处转移发生率，但未能明显延长总生存时间。

2）立体定向放疗脑转移灶：若颅内转移灶较少（一般少于3~4个），且体积较小，同时患者一般情况较好，可以选用立体定向放疗颅内转移灶。至少有16项立体定向放疗肾癌脑转移灶的临床研究，所有研究的中位生存时间为7~26个月，1年总体生存率为36%~90%，2年总生存率为15%~54%。其中，最大一项研究对158例肾癌脑转移行立体定向放疗的患者进行分析，其中6个月、1年、2年的总生存率为60%、38%、19%，中位生存时间为8.2个月，局部控制率为92%，有症状的放疗不良反应发生率为7%。此外，多变量分析提示年龄较轻、KPS评分较高、脑转移灶少、先前未行全脑照射或化疗或免疫治疗是预后良好的因素。有研究证实局部控制率与照射剂量和颅内病灶体积明显相关。

3）颅外转移灶的放疗。①颅外转移灶的三维适形放疗和调强放疗：姑息性放疗对于转移性肾癌可以明显缓解症状。对于骨转移灶的肾癌患者而言，其生存期较长，因此有效的放疗对于提高患者生活质量具有重要意义。如果手术可以切除转移灶，那么术后放疗可以防止肿瘤复发。在一项评估生活质量的前瞻性研究中，Lee等发现，83%患者在接受30Gy/10次照射后，其疼痛明显缓解。Dibiase等证实，姑息性照射的有效率与剂量相关。生物有效剂量>50Gy（$\alpha/\beta=10$）可明显提高治疗有效率，即59%对比39%（$P=0.001$）；②立体定向放疗颅外转移灶：立体定向放射适用于预期寿命较长、年老患者不能耐受化疗等治疗的患者，同时对于一些三维适形放疗或调强放疗不敏感的肿瘤具有较好的效果，如转移性肾癌。一项肾癌颅外转移灶的前瞻性研究中，随机对于患者进行单次立体定向放疗（≤24Gy）或大分割照射（60Gy/5次），结果显示单次接受24Gy照射的患者3年局部无复发率为88%，明显高于那些接受单次照射剂量<24Gy及大分割照射的患者。此外，多因素分析显示单次剂量>24Gy可获得较好的局部无复发率。但是，由于单次照射剂量偏高，对于脊柱转移灶应用该照射剂量需慎重。其他一些相关研究也证实单次高剂量照射有助于提高肿瘤无进展生存时间。目前，对于立体定向放疗肾癌颅外转移灶的研究中，1年局部控制率为86%，肿瘤无进展生存率为71.2%~82%，总生存时间为12~32个月。

在这些研究中，晚期放疗不良反应较小，仅<5%患者出现严重的放疗不良反应。因此，立体定向放疗可作为无法手术切除转移灶的另一种较好的治疗方法。

2.放疗技术参数

（1）正常组织限制剂量：当对无法手术切除的肾癌或复发病灶进行姑息性治疗时，一些危及器官所受剂量必须考虑在放疗计划中。这些器官包括脊髓、肝、脾、胃、十二指肠、小肠，以及对侧功能正常的肾及双侧肾上腺。对于保留部分肾单位的肾切除术或肾癌姑息性治疗中,无明确既定的限制剂量。对于双侧功能正常的肾,临床中正常组织效应定量分析的肾癌放疗共识推荐双侧肾平均剂量<15Gy,双侧肾体积关系为V12<55%、V20<32%、V23<30%、V28<20%。胃的总受照剂量<45Gy。小肠受照剂量与体积关系为V45<195mm^{3}。肝的平均剂量需<30Gy,但不包括那些已有肝疾病或肝癌患者,这类患者的肝耐受剂量则更低。由于肝是并联器官,因此至少700mm^{2}正常肝组织未受到照射是避免出现放疗不良反应的另一个重要因素。对于肾上腺及脾无公认的限制剂量。但是,基于脾是照射敏感器官,因此脾总剂量可限定在5~10Gy。脊髓最大限制剂量为45Gy。

由于立体定向放疗的技术与调强放疗或三维适形放疗有所差异,因此美国医学物理学家协会对其正常组织限制剂量有明确规定。

(2)靶区剂量:在常规放疗技术中,调强放疗可能是较好的治疗技术。因为调强放疗既做到三维适形,又可以根据临床实际需求兼顾靶区,同时避开危及器官,做到靶区剂量均匀分布。由于肾活动度较大,因此在实施放疗计划时,四维CT计划、影像引导技术、腹部制动装置、呼吸门控技术等可减少因呼吸活动度所致照射范围的误差。

在无法手术切除的肿瘤中,针对肿瘤和局部淋巴引流区域的新辅助放疗可以提高可切除率,其照射总剂量为40~50Gy,单次剂量为1.8~2.0Gy。多野照射用于术前放疗。

基于CT的放疗计划可以达到较好的肿瘤局部控制率和较小的计划误差。过量的使用前后野技术,尤其是在右侧照射时,容易导致小肠及肝受到照射的体积较大,超过其限制剂量。因此,多野照射对于保护周围正常组织具有重要作用。术后放疗的照射范围包括术后瘤床和局部淋巴引流区域,总剂量为45~50Gy,单次剂量为1.8~2.0Gy。同时,对于局部残余或微小病灶需予以同步加量10~15Gy(因此靶区总剂量为50~60Gy)。

(3)照射靶区:肾细胞癌转移途径包括直接侵犯、淋巴转移和血道转移。由于双肾毗邻结构的差异,因此淋巴结引流区也有所不同。右侧易于引流至腔静脉周围以及腹主动脉前淋巴结,左侧易于引流至腹主动脉周围以及腔静脉前淋巴结。因此,未行手术者,肿瘤靶区和临床靶区包括肿瘤,区域淋巴引流区(左肾引流区包括左肾门和主动脉旁淋巴结;右肾引流区包括右肾门、下腔静脉旁及腔静脉主动脉间淋巴结)。若在术后行放疗,肿瘤靶区和临床靶区包括瘤床患侧肾床(同时包括手术所使用的止血夹)以及区域淋巴引流区。

此外,Stein等报道两例切口瘢痕处出现肿瘤转移灶,因此认为靶区应该包括手术切口。如果因正常组织的限制剂量而无法包含手术瘢痕,那么需予以额外的电子束野照射手术瘢痕区域。对于立体定向放疗,肿瘤靶区包括肿瘤,已受到侵犯的淋巴结或肾门血管。临床靶区等同于肿瘤靶区。计划靶区外放范围无明确规定,多项研究显示计划靶区可在肿瘤靶区外放3~10mm。但是,靶区均匀外放时需充分避开周围危及器官。

(闵现华)

第二十章　宫颈癌

第一节　概述

宫颈癌是全球妇女第二大恶性疾病,也是女性面临的主要健康问题。2012 年全球宫颈癌发病例数为 52.8 万例;年死亡例数为 26.6 万例;2016 年美国新发宫颈癌 12 990 例,死亡 4 120 例。85%的宫颈癌病例发生在发展中国家,也是这些国家和地区癌症死亡的主要原因。我国宫颈癌高发区主要为中部地区,山区的发病率高于平原。由于宫颈癌癌前病变阶段较长,且宫颈易于暴露,可直接进行宫颈细胞学、阴道镜检查和活检,使宫颈癌能做到早期诊断与早期治疗。从 20 世纪 60 年代开始应用细胞学检查进行人群宫颈疾病的大范围筛查,宫颈癌的发病率和病死率已显著下降,但其年轻化趋势日趋明显。

一、病因

病因至今尚未完全阐明。高危型 HPV 持续感染是导致宫颈癌的主要危险因素,尤其是 HPV16 型和 18 型。目前已知的 HPV 有 120 多种亚型,其中 6、11、42、43、44 亚型属于低危型,一般不诱发癌变;16、18、31、33、35、39、45、51、52、56 和 58 亚型属于高危型。由于高危型 HPV 可产生 E6 和 E7 癌蛋白,与宿主细胞的抑癌基因 P53 和 Rb 结合,从而导致细胞周期控制失常而诱发癌变。其他病毒感染(如单纯疱疹病毒Ⅱ型、人巨细胞病毒等)也与宫颈癌的发生有一定的关系。其他的危险因素包括:性活跃,早年分娩及分娩次数,主动和被动吸烟,性生活时间过早(<16 岁),营养缺乏,患者本人及其性伴侣有多个性伙伴,患者或其性伴侣有性病病史,既往有宫颈、阴道、外阴的鳞状上皮不典型增生,器官移植之后使用免疫抑制剂或患获得性免疫缺陷综合征(又称艾滋病)等。与有阴茎癌,前列腺癌或其性伴侣曾患宫颈癌的高危男子性接触的妇女也易患宫颈癌。

二、病理

宫颈癌好发于宫颈外口的鳞-柱交界部,非典型增生、原位癌及浸润癌为一组有连贯性的病变(图 20-1)。

宫颈浸润癌中鳞状细胞癌最常见,占 80%~85%,腺癌占 15%~20%,腺鳞癌和小细胞癌则较罕见。偶见原发肉瘤和恶性淋巴瘤。鳞状细胞癌预后较好,低分化腺癌、腺鳞癌恶性程度高,预后差。

宫颈浸润癌的大体病理可分为:①外生型:肿瘤向外生长,状如菜花或乳头;②内生型:肿瘤向宫颈深部组织浸润,宫颈表面光滑或仅有柱状,上皮异常,宫颈肥大变硬,呈桶状;③溃疡型:上述两种癌组织坏死脱落形成溃疡或空洞;④颈管型:肿瘤生长下宫颈管内(图 20-2)。

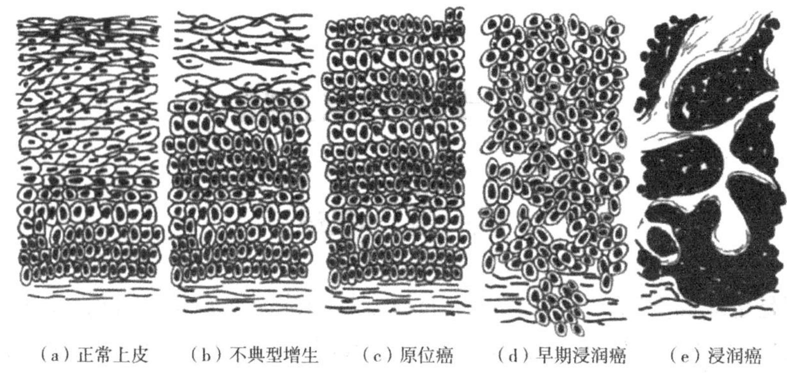

（a）正常上皮　（b）不典型增生　（c）原位癌　（d）早期浸润癌　（e）浸润癌

图 20-1　正常上皮→宫颈上皮内瘤变→浸润癌

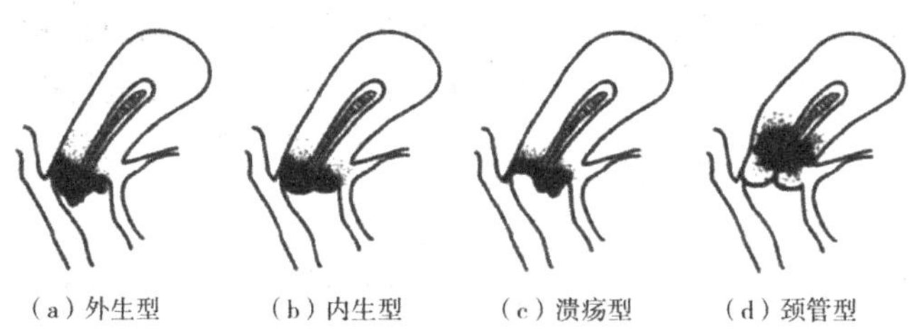

（a）外生型　（b）内生型　（c）溃疡型　（d）颈管型

图 20-2　宫颈癌类型

三、转移途径

1.直接蔓延　最常见。癌灶局部浸润，向下累及阴道壁，极少向上由宫颈管累及宫体，向两侧蔓延至宫旁组织、主韧带、阴道旁组织甚至达骨盆壁。癌灶向前、后蔓延侵犯膀胱或直肠，引起输尿管阻塞及肾积水，甚至膀胱阴道瘘或直肠阴道瘘。

2.淋巴转移　浸润癌的主要转移途径凸癌灶侵入淋巴管形成瘤栓后可随淋巴液转移到宫旁、宫颈旁以及闭孔、髂内、髂外、髂总、骶前淋巴结，称一级组淋巴结转移；进而达腹股沟深、浅淋巴结、腹上动脉旁淋巴结，称二级组淋巴结转移。

盆腔淋巴结和腹主动脉旁淋巴结转移的意义不同，盆腔淋巴结受累是局部侵犯，可经手术清扫和放射处理，而腹主动脉旁淋巴结转移则提示远处转移，一般手术治疗已不适宜，应采用局部放疗及全身化疗。

3.血行转移　很少见。晚期可经血行转移至肺、肝或骨骼。

四、临床表现

1.症状　宫颈癌早期可无症状，随着病变的进展，可表现出不规则阴道流血、分泌物增多和疼痛等。这些症状的轻重与病变的早晚，肿瘤生长方式、组织病理类型及患者的全身状况有关。

（1）早期宫颈癌：常无症状或仅有少量接触性出血，与慢性宫颈炎无明显区别。

（2）阴道流血：表现为性交后或妇科检查后接触性出血以及阴道不规则流血，病灶较大，侵蚀大血管时，可出现致命性大出血。年老患者常表现为绝经后阴道流血，一般外生型癌出血较早,血量多;内生型癌则出血较晚。

(3)阴道排液:阴道排液增多,白色或血性,稀薄如水样或米泔样,有腥臭味。晚期患者由于癌组织坏死或伴感染,可有大量米汤样或脓性恶臭白带。

(4)晚期症状:根据病灶侵犯的范围而出现继发性症状。病灶波及盆腔结缔组织、骨盆壁,压迫输尿管或直肠时,患者诉尿频、尿急、肛门坠胀、大便秘结、里急后重等,严重者可发生膀胱-阴道瘘或阴道-直肠瘘。如果癌瘤沿宫旁组织侵犯骨盆壁,压迫坐骨神经,可表现为坐骨神经痛或一侧骶、髂部的持续性的疼痛。到了疾病末期,患者表现为消瘦、发热、恶病质等全身衰竭症状。

2.体征　原位癌和镜下早期浸润癌宫颈可光滑或仅为柱状上皮异位表现。随着病情的发展,外生型宫颈癌可见宫颈有息肉状,乳头状、菜花状赘生物,质脆,触之易出血,可合并感染;内生型可见宫颈质硬,肥大,膨大如桶。晚期癌组织坏死脱落可形成溃疡或空洞。癌灶累及阴道壁时可见阴道壁变硬。如向宫旁组织浸润,双合诊和三合诊可扪及子宫两侧增厚、呈结节状,若浸润达盆壁,可形成"冰冻骨盆"。

五、诊断

根据病史、临床表现、全身检查和妇科三合诊检查并行宫颈活检可确诊。下列辅助检查可协助早期诊断和临床分期。

1.宫颈细胞学检查　宫颈细胞学检查是发现早期宫颈癌最简便、有效的检查方法,在宫颈转化区取材,普遍用于防癌普查。如发现癌细胞或核异质细胞(LSIL、HSIL),应做宫颈活检。大多数国际和国内指南推荐宫颈细胞学检查联合 HPV 筛查为首选的筛查方案。

2.宫颈碘试验　将碘溶液涂在宫颈和阴道上,正常宫颈和阴道鳞状上皮富含糖原,被染为棕色或深赤褐色,不染色说明该处上皮缺乏糖原,为危险区,应在该区取材活检,以提高确诊率。

3.阴道镜检查　可观察宫颈表面有无异型细胞及血管走向等改变,在可疑部位或多点取材活检。

4.宫颈和宫颈管活检　活检是确诊宫颈癌和癌前病变最可靠和必不可少的方法。宫颈有明显病灶,可直接在病灶处取材。若无明显病变,应在转化区的 3、6、9、12 点等处取材。在碘试验或阴道镜指导下行活组织检查可提高取材的准确性。所取组织应包括间质及邻近正常组织。宫颈细胞学阳性而宫颈外观光滑或宫颈活组织检查阴性,应用小刮匙搔刮宫颈管。应注意晚期患者行活组织检查时,钳夹组织不宜过大过深,以防大出血;但又不宜过浅过少,以防仅取表层腐烂组织不能确诊。

5.宫颈锥切术　当多次宫颈细胞学检查结果阳性而宫颈活组织检查结果阴性,或活组织检查为原位癌,而临床不能排除浸润癌时,可考虑做宫颈锥切术。切除标本应做连续病理切片检查。传统的锥切术并发症多,目前临床上少用。宫颈环行电切术(LEEP)或冷凝电刀切除,可减少出血,一般也不影响病理检查。

6.影像学和内镜检查　B 型超声、CT、MRI、淋巴管造影、膀胱镜、结肠镜、静脉肾盂造影等,对确定病变的范围,进行临床分期,选择恰当的治疗方法,提高治疗率,判断预后是很必要的。

六、临床分期

2009 年国际妇产科联盟(FIGO)对宫颈癌分期标准进行了更新(表 20-1,图 20-3)。

表 20-1　宫颈癌的临床分期(FIGO,2009)

Ⅰ期	肿瘤严格局限于宫颈(扩展到宫体可以被忽略)
Ⅰa 期	镜下浸润宫颈;所有肉眼可见的病灶,即使是表浅的浸润,均为Ⅰb 期
Ⅰa1 期	间质浸润深度≤3mm,水平扩散≤7mm
Ⅰa2 期	间质浸润深度>3~5mm,水平扩散≤7mm
Ⅰb 期	临床肉眼可见病灶局限于宫颈,或镜下病灶>Ⅰa2 期
Ⅰb1 期	肉眼可见病灶最大径≤4cm
Ⅰb2 期	肉眼可见病灶最大径>4cm
Ⅱ期	肿瘤超过宫颈,但未达盆壁或未达阴道下 1/3
Ⅱa 期	无明显宫旁浸润
Ⅱa1 期	肉眼可见病灶最大径≤4cm
Ⅱa2 期	肉眼可见病灶最大径>4cm
Ⅱb 期	有明显宫旁组织浸润
Ⅲ期	肿瘤侵及盆壁和(或)侵及阴道下 1/3,和(或)导致肾盂积水或肾无功能
Ⅲa 期	肿瘤侵及阴道下 1/3,宫旁浸润未达盆壁
Ⅲb 期	肿瘤浸润达盆壁,和(或)导致肾盂积水或肾无功能
Ⅳ期	肿瘤侵及膀胱黏膜或直肠黏膜(活检证实),或超出真骨盆
Ⅳa 期	肿瘤侵及邻近器官
Ⅳb 期	肿瘤扩散到远处器官

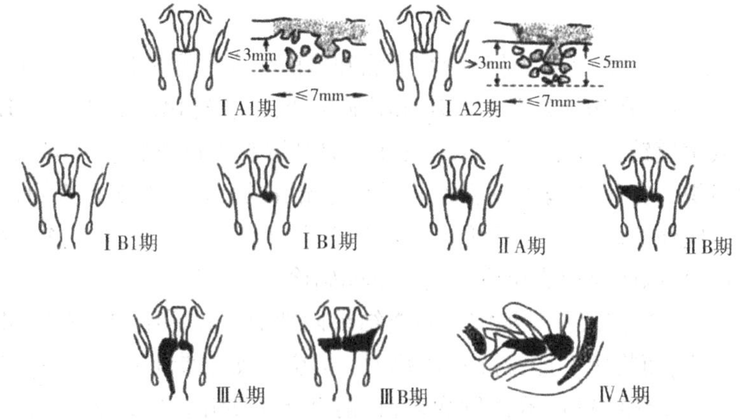

图 20-3　宫颈癌临床分期示意

以下几点应该注意。

(1)无论从腺上皮或者表面上皮起源的病变,从上皮的基膜量起浸润深度不超过5mm。

(2)是否浸润静脉或淋巴管区域,均不影响分期。

(3)治疗前应进行严格准确的临床分期,其目的是根据病变的范围及严重程度,选择恰当的治疗方案,正确地评估疗效和判断预后。

(4)盆腔检查为临床分期绝对金标准,应该由两位有经验的医师,其中一名为妇科肿瘤医师实施。同时必须具备病理确诊。

(5)分期一经确定就不能更改,不能因放疗或化疗(肿瘤体积缩小或增大)而改变。

(6)当无法确定分期或分期有争议,应将分期定为低一级或较早的期别。可疑直肠、膀胱受累者,应取得病理诊断依据。

(7)其他检查如盆腔 MRI、CT 或联合 PET-CT、膀胱镜检查、直肠镜检查、静脉肾盂造影、肺及骨骼 X 线片检查、血管造影、淋巴造影等,有助于治疗方案的制订,但不作为确定分期的依据。

(8)局部晚期宫颈癌指一组具有预后不良因素的高位宫颈癌,广义包括宫颈癌ⅡB~ⅣA,狭义包括局部肿瘤>4cm 的早期ⅠB 期宫颈癌。

(9)复发病例仍保持原分期。

七、治疗

一旦明确诊断为宫颈浸润癌,应首先考虑制订最佳的治疗方案,而宫颈癌治疗方案应根据患者的年龄、一般情况、临床期别、病变范围和有无合并症等综合考虑后制订。目前由于年轻患者的增多,更强调保留功能的治疗。

宫颈浸润癌的治疗主要是手术及局部放疗。近年来新辅助化疗已成为辅助治疗的常用方法,尤其对于晚期或复发患者。在手术或放疗前先用化疗,待癌灶萎缩或部分萎缩后再行手术或放疗,或者手术或放疗后再加用化疗,以便提高疗效。

1.各期宫颈癌的初始治疗方法

(1)ⅠA1 期无淋巴脉管浸润者:首选行宫颈锥切术,保留生育功能者只要切缘阴性(标本整块切除,病灶边缘距离切缘>3mm),术后可随访观察。不保留生育功能者如切缘阴性并有手术禁忌证者,也可随访观察;切缘阴性如无手术禁忌证者建议行筋膜外子宫切除术。切缘阳性(不典型增生或癌)建议再次行宫颈锥切评估浸润深度,切缘为癌者也可直接行筋膜外或次广泛性子宫切除术+盆腔淋巴结切除术。如切缘阳性,再次锥切或行广泛性宫颈切除术,可不再行子宫切除术。完成生育后,强烈建议对持续性 HPV 阳性或细胞学异常或有手术意愿的患者行子宫切除,45 岁以下的鳞癌患者可保留卵巢。

(2)ⅠA1 期伴淋巴脉管浸润者、ⅠA2 期

1)要求保留生育功能者可选择:①锥切+盆腔淋巴结切除±主动脉旁淋巴结取样,可考虑行前哨淋巴结显影。切缘阴性者,可随访观察。如切缘阳性者,可再次锥切或行广泛性宫颈切除术+盆腔淋巴结切除±主动脉旁淋巴结取样;②直接行广泛性宫颈切除术+

盆腔淋巴结切除±主动脉旁淋巴结取样，可考虑行前哨淋巴结显影。强烈建议完成生育后对持续性 HPV 阳性或细胞学异常或有手术意愿的患者行子宫切除，45 岁以下的鳞癌患者可保留卵巢。

2）对于不保留生育功能者可选择：①次广泛或广泛性子宫切除术+盆腔淋巴结切除术±主动脉旁淋巴结取样，可考虑行前哨淋巴结显影；45 岁以下的鳞癌患者可保留卵巢；②盆腔外照射+近距离放疗。也可行锥切（切缘需阴性），加腹腔镜下盆腔前哨淋巴结显影或盆腔淋巴结切除。推荐冷刀锥切。经仔细筛选的 IA2 期或 IB1 期癌灶直径≤2cm，要求保留生育功能患者，可选择经阴道广泛宫颈切除术加腹腔镜下淋巴结切除（有或无前哨淋巴结定位）。小细胞神经内分泌癌、肠型腺癌或微偏腺癌等病理类型不适合保留生育功能。

（3）ⅠB1 期和ⅡA1 期

1）要求保留生育功能ⅠB1 期鳞癌患者，推荐广泛性宫颈切除术+盆腔淋巴结切除±主动脉旁淋巴结取样，可考虑行前哨淋巴结显影，原则上推荐肿瘤直径<2cm 的患者选择经阴道行广泛性宫颈切除术。肿瘤直径 2~4cm 者，选择行经腹或经腹腔镜、机器人辅助腹腔镜的广泛性宫颈切除术。

2）不要求保留生育功能者；①广泛性子宫切除术+盆腔淋巴结切除±主动脉旁淋巴结取样，可考虑行前哨淋巴结显影；45 岁以下的鳞癌患者可保留卵巢；②盆腔外照射+近距离阴道放疗（A 点总剂量 80~85Gy）±顺铂为基础的同期化疗。

（4）ⅠB2 期和ⅡA2 期：①盆腔外照射+顺铂同期化疗+阴道近距离放疗，A 点剂量≥85Gy；②广泛性子宫切除术+盆腔淋巴结切除±主动脉旁淋巴结取样；③盆腔外照射+顺铂同期化疗+近距离放疗，A 点剂量 75~80Gy，放疗后行辅助性子宫切除术。NCCN 建议以上 3 种治疗方案首选同期放化疗。第 3 种选择同期放化疗之后进行辅助性子宫切除术还存在争议。

（5）ⅡB、ⅢA、ⅢB、ⅣA 及部分ⅠB2 和ⅡA2 期：可选择手术分期，也可先进行 CT、MRI、PET 等影像学评估。影像学发现增大淋巴结可考虑穿刺活检。治疗方案选择放疗同时加化疗。若影像学未发现淋巴结转移，可行盆腔外照射+顺铂同期化疗+阴道近距离放疗。若影像学检查发现盆腔和主动脉旁淋巴结均呈阳性时，可行淋巴结切除术，术后延伸野放疗+顺铂同期化疗+阴道近距离放疗。同时配合以顺铂为基础的化疗（如顺铂或顺铂加氟尿嘧啶）。近距离放疗的对象为宫颈及其周围的局部病灶，体外照射针对盆腔淋巴结。

（6）ⅣB 期：若有临床指征，可在可疑处活检证实转移，然后进行全身化疗±个体化外照射。可选用的方案有顺铂、异环磷酰胺、顺铂加异环磷酰胺、顺铂加紫杉醇或吉西他滨。

2.放疗　放疗适用于各期患者。对于全身情况不能耐受手术的早期患者，也可采用放疗。分为近距离放疗和体外照射两种方法。近距离放疗多用后装治疗机，放射源为 137-铯（^{137}Cs），192-铱（^{192}Ir）等；体外照射多用直线加速器、60-钴（^{60}Co）等。近距离放疗主要用以控制局部原发病灶，体外照射则用于治疗宫颈旁和盆腔淋巴结转移灶。早期病例以局部近距离放疗为主，晚期病例则以体外照射为主。

3.手术治疗、放疗联合治疗　对于癌灶较大者，可先行术前放疗，待病灶缩小后再行手术治疗。手术治疗后病理证实有盆腔淋巴结阳性或宫旁组织阳性或手术切缘阳性等高危因素，应行术后补充盆腔放疗+顺铂同期化疗±阴道近距离放疗。阴道切缘阳性者，阴道近距离放疗可增强疗效。

4.化疗　全身化疗适用于盆腔外转移病例或不适合放疗或手术的复发病例，以及黏液性腺癌、小细胞癌等特殊类型的宫颈癌。目前也主张在术前或放疗前先行化疗，以提高手术切除率，减少复发，提高生存率。近年来所提到的新辅助化疗(neoadjuvant chemotherapy，NACT)是指宫颈癌术前或放疗前进行的化疗，是针对局部晚期宫颈癌提出的治疗策略。常采用静脉或动脉灌注化疗，一线联合化疗为以顺铂为基础的联合方案，如顺铂+紫杉醇+贝伐珠单抗，顺铂+紫杉醇、顺铂+拓扑替康。其他已被证实有效或能延长无进展生存期的、可用于二线治疗的药物包括贝伐珠单抗、多西他赛、5-FU、吉西他滨、异环磷酰胺、伊立替康、丝裂霉素、拓扑替康、培美曲塞和长春瑞滨。

八、预后

预后与患者全身情况，临床期别、病理类型、生长方式、肿瘤体积、浸润深度、淋巴结转移、治疗方法等均相关。ⅠB与ⅡA期手术与放疗效果相近。淋巴结转移患者预后差。宫颈腺癌放疗效果小如鳞癌，且早期易有淋巴结转移，预后差。宫颈癌的5年生存率为：Ⅰ期81.6%，Ⅱ期61.3%，Ⅲ期36.7%，Ⅳ期12.1%。

九、随访

宫颈癌治疗后50%在第1年内复发，因此建议治疗后2年内每3个月随访1次，第3~5年每6个月随访1次，5年后每年随访1次。随访内容：每次均应进行仔细的临床评估，仔细进行盆腔检查，宫颈细胞学检查、高危型HPV检查、胸部X线摄片及血常规检查。随访时需向患者宣教复发的症状，如阴道排液、体重减轻，厌食，盆腔、髂关节、背部或腿部疼痛等。鼓励患者戒烟或减少吸烟。有症状或怀疑复发时可进行影像学检查。复发病例治疗前需病理证实。肿瘤未控制或复发者，在治疗前需行进一步的影像学检查或手术探查来评估病情。

十、预防

普及防癌知识，提倡晚婚少育，开展性卫生教育，定期开展普查普治，21岁以上有性生活史或已婚妇女即应定期做宫颈细胞学检查，30岁以上妇女初诊时均应常规行宫颈细胞学检查和高危型HPV检查，异常者应及时处理。积极治疗性传播疾病。发现和诊治宫颈上皮内瘤变，阻断宫颈浸润癌的发生。HPV疫苗目前已用于HPV感染及癌前病变的预防，HPV疫苗已在中国上市，但其效果及安全性有待进一步评价。

十一、宫颈癌合并妊娠

宫颈癌合并妊娠较少见。妊娠早、中期出现阴道流血在排除产科因素引起的出血后，均需常规做阴道窥器检查，若宫颈有可疑病变，应行宫颈细胞学检查、阴道镜检查、宫颈活检，以免漏诊和误诊。由于可引起出血、流产、早产，妊娠期不宜行宫颈锥切术，除非组织学提示可能是浸润癌。

值得注意的是;妊娠时宫颈鳞-柱交界部在高雌激素的影响下外移,基底细胞增生活跃,可出现类似原位癌病变,产后6周可恢复正常。宫颈上皮基底细胞增生活跃,其脱落细胞可有核大深染等表现,细胞学可误诊。

一般来说,妊娠期宫颈癌的处理原则与非孕期一致。但应由产科、儿科等多学科专家共同制订治疗方案,而且应在与患者及其配偶充分讨论后决定治疗方案,尊重其选择。

对可疑宫颈微小浸润癌的患者,推迟治疗抢救胎儿不应以损害母亲的治疗效果为代价。通过宫颈锥切确定的切缘阴性的工 A1 期孕妇,可追踪至妊娠晚期并经阴道分娩。对Ⅰ A2 期或更晚期孕妇,应据临床分期和妊娠周数进行个体化处理。若在妊娠 20 周前诊断,不应推迟治疗,可连同胎儿一并行根治性子宫切除术及盆腔淋巴结清扫术。妊娠 28 周后诊断的病例可待胎儿成熟后再予以治疗。在妊娠 20~28 周诊断的Ⅰ A2 期和Ⅰ B1 期病例可推迟至胎儿成熟后再治疗,一般不影响预后。所有病例均需在 34 周前终止妊娠。虽然有几项回顾性研究表明无证据证明经阴道分娩会影响预后,但除非已行宫颈锥切术,否则仍推荐行剖宫产终止妊娠。

第二节　宫颈癌的化疗

过去人们认为宫颈癌属于化疗不敏感的肿瘤,因此手术及放疗为宫颈癌的主要治疗方法。近年来,随着医学的发展,人们逐步发现手术和放疗不能控制和消除亚临床病灶和微小转移病灶。同时,随着铂类化合物和异环磷酰胺等化疗药物的不断更新换代、里程碑式的跨越、给药方法和给药途径的不断改善,化疗逐渐受到临床医师及研究者的关注,已成为治疗宫颈癌的重要手段之一。

宫颈癌的化疗适应证如下:①宫颈癌晚期、全身广泛转移的病例;②局部巨大肿瘤的术前化疗;③中、晚期宫颈癌配合放疗增敏。

一、术前新辅助化疗

1983 年,Friedlander 首次提出新辅助化疗(NACT)的概念。20 世纪 90 年代,宫颈癌术前也开始应用新辅助化疗。宫颈癌 NACT 是指以顺铂为基础对拟行手术治疗或放疗的宫颈癌患者,在术前或放疗前先行 2~3 个疗程的联合化疗的一种新型治疗方案,然后再根据患者的具体情况施行相应手术治疗或放疗。

1.适应证　主要用于局部晚期宫颈癌等预后不良因素的高危患者,以及局部晚期组织学分化差的鳞癌及黏液性腺癌、腺鳞癌、透明细胞癌及小细胞癌等特殊类型的宫颈癌。

2.理论依据　缩小肿瘤体积,可使无瘤间期延长,可使患者手术分期降低,使无法行手术治疗的患者获得根治手术的机会,提高手术成功率;抑制或消灭可能存在的亚临床病灶和微小转移病灶,降低淋巴结转移率;降低乏氧细胞的比例,增加放疗敏感性;因术前化疗在肿瘤血管床尚未破坏前,化疗药物易进入肿瘤病灶,提高疗效;还可以客观评估化疗的敏感性,为术后化疗和放化疗等后续方案的选择提供依据,尤其是对于年轻、需要保留阴道和卵巢功能的宫颈癌患者。另外,还可作为判断患者预后的重要因素。

3.新辅助化疗的药物　关于新辅助化疗的药物方案和用药途径文献报道各异,目前尚无一致结论。但以铂类药物为基础的联合化疗方案国内外研究者普遍采用。常用方案为:PVB(PDD+VCR+BLM)、PBM(PDD+BLM+MMC)等以及新化疗方案。随着基础及临床研究的不断进步,新的化学药物逐渐应用于临床,它们有卡铂(CBP)、紫杉醇(TAX)、吉西他滨(GEM)、拓扑替康(TPT)、生物制剂西妥昔单抗等。给药途径有静脉化疗及动脉灌注化疗两种,尤以前者应用最为广泛。

许多医疗工作者对术前行新辅助化疗的宫颈癌患者进行了分析研究,结果显示NACT后手术治疗与单纯手术治疗相比,前者可以显著提高手术切除率,降低淋巴结转移率、宫旁浸润率和脉管癌栓率等。在5年生存率方面,不低于单纯手术治疗。

Eddy等采用VCR($1mg/m^2$)+DDP($50mg/m^2$)对288例ⅠB2期宫颈癌患者进行了3个疗程NACT,结果显示患者对NACT的总反应率为52%,15%患者获得完全缓解,其中5%达病理完全缓解;37%部分缓解。Kim等对ⅠB1~ⅡA期宫颈癌患者分别进行术前NACT和直接根治性手术治疗的效果进行了Meta分析,收集了1987—2010年的符合纳入标准5篇随机对照研究和4项观察性研究,共1784例患者。分析发现NACT组能够缩小病灶,降低淋巴结转移率、放疗率和远处转移率。全身或局部复发率和远期无瘤生存率无差异。Vizza等采用紫杉醇$175mg/m^2$、异环磷酰胺$5g/m^2$、顺铂$75mg/m^2$对40例ⅠB1~ⅡB期宫颈癌患者在腹腔镜广泛子宫切除术+盆腔淋巴结清扫术前行3个疗程的NACT,其中位手术时间是305(215~430)分钟,中位出血量为250(100~400)mL,切除盆腔淋巴结中位数为25(11~64)个,减少了出血量和降低了术后发病率,提高了手术安全性。魏丽惠等报道了41例术前行新辅助化疗的ⅠB2~ⅡB期宫颈癌患者,发现与直接手术组相比,总临床有效率为58.54%(24/41),完全缓解率为4.88%(2/41),部分缓解率为53.66%(22/41),病情稳定率为36.59%(15/41),疾病进展率为4.88%(2/41),淋巴、脉管癌栓转移率为36.59%(15/41),低于对照组。李力等对ⅡB期宫颈癌患者不同治疗预后进行了Meta分析,符合纳入标准的共21篇文献,共2486例患者。分析发现NACT组与直接根治性手术治疗组相比,生存率差异无统计学意义,而前者的术中出血量、手术时间、淋巴结转移及术后并发症明显少于后者,前者有利于提高患者治疗后生活质量。王世等采用腹壁下动脉插管化疗1~2个疗程后3周行根治手术治疗32例Ⅱ期宫颈癌,方案为NH 25mg+5-FU 500mg,隔日1次,共5次,有效率为88.2%。Napolitanod等进行的一项纳入192例ⅠB~ⅢB期宫颈癌患者的前瞻性随机临床试验,分析结果显示,NACT提高了ⅠB~ⅡA期宫颈鳞癌患者的5年无瘤生存率,而总体生存率无显著提高。术前化疗可以缩小瘤体,有利于手术切除,减少不良预后。

Lu等回顾性研究了7例直径大于2cm的ⅠB1期要求保留生育功能的宫颈鳞癌患者,首先采用了动脉灌注化疗,而后再行腹腔镜下根治性宫颈切除术,其反应率为100%,在经过平均66个月的随访后,未见复发,且有2例成功妊娠并分娩。Salihi等回顾性研究了11例ⅠB1~ⅠB2期宫颈癌患者,先行NACT(紫杉醇+异环磷酰胺+卡铂或紫杉醇+卡铂),而后行宫颈大锥切术。总反应率为64%,部分反应率为27%,疾病进展率为9%,

80%无残留病灶,如有残留则行全子宫切除术。9例妊娠且6例分娩。NACT+宫颈大锥切术可能是保留生育功能ⅠB1期宫颈癌患者有治疗前景的治疗方法之一。因此,认为NACT加宫颈大锥切术/根治性宫颈切除术可以成为直径大于2cm的ⅠB1~IB2期宫颈癌患者保留生育功能的一种选择。

需要强调指出的是,术前行NACT的患者,若两个疗程后肿瘤对化疗无反应或反应较小,应立即行手术治疗或放疗以免延误最佳治疗时机。目前以顺铂为基础,联合健择、拓扑替康等新的化疗方案在临床逐渐推广应用。NACT疗程不确定,一般为2~3个疗程,遵守"见好就收"的原则。

二、放疗前新辅助化疗

放疗前NACT不仅能够缩小肿瘤体积,还能够减少肿瘤引起的盆腔变形,使后续的放疗变得更加容易,一些化疗药物尤其是铂类化疗药物,具有放疗增敏剂的作用。虽然理论上在放疗前进行NACT有其合理性,但大多数研究认为与传统放疗相比,NACT后放疗的病危患者能获得更高的生存率。研究者对宫颈癌放疗前NACT是否获益进行了Meta分析,化疗周期小于14日或顺铂剂量强度每周大于25mg/m^{2}可提高患者生存率。Ohara等研究显示虽然放疗前NACT能够缩小肿瘤体积,但其肿瘤缩小速度并不比单用放疗快。因此,目前对于放疗前新辅助化疗的作用尚无定论,仍须继续对照研究。

三、术后化疗

因为广泛子宫切除术+盆腔淋巴清扫术后盆腔血管大部分已结扎,局部血供明显减少,化疗药物的局部浓度明显降低,所以目前不把术后化疗作为宫颈癌的主要治疗方法。对于如盆腔淋巴结转移、手术切缘阳性、血管癌栓、肿瘤细胞分化差以及病理为腺癌、腺鳞癌、神经内分泌癌、小细胞癌等特殊类型等预后不良的高危宫颈癌患者,化疗可作为术后辅助治疗之一。

目前文献报道的宫颈癌根治术后辅助化疗的无瘤生存率为61%~88%,在Iwasaka的回顾性研究中,53例ⅠB~ⅡA期高危宫颈癌患者根治术后接受了3个疗程POMP(DDP+VCR+MMC+PLM)方案化疗,127例患者于根治术后接受了盆腔外放疗(6mV直线加速器,41.4~50.4Gy)。结果显示两组5年总生存期(OS)非常相似,化疗组盆腔内、外的复发率分别为85%和23%,而放疗组盆腔内、外复发率分别为38%和71%。Takeshima等对65例ⅠB~ⅡA期宫颈鳞癌或腺鳞癌行根治术后的高危患者进行BOMP方案化疗,结果显示5年无进展生存期(PFS)分别为93.3%和85.7%,局部复发率分别为3.3%和8.6%。因此认为,NACT可显著减少盆腔外复发,可配合术后放疗一起进行。

四、同步放化疗

在临床上同时对肿瘤患者行化疗和放疗的治疗方法称为同步放化疗,即盆腔外照射加腔内近距离照射同时应用以铂类为基础的化疗。同步放化疗可以消灭术后微小残留灶和转移灶,减少局部复发和远处转移。其作用机制如下:化疗和放疗分别作用于不同的细胞周期,可起互补作用;化疗可提高放疗敏感性;化疗可抑制肿瘤细胞的增殖和对放射损伤的修复。但能否提高长期生存率和减少远处转移,目前尚无定论。这种方法诱导化疗的治疗周期短,其缺点是治疗毒性较大。

五、术后同步放化疗

术后放化疗能否提高早期宫颈癌患者的生存率成为近10年来关注的焦点。临床试验的结果尚有争议。NCCN(2017年)指南指出:对于术后没有淋巴结转移、宫旁浸润及切缘阴性者,可以观察或根据是否存在中危因素增加盆腔外照射放疗(1类证据)±顺铂同期化疗(2B类证据)。中危因素采用“Sedlis标准”,见表20-2。淋巴结阳性、切缘阳性和宫旁浸润被认为是“高危因素”。具备任何一个“高危因素”均推荐术后补充盆腔外照射放疗+顺铂同期化疗(1类证据)±阴道近距离放疗。术后同步放化疗一般应全身化疗4~6个疗程。

表20-2　Sedlis标准

淋巴管间隙浸润	间质浸润	肿瘤大小(取决于内诊)
+	深1/3	任何大小
+	中1/3	最大径≥2cm
+	浅1/3	最大径≥5cm
-	中1/3或深1/3	最大径≥4cm

注:Sedlis标准,根治性手术后淋巴结、切缘和宫旁阴性辅助治疗。

Peters报道的一项前瞻性研究中,127例ⅠA2~ⅡB期患者接受了同期放化疗,结果显示,放化疗组4年PFS和OS均明显高于单纯放疗组(分别为80%∶63%,81%∶71%),但Ⅲ~Ⅳ度血液学毒性和胃肠道毒性也显著增加。Monk等将根治术后发现有盆腔淋巴结转移、切缘阳性、宫旁浸润等高危因素的Ⅰ期和ⅡA期243例宫颈癌患者随机分组,并行标准盆腔大野放疗。研究发现放疗+化疗组4年PFS和OS分别为80%和81%,均显著改善,而单纯放疗组PFS和OS分别为63%和71%。Falcetta对多项有关早期宫颈癌(ⅠA2~ⅡA期)治疗的研究进行二次分析,发现以铂类为基础的术后同步放化疗可能改善妇女的生存质量,抑制复发。但这一结果仍需进一步数据证实。

六、晚期同步放化疗

近几年对晚期宫颈癌主张同步化放疗的人越来越多,1999年先后报道的由GOG、RTOG和SWOG进行的5个以顺铂为基础的同步放化疗大样本前瞻性随机对照临床研究结果都证明了同步放化疗及含顺铂的化疗方案能明显提高患者的生存率,并且使病死率下降30%~50%,这些研究奠定了同步放化疗在宫颈癌综合治疗中的地位中NCCN(2017年)指南指出:ⅠB2和ⅡA2期宫颈癌首选同步放化疗:盆腔外照射+顺铂同期化疗+阴道近距离放疗,A点剂量≥85Gy(1类证据)。ⅡB、ⅢA、ⅢB、ⅣA及部分ⅠB2和ⅡA2期,若影像学未发现淋巴结转移,可行盆腔外照射+顺铂同期化疗+阴道近距离放疗;若盆腔淋巴结阳性、主动脉旁淋巴结阴性时,可选择:①盆腔外照射+阴道近距离放疗+顺铂同期化疗(1 类证据)±主动脉旁淋巴结放疗;②腹膜外或腹腔镜淋巴结切除术,当主动脉旁淋巴结阴性时,行盆腔放疗+阴道近距离放疗+顺铂同期化疗(化疗为 1 类证据);主动脉旁淋巴结阳性者,可行延伸野放疗+阴道近距离放疗+顺铂同期化疗。影像学检查发现盆腔淋巴结和主动脉旁淋巴结均阳性时,可考虑行腹膜后或腹腔镜淋巴结切除术,术后延伸野放疗+顺铂同期化疗+阴道近距离放疗。

Hunter 等研究中发现同步放化疗患者的近期有效率为 90.4%,平均生存期为 32.33 个月,与之相比,单纯放疗患者的近期有效率仅为 63.3%,平均生存期为 31.21 个月,差异有统计学意义,而不良反应发生率无统计学意义。Morris 等研究表明,在行标准盆腔放疗的同时给予化疗的ⅠB 期到ⅣA 期宫颈癌患者中,5 年 OS 和 PFS 分别达到 73%和 67%,而采用单纯放疗者其 5 年 OS 和 PFS 分别为 58%和 40%,放疗+化疗组远处转移率和局部复发率分别为 14%和 19%,而单纯放疗组分别为 33%和 35%,差异有统计学意义。Ryu 等对 175 例ⅠB~ⅡA 期存在高危因素的宫颈癌患者进行回顾性分析,结果显示根治性手术后分别进行单纯放疗、同步放化疗组的 3 年无复发生存率分别为 90.5%和 97.5%,差异有统计学意义($P<0.05$)。

同步放化疗的常用药物有氟尿嘧啶、顺铂。以单药顺铂(40mg/m^2,6 周)最为多见。此外也有顺铂+氟尿嘧啶的联合疗法。目前常用的化疗方案是顺铂单药(周疗)或顺铂联合紫杉醇每 3~4 周 1 次。对于无法接受顺铂化疗的患者,可选择卡铂或其他不含铂类的同步放化疗方案。如:①羟基脲 50mg,放疗第 1 日开始,2 次/日,口服 2 周,停药 1 周重复,共 2 个疗程;②丝裂霉素 4mg,第 1~5 日,静脉滴注,氟尿嘧啶 500mg,第 1~5 日,静脉滴注,4 周重复,共 2 个疗程。以铂类为基础的同步放化疗,与单纯放疗相比,可降低 30%~50%的病死率,尽管有较大的急性毒副反应,但常为一过性,远期不良反应二者相近。

七、化疗联合生物治疗

目前宫颈癌的生物治疗主要集中在 HPV 治疗性疫苗、树突状细胞免疫治疗、单克隆抗体治疗以及免疫制剂等。HPV 治疗性疫苗的主要目标是诱发机体产生有效的针对病毒抗原的细胞毒性 T 细胞反应。治疗性疫苗既通过细胞免疫,又通过体液免疫来发挥治疗作用。因此,理论上以 HPV 为靶标的疫苗将有广阔的研究前景。目前有文献报道 IFN 可作为放疗增敏剂联合放化疗,21 例ⅠB~ⅢB 期宫颈癌患者每次皮下注射 IFN-α 500 万U,3 次/周,并加用顺铂 25mg/m^2,1 次/周,连用 7 周,同步放疗。结果显示,2 年局部控制率为 100%。正常组织的远期不良反应率高,2 年直肠、膀胱、小肠的并发症发生率分别为 49%、18%、23%。因此,尚不能常规用于临床。宫颈癌的生物治疗尚处于研究阶段。但作为一种新的治疗模式,将为肿瘤的预防和诊疗带来很好的前景。

八、化疗联合热疗

热疗是用人工加热的方法治疗恶性肿瘤,利用各种物理能量在人体组织中所产生的热效应使肿瘤细胞升温到一定程度,并维持一定时间,以达到杀灭癌细胞并避免正常细胞遭受损伤的目的,其被认为是治疗肿瘤的一种有效辅助手段。其作用机制:加热改变了肿瘤细胞膜的通透性,抑制了肿瘤细胞对化疗药物损伤的修复。热疗和化疗合并杀伤肿瘤,加热改善了肿瘤周边的血液循环,血流量的增加有利于药物进入肿瘤,提高药物的局部药物浓度,可获得较高的反应率及较低的毒性。Franckena 采用顺铂周化疗联合局部热疗治疗放射区域 47 例复发性宫颈癌,反应率为 55%,74%的患者达到姑息的目的,19%的患者获得了手术机会。36%的患者出现 3~4 级血液系统毒性。因此研究认为,热疗联合化疗治疗可获得高的反应率及可接受的毒性反应。Hei 等对 38 例复发性宫颈癌患者进行了回顾性研究,这些患者经过了卡铂为基础的放化疗或新辅助化疗后手术治疗或放疗,在本研究中同时给予 6~8 个疗程的化疗和热疗,平均随访 6.5 个月。反应率是 11%(4/37),12 个月总体存活率是 23%,24 个月为 4%。3~4 级血液学的并发症的发生率小于 10%。目前有关报道较少,其疗效有待大规模的随机对照试验证实。

常用方案及剂量如下。

1.单一用药 常用的有效药物有顺铂、博来霉素、丝裂霉素等。常用于联合用药组成不同的化疗方案。

顺铂是最有效的化疗单药,被推荐作为一线单药药物治疗复发或转移性宫颈癌患者。可采用 DDP 周疗方案(DDP 40mg/m^2,每周 1 次,疗程为 6 周),也可采用 DDP 三周方案(DDP 50mg/m^2)。应用 DDP 时应注意止吐和水化。本方案多用于宫颈癌的放化疗。在有关宫颈癌放化疗的 5 个大组临床试验中其效果与 PF 相同,通常与外照射同时进行。由于 DDP 可以在体内停留较长时间,因此建议每周一至周五放疗,周六或周日化疗。

对于无法接受手术或者放疗的复发患者,单药顺铂、卡铂或紫杉醇姑息性化疗都是合理方案。其他已被证实有效或能延长无进展生存期(PFS)可用于二线治疗的药物包括贝伐珠单抗、多西他赛、5-FU、吉西他滨、异环磷酰胺、伊立替康、丝裂霉素、拓扑替康、培美曲塞和长春瑞滨等。其他药物如疫苗及靶向药物疗效尚不确切。

2.联合用药 联合化疗是宫颈癌化疗的主要部分,很多有效的联合化疗方案大多是在经验的基础上形成的。

联合用药时应注意以下原则:①联合使用不同作用机制的药物;②联合应用的药物应避免有相似的毒性;③每种药物的剂量应尽可能接近于常用有效剂量;④不联合使用单一无效的药物。常用的治疗宫颈癌的联合化疗方案如下。

(1)顺铂+氟尿嘧啶(PF)方案:DDP 70mg/m^2,静脉滴注,第 1 日;5-FU 1000mg/m^2,静脉滴注,第 1~4 日。间隔 21 日开始下一个疗程。本方案可以静脉用,也可以动脉用,但后者可能引起宫旁组织纤维化,需要术前将其和肿瘤侵犯相鉴别,同时还会影响手术的实施。如果决定采用动脉化疗,动脉插管时病变轻的一侧推入半数 DDP,病变重的一侧保留导管,术后患者回病房后泵入余量 DDP 和 5-FU,5-FU 持续 96 小时泵入,且动脉插管时选择进口水剂 DDP。化疗第 3 日可酌情减少输液量和昂丹司琼的用量。

(2)紫杉醇+卡铂(TC)三周方案:紫杉醇 175mg/m^2,静脉滴注 3 小时,卡铂(GFR+25)×AUC,静脉滴注时间超过 1 小时,间隔 21 日开始下一个疗程。紫杉醇输注前一定要进行正规的预处理,防止超敏反应发生。包括紫杉醇输注前 12 小时和 6 小时分别口服地塞米松 20mg;输注紫杉醇前 30 分钟,给予苯海拉明 50mg 肌内注射;西咪替丁 300mg 入壶。紫杉醇的严重超敏反应少于2%,且90%以上发生于第一个疗程。如果出现明显的超敏反应,应立即停药并进行紧急处理。由于紫杉醇的溶剂为无水酒精,故有酒精过敏史的患者不宜使用。卡铂的剂量通常选择AUC-5根据GFR计算而来。卡铂最大剂量为目标AUC×150。如果患者肾功能不全,卡铂的剂量需进行调整。

(3)紫杉醇+顺铂(TP)三周方案:紫杉醇135mg/m²,静脉滴注24小时,顺铂70mg/m²,静脉滴注。间隔21日开始下一个疗程。紫杉醇的注意事项同TC方案。化疗期间需大量输液,以保证尿量不少于100mL/h。一周之内均需要大量饮水,实际上大量输液和大量饮水对于肾的保护是相当的。化疗第1小时每15分钟测血压,脉搏1次,此后每半小时测量1次至用药结束2小时。

(4)拓扑替康+顺铂方案:DDP 50mg/m²,静脉滴注,第1日;拓扑替康0.75mg/m²,静脉滴注,连用3日。本方案主要应用于复发性宫颈癌。3周为一个疗程。顺铂应用时需要止吐和水化。对于有放疗史的患者应注意骨髓抑制的发生。

(5)吉西他滨+顺铂方案:吉西他滨800mg/m²,第1日和第8日;顺铂30mg/m²静脉滴注,第1日和第8日。此方案为治疗宫颈癌的一线方案,28日为一个疗程。吉西他滨只能用生理盐水稀释。GFR应大于60mL/min。注意止吐。

3.用药途径与方法　为提高宫颈癌化疗的效果,可通过选择不同的给药途径提高肿瘤局部的化疗药物浓度,减少药物进入血液循环,达到提高疗效、减轻毒性反应的目的。

(1)全身用药化疗:最常用的方法包括口服、肌内注射和静脉给药。用于杀灭肿瘤细胞活性,防止术中血行播散,杀灭术后残留的癌细胞。口服抗癌药物由于许多药物不适宜在消化道吸收,疗效不稳定而较少应用。静脉给药疗效确切,常用于联合手术或放疗的综合治疗。

(2)动脉插管化疗;通过动脉插管灌注化疗药物,可提高肿瘤局部的药物浓度,缩小肿瘤体积,控制盆腔肿瘤的同时减小对机体免疫系统的影响,从而提高疗效。常用的插管方式有腹壁下动脉、子宫动脉插管等。采用本法后局限于盆腔肿瘤的药物浓度为全身用药量的8.9倍,腹腔用药量的8.6倍。

(3)动脉栓塞化疗:广泛应用于临床的有效方法。主要原理是经动脉给予化疗药物的同时采用血管栓塞剂。栓塞化疗主要是依靠其梗死作用,降低全身药物的浓度和毒副反应,提高局部药物浓度的同时延长药物作用时间,提高疗效。

(4)腹腔内灌注化疗:通过植入导管向腹腔内灌注化疗药物,能够取得与全身用药相似的疗效,其机制有待于进一步探讨。常用药物为DDP 160~180mg,3~4周重复,连用2~3个疗程。液体量需要在1000mL以上,使药液均匀分布于腹盆腔。宫颈癌患者手术时腹腔冲洗液癌细胞检查阳性者,可考虑采用腔内灌注化疗。

(5)肿瘤部位的直接给药化疗:在肿瘤基底部或其周围直接注射化疗药物,用于宫颈癌局部癌灶,可取得近期疗效。有报道指出由于这种方法可使肿瘤内部压力增高,从而发生远处转移,以肺转移较多,故其不宜单独应用于宫颈癌的化疗。

九、转移或复发性宫颈癌的化疗

复发性宫颈癌指经根治性手术或放疗后,在原病变范围内又出现与原肿瘤相同类型的肿瘤。复发性宫颈癌治疗困难,预后差。单纯的化疗对于复发及难治性宫颈癌患者基本上是一种姑息性的治疗。有盆腔外转移和无法接受放疗或手术的复发性患者是接受化疗的适宜患者。对于转移性宫颈癌,顺铂仍是最有效的单药,但如果患者在出现复发或转移前已接受顺铂进行放疗增敏,再使用顺铂单药化疗的效果不佳,肿瘤多数对顺铂耐药,建议选用含铂类的联合方案进行化疗。日本临床肿瘤研究组(JCOG)0505 Ⅲ期临床研究结果显示,将卡铂+紫杉醇与顺铂+紫杉醇用于治疗转移或复发性宫颈癌,两组患者的总生存期相当,但卡铂+紫杉醇组患者具有更好的耐受性,便于毒性反应的管理。在之前未接受过铂类药物的患者中,TP(紫杉醇+顺铂)方案的总生存期高于 TC(紫杉醇+卡铂)方案。因此 NCCN(2017 年)推荐,卡铂+紫杉醇作为接受过顺铂治疗的患者首选项。

有临床研究表明,化疗对非放疗部位的复发转移病灶效果明显。Hong 等和 Stehman 等研究了宫颈癌肺转移复发的患者,给予异环磷酰胺+卡铂+平阳霉素联合化疗,结果显示患者的肺部癌灶阴影消失。因此,对宫颈癌远处复发转移者应考虑应用全身联合化疗。研究认为,顺铂+紫杉醇和卡铂+紫杉醇是转移或复发性宫颈癌应用最广泛的方案,对于不能使用紫杉醇的患者,可采用顺铂+拓扑替康或顺铂+吉西他滨替代。再次复发的患者建议参与临床试验或行化疗或支持治疗。

可选择的治疗方案包括卡铂+紫杉醇、顺铂+紫杉醇、顺铂+拓扑替康、顺铂+吉西他滨;可供选择的一线单药有顺铂、卡铂、紫杉醇。推荐的二线治疗药物有贝伐珠单抗、多烯紫杉醇、氟尿嘧啶、吉西他滨、异环磷酰胺、伊立替康、丝裂霉素、拓扑替康、培美曲塞、长春瑞滨等。

综上所述,随着医疗技术的不断发展,临床治疗的不断深入,化疗药物的不断更新换代和里程碑式地跨越,给药方法和给药途径的不断改善,宫颈癌化疗越来越受到医务工作者的关注,其已不仅是一种对晚期及复发性癌的姑息性治疗手段,而是同手术、放疗一样,逐渐成为治疗宫颈癌重要手段之一。宫颈癌化疗还不断丰富和改进着肿瘤治疗的模式,改变着医务工作者对肿瘤治疗的思维与理念。在宫颈癌高危病例和晚期复发转移患者的治疗中化疗是不可或缺的。适时合理地运用化疗,可以更好地提高局部控制率和远处转移控制率,提高长期生存率和改善生活质量。

第三节　宫颈癌的放疗

对于宫颈癌的治疗,目前最常用的且疗效较好的是手术治疗、放疗及综合治疗。对于早期宫颈癌(Ⅰ~ⅡA 期)患者,单纯根治性手术治疗与单纯根治性放疗的治疗效果相当,5 年生存率、病死率、并发症发生概率相似。ⅡB 期及以上的中晚期病例通常不采用子宫切除术,而采用以顺铂为基础的同步放化疗。因此,放疗可适用于宫颈癌的各期患者,但主要应用于ⅡB 期以上中晚期宫颈癌患者及不能耐受手术治疗的早期宫颈癌患者。以体外照射联合腔内照射的治疗模式最为普遍,适合于治疗各临床期别的宫颈癌患者。同步放化疗较单纯放疗提高无病生存率及总生存率,降低复发风险。早期宫颈癌患者手术后如存有手术切缘不净、宫旁受侵犯、淋巴结转移三个“高危因素”中任何一个,均推荐术后补充盆腔放疗+以顺铂为基础的同期化疗±阴道近距离放疗;术后如存在肿瘤较大、侵犯宫颈间质、淋巴管间隙阳性等中等危险因素,则推荐术后增加盆腔放疗±以顺铂为基础的同期化疗。随着放疗设备的不断更新,宫颈癌放疗技术也随之日益更新,三维适形放疗、调强放疗、图像引导放疗等新技术广泛应用于临床。宫颈癌放疗方式的选择应根据患者年龄、病理类型、分期等综合考虑。

一、宫颈癌放射治疗适应证

1.不同分期宫颈癌放射治疗选择　原位癌和Ⅰ~ⅡA 期宫颈癌患者首选手术治疗,但如有手术禁忌或拒绝手术者,可选择行放疗。原位癌和ⅠA1 期(即微小浸润癌)无淋巴脉管间隙浸润患者行单纯近距离放疗即可,其对累及阴道较广的原位癌更为适宜,不需要盆腔体外照射,A 点剂量 50Gy。而对于ⅠA1 期伴淋巴脉管间隙浸润患者,应在近距离放疗基础上加盆腔放疗(A 点总剂量为 70~80Gy)。ⅠA2 期患者可选择盆腔放疗+近距离放疗(A 点总剂量为 70~80Gy)。ⅠB1 和ⅡA1 期患者可选择盆腔放疗+近距离放疗(A 点总剂量 80~85Gy)±顺铂为基础的同期化疗,盆腔照射剂量常规为 45~50Gy。

对于局部晚期、大癌灶ⅠB2 和ⅡA2 期(肿瘤>4cm)患者,可选择的治疗方法有同步放化疗、手术治疗+术后辅助治疗、新辅助治疗+手术治疗+术后辅助治疗,但这些患者除了肿瘤巨大外,往往还合并有其他高危或中危因素,术后有 50%~80%的患者需要补充放化疗。直接同步放化疗和手术治疗+术后放化疗相比,两者疗效相当,而手术治疗+术后放化疗者并发症明显增多。为了最大程度减少术后放化疗以及联合治疗所带来的并发症,国际妇产科联盟 2012 年宫颈癌诊治指南和 2014 年 NCCN 宫颈癌临床实践指南均不推荐手术治疗作为这些患者的初始治疗方法,而认为选择直接同步放化疗更为合理,方法是盆腔放疗+近距离放疗+以顺铂为基础同步化疗,盆腔照射剂量常规为 45~50Gy,A 点总剂量≥85Gy。

ⅡB~ⅣA 期的晚期病例通常不采用子宫切除术而推荐以同期放化疗作为标准治疗方案。同期放化疗比单独放疗可以明显提高肿瘤局部控制率和总生存率,也减少了局部和远处复发。标准的放疗方法是盆腔外照射+腔内近距离照射。在外照射过程中每周 1 次的顺铂(每周 $40mg/m^2$)连用 5~6 个周期是常用的同期放化疗方案,其与顺铂+氟尿嘧啶(5-FU)(3 周疗程)同期化疗的疗效相当,毒性更低。对于不能接受铂类化疗的患者,以 5-FU 为基础的方案是可供替代的选择。目前尚无足够的证据推荐放疗结束后再额外增加几个疗程化疗的方案。

ⅣB 期或远处转移宫颈癌目前推荐全身化疗或最佳支持治疗,放疗作为局部治疗手段主要针对有远处转移并有症状的患者。通常可以用姑息性放疗来缓解症状,如减轻增大的主动脉旁淋巴结或锁骨上淋巴结以及骨转移带来的疼痛,并能减轻脑转移相关症状。考虑到转移性宫颈癌患者的预期生命较短,姑息性放疗通常采用短期内大分割剂量而不是常规的放疗模式。

宫颈癌复发患者应根据情况制订高度个体化的治疗方案,合理选择治疗手段。局部复发的病例，如果以前没有接受放疗或者复发部位在原来放疗野之外，可选针对肿瘤的同期放化疗±后期放疗；能切除者可考虑手术切除。放疗后中心性复发可考虑盆腔廓清术±术中放疗（IORT）。某些经过精心挑选的中心性复发病例，如复发病灶≤2cm，也可以考虑行根治性子宫切除术或阴道近距离放疗。对于非中心性复发者，可选择手术切除（针对切缘阳性应用术中放疗）或肿瘤适形放疗±化疗。

2.术后辅助放射治疗　对于行手术治疗的病例，术后的后续处理应根据术后病理检查结果来决定。淋巴结阳性、切缘阳性和宫旁浸润被认为是术后复发高危因素。具备任何一个高危因素均推荐术后补充盆腔放疗+顺铂同期化疗±阴道近距离放疗。这些患者术后采用同期放化疗比单用放疗者总生存率更高，无进展生存期更长，局部和远处复发率更低。阴道切缘阳性者，阴道近距离放疗可以增强疗效。术后没有高危因素者，根据有无以下中危因素确定术后是否增加盆腔放疗±顺铂同期化疗。中危因素是指原发肿瘤体积较大（>4cm）、有深层间质浸润和淋巴脉管间隙浸润。一般认为同时具备两个中危因素是增加术后放疗的指征。术后具有中危因素患者行术后辅助性全盆腔外照射比单用手术治疗者局部复发率更低，无进展生存期更长。髂总或主动脉旁淋巴结阳性患者可以行扩大野放疗，加或不加化疗。由于腺癌或腺鳞癌远处转移率相对较高，对这些患者采用辅助放疗加或不加化疗特别有益。

主动脉旁淋巴结阳性者，可行胸部 CT 或 PET，如无其他远处转移，行主动脉旁淋巴结放疗+顺铂同期化疗+盆腔放疗±阴道近距离放疗；如合并远处转移，可先在可疑处活检，活检阴性者行主动脉旁淋巴结放疗+顺铂同期化疗+盆腔放疗±阴道近距离放疗，活检阳性者则采用全身治疗±个体化放疗。

3.术前新辅助放射治疗　术前放疗是计划性的，其目的是通过术前放疗，降低癌细胞活力或降低种植和扩散的概率；缩小肿瘤范围，提高手术切除率；杀伤亚临床病灶，降低局部复发率。由于根治性盆腔放疗后再行广泛性子宫切除及盆腔淋巴结清扫术的并发症很多，因此在多数单位，术前放疗一般仅给予腔内放疗，剂量为腔内根治性放疗的1/3～1/2，由于肿瘤消除需要一定时间，切忌放疗后手术过早而失去术前放疗的意义，如术前给予腔内放疗的半量则可于放疗结束 2 周后进行手术。

4.术中放疗（intraoperative radiation therapy，IORT）　IORT 是指在开腹手术时，对存在风险的瘤床区域或无法切除的孤立性残留病灶进行单次、靶向、大剂量放疗。这种治疗方式尤其适用于放疗后复发患者。进行 IORT 时，可直接将正常组织（如肠管和其他器官）从放疗危险区中排开。常使用电子完成 IORT，放射源的形态可提前设计（与手术确定的危险区域相匹配），可限制放疗的面积和深度，避免周围正常组织接受不必要的照射。

5.同步放化疗　同步放化疗是在不间断放疗的同时进行化疗，RTOG、SWOG、GOG 多项大样本随机对照研究均证明以顺铂为基础的同步放化疗可使死亡风险下降 30%～50%，是ⅠB2 期及以上期别宫颈癌的标准治疗模式。同步放化疗相比单纯放疗可明显降低复发率，提高局部控制率、无瘤生存率和总生存率。其机制如下：利用放疗和化疗产生协同作用，化疗和放疗分别作用于不同细胞周期，从而起到互补作用；化疗药物如 DDP 等有放疗增敏作用，使更多的 G_0期细胞进入细胞周期，有利于放疗；化疗药物可作用于已扩散或远处转移的肿瘤细胞,减少复发;化疗使肿瘤体积缩小,改善肿瘤中心供氧,增加肿瘤细胞对放疗的敏感性。

二、放射治疗技术及剂量

宫颈癌放射治疗最常见的模式是体外照射联合腔内照射。原发灶以腔内照射为主,宫旁组织及盆腔淋巴结引流区以体外照射为主。两者合理结合应用可取得较好的疗效,是放疗成功的关键。

1.体外放射治疗　体外放射治疗(external beam radiation therapy,EBRT)包括常规放疗与适形、调强放疗。

(1)常规放射治疗:常规盆腔外照射治疗,照射野在普通 X 线模拟定位机或 CT 模拟定位机下定位。常见的设野方式有盆腔矩形野、四野、六边形野或延伸野,应根据患者的具体情况进行选择。一般应包括整个子宫、宫颈,术后患者还包括阴道残端上 3~4cm,并且需包括宫旁组织和宫骶韧带、骶前淋巴结及其他可能发生转移的淋巴结,还要保证放疗野覆盖一定范围正常阴道组织(至少在病灶外 3cm),Ⅲa 期及以上期别患者包括全部阴道。盆腔淋巴引流区包括如髂内、闭孔、髂外、髂总淋巴结,如果手术未发现淋巴结转移或影像学检查未发现增大的淋巴结,放疗野范围需要包括髂外淋巴结、髂内淋巴结和闭孔底部。如果发生淋巴结转移的风险较大(如肿瘤体积较大、可疑或发现真骨盆下段有异常淋巴结),放疗野还需要覆盖髂总淋巴结区。如果发生髂总或腹主动脉旁淋巴结转移,则需要进行延伸野放疗,放疗野需包括腹主动脉旁,上界达到肾血管水平(放疗野可能需要进一步向头侧延伸,以包括受累淋巴结)。

照射线束常采用高能 6~12mV X 射线或钴 60γ 射线。照射野常采用四野箱式照射或等中心前后对穿照射。上界:L_4~L_5椎间隙水平;下界:闭孔下缘,肿瘤较大时应向下扩展至坐骨结节水平,阴道受累下界延伸至阴道入口处,以包全整个阴道;外界:在真骨盆外 1.5~2.0cm;前界:耻骨联合前缘;后界:全部骶骨在照射野内;照射野边界应依肿瘤累及范围不同做出适当调整,并用多叶光栅或不规则挡铅屏蔽保护正常组织。对有或疑有主动脉旁淋巴结转移者,可行延伸野照射,在全盆腔照射野的基础上,沿主动脉走向设野,野宽 8cm,上界可达第 10 胸椎下缘。

推荐进行标准分割放疗,盆腔、腹主动脉旁照射剂量 45~50Gy,每次 1.8~2.0Gy,5 次/周。如果发现明显增大的淋巴结,需要缩小照射野,针对增大淋巴结局部追加剂量 10~15Gy。如果给予放疗剂量较大,尤其是进行外照射时,需要注意在大剂量区域内正常组织接受的放疗剂量,以避免放疗剂量过量。

(2)三维适形及调强放射治疗:应用宫颈癌常规放疗技术危及的器官因受照射剂量大,不良反应较明显。随着放射治疗计划的发展,逐渐出现了三维适形放射治疗(3-DCRT)、调强放射治疗(IMRT)技术,与常规放射治疗比较,适形调强放射治疗技术可做到照射野形状尽可能与病变形状一致,改善靶区剂量分布,提高肿瘤组织受照剂量,同时正常组织得到尽可能保护,减少正常组织不良反应的发生率。

(3)照射靶区的确定:CTV 为肿瘤区,应包括宫颈、宫体、受侵阴道、宫旁组织和转移淋巴结,根据妇科检查以及影像学情况确定。

CTV 为临床靶区,应包括肿瘤区、亚临床病灶及肿瘤可能侵犯的范围。一般包括子宫(未行手术者)、宫颈、阴道、宫旁、闭孔,髂内、髂外、髂总淋巴结。

关于阴道的勾画:若阴道无受侵,CTV 包括阴道上 1/3;若阴道上 1/3 受侵,则应包括阴道上 1/2;若其阴道下 1/3 受侵,则应包括全阴道。

目前关于盆腔淋巴引流区的勾画尚无统一标准。临床上一般按照以下方法勾画:盆腔血管外扩 7mm,髂外血管,对应外侧界向后与盆壁平行延伸至髂内血管对应的外侧界,以覆盖闭孔组淋巴结,髂外动脉对应的边界沿髂腰肌向外扩 10mm,以覆盖髂外淋巴结外侧组,骶骨向前外扩 10mm,以覆盖骶前淋巴结。

PTV 为计划靶区,是综合日常摆位、病灶变化、患者解剖位置的运动等情况而制订的,以保证 CTV 得到足量的照射。一般以 CTV 外放一定距离(0.5~1.0cm)形成 PTV。应根据患者的实际情况制订。

(4)放射治疗剂量:一般选用常规分割方式,即每日 1 次、单次剂量 1.8~2.0Gy,每周 4~5 次。体外照射剂量常规为 45~50Gy/1.8~2Gy/5~6W。未手术患者体外照射加腔内照射剂量;A 点 85~90Gy,B 点 55~60Gy。腔内治疗当日不予以体外照射,靶区内剂量均匀性在±5%范围内,同时评估危及器官,如直肠、乙状结肠、膀胱、小肠、髂骨、骶尾骨、耻骨、股骨头、股骨颈等,要求限制在可耐受剂量体积限值以下。

2.腔内放射治疗　以放疗为初始治疗的患者,近距离放疗是治疗方案的重要组成部分。宫颈癌的腔内照射有其自然的有利条件,宫颈、宫体及阴道对放射线耐受量高、放射源距肿瘤最近、以较小的照射体积可取得较好的效果。

(1)后装腔内放疗的治疗计划系统多模拟经典的斯德哥尔摩法、巴黎法等。宫颈癌腔内照射的给量方式很多,一般情况下每周 1~2 次,每周 A 点剂量在 5~10Gy,A 点总剂量在 35~45Gy。整个疗程体外加腔内放疗剂量因临床分期,肿瘤大小的不同而异,一般总剂量在 75~90Gy。传统宫颈癌近距离放疗剂量学体系均建立在二维剂量分析基础上,以 ICRU 剂量参考点为基础进行二维空间上的剂量评估,但理论上的 A 点剂量与实际剂量相差甚远,无法针对患者进行个体化治疗。三维后装腔内治疗机的计划系统可以设计出较理想的、立体的放疗剂量曲线,这比 A 点参考剂量更有意义。其优势在于将传统的梨形剂量曲线改变为根据治疗靶区的形态和体积,以及与危及器官关系而设计的剂量曲线,从而强调了治疗实施的个体化。

(2)操作注意事项:①严格无菌操作;②宫腔管要求放置至宫底;③根据具体情况选择合适的阴道容器与宫腔管;④认真填塞纱布,将膀胱和直肠推开,使之远离放射源;⑤阴道源与宫腔源的布源要合理:照顾阴道、宫颈、宫底肿瘤,尽量减少膀胱和直肠受量。

3.常见不良反应

(1)早期并发症:宫颈癌的放射治疗过程中,常见的早期并发症有感染(肿瘤局部坏死感染、盆腔感染等)、皮肤破溃,胃肠道反应(恶心、呕吐、食欲下降等)、骨髓抑制、直肠反应(腹泻、便秘、里急后重等)、泌尿系症状、机械损伤(子宫穿孔、阴道撕裂等)等。

(2)晚期并发症:常见的有组织纤维化、阴道变窄、宫颈及宫体萎缩、下肢水肿、肠粘连、肠道溃疡、肠狭窄、肠梗阻、放射性直肠炎、放射性膀胱炎、输尿管狭窄、股骨头坏死等。

最常见的晚期并发症为放射性直肠炎，多发生在放疗后6个月至2年，其次是放射性膀胱炎，多出现在放疗后1年半左右，严重时可出现膀胱阴道瘘。

（李丽华）

第四节　宫颈癌的生物治疗

在妇科肿瘤中，宫颈癌的生物治疗虽然起步较晚，但在许多方面已取得了肯定疗效。宫颈癌的生物治疗包括细胞因子疗法、免疫效应细胞疗法、分子靶向治疗及放免靶向治疗、肿瘤疫苗等疗法，这些治疗手段在提高宫颈癌总体疗效中发挥了越来越重要的作用。由美国默克公司（Merck）研制成功的一种专门针对人乳头状瘤病毒（HPV）的疫苗——“加德西”（Gardasil），2012年获得美国食品及药品管理局（FDA）的上市批准。这是世界上第一个获准上市的用来预防由HPV 6、11、16和18型引起的宫颈癌和生殖器癌前病变的疫苗。另外，尝试应用细胞因子、反义基因治疗封闭异常癌基因表达，导入wtp53等抑癌基因、单克隆抗体应用等，都取得了一定的疗效，展现了这种全新疗法的广阔应用前景。

一、宫颈癌的分子靶向治疗

分子靶向药物种类繁多，既有单克隆抗体也有小分子激酶抑制药。近年来有多种靶向药物用于宫颈癌治疗。

1.贝伐珠单抗　在卵巢癌分子靶向治疗的研究中，最先显示出疗效的是抗VEGF单克隆抗体，如贝伐珠单抗。贝伐珠单抗是VEGF抑制剂，通过抑制人类血管内皮生长因子，减少肿瘤组织血供而起作用。该药物在复发或转移性宫颈癌方面的潜能已在452名患者参加的Ⅲ期临床研究（GOG-0240）中得到证明。该研究显示接受贝伐珠单抗联合化疗与仅接受化疗的患者相比，其死亡风险下降26%，联合用药组中位OS为16.8个月，而仅接受化疗组中位OS为12.9个月（$HR=0.74$，$P=0.013$）。基于此研究结果2014年8月美国FDA批准贝伐珠单抗联合化疗用于治疗转移性、复发性或持续性宫颈癌。

2.针对EGFR的分子靶向治疗　表皮生长因子受体（EGFR）是一种跨膜糖蛋白，已有研究证明，EGFR在部分宫颈癌细胞中呈过度表达。聂妹芳等将EGFR-McAb小鼠宫颈癌移植瘤进行局部注射并观察其治疗效果，结果EGFR-McAb治疗组平均生存期明显延长，抑瘤率增高，瘤内微血管密度明显降低。PD153035是一种特异和有效的EGFR受体酪氨酸激酶抑制剂，具有抑制依赖于EGFR的磷酸化作用，从而抑制癌细胞株增殖和克隆形成。近来一项Ⅱ期研究比较了拉帕替尼（为EGFR酪氨酸激酶抑制药）与帕唑帕尼（以VEGFR、PDGFR和c-Kit为靶点的血管生成抑制药），两组的OS分别为50.7周和39.1周，提示前者疗效更好（$HR=0.67$，$P=0.045$）。

3.单克隆抗体与化疗联合　单克隆抗体交联化疗药物，可使化疗药物在肿瘤组织中缓慢释放，提高局部药物浓度，减少骨髓抑制等全身毒副作用。已知用于交联的化疗药物有ADM、MTX、VDS等。一种鼠IgG3单克隆抗体1H10，被认为是一种肿瘤相关抗原，在超过40%人宫颈癌细胞表面表达。McAb1H10F(ab')能导致肿瘤凋亡和抑制肿瘤的生长。ADM与McAb1H10F(ab')结合,是治疗宫颈癌的新的有效方法。

二、宫颈癌的疫苗治疗

目前,99.7%的宫颈癌患者都可以检测到HPV阳性,2008年诺贝尔医学奖授予发现HPV与宫颈癌关系的德国科学家Harald Hausen,他首先发现HPV导致宫颈癌并对其机制进行深入研究,最终证明HPV感染是引起宫颈癌发生的主要病因。性生活是HPV感染的主要途径但不是唯一途径。HPV感染非常普遍,性活跃期妇女HPV感染率50%~80%。并不是感染了HPV就一定会发展为宫颈癌,HPV有一百多种亚型,分低危型和高危型,只有高危型HPV持续感染,才会进展为恶性病变。HPV16和18是主要高危型HPV,70%宫颈癌是由这两型HPV导致的。所以目前HPV疫苗主要是针对这两型HPV感染。导致HPV16疫苗成功地试验的条件是在实验室中建立类似HPV的颗粒(VLP)。这种类似病毒的颗粒缺乏DNA,因此无感染性。然而,这种疫苗模拟天然病毒的结构,能够产生潜在的免疫反应。由物种特异性类似病毒的颗粒得到的疫苗能保护动物不受病毒的感染。

研究者提出了两大类HPV疫苗:用于HPV感染的预防性疫苗和用于HPV引起的相关肿瘤的治疗学疫苗。预防性和治疗性HPV疫苗的作用存在交叉性,如在良性疣和轻度CIN病变中存在HPV晚期蛋白的表达,预防性疫苗对这些疾病也有一定治疗作用。近年研制的一些疫苗,如嵌合性疫苗、HPV假病毒疫苗等,同时具备预防和治疗双重作用。

1.HPV预防性疫苗　在子宫颈癌的发生和发展过程中,HPV扮演着一个最关键的角色,医疗科研工作者们由此提出"如果能提前预防HPV的感染,就能大大降低子宫颈癌的发病"的假设,并成功地研制出了HPV预防性疫苗,子宫颈癌的预防取得了可喜的成果。预防性疫苗一般以HPV16主要衣壳蛋白L1和次要衣壳蛋白L2为靶抗原,其作用在于诱发机体产生特异性的中和抗体和有效的局部免疫反应,以阻止HPV的长期感染和再感染。

(1)VLPU疫苗:目前已被美国FDA认证上市的有三种HPV预防性疫苗,即针对HPV 16/11/6/18型的4价疫苗Gardasil(以单一的铝盐为佐剂)、针对HPV 16/18型的2价疫苗Cervarix和针对HPV 16/18/11/6/31/33/45/52/58的9价疫苗Gardasil 9。

1)Gardasil:Gardasil是默沙东公司开发的6、11、16和18型人乳头瘤病毒(HPV)重组疫苗,是第1个由美国FDA批准的新型肿瘤预防疫苗。自2006年上市以来,已先后获批用于女性预防HPV6、11、16和18型病毒引发的宫颈癌、外阴癌、阴道癌及相关癌前病变,预防由HPV6型和11型引起的女性及男性生殖器疣,用于9~26岁人群预防由HPV6、11、16和18型引起的肛门癌和相关癌前病变。作为4价疫苗,Gardasil预防HPV感染的成功率达96%,且抗体有效时间可至少持续4~5年。患者对Gardasil耐受性好,主要反应为疼痛、肿胀、红肿、发热和瘙痒,仅有极少数(0.1%)患者因不良反应停药。

2)Cervarix:Cervarix疫苗用于防治10~45岁女性HPV16型和18型病毒引起的宫颈癌和癌症前期损伤,是首个适用于26岁以上妇女的宫颈癌疫苗。Cervarix以新颖的AS04

专利佐剂(细菌内毒素衍生物单磷脂酰脂质 A 佐剂)系统制成制剂,有助于体内达到高抗体浓度,较仅使用氢氧化铝佐剂的相似疫苗,其免疫反应更强、更持久。该疫苗于2007 年 5 月首先在澳大利亚上市,随后在菲律宾(8 月)、欧盟(9 月)上市。2009 年 10 月,获得美国 FDA 的批准在美国正式上市。据 Paavonen 等报道的涉及 14 个国家 18 000 多名女性的大型研究显示,在(34.9±6.4)个月的随访期内,疫苗对 16/18 型 HPV 相关宫颈上皮内瘤变(++)的预防有效率为 92.9%。主要不良反应为注射部位疼痛、红肿等局部反应(发生率>20%),其他常见不良反应有疲乏、头痛、肌肉疼痛、消化道反应以及关节疼痛等(发生率<20%)。近期有学者汇总了两种疫苗在全球范围的多项临床联合试验,结果显示:对尚未感染 HPV 的妇女而言,两种疫苗在预防宫颈癌、癌前病变以及其他生殖器疾病均显示出长期高度的有效性(>95%),4 价疫苗对相关 HPV 引起的生殖器病变的预防效果可达到 99%~100%。对于已经感染了目标类型 HPV 的妇女,疫苗也能够显著减少异常细胞的发生率。

3)9 价疫苗(Gardasil 9):是默沙东公司开发的一个 9 价 HPV 宫颈癌疫苗,在 2014 年研发成功并上市,可预防 HPV16、18、11、6、31、33、45、52、58 等主要亚型的感染,囊括了 90%左右的高危型 HPV 亚型,预计可预防 90%以上的宫颈癌、外阴癌和肛门癌等常见生殖系统肿瘤的发生,预防 80%以上的阴道癌和高度宫颈癌前病变的发生。我国目前已批准上市,9 价疫苗接种年龄限制在 16~26 岁。

(2)VLPL1/L2 疫苗、单价疫苗、多肽疫苗:尚在研发当中,目前还没有进入临床使用,但是有着非常好的应用前景。合成多肽疫苗安全,容易储存和处理,有理想的靶特异性及价廉等优点,因此有一定的应用前景。将 E6 的 117 个氨基酸分成 29 段重叠的九体多肽,发现 E6 中有 3 个区:(E37~45)、(72~80)、(109~117)位的氨基酸结合力较强,可作为疫苗的设计对象。E7 的表位主要位于(49~57)、(57~65)位氨基酸,有报道(44~62)位氨基酸在体外有较强的保护作用,将此多肽免疫 B6 小鼠后,接种 HPV16 诱导的转化细胞,结果大部分未发生肿瘤。用(E49~57)重复实验,肿瘤发生率为 9%(2/21),可见此处是制备疫苗的理想片段。用 HPV 型 E7 多肽疫苗免疫 HPV 相关肿瘤这一方法,已进入Ⅰ/Ⅱ期临床试验,试验中未见其有明显副作用。但多肽疫苗由于受 MHC-Ⅰ类分子的限制性影响,对于不同遗传背景的个体需要使用与接种对象 HLA 相匹配的多肽疫苗。但目前除与人 HIA-A2 相配的 CTL 表位外,人们对 HPV16 型 E6、E7 抗原中与其他类型 MHC-Ⅰ类分子相结合的 CTL 表位尚未明了,因此使得多肽疫苗的应用受到较大限制。此外还有免疫原性不强的问题,大多需要辅以佐剂才能获得有效免疫反应,这也影响了该疫苗的实际应用。

(3)核酸疫苗(DNA 疫苗):核酸疫苗之所以能成为 HPV16 预防性疫苗发展的一个重要方向,主要在于它的以下优点:可以同时激活体液免疫和细胞免疫;在一个质粒上同时装上多个同型或异型的 L1 基因,作为高效的、多价的 HPV 预防性疫苗,避免一种基因工程亚单位疫苗只能预防同种亚型种 HPV 感染的局限性;由于抗原是质粒,故具有比提纯蛋白简单而且费用低等优点。但核酸疫苗也有其不足之处,主要是核酸疫苗的安全性问题,表现在以下几个方面:抗 DNA 抗体的产生问题;持续表达外源抗原造成的不良后果的问题，这在理论上的可能性包括：产生耐受性、自身免疫、过敏反应、超免疫力或自身攻击等；长期表达外源抗原，还可能出现低水平分泌的免疫原可持续被低水平抗体清除，从而使最终免疫应答不足；若长期高水平表达，可诱导超免疫性，使个体处于免疫抑制状态，易受其他病原体感染；自身攻击的可能性，通过 CTL 应答可导致表达细胞和周围细胞破坏；潜在的危险是导人体内的外源 DNA 有可能整合到宿主细胞染色体基因组 DNA 上，使宿主细胞抑癌基因失活或癌基因活化，使宿主细胞转化成癌细胞。目前，用于研制 HPV 治疗学 DNA 疫苗的基因多为 HPV16 型 E7 基因。为了获得更好的免疫效果，可将 E7 基因进行一些修饰，从而增强 MHC-Ⅱ类抗原的提呈，提高细胞介导的免疫应答。动物实验证明，用 Sig/E7/LAMP1 融合基因制备的 DNA 疫苗，比采用野生型 E7 基因制备的 DNA 疫苗有更好的抗肿瘤效果。这一经肌内注射途径免疫的疫苗，其Ⅰ/Ⅱ期临床试验目前正在约翰霍普金斯医院进行。

2.预防性 HPV 疫苗的应用情况　预防性 HPV 疫苗通常分 3 次给药注射，共需要 6 个月左右的时间完成，即开始的第一次、第 2 个月注射第二次，第 6 个月后注射最后一次。Gardasil 和 Cervarix 这两种疫苗已经分别在 117 个和 100 个国家或地区上市，全球使用已达几千万例。目前在世界范围内批准这两类疫苗的适用对象主要为年龄在 9~45 岁的女性，考虑到开始性生活后感染 HPV 的可能性就会大大增加，欧洲国家的 HPV 疫苗免疫计划都建议女性们在较年轻（最好尚未有性生活）时进行接种，以达到最佳的预防效果。但是亚洲地区对 HPV 检查结果为阳性和血抗体阳性，即已经感染的妇女是否应该接种尚有争议，而且有部分学者认为我国女性性生活的开始年龄普遍晚于欧美，接种年龄应当晚于 9 岁。此外，部分国家已批准该疫苗对 9~15 岁的男孩使用。目前亚洲的大部分国家和地区对四联 HPV 疫苗尚还在实验论证阶段，我国台湾地区也正在进行相关研究，以确定最佳的接种时间。

3.HPV 疫苗的推广及其面临的问题

（1）疫苗的局限性：因为能够引起宫颈癌的 HPV 种类较多，当前市场上已有的几种疫苗暂时还不能预防所有类型的 HPV 感染。特别是已经上市的疫苗在我国的预防效果如何还值得我们关注。

（2）疫苗安全性：目前报道的 HPV 疫苗接种最常见到的不良反应主要为接种局部的疼痛、红斑，此外偶尔有发热、全身疼痛、恶心、头晕、疲乏、嗜睡等。2009 年 5 月，美国 CDC 一共统计了 13 758 例接种四联 HPV 疫苗导致的不良反应，其中 7%被认为是严重的不良反应，包括血凝块的形成及吉兰-巴雷综合征。此外，亦有个别死亡病例的报道，但患者本身有其他直接导致死亡的病因。由于没有足够的实验依据，目前全球范围内仍不推荐妊娠女性、HIV 阳性儿童和患有其他急性疾病的人群接种 HPV 疫苗。

4.治疗性疫苗　治疗性疫苗通常是以经修饰后去除其转化活性，但仍保留其抗原性的 HPV16 早期蛋白作为靶抗原，它可诱导特异性的细胞免疫反应，被用于控制或消除感染 HPV 的良性和恶性病灶，并可作为这类疾病的手术后的辅助治疗。

（1）载体疫苗：①病毒载体疫苗：病毒载体能诱导特异性免疫反应。Zhou 等用腺病毒作为载体构建的 E7、HSP70 融合腺病毒疫苗注射到小鼠体内，可产生特异性的 CTL 反应,使受侵犯小鼠的肿瘤细胞消减;②细菌载体疫苗:用于制备疫苗的细菌载体主要包括伤寒杆菌、链球菌、单核细胞增多性李斯特菌和乳酸杆菌。在小鼠体内注射减毒沙门菌疫苗,引起机体产生强烈抗肿瘤免疫反应,并抵制 HPV16 的表达。类似的,溶链菌制剂在小鼠体内也可成功诱导产生 E7 特异性的 $CD4^{+}T$ 和 NK 细胞而诱导免疫反应。Maciag 等用分泌 HPV16E7 抗原的单核细胞增多性李斯特菌(LM)与其蛋白溶血素 O(LLO)的非溶血部分构建的疫苗,已安全用于临床治疗浸润性宫颈癌。

(2)肽段疫苗:肽段疫苗能够有效诱导机体产生特异性细胞免疫反应,目前肽段疫苗的构建已非常成熟,不仅限于动物实验研究,在临床研究中已取得明显成果。Lee 等构建的 HPVE7 肽段疫苗注射到 CINⅡ/Ⅲ及宫颈癌患者体内后诱导 T 细胞产生强大的免疫反应。

(3)重组蛋白疫苗:重组蛋白疫苗以 HPV E6、E7 为主要靶抗原,成为治疗与 HPV 相关宫颈疾病的首选疫苗。Li 等利用原核表达载体 pET-28a(+)获得了 HPV16E7 和 HPV16E6 重组蛋白疫苗,将前者注射到荷瘤小鼠 C57BL/6 体内后检测不到肿瘤细胞的生长;后者注射到荷瘤鼠体内肿瘤细胞生长缓慢。

(4)DNA 疫苗:又称基因疫苗,它是指将含有编码抗原基因的真核表达质粒,接种机体经体细胞摄取后表达相应抗原,然后激发机体产生特异性免疫应答,达到防病治病的目的。为提高 DNA 疫苗的免疫效能,Tae 等构建的 IP-10/E7 DNA 疫苗刺激机体产生大量的 $CD4^{+}$ 和 $CD8^{+}T$ 细胞,与原始 E7 DNA 疫苗相比对 E7 持续的肿瘤细胞表达产生更强大的免疫反应。一般而言,有前途的临床治疗性 HPV 疫苗已经有了阶段性临床试验,然而高级阶段的临床试验对于治疗性 HPV DNA 疫苗是至关重要的。

(5)树突状细胞疫苗(DC 疫苗):树突状细胞是高效抗原提呈细胞,在体内有激发细胞毒和辅助 T 细胞的能力。近来研究表明,在宫颈癌中树突状细胞携带特异的肿瘤抗原具有潜在的治疗作用。采用肿瘤抗原多肽或蛋白及肿瘤组织蛋白提取物刺激 DC,由于采用的抗原及细胞因子均有一定的半衰期,因此往往需要多次重复刺激,才能诱发较强的 CTL。故有不少研究采用抗原基因转染 DC 或细胞因子基因转染 DC,使抗原分子及细胞因子在 DC 内长期稳定表达,因而具有较好的刺激效果。目前用于转染基因的病毒载体常用的有逆转录病毒、腺病毒和腺相关病毒,这三种病毒载体中,腺相关病毒是目前最有希望用于人类基因治疗的病毒载体,通过内源性表达的病毒蛋白能够在体内诱导 HPV 特异性的 CTL 反应。Nonn M 等研究表明,在体外,载有 HPV E7 的同源的 DC 能诱导健康个体的 T 细胞反应和激活来自宫颈癌患者活检的 TIL,由于没有 HLA 的限制性,对 HPV16 和 HPV18 阳性的宫颈癌患者来说,这些发现可能是以蛋白为基础的治疗性 DC 肿瘤疫苗发展的基础。

我国在 HPV 疫苗的研制及应用上取得了具有自身特色的研究成果。在 HPV16 治疗性疫苗的研制方面,已构建了表达 HPV16 型 E6/E7 蛋白的重组复制型和非复制型痘苗病毒疫苗株。经测试,这些疫苗株具有良好的免疫原性,可诱发特异性的 CTL 反应,能够保护 C57 小鼠抵抗 TC-1 肿瘤细胞的攻击。接种这种疫苗后,小鼠皮下成瘤时间延迟,荷瘤小鼠生存期明显延长同时能有效预防小鼠的肿瘤复发,说明该疫苗可作为 HPV16 相关肿瘤及癌前病变的免疫治疗候选疫苗。尤其是该疫苗在杀伤肿瘤手术后残余或已转移的肿瘤细胞上,以及在防止肿瘤转移上具有一定的应用价值。

三、宫颈癌的过继性免疫治疗

细胞因子是近年肿瘤治疗研究中最为活跃的领域之一。研究表明,在子宫颈癌患者血清中 IL-2 含量为 0.13ng/mL,明显低于正常人,而血清中 sIL-2R 为 954U/mL,明显高于正常人,表明宫颈癌患者血清中 IL-2 与 sIL-2R 水平呈负相关。李兆艾等探讨 TNF-α、可溶性 TNF 对判断预后有重要价值。HPV 感染的细胞逃逸免疫监视,研究证明 TNF-α 和 TNF-β 对感染 HPV 的宫颈癌细胞株具有免疫调节作用,体内和体外实验表明,IFN-γ 或 TNF 对治疗宫颈腺癌患者有效。这些研究结果均提示,宫颈癌患者体内存在免疫功能异常,在手术、化疗或放疗中进行免疫治疗是非常必要的。但研究同时表明,细胞因子对恶性宫颈癌的有效治疗具有非常复杂的机制。

趋化因子是近年来发现的一系列具有趋化功能的细胞因子。单核细胞趋化蛋白(MCP)有 3 种:MCP1、MCP2 和 MCP3,属趋化因子的 CC 亚族,对单核细胞包括树突状细胞(DC)、巨噬细胞等抗原提呈细胞有很好的趋化作用,并能活化致敏的 T 细胞。吴宜林等研究发现趋化因子 MCP3 能增强 B7 基因修饰的 U14 细胞疫苗的抗肿瘤效果,其增强作用需疫苗有 B7 的表达为前提。如没有 B7 的存在,肿瘤抗原不能有效提呈给 T 细胞,那么 MCP3 就不能充分发挥作用。提示趋化因子 MCP3 的作用只有在肿瘤抗原提呈给 T 细胞的状态下才有效,说明 MCP3 具有促进抗原提呈和活化 T 细胞的双重作用。

感染 HPV 细胞逃逸免疫监视,最终导致宫颈癌的机制可能有局部细胞因子产生变化、细胞因子反应能力缺失和改变免疫调节分子,这与组织相容性细胞抗原(HLA)Ⅰ和Ⅱ的表达和 ICAM-1 有关。一些细胞因子能够抑制 HPV 的转录。具有这种作用的细胞因子包括 TGF-B、IFN-α、IL-2 和 TNF-α,但 TNF-α 在细胞恶性转化过程中抑制转录的作用会丢失。另一些研究证明,TNF-α 和 INF-β 而不是 TNF 对感染 HPV 的细胞有免疫调节作用。这些细胞因子在临床上尚未得到广泛应用。临床上,常常可以用这些细胞因子的 1~3 种单独使用或联合使用,如用 IL-2/IFN-α/TNF-α 作局部注射。另外,这些细胞因子还常常与免疫效应细胞联合使用。

临床上用于过继性免疫治疗的细胞主要有淋巴因子激活的杀伤细胞(LAK 细胞)、肿瘤浸润淋巴细胞(TIL)、多种细胞因子激活的杀伤细胞(CIK)、抗 CD3 单抗激活的杀伤细胞(CD3AK)、PHA 激活的杀伤细胞(PAK)、细胞毒性 T 细胞(CTL)、自然杀伤细胞(NK 细胞)、单核巨噬细胞(M 书)等。细胞因子与免疫细胞联合治疗,或是联合放疗和化疗等传统治疗手段,为术后辅助性生物治疗和晚期肿瘤患者带来了新的希望。

四、宫颈癌的基因治疗

近年来对宫颈癌形成的认识,特别集中于包括细胞的抑癌基因(p53,Rb,p73)和病毒癌蛋白(E6,E7)相互作用的分子机制。E6 诱导 p53 蛋白降解,能抑制细胞凋亡和无法修复 DNA。而依赖于 p53 的癌形成相互作用的因素不仅包括 E6/HPV16,18,同时包括 MDM2、bcl-2 和 Rb 蛋白。p53 的多态性是宫颈恶性肿瘤形成的原因。然而,实验研究表明 p53 不是形成宫颈癌的唯一因素。

宫颈癌中 p53 基因功能是下调的。Hamada 等利用重组的腺病毒载体将野生型 p53 基因转染人宫颈癌细胞株(Ad5CMV-p53),分析它对细胞和肿瘤生长的作用,结果表明通过 Ad5CMV-p53 将野生型 p53 基因转染至宫颈癌细胞是一种新的治疗宫颈癌的手段。

通过对宫颈癌组织研究发现,多数表达 B7.1 及 ICAM-1 分子,无 1 例表达 B7.2 分子。所有癌组织及癌巢间质中有不同程度的 B7.1、B7.2 和 ICAM-1 阳性 DC 及淋巴细胞浸润。在 37 例宫颈癌组织中分别有 32 例及 4 例表达 MHC-Ⅰ和Ⅱ类抗原,癌巢及间质内有成团或散在的 MHC-Ⅱ阳性 DC 浸润。同一组织中 MHC-Ⅱ阳性 DC 明显多于 B7.1 和 B7.2 阳性 DC。此外,在 20 例患者中行原位杂交检测,发现分别有 11 例和 15 例癌细胞中表达 B7.1 和 ICAM-1 mRNA,在浸润 DC 淋巴细胞中有 B7.1、B7.2 和 ICAM-1 mRNA 表达。证实人宫颈癌细胞中确实表达与抗原提呈及刺激 T 细胞活化有关的分子,而且肿瘤组织中存在抗原提呈细胞浸润,说明抗原提呈后缺陷可能是肿瘤逃逸机体免疫机制的主要方面,同时也从另一个角度为宫颈癌施行免疫治疗提供了有益的启示。

利用一种重组的腺病毒载体 Ad5CMV-HPV16 AS,将人 HPV16 的 E6 和 E7 基因的反义 RNA 转录进入宫颈癌细胞。结果取得了很好的疗效,表明用 HPV16 E6/E7 反义 RNA 转染宫颈癌细胞的形式,比如 Ad5CMV-HPV16 AS,是新的治疗 HPV16 感染的宫颈癌的方法。其他研究也表明,利用反义 RNA 下调 HPV16E7 对降低 CaSki 细胞的癌形成是有益的,可能在与 HPV 相关的恶性肿瘤基因治疗中有作用。

Ponta 等研究表明,CD44 表面糖蛋白家族的变异蛋白质在许多人不同肿瘤和转移的淋巴结中表达。变异外显子 CD44v7 和 v8 的顺列编码和单克隆抗体 VFF17 识别的一种抗原决定簇经常在宫颈癌中探测到,而在正常宫颈上皮缺乏表达。VFF17 的这种单一链抗原结合片段被融合至 T 细胞受体复合物的一种单一转染蛋白 zeta 链,然后被引入逆转录病毒受体。基因转移被运用于鼠细胞毒 T 细胞株 c196。在这些细胞上所有重组克隆表达融合蛋白。重组融合蛋白的功能通过几个体外细胞毒试验重组克隆被测定。表达 CD44v7/8 的靶细胞被有效地杀伤,通过改编的 c 链 196 在不依赖于 MHC 限制的形式。而不表达 CD44v7/8 的靶细胞不受影响。

Kaufmann 等转染 CD80 基因的宫颈癌细胞引起对 HPV16 E7 抗原的一种初级细胞毒性 T 淋巴细胞反应的宫颈癌与人 HPV16 型密切相关,肿瘤细胞稳定地表达改变的病毒基因 E6 和 E7。因此这些病毒癌基因可能被认为是肿瘤相关抗原。以前的研究表明,导入 CD80 基因的宫颈癌细胞能激活同种异体的 CTL。研究表明,通过 HPV16 E7 作为与肿瘤相关的抗原,表达 CD80 的宫颈癌细胞可以激活特异性肿瘤 CTLs。

另外有一项研究表明,在缺少激活 T 细胞时,转染 MCP-3 的细小病毒 H-1 能通过诱导,至少部分通过诱导 NK 细胞和吞噬细胞发挥抗肿瘤活性。Qin 等在体内转染 IFN-β 基因能使肿瘤局部产生高浓度的 IFN-β,能抑制肿瘤生长,产生完全肿瘤抑制,人维 A 酸受体 β 基因抑制宫颈癌细胞的生长。P21(WAF1/SDⅡ/CIP1)(p21)通过阻止依赖于细胞周期蛋白的激酶阻止细胞生长,因此腺病毒介导的 p2/基因转染能导致人宫颈癌细胞株凋亡。生殖上皮细胞感染 HPV16 和 18 与宫颈癌密切相关。改变这些高危 HPV 依赖于 E6 和 E7 早期基因产物的表达,E6 和 E7 表达的蛋白质对免疫治疗和预防性策略是最有吸引力的对象。Bungener 等描述了重组表达 HPV16 E6 和 E7 蛋白质的塞姆利基森林病毒的构造、特征以及其在体内免疫治疗中的运用前景。目前,宫颈癌的生物治疗已经在不同的方向表现出了诱人的潜力,希望在不远的将来能有所突破,可以进一步提高宫颈癌的治愈率。

(张静)

参考文献

[1]周纯武,赵心明.肿瘤影像诊断图谱[M].2版.北京:人民卫生出版社,2018.

[2]杨润祥.肿瘤合并症治疗例析[M].北京:人民卫生出版社,2017.

[3]黄翼然.临床肾脏肿瘤学[M].上海:上海科学技术出版社,2018.

[4]吴开良.临床肿瘤放射治疗学[M].上海:复旦大学出版社,2017.

[5]邵志敏,沈镇宙,徐兵河.乳腺肿瘤学[M].2版.上海:复旦大学出版社,2018.

[6]田华琴.常见恶性肿瘤综合治疗学[M].北京:人民卫生出版社,2017.

[7]HANSEN E,ROACH M.循证放射肿瘤学手册[M].张秋宁,冉俊涛,译.北京:人民军医出版社,2017.

[8]孙建衡,盛修贵,白萍.妇科肿瘤学[M].北京:北京大学医学出版社,2019.

[9]邹宇,王芳,巩文花,等.穴位敷贴辅助治疗癌性疼痛的Meta分析[J].循证护理,2018,4:309-315.

[10]张力.鼻咽癌的综合治疗进展[J].肿瘤防治研究,2019,08:667-671.

[11]FAN Y,ZHU X,LAN Q,et al. Thermal radio-frequency ablation as an adjuvant therapy for patients with colorectal liver metastasis[J]. Oncol Res,2016,23:219-228.

[12]文佳,陈锐,赵健,等.子宫内膜细胞学检查在绝经后女性中的应用价值[J].实用妇产科杂志,2015,31(7):527-529.

[13]SALIHI R,LEUNEN K,LIMBERGEN E,et al. Neoadjuvant chemotherapy followed by large cone resection as fertility-sparing therapy in stage ⅠB cervical cancer[J]. Gynecol Oncol,2015,139(3):447-451.

[14]朱瑶瑶,杨双燕,杨文艳,等.30例T2N0M0期非小细胞肺癌立体定向放射治疗临床疗效分析[J].中华放射医学与防护杂志,2019,12:904-909.

[15]余静欧,阳雯,黄朝,等.局限期小细胞肺癌手术治疗的疗效分析及辅助治疗模式[J].中华肿瘤杂志,2020,04:336-339.

[16]卫愉轩,张靖,张智长,等.肱骨近端恶性肿瘤切除后重建研究进展[J].国际骨科学杂志,2019,01:16-19.

[17]曾红梅,曹毛毛,郑荣寿,等.2000—2014年中国肿瘤登记地区肝癌发病年龄变化趋势分析[J].中华预防医学杂志,2018,52(6):573-578.

[18]GROSSO G,BELLA F,GODOS J,et al. Possible role of diet in cancer:systematic review and multiple Meta-analyses of dietary patterns,life-style factors and cancer risk[J]. Nutr Rev,2017,75(6):405-419.

[19]CHANG J L,LAN T,LI C Z,et al. Activation of Slit2-Robo1 signaling promotes liv-

er fibrosis[J]. Journal of Hepatology,2015,63(6):1413-1420.

[20]常建兰,李祖国,王晓燕,等. p53、malat1、ki-67 和 β-catenin 基因 mRNA 检测在大肠癌分子诊断中的意义[J].世界华人消化杂志,2008,16(34):3849-3854.

[21]常建兰,于俊岩,王晓燕,等. Reg Ⅳ mRNA 在结直肠癌的表达及临床意义[J].长治医学院学报,2018,32(6):401-407.

[22]常建兰,于俊岩,王宇,等.β-连环蛋白和生存素在老年结直肠腺癌患者中的表达及其意义[J].中华老年多器官疾病杂志,2019,18(5):327-330.

读书笔记